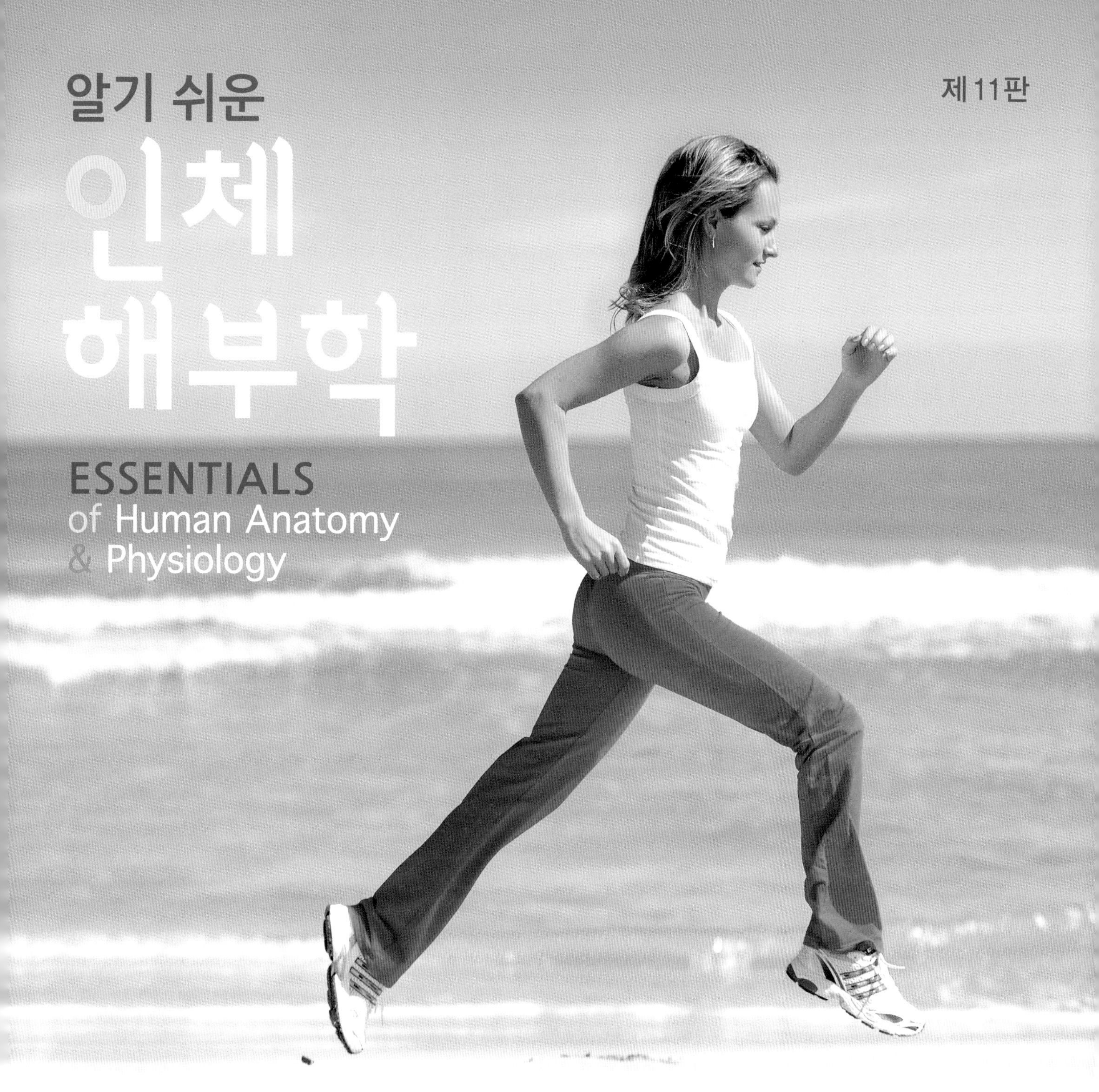

알기 쉬운

제11판

인체 해부학

ESSENTIALS of Human Anatomy & Physiology

Elaine N. Marieb

이벙이 · 김이석 · 조익현
정형근 · 김덕임 공역

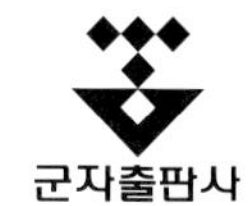

군자출판사

알기 쉬운

인체 해부학 제11판

초판 1쇄 인쇄 | 2016년 8월 25일
초판 1쇄 발행 | 2016년 8월 31일

지 은 이 Elaine N. Marieb
옮 긴 이 이법이 _건국대학교 의학전문대학원
김이석 _이화여자대학교 의과대학
조익현 _경희대학교 한의과대학
정형근 _을지대학교 응급구조학과
김덕임 _계명대학교 간호대학

발 행 인 장주연
출판기획 김병준
편집디자인 우윤경
표지디자인 김재욱
발 행 처 군자출판사
등록 제4-139호(1991. 6. 24)
본사 (10881) 경기도 파주시 회동길 338(서패동 474-1)
전화 (031) 943-1888 팩스 (031) 955-9545
홈페이지 | www.koonja.co.kr

ISBN 979-11-5955-084-3
정가 40,000원

역자 서문

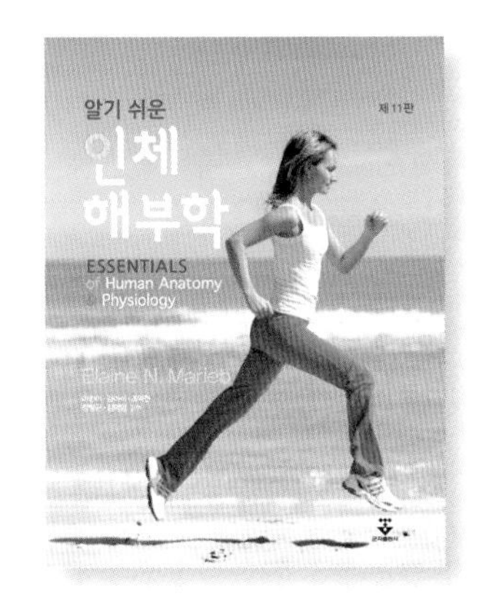

인체의 구조와 기능에 대한 이해는 보건관련 분야를 전공하는 학생들에게는 필수적으로 요구된다. 인체의 구조와 기능을 이해하기 위해서는 해부학과 생리학을 공부하여야 한다.

이 책은 주로 해부학 위주로 설명되어있고, 필수적인 생리학적 지식도 추가로 설명되어있다. 이 책은 어려운 해부학과 생리학 분야의 지식 중에서 핵심적인 사항을 간략하고 밀도있게 서술되어 학생들의 학업수행에 도움을 준다.

이 책의 특징은 장마다 학습목표, 내용 이해를 돕는 표와 그림, 다음 내용을 이해하기 위해 점검하는 did you get it?, Q and A, 학습한 내용을 정리 할 수 있도록 요약, review questions으로 구성되어 있어, 학생들이 좀 더 이해하기 쉽게 배열되어있다. 내용에 기술된 용어는 신용어(구용어, 영어)를 제시해 놓았다. 신용어는 2015년도 대한해부학회에서 만들어진 해부학용어(인터넷판)를 기준으로 삼았다.

이 책의 저자인 Elaine N. Marieb는 해부학과 생리학에 대해 많은 책을 저술하였으며, 그 책들 중의 하나인 Essentials of Human Anatomy and Physiology 11판을 역자들은 번역하여 출간하였다.

끝으로 이 책이 출간되기까지 많은 지원을 해주신 군자출판사 사장님과 임직원 여러분에게 진심으로 감사의 말씀을 드린다.

2016년 역자일동

Brief Contents

Contents

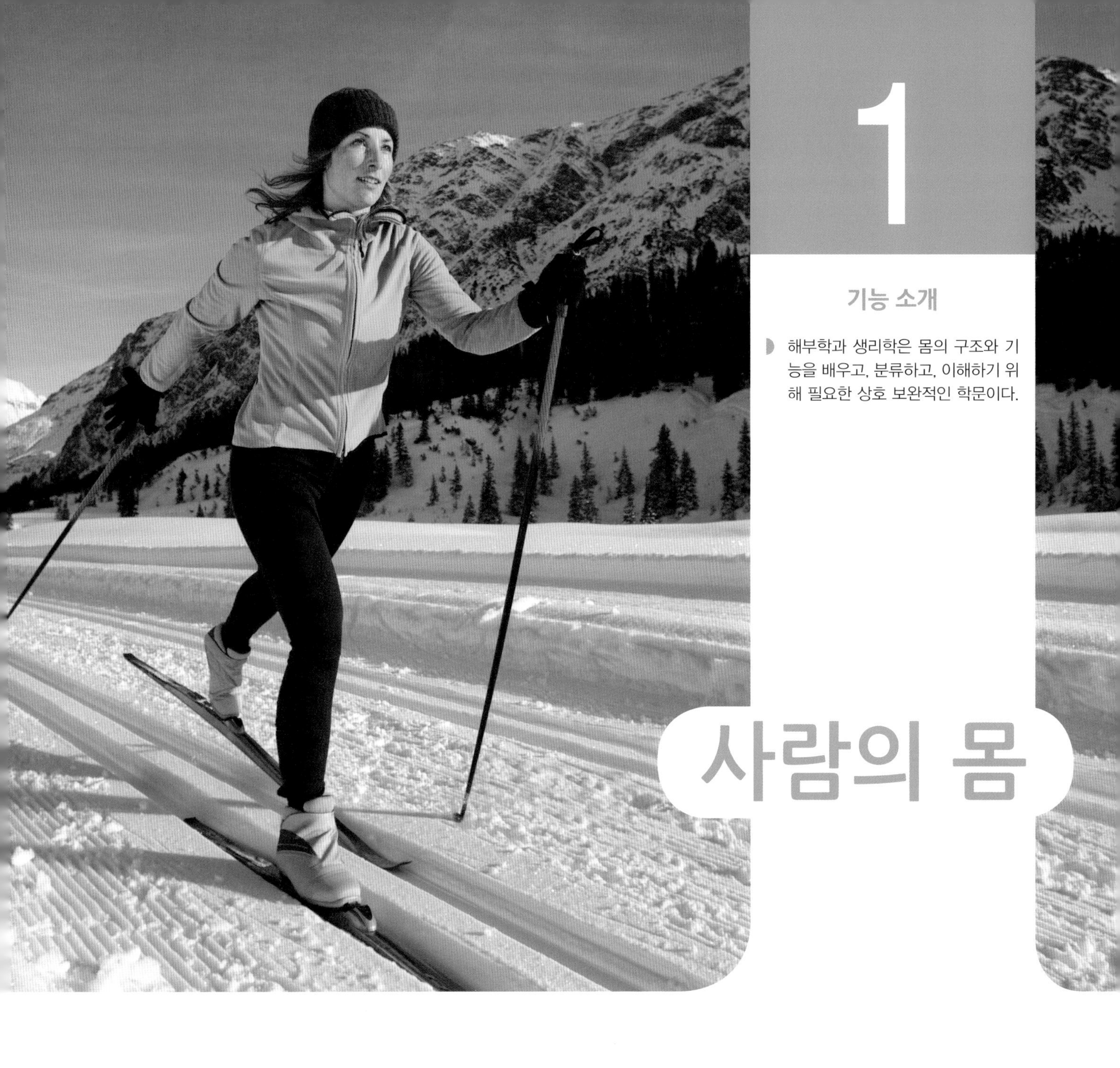

1 사람의 몸

기능 소개

▶ 해부학과 생리학은 몸의 구조와 기능을 배우고, 분류하고, 이해하기 위해 필요한 상호 보완적인 학문이다.

해부학의 개요(An Overview of Anatomy)

1-1 해부학을 정의하시오

1-2 해부학과 생리학이 어떻게 연관되어 있는지를 설명하시오.

우리는 우리의 몸에 관하여 자연스럽게 호기심을 가진다. 우리는 무엇이 우리를 움직이게 하는지를 알고 싶어 한다. 유아는 자신의 손을 쳐다보거나 엄마의 코를 당길 때 행복감을 느낄 수 있다. 어린이는 음식을 삼킬 때 음식이 지나가는 곳을 궁금해 하고, 어떤 어린이는 수박 씨앗을 삼켰을 때, 자기 뱃속에서 수박이 자랄 것이라고 믿는다. 어린이는 의사가 진료하려고 할 때, 주사바늘로 찌르는 것에 공포감을 느끼며 크게 소리치지만, 의사놀이 하는 것은 좋아한다. 어른은 자신의 심장이 두근거릴 때, 안면홍조를 조절할 수 없을 때, 또는 체중감소를 조절할 수 없을 때 당황한다.

해부학은 생물학의 한 분야로써 우리 몸이 어떻게 구성되어 있고, 어떤 작용을 하는지에 관한 다양한 주제들을 탐구한다. 해부학은 몸의 구조와 모양을 그려보고, 몸의 한 부분과 다른 부분과의 관계를 학습한다. 우리가 자신의 몸을 관찰하거나 심장과 뼈와 같은 큰 구조를 관찰하는 것을 육안해부학(gross anatomy)적으로 학습한다고 한다. 해부학(anatomy)이라는 용어는 그리스어인 ana(분리하다, apart)와 tomy(자르다, cut)에서 유래되었다. 보존된 동물이나 장기를 검사하다보면 구조가 해체되기 때문에 해부학은 육안해부학적 연구에 가깝다. 대조적으로, 현미경적 해부학(microscopic anatomy)은 몸의 아주 작은 구조를 육안으로 연구하는 학문이다. 몸의 세포와 조직(tissue)은 오로지 현미경을 통해서만 볼 수 있다.

Did You Get It?

1. *1. 당신이 해부학을 이해하지 못한다면, 생리학을 학습하는 데 어려움을 느낄 것이다. 이유는 무엇인가?*
2. *2. 콩팥기능, 뼈 성장 및 심장박동은 해부학의 주제이다. (○ 또는 ×)*

(답은 부록을 보시오.)

인체의 구성단계(Level of Structural Organization)

1-3 인체를 구성하는 6단계의 구조를 서술하고, 이들이 어떻게 관련이 있는지를 설명하시오.

1-4 인체 장기계통의 예를 들고, 각 계통의 주요 기능을 설명하시오.

1-5 논의된 모든 장기를 장기계통으로 분류하시오.

원자에서 생명체까지(From Atoms to Organism)

인체는 다양한 단계의 구조적 복합체이다(그림 1.1). 구조적 단계의 가장 간단한 단계는 화학적 단계(chemical level)이다. 이 단계에서 미세한 구조인 **원자(atoms)**는 물, 당분 및 단백질과 같은 분자를 형성하기 위하여 결합한다. 분자(molecule)는 모든 생명체의 가장 작은 단위인데 독특한 방식으로 작용하여 현미경적인 세포를 형성한다(2장 세포수준에서 학습할 것이다). 모든 세포는 어떤 공통된 기능을 가지지만, 각각의 세포는 크기나 모양이 다양하여 독특한 기능을 가진다.

가장 작은 생명체는 단일세포로 형성되지만, 나무나 사람처럼 복잡한 생명체에 있어서 구조의 단계는 조직수준(tissue level)으로 연속된다. 조직은 공통된 기능을 가진 비슷한 세포의 집합이다. 4가지의 기본조직유형(four basic tissue types), 즉 상피(epithelial), 결합(connective), 근육(muscular) 및 신경(neural) 조직은 명확하지만 서로 다른 기능을 한다(2장 조직에서 학습한다).

장기(organ)는 몸에서 특별한 기능을 수행하는 2가지 또는 그 이상의 조직유형으로 구성된 구조이다. 생명체의 장기수준에서는 대단히 복잡한 기능이 작동한다. 예를 들면, 음식물을 소화하고 흡수하는 작은창자는 4가지 조직유형으로 구성된다. **장기계통(organ system)**은 공통된 목적을 수행하기 위하여 함께 일하는 장기의 그룹이다. 예를 들면, 심장혈관계통(cardiovascular system)의 심장(heart)과 혈관(blood vessel)은 신체의 모든 세포에 영양분(nutrient)과 산소(oxygen)를 공급하기 위하여 지속적으로 혈액을 순환시킨다.

11가지 장기계통은 사람이나 생명체를 구성하는데, 이것은 구조적 단계의 가장 높은 수준 즉, 장기수준(organismal level)을 나타낸다. 장기수준은 우리가 생명을 유지할 수 있도록 함께 일하는 모든 구조적 단계의 집합체이다. 각 계통의 주요한 장기는 그림 1.2에서 볼 수 있다. 당신이 다음에 서술된 장기계통을 학습할 때 그림을 참고하라.

장기계통의 개요(Organ System Overview)

외피계통(Integumentary System)

외피계통은 몸을 외부에서 싸는 구조나 피부(skin)이다. 외피계통은 방수(waterproof)와 완충역할을 하며 손상으로부터 깊은 부분의 조직을 보호한다. 외피계통은 발한작용(perspiration)과 관련하여 염류(salts)와 요소(urea)를 분비하고 체온(body temperature)을 조절한다. 피부에 위치하는 체온, 압력 및 통증수용체는 우리가 몸의 표면에서 일어나는 일을 알 수 있게 한다.

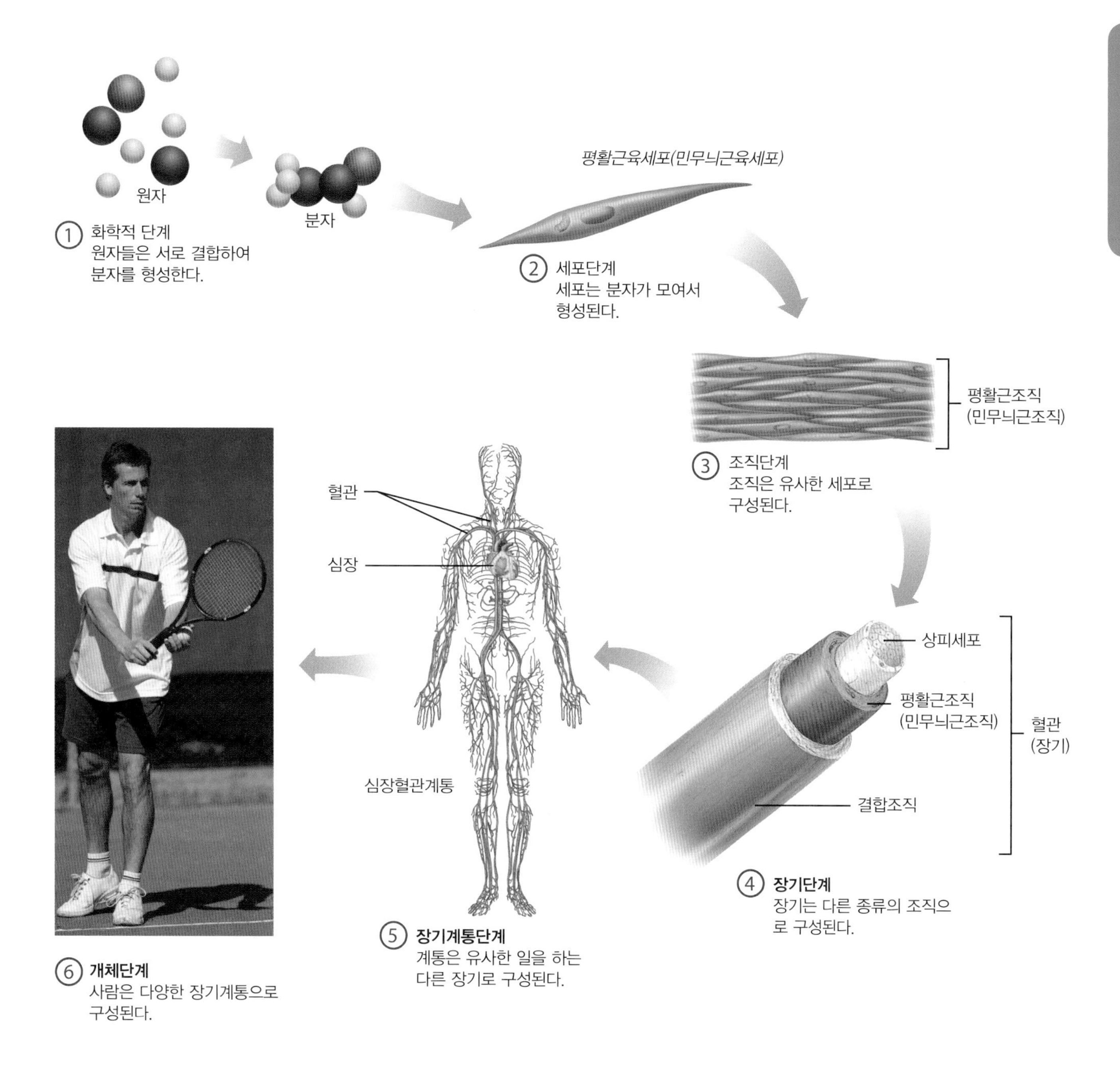

그림 1.1 **구조의 단계.** 그림에서 심장혈관계통의 구성은 사람의 구조의 단계를 설명하기 위하여 사용되었다.

골격계통(Skeletal System)

골격계통은 뼈(골, bone), 연골(cartilage), 인대(ligament) 및 관절(joint)로 구성된다. 골격계통은 몸을 지지하고 근육이 운동을 할 수 있도록 하는 골격(framework)을 제공한다. 골격계통은 보호기능을 가진다. 머리뼈(두개골, skull)가 뇌(brain)를 둘러싸서 보호하는 것이 좋은 예이다. 조혈(hematopoiesis) 또는 혈구형성(formation of blood cells)은 골격근의 골수(cavity) 안에서 일어난다. 뼈의 단단한 부분은 무기질(mineral)의 저장고로서 작용한다.

근육계통(Muscular System)

몸의 근육은 단지 한 가지 기능 즉, 수축(contraction)기능을 가진다. 수축이 일어날 때, 운동이 일어난다. 그래서 근육은 신체의 기계로 볼 수도 있다. 몸의 움직임은 뼈에 붙어있는 큰 근육인 골격근의 작용이다. 골격근이 수축할 때, 우리는 일어서고, 걷고, 뛰고, 잡고, 공을 던지고 또는 웃을 수 있다. 골격근은 골격계통을 형성한다. 골격근은 심장이나 속이 비어있는 장기(즉, 혈액, 오줌, 또는 음식물이 정해진 통로를 따라서 지나가는 장기)의 근육과 다르다.

신경계통(Nervous System)

신경계통은 몸의 신속한 동작을 조절하는 시스템으로 뇌(brain), 척수(spinal cord), 신경(nerve) 및 감각수용체(sensory receptor)로 구성된다. 우리 몸은 몸 밖에서 오는 자극 (예, 산소의 감소, 조직의 긁힘)에 반응할 수 있어야 한다. 감각수용체는 이러한 변화를 감지하고 중추신경계(뇌와 척수)로 신호를 보낸다. 중추신경계는 이러한 정보를 받아들여서 적당한 효과기(effector)에 근육이나 땀샘을 활성화시킴으로써 자극에 대한 반응을 나타낸다.

내분비계통(Endocrine System)

내분비계통은 중추신경계처럼 몸의 운동을 조절하지만 훨씬 더 느리게 작동한다. 내분비샘(내분비선, endocrine gland)은 호르몬(hormone)이라는 화학분자를 생성하고 혈류로 방출하여서 먼 곳에 있는 목표장기까지 도달하도록 한다.
내분비샘에는 뇌하수체(pituitary), 갑상샘(thyroid), 부갑상샘(parathyroids), 부신(adrenals), 가슴샘(흉선, thymus), 이자(췌장, pancreas), 솔방울샘(송과체, pineal), 여성의 난소(ovaries) 및 남성의 고환(testis)이 포함된다. 내분비샘은 다른 장기에 해부학적으로 연결되지 않는다. 내분비샘은 호르몬을 분비하여 다른 장기를 조절한다. 호르몬에 의해 조절되는 몸의 기능은 다양하며 몸의 모든 세포를 조절한다. 세포의 성장(growth)과 재생(reproduction) 및 세포가 사용하는 영양분은 부분적으로는 호르몬에 의하여 조절된다.

심장혈관계통(Cardio Vascular System)

심장혈관계통의 1차 장기는 심장과 혈관이다. **심장혈관계통**은 혈액을 통하여 산소, 영양분, 호르몬 및 다른 물질들을 교환이 일어나는 장소인 조직세포에서 조직세포로 전달한다. 혈액에 있는 백혈구(white blood cell)와 화학물질은 외부침입자(세균, 독소 및 암세포)로부터 몸을 보호하도록 돕는다. 심장은 혈액펌프로서 작용하여 심장의 공간 안에 있는 혈액을 혈관으로 뿜어내서 온 몸에 있는 조직으로 이동시킨다.

림프계통(Lymphatic System)

림프계통의 기능은 심장혈관계통의 기능을 보충하는 것이다. 림프계통의 장기에는 림프관(lymphatic vessel), 림프절(lymph node) 및 지라(비장, spleen)와 편도(tonsil)와 같은 림프장기(lymphoid organ)가 포함된다. 림프관은 혈액으로부터 누출된 액체를 혈관으로 되돌려 보내서 혈액이 몸을 통하여 지속적으로 순환하도록 한다. 림프절과 림프장기는 혈액과 면역에 관여하는 세포들을 정화한다.

호흡계통(Respiratory System)

호흡계통의 기능은 몸이 지속적으로 산소를 공급받고 이산화탄소(carbon dioxide)를 배출하도록 돕는다. 호흡계통은 인두(pharynx), 후두(larynx), 기관(trachea), 기관지(bronchi) 및 허파(폐, lung)로 구성된다. 허파 안에는 얇은 공기주머니(air sacs)가 있다. 가스(gas)는 공기주머니의 얇은 벽을 통하여 혈액으로부터 전달된다.

소화기계통(Digestive System)

소화기계통은 기본적으로는 입(mouth)에서 항문(anus)까지 몸을 지나는 관(tube)이다. 소화기 계통의 장기에는 입안(구강, oral cavity, mouth), 식도(esophagus), 위(stomach), 작은창자(소장, small intestine), 큰창자(대장, large intestine)로 구성된 소화관(digestive tract)과 간(liver), 침샘(salivary), 이자(췌장, pancreas)와 같은 부속장기들(accessory organs)로 구성된다. 소화기계통의 기능은 음식물을 잘게 부수어서 혈액으로 전달하여 몸의 세포로 퍼지게 한다. 소화되지 않고 소화관에 남은 음식물은 항문을 통해 대변(fece)으로 배출된다. 입에서 시작된 저작

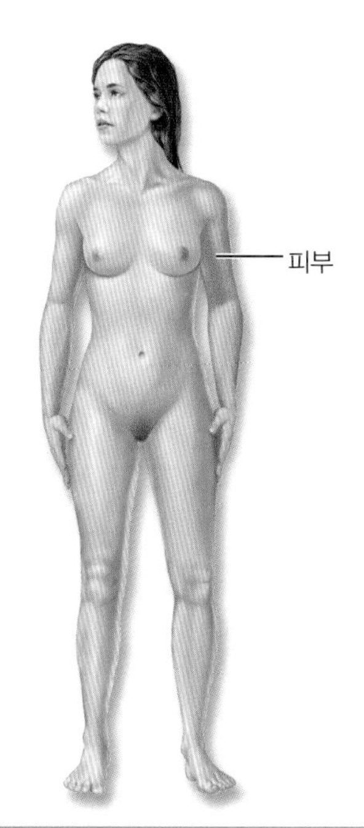

(a) 외피계통

몸의 바깥 덮개 형성; 깊은 조직을 손상으로부터 보호; 비타민 D를 합성; 피부수용체(통증, 압력 등) 및 땀샘과 기름샘의 장소

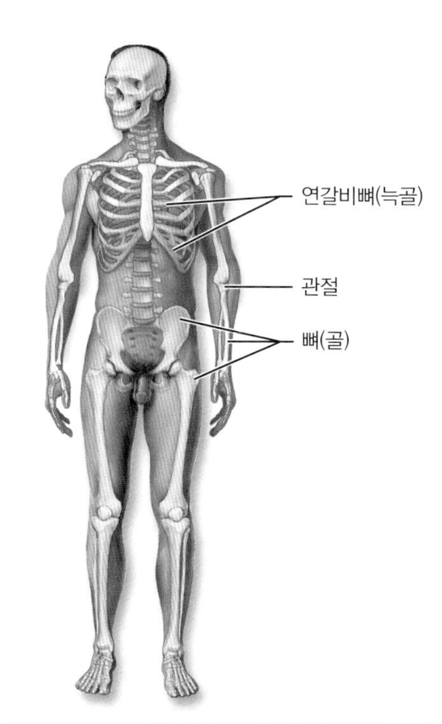

(b) 골격계통

장기를 보호 및 지지; 운동을 일으키는 근육의 골격 제공; 골수에서 혈구형성; 무기질 저장몸의 바깥 덮개 형성; 깊은 조직을 손상으로부터 보호; 비타민 D를 합성; 피부수용체(통증, 압력 등) 및 땀샘과 기름샘의 장소

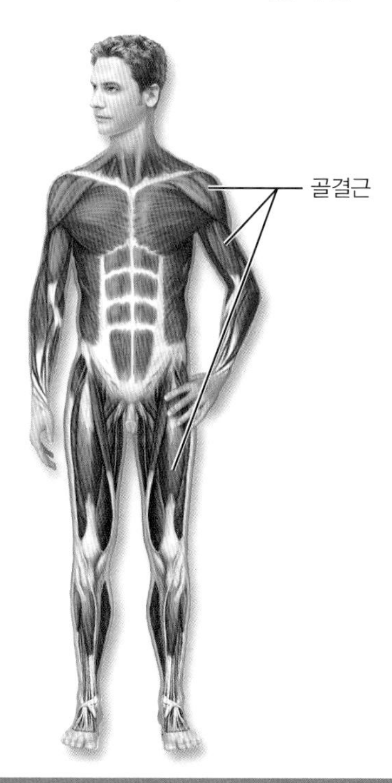

(c)근육계통

운동과 얼굴표정 담당; 자세유지; 열 생산

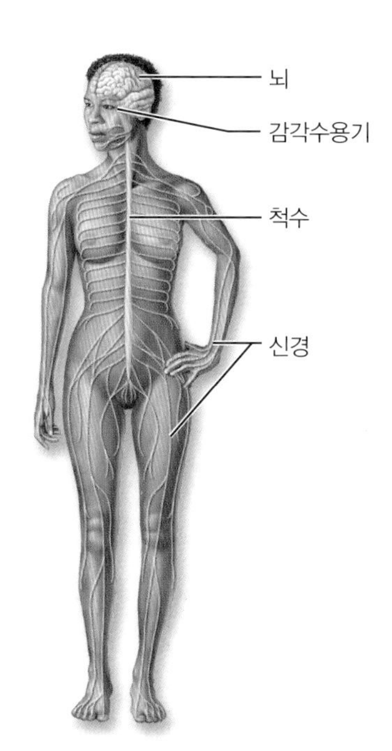

(d) 신경계통

몸의 빠른 운동 조절; 근육과 샘을 활성화시켜서 안과 밖의 변화에 반응

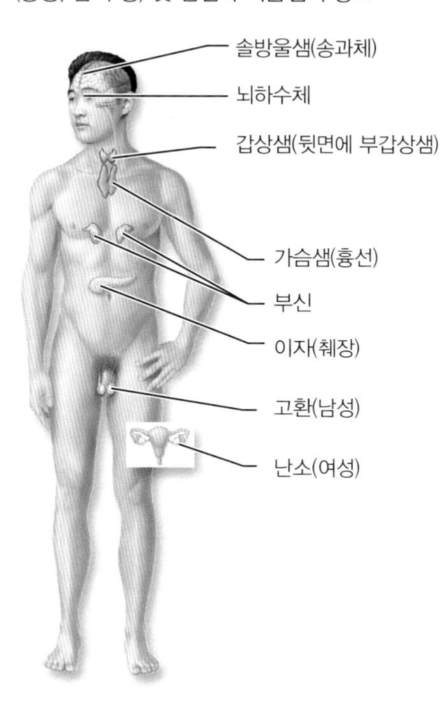

(e) 내분비계통

샘은 성장, 생식 및 영양과 같은 과정을 조절하는 호르몬을 분비

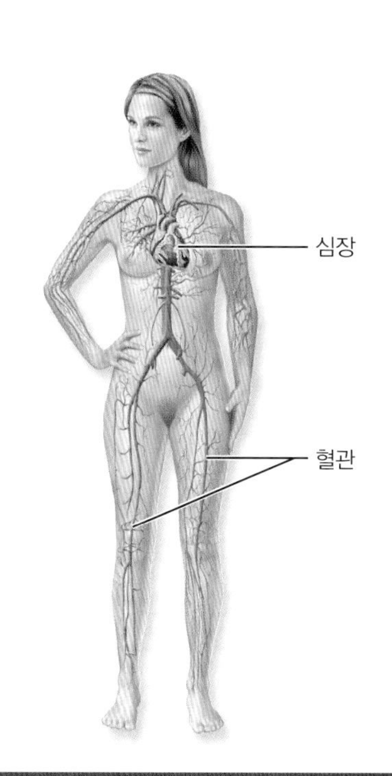

(f) 심장혈관계통

혈관은 산소, 이산화탄소, 영양분 대사물 등을 수송하는 혈액을 전달하고, 심장은 혈액을 박출

그림 1.2 **몸의 장기계통.**

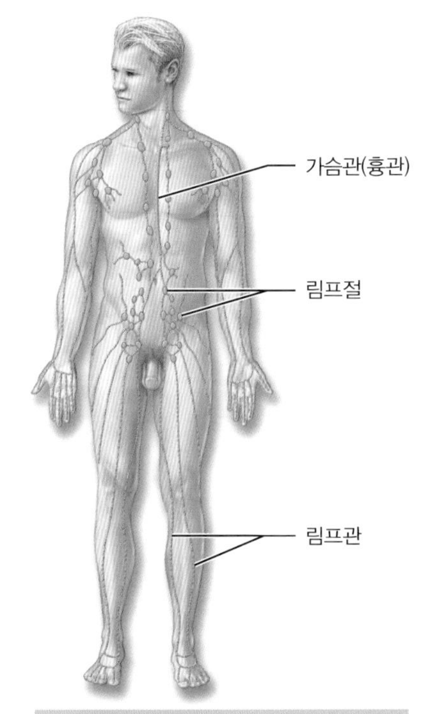

(g) 림프계통

혈액으로부터 새어나온 액체를 취하여 혈액으로 되돌려 보냄. 림프에 있는 부스러기를 처리함. 면역에 관여하는 백혈구를 수용함.

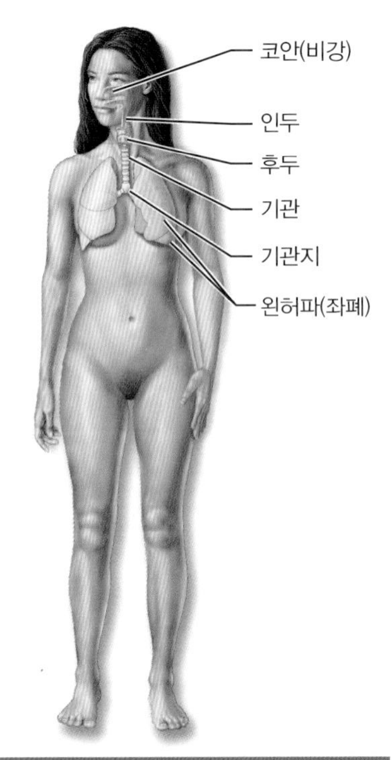

(h) 호흡기 계통

산소를 공급하고 이산화탄소를 제거하는 혈액을 유지함. 허파의 공기주머니의 벽을 통해서 가스교환이 일어남.

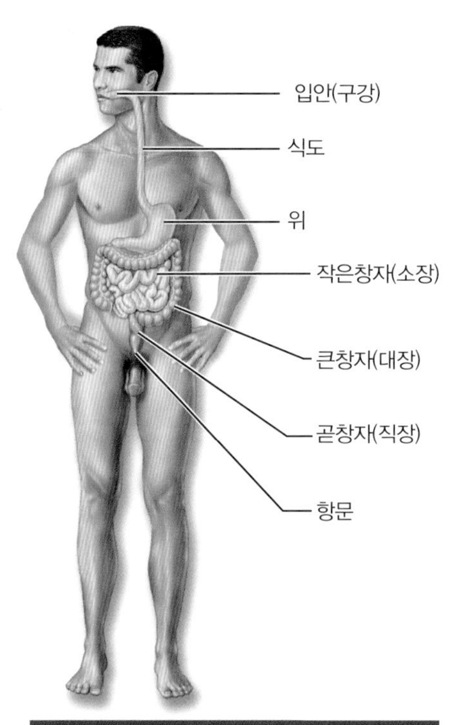

(i) 소화기 계통

음식을 흡수할 수 있는 단위로 분해하여 혈액으로 들어가서 체세포에 분포하도록 함. 소화할 수 없는 음식물은 변으로 배설됨.

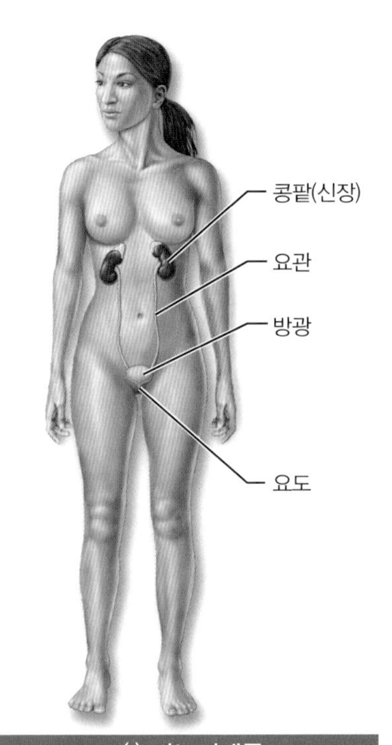

(j) 비뇨기계통

몸으로부터 질소를 포함하는 노폐물을 배설함. 혈액의 물, 전해질 및 산-염기 평형을 조절함.

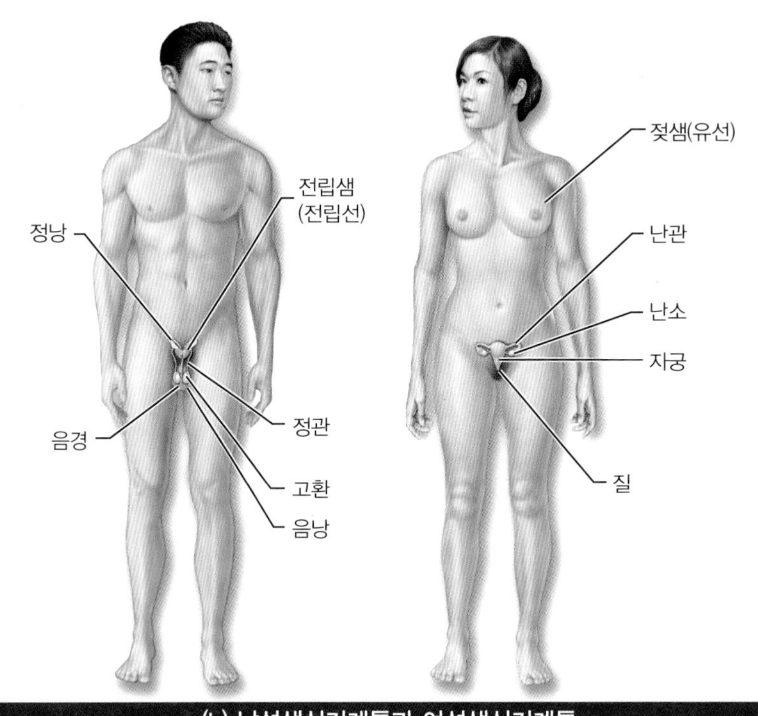

(k) 남성생식기계통과 여성생식기계통

생식기계통의 일반적인 기능은 자손의 생산임. 고환은 정자와 남성호르몬을 생성. 관과 샘은 정자를 여성의 생식관으로 수송함. 난소는 난자와 여성호르몬을 생성. 다른 구조는 수정과 태아의 발생을 위한 장소를 제공함. 여성 가슴의 젖샘은 신생아에게 영양분을 공급하는 젖을 생성함.

그림 1.2 (계속) **몸의 장기계통.**

작용은 소장에서 마무리된다. 소화기계의 또 다른 중요한 작용은 수분을 재활용하는 것이다. 간은 간에서 생성된 쓸개즙(담즙, bile)이 지방분해를 돕기 때문에 소화장기로 구분된다. 이자는 이자액을 소장으로 분비하기 때문에 기능적으로는 소화장기이다.

비뇨기계통(Urinary System)

몸은 몸의 정상기능의 부산물인 노폐물(waste)을 생성하고 배설한다. 노폐물의 한 종류는 질소(nitrogen)인데 예를 들면, 요소(urea)나 요산(uric acid)들이다. 이것은 체세포가 단백질(protein)이나 핵산(nucleic acid)을 잘게 분해한 결과물이다. **비뇨기계통**은 질소를 포함하고 있는 노폐물을 혈액으로부터 제거하고 오줌(urine)의 형태로 몸 밖으로 배출한다. 비뇨기계통은 배설계통(excretory system)이라고도 부르는데, 콩팥(신장, kidney), 요관(ureter), 방광(bladder) 및 요도(urethra)로 구성된다. 비뇨기계통의 또 다른 중요한 기능은 수분과 염분(전해질, salt, eletrolyte)의 균형을 유지하여 혈액의 산-염기 평형(acid-base balance)을 조절하는 것이다.

생식계통(Reproduction System)

생식계통은 일차적으로 자손을 생산하기 위하여 존재한다. 남성의 고환(testis)은 정자(sperm)를 생성한다. 다른 남성 생식기계의 구조는 음낭(scrotum), 음경(penis) 부속샘(accessory gland) 및 정자를 몸 밖으로 이동시키는 관(duct) 계통이다. 여성의 난소(ovary)는 난자(egg, ovum)를 생성한다. 여성의 관계통은 자궁관(uterine tube), 자궁(uterus) 및 질(vagina)로 구성된다. 자궁은 태아(fetus)가 성장하는 장소이다.

Did you get it?

3. *위(stomach)의 구조적 수준은? 포도당(glucose) 분자의 구조적 수준은?*
4. *기도, 허파, 코 안 및 기관지는 어떤 장기계통에 포함되는가?*

(답은 부록을 보시오.)

생명의 유지(Maintaining Life)

1-6 사람이 생명을 유지하기 위하여 수행해야 하는 8가지 기능은 무엇인가?

1-7 사람의 몸이 생존하기 위한 5가지 필수요소는 무엇인가?

생명 유지의 필수 조건

우리가 몸의 구조적 수준을 학습했기 때문에 위와 같은 의문을 갖는 것은 자연스러운 일이다. 이렇게 복잡하게 구성된 우리 몸은 어떻게 기능하는가? 모든 복잡한 동물처럼 사람은 몸의 경계를 유지하고, 움직이고, 환경 변화에 반응하고, 영양분을 섭취하고, 소화하고, 대사를 수행하고, 노폐물을 배설하고, 후손을 생산한다. 여기에서는 생명의 필수 기능에 대하여 간략히 서술하고 다른 장에서 자세히 서술하기로 한다.

장기계통은 독립적으로 작용하지는 않는다. 대신에 온몸의 건강을 향상시키기 위하여 함께 작용한다(그림 1.3). 이번 장에서는 이 주제가 강조되기 때문에 생명 유지의 필수 기능에 기여하는 가장 중요한 장기를 확인할 필요가 있다. 장기 계통에 대한 더 자세한 설명을 확인하기 위하여 지금까지 서술된 내용을 참고할 필요가 있다(그림 1.2).

보호막 유지(Maintaining Boundaries)

모든 생물은 외부환경으로부터 자신을 보호하기 위하여 경계를 유지해야 한다. 사람 몸의 모든 세포는 바깥막(외피, external membrane)으로 둘러 싸여 있어서 세포의 내용물을 포함하고, 잠재적으로 손상을 줄 수 있거나 불필요한 물질이 들어오는 것을 방지하는 데에 필요한 물질을 가진다. 몸 전체로 보았을 때 외피계통(integumentary system) 또는 피부(skin)로 둘러싸여 있다. 외피계통은 내부 장기(internal organ)가 마르는 것을 방지하고 세균, 열, 햇빛 및 예상할 수 없는 수많은 화학물질로부터 보호한다.

운동(Movement)

운동은 근육계통에 의해 일어난 모든 작용을 포함한다. 즉,

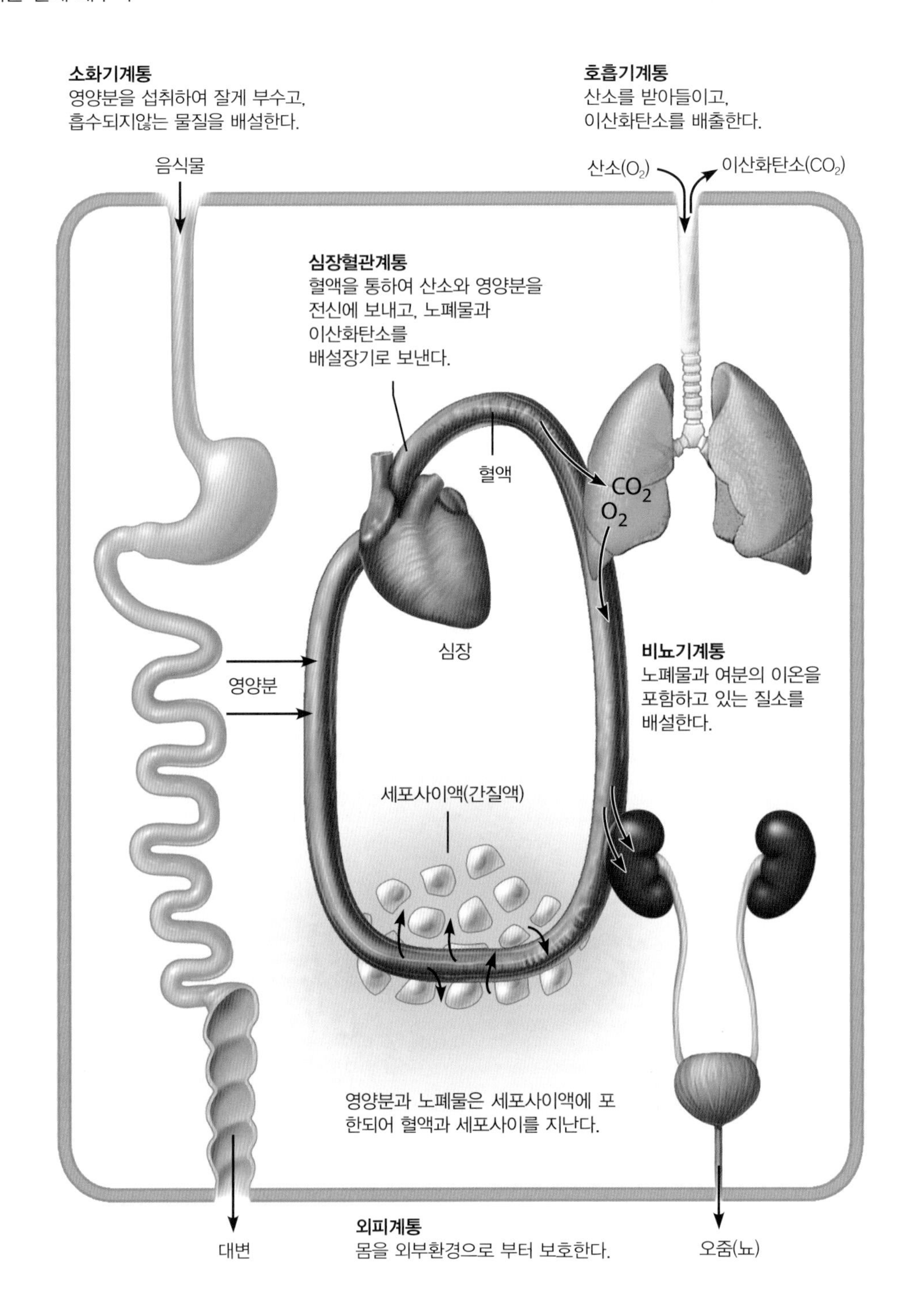

그림 1.3 **장기 사이의 상호관계의 예.**

걷거나 수영하며 한 장소에서 다른 장소로 이동하는 것이나 손가락으로 외부환경을 조작하는 것 등이 모두 여기 해당된다. 골격계통은 걸을 때 근육을 당기는 뼈를 제공한다. 운동은 또한 혈액, 영양소(foodstuffs) 및 오줌이 심장혈관계통, 소화계통 및 비뇨계통의 내부 장기를 통과하여 지나갈 때 일어난다.

적응성(Responsiveness or Irritability)

적응성은 환경에 있어서 변화를 감지하고, 그 변화에 반응하는 능력이다. 예를 들면, 당신이 깨진 유리 조각에 손을 베인다면, 당신은 아픈 자극으로부터 회피하고자 손을 불수의적으로 당길 것이다. 당신은 그것에 관하여 생각할 겨를이 없다. 당신의 혈중 이산화탄소가 위험한 수준에 도달하였을 때, 당신은 호흡량을 증가시켜 과잉의 이산화탄소를 배출한다.

신경세포가 자극에 매우 민감하여 전기신호(electrical impulse)에 매우 빠르게 반응할 수 있기 때문에 신경계가 적응성에 대한 큰 역할을 한다. 몸의 모든 세포가 어떤 자극에 민감하게 반응한다.

소화(Digestion)

소화는 섭취된 음식물이 혈액으로 흡수될 수 있도록 단순한 분자로 쪼개는 과정이다. 영양소가 풍부한 혈액은 심장혈관계통을 통하여 몸 전체에 분포된다. 아메바(amoeba)처럼 한 개의 세포로 된 생물체에서는 세포 그 자신이 소화공장이지만, 복잡한 사람의 몸에서 소화계통은 몸 전체를 위해서 소화기능을 수행한다.

대사(Metabolism)

대사는 우리 몸의 세포 안에서 일어나는 모든 화학반응을 지칭하는 광범위한 용어이다. 대사는 복합물을 단순한 분자 조각으로 쪼개고, 작은 구조로부터 더 큰 구조를 만들고 세포 작용을 일으키는 에너지가 풍부한 분자인 ATP(아데노신삼인산, adenosine triphosphate) 분자를 생산하기 위하여 영양소와 산소를 사용하는 과정을 포함한다. 대사는 혈액으로 보낼 유용한 영양소와 산소를 만들기 위하여 소화 및 호흡 계통에 의존하고 이러한 필수 물질을 온 몸으로 보내기 위하여 심장혈관계통에 의존한다. 대사는 내분비계통의 샘에서 분비되는 호르몬에 의하여 주로 조절된다.

배설(Excretion)

배설은 몸으로부터 노폐물(excreta or waste)을 제거하는 과정이다. 우리가 원할 때 몸이 지속적으로 작동하려면, 소화 및 대사가 진행되는 동안에 생성된 유용하지 않은 물질을 배설해야만 한다. 몇몇 장기계통은 배설에 참여한다. 예를 들면, 소화계통은 소화할 수 없는 음식물 찌꺼기를 대변을 통해서 배설하고, 비뇨계통은 질소를 포함한 대사 노폐물을 오줌을 통해서 배설한다.

생식(Reproduction)

자손(offspring)을 생산하는 **생식**은 세포나 장기 수준에서 일어난다. 세포생식(cellular reproduction)에서 원래 세포는 두 개의 동형질의 딸세포(daughter cell)로 분리되고 딸세포는 몸의 성장(growth)이나 수복(repair)에 사용될 수 있다. 몸의 장기를 생성하거나 새로운 사람을 만드는 것은 정자와 난자를 생성하는 생식계통의 장기의 작용이다. 정자가 난자와 합쳐져서 수정란(fertilized egg)을 형성할 때 수정란은 모체의 몸속에서 태아로 발생한다. 생식계통의 기능은 내분비계통의 호르몬에 의하여 매우 정확하게 조절된다.

성장(Growth)

성장은 일반적으로 세포의 수가 증가함으로써 크기가 증가하는 것이다. 성장이 일어나려면 세포생성작용(cell-constructing activities)이 세포파괴작용(cell-destroying activities)보다 빠른 속도로 일어나야 한다. 내분비계통에서 분비된 호르몬은 성장에 직접 작용한다.

생존요소에 대한 요구(Survival Needs)

몸의 모든 계통의 목적은 생명을 유지하는 것이다. 그러나 생명은 상당히 연약하여 몇 가지 인자를 필요로 한다. 이러한 인자를 생존요소에 대한 요구라고 부르는데, 영양소(nutrients, food), 산소, 물 및 적당한 온도와 대기압(atmospheric pressure)이 포함된다.

사람이 음식물을 통해서 섭취하는 **영양소**는 에너지와 세포형성을 위해 사용되는 화학물질을 포함한다. 탄수화물(carbohydrate)은 세포의 생존을 위한 주요한 에너지원이다. 단백질(protein) 과 지방(fat)은 세포의 구조를 형성하기 위해 중요하다. 지방은 장기사이의 충돌과 마찰에 대한 완충역할을 하며 에너지의 저장고 역할을 한다. 무기질

(mineral)과 비타민(vitamin)은 세포내에서의 화학반응과 산소를 혈액으로 전달하는데 필요하다.

지구상에 있는 모든 영양소(영양분)는 대사과정 동안에 **산소**를 이용한다. 음식물로부터 에너지를 방출하는 화학반응은 산소가 필요하기 때문에, 산소가 없다면 사람의 세포는 단지 몇 분 동안만 생존할 수 있다. 우리가 호흡하는 공기의 약 20%가 산소이다. 산소는 호흡계통과 심장혈관계통의 공동작용에 의해서 혈액과 세포에서 이용된다.

물은 체중의 60-80%를 차지한다. 물은 몸에서 가장 풍부한 단일 화합물이며, 분비(secretion)와 배설(excretion)을 위해 기본적으로 필요한 체액이다. 우리는 주로 섭취된 음식물이나 액체로부터 물을 얻고 허파와 피부로부터 증발(evaporation)과 배설에 의하여 물을 잃는다.

생명을 유지하는 동안에 화학반응이 지속되려면 **정상체온(normal body temperature)**이 유지되어야 한다. 정상체온이 37℃ (98℉) 이하로 내려갈 때, 대사 작용은 점차 늦어지고 결국에는 멈춘다. 체온이 너무 높을 때, 화학반응은 너무 빠르게 진행되고, 우리 몸의 단백질은 파괴되기 시작한다. 극단적인 상황에서 죽는다. 체온의 대부분은 골격근의 운동에 의하여 발생한다. 공기의 무게에 의하여 몸의 표면에 가해지는 힘을 **대기압(atmospheric pressure)**이라고 한다. 허파에서 호흡과 산소/이산화탄소의 교환은 적당한 대기압에서만 가능하다. 공기가 적고 기압이 낮은 고지대에서의 가스 교환은 세포의 대사를 지원하기에는 너무 늦거나 부족할 수가 있다.

이러한 생존요소가 단순히 존재하는 것으로는 생명을 유지할 수 없다. 생존요소는 적당한 양이 존재해야 한다. 과잉하거나 결핍되면 유해할 수 있다. 예를 들면, 섭취된 음식물은 품질이 좋고, 적정한 양이어야 한다. 그렇지 않으면, 영양학적 질병, 비만 또는 기아상태(starvation)가 초래될 수 있다.

Did You Get It?

5. *생명체가 생존한다면 대사, 성장, 음식물 소화 및 노폐물 배설 외에 수행하는 다른 기능에는 어떤 것이 있는가?*
6. *산소는 생존요소이다. 산소가 왜 그렇게 중요한가?*

(답은 부록을 보시오.)

해부학의 용어(The Language of Anatomy)

1-8 해부학적 자세를 설명하라.

1-9 몸의 방향, 표면 및 단면을 해부학적 용어를 사용하여 설명하라.

1-10 몸의 주요한 공간을 구분하고, 각 공간에 있는 주요한 장기를 설명하라.

인체에 대하여 학습하는 것은 흥미가 있는 일이지만 해부학 용어(terminology of anatomy)를 접하면서 우리의 흥미가 많이 줄어든다. 해부학 용어를 학습하도록 하자. 당신은 해부학 책을 당장 고를 수도 없고, 새 책을 읽을 수도 없다. 특수화된 용어가 없이는 내용의 혼돈을 해결할 수가 없다. 예를 들면, 당신이 공을 찾고 있다면, "위"(above)는 항상 공의 꼭대기의 위에 있는 부분을 의미한다. 공이 둥글기 때문에 방향을 나타내는 다른 용어가 사용될 수 있다. 모든 면(side)과 표면(surface)은 동일하다. 물론 사람의 몸(human body)은 많은 돌출부(protrusion)와 굴곡부(bend)를 가진다. 그래서 질문이 생긴다. 위(above)는 무엇인가? 오해를 방지하기 위하여 해부학자(anatomist)들은 인체의 구조나 위치를 정확하게 설명할 수 있는 용어체계를 사용한다.

해부학적 자세(Anatomical Position)

인체의 부분과 자세를 정확하게 서술하기 위해서 초기의 기준점(reference point)을 정하고 방향용어(directional term)를 사용해야 한다. 혼돈을 피하기 위해서 우리는 인체가 해부학적 자세라고 하는 표준자세에 있다고 가정한다. 이 책에서 사용되는 대부분의 인체 용어가 인체의 위치를 언급하기 때문에 해부학 자세를 이해하는 것은 중요하다. **해부학적 자세**는 양쪽 발을 평행하게 하고 손바닥을 앞

표 1.1 방향(direction)의 용어

용어	해석	그림	예
위쪽(상, superior, cranial, cephalad)	머리끝쪽 또는 구조나 몸의 위쪽		이마(전두, forehead)는 코(비, nose)보다 위에 있다.
아래쪽(하, inferior, caudal)*	머리끝으로부터 먼쪽 또는 구조나 몸의 아래쪽		배꼽(navel)은 복장뼈(breastbone, sternum) 보다 아래에 있다.
배쪽(복, 전, ventral, +anterior)	몸의 앞쪽		복장뼈는 등뼈(척추, spine)보다 배쪽에 있다.
등쪽(후, 배, dorsal, +posterior)	몸의 뒤쪽		심장(heart)은 복장뼈보다 뒤쪽에 있다.
안쪽(내, medial)	몸의 정중선쪽		심장은 위팔(전완, arm)보다 안쪽에 있다.
가쪽(외, lateral)	몸의 정중선에서 멀리		팔은 가슴(흉곽, chest)보다 가쪽에 있다.
중간의(intermediate)	더 안쪽과 더 가쪽 구조의 사이		빗장뼈(쇄골, collarbone)은 복장뼈와 어깨(견갑, shoulder)의 사이에 있다.
가까운쪽(근위, proximal)	몸의 구조나 팔이 몸통에 부착하는 부분에 가까운		팔꿈치(elbow)는 손목(wrist)보다 몸통에 가까이 있다.
먼쪽(원위, distal)	몸의 구조나 팔이 몸통에 부착하는 부분에서 먼		무릎(슬, knee)은 넙다리(대퇴, thigh)보다 몸통에서 먼쪽에 있다.
얕은(천, 외, superficial, external)	몸의 표면쪽		피부는 뼈대(골격, skeleton)보다 표면에 있다.
깊은(심, 내, deep, internal)	몸의 표면에서 먼쪽		허파는 가슴우리(흉곽, rib cage)보다 깊이 있다.

*꼬리쪽을 의미하는 caudal은 척추의 아래끝을 의미하는 inferior와 동의어이다. +사람에서 ventral과 anterior는 동의어이다. Ventral은 동물의 배(belly)를 의미하므로 네발을 가진 동물의 아래면을 의미한다. 사람에서 dorsal과 posterior는 동의어이지만, 동물의 등(back)을 의미한다. 그러므로 동물의 등쪽면(dorsal surface)은 윗면(superior surface)이다.

Q: • 그림에서 운동에 대하여 학습하고 다음의 2가지 질문에 답을 하시오.
• 당신의 (1) 샅부위 근육이 당겨지고, (2) 팔꿈치부위의 뼈에 금이 간다면 어느 부위가 아플까?

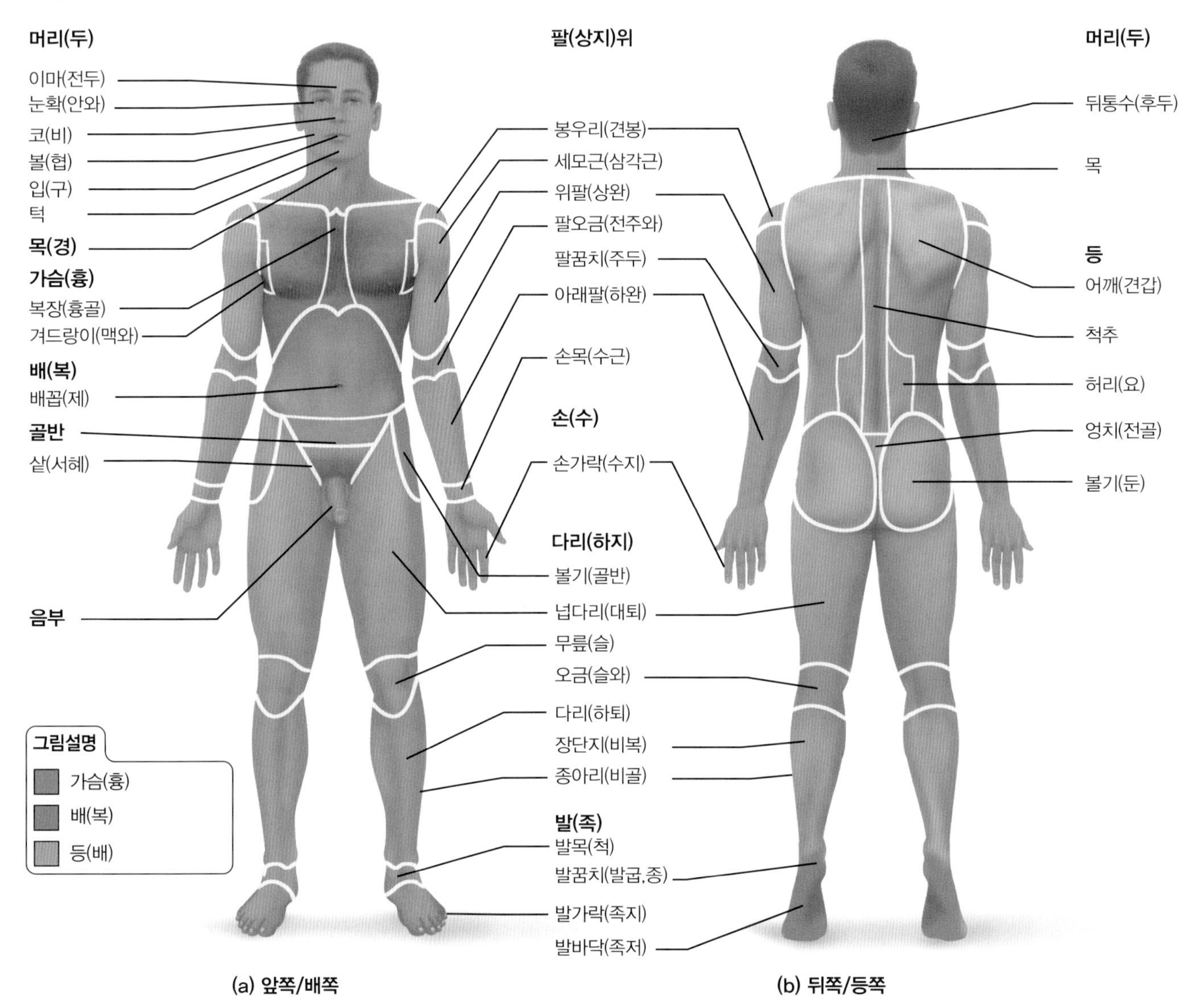

그림 1.4 **몸의 특별한 부위를 설명하는 부위의 용어.** (a) 해부학 자세 (b) 발바닥면을 보기 위하여 발뒤꿈치를 들어 올렸다.

으로 향하게 하여 양팔을 자연스럽게 몸에 붙이는 자세이다(그림 1.4와 표 1.1).

일어서서 해부학 자세를 취해 보아라. 차렷 자세와 유사하지만, 손바닥이 자연스럽게 앞을 향하고 있기 때문에 조금 불편한 자세이다.

방향의 용어(Directional Terms)

의료인과 해부학자는 어떤 인체구조가 다른 구조와의 관계를 정확하게 설명하기 위하여 **방향의 용어**를 사용한다. 예를 들면, 우리는 귀(ear)와 코(nose) 사이의 관계를 구어적으로 "귀는 코의 오른쪽과 왼쪽에 있으며 머리의 양쪽 면

A: (1) 샅부위 (2) 팔꿈치 뒷부분

에 있다"라고 설명할 수 있다. 해부학 용어를 사용하여 이 표현을 요약하면 "귀는 코보다 가쪽(외측, lateral)에 있다"이다. 해부학 용어를 사용하면 단어 수를 줄이고 더 명료하게 설명 할 수 있다(일반적으로 사용되는 사전적인 의미는 그림 1.1에 설명되어 있다). 대부분의 용어는 일상적인 대화에 사용되지만, 이들의 해부학적 의미가 매우 정확하다는 것을 명심하라.

학습을 계속하기 전에 당신이 표 1.1에서 학습한 내용에 대한 이해도를 점검해 보자. 정확한 해부학적 용어를 사용하여 다음의 인체의 부위 사이의 관계를 설명하라.

손목(wrist)은 손(hand)보다 ______________ 에 있다.
가슴뼈(흉골, breastbone)는 척추(spine)보다
______________.
뇌(brain)는 척수(spinal cord)보다 ______________.
엄지손가락(thumb)은 손가락(fingers) 보다
______________.

부위의 용어(Regional Terms)

몸의 표면에는 눈으로 볼 수 있는 지표(landmark)가 많이 있다. 당신이 각 부위별 용어의 정확한 해부학적 의미를 알고 있다면, 당신은 인체의 부위를 명확하게 설명할 수 있다.

앞면의 인체지표

다음의 인체 부위를 찾아보기 위하여 그림1.4a를 보아라. 당신이 앞면의 인체지표를 모두 확인하였다면, 그림에 있는 지표의 명칭을 덮고, 당신의 몸에서 부위를 짚으면서 복습하라.

- **배**(복, abdominal) : 갈비뼈(늑골, rib)보다 아래에 있는 몸통의 앞부분
- **봉우리**(견봉, acromial) : 어깨(shoulder)의 부위
- **아래팔**(하완, antebrachial)
- **팔오금**(전주와, antecubital)
- **겨드랑**(액와, axillary, armpit)
- **위팔**(상완, brachial, arm)
- **볼**(협, buccal)
- **손목**(수근, carpal)
- **목**(경, cervical)
- **볼기**(골반, coxal)
- **다리**(하퇴, crural)
- **세모근**(삼각근, deltoid)
- **손가락, 발가락**(수지, 족지, digital)
- **넙다리**(대퇴, femoral)
- **종아리**(비골, fibular) : 다리의 가쪽 부분
- **이마**(전두, frontal)
- **샅**(서혜, inguinal) : 넙다리와 몸통이 만나는 부분
- **턱**(mental)
- **코**(비, nasal)
- **입**(구, oral)
- **눈확**(안와, orbital)
- **무릎**(슬, patellar)
- **골반**(pelvic)
- **음부**(pubic)
- **복장**(흉골, sternal)
- **발목**(척, tarsal)
- **가슴**(흉, thoracic)
- **배꼽**(제, umbilical)

뒷면의 인체지표

그림 1.4b에서 다음의 인체 부위를 확인하고 책을 보지 말고 당신의 몸에서 부위들을 짚어 보아라.

- **발꿈치**(발굽, 종, calcaneal)
- **머리**(두, cephalic)
- **넙다리**(대퇴, femoral)
- **볼기**(둔, gluteal)
- **허리**(요, lumbar)
- **뒤통수**(후두, occipital)
- **팔꿈치**(주두, olecranal)

- **오금**(슬와, popliteal) : 무릎의 뒷부분
- **엉치**(천골, sacral)
- **어깨**(견갑, scapular)
- **장딴지**(비복, sural)
- **척추**(vertebral)

몸의 아래면에 있는 발바닥(plantar region)은 뒷면에 있는 인체지표에 표시되었다(그림 1.4b).

Did you get it?

7. *해부학 자세는 무엇이고, 해부학을 배우는 학생들이 이것을 이해하는 것이 중요한 이유는 무엇인가?*
8. *겨드랑(axillary)과 봉우리부위(acromial areas)는 어깨(shoulder)의 주요 부위이다. 각각 어느 부분을 말하는 것인가?*

(답은 부록을 보시오.)

몸의 단면과 절단면(Body Planes and Sections)

의학도들이 인체의 내부구조를 관찰하기 위하여, 인체의 **절단면**(section)을 만들거나 자른다. 절단면이 인체의 벽이나 장기를 관통할 때, 임의의 선을 관통하는데, 이를 **단면**(plane)이라 한다. 인체는 3차원적 구조이기 때문에 3가지 종류의 단면이나 절단면을 언급한다(그림 1.5).

시상면(sagittal section)은 인체를 오른쪽과 왼쪽으로 나누는 세로단면(longitudinal plane)이다. 인체의 오른쪽과 왼쪽을 똑같이 나누는 정중앙을 지나는 단면은 **정중(시상)단면**(median (midsagittal) section)이고, 모든 다른 시상단면은 시상단면(parasagittal sections)이다.

이마면(**전두면**, frontal section)은 몸을 앞과 뒤로 나누는 단면으로 **관상면**(coronal section)이라고도 한다.

수평면(**횡단면**, transverse section)은 몸과 장기를 위와 아래로 나누는 단면으로 **가로면**(cross section)이라고도 한다.

몸통이나 장기를 자르는 단면에 따라 장기가 보이는 모양이 다양하다. 예를 들면, 콩팥 높이에서의 가로면에서 콩팥의 가로면의 구조를 명확하게 볼 수 있고, 이마면에서는 다른 구조를 볼 수 있다. 전신의 자기공명영상(magnetic resonance imaging, MRI)을 통해서 장기의 위치에 관한 정보를 얻을 수가 있다(그림 1.5)

몸공간(체강, Body Cavity)

해부학 교재는 일반적으로 두 가지의 몸 공간, 즉 배쪽과 등쪽 몸공간(dorsal and ventral body cavities)에 대하여 서술하는데, 이들은 장기에 대하여 다른 차원의 보호기능을 제공한다. 이러한 공간의 발생과 공간을 덮고 있는 막이 다르기 때문에 많은 해부학 교재를 등쪽 또는 신경쪽(neural) 몸공간을 서술하지 않는다. 그러나 두 가지의 몸 공간의 개념은 우리가 해부학 공부를 하는 데에 유용하다.

가로막보다 아래에 있는 공간은 **배골반안**(**복골반강**, **abdominopelvic cavity**)이다. 위쪽에 있으며 위(stomach), 간(liver), 창자(내장, intestine) 등을 포함하고 있는 **배안**(**abdominal cavity**)과 아래쪽에 있으며 생식장기(reproductive organ), 방광(bladder) 및 곧창자(직장, rectum)을 포함하고 있는 **골반안**(**pelvic cavity**)으로 나누기도 한다. 그러나 골반안을 구분하는 확실한 구조가 있는 것은 아니다. 골반안이 배안과 일직선상에서 연결되지 않고 배안보다 뒤쪽에 위치한다(그림 1.6).

배골반안이 상당히 크고 많은 장기를 포함하고 있기 때문에 효과적으로 학습하기 위하여 더 작은 부위로 구분한다. 의료분야에서 흔하게 사용되는 것은 배골반안을 4개부위(사분면, quadrant)으로 나눈 것이다. 4개의 부위는 이들의 상대적인 위치에 의하여 단순하게 이름이 붙여졌다. 즉, 오른위부위(right upper quadrant, RUQ), 오른아래부위(right lower quadrant, RLQ), 왼위부위(left upper quadrant, LUQ), 왼아래부위(left lower quadrant, LLQ)이다.

해부학자(anatomist)들이 주로 사용하는 다른 구분법이 있는데, 이는 배골반안을 4개의 단면에 의해 9개 부위(region)로 나누는 방법이다(그림 1.8). 9개 부위의 이름이 친숙하

Q: 두 눈을 나누는 단면은 무슨 단면인가?

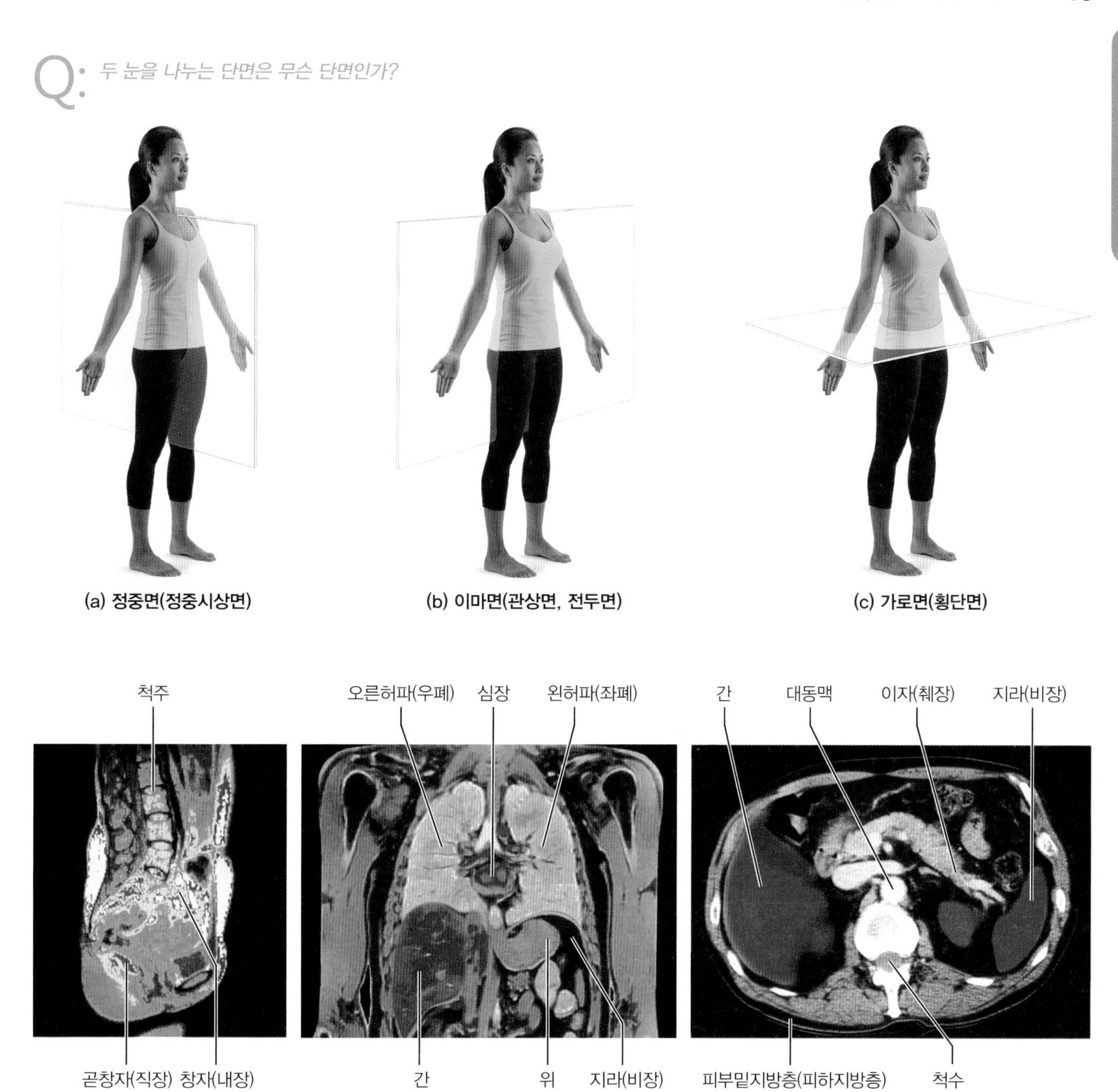

그림 1.5 **해부학 자세와 몸의 단면.** 정중, 이마 및 가로면은 MRI 스캔과 일치한다.

지는 않겠지만, 조금만 노력하면 기억하기는 더 쉬울 것이다. 그림에서 부위를 확인할 때, 각 부위에 포함되어 있는 장기를 기억하라.

- **명치부위**(epigastric region)는 배꼽부위의 위에 있으며 명치를 포함한다.
- **배꼽부위**(umbilical region)는 가장 중간 부위로서 배꼽(제,

A: 정중시상단면

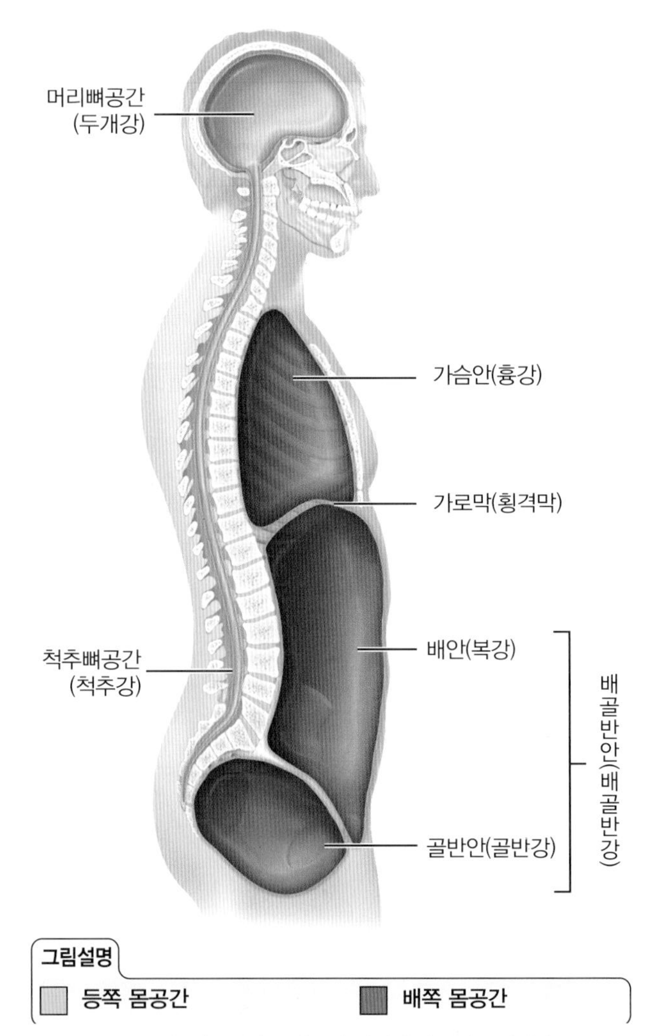

그림 1.6 **몸의 공간.** 배공간과 골반공간 사이의 각도에 주의하라.

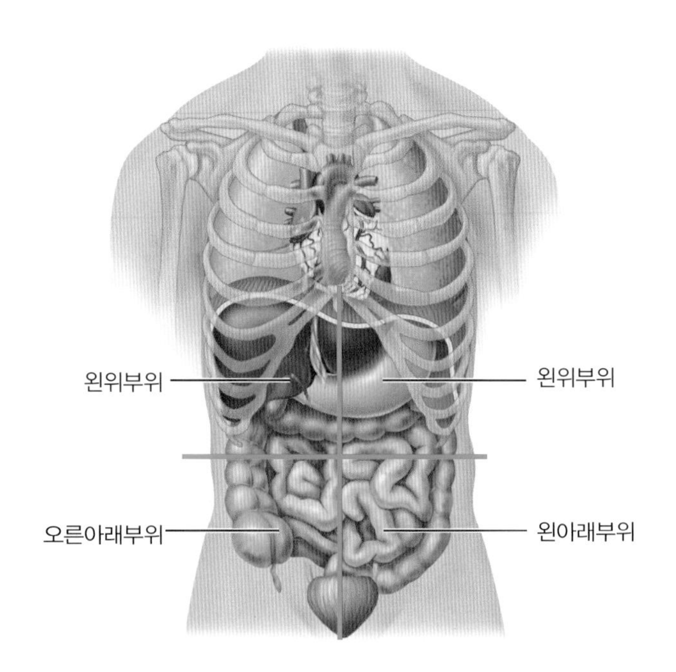

그림 1.7 **4개의 배골반 사분면.** 배골반공간은 2개의 단면에 의해서 4개의 사분면으로 나뉜다.

umbilicus, navel)을 둘러싸고 있다.

- **아랫배부위(hypogastric region)**는 배꼽보다 아래이다.
- **오른 및 왼샅(엉치)부위(right and left inguinal region, iliac region)**는 아랫배보다 가쪽에 있다.
- **오른 및 왼옆구리부위(right and left lumbar region)**는 배꼽부위보다 가쪽에 있다.
- **오른 및 왼갈비아래부위(right and left hypochondriac region)**는 명치부위의 가쪽과 갈비 아래에 있다.

기타 몸안(Other Body Cavities)

크고 닫힌 몸안에 추가하여 몇 가지 작은 몸안이 있다. 대부분은 머리에 있으며 앞쪽으로 열려있다. 중간귀안(middle ear cavities)이 예외적이기는 하지만, 여기에 해당하는 구조는 그림 1.4에 나타냈다.

- **입안 및 소화강(구강, oral and digestive cavities)**은 보통 입(구, mouth)이라고 하며 치아(teeth)와 혀(설, tongue)를 포함한다. 입안은 소화장기(digestive organs)의 안(공간)의 일부분이며, 이것과 연결되어 항문(anus)을 통해서 밖으로 열린다.
- **코안(비강, nasal cavity)**은 코(비, nose)안과 코보다 뒤에 위치하며 호흡기계(respiratory system)의 공기통로의 일부분이다.
- **눈확(안와, orbital cavities, orbits)**은 머리뼈 안에 있으며 눈을 포함한다.
- **중간귀안(중이강, middle ear cavities)**은 머리뼈 안에 있으며 고막보다 안쪽에 있고 소리의 파장을 속귀(중이, inner ears)에 전달하는 작은뼈를 포함한다.

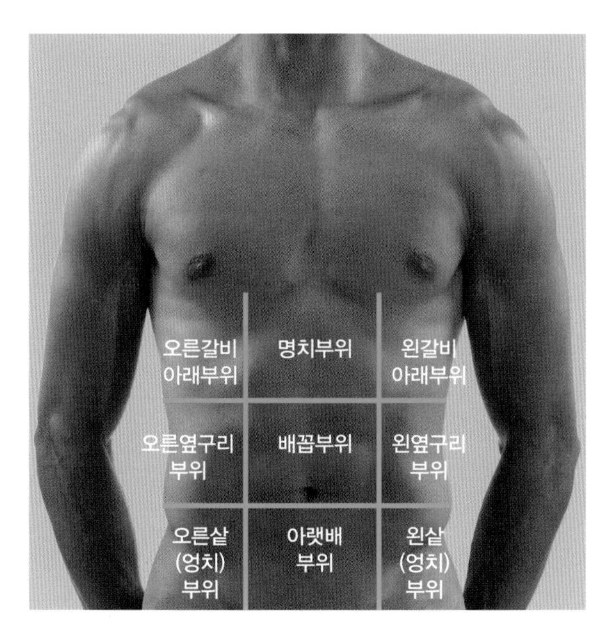

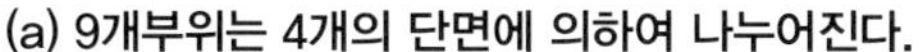
(a) 9개부위는 4개의 단면에 의하여 나누어진다.

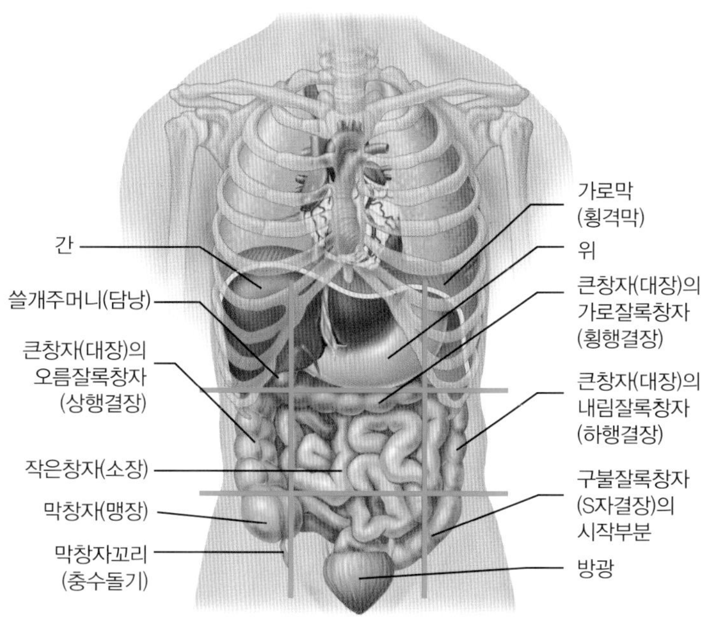

(b) 9개부위의 앞면은 얕은층의 장기를 보여준다.

그림 1.8 **9개의 배골반 부위 그림.** (a)에서 위가로면은 갈비보다 바로 위쪽에 있다. 아래가로면은 골반뼈보다 바로 위쪽에 있다. 시상옆면은 젖꼭지보다 바로 안쪽에 있다.

Did you get it?

9. *당신이 시신(cadaver)의 배안과 가슴안을 구분하기를 원한다면, 어떤 종류의 단면(section)을 만들 것인가?*

10. *척수(spinal cord), 작은창자(small intestine), 자궁(uterus) 및 심장(heart) 가운데에서 등쪽몸안(dorsal body cavity)에 있는 것은 어느 것인가?*

11. *어떤 사람이 배위 오른아래부위에 심한 통증이 있어서 응급실에 가려고 한다. 그의 문제는 무엇인가?*

(답은 부록을 보시오.)

요약

해부학의 개요

1. 해부학은 구조를 연구하는 학문으로 몸구조의 크기와 서로 간의 관계를 관찰한다.
2. 구조는 기능을 결정하므로, 구조가 변하면 기능도 변한다.

구조의 수준

1. 구조의 수준에는 6단계가 있다. 화학적 수준인 원자는 서로 결합하여 생명의 단위인 세포를 형성한다. 세포는 모여서 조직을 구성하고, 특별한 방식으로 배열되어 장기를 형성한다. 장기계통은 몸을 위하여 독특한 기능을 수행하는 장기의 집합체이다. 모든 장기계통이 함께 생명체나 살아 있는 몸을 형성한다.
2. 인체는 11개의 장기계통 즉, 외피, 골격, 근육, 신경, 내분비, 심장혈관, 림프, 호흡, 소화, 비뇨 및 생식계통으로 구성된다.

생명유지

1. 생명체가 생명을 유지하기 위하여 외부환경과의 경계를 유지하고, 자극에 반응하고, 영양분을 소화하고, 노폐물을 배설하고, 대사를 수행하고, 그 후손을 낳고 키울 수가 있어야 한다.
2. 생존하기 위하여 음식, 산소, 물, 적당한 온도 및 정상적인 대기압이 필수이다. 어떤 인자가 지나치다면 유해할 수가 있다.

해부학 용어

1. 해부학 용어는 몸이 해부학적 자세에 있다는 것을 가정한 것이다.
2. 방향의 용어
   a. 위 ; 어떤 것의 위, 머리쪽
   b. 아래 ; 어떤 것의 아래, 꼬리쪽
   c. 배쪽 ; 몸이나 구조의 앞쪽
   d. 등쪽 ; 몸이나 구조의 뒤쪽
   e. 안쪽 ; 몸의 중간선에 가까운쪽
   f. 가쪽 ; 몸의 중간선에서 먼쪽
   g. 몸쪽 ; 부착점에 가까운쪽
   h. 먼쪽 ; 부착점에서 먼쪽
   i. 얕은 ; 몸의 표면 또는 표면에 가까운
   j. 깊은 ; 몸의 표면아래 또는 표면에서 먼
3. 부위의 용어
   인체의 표면에서 확인할 수 있는 지표(landmark)는 인체의 특별한 부분을 설명하기 위하여 사용될 수 있다. (몸의 앞면과 뒷면(그림1.4)의 표면해부학에 관한 용어를 참고하시오.)
4. 몸의 단면과 절단면
   a. 시상면 ; 몸을 오른쪽부분과 왼쪽 부분으로 나누는 세로면
   b. 이마면(관상면) ; 몸을 앞쪽 부분과 뒤쪽 부분으로 나누는 세로면
   c. 수평면(가로면) ; 몸을 위쪽 부분과 아래쪽부분으로 나누는 가로면(수평)
5. 몸안
   a. 등안 ; 뼈에 의해 잘 보호됨. 2가지로 나뉨
      머리안 ; 뇌를 포함함
      척수안 ; 척수를 포함함
   b. 배안 ; 등안보다 덜 보호되며 2가지 공간으로 나뉨
      1. 가슴안 ; 가로막보다 위에 있는 공간으로 갈비뼈에 의해 구성되며 심장과 허파가 있다.
      2. 배골반안 ; 가로막보다 아래에 있는 공간으로 소화, 비뇨 및 생식 장기가 있다. 배안은 단지 몸통 근육에 의해서만 보호되기 때문에 약할 수 있다. 골반안은 골반뼈에 의해 보호된다. 배골반안은 가끔 4개나 9개 부위로 나뉜다(그림 1.7과 1.8).
   c. 작고 열린 몸공간(안)에는 입안, 코안, 눈확 및 가운데 귀안이 있다.

REVIEW QUESTIONS

Multiple choice

정답이 여러 개일 수 있습니다.

1. 다음의 구조적 수준을 단순한 수준에서 복잡한 수준의 순서로 나열한 것은?
   (1) 원자 (2) 조직 (3) 장기 (4) 세포 (5) 생물체 (6) 계통
   a. 1, 2, 3, 4, 5, 6
   b. 1, 4, 2, 5, 3, 6
   c. 3, 1, 2, 4, 6, 5
   d. 1, 4, 2, 3, 6, 5
   e. 4, 1, 3, 2, 6, 5

2. 다음 중에서 항상성 유지에 관계하는 것은?
   a. 효과기
   b. 조절중추
   c. 수용기
   d. 되먹임기전
   e. 변화의 결손

3. 다음 중에서 생존의 필수요소가 아닌 것은?
   a. 물
   b. 산소
   c. 중력
   d. 대기압
   e. 영양소

4. 다음에 열거된 용어 중에서 적당한 용어로 빈칸을 채우시오.
   〈앞쪽, 위, 가쪽, 몸쪽, 얕은, 뒤쪽, 안쪽, 가쪽, 먼쪽, 깊은〉

심장은 가로막보다 ____에 있다.
근육은 피부보다 ____에 있다.
어깨는 팔꿈치보다 ____에 있다.
해부학 자세에서 엄지손가락(thumb)은
집게손가락(index finger)보다 _____에 있다.
척추부위는 어깨부위보다 _____에 있다.
볼기부위는 몸의 _____표면에 있다.

5. 다음의 B에 있는 해부학 용어를 A에 있는 몸의 부위에 알맞게 연결하시오.

____1. 볼기	a. inguinal
____2. 등	b. frontal
____3. 어깨	c. dorsal
____4. 팔꿈치의 앞쪽	d. lumbar
____5. 발꿈치	e. gluteal
____6. 사타구니(샅)	f. antecubial
____7. 이마	g. plantar
____8. 허리	h. digital
____9. 발바닥	I. scapular

6. 해부학 자세에서 몸의 등쪽을 의미하는 해부학 용어는?
   a. ventral and anterior.
   b. back and rear.
   c. posterior and dorsal.
   d. head and lateral.

7. 신경외과 의사는 환자를 위해서 척수천자(spinal tap)를 지시한다. 주사바늘을 어느 몸안을 찔러야 하는가?
   a. 배안　　c. 머리뼈안
   b. 가슴안　　e. 골반안
   c. 등안

Short answer essay

8. 해부학을 정의하시오.

9. 몸의 11개의 장기계통을 나열하고, 각 계통의 기능을 간략히 설명하고, 각 계통에 해당하는 장기를 2가지 말하시오.

10. 많은 몸의 구조는 대칭이다. 콩팥과 위는 대칭인가?

11. 다음의 구조는 몸의 어느 부위에 있는가?
   코, 종아리, 귀, 배꼽, 손톱

12. 소화, 호흡, 생식, 순환, 비뇨, 또는 근육 계통 중에서 배안에 있는 두 가지 계통은 무엇인가? 가슴안에만 있는 계통은 무엇인가? 배골반안에만 있는 계통은 무엇인가?

2

기능 소개

- 세포는 생명유지에 필요한 화학적 활동을 수행한다.
- 조직(tissues)은 특정 구조를 가지고 특별한 기능을 수행한다.

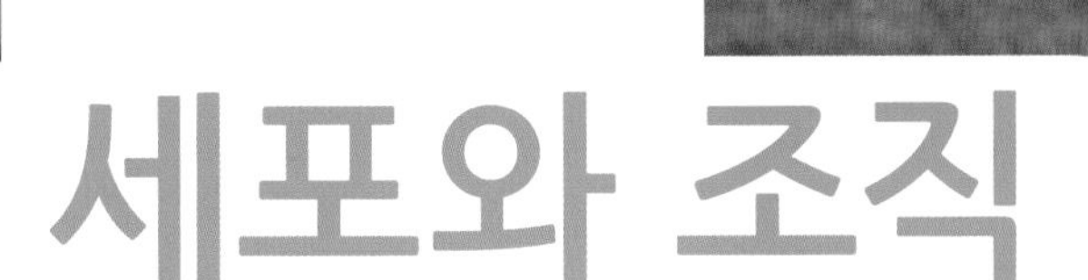

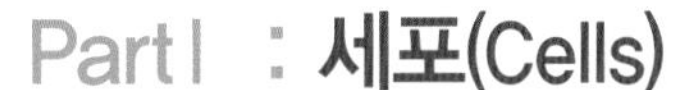

집을 짓기 위해 벽돌과 목재를 사용하듯이 모든 생명체의 구조적 단위(units)는 세포이다. **세포**는 아메바(amoebas)와 같은 단세포로부터 인간, 개 및 나무와 같은 복잡한 다세포 유기체(multicellular organisms)에 이르기까지 다양하다.

이번 장에서는 세포들을 기준으로 구분되는 구조와 기능에 중점을 둔다. 특정한 세포들과 그 세포의 독특한 기능들은 다음 장에서 다룬다.

생명의 기초인 세포의 개요

2-1 세포이론의 4가지 개념 중에서 2가지를 설명하시오.

2-2 커다란 생명체를 구성하는 4가지 요소를 나열하시오.

1600년대 후반, 로버트 후크(Robert Hooke)는 조잡한 현미경을 통해 코르크(cork)라는 식물의 조직을 들여다보고 있었다. 정육면체 모양의 구조가 몇 개 관찰되었는데, 그것은 마치 수도원에 있는 수도승들의 독방들(cells)이 길게 늘어선 모양을 연상시켰다. 그래서 후크는 이러한 구조들을 세포라고 이름을 지었다. 코르크를 구성하는 살아있던

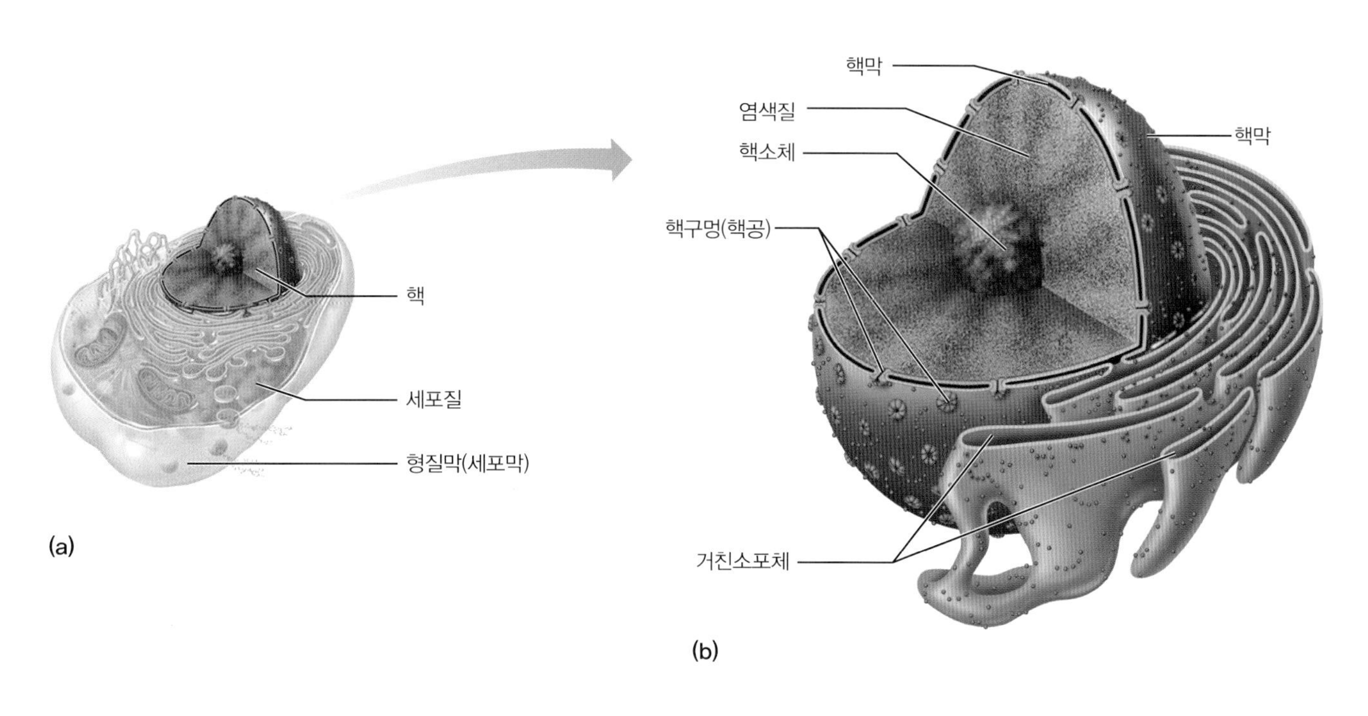

그림 2.1 **일반적인 동물세포의 핵의 구조.** (a) 일반적인 세포의 3가지 주요 부분. (b) 핵의 구조.

세포들은 죽어서 길어졌고, 세포벽만 남았다. 그러나 그 이름은 그대로 굳어졌고, 지금도 여전히 식물이든 동물이든 살아있는 모든 생명체의 기본을 구성하는 가장 작은 단위를 설명하는데 사용된다.

1800년대 후반에는 세포연구가 아주 활발해져서 **세포이론(cell theory)**이라고 부르는 세포의 4가지 개념이 확립되었다.

1. 세포는 생명체의 가장 기본적인 구조적, 기능적 단위이다. 따라서 세포의 특성을 정의하는 일은 사실상 생명의 특성을 정의하는 일과 마찬가지이다.
2. 생명체의 활동은 세포들의 집합적인 활동에 의해 좌우된다.
3. 상보성의 원리(principle of complementarity)에 따라서, 세포의 생화학적 활동은 생김새나 형태, 특정 세포내 구조물의 상대적인 수에 의해 영향을 받는다.
4. 생명의 연속성(continuity)은 세포에 기반을 두고 있다.

이러한 개념에 근거해서 학습을 할 것이다. 세포가 가장 작은 생명의 단위라는 생각에서부터 시작하자. 세포의 형태가 어떻든지, 세포의 기능이 무엇이든지 간에 세포는 변화하는 환경에서 생존하기 위해 필요한 모든 것을 가지고 있다. 그래서 항상성(homeostasis)을 잃게 되면, 각종 질병이 생기게 되는 것이다.

아마도 세포에 관한 것 중에서 가장 중요한 것은 조직성일 것이다. 세포를 화학적으로 분석하면, 세포는 모두 똑같이 네 가지 중요한 원소 – 탄소, 산소, 수소, 질소와 다른 몇 가지 미량의 원소들로 구성되어 있음을 알 수 있다(인체에 관한 자세한 화학적 설명은 생략한다). 이상하게 생각될지도 모르겠지만, 우리는 근육이 단단하다고 느끼지만, 실상 살아있는 세포의 60%는 물이다. 이러한 이유 때문에 물은 생명에 필수요소이다.

Did You Get It?

1. *세포를 정의하라.*
2. *세포 이론에 의하면, 생명체는_____에 의존하여 무엇인가 할 수 있다.*

(답은 부록을 보시오.)

일반적인 세포(Generalized Cell)의 해부학

2-3 일반적인 세포를 정의하라.

2-4 세포 모형이나 세 가지 중요한 세포영역(핵 nucleus, 세포질cytoplasm, 세포막plasma membrane)을 그림에서 확인하라.

2-5 핵의 구조물을 나열하라. 염색질(chromatin)과 핵소체(nucleoli)의 기능을 설명하라.

한 세포의 모양이 다른 세포와 완전히 똑같지는 않지만, 기본적인 구조와 기능은 같다. **일반적인 세포**에 대해 이야기해보자.

일반적으로, 모든 세포는 세 가지 중요한 영역 또는 부분인 핵, 세포질, 세포막을 가지고 있다(그림 2.1). 핵은 일반적으로 세포의 가운데 위치하는데, 반유동체(semifluid)인 세포질에 둘러싸여 있다. 세포질은 세포막에 의해 둘러싸여 있는데, 세포막은 세포의 바깥 경계를 이룬다(그림 2.4는 전자현미경으로 본 일반적인 세포의 더 자세한 구조를 보여준다).

핵(The Nucleus)

세포가 무슨 일을 하든지 간에 가장 안정된 상태는 세포의 기능이 잘 조절될 때이다. 세포에 있어서 중심부(headquarters) 또는 사령부(control center)는 유전자를 담고 있는 **핵**이다. 유전물질 또는 디옥시리보핵산(DNA)은 청사진과 같은 것이다. DNA는 생명체 전체를 만들어내는데 필요한 모든 정보를 가지고 있다. 따라서 인간의 DNA와 개구리의 DNA가 서로 다르다는 것을 예상할 수 있다. 더 자세히 말하자면, DNA는 단백질을 만드는 정보를 가지고 있으므로 세포증식(cell reproduction)에 꼭 필요하다. 무슨 이유에서든지 세포가 핵을 잃어버리면 그 세포는 죽는다.

대부분의 핵은 타원형 또는 구형으로서 세포의 모양과 비슷하다. 예를 들어, 세포가 길쭉하다면 핵도 또한 길쭉하다. 핵은 핵막(nuclear envelope), 핵소체(nucleoli) 및 염색질(chromatin)이라는 세 가지 중요한 영역 또는 구조를 가지고 있다.

핵막 (Nuclear Envelope)

핵은 핵막이라고 부르는 **이중막**(nuclear envelope, nuclear membrane)에 둘러싸여 있다(그림 2.1b). 이중막 사이는 "해자(moat)"처럼 액체가 채워져 있거나 비어 있다. 다양한 이유로 인하여 핵의 이중막은 녹는다. **핵공**(nuclear pores)은 녹은 부분이 뚫린 것이다. 다른 세포막들처럼 핵막도 몇 가지 물질만 선택적으로 통과할 수 있지만, 비교적 구멍이 크기 때문에 다른 곳보다는 물질이 자유롭게 통과할 수 있다. 핵막은 핵질(nucleoplasm)이라고 부르는 젤리와 같은 액체를 둘러싸고 있고, 다른 핵 물질들은 여기에 둥둥 떠 있다.

핵소체(Nucleoli)

핵은 한 개 또는 그 이상의 작으면서 약간 어둡고 둥글게 생긴 핵소체라는 것을 가지고 있다. **핵소체**는 리보솜(리보소체, ribosomes)이라고 부르는 세포의 구조물을 합성하는 장소이다. 대부분의 리보솜은 단백질 합성의 실질적인 장소인 세포질로 이동한다.

염색질(Chromatin)

세포가 분열하지 않을 때, DNA는 단백질과 결합해 있고 **염색질**이라고 부르는 우툴두툴한 실모양의 느슨한 구조물을 형성한다. 이것은 핵 안에 여기저기 흩어져 있다. 핵이 딸세포(daughter cell) 2개를 만들기 위해 나누어질 때 염색질은 코일을 감고 뭉쳐져서 더 빽빽해진다. 이 막대기 같이 생긴 것을 **염색체**(chromosome)라고 부르는데, 스프링을 펼쳐놓은 것처럼 생겼고, 이완될 때 더 짧고 굵어진다. 세포생리학(cell physiology) 부분에서 DNA의 기능과 세포 분열 현상을 다룬다.

Did you get it?

3. *세포의 3가지 기본적인 부분은 무엇인지 이름과 각각의 위치를 말하시오.*
4. *"일반적인 세포"의 의미를 어떻게 설명할 것인가?*
5. *핵소체의 일반적인 기능은 무엇인가?*

(답은 부록을 보시오.)

형질막(The Plasma Membrane)

2-6 형질막의 화학적 성분과 성분의 기능을 설명하시오.

2-7 치밀연접(tight junction), 데스모좀(교소체, 접착반, desmosome), 틈새연접(gap junction)의 기능과 구조를 비교하시오.

형질막은 신축성이 있는 투명한 막구조로서 세포의 내용물을 담고 있으며 세포 밖의 구조와 구별하여 경계를 짓는다. 가끔 '세포막(cell membrane)'이라고도 부른다. 거의 모든 세포의 세포기관(organelle)이 막을 가지고 있기 때문에 본 교재에서는 세포의 표면 또는 바깥경계막을 '형질막(plasma membrane)'이라고 하기로 한다. 세포막이 세포의 경계를 짓는데 중요하기는 하지만, 단지 "조그만 자루(baggie)" 또는 수동적 막이기만 한 것은 아니다. 당신이 알고 있다시피 세포막의 독특한 구조 덕분에 세포가 역동적인 역할을 많이 할 수 있는 것이다.

유동 모자이크 모델(Fluid Mosaic Model)

형질막의 구조는 2개의 지방(lipid, fat)층이다. 단백질 분자가 떠 있는 곳에 "꼬리 대 꼬리(tail to tail)"로 배열된 지질이중층 구조로 이루어져 있다(그림 2.2). 어떤 단백질은 자유롭게 이동하고, 지질층에서 갑자기 위아래로 움직이기도 하며 계속 무늬를 바꾸기도 한다. 따라서 세포막을 설명하는 모델의 이름을 모자이크라고 붙인 것이다. 지질 부분은 대부분 인지질(phospholipids)이다. 어떤 것에는 당이 붙어 있다. 상당한 양의 콜레스테롤(cholesterol)도 형질막에서 발견된다.

인지질은 극성분자(polar molecule)이다. 하전된 끝은 물과 반응한다. 지방산 사슬은 물과 반응하지 않는다. 이렇게 극성(polarity)을 띠는 특성 때문에 인지질이 세포막에 아주 좋은 기초 재료인 것이다.

올리브기름 같은 지질 이중층은 막의 기본 "구조(fabric)"이다. 막대사탕 모양의 인지질 분자의 극성을 띠는 "머리(head)"는 **친수성(hydrophilic, water loving)**이라서 물에 잘 붙는다. 세포내와 세포바깥 유동체 둘 다 주요한 구성성분은 물이라서 극성을 띠는 '머리'는 물에 잘 붙는 것이다. 따라서 그것은 분자의 안쪽 바깥쪽 표면 모두에 닿아있다. 극성을 띠지 않는 "꼬리(tail)"는 **소수성(hydrophobic, water hating)**이다. 그래서 물을 피하고 막의 가운데(안쪽)에 늘어선다. 인지질은 적응력이 뛰어나서 찢어지면, 신속히 재생이 된다. 형질막 아래에 소수성 구조가 있기 때문에 물에 녹는 분자는 형질막을 거의 통과할 수 없다. 콜레스테롤은 막 유동체를 유지하도록 돕는다.

단백질은 지질 이중층에 여기저기 흩어져 있는데, 막의 대부분의 특성화된 기능들을 책임지고 있다. 어떤 단백질은 효소이다. 세포 바깥으로 튀어나온 단백질의 대부분은 호르몬 또는 다른 화학적 메신저(messenger)를 위한 수용체이다. 또는 세포를 섬유(fiber) 또는 세포의 안쪽 또는 바깥쪽의 다른 구조에 고정시키기 위한 결합장소이다. 막에 걸쳐있는 대부분의 단백질은 이동에 관여한다. 예를 들어, 어떤 것들은 물, 물에 녹는 작은 분자 또는 이온이 이동할 수 있는 단백질 통로(미세한 구멍)을 만들기 위해 서로 뭉친다. 어떤 것들은 내용물을 둘러싸서 그것이 막을 통과하여 이동할 수 있도록 운반체(carriers) 역할을 한다. 가지를 쳐서 나온 당은 세포 바깥 공간에 인접해 있는 대부분의 단백질에 붙어 있다. 그런 '당-단백질(sugar-protein)'은 당단백질(glycoproteins)이라고 부른다. 이런 것이 있기 때문에 세포 표면은 곱슬곱슬하고(fuzzy), 끈적끈적이며(sticky), 당이 풍부한 곳이라서 당의(glycocalyx)라고 부른다. 세포라는 것은 당으로 뒤범벅되어 있다고 생각하면 된다. 이러한

Q: 어떤 단백질은 막의 지질 안에서 자유롭게 떠다니지만, 어떤 단백질은 특별한 위치에 고정되어있다. 후자의 경우에 접착제로서 작용하는 것은 무엇인가?

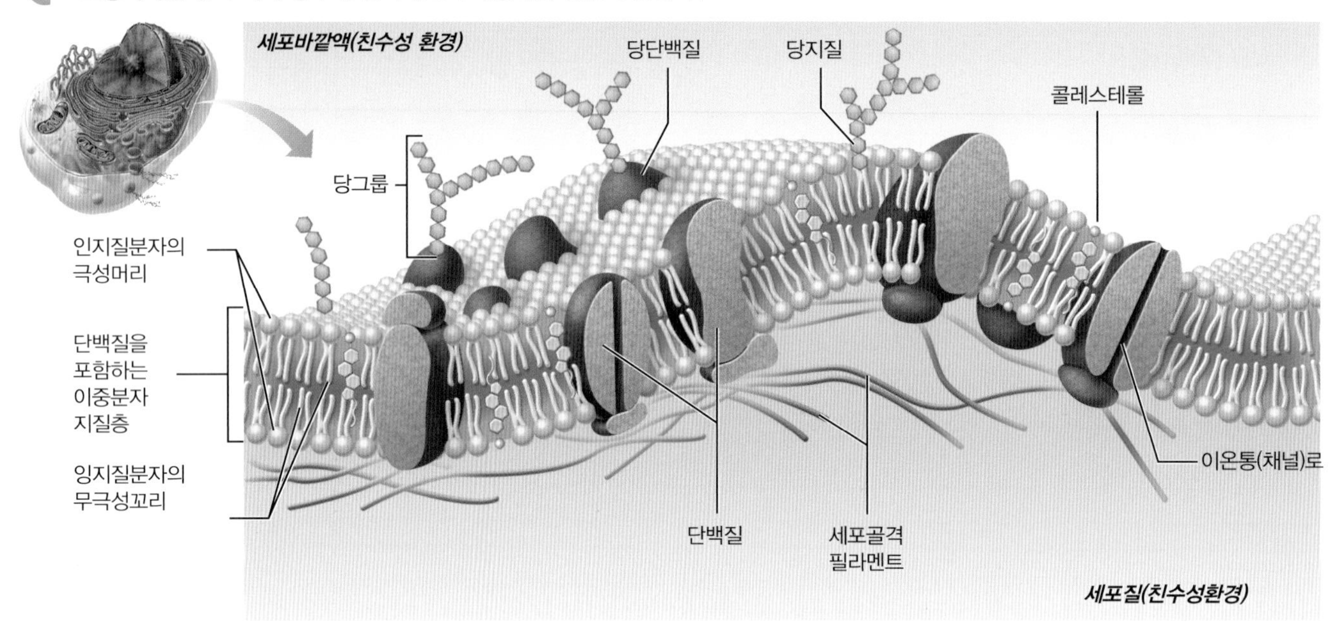

그림 2.2 **형질막의 구조.**

당단백질은 혈액의 종류를 결정한다. 특정 박테리아(bacteria), 바이러스(virus) 또는 독소(toxin)를 둘러싸서 '세포 대 세포(cell-to-cell)' 인식과 상호작용에 역할을 하는 수용체로서 작용한다. 세포에서 당단백질이 변화하면 암세포(cancer cell)로 변화된다.

막연접(Membrane Junctions)

혈액세포, 정자세포 및 어떤 포식세포는 자유롭게 이동할 수 있지만, 많은 상피세포는 치밀한 복합체로 짜여져 있어서 이동할 수 없다. 상피세포는 보통 3가지 방법으로 결합한다.

1. 당질층(glycocalyx)에 있는 당단백질(glycoprotein)은 접착제(adhesive, cellular glue)로 작용한다.
2. 세포의 막은 인접한 세포의 막과 깍지 끼듯이 결합한다.
3. 특수한 막의 연접(틈새)이 형성된다(그림 2.3). 연접의 구조는 기능에 좌우된다.

연접은 가장 중요하기 때문에 연접의 종류에 대하여 자세히 학습한다.

- **치밀연접(tight junctions)**은 불투과성 연접으로 세포를 에워싸고 있으면서 세포를 서로 결합시켜서 물질이 새지 않도록 한다. 치밀연접에서 인접한 형질막(plasma membrane)은 지퍼(zipper)처럼 서로 단단하게 결합하고 물질이 세포 사이의 세포 바깥공간으로 지나가지 못하도록 한다. 예를 들면, 소장에서 치밀연접은 소화 효소가 혈류로 새어 나가는 것을 방해한다.
- **데스모좀(desmosomes)**은 인접한 세포가 접촉한 면을 따라서 리벳(rivet)처럼 흩어져 있는 고정연접(anchoring junction)이다. 데스모좀은 세포가 심장근과 피부세포처럼 기계적 자극에 견디도록 한다. 데스모좀은 구조적으로는 단추모양이며 인접한 형질막이 두꺼워진 것인데 미세한 단백질세사(protein filament)에 의해서 연결된다. 더 두꺼운 단백질 세사는 세포의 안쪽 면에 있는 플라크

A: 형질막단백질에 결합된 세포골격필라멘트

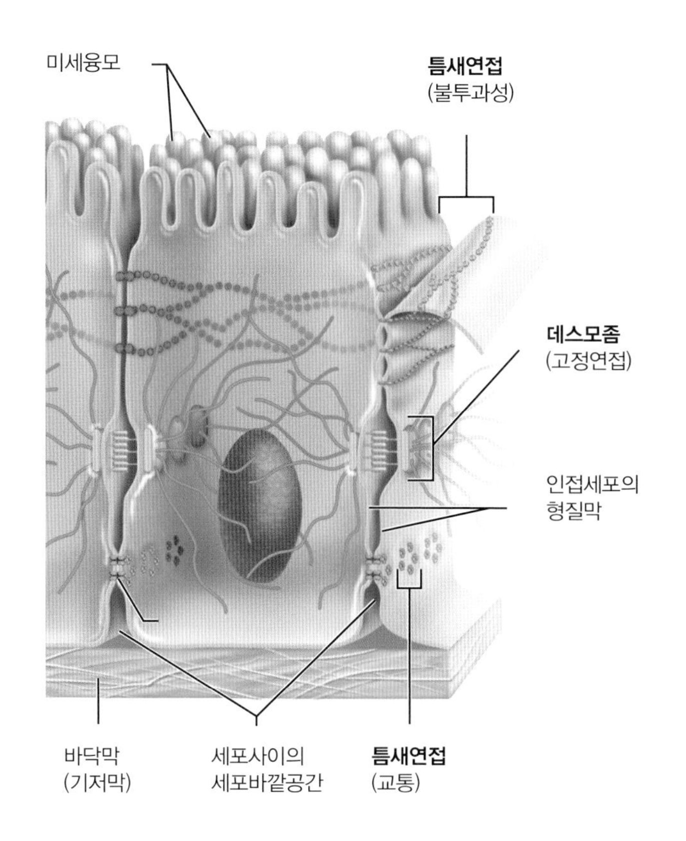

그림 2.3 **세포연접.** 상피세포는 3개의 주요한 세포연접 즉, 치밀연접, 데스모좀 및 틈새연접에 의해서 인접세포와 결합해 있다. 미세융모는 흡수를 위해서 세포의 표면적을 증가시킨다.

(plaque)로부터 세포의 반대쪽 면에 있는 플라크까지 연속되어 강력한 가이와이어(guy wires, 받침줄)의 내부구조를 형성한다.

- **틈새연접(gap junctions)**은 심장과 배아세포(embryonic cell) 사이에서 주로 관찰되며 교통(communication)에 관여한다. 틈새연접에서 이웃한 세포는 단백질로 구성된 비어 있는 관에 의해= 연결된다. 그 관을 **코넥손(connexons)**이라고 하는데, 이웃한 세포막의 전체에 걸쳐서 있다. 영양분이나 이온과 같은 화학분자는 물로 채워진 코넥손을 직접 통과할 수 있다.

Did You Get It?

6. *인지질은 어떻게 이중막을 형성하는가?*
7. *어떤 막단백질의 바깥면에는 당그룹(sugar groups)을 가진다. 세포에서 당으로 싸인 단백질의 3가지 주요기능은 무엇인가?*
8. *틈새연접과 치밀연접의 특수한 기능은 무엇인가?*

(답은 부록을 보시오.)

세포질(The Cytoplasm)

2-8 세포모델에서 세포소기관을 확인하고 각각의 주요기능을 설명하라.

세포질은 핵의 바깥과 형질막(plasma membrane)의 안쪽에 있는 세포물질이다. 세포질은 대부분의 세포작용이 일어나는 부위이다. 초기의 과학자들은 세포질이 구조를 가지지 않는 겔(gel)이라고 믿었지만, 전자현미경(electron microscope)은 세포질은 3가지 주요 요소 즉, 사이토졸(cytosol), 세포기관(organelles) 및 봉입체(inclusions)로 구성된다는 것을 보여 줬다. **사이토졸**은 다른 구성요소를 희석하는 반투명한 액체(semitransparent fluid)이다. 사이토졸에 녹아 있는 것은 영양분과 다양한 용질이다.

세포기관은 세포의 대사기계이다. 각 세포기관은 세포를 위하여 특별한 기능을 수행하도록 특수화 되었다. 어떤 기관은 단백질을 합성하고 어떤 기관은 이러한 단백질을 포장한다.

봉입체는 특별한 세포유형에 따라서 있을 수도 있고, 없을 수도 있는 화학물질이다. 대부분의 봉입체는 저장된 영양분이거나 세포대사물이다. 봉입체는 지방세포(fat cell)에서 지방방울(lipid droplet), 간세포와 근육세포에서 당과립(glycogen granule), 피부세포와 털세포에서 멜라닌(melanin)과 같은 색소(pigment), 점액(mucus)과 다른 분비물 및 다양한 종류의 결정체(crystal)를 포함한다.

세포기관(Cytoplasmic Organelles)

세포기관은 세포의 생존을 유지하기 위하여 각자의 역할을 수행하는 특수화된 세포의 구획(compartment)이다(그림 2.4). 많은 세포 기관은 형질막과 유사한 막으로 둘러싸여 있다. 이런 막의 경계는 세포기관이 사이토졸의 환경과 약간 다른 내부 환경을 유지하도록 한다. 이러한 구획화

Q: 유전자를 포함하고 있는 핵의 구성성분은 무엇인가?

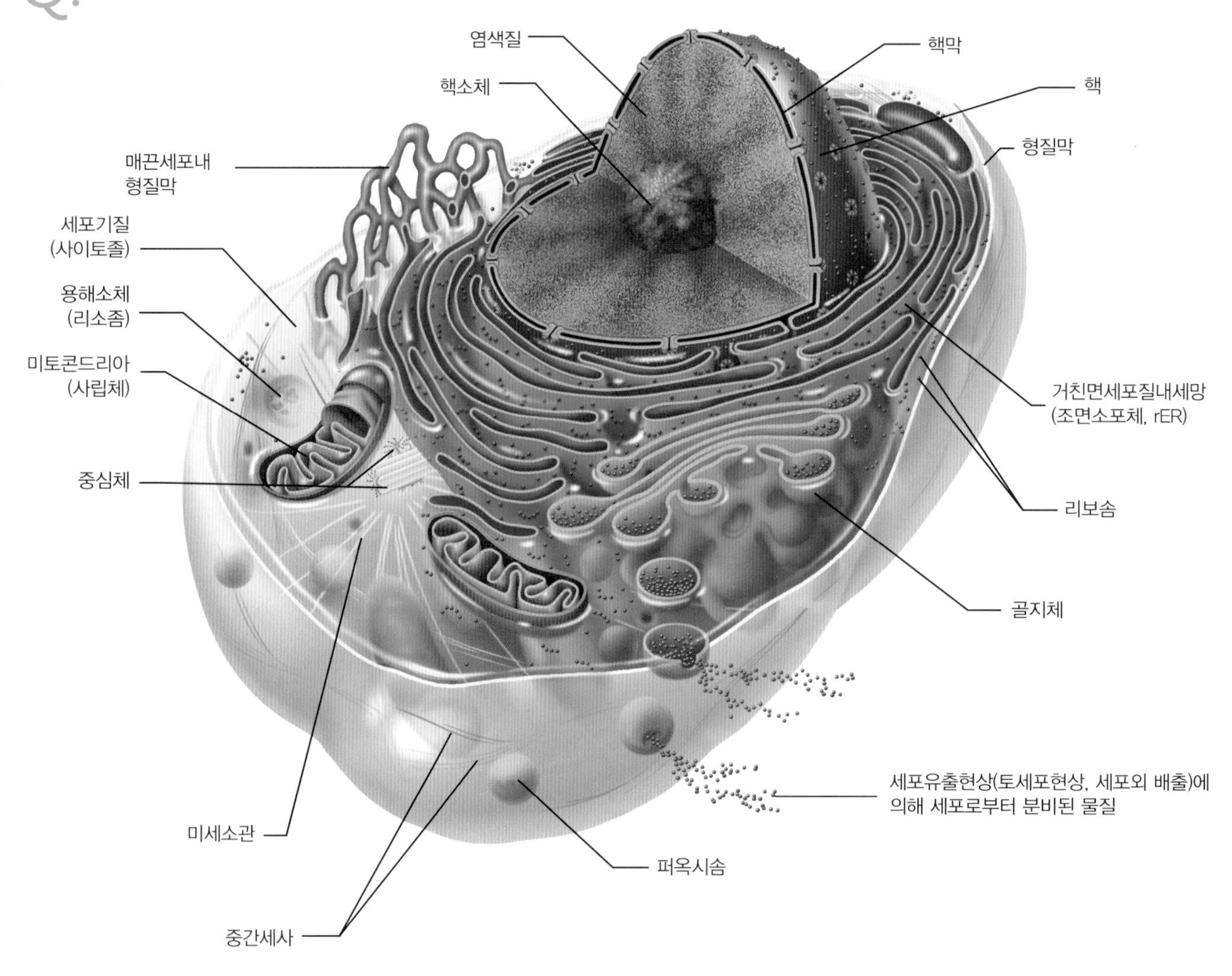

그림 2.4 **일반적인 세포의 구조.** 그림과 똑같은 세포는 없지만 사람의 세포에 가깝게 그렸다.

(compartmentalization)는 세포기관이 세포의 생존을 위해 특수한 기능을 수행하기 위한 세포기관의 능력에 매우 중요하다.

미토콘드리아(mitochondria)

미토콘드리아는 보통 작고, 마름모 모양 또는 소시지 모양의 세포기관으로 기술되지만, 살아 있는 세포에서 꿈틀거리고 짧아지고, 거의 끊임없이 모양을 바꾼다. 미토콘드리아의 벽은 2개의 형질막과 같은 이중막(double membrane)으로 구성되며 나란히 위치한다. 바깥막은 매끈하고 특색이 없지만, 안쪽 막은 크리스타(cristae)라고 불리는 선반 같은 돌출구조를 가진다. 크리스타막(cristae membranes)

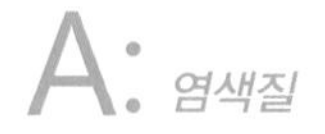
A: 염색질

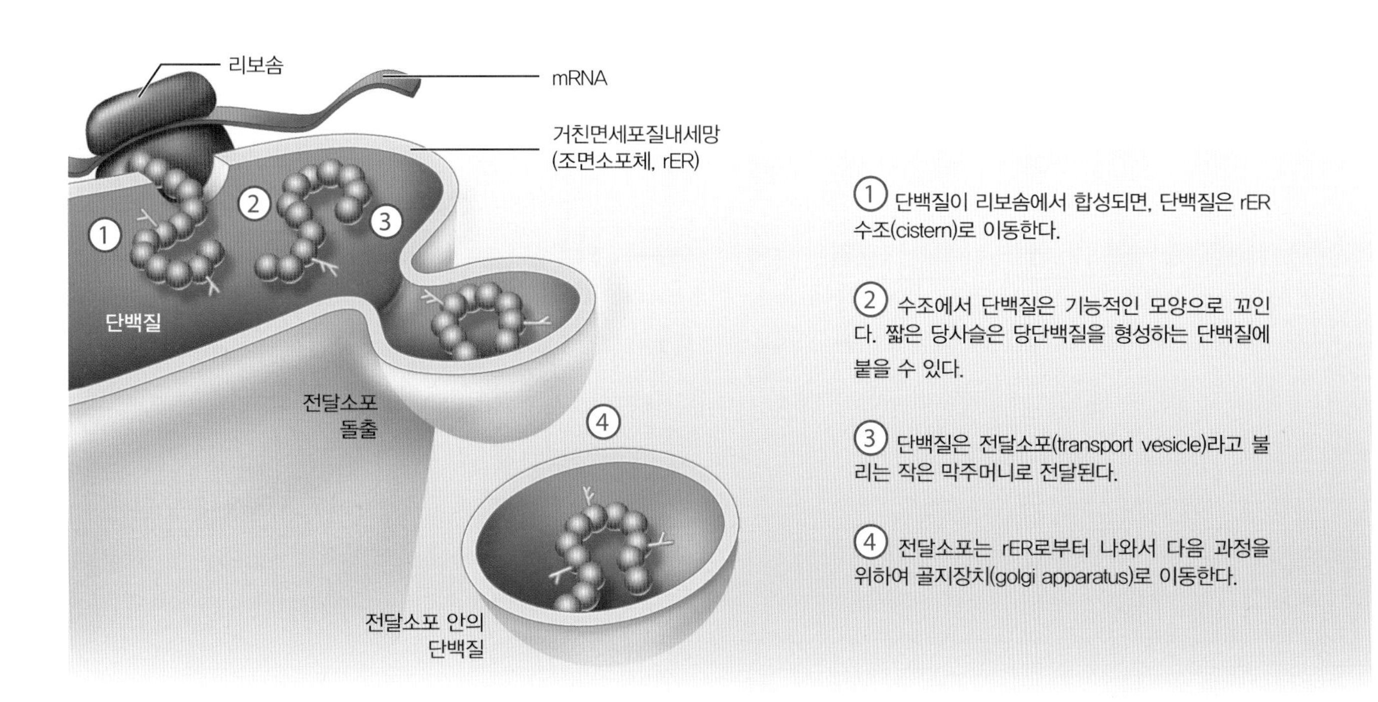

그림 2.5 **rER에 의한 단백질의 합성과 배출.**

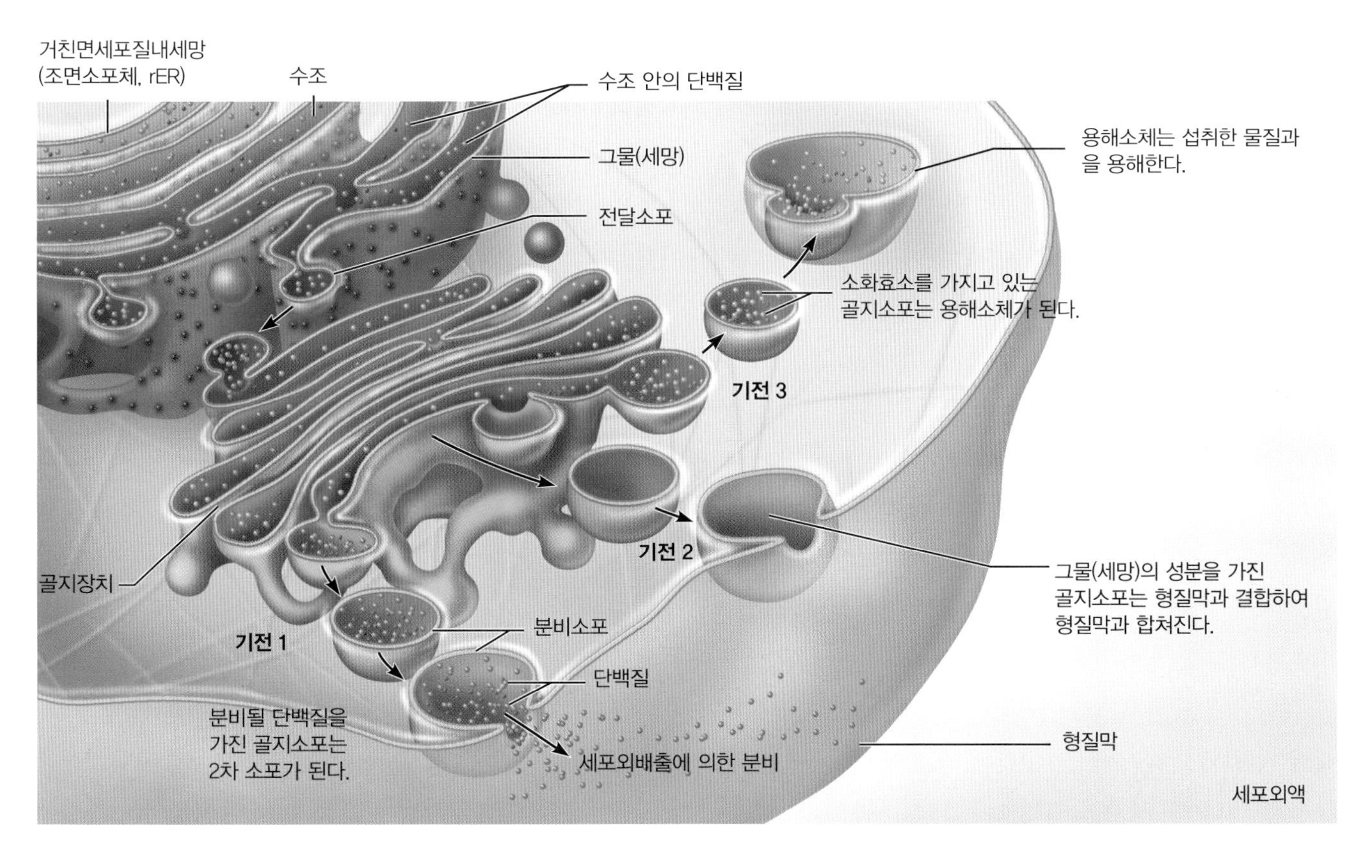

그림 2.6 **rER의 생산물을 수송하는 골지장치의 기능.** 단백질을 포함하는 전달소포는 rER을 가지고 골지장치로 이동한다. 단백질이 골지장치를 통과하면서 구별되고 수정된다. 최종단백질은 소포 안에서 포장되어 골지장치를 떠나서 다양한 목적지로 이동한다.

을 형성하는 효소뿐만 아니라 미토콘드리아 안에 있는 액체에 녹아 있는 효소는 산소가 음식물을 소화하는 반응에 작용한다. 음식물이 소화될 때 에너지가 방출된다. 이 에너지의 대부분은 열로써 방출되지만, 일부분은 ATP분자를 형성하는데 사용된다. ATP는 모든 세포 작용에 필요한 에너지를 제공하고, 모든 살아 있는 세포는 세포의 많은 작용을 수행하기 위하여 ATP의 지속적인 공급을 필요로 한다. 미토콘드리아는 ATP의 대부분을 생성하기 때문에 세포의 발전소(power houses)로서 역할한다.

간세포 및 근육세포와 같이 대사가 활발한 세포는 많은 양의 ATP를 사용하며, 수백 개의 미토콘드리아를 가진다. 수정되지 않은 난자처럼 상대적으로 비활동적인 세포는 미토콘드리아를 거의 갖지 않는다.

리보솜(ribosomes)

리보솜은 작고 어두운 구조로서 단백질과 리보솜 RNA(ribosomal RNA)라 불리는 RNA로 구성된다. 리보솜은 세포에서 단백질 합성이 활발한 장소이다. 어떤 리보솜은 세포질에서 자유롭게 떠다니면서 세포질에서 작용하는 단백질을 합성한다. 어떤 리보솜은 막에 붙는데, 리보솜-막결합체(ribosome-membrane combination)를 거친면세포질내세망(rough endoplasmic reticulum)이라고 부른다.

세포질내세망(endoplasmic reticulum, ER)

세포질내세망은 액체로 채워진 수조(cistern, tubules, canals)인데, 세포질 전체에 걸쳐서 분포한다. 세포질내세망 세포의 막의 약 절반을 차지한다. 세포질내세망은 물질(일차적으로 단백질)을 세포의 한 부분에서 다른 곳으로 수송하기 위한 네트웍(network)을 제공하기 때문에 세포를 위한 작은 순환기계로 여겨진다. ER에는 2가지의 종류가 있다(그림 2.4). 어떤 특수한 세포는 세포의 특수한 기능에 따라 2가지 종류를 가지거나, 1가지 종류를 가질 수 있다.

거친면세포질내세망(조면소포체, rER)은 리보솜을 가지고 있다. 단백질은 리보솜에서 합성되어 거친면세포질내세망의 관으로 이동하여 기능적 구조인 3차원 구조로 꼬이고 **전달소포(transport vesicles)**를 통하여 세포의 다른 영역으로 보내진다(그림 2.5). 거친면세포질내세망은 단백질을 합성하고 방출하는 세포에 특별히 풍부하다. 예를 들면, 이자세포(췌장세포, pancreas cells)는 소화효소를 생산하여 소장으로 방출한다. 막지질(membrane lipids)의 합성을 촉매하는 효소는 거친면세포질내세망의 바깥면에 있다.

매끈면소포체(활면소포체, sER)은 다양한 물질과 정보를 주고받지만, 단백질 합성기능을 하지는 않는다. 대신에 매끈면소포은 지질대사(콜레스테롤과 지방 합성 및 분해)와 약물과 농약(pesticides)의 해독작용(detoxification)에 기능을 한다. 그러므로 간세포에 매끈면소포이 가득 차있다는 것은 당연한 일이다. 스테로이드성 호르몬을 생산하는 체세포, 예를 들면, 테스토스테론(testosterone)을 생성하는 남성의 고환에 있는 세포도 마찬가지다.

골지장치(Golgi Apparatus)

골지장치는 편평한 막주머니(membranous sacs)가 쌓여 있는 구조로 나타나는데, 작은 소포의 더미와 관계한다. 골지장치는 일반적으로 핵 가까이에서 발견되고, 세포성 단백질을 위한 주요한 교통관리자(traffic director)이다. 골지장치의 주요기능은 특수한 경로에 있는 단백질을 그들의 최종목적에 맞게 수정하고 포장하는 것이다(그림 2.6).

방출을 위하여 표지된 단백질이 골지장치에 축적되면 주머니(sacs)는 팽대된다. 팽대된 주머니의 끝은 단백질로 채워지고, **분비소포(secretory vesicle)**가 형성되어 형질막으로 이동한다. 소포가 형질막에 도달하면, 소포는 형질막과 결합하고 형질막은 찢어지고 주머니의 내용물은 세포의 밖으로 방출된다(그림 2.6). 소화효소가 이자세포에서 생성되면, 효소액은 이와 같은 방식으로 방출(전달)된다.

또한 골지장치는 형질막으로 전달될 단백질과 인지질을 포함한 주머니를 잘라낸다(그림 2.6). 골지장치는 가수분해를 일으키는 효소(hydrolytic enzymes)를 세포내에 있는 리소좀(lysosomes)이라 불리는 막 주머니로 수송한다(그림 2.6).

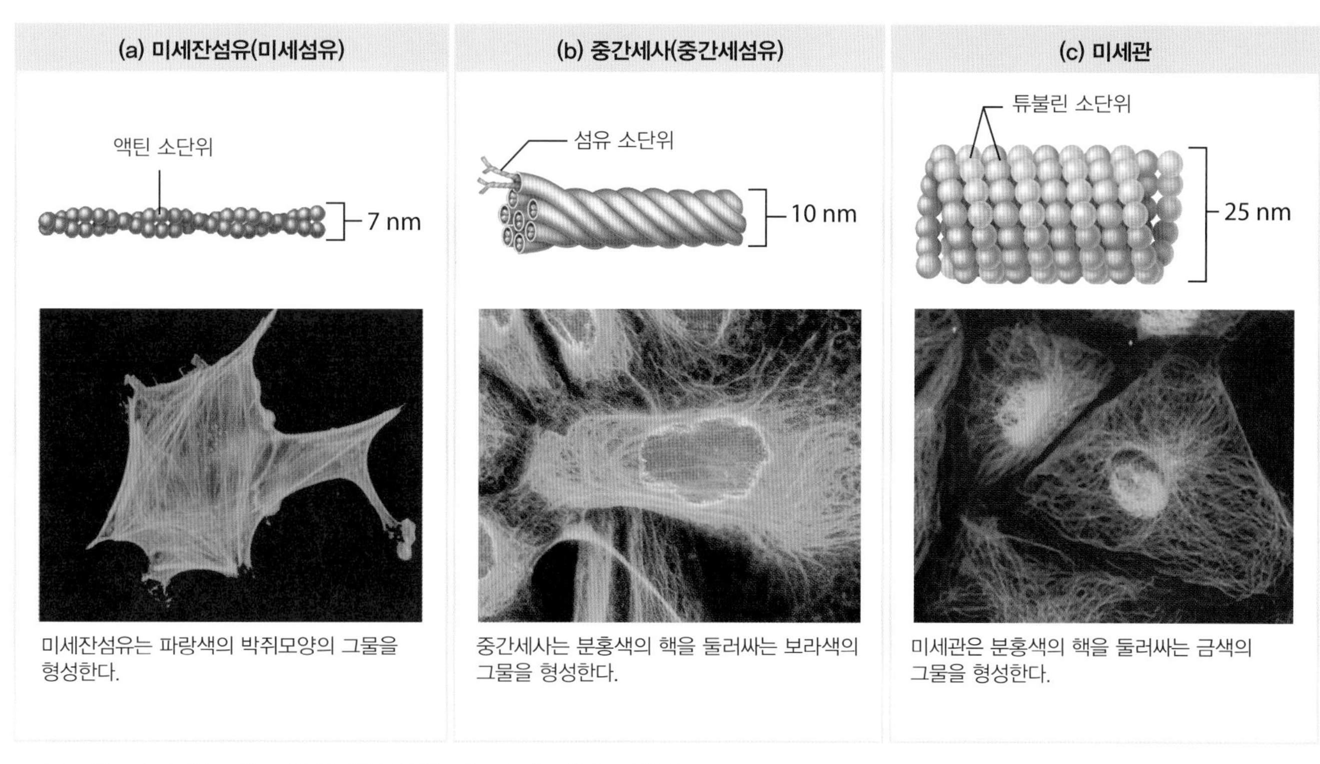

그림 2.7 **세포를 지지하고 세포 운동의 생성을 돕는 세포골격(뼈대)의 구성요소.**
위는 모식도이고 아래는 사진이다. 사진은 관련이 있는 구조를 형광표지자로 처리한 것이다.

리소좀(lysosomes)

리소좀의 크기는 다양한데 강력한 소화효소를 포함하고 있는 막주머니이다. 리소좀효소는 낡거나 사용할 수 없는 세포구조와 세포로 들어온 외부물질을 소화할 수 있기 때문에 세포의 파괴장소(demolition site)로서 작용한다. 리소좀은 세균과 세포부스러기를 제거하는 세포인 대식세포(phagocyte)에 특별히 풍부하다. 위에 서술하였듯이 리소좀 효소는 리보솜에서 형성되고 골지장치에 의해서 수송된다.

퍼옥시좀(peroxisomes)

퍼옥시좀은 강력한 산화효소(oxidase enzymes)를 포함한 막으로 된 주머니(membranous sacs)이다. 산화효소는 유해하거나 독성이 있는 물질을 해독하기 위하여 산소분자를 사용한다. 그러나 퍼옥시좀의 가장 중요한 기능은 위험한 **자유라디칼(free radicals)**을 제거하는 것이다. 자유라디칼은 단백질과 핵산의 구조를 변화시킬 수 있는 짝을 이루고 있지 않은 전자(unpaired electrons)와 아주 잘 반응하는 화학물이다. 자유라디칼은 정상적인 세포 대사의 부산물이지만, 자유라디칼이 축적이 된다면 이것은 세포를 죽이는 효과를 가진다. 퍼옥시좀은 자유라디칼을 과산화수소(hydrogen peroxide H_2O_2)로 전환한다. 과산화분해효소(catalase)는 과잉의 과산화수소를 물로 전환한다. 퍼옥시좀은 독성제거에 매우 활발한 간세포와 콩팥세포에 특별히 많다.

퍼옥시좀은 작은 리소좀 같지만(그림 2.4), 골지장치에서 생성되지는 않는다. 대신에 퍼옥시좀은 자신의 절반을 절단하여 복제하지만, 대부분은 세포질내세망으로 부터 특수한 기작에 의해 생겨난다.

Did You Get It?

9. *사이토졸과 세포질은 어떻게 다른가?*

10. *효소주머니인 2가지의 세포구조는 무엇이며 각각의 기능은 무엇인가?*
11. *ATP를 합성하는 주요 세포기관은 무엇이며, 단백질을 수송하는 기관은 무엇인가?*

(답은 부록을 보시오.)

세포골격(cytoskeleton)

단백질 구조의 정교한 네트웍(network)은 세포질 전체에 분포한다. 이 구조를 **세포골격**이라고 하는데, 세포의 뼈대와 근육으로 작용한다. 세포골격은 세포의 모양을 결정하고, 다른 세포 기관을 지지하고, 세포내 전달과 다양한 형태의 세포운동을 위한 장치를 제공한다. 세포골격의 가장 큰 구조부터 가장 작은 구조는 순서대로 **미세관**(microtubule), **중간세사**(intermediate filament) 및 **미세잔섬유**(microfilament)이다(그림 2.7). 기능에 있어서 약간 중복되기도 하지만, 중간세사는 대체적으로 강하고, 안정적이고 로프처럼 생겼으며, 긴 데스모좀의 형성을 돕고, 세포에서 당기는 힘에 저항하기 위하여 안쪽의 받침줄(guy wires)을 제공한다(그림 2.3). 미세잔섬유는 세포운동과 세포모양의 변화에 관여한다. 미세관은 관 모양으로 세포의 모양과 세포소기관의 분포를 결정한다. 세포골격은 세포의 분화기간 동안에 매우 중요하다.

중심체(centrioles)

쌍으로 된 **중심체**는 핵 가까이에 있다. 중심체는 막대기 모양으로 서로 직각으로 위치한다. 내부가 핀기어 모양이다. 중심체는 세포분열기간 동안에 유사분열방추(mitotic spindle)의 형성을 유도하고 미세관의 생성에 관계한다(그림 2.10).

세포의 구조와 기능은 표3.1에 요약되어 있다.

세포 확장(Cell Extensions)

앞에 기술된 세포의 구조에 추가하여 어떤 세포는 분명한 표면 확장구조를 가진다. 이들은 미세관이나 가는근육잔섬유(actin filaments)의 중심(core)을 가지는지에 따라서 2가지 주요한 특색을 가진다.

섬모(Cilia)와 편모(Flagella)

섬모는 채찍처럼 생긴 세포확장 구조인데 물질을 세포 표면을 따라 이동시킨다. 예를 들면, 호흡기계를 싸고 있는 섬모세포는 점액을 허파로부터 제거한다. 섬모는 보통 세포 표면에 수없이 많이 돌출되어 있다.

세포가 섬모를 만들 때, 섬모의 중심체는 증식하여 세포의 자유표면에 있는 형질막 아래를 싼다. 미세소관(projection)은 중심체로부터 뻗어 나오기 시작하고 막에 압력을 가하여 돌출부를 형성한다.

중심체에 의하여 형성된 돌출구조(projections)가 확실하게 더 길면 **편모(flagella)**라고 한다. 사람의 몸에서 편모를 가진 세포의 유일한 예는 정자(sperm)인데, 이것은 한 개의 돌출된 편모(꼬리, tail)를 가진다. 섬모는 다른 물질이 세포 표면을 이동하도록 하는 반면에 편모는 세포 자신이 이동한다.

미세융모(Microvilli)

미세융모는 세포의 자유표면의 형질막에서 관찰되는 작은 손가락 모양의 돌출구조이다. 미세융모는 세포표면을 증가시키고, 창자와 콩팥관 세포에서와 같이 흡수기능이 활발한 세포의 표면에서 발견된다. 미세융모는 액틴세사(actin filaments)의 중심(core)을 가지는데, 액틴세사는 세포골격으로 연속되고, 미세융모를 강하게 한다.

Did You Get It?

12. *세포의 운동에 관여하는 세포골격의 2가지 종류는?*
13. *중심체의 기초가 되는 세포골격의 종류는?*
14. *1섬모의 주요기능은 물질이 자유세포표면을 가로질러 가도록 하는 것이다. 미세융모의 주요 기능은 무엇인가?*

(답은 부록을 보시오.)

표 2.1 세포의 부분: 기능

세포의 부분*	구조	기능
형질막(plasma membrane) (그림 2.2)		
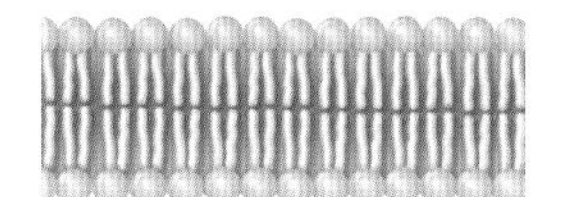	막은 이중지질막(인지질, 콜레스테롤 등)으로 구성되어 있으며, 그 안에 단백질이 박혀 있다. 대부분의 인지질분자의 머리는 바깥쪽을 향하고 어떤 것은 당기(sugar group)를 가진다.	세포의 바깥 경계막으로 기능을 하고, 물질을 세포의 안과 밖으로 이동시키는데 작용한다. 흥분성 세포의 기능을 유지하는데 중요한 전기상태를 유지한다. 바깥쪽으로 향한 단백질은 호르몬, 신경전달물질 등의 수용체로 작용하고, 단백질을 이동시킨다.
세포질(cytoplasm)		
	핵과 세포막 사이에 있는 세포부분. 녹아있는 용질을 포함하고 있는 **사이토졸**, **세포기관**(세포질의 대사기구) 및 **봉입체**(저장된 영양소, 분비물질, 색소과립 등)로 구성된다.	
세포기관(Organelles)		
• 미토콘드리아(Mitochondria) (그림 2.4) 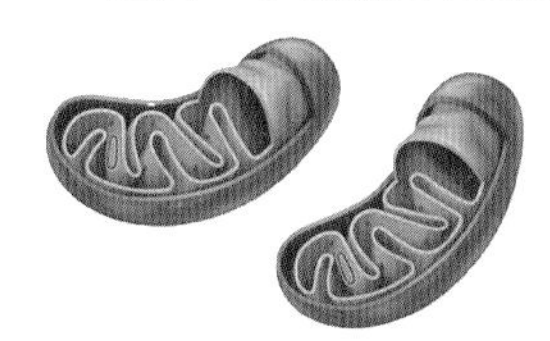	막대모양, 이중막구조; 속막은 주름이 져서 크리스타(능선, cristae)라고 불리는 돌출부를 형성한다.	ATP 합성장소; 세포의 발전소
• 리보솜(Ribosomes) (그림 2.4, 2.5) 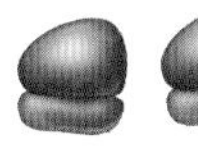 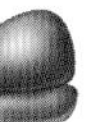 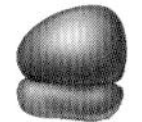	2가지 구성단위 (리보솜 DNA와 단백질)로 구성된 치밀한 덩어리. 자유리보솜과 거친면세포질내세망(rER)에 부착된 리보솜이 있다.	단백질의 합성장소
• 거친면세포질내세망(rER) (그림 2.4, 2.5) 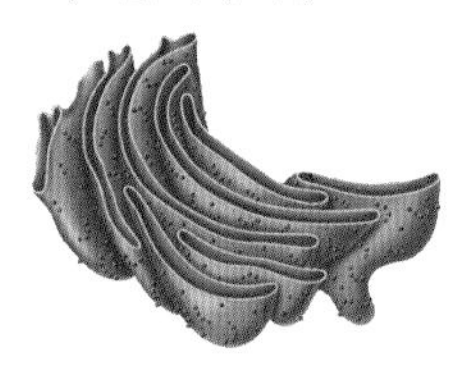	세포질 내의 공간과 수조(cistern)를 포함하는 막구조. 밖에는 리보솜이 많이 산재되어 있다.	단백질은 골지장치와 다른 부분으로 이동하기 위하여 소포에 결합함. 바깥면은 인지질을 합성함
• 매끈면소포체(sER) (그림 2.4) 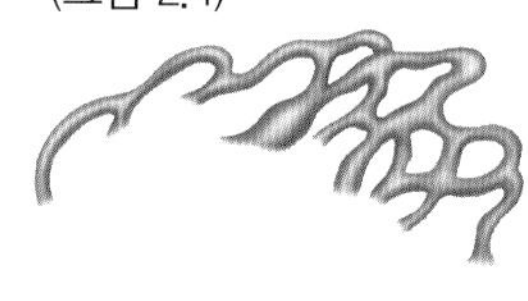	주머니와 관으로 된 막계통; 자유리보솜	지질과 스테로이드의 합성, 지질대사 및 약물 해독장소
• 골지장치(Golgi apparatus) (그림 2.4, 2.6) 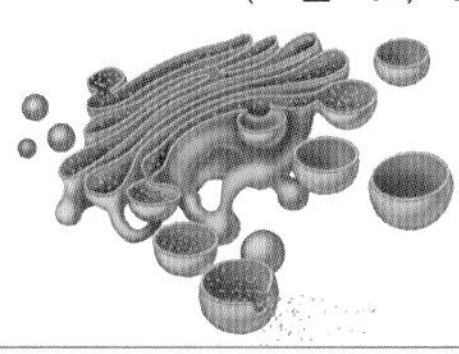	납작한 막이 겹쳐진 구조이고 관련이 있는 소포는 핵 가까이에 있다.	세포로부터의 생산물, 용해소체에 있는 봉입체 및 형질막에 결합하지 않은 물질을 포장하고, 수정하고 분리함

*각각의 세포구조를 일정한 비율로 축소하여 표현하지는 않았음.

표 2.1 (계속) 세포의 부분: 기능		
세포의 부분	**구조**	**기능**
• 퍼옥시즘(Peroxisomes)	과산화수소분해효소와 산화효소의 막주머니	효소는 많은 독성물질을 해독함. 가장 중요한 효소인 과산화수소 분해효소는 과산화수소(hydrogen peroxide)를 분해함.
• 용해소체(Lysosomes) (그림 2.4, 2.6)	강력한 소화효소인 산 가수분해효소(acid hydrolases)를 포함하는 막주머니	세포내 소화장소
• 미세관(Microtubules) (그림 2.7)	소관단백질로 구성된 긴 구조	세포를 지지하고 모양새를 유지함. 세포내와 세포의 운동에 관여함. 중심체, 섬모 및 편모를 형성함.
• 미세잔섬유 (그림 2.7)	액틴(actin) 단백질로 구성된 미세잔섬유	근육수축과 세포내 운동에 관여하고 세포골격의 형성을 도움.
• 중간세사(Intermediate filaments) (그림 2.7)	단백질 섬유; 구성은 다양하다.	안정적인 세포골격의 구성성분; 세포에 작용하는 물리적인 힘에 저항함.
• 중심체(Centrioles) (그림 2.4)	쌍으로 된 긴 구조로서 각각은 9개의 미세관 3세트(triplets of microtubules)으로 구성된다.	방추(spindle)를 형성하는 유사분열 기간 동안에 미세관 그물을 구성함. 섬모(cilia)와 편모(flagella)의 기초를 형성함.
봉입체(Inclusions)	다양함; 지질방울과 글리코겐과립 단백질 결정. 색소과립을 포함한 영양물질을 포함한다.	영양물질, 노폐물 및 세포생산물을 저장함.
핵(Nucleus) (그림 2.1, 2.4)		
	가장 큰 세포소기관. 핵막으로 둘러싸임; 액체성 핵형질(nucleoplasm) 핵소체(nucleoli) 및 염색질(chromatin)을 포함한다.	세포의 중심부를 조절; 유전정보를 전달하고 단백질 합성을 위한 지침을 제공하는 데에 중요한 기능을 함.
• 핵막(Nuclear envelope) (그림 2.1)	구멍이 뚫린 이중막구조. 바깥막은 세포질 그물로 연속된다.	핵형질을 세포질로부터 분리하고 핵으로 물질의 통과를 조절함.

표 2.1	(계속) 세포의 기능: 부분	
세포의 부분	구조	기능
• 핵소체(Nucleolus) (그림 2.1) 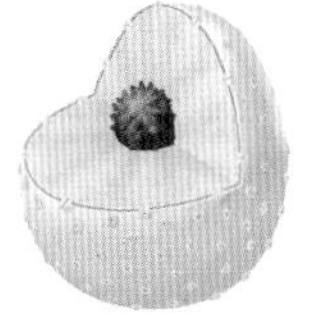	막이 없는 치밀한 구형의 구조로서 리보솜 RNA와 단백질로 구성됨.	리보솜 아래단위가 합성되는 장소
• 염색질(Chromatin) (그림 2.1) 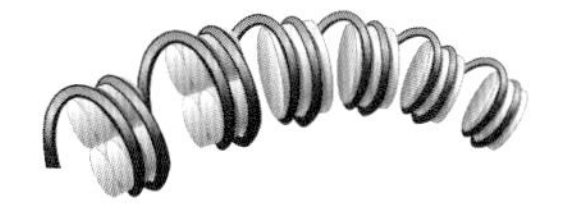	과립형, 가느다란 실모양의 구조로서 DNA와 히스톤(histon) 단백질로 구성된다.	DNA는 유전자를 구성함.

세포의 다양성(Cell Diversity)

2-9 세포의 형태를 예를 들고 세포의 모양과 내부 구조와 특수한 기능을 연관 지으시오.

이 장에서 우리는 사람의 일반적인 세포에 관하여 기술하였다. 그러나 우리 몸에 있는 수억 개의 세포는 크기, 모양 및 기능에서 다양한 특징을 가진 200가지 이상의 다른 세포 유형을 가진다. 우리 몸의 세포는 타원형의 지방세포, 원반모양의 적혈구세포(red blood cells), 가지를 가진 신경세포(nerve cells) 및 정육면체 모양의 콩팥관의 세포(cells of kidney tubules)를 포함한다.

세포의 모양에 따라 세포의 길이는 굉장히 다양하며 가장 작은 세포의 경우 1/12,000 인치(inch)정도 되고, 신경세포의 경우 1 야드(yard) 이상 된다. 세포의 모양은 세포의 기능을 나타낸다. 예를 들면, 몸의 안쪽면에 있는 상피세포는 납작한 타일모양으로 서로 붙어 있으며 상피 아래에 있는 구조를 세균의 침입으로부터 보호하는 기능을 한다.

세포의 모양과 세포소기관의 수는 세포의 특수기능과 연관이 있다(그림 2.8). 세포의 특수기능을 학습한다.

1. 몸의 부분을 연결하는 세포

- *섬유모세포(fibroblast)*

  이 세포는 가늘고 길며 케이블 같은 섬유를 따라 분포한다. 이 세포는 거친면세포질내세망과 큰 골지장치를 가지고 있어서 섬유를 형성하는 단백질을 합성하거나 분비한다.

- *적혈구(erythrocyte, red blood cell)*

  적혈구는 혈액에 있는 산소를 수송한다. 적혈구의 양면은 오목한 원반(concave disc) 모양인데, 이것은 산소를 충분히 수용하고, 적혈구를 유선형으로 만들기 위한 넓은 표면적을 제공한다. 그래서 적혈구는 혈류를 따라서 쉽게 흐른다. 적혈구는 산소를 운반하는 색소로 채워져 있다.

2. 장기를 덮는 세포

- *상피세포(epithelial cell)*

  상피세포의 육각형모양은 벌집구조처럼 생겼다. 이러한 모양 때문에 상피세포가 서로 잘 결합한다. 상피세포는 상피가 마찰이 있거나 당겨질 때, 찢어지는 것을 방지하기 위하여 풍부한 중간세사를 가진다.

3. 장기와 몸의 부분을 움직이는 세포

- *골격근육과 평활근육세포(skeletal muscle and smooth muscle cells)*

  이러한 세포는 가늘고 길며, 풍부한 수축성 있는 세사로 채워져 있어서 짧아지고, 뼈를 움직이거나 내부 장기의 크기를 변화시킨다.

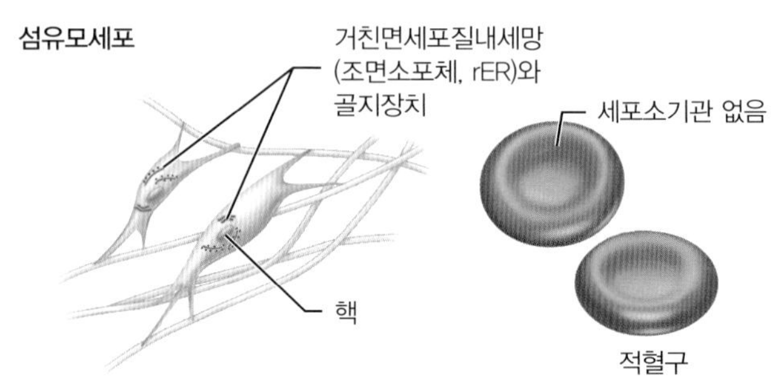

(a) 몸의 부분을 연결하는 세포

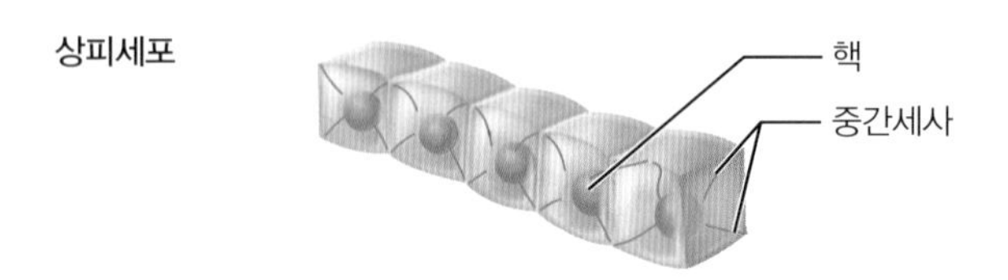

(b) 장기를 덮거나 둘러싸는 세포

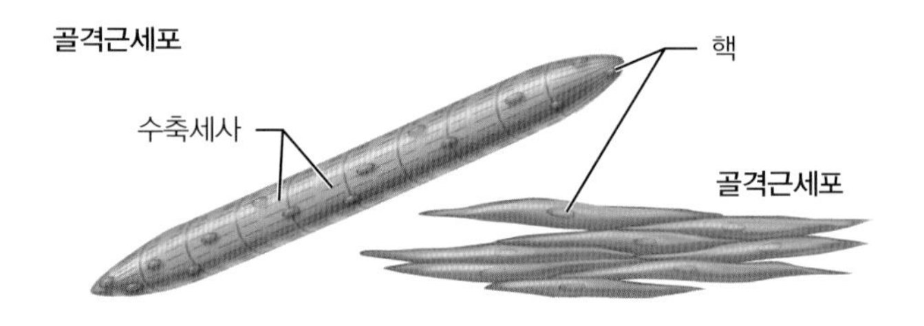

(c) 장기와 몸의 부분을 움직이는 세포

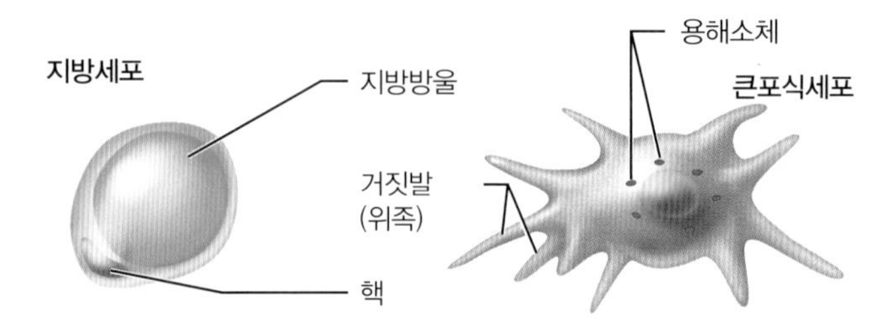

(d) 영양분을 저장하는 세포 (e) 질병과 싸우는 세포

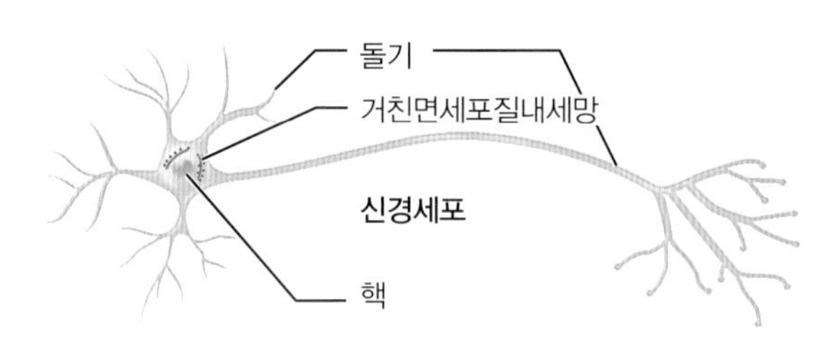

(f) 정보를 수집하고 몸의 기능을 조절하는 세포

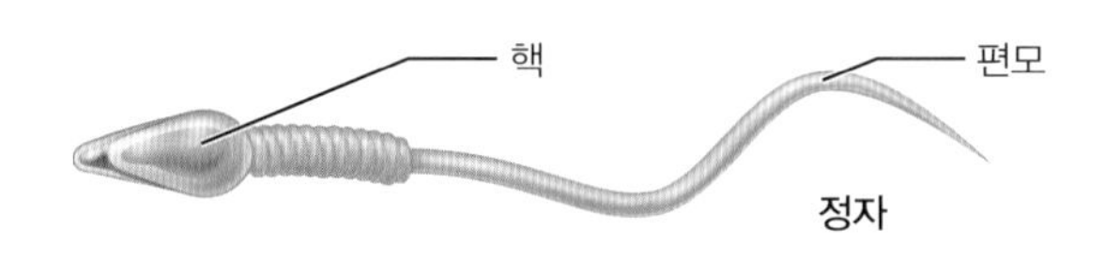

(g) 생식세포

4. 영양분을 저장하는 세포

- *지방세포(fat cell)*

  지방세포는 큰 타원형으로서 세포질에 있는 큰 지질방울(lipid droplet)에 의해서 생성된다.

5. 질병과 싸우는 세포

- *큰포식세포(macrophage, phagocytic cell)*

  이 세포는 긴 위족(pseudopods)을 내어서 감염부위까지 헤엄쳐간다. 세포 안에 있는 많은 용해소체(lysosomes)는 포식한 감염성 미생물을 소화한다.

6. 정보를 모으고 몸의 기능을 조절하는 세포

- *신경세포(nerve cell, neuron)*

  이 세포는 긴돌기(processes, extensions)를 가지고 있어서 정보를 받아서 다른 구조로 전달한다. 돌기는 확장된 형질막으로 덮여 있고, 거친면세포질내세망이 풍부하며 막 구성성분을 합성한다.

7. 생식세포

- *난자(oocyte, 여성)*

  몸에서 가장 큰 세포이다. 수정란이 배아(embryo)가 되기 위해 분열할 때, 딸세포(daughter ells)가 생긴다.

- *정자(sperm, 남성)*

  이 세포는 길고 유선형이며, 수정을 위하여 난자를 향해서 수영을 하도록 만들어졌다. 정자의 편모(flagellum)는 정자를 추진시키기 위한 기구로 작용한다.

Did You Get It?

15. *몸의 부분을 연결시키는데 관여하는 세포의 2가지 유형은?*

16. *신경세포의 2가지 기능은 무엇인가?*

(답은 부록을 보시오.)

그림 2.8 **세포의 다양성.** 인간 세포의 모양과 세포의 다양한 소기관의 상대적인 양은 세포의 기능과 관계있음.

세포분열(Cell Division)

2-10 DNA 복제와 유사분열과정을 간단히 설명하시오.
세포의 유사분열의 중요성을 설명하시오.

2-11 단백질 합성에서 DNA의 기능과 RNA의 주요 3가지 변이의 기능을 설명하시오.

세포생명주기(cell life cycle)는 세포가 형성될 때부터 분열될 때까지 세포의 변화이다. 주기에는 2가지가 있다. **사이기(간기, interphase)**는 세포가 성장하고 일반적인 대사작용을 수행하는 시기이고, **분열기**(cell division)는 세포가 자신을 재생산하는 시기이다. 사이기라는 용어가 세포분열기의 시기에 있어서 여분의 시간으로 여겨질 수도 있지만, 그렇지 않다. 사이기는 세포주기 가운데서 상당히 긴 시기인데, 사이기 동안에 세포는 매우 활동적이며 단지 세포분열로부터 휴식기이다. 사이기를 위한 더 정확한 명칭은 대사기(metabolic phase)일 것이다.

준비(Preparations) : DNA 복제 (Replication)

세포분열의 기능은 성장과 수복(치유) 과정을 위하여 더 많은 세포를 생산하는 것이다. 모든 체세포가 동일한 유전물질을 가진다는 것은 필수조건이기 때문에 중요한 사건은 항상 세포분열보다 먼저 일어난다. 유전물질(염색질 부분을 형성하는 DNA 분자)은 정확하게 복제된다. 이것은 세포의 사이기의 말기 무렵에 일어난다.

합성이 시작되는 시기(trigger)는 잘 알려져 있지 않지만, 일단 합성이 시작되면, 모든 DNA가 복제될 때까지 지속된다. 합성은 꼬이지 않은 DNA 나선(DNA helix)으로부터 시작하여 2개의 뉴클레오티드 가닥(nucleotide chains)로 점차 분리된다(그림 2.9). 각 뉴클레오티드 가닥은 새로운 뉴클레오티드 가닥을 만들기 위한 모형(template)으로서 역할을 한다.

뉴클레오티드는 상보적인 방법(complementary way)으로 결합한다 ; 아데닌(adenine, A)은 항상 티민(thymine, T)과 결합하고, 구아닌(guanine, G)은 항상 시토신(cytosine C)과 결합한다. 그러므로 모형가닥(template strand)에 있

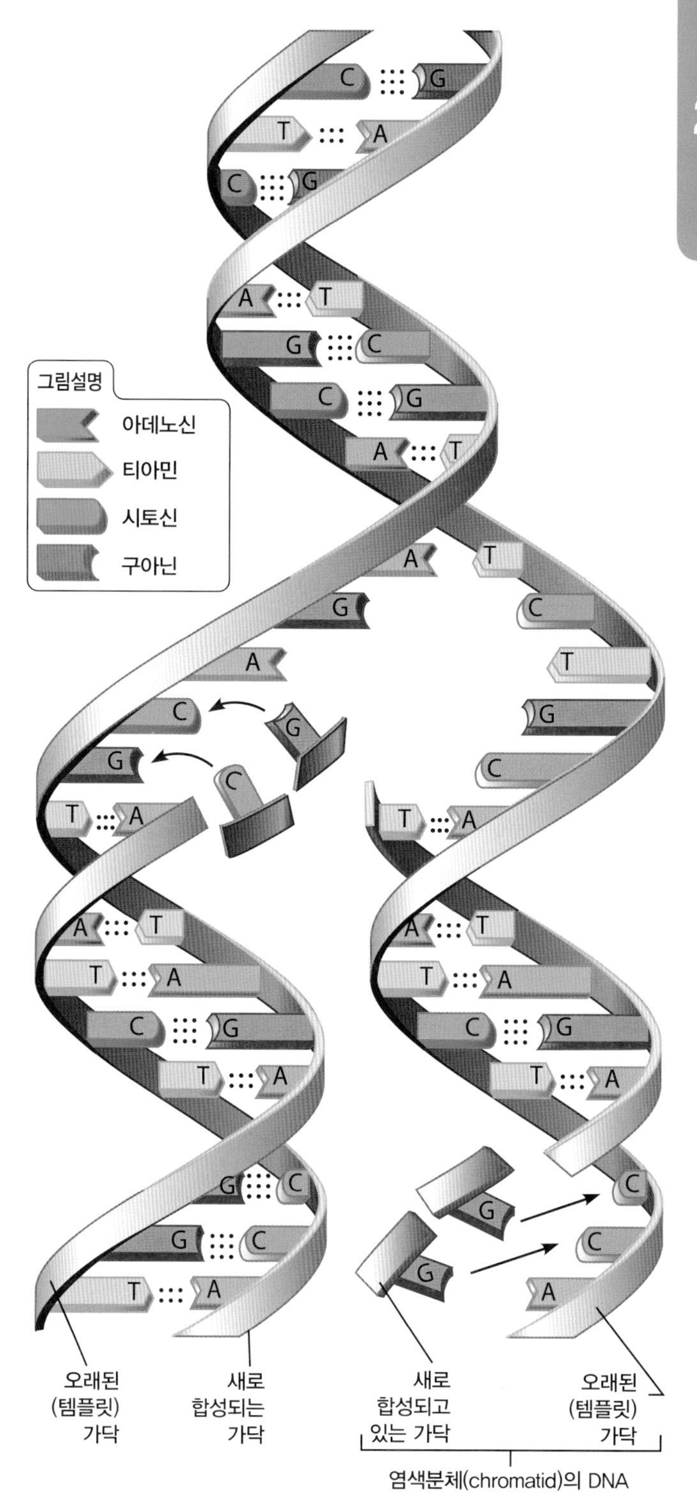

그림 2.9 **사이기 동안 DNA 분자의 복제.** 효소에 의해서 조절되는 과정에서 DNA 나선은 꼬이지 않고 뉴클레오티드 가닥은 분리됨. 각각의 가닥은 새로운 상보적인 가닥을 만들기 위한 템플릿(template)으로서 작용함. 결과적으로 2개의 가닥이 형성됨.

는 뉴클레오티드의 순서는 새로운 가닥에 있는 뉴클레오티드의 순서를 결정한다. 예를 들면, 모형 가닥에 있는 TACTGC 배열은 ATGACG 배열을 가진 새로운 뉴클레오티드와 결합한다. 마지막 결과는 최초의 DNA 나선과 동일한 2개의 DNA 분자인데, 각각은 한 개의 오래된 뉴클레오티드 가닥과 새로운 뉴클레오티드 가닥으로 합쳐져 있다.

세포분열(Events of Cell Division)

세포분열은 세균(bacteria)을 제외한 모든 세포와 생식기계(reproductive system)의 일부 세포에서 2가지의 단계로 구성된다. 먼저 **유사분열(mitosis)** 또는 핵의 분열이 일어나고, 유사분열이 거의 마무리 되었을 때, **세포질분열(cytokinesis)**이 일어나기 시작한다.

유사분열(Mitosis)

유사분열은 모핵과 동일한 유전자를 가진 두 개의 딸핵을 형성한다. 위에서 설명하였듯이, 복제는 유사분열보다 먼저 일어난다. 그래서 핵은 짧은 시간 동안 2배의 양의 유전자를 가진다. 핵이 분열할 때, 각 딸세포(daughter cell)는 모세포(mother cell)의 수정란과 동일한 유전정보를 가지고 끝난다.

유사분열의 단계는 다음과 같다(그림 2.10).

- **전기(prophase)**
  세포분열이 시작하는 단계로서 염색질(chromatin)이 꼬여서 짧아지면서 막대 모양의 구조가 되는데 이것이 **염색체(chromosomes)**이다. DNA가 이미 복제되었기 때문에 각 염색체는 실제로는 2가닥으로 만들어지며, 각각을 **염색분체(chromatid)**라고 부르는데, 이것은 **중심체(centromere)**라고 불리는 단추모양의 구조에 의해서 서로 고정된다. 중심소체(centrioles)는 서로 마주보며 분리되어 세포의 반대편으로 이동하기 시작한다. **미세관(microtubules)**으로 구성된 유사분열방추(mitotic spindle)의 집합체(assembly)를 형성하면서 이후의 유사분열기간 동안 염색체의 부착과 이동을 위한 발판(scaffolding)으로 작용한다. 제 1단계의 말기에 핵막(nuclear envelope)과 핵은 파괴되어 없어지고, 염색체는 중심체에 의하여 방추사(spindle fibers)에 무작위로 부착한다.
- **중기(metaphase)**
  중기는 짧은데 염색체가 중심체 사이에 있는 방추의 중간지점에 일렬로 나열하여 중기판(metaphase plate)을 형성한다.
- **후기(anaphase)**
  후기에 염색분체(chromatids)를 가지고 있는 동원체(centromeres)는 서로 흩어진다. 서서히 멀어지기 시작하여 핵의 반대쪽 끝으로 끌어당겨진다. 염색체(염색분체)는 동원체에 의하여 당겨지는 것 같다. 후기는 염색체 이동이 종료될 때 끝난다.
- **말기(telophase)**
  말기는 역순으로 보면 전기이다. 세포의 반대쪽 끝에 있는 염색체는 실같은 염색질을 다시 형성하기 위하여 풀린다. 방추는 파괴되어 사라지고 핵막(nuclear envelope)은 염색질 덩이를 둘러싸고, 핵은 딸핵으로부터 사라진다.

유사분열은 모든 동물세포에서 기본적으로 동일하다. 조직의 형태에 따라 5분에서 몇 시간까지 걸리지만, 보통 약 2시간 걸린다. 중심소체 복제(centriole replication)는 다음 세포 주기의 늦은 사이기까지 계속된다. DNA 복제는 유사분열이 시작되기 전에 시작된다.

세포질 분열(cytokinesis)

세포질분열은 늦은 후기에 시작되어 말기에 완성된다. 미세섬유(microfilament)로 구성된 수축성 있는 고리는 방추의 중간 부분을 가로질러 **분할고랑(cleavage furrow)**을 형성하고 분할고랑은 본래의 세포질을 압착하여 2부분으로 나뉜다. 결국, 세포분열의 말기에는 2개의 딸세포가 존재한다. 각각은 크기가 더 작고, 모세포보다 더 작은 세포질을 가지지만, 유전적으로는 동일하다. 딸세포는 성장하여 분열할 때까지 정상세포의 기능을 수행한다.

유사분열과 세포질분열은 보통 동시에 일어나지만, 어

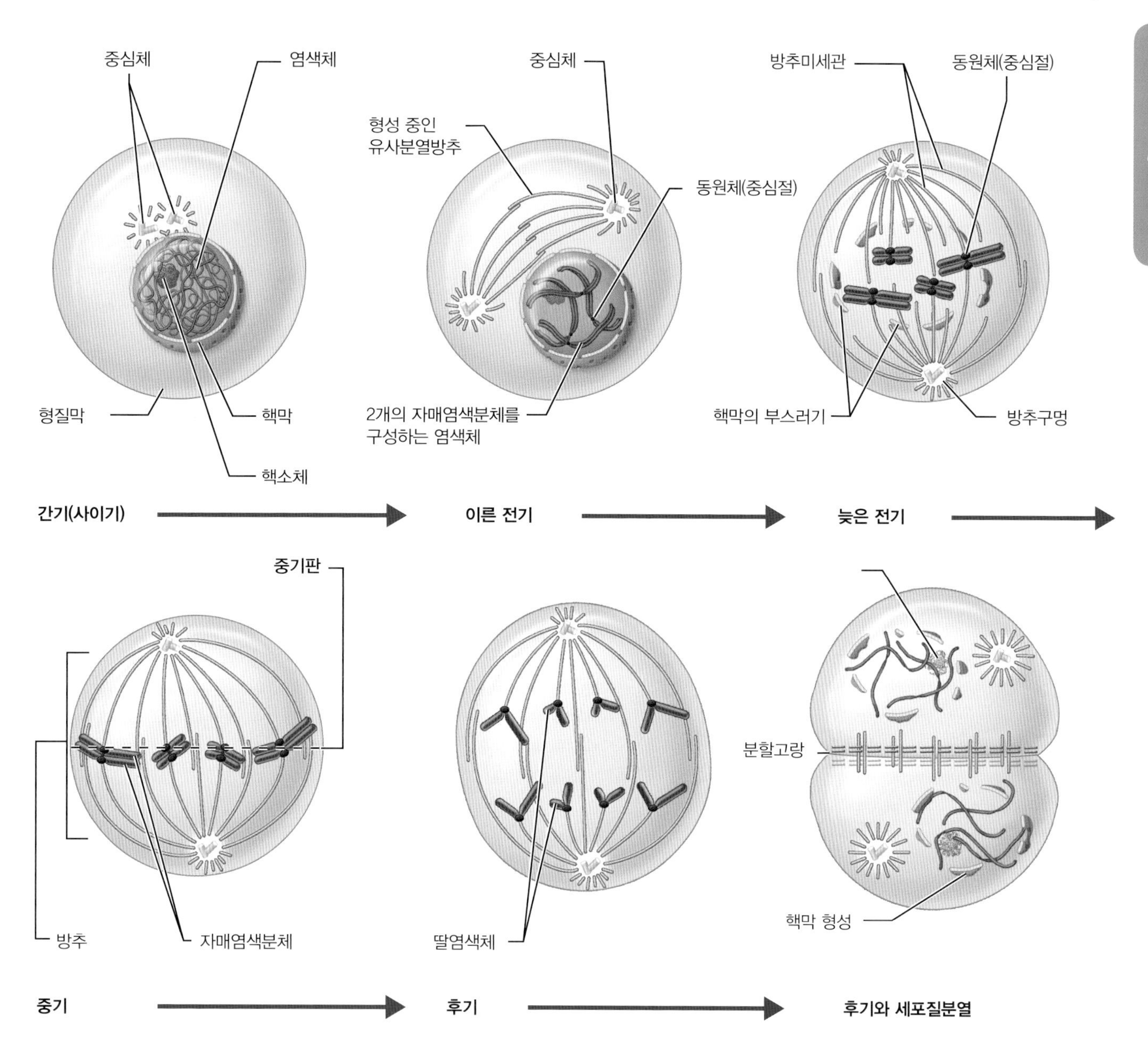

그림 2.10 **유사분열의 단계.**

떤 경우에는 세포질이 분열되지 않는다. 이러한 상태에서는 두 핵(binucleate, two nuclei) 또는 다핵세포(multinucleate cells)를 형성한다.

앞에 기술하였듯이, 유사분열은 젊을 때, 신체의 성장을 위한 새로운 세포를 형성하고, 일생 동안 신체의 조직을 치유하기 위하여 필수이다.

단백질 합성(Protein Synthesis)

유전자(Genes) : 단백질 구조를 위한 청사진(The Blueprint for Protein Structure)

DNA는 세포분열을 위하여 자신을 복제할 뿐만이 아니라, 단백질 합성을 위한 주요한 설계도로서 역할을 한다. 전통적으로 유전자는 DNA 분절로서 정의되는데, 한 개의 단백질이나 폴리펩타이드사슬(polypeptide chain)을 형성하기 위한 정보를 운반한다.

단백질은 세포주기(cell life)의 모든 과정을 위한 중요한 물질이다. 섬유성 단백질(fibrous structural proteins)은 세포를 위한 주요 구성 물질이다. 또 다른 단백질인 구형 단백질(globular functional proteins)은 구조를 구성하기 보다는 다른 기능을 수행한다. 예를 들면, 모든 **효소(enzymes)** 즉, 세포에서 화학작용을 조절하는 생물학적인 촉매(catalysts)는 기능적 단백질이다. 효소의 중요성을 과장할 수 없다. 몸에 있는 모든 화학작용은 어떤 효소(enzymes)를 필요로 한다. DNA는 효소의 구조를 특수화하여 세포작용을 조절한다. 효소는 탄수화물, 지방, 단백질에 있어서 화학적 작용을 조절한다. 그리고 DNA 자신은 만들어지고 파괴된다.

DNA는 어떻게 DNA의 기적을 일으키는가? DNA의 정보는 사다리 모양의 DNA 분자의 양쪽 면을 따라 있는 염기서열(sequence of bases)에 암호화된다. 3인산(three bases, triplet)의 각 서열은 특별한 아미노산에 대해 아미노산은 단백질의 구조단위이고, 단백질 합성 기간에 합쳐진다. 예를 들면, DNA 염기서열 AAA는 phenylalanine이라 불리는 아미노산에 어울리고, CCT는 글리신(glycine)에 어울린다. 마치 악보에서 음표의 배열에 따라 다양한 멜로디가 표현되듯이 각 유전자에서 A, C, T및 G의 배열의 변화는 세포가 다른 종류의 단백질을 만들게 한다. 단일 유전자는 300~3,000개의 염기쌍을 가진다.

RNA의 기능(The Role of RNA)

DNA는 자기기록테이프(magnetic recording tape)조각과도 같다; 이것의 정보는 해독(decoded)될 때 까지는 유용하지 않다. 대부분의 리보솜(단백질합성장소)은 세포질에 있지만, 사이기(간기)세포(interphase cells)에서 DNA는 절대로 핵을 벗어나지 않는다. 그래서 DNA는 해독자(decoder)뿐만 아니라 리보솜에서 합성되는 단백질의 정보를 획득하는 메신저(messenger)가 필요하다. 이러한 메신저와 해독자의 역할은 핵산(nucleic acid)의 또 다른 유형인 **리보핵산(ribonucleic acid, RNA)**에 의하여 수행된다.

RNA는 단일가닥(single-stranded)이고, 디옥시리보오스(deoxyribose) 대신에 리보스 당(ribose sugar)을 가지고, thymine (T) 대신에 uracil (U)을 가진다는 점에서 DNA와 다르다. RNA의 3가지 특징은 단백질 합성에 특별한 기능을 한다. **전달 RNA 분자(transfer RNA (tRNA) molecules)**는 작은 클로버잎(cloverleaf) 모양의 분자이다. **리보솜 RNA(ribosomal RNA, rRNA)**는 단백질 합성장소인 리보솜을 형성하는 것을 돕는다. **전령 RNA 분자(messenger RNA, mRNA molecules)**는 긴 단일 뉴클레오티드 가닥이다. DNA 분자의 절반과 유사하고, 단백질 합성을 위한 지시사항(instructions)을 포함한 메시지를 핵에 있는 DNA 유전자로부터 세포질에 있는 리보솜으로 전달한다.

단백질합성은 2개의 주요단계, 즉 전사(transcription)와 번역(translation)을 거친다. 전사는 DNA 유전자에서 상보적인 mRNA가 형성되는 시기이고, 번역은 mRNA 분자에서 전달된 정보가 해독되고 단백질로 뭉쳐지기 위해 사용되는 시기와 관련 있다.

전사(Transcription)

전사는 가끔 비서에 의해서 수행되는 업무의 하나로 생각된다. 한 가지 형태로부터 다른 형태로 변환하는 기록(간단명료한 기록이나 오디오 기록)이다, 다시 말하면, 같은 정보가 하나의 형태로부터 다른 형태로 변형된다. 세포에서 **전사**는 DNA의 염기서열로부터의 정보를 mRNA의 상보적 염기서열로 전달하는데 관여한다(그림 2.1). DNA와 mRNA는 전사에만 관여한다. 특별한 아미노산을 특수화하는 각 3개의 염기서열을 **트리플렛(triplet)**이라고 부르고, mRNA에서 트리플렛과 상응하는 3염기서열을 **코돈(codons)**이라고 부른다. 형태는 다르지만, 동일한 정보가 운반된다. 그래서 DNA 삼중자의 일부 서열이 AAT-CGT-TCG라면, mRNA에 있는 코돈은 UUA-GCA-AGC 이다.

번역(Translation)

번역가(translator)는 한 가지 언어로 된 단어를 다른 언어

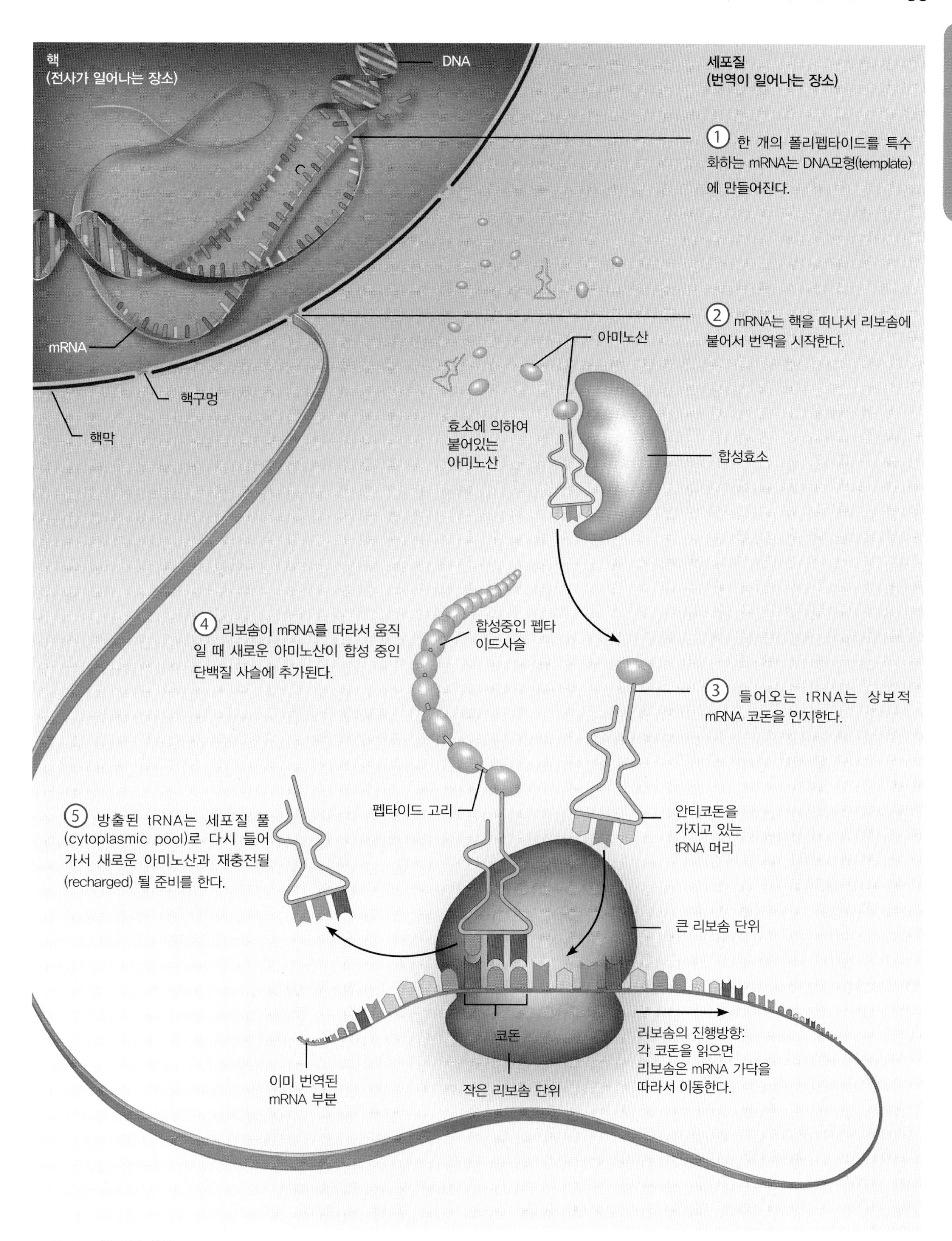

그림 2.11 단백질의 합성.

로 고쳐서 말한다. 단백질 합성의 **번역기**(translation phase)에 핵산의 언어(염기서열)는 단백질의 언어(아미노산 서열)로 번역된다. 번역은 세포질에서 일어나고, RNA의 주요 3가지 변이에 관여한다. 번역은 다음의 단계로 구성된다(그림 2.11). 먼저 mRNA가 리보솜에 붙으면(②), tRNA가 다가간다. tRNA의 역할은 아미노산을 리보솜으로 전달하거나 수송하는 것이다. 리보솜에서 아미노산은 효소에 의하여 유전자와 그것의 mRNA에 의하여 특수화된 정확한 서열대로 서로 결합된다. 약 45만개의 tRNA가 있는데, 각각은 20개의 아미노산 가운데 하나 또는 일반적인 유형의 아미노산을 리보솜으로 수송한다. 그러나 이것이 아주 작은 tRNA의 유일한 역할인 것은 아니다. tRNA는 또한 mRNA 코돈을 인지해야 한다. tRNA는 보상코돈(complementary codons)에 결합하는 머리 부분에 **안티코돈**(anticodon)이라 불리는 특별한 3인산 서열을 가진다(③).

일단 mRNA 메시지의 초기에 첫 tRNA가 정확한 위치로 이동하면, 리보솜이 mRNA 가닥을 따라서 이동하면서 다른 tRNA에 의해 읽혀질 다음 코돈을 해당위치로 가져간다. 아미노산이 mRNA의 길이를 따라서 적당한 위치로 전달되면, 아미노산은 효소에 의하여 서로 결합된다(④). 아미노산이 사슬로 결합될 때, 그것의 tRNA는 리보솜으로부터 방출되어 다른 아미노산을 잡는다(⑤). 마지막 코돈이 읽혀지면 단백질은 방출된다.

Did you get it?

17. *모형가닥(template strand)과 상보가닥(complementary)은 DNA 합성과 어떻게 관련이 있는가?*
18. *세포질분열(cytokinesis)이 일어나지 않는다면 결과는 어떨게 되는가?*
19. *단백질 합성에서 mRNA의 기능은 무엇인가?*
20. *단백질 합성의 2단계는 무엇이고, 단백질이 실제로 합성되는 단계는 무엇인가?*

(답은 부록을 보시오.)

Part II : 조직(BODY TISSUES)

2-12 4대 주요조직의 명칭을 열거하고, 각각의 세부 분류를 설명하시오.

2-13 인체에 있어서 다양한 조직유형이 분포하는 주요 부위를 열거하시오.

2-14 조직의 수복(창상치유)과정을 설명하시오.

인체는 단일세포 즉, 무한정하게 분화가 가능한 수정란으로부터 분화된 복합체이다. 수억 개의 세포는 특수한 기능을 하도록 분화된다. 어떤 세포는 근육세포로, 어떤 세포는 안구의 투명한 렌즈로 분화된다. 결국 세포는 기능별로 구분되며 고도로 분화된 세포 그룹은 인체 전체에 유익한 기능을 수행한다.

세포분화(cell specialization)는 위험을 수반한다. 세포의 작은 그룹이 필수불가결할 때는 작동하지 않거나 심지어는 몸을 파괴한다. 예를 들면, 심장의 작용은 심장의 수축을 조절하는 고도로 특수화된 세포 집단에 의존적이다. 이러한 특수세포가 손상을 입거나 기능을 멈춘다면, 심장은 더 이상 효율적으로 작용할 수가 없고, 전신이 고통스럽거나 산소가 부족하여 죽을 것이다.

구조와 기능이 유사한 세포집단을 **조직**(tissue)이라고 부른다. 4가지 1차 조직(상피, 결합, 신경, 근육)은 서로 엉겨서 몸의 구조를 형성한다. 각 조직의 기능을 가장 잘 표현할 수 있는 한 단어로 된 명칭을 부여한다면, 덮개(상피조직), 지지(결합조직), 운동(근육조직) 및 조절(신경조직)이다. 그러나 이러한 용어는 각 조직이 수행하는 기능의 일부분을 의미한다.

조직은 심장, 콩팥 및 허파와 같은 장기를 구성한다(1장). 대부분의 장기는 몇 가지 조직유형을 포함하고, 조직의 배열은 각 장기의 구조와 기능을 결정한다. 그러므로 조직에 대한 학습은 차후에 당신이 장기를 학습하고, 장기의 기능을 학습하는 데에 도움이 되어야 한다.

우리는 기본 조직간의 유사성과 차이점에 익숙하기를 바란다. 상피와 결합조직의 어떤 유형은 후에 다시 서술되지 않을 것이므로 이후에 더 자세하게 서술될 근육, 신경 및 뼈(결합조직)보다 더 자세히 서술된다.

다양한 조직유형은 아래와 같다. 4가지 기본 조직의 주요한 기능과 인체에서의 위치는 이후에 설명된다(그림 2.17).

상피조직(Epithelial Tissue)

상피조직은 인체의 덮개조직과 샘조직(covering and glandular tissue)으로 나뉜다. 샘상피는 인체의 다양한 샘을 형성한다. 덮개상피는 몸의 모든 표면을 덮고 다재다능한 세포를 포함한다. 어떤 상피는 피부의 가장 바깥층(epidermis)을 형성한다. 어떤 상피는 몸속으로 파고 들어가서 몸의 공간을 연결한다. 상피는 우리를 외부환경으로부터 구분짓는 경계를 형성하기 때문에 몸이 받아들이는 거의 모든 물질은 상피를 통과한다.

상피의 기능은 보호(protection), 흡수(absorption), 여과(filtration) 및 분비(secretion)이다. 예를 들면, 피부의 상피는 세균이나 화학물질에 의한 손상으로부터 몸을 보호하고, 호흡관을 덮는 상피는 먼지나 이물질을 폐 밖으로 쓸어내는 섬모(cilia)를 가진다. 물질을 흡수하기 위하여 특수화된 상피는 위(stomach)와 작은창자(소장, small intestine)와 같은 소화기계 장기를 덮으며 소화영양분을 몸으로 흡수한다. 콩팥(신장, kidney)에서 상피는 흡수와 여과 기능을 한다. 분비(secretion)는 샘의 특징으로 땀(perspiration), 기름(oil), 소화효소(digestive enzyme) 및 점액(mucus)과 같은 물질을 분비한다.

상피의 특징(Special Characteristics of Epithelium)

상피는 일반적으로 다음과 같은 특징을 가진다.

- 샘상피를 제외하면 상피세포는 서로 가깝게 붙어서 연속적인 구조를 형성한다. 인접한 세포는 데스모좀(desmosomes)과 치밀연접(tight junctions)과 같은 특수화된 세포연접(cell junction)에 의하여 서로 연결된다.
- 막은 항상 한 개의 자유표면(free surface, edge)을 가진다. 이것을 **꼭대기면(apical surface)**이라 부르며 인체의 밖이나 속장기(internal organ)의 안(공간, cavity)에 노출된다. 어떤 상피의 노출된 표면은 매끄럽지만, 어떤 상피의 표면은 미세융모(microvilli)나 섬모(cilia)와 같은 변형된 세포 표면을 나타낸다.
- 상피의 아래면은 **바닥막(기저막, basement membrane)** 위에 놓여있다. 바닥막은 상피와 인접한 상피세포와 결합조직에 의하여 분비된 형체가 없는 물질이다.
- 상피조직은 자신의 혈액공급 구조를 가지지 않고(avascular), 결합조직에 있는 모세혈관으로 부터의 확산(diffusion)에 의하여 영양분과 산소를 공급받는다. 영양공급이 잘된다면, 상피세포는 쉽게 재생된다.

상피의 분류(Classification of Epithelium)

각각의 상피는 2가지의 이름을 가진다.

첫째는 상피가 가지는 세포의 층수를 나타낸다(그림 2.12a). 세포 층수에 의해 분류는 **단층상피(세포층이 한층, simple epithelium)**와 **중층상피(세포층이 한층 이상, stratified epithelium)**이다.

둘째는 상피세포의 모양을 나타낸다(그림 2.12b). 생선의 비늘처럼 납작한 편평세포(squamous cell), 주사위와 같이 육면체 모양인 입방세포(cuboidal cell) 및 기둥 모양인 원주세포(columnar cell)가 있다. 세포의 모양과 배열을 기술하는 용어는 서로 조합하여 상피를 완전하게 기술한다. 중층상피(stratified epithelia)는 바닥막에 놓여 있는 세포가 아니라, 상피막의 자유표면에 있는 세포에 의해 이름이 붙여졌다.

단순상피(Simple Epithelia)

단순상피는 흡수(absorption), 분비(secretion) 및 여과(filtration)와 가장 관계가 깊다. 단순 상피는 대체적으로 얇기 때문에 보호(protection)기능과 거리가 멀다.

단순편평상피(simple squamous epithelium)

단순편상피는 바닥막 위에 놓여 있는 한 층의 얇은 편평상피이다. 상피세포는 마루의 타일처럼 서로 가깝게 붙어 있

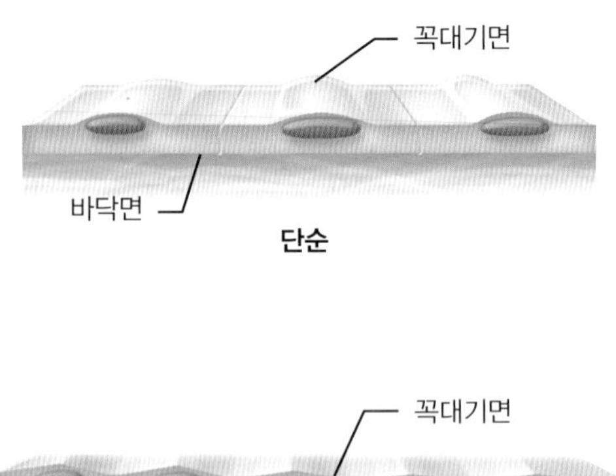

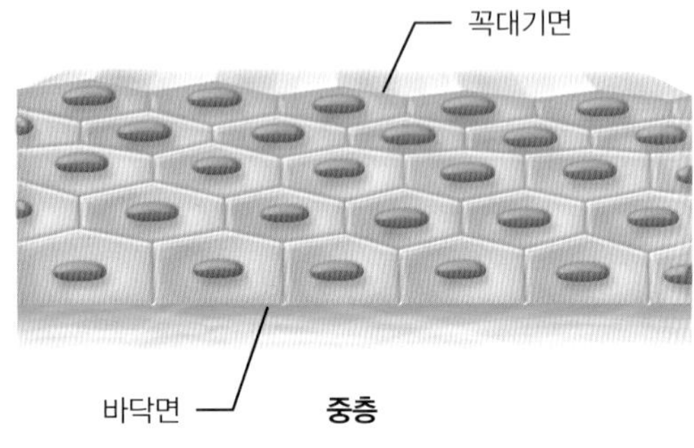

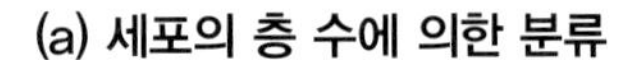

(a) 세포의 층 수에 의한 분류

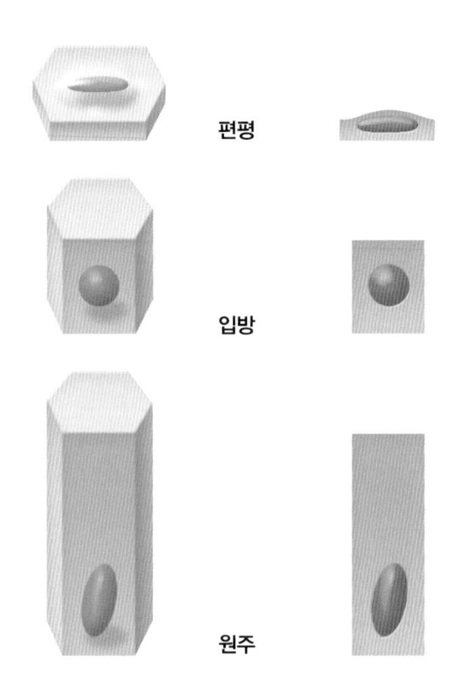

(b) 세포의 모양에 의한 분류

세포모양	세포의 층 수	
	한 층; 단순상피조직	**한 층 이상; 중층상피조직**
편평	확산과 여과 창자막(장막)에서 분비	보호
입방 1	분비와 흡수; 융모형은 점액이나 생식세포를 이동시킨다.	보호; 사람에서 드물다.
원주	분비와 흡수; 융모형은 점액이나 생식세포를 이동시킨다.	
이행		보호; 방광이 팽창할 때 늘어난다.

(c) 조직의 형태와 관계있는 상피조직의 기능

그림 2.12 **상피세포의 분류와 기능.** (a) 세포의 층에 의한 분류.
(b) 세포의 모양에 의한 분류; 각 분류에 대하여 전체세포는 왼쪽에 보여주고, 세로 단면은 오른쪽에 보여줌.
(c) 상피조직의 기능은 조직의 모양과 관계있음.

다. 단순편평상피는 일반적으로 빠른 확산에 의하여 여과와 물질교환이 일어나는 곳에 막(membranes)을 형성한다. 단순편평상피는 산소(oxygen)와 이산화탄소(carbon dioxide)가 교환되는 허파의 공기주머니(air sacs)에 분포하며, 모세혈관(capillaries)의 벽을 형성하여 영양소와 가스(gas)가 조직세포와 모세혈관내의 혈액사이를 통과하도록 한다. 단순편평상피는 배쪽몸안(ventral body cavity)을 싸고, 배쪽몸안의 장기를 싸는 **장막(serous membranes, serosae)**을 형

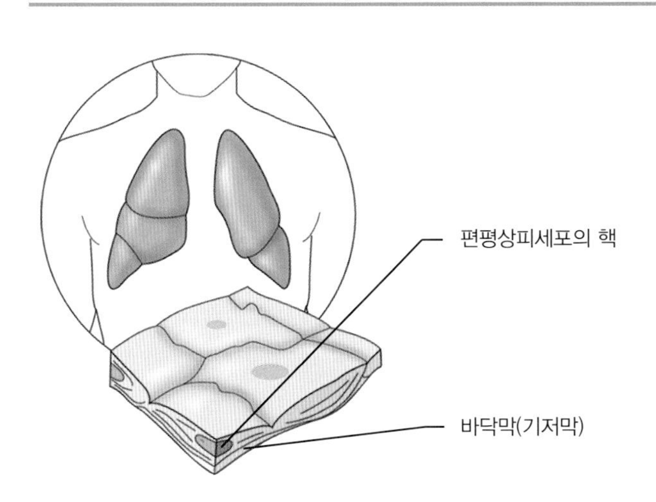

허파의 공기주머니

편평상피세포의 핵

현미경사진: 허파꽈리(폐포)를 구성하는 단층 편평상피(275X)

(a) **그림:** 단순편평상피

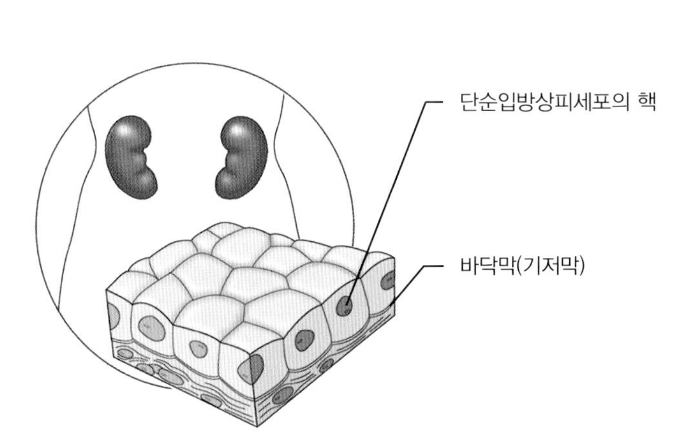

단순입방상피세포

바닥막(기저막)

결합조직

현미경사진: 콩팥의 요세관에 있는 단순입방 상피 (250X)

(b) **그림:** 단순입방상피

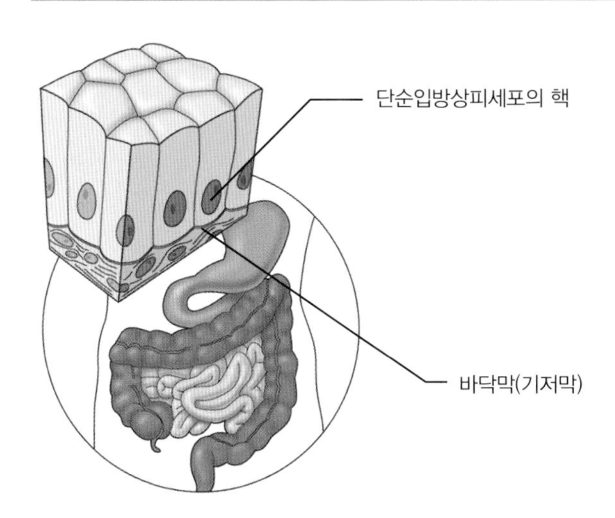

술잔(배상)세포의 점액

단순원주상피세포

바닥막(기저막)

현미경사진: 창자의 단순원주상피(575X)

(c) **그림:** 단순원주상피

그림 2.13 **상피조직의 모양과 몸에서의 일반적인 위치.**

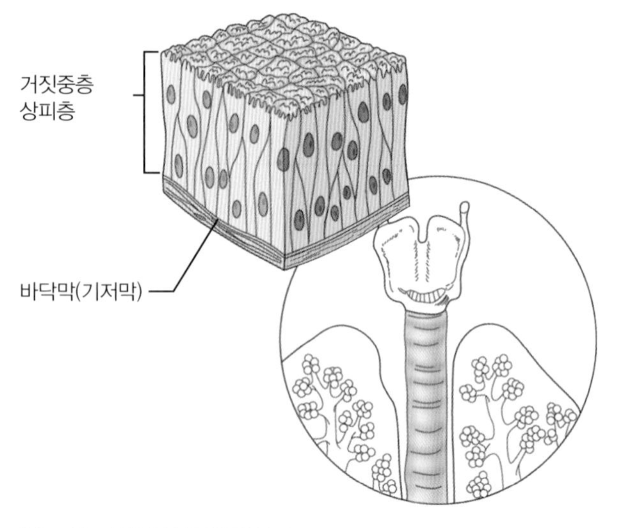

현미경사진: 사람의 기관을 덮고 있는 거짓중층섬모원주상피(560X)

(d) 그림: 위중층(섬모)원주상피

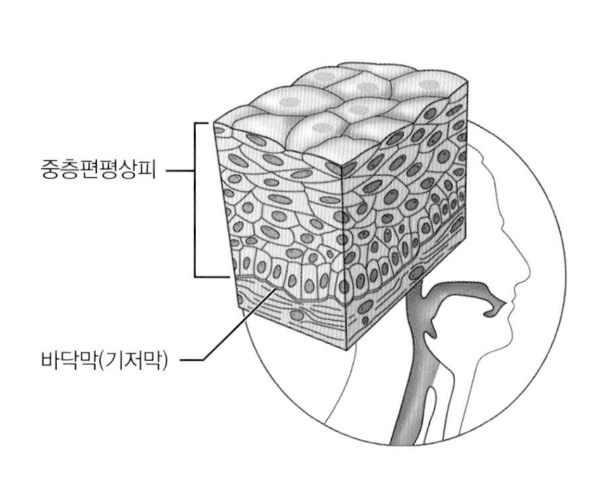

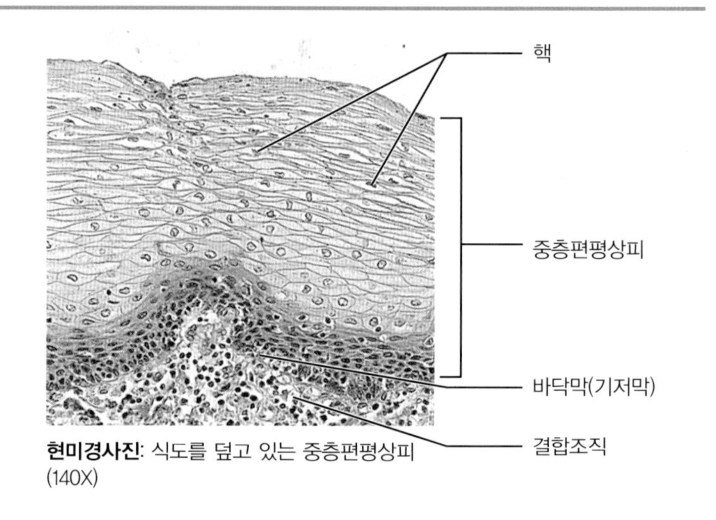

현미경사진: 식도를 덮고 있는 중층편평상피(140X)

(e) 그림: 중층편평상피

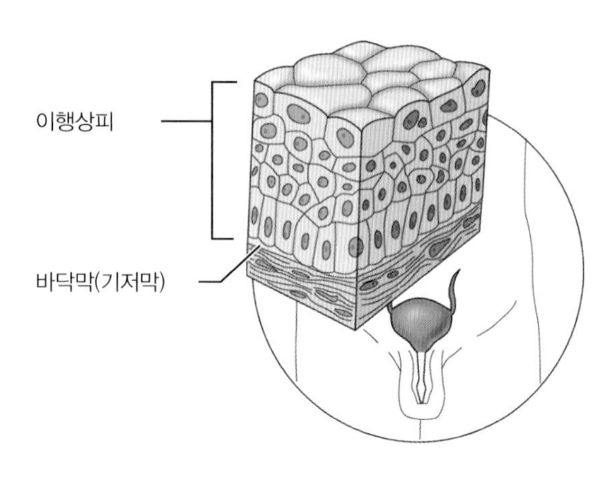

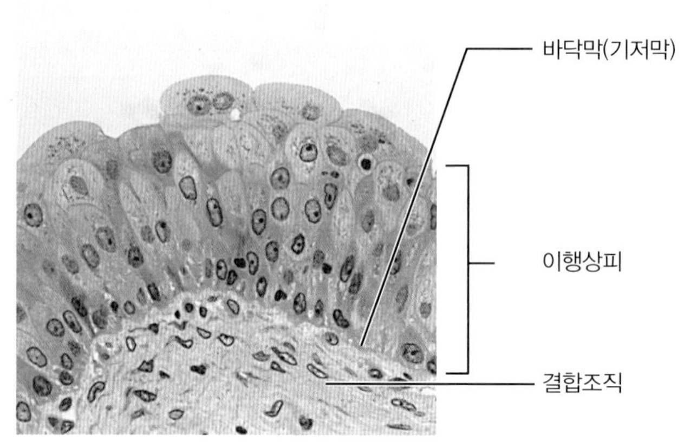

현미경사진: 방광을 덮고 있는 이행상피, 이완된 상태(270X); 표면의 둥근세포는 방광에 오줌이 채워졌을 때, 납작해지며 늘어난다.

(f) 그림: 이행상피

그림 2.13 (계속) 상피조직의 모양과 몸에서의 일반적인 위치.

성한다. 제3장에서 장막에 대하여 자세히 서술한다.

단순입방상피(simple cuboidal epithelium)

단순입방상피는 바닥막 위에 놓여 있는 한 층의 입방세포로서 샘(gland), 샘관(glandular ducts), 침샘(salivary gland), 이자(췌장, pancreas)에 분포한다. 단순입방상피는 콩팥관(kidney tubules)의 벽을 형성하고 난소(ovary)의 표면을 덮는다(그림 2.13b).

단순원주상피(simple columnar epithelium)

단순원주상피는 한 층의 키가 큰 원주형 세포로 구성되며 세포가 서로 인접하여 붙어 있다. **큰술잔세포(배상세포, goblet cell)**는 윤활성점액(lubricating mucus)을 분비하는데 단순원주상피에서 가끔 관찰된다. 단순원주상피는 위(stomach)에서부터 항문(anus)까지의 전체 소화관을 덮는다(그림 2.13c). 몸 안을 덮는 상피막(epithelial membranes)을 **점막**이라고 하는데, 이는 몸 밖으로 연속된다.

거짓중층원주상피(pseudostratified columnar epithelium)

거짓중층원주상피의 모든 세포는 바닥막에 닿아있다. 그러나 어떤 세포는 키가 작아서 핵이 다른 높이에서 관찰된다. 결과적으로 이러한 상피는 중층인 것처럼 보여서 거짓중층상피로 명명되었다. 단순원주상피처럼 흡수와 분비기능을 주로 한다. 거짓중층섬모원주상피(pseudostratified ciliated columnar epithelium)는 호흡관(respiratory tract)의 대부분을 덮는다(그림 2.13d). 이 상피에 있는 술잔세포에서 생성된 점액(mucus)은 먼지(dust)와 다른 찌꺼기를 잡고, 섬모(cilia)는 위쪽으로 움직여서 허파 밖으로 점액을 배출한다.

중층상피(stratified epithelia)

중층상피는 2층 이상의 층으로 구성된다. 단순상피보다 훨씬 견고하기 때문에 일차적인 기능은 보호기능이다.

중층편평상피(stratified squamous epithelium)

중층편평상피는 우리 몸에서 가장 일반적인 중층상피이다. 중층상피는 여러 층의 세포로 구성된다. 자유표면에 있는 세포는 편평세포인 반면에 바닥막에 가까이 있는 세포는 입방세포나 원주세포이다. 중층편평상피는 식도(esophagus), 입(mouth) 및 피부의 바깥부분처럼 마찰이 일어나는 곳에서 관찰된다(그림 2.13e).

중층입방 및 중층원주상피(stratified cuboidal and stratified columnar epithelia)

중층입방상피는 전형적으로 두 개의 층인데 표면의 세포는 입방세포이다. **중층원주상피**의 표면세포는 원주세포이지만, 바닥 세포는 크기와 모양이 다양하다. 중층입방 및 중층원주상피는 우리 몸에서 매우 드물게 관찰되는데 큰 샘의 관에서 관찰된다. 이러한 두 상피의 분포가 매우 제한적이기 때문에 그림 2.13에 나타내지 않았다.

이행상피(transitional epithelium)

이행상피는 변형된 중층편평상피로서 방광(urinary bladder), 요관(ureters) 및 요도(urethra)를 덮는다. 이런 장기는 비뇨기계의 부분으로 상당히 늘어난다(그림 2.13f). 바닥층의 세포는 입방세포나 원주세포이고 자유면에 있는 세포는 모양이 다양하다. 장기가 이완되지 않을 때, 막은 여러 층이고, 얕은 층의 세포는 둥글고 돔 형태(domelike)이다. 장기가 오줌이 충만되어 이완되면, 상피는 얇아지고, 표면세포는 납작해져서 비늘모양(squamouslike)이 된다. 이행상피세포의 이러한 능력은 많은 양의 오줌이 관모양의 요도를 통과할 때, 요도벽이 늘어나도록 하고 방광이 많은 양의 오줌을 보관하도록 한다.

샘상피(glandular epithelium)

샘은 특별한 물질을 분비하는 한 개나 한 개 이상의 세포로 구성된다. 이러한 물질을 **분비물(secretion)**이라고 부르는데 보통 물과 같은 액체 내에 단백질 분자를 담고 있다. 샘세포는 혈액으로부터의 필요한 물질을 공급받고, 분비물을 생성하기 위하여 그 물질을 사용한다.

샘의 2가지 중요한 종류는 상피로부터 발생한다. **내분비**

샘(endocrine glands)은 분비관이 없다(ductless). 내분비샘의 분비물(모든 호르몬)은 샘에서 혈관으로 직접 확산한다. 내분비샘에는 갑상샘(thyroid), 부신(adrenals) 및 뇌하수체(pituitary)가 포함된다.

외분비샘(exocrine glands)은 분비관을 가지며 분비관을 통해서 분비물을 상피표면으로 내보낸다. 외분비샘에는 땀샘(한선, sweat glands)과 기름샘(지선, oil glands), 간(liver) 및 이자(췌장, pancreas)이 포함된다. 각각의 분비물과 관계있는 장기계통에서 자세히 기술한다.

Did you get it?

21. *상피조직을 구분하기 위하여 사용되는 두 가지의 기준은 무엇인가?*
22. *내분비샘과 외분비샘의 구조적 및 기능적 차이는 무엇인가?*
23. *다음 중에서 상피조직의 특징은 어느 것인가?*
    - *혈관을 가진다.*
    - *자신을 수복한다.*
    - *특수화된 세포 연접을 가진다.*

(답은 부록을 보시오.)

결합조직(Connective Tissue)

결합조직은 몸의 부분과 부분을 연결하며 몸의 어디에서나 관찰된다. 결합조직은 가장 풍부하고 광범위하게 분포하는 조직의 유형이다. 결합조직은 많은 기능을 수행하지만, 일차적으로 보호와 지지 기능을 수행할 뿐만 아니라, 몸의 다른 조직을 서로 연결한다.

결합조직의 일반적인 특징

결합조직의 일반적인 특징은 다음과 같다.

- **혈액 공급의 다양성**: 대부분의 결합조직에는 혈관이 잘 발달되어 있지만(vascularized), 예외가 있다. 힘줄(건, tendon)과 인대(ligaments)는 혈액공급이 빈약하고, 연골(cartilages)은 혈관이 없다(avascular). 결과적으로 이런 결합조직이 손상되었을 때, 치유가 매우 느리다. 그래서 어떤 사람들이 인대가 찢어지는 것보다 차라리 뼈가 부러지는 것이 낫다고 말한다.
- **세포바깥기질(extracellular matrix)**
  결합조직은 많은 종류의 세포와 바탕질이라고 불리는 세포 바깥의 무형질로 구성된다. 무형질의 양은 다양하다.

세포바깥기질(Extracellular Matrix)

결합조직에 의해 생성되어 바깥으로 분비된 **기질(matrix)**은 2가지 주요성분 즉, 모양새가 없는 바탕질(structureless ground substance)과 섬유(fiber)로 구성된다. 기질의 바탕질은 물과 약간의 접착성 단백질(adhesion protein), 그리고 전하를 가진(charged) 큰 다당류분자(polysaccharide molecules)로 구성된다. 세포접착단백질은 결합조직세포를 바탕질의 기질섬유에 붙이는 역할을 하는 접착제로 작용한다. 전하를 가진 다당류 분자가 결합할 때, 물을 필요로 한다.

결합조직의 유형에 따라 기질에 축적되는 섬유의 형태와 양은 다양하다. 교원섬유(collagen fiber)는 높은 장력(tensile strength)을 가지고, 탄력섬유(elastic fiber)는 늘어났다가 다시 수축하는 능력을 가지고, 그물섬유(세망섬유, reticular fiber)는 미세한 교원섬유로서 비장과 같은 부드러운 장기의 내부 골격(skeleton)을 형성한다. 이런 섬유의 구조단위(building block)인 단량체(monomer)는 결합조직세포에 의해서 생성되어 세포바깥공간에 있는 바탕질로 분비되며 서로 결합하여 다양한 형태의 섬유를 형성한다.

세포바깥기질이기 때문에 결합조직은 다른 장기 주위에 부드러운 포장재(packing tissue)를 형성하고, 무게를 지지하고, 스트레칭(stretching)과 마찰에 저항한다. 지방조직은 대부분이 세포로 구성되어 있어서 부드럽고, 뼈나 연골은 세포가 매우 적고 단단한 기질이 풍부하기 때문에 아주 견고하다. 그림 2.14에서 다양한 종류의 결합조직을 확인하라.

결합조직의 유형(Types of Connective tissue)

위에서 서술하였듯이, 모든 결합조직은 살아 있는 세포로

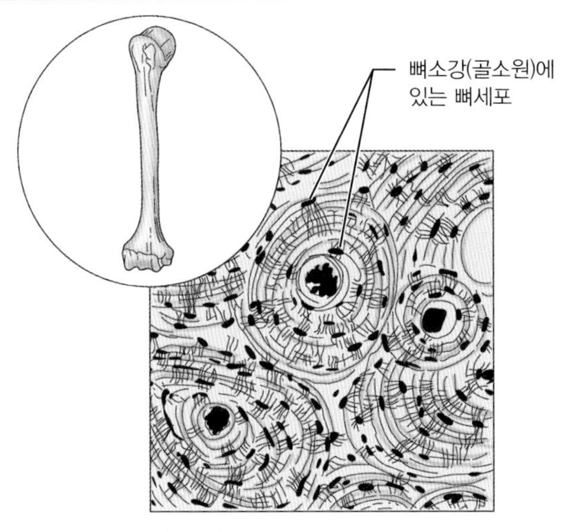

(a) **그림:** 뼈

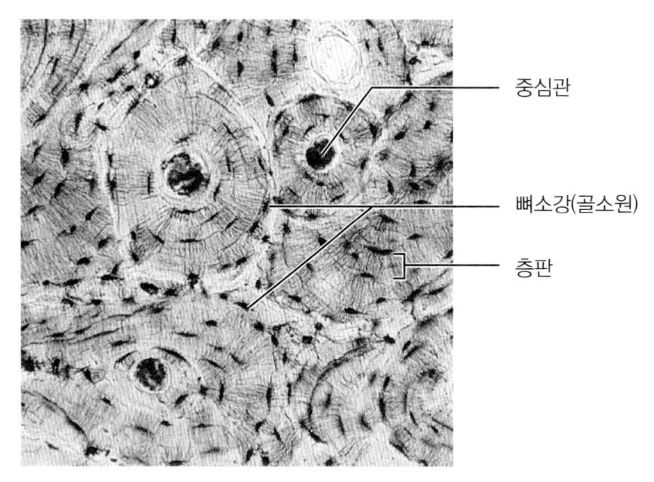

현미경사진: 연마된 뼈의 가로단면

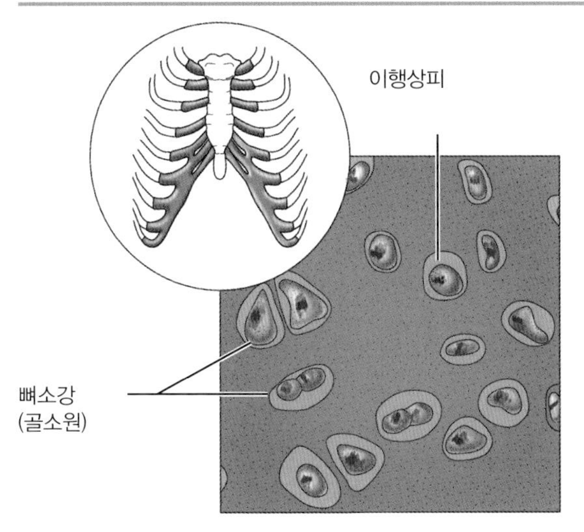

(b) **그림:** 유리연골

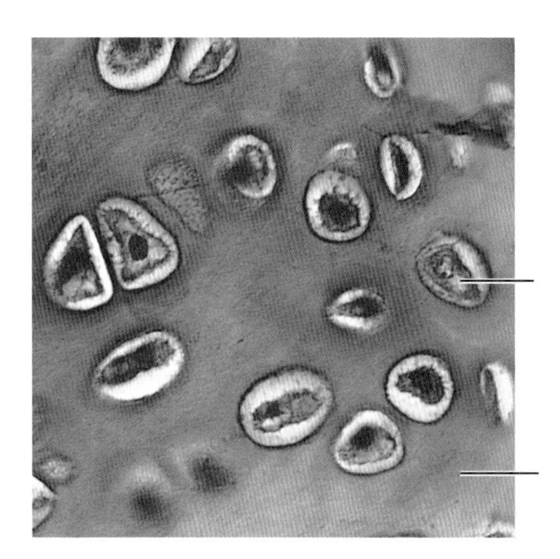
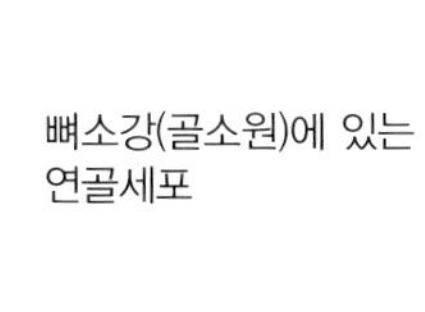

현미경사진: 기관에 있는 유리연골

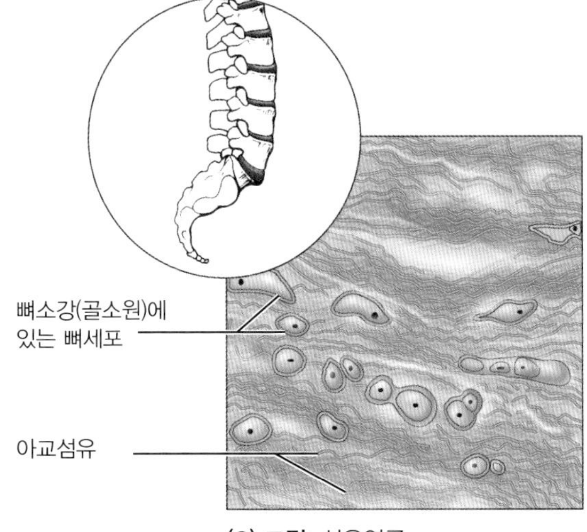

(C) **그림:** 섬유연골

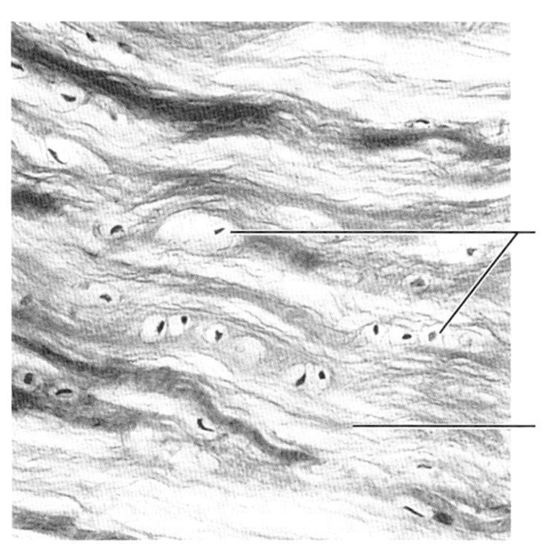

현미경사진: 척추사이원반에 있는 섬유연골(150X)

그림 2.14 **결합조직과 몸에서의 일반적인 위치.**

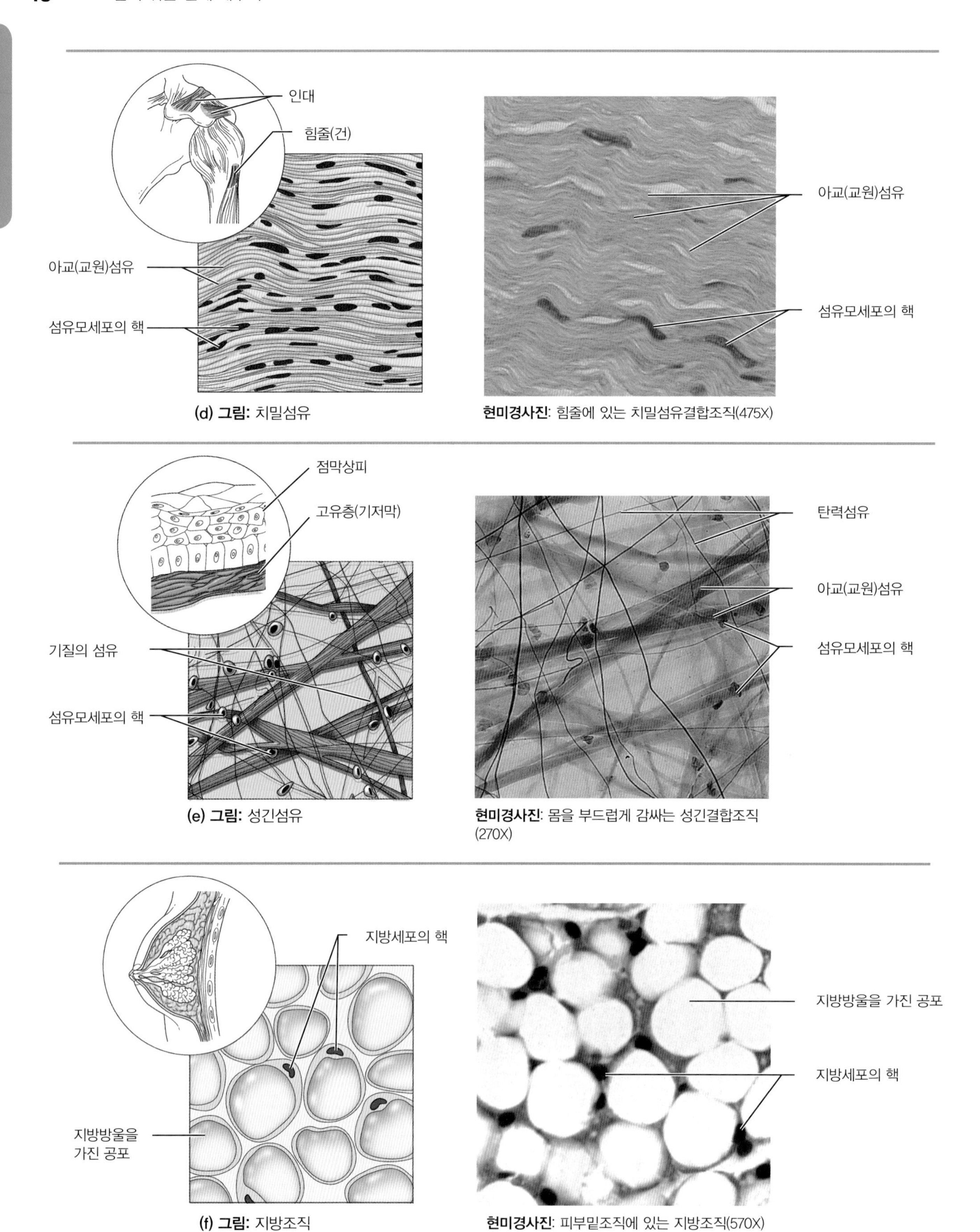

그림 2.14 (계속) **(e)**와 **(f)**는 성긴결합조직의 하위분류.

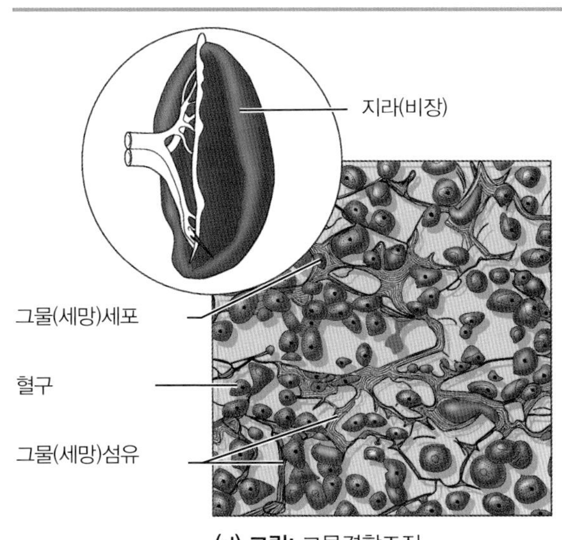

(d) 그림: 그물결합조직

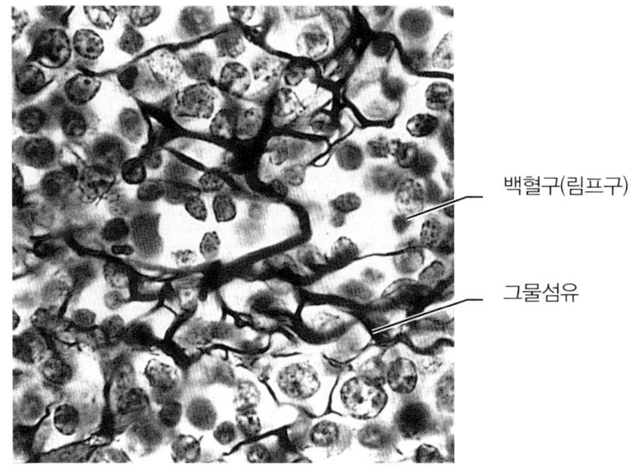

현미경사진: 그물결합조직에서 검게 염색된 그물(400X)

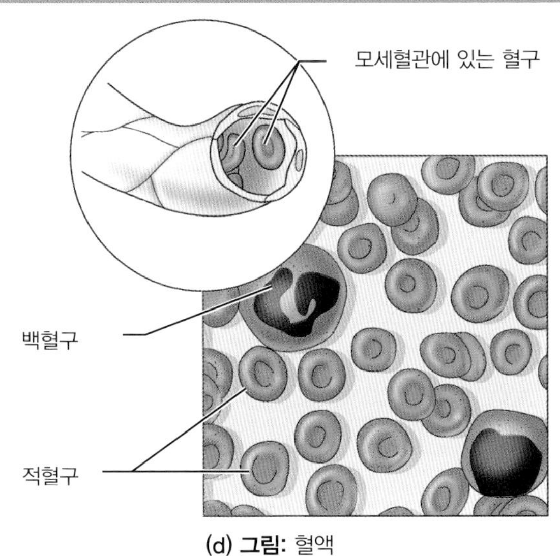

(d) 그림: 혈액

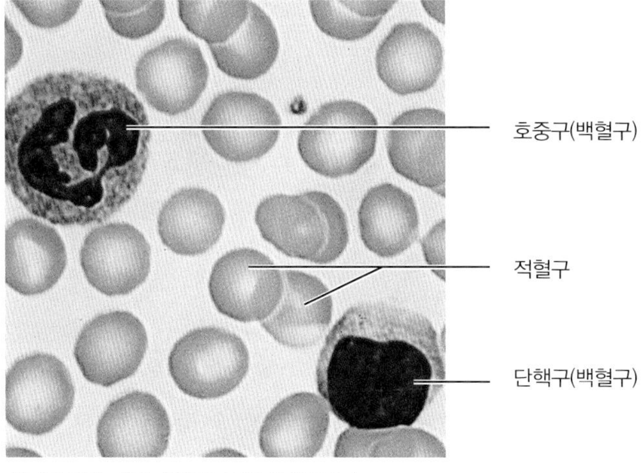

현미경사진: 사람 혈액의 도말표본(1290X)

그림 2.14 (계속) **결합조직과 몸에서의 일반적인 위치. (g는 성긴결합조직의 하위분류.)**

구성되고 세포는 기질에 의해 둘러싸여 있다. 결합조직의 특징은 특별한 세포의 종류, 섬유의 종류 및 기질에 있는 섬유의 수에 의해 결정된다. 결합조직은 단단한 것에서부터 무른 것까지 다양하며 뼈, 연골, 치밀결합조직, 성긴결합조직 및 혈액으로 구분된다.

뼈(Bone)

뼈는 골성조직(osseous tissue)으로 불리며 뼈소강(골소원, lacunae)이라고 불리는 공간에 있는 뼈세포(골세포, osteocytes, bone cells)로 구성된다. 뼈소강은 칼슘염(calcium salts)과 많은 아교(교원)섬유(collagen fiber)를 가지고 있는 매우 단단한 기질로 둘러싸여 있다(그림 2.14a). 뼈는 돌처럼 단단하기 때문에 몸의 장기(예를 들면, 머리뼈가 뇌를 보호함)를 보호하고 지지하는 특수한 기능을 가진다.

연골(Cartilage)

연골은 뼈보다 덜 단단하고 더 유연하다. 연골의 주요한 세포의 종류는 연골세포(chondrocytes, cartilage cells)이다. 연골세포는 인체에서 제한적인 부위에 분포한다. 가장 광범위하게 분포하는 연골은 **유리연골(초자연골, hyaline cartilage)**인데, 유리연골에는 아교섬유가 풍부한데 이것은 청백색(blue-white)의 유리와 같은 무른 기질 사이에 분포한다. 유리연골은 후두(larynx, voice box)의 지지구조를 형성하고, 갈비뼈 (늑골, ribs)를 복장뼈(흉골, breastbone, sternum)에 연결하고, 뼈의 끝을 덮어서 관절을 형성한다. 태아(fetus)의 뼈대(골격, skeleton)는 대부분이 유리연골로 구성되지만, 출생하면서 유리연골의 대부분은 뼈로 대체된다. 긴뼈(장골, long bone)에 있는 뼈끝판(골단간, 성장판, epiphyseal, growth plates)은 예외인데, 이것은 성장기 동안 뼈의 길이성장을 담당한다.

유리연골은 인체의 연골 중에 가장 풍부한 종류이지만, 다른 종류도 있다. **섬유연골(fibrocartilage)**은 척추(spinal column)의 척추뼈(vertebrae) 사이에 방석모양의 원반(disk)을 형성한다(그림 2.14c). **탄력연골(elastic cartilage)**은 탄력성(elasticity)을 가진 장기(예; 바깥귀, 외이, external ear)에 분포한다. 그림 2.14에는 탄력연골에 대한 내용이 없다.

치밀결합조직(Dense Connective Tissue)

치밀결합조직 또는 **치밀섬유조직(dense fibrous tissue)**에서 아교섬유는 기질(matrix)의 주요한 요소이다. 섬유모세포(fibroblasts)는 섬유를 형성하는 세포(fiber-forming cells)로서 아교섬유사이에 줄지어 분포한다. 치밀결합조직은 **힘줄(건, tendons)**과 **인대(ligaments)**처럼 강한 줄모양(ropelike)의 구조이다. 힘줄은 뼈에 골격근(skeletal muscle)을 연결하고, 인대는 뼈와 뼈를 연결하여 관절을 형성한다. 인대는 힘줄보다 더 잘 늘어나고, 탄력섬유(elastic fibers)를 더 많이 함유한다. 치밀결합조직은 진피를 형성하는데, 엷은 판 모양으로 배열된다.

성긴결합조직(Loose Connective Tissue)

성긴결합조직은 혈액을 제외한 다른 유형의 결합조직보다 더 부드럽고 더 많은 세포와 더 적은 섬유를 가진다.

성긴조직(areolar tissue)

성긴조직은 인체의 다양한 부위에 가장 광범위하게 분포된 결합조직인데, 부드럽고 휘기 쉽고 거미줄 모양의 조직으로 장기를 둘러싸서 완충하고 보호한다. 성긴조직은 내부장기가 제 위치에 위치하도록 고정하기 때문에 결합조직 접착제(glue)로서 작용한다. 성긴결합조직의 부드럽고 무른 층을 고유질(lamina propria)이라고 부르는데, 모든 점막 조직 아래에 분포한다. 성긴결합조직의 액체성 기질(fluid matrix)은 모든 종류의 섬유를 포함하는데, 이것은 성긴 그물을 형성한다. 사실상 현미경으로 관찰할 때, 대부분의 기질은 빈 공간으로 보인다. 성긴결합조직이 가진 성글고 액체성인 특징 때문에 주위를 둘러싸고 있는 조직을 위한 물과 염류의 저장고로 기능한다. 그리고 모든 체세포는 이러한 조직액(tissue fluid)으로부터 영양물질을 얻고, 조직액으로 노폐물을 배설한다. 몸의 일부분이 손상을 받게 되면, 그곳에 있는 성긴결합조직은 여분의 물을 스펀지처럼 흡수하여 부풀게 되는데, 이를 **부종(edema)**이라고 한다. 큰포식(대식)세포의 대부분의 종류는 조직을 통해서 떠돌아다니며 세균, 죽은 세포 및 세포 찌꺼기를 청소한다.

지방조직(adipose tissue)

지방조직을 보통 지방(fat)이라고 부르는데, 기본적으로는 지방세포(adipose, fat cells)가 풍부한 성긴결합조직이다. 지방세포는 반짝이는 작은 방울(droplet)로 채워져 있어서 핵은 압착되어 한쪽으로 치우쳐 있다. 지방을 포함한 부분은 빈 공간처럼 보이고, 세포질의 얇은 테두리는 불룩한 핵을 포함하기 때문에 보석을 가진 반지처럼 보여서 반지세포(signet ring cells)라고 한다.

지방세포는 피부 아래에 있는 피부밑조직(subcutaneous tissue)을 형성하는데, 그것은 몸을 단열하고, 극단적인 더위와 추위 그리고 타박상으로부터 보호한다. 지방조직은 또한 어떤 장기를 보호한다. 예를 들면, 콩팥은 지방막으로 둘러싸여 있고, 지방조직은 안와(눈확, orbit)에서 안구를 완충한다. 또한 지방은 에너지로 이용되거나 저장되기 위하여 볼기(hips)와 가슴(유방, breasts)에 축적된다.

그물결합조직(reticular connective tissue)

그물결합조직은 섬유모세포(fibroblast)와 유사한 그물세포(세망세포, reticular cells)와 관계있는 그물섬유(세망섬유, reticular fiber)로 짜여 진 미세한 그물로 구성된다(그림 2.14g). 그물조직은 장기의 **기질(stroma)**이나 내부의 골격(framework)을 형성한다. 기질은 림프절(lymph nodes), 지라(비장, spleen) 및 골수(bone marrow)와 같은 림프장기(lymphoid organs)에서 림프구(lymphocyte)와 같은 자유형 혈구(blood cell)를 지지한다.

혈구(Blood)

혈구는 혈장(blood plasma)이라 불리는 액체성 기질(fluid matrix)에 의하여 둘러싸여 있는 혈액세포(blood cells)로 구성되기 때문에 결합조직으로 여겨진다(그림 2.14h). 혈구의 섬유는 단지 혈액응고(blood clotting) 기간 동안 관찰할 수 있는 수용성 단백질 분자이다. 혈액은 심장혈관계통(cardiovascular system)의 수송수단으로 영양분, 노폐물, 호흡가스 등을 수송한다. 제9장에서 혈액에 대하여 자세히 다룬다.

Did you get it?

24. *다른 조직과 어떻게 다른가?*

25. *Jonh은 프로농구 선수가 되기를 원하지만, 나이에 비해서 키가 작다. 공교롭게도 성장판은 이미 거의 다 닫혔다. John이 불운하다고 생각되는 이유는 무엇인가?*

(답은 부록을 보시오.)

근육조직(Muscle Tissues)

근육조직은 수축하여 운동을 생산하도록 고도로 특수화 되었다.

근육조직의 종류(Types of Muscle Tissue)

근육조직에는 3가지 종류가 있다(그림 2.15). 차이점과 유사점에 주의하라.

골격근육(Skeletal Muscle)

골격근육조직은 결합조직판에 의해서 엮여서 골격근육이 되고, 골격근육은 뼈에 붙는다. 이러한 근육은 수의적으로(voluntarily) 조절되고, 근육계통(muscular system)을 형성한다(5장 참조). 골격근이 수축할 때, 골격근은 뼈나 피부를 당긴다. 결과적으로 몸의 운동이나 얼굴표정에서 변화가 나타난다. 골격근의 세포는 길고 여러 개의 핵(multinucleate)과 뚜렷한 가로무늬(횡문, striations, stripes)를 가진다. 골격근 세포는 길게 늘어나서 수축(contraction)에 대한 긴축(long axis)으로 작용하기 때문에 근육섬유(muscle fibers)라고 부른다.

심장근육(Cardiac Muscle)

심장근육은 오로지 심장에 있는 근육으로 제 10장에서 자세히 다룬다. 심장근육이 수축할 때, 심장은 펌프로서 작용하여 혈액을 혈관으로 박출한다. 심장근육은 골격근처럼 가로무늬를 가지지만, 심장근육세포(cardiac muscle cells)는 한 개의 핵(uninucleate)을 가지고, 상대적으로 짧으며 손가락 모양으로 갈라졌다. 심장근육세포는 **세포사이원반(intercalated discs)**이라고 부르는 연접(junctions)에서 서로 단단하게 붙어있다. 이러한 세포사이원반에는 틈새연접(gap junctions)이 있어서 이온(ions)이 자유롭게 세포 사이를 이동한다. 세포사이원반은 심장세포를 연결하여 하나의 기능적 합포체(functional syncytium)를 형성하며 흥분성 전기 자극이 심장을 가로질러 빨리 전달되도록 한다. 심장근육은 불수의적 조절(involuntary control) 하에 있어서 심장의 작용을 의식적으로 조절할 수가 없다.

근육조직(Smooth Muscle)

평활근육(smooth or visceral muscle)은 가로무늬가 없다. 평활근육세포는 핵이 한 개이고 방추형이다. 평활근육은 위(stomach), 자궁(uterus) 및 혈관(blood vessels)처럼 속이 빈 장기(hollow organs)의 벽에 분포한다. 장기 벽에 있는 평활근육이 수축이나 이완할 때 장기의 안(cavity)이 작아지거나, 커져서 물질이 장기를 통해서 이동한다. 평활근

Q: 전형적인 세포분열은 각각의 핵을 가진 2개의 딸세포를 형성한다. 골격근 세포가 여러 개의 핵을 가지는 것을 어떻게 설명할 수가 있는가?

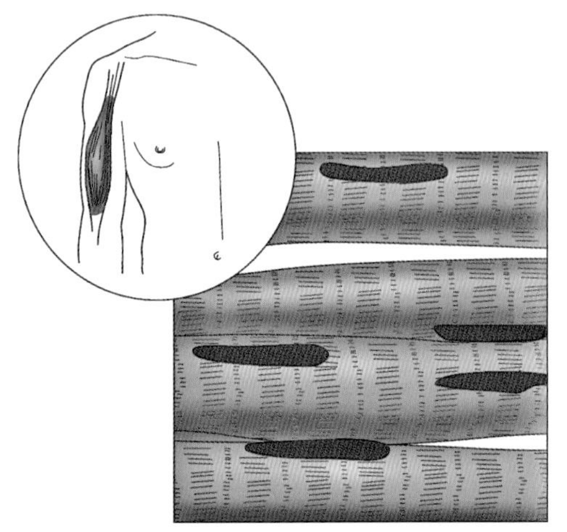

(a) 그림: 골격근

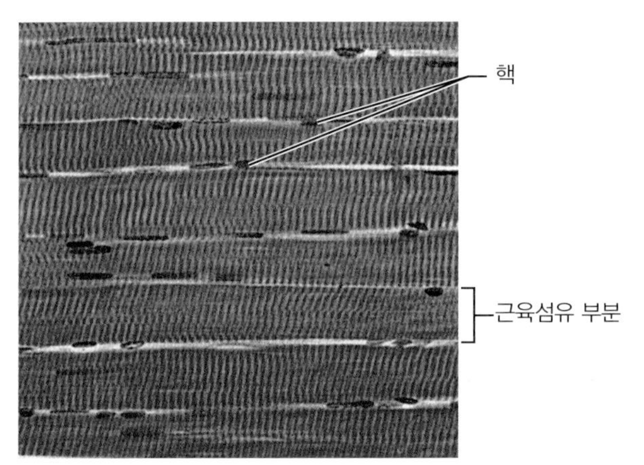

현미경사진: 골격근(195X)

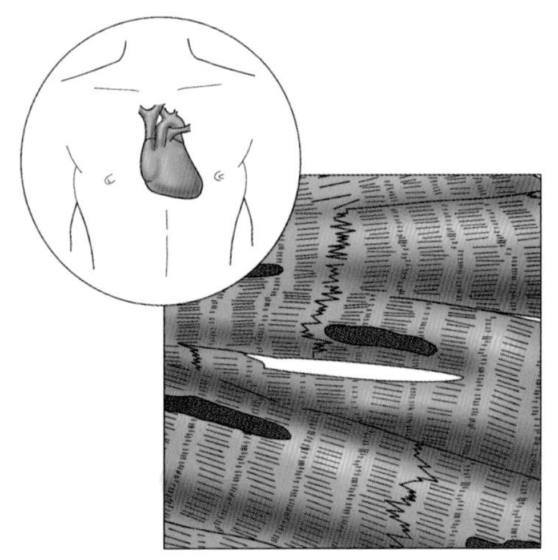

(b) 그림: 심장근육

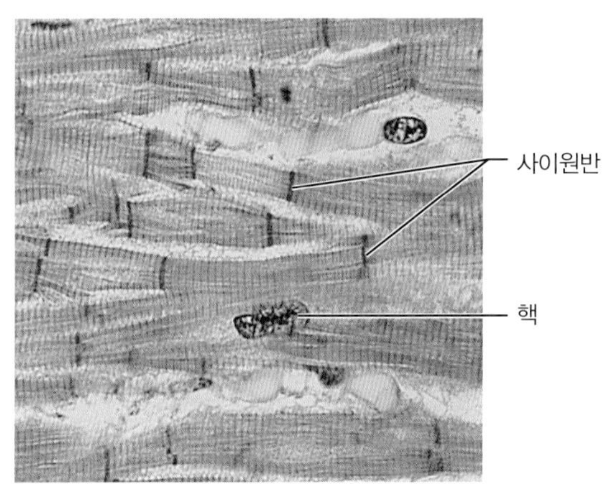

현미경사진: 심장근육(475X)

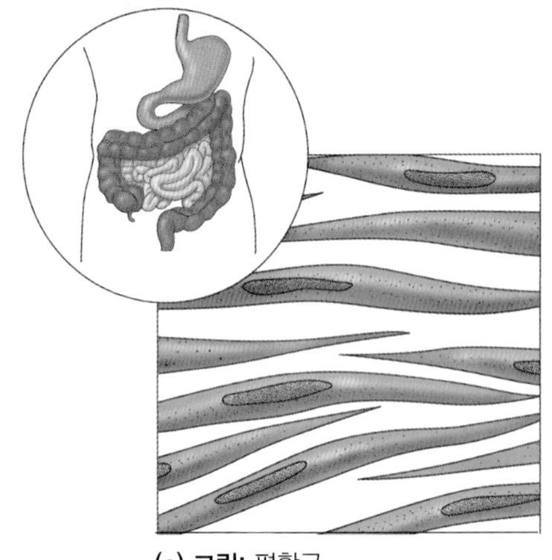

(c) 그림: 평활근

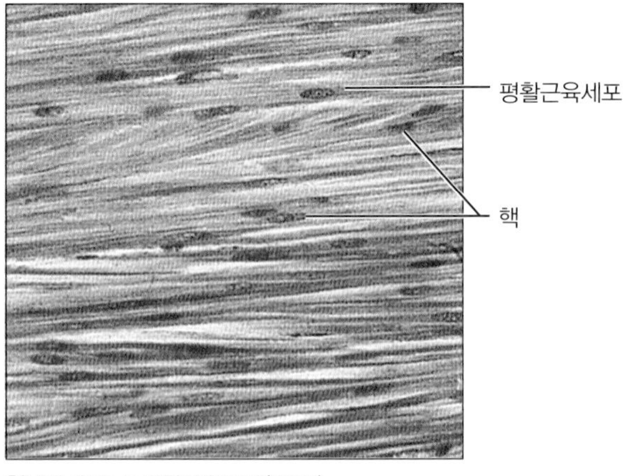

현미경사진: 그평활근육조직(285X)

그림 2.15 **근육조직의 유형과 몸에서의 일반적인 위치.**

A: 골격근세포는 세포질분열을 동반하지 않는 유사분열을 반복한다.

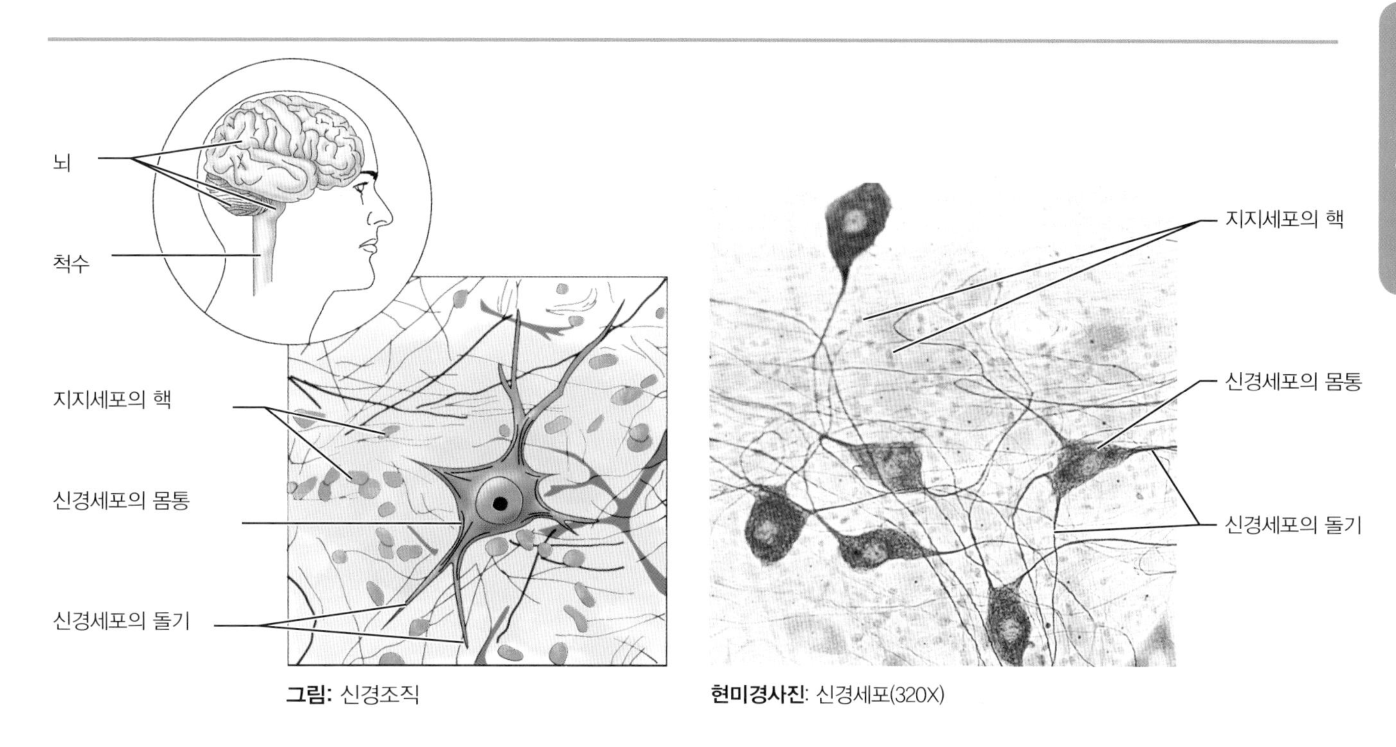

그림 2.16 **신경조직, 신경세포와 지지세포는 뇌, 척수 및 신경을 형성.**

은 다른 두 종류의 근육보다 훨씬 천천히 수축한다. 연동운동(peristalsis)은 음식물을 창자를 통해서 이동시킨다.

신경조직(Nervous Tissue)

우리가 **신경조직**을 생각할 때 보통 **신경세포(neuron)**를 생각한다. 모든 신경세포는 몸의 한 부분으로부터 전기화학적작용(electrochemical impulses)을 받아서 다른 부분으로 전달한다. 그래서 신경세포의 주요한 2가지 특징은 자극(irritability)과 전도(conductivity)이다. 신경세포의 구조는 독특하다(그림 2.16). 세포질은 긴 돌기(long processes)로 연속되는데, 돌기는 다리에서 3피트 이상이나 되는 것도 있어서 한 개의 신경세포가 먼 곳에 자극을 전달한다.

그러나 신경계는 신경세포보다 더 복잡하다. **신경아교세포(neuroglia)**라고 불리는 특별한 지지세포는 신경계(뇌, 척수, 신경)의 구조에 있는 미세한 신경세포를 감싸고, 지지하고, 보호한다(그림 2.17)

part III : 세포의 조직과 발생

2-15 신생물(종양, neoplasm)을 정의하고 양성 및 악성 종양과 구분하시오.

2-16 성장기가 지난 후에 어떤 조직유형(근육과 신경)이 무사분열을 한다는 사실의 중요성을 설명하시오.

우리의 생명은 한 개의 세포에서 시작된다. 한 개의 세포는 수천 번 나누어져서 다형세포성배아(multicellular embryonic body)를 형성한다. 배아발생(embryonic development)의 아주 이른 시기에 세포는 일차조직(primary tissues)을 형성하기 위하여 특수화되기 시작하고 출생할 때, 대부분의 장기는 형성되고 기능한다. 몸은 어린이와 청소년기를 지나면서 새로운 조직을 형성함으로 인해 성장하고 커진다.

세포분열(cell division)은 몸이 성장하는 동안 매우 중요하다. 신경세포를 제외한 대부분의 세포는 사춘기가 끝날 때(즉, 어른의 몸 크기로 성장하고 성장이 끝날 때)까지 유사분열(mitosis)을 한다. 사춘기 이후에는 단지 일부세포

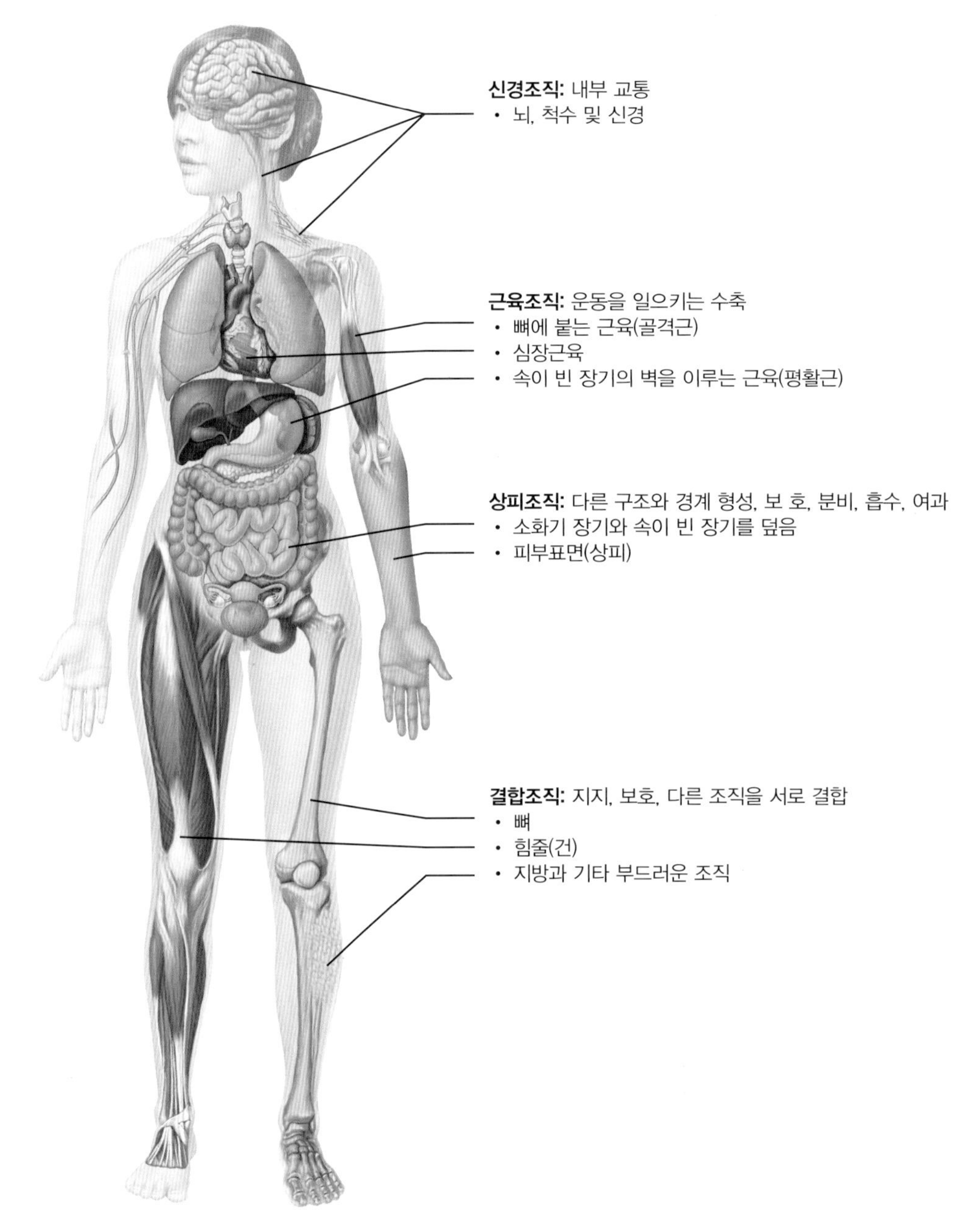

그림 2.17 **4대 조직유형의 주요기능과 몸에서의 위치 요약; 상피, 결합, 근육 및 신경조직.**

만 유사분열을 한다. 예를 들어, 피부와 창자세포처럼 마찰에 지속적으로 노출된 세포가 유사분열을 한다. 간세포(liver cell)는 분열을 멈추지만, 간세포가 죽거나 손상되거나 대체될 필요가 일을 때 분열을 계속한다. 심장근육과 신경조직은 완전히 성숙하면, 분열능력을 거의 잃어버린다. 즉, 무사분열을 한다. 무사분열조직(amitotic tissues)은 소실된 세포(lost cells)가 새로운 세포로 대체될 수가 없기 때문에 손상에 취약하다. 그러므로 심장이 심하게 손상되었던 사람의 심장이 더 약하다. 손상된 심장 근육은 재생되지 않고 수축할 수 없는 반흔조직(scar tissue)으로 대체되어서 효율적인 혈액펌프로서 작용능력이 점차 줄어든다.

노화과정은 성숙(maturity)이 완성될 때 시작된다. 노화의 원인을 설명할 수 있는 사람은 없지만 많은 가능성이 알려지고 있다. 어떤 사람은 노화는 작은 화학적 손상(chemical insults)의 결과라고 믿는다. 화학적 손상은 일생동안 지속적으로 일어난다. 예를 들면, 혈액 안에 알콜, 어떤 약물 또는 일산화탄소(carbon monoxide)와 같은 독성화학물질이 존재하거나, 포도당(glucose)과 산소처럼 꼭 필요한 요소가 일시적으로 고갈되었을 때, 이러한 화학적 손상의 효과는 누적되어 최종적으로는 세포의 미세한 화학적 균형(chemical balance)을 무너뜨린다. 어떤 사람은 방사선(radiation; X rays or ultraviolet waves)과 같은 외부의 물리적인자(external physical factors)가 노화과정에 작용한다고 믿는다. 또 다른 이론은, 노화시계(aging clock)는 유전적으로 프로그램화되거나 우리의 유전자로 만들어졌다는 것이다. 우리는 35살 처럼 보이는 환한 50살 여성이나, 40살로 보이는 24살의 남성이 있다는 것을 안다. 이러한 특징은 가족에게 유전될 수 있다.

어떤 특징은 노화과정의 일부분이다. 예를 들면, 나이가 들면서 상피막(epithelial membrane)은 얇아지고, 더 쉽게 손상되며 피부는 탄력성을 잃고 축 처지기 시작한다. 외분비샘은 덜 활성화되고 기름, 점막 및 땀의 생성이 줄어들 때 우리 몸은 마르기 시작한다.

결합조직구조는 나이가 들면서 변한다. 뼈는 구멍이 나고 약해지고 조직손상의 회복은 느리다. 근육은 기능이 쇠퇴한다. 질이 나쁜 음식은 이러한 변화를 일으킬 수 있지만, 순환기 계통의 기능 약화는 영양분과 산소를 조직으로 전달하는 것을 어렵게 한다.

조직은 나이가 들면서 변하는데, 그 변화는 인생의 후반기에 가속화되고, 세포와 조직의 다른 변화는 언제든지 일어날 수 있다. 예를 들면, 세포가 세포분열에 정상적인 기능을 유지하는 것에 실패할 때, 증식하는 세포의 비정상적인 덩어리, 즉 신생물(neoplasms)을 형성한다. 신생물은 양성(benign)이나 악성(malignant, cancerous)일 수 있다.

그러나 어떤 조직이나 장기가 국소적인 자극이나 세포를 자극하는 상태일 때에 크기가 증가할 수 있다. 이러한 현상을 **증식(hyperplasia)**이라 한다. 예를 들면, 여성의 유방(breasts)은 임신기간 동안에 호르몬 증가에 반응하여 커진다. 이것은 정상이고 치료할 필요 없는 일시적인 상황이다. 대조적으로 **위축(atrophy)**이나 크기의 감소는 자극이 있는 장기에서 일어날 수 있다. 예를 들면, 근육이 사용되지 않거나 신경분포가 소실되었을 때 빠르게 위축되거나 쇠약하게 된다.

Did You Get It?

26. *4가지의 조직유형 중에서 일생 동안 유사분열을 유지하는 조직의 유형은?*

27. *신생물은 무엇인가?*

28. *나이가 들 때 내분비선의 작용은 어떻게 변하는가?*

(답은 부록을 보시오.)

요약

PART I : 세포

세포의 개요

1. 세포는 일차적으로 4가지 주요 요소 즉, 탄소, 수소, 산소 및 질소와 미량의 요소로 구성된다. 살아있는 세포의 60% 이상은 물이다. 세포를 구성하는 주요물질은 단백질이다.
2. 세포는 크기가 다양하며, 길이가 1m인 것도 있다. 모양은 기능을 나타낸다. 예를 들면, 근육세포는 수축하기 위해서 긴축을 가진다.

세포의 구조

1. 세포는 3가지 주요부위 즉, 핵, 세포질 및 세포막(형질막)을 가진다.
   a. 핵 또는 조절중심은 세포작용을 관리하며, 재생하기 위한 필수요소로서 작용한다. 핵은 단백질 합성을 위한 초기의 역할을 수행하는 유전물질을 가진다.
   b. 세포막은 세포질을 둘러싸고 물질이 세포의 안과 밖으로 이동하는 선택적인 세포막으로서 작용한다. 세포막은 단백질을 포함한 이중지질막으로 구성된다. 물이 통과할 수 없는 지질 단백질은 기본적인 막구조를 형성한다. 단백질은 효소로서 작용하거나, 막수송을 담당하고, 막 채널을 형성하고, 호르몬이나 다른 화학물질을 위한 수용체를 제공하고, 발생과 면역반응 기간 동안에 세포 인식과 상호작용에 있어서 기능을 수행한다.
   세포막의 특수구조에는 흡수면적을 증가시키는 미세융모와 세포연접(데스모좀, 치밀연접 및 틈새연접)이 있다.
   c. 세포질은 세포작용이 가장 활발하게 일어나는 영역이다. 세포질의 액체성 물질에는 봉입체(inclusion), 저장되거나 불활성화 된 물질(지방구, 물방울, 결정 등) 및 특별한 기능을 가진 세포 소기관들이 있다. 예를 들면, 미토콘드리아는 ATP를 합성하는 장소이고, 리보솜은 단백질을 합성하는 장소이고, 골지체는 단백질을 세포로부터 밖으로 내보내기 위하여 포장하는 장소이다. 라이소좀은 세포내 소화를 담당하고, 퍼옥시좀은 세포에 있는 위험한 화학물을 안전하게 한다. 세포골격의 구성성분은 세포를 지지하거나 세포운동을 담당한다. 중심체는 세포 분열에 관여하고, 섬모와 편모의 기초를 형성한다.

PART II : 조직

1. 상피는 인체 구조의 안과 밖을 둘러싸는 구조이다. 상피의 기능은 보호, 흡수 및 분비이다. 상피는 세포의 배열(단순, 중층)과 세포의 모양(편평, 입방 및 원주)에 의하여 이름이 붙여진다.
2. 결합조직은 몸의 구조를 지지하고, 보호하고, 연결시키는 조직이다. 결합조직의 특징은 세포바깥기질(바탕질과 섬유)인데, 이것은 세포에 의해서 생성되고 분비되며 양과 정도는 다양하다. 지방, 인대, 힘줄, 뼈 및 연골은 결합조직이거나 결합조직구조이다.
3. 근육조직은 수축과 이완으로 운동을 일으킨다. 근육조직에는 세 가지 즉, 뼈에 붙은 골격근, 심장을 형성하는 심장근 및 속이 빈 장기의 벽을 형성하는 평활근이 있다.
4. 신경조직은 신경세포라고 불리는 자극에 예민한 세포와 신경아교세포라고 불리는 지지세포로 구성되는데, 신경세포는 신경자극을 받고 전달하도록 특수화되어 있다. 신경세포는 몸의 기능을 조절하는 데에 중요하다. 신경조직은 신경계 구조(뇌, 척수 및 신경)에 분포한다.

PART III : 세포의 조직과 발생

1. 세포분열을 통한 성장은 사춘기를 통하여 지속한다. 마찰에 노출된 세포 집단(예, 상피)은 일생 동안 소실된 세포를 대체한다. 결합조직은 유사분열을 유지하고 반흔조직을 형성한다. 근육조직은 사춘기 후에는 무사분열하고, 신경조직은 출생 후에 곧바로 무사분열한다. 손상은 무사분열조직에 치명적일 수 있다.
2. 노화의 원인은 알려지지 않았지만, 유전적 프로그램뿐만 아니라 화학적 및 물리적 상해는 가능한 원인일 수 있다.
3. 신생물(양성과 악성)은 세포분열에 관한 정상적인 조절이 작동하지 않는 비정상적인 세포 덩어리이다. 조직이나 장기의 비대(크기의 증가)는 조직이 강하게 자극받을 때 일어날 수 있다. 조직이나 장기의 위축(크기의 감소)은 장기가 정상적인 자극을 더 이상 받지 않을 때 일어난다.

REVIEW QUESTIONS

Multiple Choice

정답이 여러 개일 수 있습니다.

1. 다음 중에서 주요 기능이 흡수인 세포에서 관찰되는 구조는?
   a. 미세융모 c. 틈새연접
   b. 섬모 d. 분비과립

2. 다음 중에서 틈새연접을 가진 성숙세포의 유형은?
   a. 골격근 c. 심장근
   b. 뼈 d. 평활근

3. 다음 중에서 세포막에 있는 당단백질의 기능은?
   a. 혈액형 결정
   b. 독소나 세균에 대한 결합장소
   c. 정자가 난자에 결합하도록 도움
   d. 흡수효과 증가

4. 페르옥시좀이 풍부한 세포의 가장 중요한 기능은?
   a. 분비 d. 운동
   b. 당 저장 e. 해독작용
   c. ATP생성

5. 스테로이드를 생산하기 위하여 활성화된 세포가 풍부하게 가지고 있는 구조는?
   a. 리보솜 d. 골지장치
   b. 거친면세포질내세망 e. 분비과립
   c. 매끈면소포체

6. 확산이 일어나기 위한 조건은?
   a. 선택적 투과성막
   b. 동일한 양의 용질
   c. 농도차이
   d. 어떤 종류의 운반시스템
   e. 위의 모두

7. 다음 중에서 술잔세포가 있는 상피는?
   a. 단순입방상피 d. 중층편평상피
   b. 단순원주상피 e. 이행상피
   c. 단순편평상피

8. 마찰에 잘 견디도록 만들어진 상피는?
   a. 단순편평상피 d. 단순원주상피
   b. 중층편평상피 e. 거짓중층상피
   c. 단순입방상피

9. 부종이 일어났을 때 수분을 흡수할 수 있는 결합조직은?
   a. 성긴결합조직
   b. 지방결합조직
   c. 치밀불규칙결합조직
   d. 그물결합조직
   e. 혈관

10. 근육이 수축할 때 근육이 뼈로부터 떨어져나가지 못하도록 하는 결합조직은?
    a. 치밀결합조직 c. 탄력결합조직
    b. 성긴결합조직 d. 유리연골

11. 다음 중에서 심장근육과 관계있는 것은?
    a. 가로무늬 d. 불수의근
    b. 사이원반 e. 가지로 갈라진 세포
    c. 다핵세포

Short answer essay

12. 세포와 세포소기관을 정의하시오.

13. 핵에 있는 DNA의 특수한 기능을 설명하시오.

14. 세포막(형질막)의 일반적인 구조를 설명하시오.

15. 세포소기관의 이름과 각각의 기능을 기술하시오.

16. 물질이 수동적으로 세포막을 통과할 수 있는지를 결정하는 세포막의 2가지 구조적 특징은 무엇인가?

17. 살아 있는 세포에서 고장액, 저장액 및 등장액의 효과를 설명하시오.

18. DNA 복제 과정을 간략히 설명하시오.

19. 유사분열을 정의하시오. 유사분열은 왜 중요한가?

20. 유사분열에서 방추의 기능은 무엇인가?

21. 염색체는 염색질과 어떠한 관계가 있는가?

22. 장기의 세포가 무사분열을 한다면, 왜 장기가 영구적인 손상을 받게 되는가?

23. 단백질 합성에서 DNA와 RNA의 상대적인 기능을 기술하시오.

24. 조직을 정의하시오. 조직의 4가지 주요 유형을 나열하시오. 몸에 가장 광범위하게 분포하는 조직의 유형은 무엇인가?

25. 상피조직의 일반적인 특징을 기술하시오. 상피조직의 가장 중요한 기능과 각각의 예를 들으시오.

26. 섬모상피가 분포하는 곳은 어디이며, 이 상피의 기능은 무엇인가?

27. 결합조직의 일반적인 특징을 기술하시오. 결합조직의 기능은 무엇인가?

28. (1)부드러운 액체성 기질과 (2)단단한 기질을 가진 결합조직을 나열하시오.

29. 근육조직의 기능은 무엇인가?

30. 3가지 종류의 근육세포가 분포하는 곳을 기술하시오. “평활근은 불수의근이다”라는 말의 의미는 무엇인가?

31. 위축을 정의하시오.

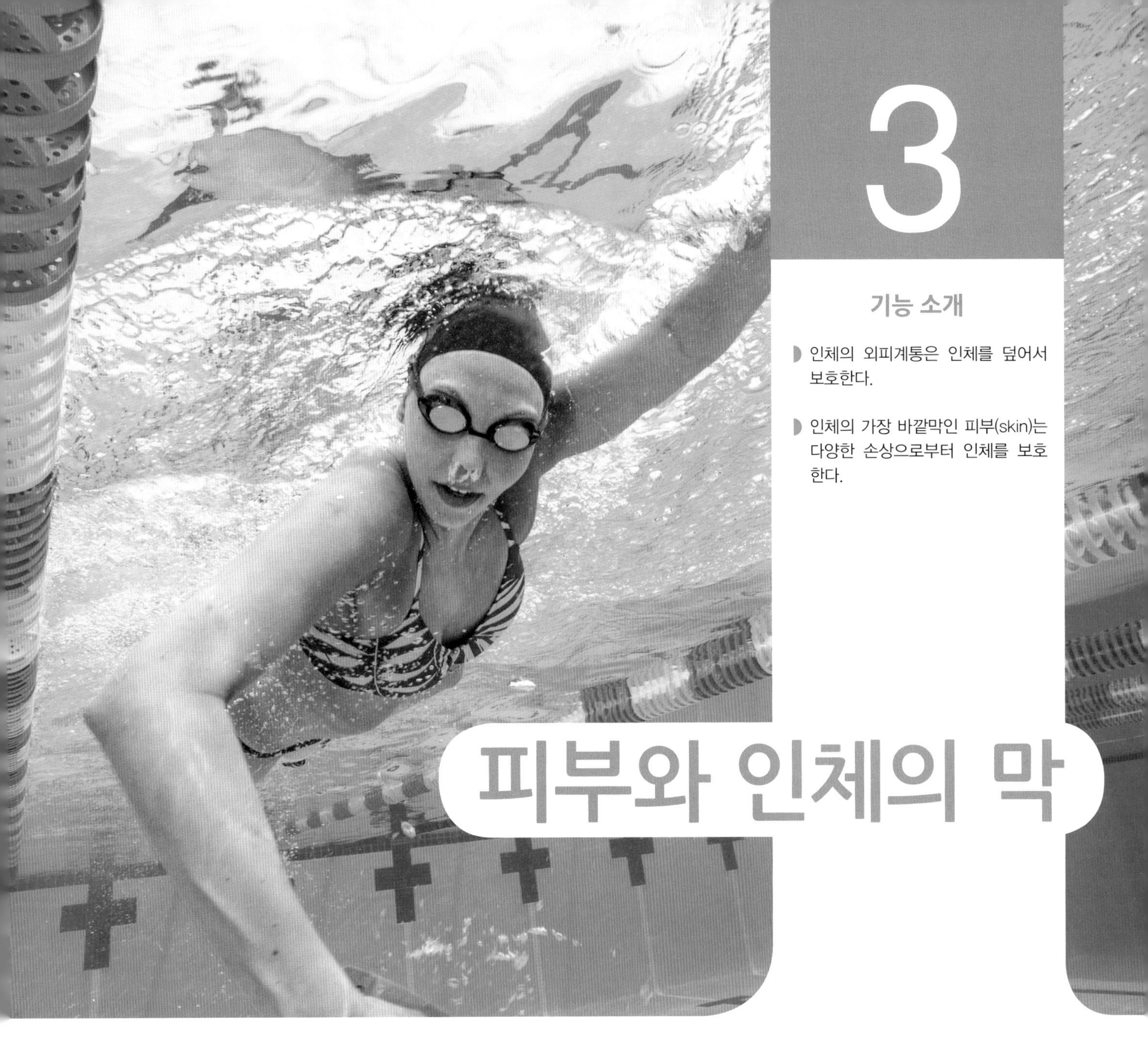

3

피부와 인체의 막

기능 소개

- 인체의 외피계통은 인체를 덮어서 보호한다.
- 인체의 가장 바깥막인 피부(skin)는 다양한 손상으로부터 인체를 보호한다.

인체의 막(body membranes)은 인체의 표면을 덮고, 몸 안의 공간을 싸고, 장기 주위에 보호막을 형성하고, 가끔 윤활작용도 한다. 인체의 막은 2종류, 즉 (1) 피부(cutaneous), 점막(mucous) 및 창자막(serous membrane)을 포함하는 상피막(epithelial membrane)과 (2) 윤활막(synovial membrane)과 같은 결합조직막(connective tissue membrane)으로 나뉜다. 피부막을 일반적으로 피부나 외피계통(integumentary system)이라고 부르고 본 장에서 주로 다루지만, 먼저 다른 인체의 막에 대하여 다룰 것이다.

인체의 막의 분류(Classification of Body Membranes)

3-1 피부막, 점막, 창자막 및 윤활막의 일반적인 기능과 그것의 위치를 설명하시오.

3-2 유형별로 막을 구성하는 구조를 비교하시오.

막이 어떤 구조를 덮는지에 따라서 상피막과 결합조직막으로 구분한다.

상피막(Epithelial Membranes)

상피막은 덮개막(covering and lining membranes)이라 불리며 피부(cutaneous membrane, skin), 점막(mucous membranes) 및 창자막(serous membranes)으로 구성된다(그림3.1). 그러나 이러한 막을 상피(epithelial)라고 불러서 오해의 소지가 있을 뿐만 아니라 부정확하다. 상피막은 상피조각(epithelial sheet)의 형태지만, 항상 결합조직 아래에 있는 층과 결합한다. 그래서 상피막은 실제적으로는 단순한 장기이다. 이 장에서는 상피막에 대하여 간단히 설명할 예정이다.

피부막(Cutaneous Membranes)

피부막은 당신의 피부이다. 그것의 얕은 상피는 각질중층편평상피(keratinizing stratified squamous epithelium)로 구성된다. 아래에 있는 진피(dermis)는 대부분이 치밀결합조직(dense connective tissue)이다. 다른 상피막과 다르게 피부막은 공기에 노출되고 있는 건조한 막(dry membrane)이다.

점막(Mucous Membrane, Mucosa)

점막은 버팀질(고유막, lamina propria)이라고 불리는 성긴결합조직막(loose connective tissue membrane)에 붙어있는 막이다. 이 막은 호흡, 소화, 비뇨 및 생식기관처럼 속이 비어 있어 외부로 열리는 몸 안의 모든 장기를 싼다(그림 3.1b). 점막이라는 용어는 단순히 상피막의 위치를 설명하지만, 그들의 다양한 세포구성을 설명하지는 않는다. 그러나 대부분의 점막은 중층편평상피(stratified squamous epithelium)나 중층원주상피(simple columnar epithelium)를 포함한다. 모든 점막은 분비물(secretion)에, 또는 방광의 경우에는 오줌에 젖어 있다.

점막상피는 가끔 흡수(absorption)나 분비를 잘 할 수 있도록 적응되어 있다. 대부분의 점막이 점액(mucus)을 분비하지만, 점액을 분비하지 않는 것도 있다. 호흡관과 소화관의 점막은 많은 양의 보호성 및 윤활성 점액을 분비하지만, 비뇨관의 점막은 그렇지 않다.

장막(Serous Membranes)

장막은 얇은 성긴결합조직에 붙어 있는 단순편평상피의 층이다. 점막이 외부로 열려있는 장기의 안쪽 면을 덮는 반면에 장막은 외부와 연결되지 않는 몸속 공간을 덮는다. 단, 등쪽몸안과 관절강(joint cavitiy)은 예외이다.

장막은 쌍으로 존재한다. 벽층(parietal layer)은 배쪽몸안(ventral body cavity)의 벽을 덮는다. 벽층은 배쪽 몸안에 있는 장기의 바깥면을 덮는 내장층(visceral layer)을 형성하기 위하여 벽쪽층과 내장층의 이행부위에서 주름을 형성한다.

당신이 공기나 물이 채워진 풍선에 주먹을 밀어 넣을 때, 장막층 사이의 관계를 관찰할 수 있다(그림 3.1d). 주먹에 달라붙은 풍선의 부분은 창자의 바깥면에 붙어 있는 내장장막(visceral serosa)에 해당한다. 풍선의 바깥벽은 몸 안의 벽을 덮는 벽쪽장막(parietal serosa)에 해당된다. 벽쪽장막은 풍선과 다르게 결코 노출되지는 않지만, 몸 안의 벽과 항상 합쳐져 있다. 인체에서 내장장막은 공기에 의해서 분리되어 있지는 않지만, **장액(serous fluid)**이라고 불리는 아주 적은 양의 맑은 액체에 의해서 분리되어 있다. 장액은 두 층의 막에서 분비된다. 두 층 사이에는 잠재적인 공간이 있지만, 서로 매우 가까이 접해 있다

장액은 장기가 정상적인 기능을 수행할 때 몸속에서 다른 장기와 마찰 없이 미끄러지도록 한다. 장액은 심장이 박동하고 위가 음식물을 섞는 운동을 하는 것처럼 운동성이 있는 장기에 매우 중요하다.

장막의 특별한 이름은 그것의 위치에 따라 붙여진다. 배안(abdominal cavity)과 배안장기를 덮는 장막은 **복막(peritoneum)**이다. 가슴안에서 장막은 허파와 심장을 다른 장기와 구별 지어 준다. 허파를 둘러싸고 있는 장막은 **가슴막(흉막, pleura)**이고, 심장을 둘러싸고 있는 막은 **심장막(심막, pericardium)**이다.

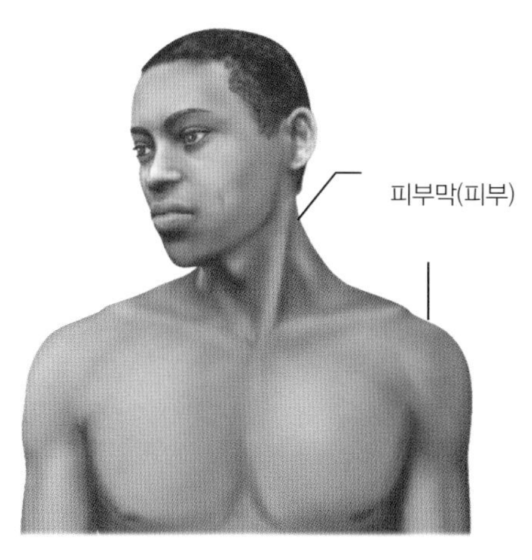

(a) 피부막은 몸의 표면을 덮는다.

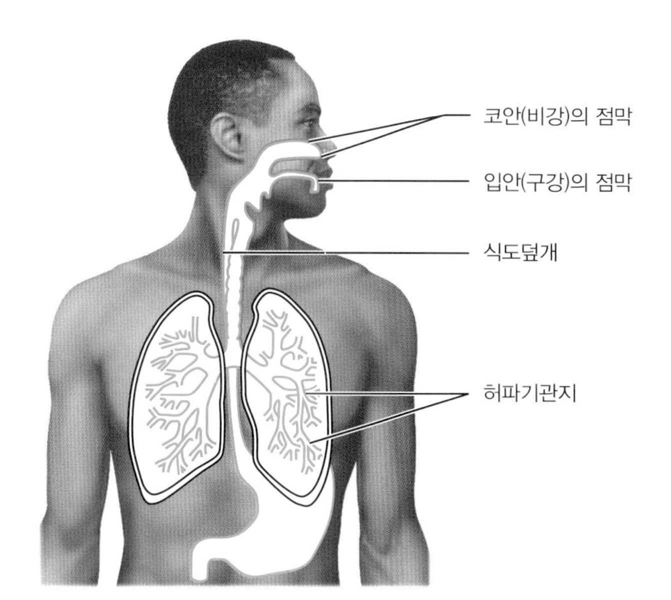

(b) 점막은 밖으로 열리는 몸의 공간을 덮는다.

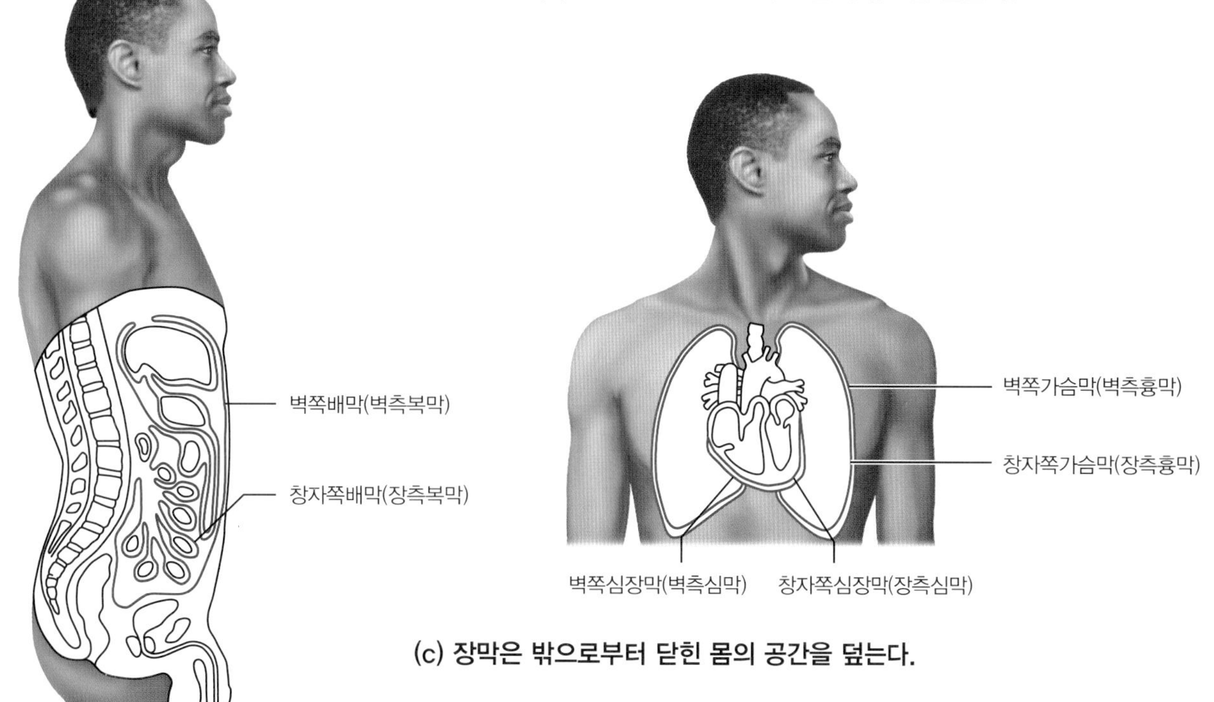

(c) 장막은 밖으로부터 닫힌 몸의 공간을 덮는다.

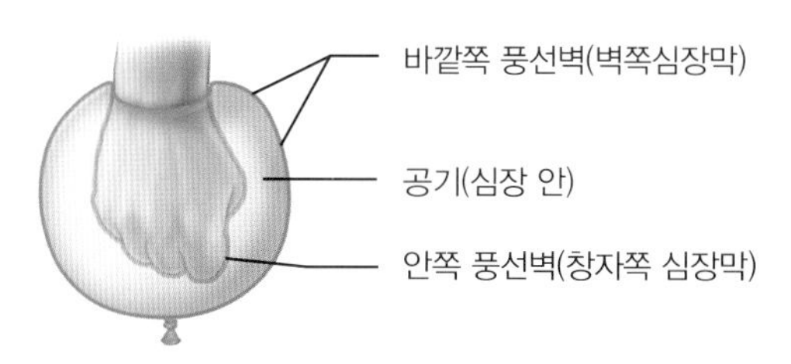

(d) 탄력 없는 풍선으로 밀어 넣은 주먹은 벽쪽 장막과 내장쪽 장막 사이의 관계를 설명한다.

그림 3.1 상피막의 분류.

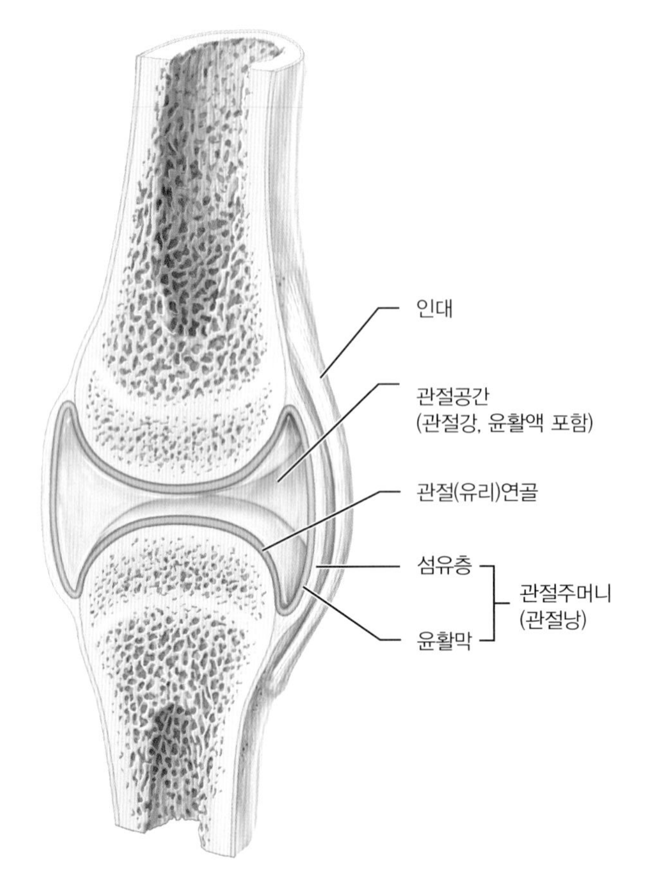

그림 3.2 **전형적인 윤활관절.**

결합조직막(Connective Tissue Membranes)

윤활막(synovial membranes)은 부드럽고 성긴결합조직으로 구성되고, 상피세포를 가지지 않는다. 윤활막은 관절(joint)을 둘러싸는 섬유성주머니(fibrous capsule)를 덮으며(그림3.2), 부드러운 관절면을 제공하고 윤활액(lubricating fluid)을 분비한다. 윤활막은 윤활주머니(윤활낭, bursae)라고 불리는 결합조직성 작은 주머니와 튜브모양의 힘줄집(건초, tendon sheaths)을 덮는다. 윤활주머니와 힘줄집은 근육작용으로 힘줄이 뼈의 표면을 가로지르는 것과 같이 움직이는 구조에 완충역할을 한다.

Did you get it?

1. *인체에서 장막과 점막의 위치는 어떻게 다른가?*
2. *해부용 메스가 왼쪽 허파를 관통하여 심장에 들어갔다. 메스가 몸의 표면에서 심장까지 관통할 때, 지나가는 6가지의 장막의 이름을 나열하시오.*
3. *당신의 관절막을 어디에서 관찰할 수가 있는가?*

(답은 부록을 보시오.)

외피계통(Integumentary System, Skin)

3-3 외피계통의 중요한 기능을 몇 가지 나열하고, 각 기능이 어떻게 수행되는지를 설명하시오.

3-4 피부의 모델(모형)이나 모식도로 제시될 때, 다음의 피부구조를 확인하고 숙지하시오.
구조; 상피, 진피(유두와 거물층), 털과 털주머니, 기름샘 및 땀샘

3-5 상피조직의 층을 나열하고, 각 층의 특징을 설명하시오.

당신은 방수가 되고, 신축성이 있고, 물세탁이 가능한 코트, 작은 흠집을 보이지 않게 수리한 코트 및 일생동안 저렴한 비용으로 수선할 수 있게 보증된 코트의 광고에 유혹당할 것인가? 믿기지 않겠지만, 당신은 이미 그런 코트(피부)를 가졌다. 피부와 피부의 부속기관 [땀샘(한선, sweat glands), 기름샘(지선, oil glands), 털(모, hair) 및 손/발톱(nails)]은 많은 기능(대체적으로 보호기능)을 제공한다.

외피계통의 기능(Functions of the Integumentary System)

외피(integument)는 단지 덮는 것(covering)을 의미한다. 외피는 몸의 내용물을 싸는 크고 불투명한 주머니로서의 기능보다 우수한 기능을 한다. 외피는 몸에 수분과 다른 귀중한 분자를 유지하기 때문에 절대적으로 중요하다. 외피는 또한 수분과 다른 물질을 배척한다. 이것이 바로 당신이 물에 잠기지 않고 몇 시간 동안 수영을 할 수 있는 이유다. 피부는 놀랄 만한 구조를 가졌다. 피부는 외부인자로부터의 지속적인 자극에 잘 적응한다. 피부가 없다면, 세균에 쉽게 감염되고 물과 열의 손실 때문에 괴로울 것이다.

외피계통은 다양한 기능(모두는 아니지만, 대부분은 보호기능)을 수행한다(표 3.1). 외피계통은 더 깊이 있는 장

표 3.1 외피계통의 기능

기능	작용하는 방법
위에서부터 순서대로 깊은 조직 보호 • 기계적 손상 • 화학적 손상(산과 염기) • 세균감염	물리적인 장벽에는 케라틴이 있어서 세포를 단단하게 한다; 충격을 완충하는 지방세포와 압력 수용기(가능성 있는 손상에 대한 예방)를 가진다. 상대적으로 불투과성의 케라틴세포를 가진다; 통증 수용기(가능성 있는 손상에 대한 예방)를 가진다. 파손되지 않는 표면과 산성보호막(acid mantle; 피부분비물은 산성이어서 세균의 번식을 억제한다)을 가진다. 큰포식세포는 외부물질과 병원체를 섭취하여, 이들이 피부 깊은 곳으로 침투하는 것을 막는다. 멜라닌세포에서 생성된 멜라닌은 자외선에 의한 손상을 막는다.
• 자외선(햇볕에 의한 손상) • 열 또는 냉 손상 • 건조	온/냉/통증 수용기를 가진다. 내수성의 당지질과 케라틴을 가진다.
체온손실이나 보존을 도움 (신경계조절에 의해)	*체온손실:* 피부 표면으로부터 열을 발산하기 위하여 땀샘을 활성화시키고 피부모세혈관에 혈액을 공급한다. *체온보존:* 피부모세혈관으로 혈액이 흐르는 것을 억제한다.
오줌이나 요산의 분비를 도움.	땀샘에서 생성된 땀에 포함된다.
비타민D 합성	피부에서 콜레스테롤분자는 햇빛에 의하여 비타민D로 전환된다.

기를 기계적인 자극(타박상과 창상), 화학적인 손상(산과 염), 열적 손상(열상과 동상), 자외선 자극(햇빛) 및 세균으로부터 전신을 보호한다. 피부의 가장 바깥층은 **각질(keratin)**로 채워져 있고 각질화(cornified) 되어 있거나, 딱딱하게 되어 있어서 신체 표면으로부터 수분의 손실을 방지하도록 한다.

피부의 풍부한 모세혈관그물(capillary network)과 땀샘(한선, sweat glands)은 신경계의 조절을 받으면서 체표면으로부터 열의 손실을 조절하는 데에 매우 중요하다. 피부는 작은 배설기관으로서 작용한다. 우리가 땀을 흘릴 때 요소, 염류 및 수분이 소실된다. 피부는 또한 화학공장이다. 피부는 면역에 중요한 몇 가지의 단백질을 생성하고 비타민 D (vitamin D)를 합성한다. 피부에 존재하는 변형된 콜레스테롤(cholesterol) 분자는 햇빛에 의하여 비타민 D로 전환된다.

마지막으로 피부감각수용체(cutaneous sensory receptors)는 신경계의 일부분으로서 피부에 존재한다. 이러한 작은 수용체는 접촉(touch), 압력(pressure), 온도(temperature) 및 통각수용체(pain receptors)를 포함하며 외부환경에 관한 굉장히 많은 정보를 우리에게 제공한다. 수용체는 우리가 머리에 부는 바람과 가벼운 터치를 느낄 뿐만 아니라 타박상과 조직손상인자로부터 방심하지 않도록 한다.

Did you get it?

4. *피부, 피부막, 외피 및 외피계통 사이의 관계를 설명하시오.*
5. *외피계통의 중요한 기능 3가지를 설명하시오.*

(답은 부록을 보시오.)

피부의 구조(Structure of the Skin)

피부는 2가지 조직으로 구성된다. 바깥층인 **상피(epidermis)**는 딱딱해지거나 각질화 될 수 있는 중층편평상피로 구성된다. 상피의 아래에 있는 **진피(dermis)**는 대부분이 치밀

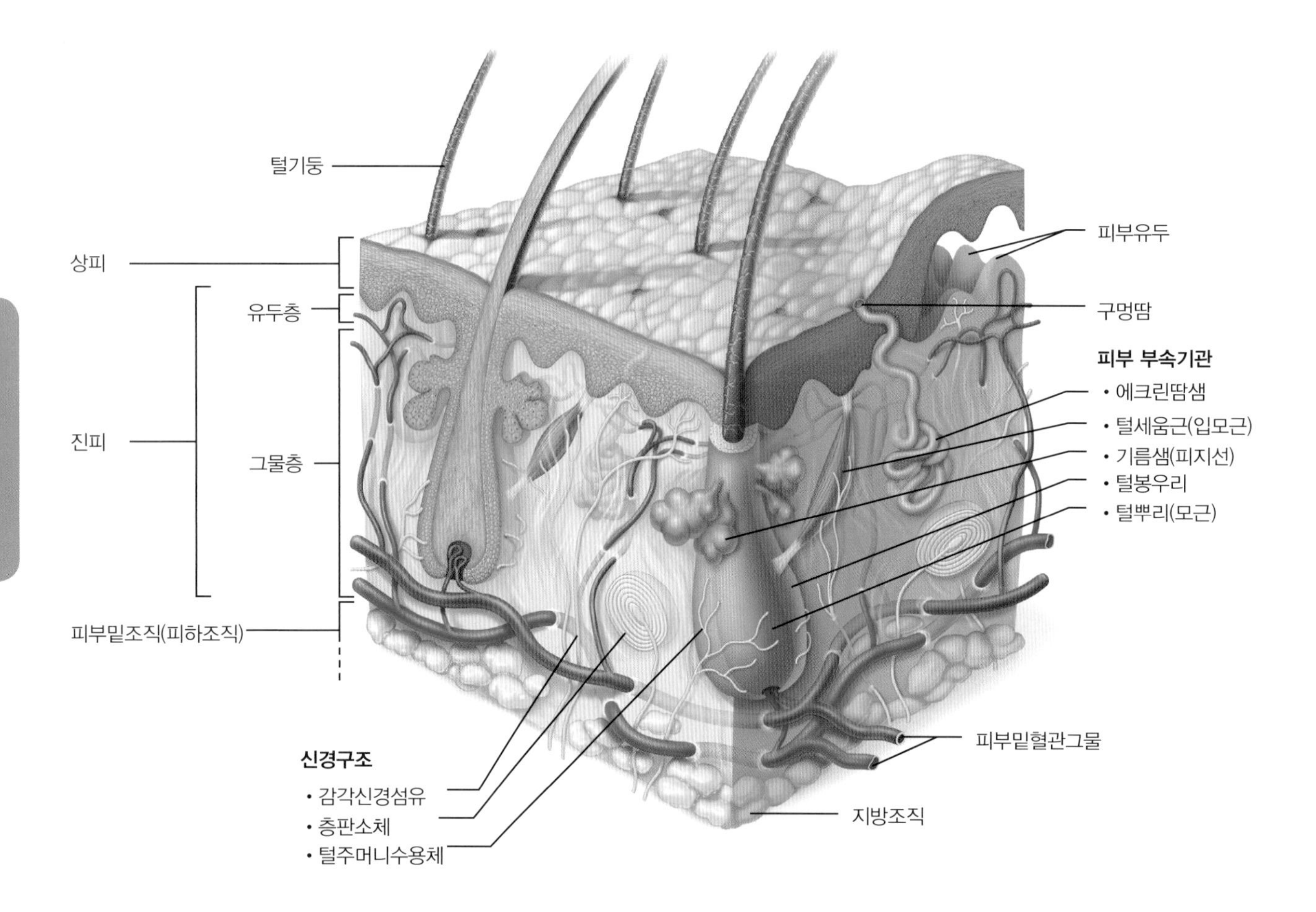

그림 3.3 **피부의 구조.** 피부와 피부밑 조직을 현미경으로 관찰한 모습.

결합조직으로 구성된다. 상피와 진피는 견고하게 붙어 있고, 진피는 잘 찢어지지 않는다. 그러나 열이나 마찰(예, 잘 맞지 않는 신발의 마찰)은 두 층 사이의 공간을 분리시켜 그 사이에 조직사이액(interstitial fluid)이 축적되고, 결과적으로 물집(blister)이 형성된다.

진피보다 깊은 부분은 **피부밑조직(피하조직, subcutaneous tissue, hypodermis)**인데, 기본적으로는 지방조직(adipose tissue)이다. 피부밑조직은 피부의 일부분으로 여기지는 않지만, 피부를 그 아래에 있는 장기에 매달고, 영양분(nutrient, fat) 저장소로서 작용한다. 피부밑조직은 충격완충제(shock absorber)로서 작용하고, 몸 밖에서 일어나는 극단적인 온도변화로부터 깊은 조직을 보호한다. 여기에서는 중요한 피부영역과 구조에 대하여 기술한다(그림 3.3과 3.4).

상피(Epidermis)

상피는 5개 층(five layers, strata)으로 구성된다. 안에서부터 밖으로 바닥층(stratum basale), 가시층(S. spinosum), 종자층(S. granulosum), 투명층(S. lucidum), 및 각질층(S. corneum)이 있다. 모든 층을 그림 3.4에 나타냈는데, 투명층은 두꺼운 피부(thick skin)에만 있다.

모든 다른 상피조직처럼 상피는 혈관이 없다(avascular). 즉, 혈액공급을 직접 받지 않는다. 이것은 남성들이 매일 면도를 할 수 있고, 심지어 많은 세포층을 잘라낼지라도 피가 나지 않는 이유이다.

상피 세포는 대부분 **각질세포(keratinocytes, keratin cells)**인데, 각질세포는 단단한 보호층인 상피를 만드는 섬유성단백질(fibrous protein)인 케라틴(keratin)을 생성한다. 바닥층은 상피보다 깊은 부분에 있는 세포층으로 진피

Q: 피하에서 절연체와 완충제 역할을 하는 구조는 무엇인가?

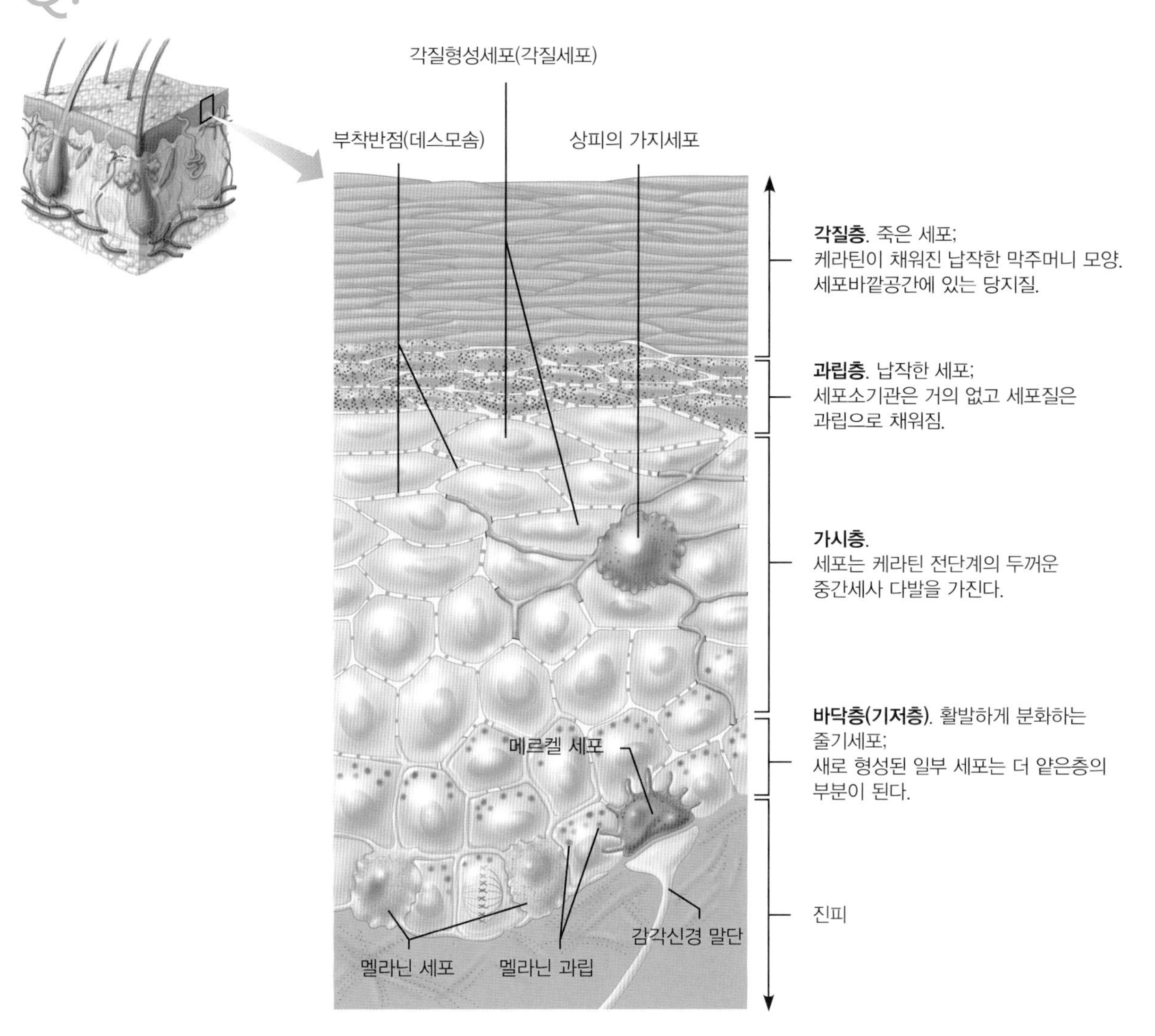

그림 3.4 **상피의 주요 구조의 특징.** 각질세포(갈색)는 데스모좀에 의해서 연결되어 대부분의 상피를 형성함. 멜라닌세포(회색)는 멜라닌 색소를 형성하고 별모양의 상피성가지세포(청색)는 면역세포임. 경우에 따라 메켈세포(자주색)은 신경말단과 관계가 있으며 감각수용체로 작용함.

에 가장 가깝게 위치하고, 계란판 모양의 경계선을 따라서 상피를 진피에 부착시킨다. 상피는 진피로부터 확산에 의해서 영양분을 공급받기 때문에, 상피세포층에서 바닥층은 영양분을 가장 많이 가진다. 바닥층세포는 지속적으로 분화하고 있고, 매일 수백만 개의 새로운 세포가 생성된다. 그래서 바닥층을 종자층(S.germinativum)이라고도 한다. 딸세포(daughter cells)는 위쪽으로 이동하여 영양분의 공급으로부터 멀어지면서 피부표면 가까이에 있는 상피세포의 층이 된다. 딸세포가 진피로부터 멀리 이동하여 더 얕은 층의 세포가 될 때, 가시층과 과립층은 케라틴으로 채워진다. 딸세포가 과립층을 벗어나면 죽어서 투명층이 된다. 투명층이 모든 피부에 다 있는 것은 아니다. 투명층은 털이 없고 두꺼운 피부 즉, 손바닥(palms)과 발바닥(soles)에 존재한다. 투명층 안에 축적된 케라틴이 결합하여 물의 침투를

A: 지방조직

방해하는 당지질(glycolipid)을 세포바깥공간(extracellular space)으로 분비하고, 진피로부터 점점 멀어져서 적당한 영양분과 산소를 공급받지 못함으로서, 투명층과 더 얕은 층의 상피세포는 죽는다.

가장 바깥층인 각질층은 20~30개의 층으로 구성되어 있으며 상피세포 두께의 약 3/4을 차지한다. 케라틴으로 완전히 채워진 납빤지 모양의 죽은 세포 파편은 각질세포(cornified, horny cells)이다. "아름다움은 단지 피부의 깊이이다"라는 속담은 '우리가 어떤 사람을 볼 때 우리가 보는 거의 모든 세포는 죽은 것이다'라는 관점에서 보면, 상당히 흥미롭다. 케라틴은 예외적으로 단단한 단백질이다. 각질층에서 케라틴이 풍부한 것은 신체에 대한 내구력 있는 외투를 제공하고, 유해할 수 있는 외부환경과 수분부족으로부터 더 깊은 층의 세포를 보호하고, 신체가 생물학적 화학적 및 물리적 공격에 저항하도록 돕는다. 각질층은 천천히 그리고 지속적으로 벗겨져서 모든 사람들과 친숙한 비듬(dandruff)이 된다. 보통 사람은 일생동안 약 18kg의 각질조각(비듬)을 생산하여 우리의 가정과 침대시트에서 서식하는 먼지진드기(dust mites)의 먹이를 제공한다. 각질층은 바닥층 세포의 분화에 의해 생성된 세포에 의하여 대체된다. 우리는 25~45일 마다 새로운 상피를 가진다.

멜라닌(melanin)은 노란색부터 갈색과 검정색까지 다양한 색깔을 가진 색소인데, 바닥층에 있는 **멜라닌세포**(melanocytes)라고 불리는 거미 모양의 세포에서 생성된다. 피부가 햇빛에 노출될 때, 햇빛은 멜라닌세포를 자극하여 더 많은 멜라닌 색소를 생성하여 피부가 검게 타도록 한다. 멜라닌세포가 멜라닌을 생성하면, 멜라닌은 멜라닌세포 안에 있는 멜라노좀(melanosomes, 막으로 둘러싸인 과립)에 축적된다. 멜라노좀은 각질세포로 뻗어 있는 멜라닌 세포의 돌기 끝으로 이동한다. 각질세포 안에서 멜라닌은 각질세포의 얕은층 또는 햇빛을 받는 층을 덮는 색소를 생성하여 햇빛에 있는 자외선(ultraviolet)의 손상효과로부터 유전물질(DNA)를 보호한다. 주근깨(freckles)와 검은점(moles)은 멜라닌이 한 곳에 농축되어 있는 곳에서 나타난다.

상피에서 흩어져 있는 상피의 **가지세포**(epidermal dendritic cells)는 면역계통이 세균이나 바이러스 침입과 같은 위협에 즉각적으로 반응하는 데에 중요하다. **메르켈 세포**(merkel cells)는 상피와 진피의 연접(epidermal-dermal junction) 부분에 있는데, 이 세포는 감각신경말단과 관계가 있어서 촉각수용체(touch receptors, merkel discs)로 작용한다.

Did you get it?

6. *상피에 가장 풍부한 세포의 종류는?*
7. *새로운 상피세포를 생성하는 상피세포의 층은?*
8. *두피의 얕은 층으로부터 과도한 비늘(각질) 형성은 비듬의 원인이 된다. 이에 해당하는 피부의 층은?*

(답은 부록을 보시오.)

진피(Dermis)

진피는 당신의 피부이다. 진피는 강하고 신축성이 있는 외피로서, 몸이 서로 결합하도록 한다. 당신이 가죽제품(가방, 허리띠, 신발 등)을 살 때, 당신은 가공된 동물의 진피를 사는 것이다.

진피를 구성하는 치밀결합조직은 주요한 2가지 영역 즉, **유두층**(papillary layers)과 그물층(reticular layers)으로 구성된다(그림 3.5). 진피는 상피처럼 두께가 다양하다. 예를 들면, 진피는 손바닥과 발바닥에서 아주 두껍지만, **눈꺼풀**(dermal papillae, **안검**)에서는 상당히 얇다.

유두층은 진피의 위쪽 부분으로 균질하지 않으며 유두층의 윗면에는 쐐기 모양의 돌출된 구조(진피유두, dermal papillae)를 가진다. 진피유두는 상피에서도 학습하였다. 많은 진피유두에는 모세혈관고리(capillary loops)가 있는데, 이것은 영양분을 상피로 공급한다. 또한 진피유두에는 통증수용체(pain receptors)와 촉각수용체(touch receptors)가 있다. 손바닥과 발바닥에서 진피유두는 일정한 방식으로 배열되어 있어서 상피표면에 고리모양과 나선모양의 능선을 형성한다. 이런 구조는 피부의 마찰력을 증가시키고, 손발의 움켜쥐는 능력을 증가시킨다. 진피유두는 유전적으로 결정된다. 손가락 끝에는 땀구멍(sweat pores)과 지문

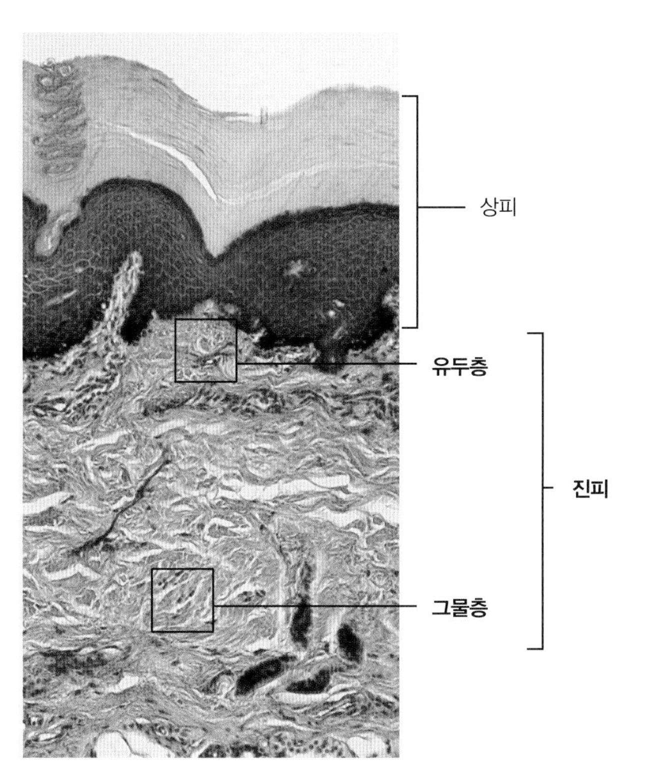

그림 3.5 **진피의 두 부분에 대한 현미경 사진(100배).** 피부유두는 성긴결합조직으로 구성되는 얕은 유두층의 돌출구조. 깊은 그물층은 치밀불규칙섬유결합조직임.

(fingerprints)이라고 부르는 독특한 무늬가 발달되어 있다.

그물층(reticular layer)은 피부의 층 가운데에서 가장 깊은 층이다. 그물층에는 혈관, 땀샘, 기름샘, 층판소체(lamellar corpuscles)라고 부르는 압력수용체 및 결합조직섬유가 불규칙하게 배열되어 있다(그림 3.3). 큰포식세포(phagocytes)가 피부 전체에 분포하고 있지만, 그물층에 있는 큰포식세포는 상피를 침투한 박테리아가 더 깊은 부위로 퍼지는 것을 억제한다.

아교섬유(교원섬유, collagen fibers)와 탄력섬유(elastic fibers)는 피부 전체에서 관찰된다. 아교섬유는 피부의 단단한 정도를 결정한다. 아교섬유는 수분을 끌어당겨 결합함으로써 피부가 수분을 유지하도록 한다. 탄력섬유는 피부의 탄력성(elasticity)을 결정한다. 나이가 들면, 아교섬유와 탄력섬유가 감소하고, 피부밑조직(subcutaneous tissue)에서는 지방이 감소한다. 결과적으로 피부는 탄력성을 잃고 축 처지고 주름이 생기기 시작한다.

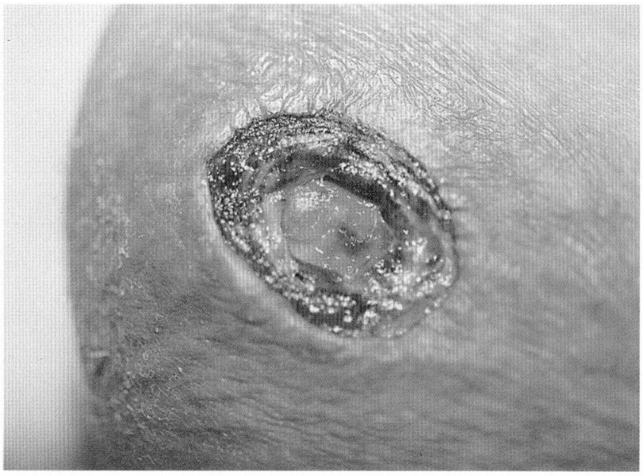

그림 3.6 **현미경사진:** 심한 욕창궤양(decubitus ulcer; 3단계)

진피에는 체온을 유지하는 데에 필요한 혈관이 풍부하다. 체온이 높을 때 진피의 모세혈관은 더워진 혈액으로 채워지고 부풀어 올라서 피부는 붉게 되고 열이 난다. 온도가 낮은 환경에서 체열이 보존되어야 한다면, 혈액이 피부모세혈관을 일시적으로 우회하여 내부장기의 온도를 높인다.

진피에는 신경이 풍부하다. 앞에서 기술하였듯이 많은 신경종말(nerve endings)은 수용체말단장기(receptor end-organs) 사이를 특수화한다. 이런 구조는 수용체가 환경인자(압력, 온도 등)에 의하여 자극을 받게 될 때, 자극을 중추신경계로 보내서 그 의미를 분석하게 한다. 우리는 6장에서 피부수용체에 대하여 더 자세히 기술한다.

피부색(Skin Color)

3-6 피부색을 결정하는 인자를 나열하고, 멜라닌의 기능을 설명하시오.

피부색에는 3가지의 색소가 관여한다.

1. 상피에 있는 멜라닌의 양과 종류(노란색, 붉은 갈색 또는 검정색)
2. 각질층과 피부밑조직에 축적된 카로틴(carotene)의 양. 카로틴은 당근과 오렌지색, 진한 노란색 또는 녹색 잎을 가진 채소류에 풍부한 오렌지색(yellow-orange) 색소이다. 사람이 카로틴이 풍부한 식품을 많이 먹으면, 피

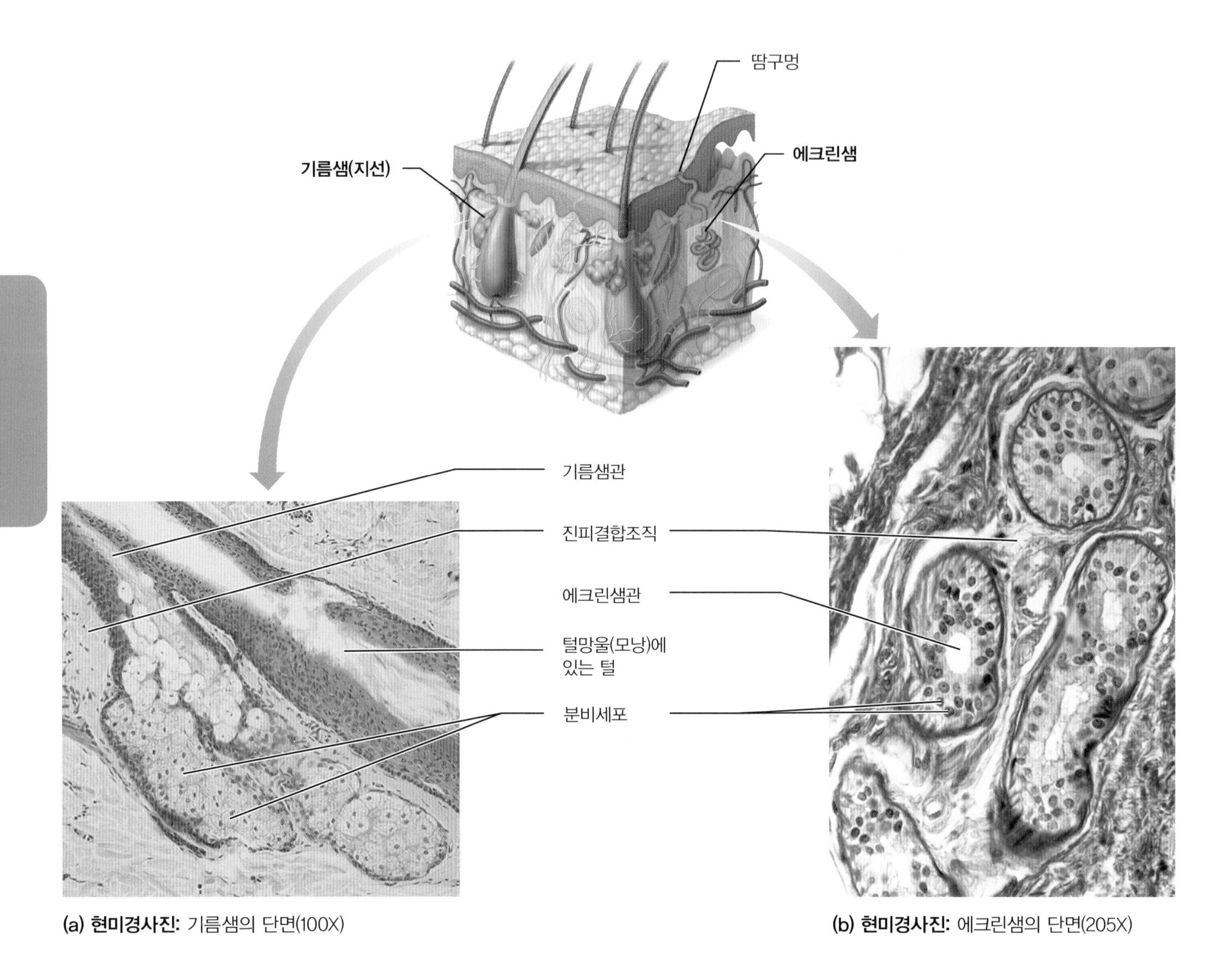

(a) **현미경사진:** 기름샘의 단면(100X)

(b) **현미경사진:** 에크린샘의 단면(205X)

그림 3.7 **피부샘.**

부가 오렌지색을 띠는 경향이 있다.

3. 피부혈관에 있는 산소가 풍부한 헤모글로빈(oxygen-rich hemoglobin)의 양

멜라닌을 많이 생산하는 사람은 갈색 피부를 가진다. 밝은 색 피부를 가진 코카소이드인종(백인종, caucasian)은 멜라닌을 적게 가진다. 피부혈관에 있는 헤모글로빈에 산소가 풍부하면 밝고 짙은 빨강색(crimson color)을 띠어 투명한 세포층을 통하여 겉으로 붉은색을 나타내므로 피부가 불그레하게 건강한 상태가 된다.

Did you get it?

9. *당신이 방금 종이에 베었다. 매우 아프지만 피가 나지는 않는다. 진피나 상피까지 베인 것인가?*
10. *피부색을 결정하는 색소는 무엇인가?*

(답은 부록을 보시오.)

피부의 부속물(Appendages of the Skin)

3-7 상피에서 유래된 구조 즉, 기름샘, 땀샘 및 털의 분포와 기능을 설명하시오.

피부 부속물에는 피부샘(피부선, cutaneous glands), 털(모, hair), 털주머니(모낭, hair follicles) 및 손/발톱(조, nails)가 포함된다(그림 3.3). 이러한 구조는 상피에서 발생하여 몸의 항상성을 유지하는데 특별한 기능을 한다.

피부샘(Cutaneous Glands)

모든 피부샘은 **외분비샘(exocrine glands)**으로 분비물을 도관(duct)을 통하여 피부표면으로 방출한다. 외분비샘은 2가지 즉, 기름샘(지선, sebaceous glands)과 땀샘(sweat glands)로 나뉜다. 외분비샘은 바닥막(기저막, stratum basale) 세포에 의해서 형성(발생)될 때, 외분비샘은 피부의 깊은 곳으로 파고 들어가서 궁극적으로는 피부 전체에 걸쳐서 존재한다.

기름샘(지선, Sebaceous Glands, Oil Glands)

기름샘은 손바닥(palms of the hands)과 발바닥(soles of the feet)을 제외한 피부 전체에 분포한다. 일반적으로 기름샘의 도관은 비어 있고, 털주머니로 열리지만, 일부의 도관은 피부표면으로 직접 열린다(그림 3.3과 3.7).

기름샘의 분비물인 **피지(sebum)**는 기름성분의 물질과 세포조각의 혼합물이다. 피지는 윤활제(lubricant)로서 피부가 부드럽고 촉촉하게 유지하고, 머리털이 부서지지 않도록 한다. 피지는 화학물질을 포함하고 있어서 세균(bacteria)을 죽여서 세균이 피부 표면에서 피부 깊은 곳으로 침투하지 못하도록 한다. 기름샘은 청년기(adolescence) 동안 남성호르몬(male sex hormones)이 증가될 때 활성화 된다. 그래서 피부는 일생 동안 기름을 생산하다.

땀샘은 피부에 광범위하게 분포한다. 땀샘의 수는 사람당 2백 5십만 개 이상이다. 땀샘의 2가지 종류는 에크린샘(eccrine glands)과 아포크린샘(apocrine glands)이다.

에크린샘은 전신에 분포하고, 투명한 **분비물(땀)**을 생성하는데, 이것은 수분, 염화나트륨(sodium chloride), 비타민C, 암모니아(ammonia), 요소(urea), 요산(uric acid)과 같은 대사 노폐물 및 젖산(lactic acid ; 왕성한 근육작용 후에 축적된 화합물)으로 구성된다. 땀은 산성(pH 4~6)인데 피부 표면에 항상 존재하는 박테리아의 성장을 억제한다. 땀샘은 보통 깔때기 모양의 도관을 통하여 피부표면으로 열린다. 우리가 피부색에 관하여 이야기할 때, 얼굴의 구멍(모공, pores)은 땀샘의 구멍이 아니라, 털주머니(hair follicles)가 밖으로 열리는 구멍이다.

에크린 땀샘은 체온조절을 위해 매우 중요한 부분이다. 에크린 땀샘은 신경말단(nerve ending)의 조절을 받아서, 피부 온도나 체온이 높을 때 땀을 흘리게 한다. 땀이 피부표면으로부터 증발할 때 땀은 피부표면으로부터 많은 양의 체열을 빼앗는다. 이러한 방법으로 더운 날씨에 약 7리터의 수분을 배출할 수 있다. 몸의 내부온도가 정상온도(37℃, 98.2℉)보다 몇 도 이상 올라간다면, 생명을 위협하는 변화가 일어나므로 열조절 기능은 중요하다. 13장에 체온조절에 대하여 상세히 다룬다.

아포크린샘은 대체적으로 겨드랑(액와, axillary armpit)과 음부(genital areas)에 분포한다. 아포크린샘은 에크린샘보다 대체적으로 크고, 분비관은 털주머니로 열린다. 아포크린샘의 분비물은 에크린샘의 분비물에 포함된 모든 성분뿐만 아니라 지방산(fatty acid)과 단백질(proteins)을 포함한다. 그래서 아포크린샘의 분비물은 우유빛이나 노란색일 수도 있다. 분비물은 냄새가 없지만(odorless), 세균이 피부에서 서식할 때 영양분으로서 아포크린샘의 분비물의 단백질과 지방을 사용하므로, 불쾌한 냄새가 난다.

아포크린샘은 사춘기(puberty) 동안 안드로겐(androgen)의 영향으로 기능하기 시작한다. 아포크린샘의 분비물이 지속적으로 생산되지만, 체온조절에는 최소한의 기능을 한다. 아포크린샘의 정확한 기능은 아직까지 알려지지 않았지만, 통증(pain), 스트레스와 성교의 전희(sexual foreplay) 하에서 신경섬유에 의해 활성화 된다.

털과 털주머니(Hair and Hair Follicles)

머리털은 우리의 이미지에 매우 중요한 부분이다. 예를 들어, 펑크가수(punk rocker)의 뾰족한 머리와 어떤 고급패션 모델의 가지런한 머리를 떠올려 보아라. 백만 개의 털이 전신에 퍼져 있다. 털은 충격으로부터 머리를 보호하고, 눈

3

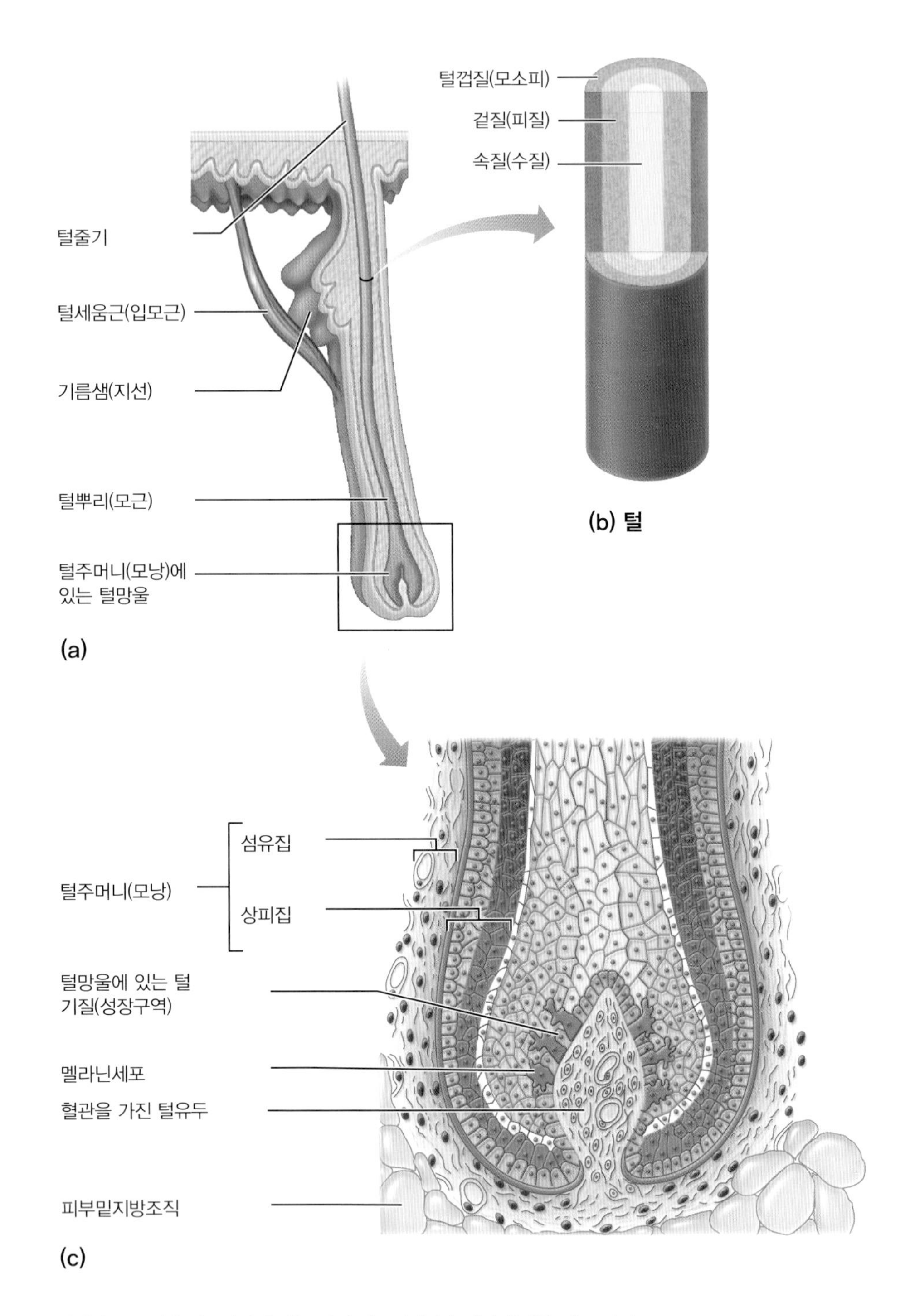

그림 3.8 **털과 주머니의 구조.** (a) 털주머니에 있는 털의 세로단면. (b) 털의 확대된 세로 단면. (c) 털주머니에 있는 확대된 털망울의 세로단면은 털기질을 보여줌. 털기질은 활발하게 분열하여 털을 생산하는 영역.

썹(eyelashes)으로 눈을 보호하며 호흡기관으로 이물질이 들어오지 못하도록 하는 보호기능을 한다. 털이 추운 날씨에 원시인에게는 단열재 역할을 했지만, 지금은 체온유지의 의미를 가진다.

털(Hairs)

털주머니에서 생성된 털은 유연성 있는 상피구조이다. 털주머니에 싸여있는 털부분은 털뿌리(모근, root)이다. 두피(scalp)나 피부의 표면으로부터 돌출한 부분은 털기둥(shaft)

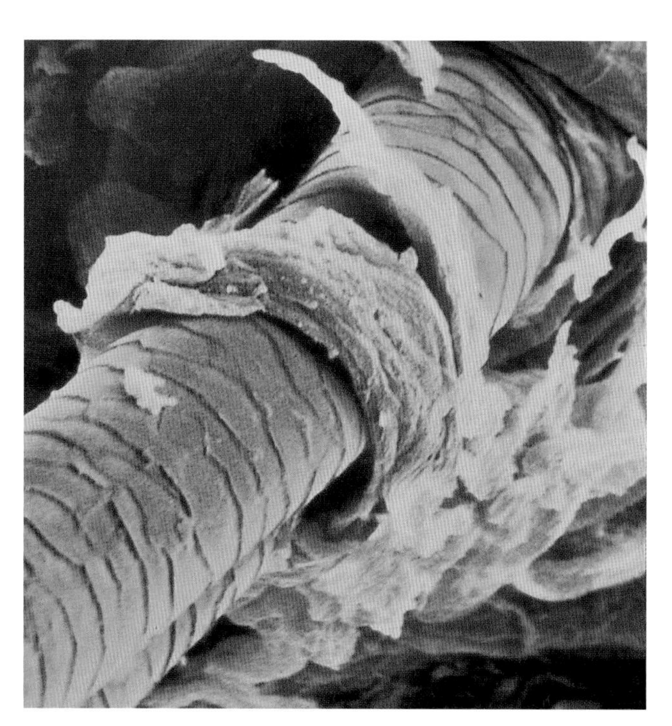

그림 3.9 **주사전자현미경 사진은 피부표면에 있는 털주머니로부터 빠져 나온 털기둥을 보여줌.** 외피의 비늘모양의 세포가 다른 세포와 어떻게 겹치는지를 관찰하라.

이다(그림 3.8). 털은 털주머니의 안쪽 끝에 있는 털망울(hair bulb)의 **바탕질(기질; 성장구역, matrix)**에 있는 영양이 풍부한 바닥층상피세포가 분화하여 형성된다. 딸세포(daughter cells)가 성장영역부터 멀리 벗어나면, 각질화되어 죽는다. 털기둥의 대부분은 상피가 대부분 그렇듯이 죽은 물질이며 대체적으로 단백질이다.

각각의 털은 속질(수질, medulla)이라 불리는 중간핵(central core)을 형성하는데, 이것은 큰세포와 공기공간으로 구성된다. 속질은 여러 층의 납작한 세포로 구성된 겉질(피질, cortex)에 의해 둘러싸여 있다. 겉질은 제일 바깥층인 한 층의 세포로 형성되었으며 털껍질(모소피, cuticle)에 의해 둘러싸여 있는데, 털껍질은 한 층의 세포로 형성되어 있으며 지붕의 기왓장처럼 포개져 있다. 외피의 이러한 배열은 머리가 두피로부터 빠지는 것을 방지하다(그림 3.8b와 3.9). 외피는 가장 두꺼운 각질영역으로 털의 강도를 제공하고 속층이 치밀하도록 유지한다. 외피는 손상받기 쉽기 때문에 털의 안쪽 부분에 있는 각질 섬유가 곱슬곱슬하게 되어 털기둥의 끝이 갈라질 수 있다(split ends). 털색소(Hair pigment)는 털망울(hair bulb)에 있는 멜라닌세포(melanocytes)에 의하여 생성되고, 다양한 종류의 멜라닌(노란색, 적갈색, 갈색 및 검정색)이 결합하여 다양한 털색깔(백색에 가까운 금발에서 검정색까지)을 생성한다.

털의 크기와 모양은 다양하다. 눈썹(eyebrows)의 털은 짧고 단단하며, 머리털은 길고 유연하고, 그 외의 부위에는 거의 없다. 털기둥이 타원형(oval)이면 부드럽고 광택이 나며, 그 사람은 찰랑거리는 머리털(wavy hair)을 가진다. 털기둥이 납작하고 리본모양이면 머리털은 곱슬곱슬하다(곱슬머리, curly hair). 털기둥이 완벽히 둥글다면 머리털은 곧고 거칠 수 있다. 털은 손바닥, 발바닥, 유두(nipples) 및 입술(구순, lips)을 제외한 모든 신체 표면에서 볼 수 있다. 사람이 태어날 때 많은 털주머니를 가지고 태어나고, 털은 몸에서 가장 빠르게 자라는 조직에 포함된다. 호르몬은 두피(scalp)에서, 그리고 어른의 경우에는 음부(pubic)와 겨드랑(axillary)과 같은 털이 있는 부위의 발생을 조절한다.

털주머니(Hair Follicles)

털주머니는 복잡한 구조이다. 속상피뿌리집(inner epithelial root sheath)은 상피조직으로 구성된다. 바깥섬유집(outer fibrous sheath)은 실제적으로는 피부결합조직이다. 이 부분은 상피에 혈관을 공급하고, 상피를 강화한다. 유두모양의 털유두(hair papilla)는 **털망울(hair bulb**; 털주머니의 가장 깊은 부분)에 있는 바탕질(기질, matrix)에 혈액을 공급한다.

털주머니의 구조를 주의 깊게 관찰하라(그림 3.3). 털주머니는 약간 기울어져 있다. 작은 평활근 세포의 **띠(털세움근, 입모근, arrector pili)**가 털주머니의 한쪽 면을 피부조직에 연결시킨다. 우리가 춥거나 놀랄 때, 털세움근이 수축하면, 털은 반듯하게 당겨져서 소름(goose bumps) 끼친 피부에 잔주름을 형성한다. 이러한 작용은 동물이 겨울에 체온을 유지하도록 돕는다. 털세움은 특히 겁쟁이 고양이에서 볼 수 있는데, 천적을 위협하여 쫓아버리기 위하여 자신이 더 크게 보이도록 털을 세운다. 그러나 사람에게는 털세움 현상이 별로 쓸모가 없다.

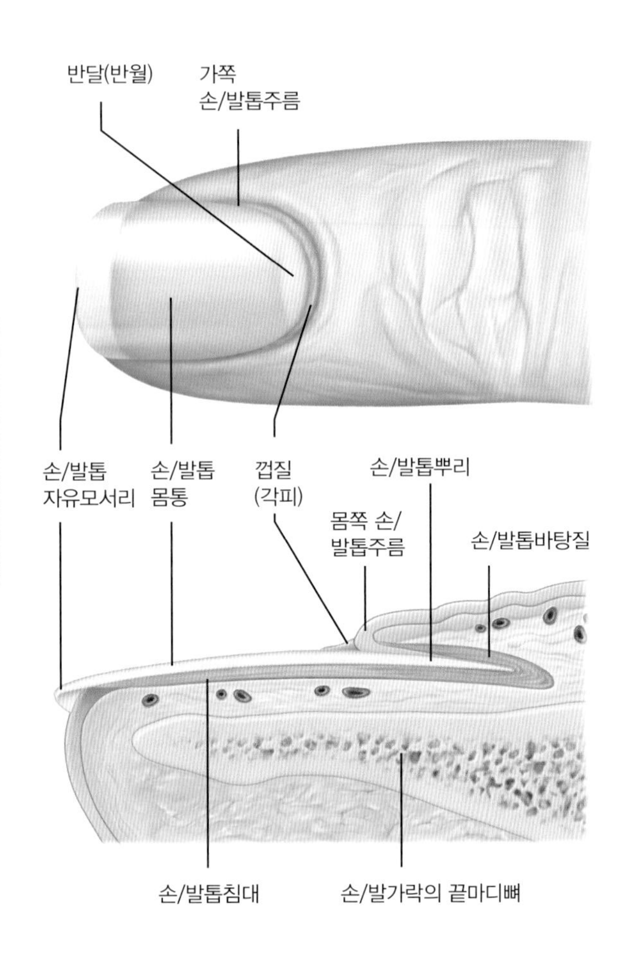

그림 3.10 **손발톱의 구조.**

손/발톱(Nails)

손/발톱은 상피가 비늘모양으로 변형된 것으로서 다른 동물의 발굽(hoof)과 발톱에 해당한다. 각각의 손/발톱은 자유모서리(자유연, free edge), 몸통(보이는 부분) 및 뿌리(피부에 묻힌 부분)를 가진다. 손/발톱의 모서리는 피부주름(skin folds) 또는 손/발톱주름(nail folds)에 의해서 덮인다. 몸쪽(근위부, proximal) 손/발톱주름의 가장자리는 보통 껍질(각피, cuticle)라고 불린다(그림 3.10).

상피의 바닥막은 손/발톱아래(손/발톱침대, nail bed)로 뻗는다. 손/발톱침대의 두꺼운 몸쪽부분(손/발톱바탕질, nail matrix)은 손/발톱의 성장을 담당한다. 손/발톱세포가 바탕질에서 생성되면, 각질화 되어 죽는다. 결국 손/발톱은 털처럼 살아있는 구조는 아니다.

손/발톱은 투명하고 색깔이 거의 없으나, 손/발톱의 아래에 있는 진피에 혈관이 풍부하기 때문에 핑크색으로 보인다. 뿌리에 가까운 손/발톱몸통에는 흰색의 초승달 모양의 반달(반월, lunule)이 있는데, 이것은 예외이다. 혈액에 산소의 양이 적을 때, 손톱바닥(nail beds)에 청색증(cyanotic blue cast)이 나타난다.

Did you get it?

11. *어떤 피부샘이 당신의 머리털이 부드럽고 기름기 있도록 만드는가?*
12. *털기둥의 중심부분의 3가지 구조는?*
13. *피지란 무엇인가?*
14. *아포크린샘은 에크린샘과 무엇이 다른가?*
15. *어떤 노동자가 손가락이 기계에 끼여서 손톱전체(손톱바탕질과 손톱바닥)가 찢어졌다. 손톱이 재생될 것인가? 그 이유는 무엇인가?*

(답은 부록을 보시오.)

피부와 막의 발생(Developmental Aspects of Skin and Body Membranes)

3-8 외피계통의 노화에 대한 예를 몇 가지 들어라.

태아가 발생할 때 5~6개월부터 태어나기 전까지 배넷솜털(lanugo)이라고 불리는 가늘고 부드러운 솜털로 덮여있으며, 태아가 태어날 때는 피부가 태아기름막(태지, vernix caseosa)으로 덮인다. 기름막은 희고, 치즈와 같은 물질인데 기름샘에서 만들어지고 엄마 뱃속에서 양수에 떠 있는 동안 태아의 피부를 보호한다. 신생아의 피부는 매우 얇고, 혈관은 피부를 통하여 쉽게 관찰된다. 일반적으로 기름샘에는 축적물이 있고, 태아의 코나 이마에 땀띠(milia)라고 부르는 작고 흰 점이 나타난다. 이것은 보통 출생 후 3주 정도에 사라진다. 아기가 성장하면서 피부가 더 두껍고 더 촉촉하게 되고 더 많은 피부밑지방(피하지방, subcutaneous fat)이 축적된다.

사춘기에 피부와 털은 기름샘이 활성화되어 더 기름지게 되고, 여드름(acne)이 생길 수 있다. 여드름은 보통 초기 성인기에 사라지고, 20–30대에 이르면 피부의 적절한 외형이 완성된다. 피부에서 볼 수 있는 변화는 피부가 마찰, 화학물질, 바람, 햇빛 및 다른 자극인자에 의하여 지속적으로 공격을 받을 때, 그리고 피부의 모공(pores)이 공기오염물이나 세균으로 막혔을 때 나타나기 시작한다. 결과적으로 뾰루지(pimples), 비늘(scales) 및 각종 피부염(dermatitis) 또는 피부염증(skin inflammation)은 흔히 나타날 수 있다.

나이가 들면 피부밑조직(피하조직, subcutaneous tissue)의 양은 감소하여 추위에 민감하게 되고, 기름의 생성이 감소하여 피부가 건조해져서 가려움증(itchy)을 유발할 수 있다. 피부가 얇아지는 것은 노화과정의 또 다른 결과인데 타박상(bruising)과 다른 손상에 민감하게 된다. 피부의 탄력성(elasticity)의 감소는 피하지방의 감소를 동반하여 눈 밑의 살이 처지거나(bags) 턱 밑의 살(jowls)이 처지게 된다. 흡연과 햇빛은 탄력성의 감소를 가속시키므로 당신의 피부를 위하여 당신이 할 수 있는 최선의 방법 2가지는 금연을 하는 것과 햇볕화상방지제(sunscreens)를 바르거나 보호의류를 착용하여 햇볕으로부터 피부를 보호하는 것이다. 그렇게 하면, 피부암(skin cancer)의 발생도 줄일 수 있다. 피부의 노화를 피할 수 있는 방법은 없으나, 우수한 영양소, 풍부한 수분 및 청결은 노화과정을 늦출 수 있다.

사람이 나이가 들면 털은 광택을 잃고 50대에 털주머니(모낭, hair follicles)의 수가 1/3까지 점차 감소하여 대머리(baldness)나 탈모(alopecia)가 나타날 수 있다. 많은 남성은 나이가 들면 분명히 머리카락이 감소하는데, 이러한 현상을 남성형탈모(male pattern baldness)라고 한다. 대머리인 남성은 진짜로 머리털이 없는 것이 아니라(hairless) 대머리 부위에도 머리털은 있다. 그러나 털주머니가 퇴행하기 시작하였기 때문에 머리털은 색깔이 없고 매우 가늘고, 털주머니로부터 솟아나올 수 없다. 이러한 머리털을 솜털(vellus hairs)이라고 한다. 노화의 또 다른 현상은 머리털이 하얗게 되는 것이다(graying hair). 이것은 대머리처럼 지연형 유전자(delayed–action gene)에 의하여 유전적으로 조절된다. 유전자가 효과를 발휘하면, 털에 축적된 다량의 멜라닌은 감소하거나 전부 소실되어 결과적으로 백발이 성성한 머리(gray–to–white hair)가 된다.

Did you get it?

16. *노인들은 피부에 어떤 변화가 생겨서 피부에 주름이 지고 추위에 민감하게 되는가?*
17. *신생아의 피부를 덮는 태아기름막의 근원은 무엇인가?*

(답은 부록을 보시오.)

3

SYSTEMS IN SYNC

피부계통(Integumentary System)과 다른 계통의 항상성 상관관계

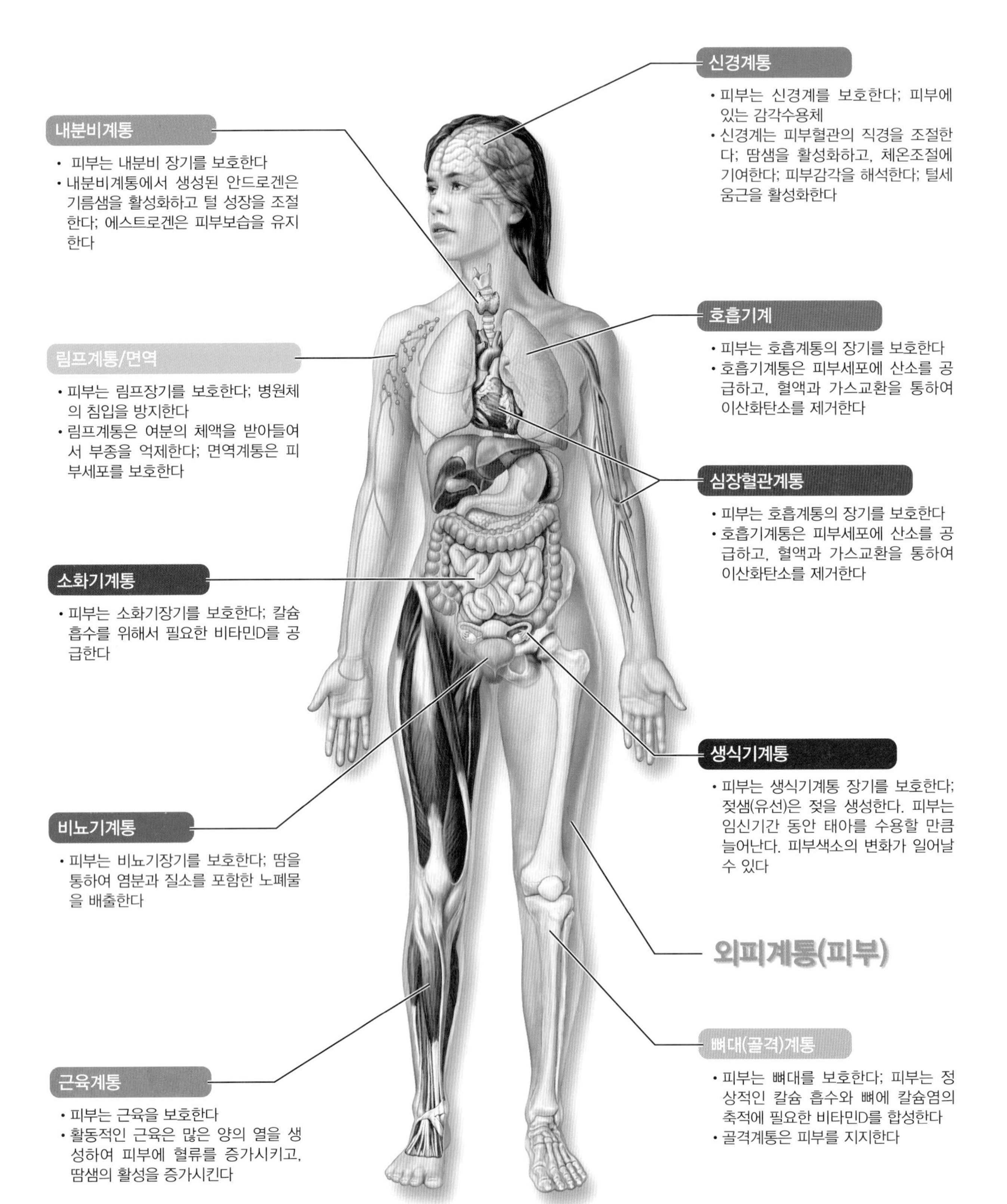

요약

인체막의 분류(Classification of Body Membranes)

1. 상피 ; 단순장기, 상피 및 결합조직의 구성
   a. 피부 ; 상피(중층편평상피)는 진피(치밀결합조직)의 아래에 있다; 몸의 표면을 보호
   b. 점막 ; 상피조직은 고유판(성긴결합조직)보다 아래에 있다. 몸 안의 공간을 덮는다.
   c. 창자막 ; 단층편평상피가 결합조직층 위에 있다 ; 배쪽 몸 안을 덮는다
2. 결합조직 : 윤활 ; 관절안을 덮는다.

외피계통(피부)

1. 피부의 기능 ; 화학물질, 세균, 타박상 및 건조로부터 조직을 보호함. 복사(radiation)와 발한을 통하여 체온을 보호함. 비타민 D를 합성함. 피부감각수용체는 피부에 위치함
2. 상피는 피부의 가장 얕은 층으로 중층편평각질상피로 구성되고 혈관이 없다. 표면에서 깊은 쪽으로 각질층, 투명층(두꺼운 피부에서만), 과립층, 가시층 및 바닥층이 분포한다. 상피의 표면에 있는 세포는 죽어서 탈락한다. 상피는 바닥세포층의 분화에 의하여 대체된다. 세포가 바닥층으로부터 멀어질 때 세포는 케라틴을 축적하고 죽는다. 멜라닌은 멜라닌세포에서 생성되는 색소로서 상피세포의 핵을 자외선에 의한 손상으로부터 보호한다.
3. 진피는 치밀결합조직으로 구성되며 혈관 신경 및 상피 부속물을 가진다. 진피는 유두층과 그물층으로 구분되는데 유두층은 굴곡을 가지며 상피를 눌러서 지문을 형성한다.
4. 피부부속물은 상피로부터 형성되나 진피에 위치한다.
   a. 기름샘은 피지를 생성하여 털주머니로 배설된다. 피지는 피부와 머리털을 부드럽게 하고 세균을 죽이는 화학물질을 분비한다.
   b. 땀샘은 신경계의 조절을 받으면서 땀을 생성하여 상피 표면으로 배설한다. 땀샘은 체열을 조절하는 장치의 일부분이다. 에크린샘은 땀샘의 대부분을 차지하고 아포크린샘은 지방산과 단백질이 포함된 땀을 분비하는데 피부 세균이 이를 대사한다.
   c. 털은 일차적으로는 각질화 된 세포이고 털방울의 바탕질에서 생성된다. 뿌리는 털주머니에 의하여 둘러싸여 있다.
5. 피부에 나타나는 대부분의 작은 문제는 감염이나 알러지 반응의 결과이며 심각한 경우는 화상과 피부암이다. 이러한 원인인자는 피부의 보호기능을 방해하며 화상은 몸을 위협하는 대표적인 원인이다.
   a. 화상은 체액의 소실과 세균감염을 초래한다. 화상의 정도는 9가지 기준에 의하여 판정한다.
      화상의 정도(깊이)는 1도 화상(단지 상피 손상)
      2도 화상(상피와 약간의 진피 손상)
      3도 화상(상피와 진피 전체 손상)으로 구분된다.
      3도 화상은 피부이식이 필요하다.
   b. 피부암의 가장 중요한 원인은 자외선에 대한 노출이다. 바닥세포암(기저세포암, Basal cell carcinoma)과 편평세포암(squamous cell carcinoma)은 다른 부위로 전이되기 전에 제거된다면 완전히 치료될 수 있다. 악성흑색종(malignant melanoma)은 멜라닌 세포의 종양으로 상당히 드물지만, 절반 정도는 태아에게서 발생한다.

피부의 발생과 막

1. 젊을 때는 피부가 두껍고 탄력이 있고 수분이 충분하지만, 늙으면 얇아지고 탄력성을 잃게 된다. 피부암은 자외선에 과도하게 노출된 결과의 하나이다.
2. 늙으면 머리가 벗겨지거나 백발이 성성하게 된다. 둘 다 유전적인 소인이 강하지만 약물, 감정적인 스트레스 등에 영향 받을 수 있다.

REVIEW QUESTIONS

Multiple Choice

정답이 여러 개일 수 있습니다.

1. 다음 중에서 점막과 창자막(장막)에 대하여 틀리게 설명한 것은?
   a. 상피유형은 모든 창자막에서 동일하지만 점막에서는 점막마다 다르다.
   b. 창자막은 폐쇄된 몸 안을 덮는 반면 점막은 밖으로 열리는 몸 안을 덮는다.

c. 창자막은 항상 창자액(장액)을 생성하고, 점막은 항상 점액을 생성한다.
d. 두 막은 상피와 성긴결합조직층을 가진다.

2. 창자막은
   a. 입안을 덮는다.
   b. 벽쪽층과 창자쪽층을 가진다.
   c. 상피와 진피로 구성된다.
   d. 고유판이라 부르는 결합조직층을 가진다.
   e. 윤활액을 분비한다.

3. 다음 중에서 땀의 구성성분이 아닌 것은?
   a. 수분　d. 암모니아
   b. 염화나트륨　e. 비타민 D
   c. 피지

4. 다음 중에서 털과 관계가 없는 구조는?
   a. 기둥　d. 껍질
   b. 겉질　e. 반달
   c. 바탕질

5. 다음 중에서 가는 머리털의 원인을 조사하기 위하여 필요한 질문은?
   a. 단백질 결핍이 있는가?
   b. 비타민 C를 과량 섭취했는가?
   c. 자외선에 과잉노출 되었는가?
   d. 최근에 심각한 감정적 스트레스를 받은 적이 있는가?

6. 다음 중에서 손/발톱과 관련이 없는 구조는?
   a. 침대　c. 주름
   b. 반달　d. 주머니

7. 다음 중에서 발한작용(perspiration)과 관계가 없는 구조는?
   a. 땀샘　d. 에크린샘
   b. 땀구멍　e. 아포크린샘
   c. 털세움근

8. 다음 중에서 피부의 구조가 아닌 것은?
   a. 신경섬유　c. 털
   b. 털유두　d. 손/발톱

9. 오른쪽에 있는 구조와 왼쪽에 있는 기능을 바르게 연결하시오.

1. 자외선으로부터 보호	a. 진피의 그물층
2. 절연체, 에너지 저장	b. 진피의 혈액 공급
3. 방수, 수분손실방지	c. 진피의 유두층
4. 체온조절	d. 피부밑 조직
5. 수분, 요소 및 염류 배설	e. 멜라닌세포
6. 지문형성	f. 각질층
	g. 에크린 땀샘

Short Answer Essay

10. 관절안을 덮는 결합조직막의 명칭은?

11. 피부는 어떤 종류의 손상으로부터 피부를 보호하는가?

12. 햇빛에 노출된 다음에 피부가 타는 이유는 무엇인가?

13. 피부샘의 2가지 종류와 각 피부샘이 분비하는 분비물의 종류는?

14. 피부는 체온을 어떻게 조절하는가?

15. 털세움근은 무엇이며 이 근육의 작용은 무엇인가?

16. 머리털이 희게 변하는 이유는?

17. 나이가 들면 나타나는 피부의 변화 3가지는?

18. 대머리 남성은 정말 머리털이 없는지 설명하시오.

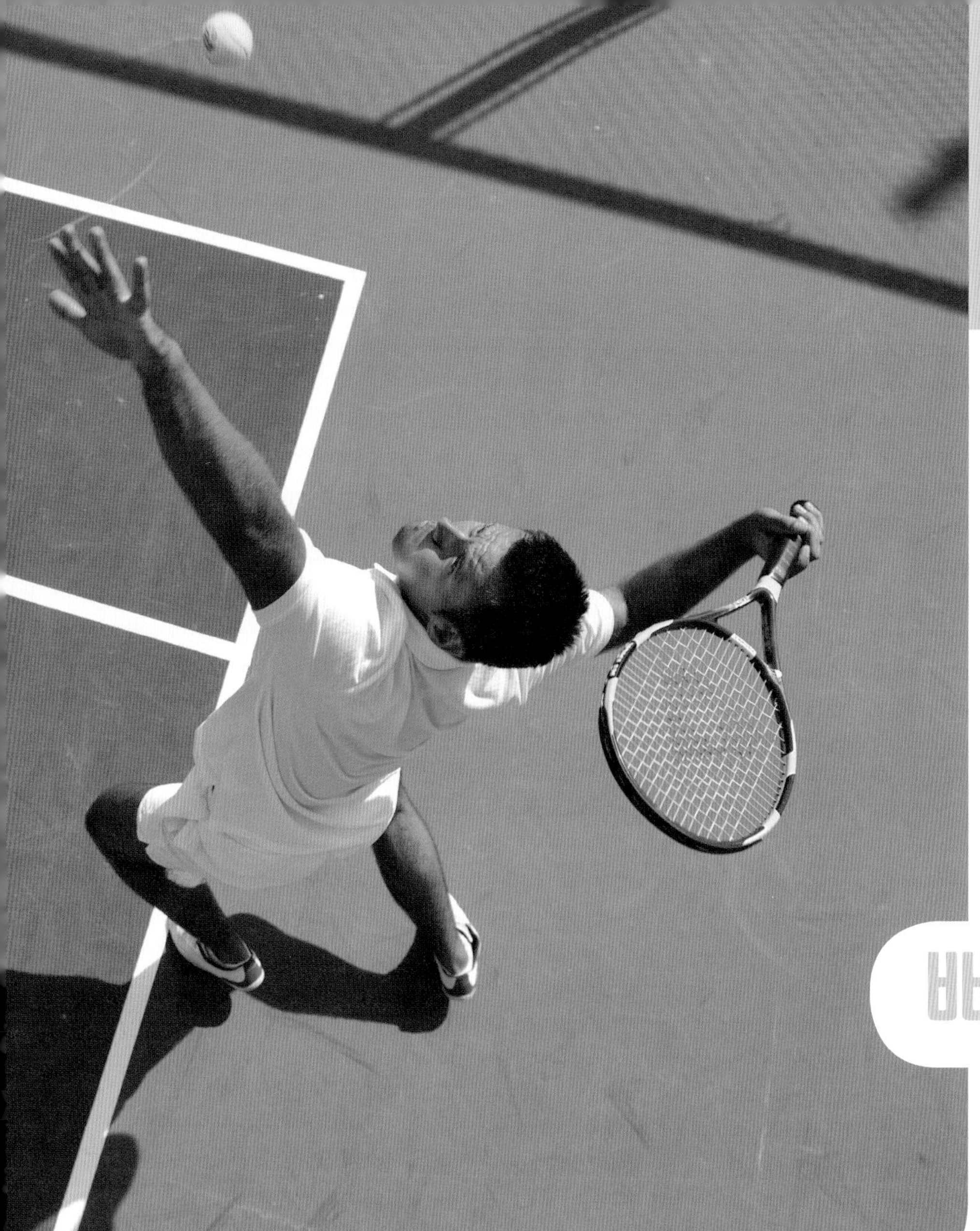

4

기능 소개

뼈대계통(골격계, skeletal system)은 우리 몸에 틀을 제공하고 몸안 장기를 울타리처럼 보호하고, 근육이 수축하여 움직일 수 있도록 근육이 붙을 자리를 제공한다.

뼈대계통

뼈대(골격, skeleton)는 "바싹 마른"이란 의미의 그리스어에서 온 단어로, 우리 몸의 틀인 뼈대는 현대에 만들어진 어떤 마천루들보다 더 아름답게 설계되었고 제작되었다. 가볍지만 강한 뼈대는 몸을 보호하고 움직임과 같은 기능을 완벽하게 수행할 수 있게 맞추어져 있다. 그 어떤 동물도 이 같이 비교적 긴 다리 혹은 이상한 발, 그리고 놀랍도록 움켜잡을 수 있는 손을 가지고 있지 않다. 신생아의 척주가 구부러져 있지만 곧 선자세에 알맞은 구조로 변화되어 척주굽이(척주만곡, vertebral curvature) 혹은 S 자 모양이 된다.

뼈대는 크게 몸통의 세로축을 형성하는 뼈들로 구성된 **몸통뼈대(축골격, axial skeleton)**와 팔과 다리, 그리고 몸통뼈대와 연결해 주는 뼈들로 구성된 **팔다리뼈대(사지골격, appendicular skeleton)**로 나눌 수 있다. **뼈대계통(골격계, skeletal system)**에는 뼈와 함께 관절(joint), 연골(cartilage), 그리고 인대(ligament)도 포함되어 있다. 관절은 우리 몸에 유연성을 주었고 움직임을 가능하게 하였다.

뼈: 개요(Bone: Overview)

4-1 몸통뼈대(축골격, axial skeleton)와 팔다리뼈대(사지골격,

appendicular skeleton)를 구성하는 뼈들을 구별한다.

4-2 뼈대계통(골격계, skeletal system)의 기능을 적어도 3가지 나열한다.

4-3 뼈의 4가지 주요 분류를 나열한다.

우리는 모두 "뼈는 자라지 않는다"와 같은 뼈에 대한 이상하고 부적절한 표현을 들어본적이 있을 것이다. 하지만 뼈가 없다면 우리는 몸의 어떤 형태도 없이 땅을 기어다니는 지렁이처럼 기어다닐 것이다. 지금부터 우리 몸의 뼈가 전반적으로 어떻게 우리 몸의 항상성에 기여하는지 알아보도록 하자.

뼈의 기능(Functions of the Bones)

뼈는 우리 몸의 모양과 형태에 기여하는 것 이외에도 많은 중요한 기능들을 가지고 있다.

1. **지지**. 뼈는 몸에서 '강철 대들보', '철근 콘크리트'와 같이 내부의 틀을 형성하여 장기들을 보호하고 우리 몸을 지지한다. 다리의 뼈는 우리가 서 있을 때 몸을 기둥처럼 지지하고 가슴우리는 가슴벽을 지지한다.
2. **보호**. 뼈는 부드러운 장기를 보호한다. 예를 들면, 머리뼈(skull)는 뇌의 부상을 걱정하지 않고 축구공을 헤딩할 수 있도록 에워싸며 척추는 척수를, 가슴우리는 가슴의 중요한 장기를 보호하는데 도움을 준다.
3. **움직임**. 힘줄의 형태로 뼈에 부착하는 뼈대근육(skeletal muscle)은 몸 전체 혹은 몸의 일부분을 움직이는데 뼈를 지렛대로 사용한다. 그 결과 우리는 걸을 수 있고, 수영할 수 있으며, 공을 던질 수 있고 숨을 쉴 수 있다. 뼈가 우리 몸 안에서 배관 파이프처럼 단단한 금속 틀이 되었다고 상상해 보라. 이러한 상상은 우리가 움직이는 동안 우리 몸의 뼈대계통(skeletal system)이 어떻게 지지하고 보호하는지 더 잘 이해하게 될 것이다.
4. **저장**. 뼈 안의 공간에는 지방으로 차 있고 뼈는 칼슘, 인과 같은 중요한 무기질을 저장한다. 대부분의 칼슘은 우리 몸에서 칼슘염의 형태로 뼈에 저장되지만 칼슘의 아주 작은 양은 이온(Ca^{2+}) 형태로 혈액에 존재하며 신경계통(nervous system)에서 메시지를 전달할 때 사용되며 근육을 수축하고 혈액을 응고시킬 때 사용된다. 혈액에 존재하는 칼슘의 양이 너무 적거나 너무 많아도 문제가 발생되는데 호르몬이 필요에 따라 뼈에서 혈액으로 칼슘의 이동을 조절한다. 사실, 칼슘이 뼈에서 뼈로 이동하는 것은 늘 일어나고 있다.
5. **혈액세포 형성**. 혈액세포 형성은 뼈의 골수공간에서 일어난다.

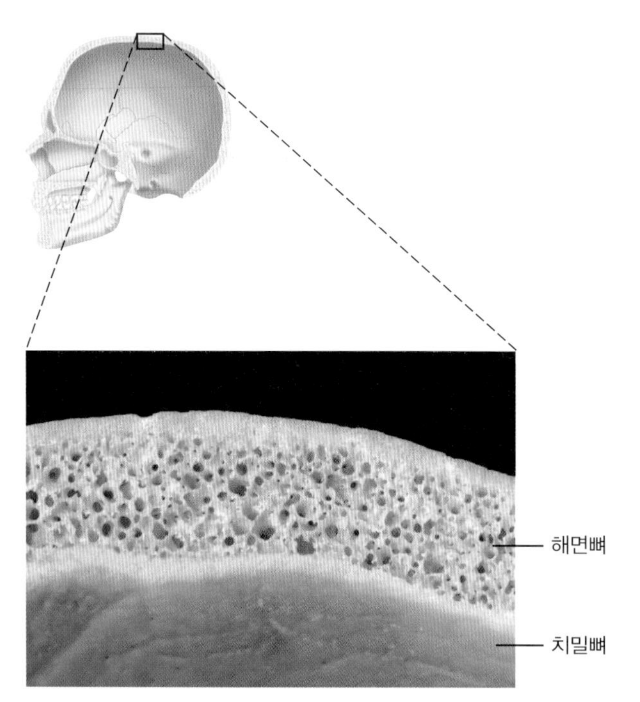

그림 4.1 납작뼈(편평골, flat bone)는 얇은 치밀뼈(치밀골, compact bone) 사이에 해면뼈(해면골, spongy bone)가 끼워져 있는 형태로 구성되어있다.

뼈의 분류(Classification of bones)

어른의 뼈는 총 206개로 구성되어 있다. 뼈는 두 가지 기본적인 조직의 형태로 구성되어 있으며 **치밀뼈(치밀골, compact bone)**의 경우 밀도가 높고 균일하고 부드러워 보이며(그림 4.1), **해면뼈(해면골, spongy bone)**는 뼈에 작은 바늘구멍들과 많은 빈 공간으로 구성되어 있다.

뼈는 다양한 크기와 모양으로 되어있다. 예를 들면, 손목의 아주 작은 콩알뼈(두상골, pisiform)는 모양과 크기가

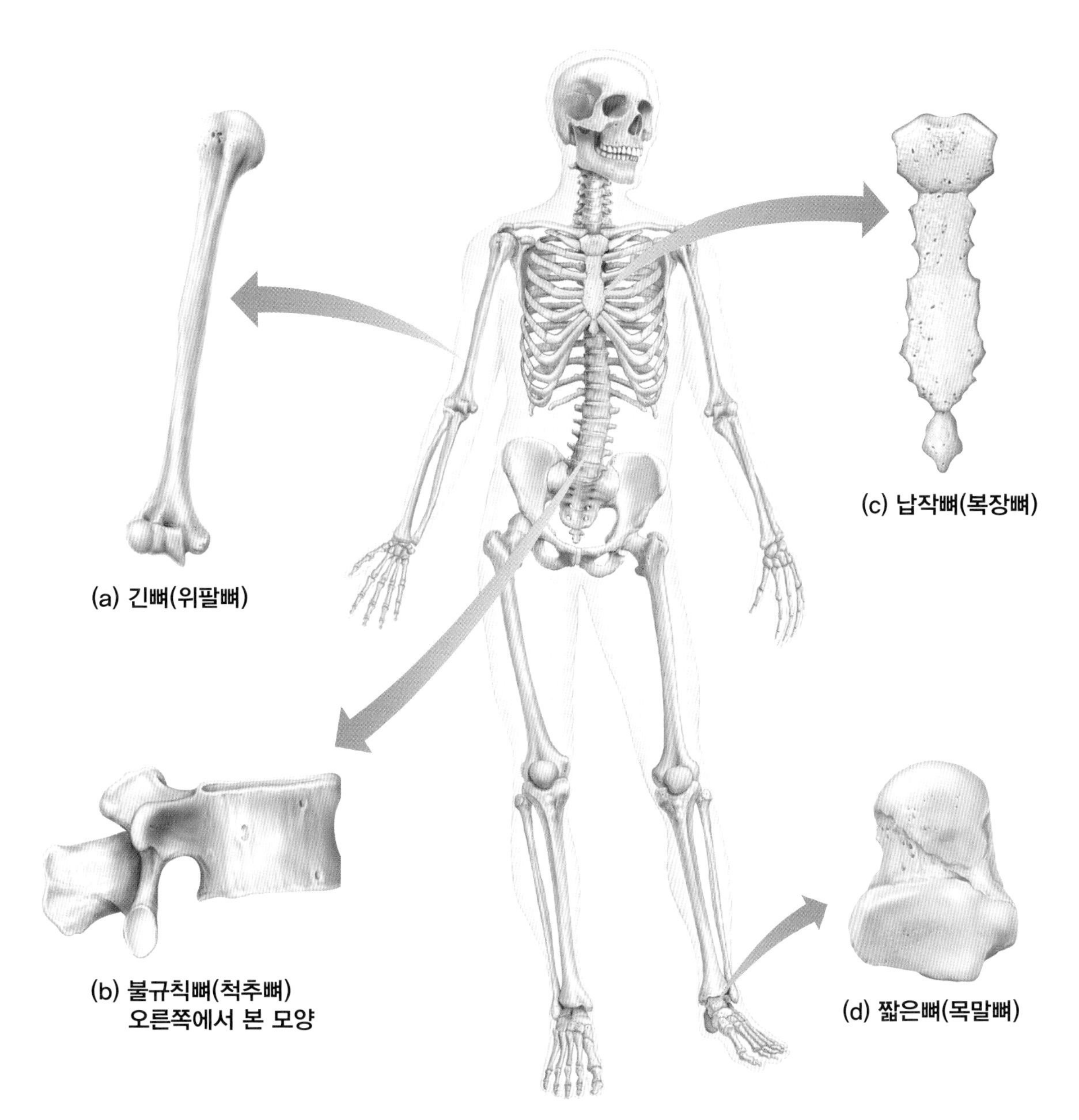

그림 4.2. **모양을 기준으로 한 뼈 분류.**

완두콩과 같고 반면에 넙다리뼈(대퇴골, femur)는 길이가 약 60cm로 크고 공처럼 생긴 머리를 가지고 있다. 각 뼈의 독특한 모양은 특정 요구를 수행한다. 뼈는 형태에 따라 **긴뼈(장골, long bone)**, **짧은뼈(단골, short bone)**, **납작뼈(편평골, flat bone)**, 그리고 **불규칙뼈(불규칙골, irregular bone)** 4가지 그룹으로 분류된다(그림 4.2).

뼈 그룹의 이름에서 알 수 있듯이, **긴뼈**는 일반적으로 너비보다 길이가 더 길고 양쪽 끝에 머리, 머리와 머리 사이에 몸통을 가지고 있다. 긴뼈는 대부분 치밀뼈로 되어 있다. 무릎뼈(슬개골, patella), 손목뼈, 발목뼈를 제외한 팔과 다리의 모든 뼈는 긴뼈이다.

짧은뼈는 일반적으로 입방체 모양이고 대부분 해면뼈로 되어 있다. 손목과 발목의 뼈는 모두 짧은뼈이다. 종자뼈(종자골, sesamoid bone)는 힘줄(건, tendon) 안에 형성되며 짧은뼈의 특별한 종류이다. 종자뼈에서 가장 잘 알려진 것은 무릎뼈이다.

납작뼈는 얇고 편평하며 대부분 구부러져 있다. 얇은 치밀뼈의 두 층 사이에 해면뼈가 끼워져 있다(그림 4.1 참고).

머리뼈(두개골, skull)의 대부분, 갈비뼈(늑골, rib), 복장뼈(흉골, sternum)는 납작뼈이다.

위의 범주들 중에 맞지 않는 뼈를 **불규칙뼈**라고 하며 척주(vertebral column)를 구성하는 척추뼈가 이에 속한다.

Did You Get It?

1. *근육의 기능과 뼈의 관계는 무엇인가?*
2. *골수공간(골수강, bone marrow cavity)의 두 가지 기능은 무엇인가?*
3. *우리 몸에서 대부분의 긴뼈는 어디서 찾을 수 있는가?*

(답은 부록을 보시오.)

뼈의 구조(Structure of Bone)

4-4 긴뼈(장골, long bone)의 주요 해부학적 영역을 정의한다.

4-5 치밀뼈(피질골, cortical bone)의 현미경적 구조에 대해 설명한다.

긴뼈의 해부학적 구조(Gross Anatomy of a Long Bone)

긴뼈(장골, long bone)에서 **뼈몸통(골간, diaphysis)**은 뼈의 길이 대부분을 차지하고 뼈몸통은 치밀뼈(치밀골, compact bone)로 구성되어 있다(그림 4.3). 뼈몸통은 섬유성결합조직막인 **뼈막(골막, periosteum)**에 의해 싸여 보호받는다. 수백 개의 결합조직섬유인 **관통섬유(perforating fiber)**는 뼈막을 뼈에 고정한다.

뼈끝(골단, epiphysis)은 긴뼈의 양쪽 끝에 위치하며 각 뼈끝은 해면뼈(해면골, spongy bone)로 채워져 있고 얇은 치밀뼈 층으로 덮여있다. 뼈끝의 바깥표면은 뼈막 대신 **관절연골(articular cartilage)**로 덮여있다. 관절연골은 반짝이는 유리연골(초자연골, hyaline cartilage)로 되어 있어 관절면에서 마찰을 감소시키며 부드럽고 미끄러운 표면을 제공한다.

어른의 뼈에서, 뼈끝에 뼈조직의 얇은 선이 있으며 그 부분은 뼈의 나머지 부분과는 약간 다르게 보이는데 이것을 **뼈끝선(골단선, epiphyseal line)**이라 한다. 뼈끝선은 어렸을 때 보이는 뼈 성장과 관련된 **뼈끝판(골단판, epiphyseal plate)**의 남은 자리이다. 뼈끝판은 긴뼈에서 길이성장이 이루어지는 곳이다. 호르몬이 뼈의 길이성장을 억제할 때가 사춘기가 끝나는 시점으로 뼈끝판은 완전히 뼈로 대체되어 뼈끝선의 형태로 그 자리에 남는다.

뼈몸통의 안 표면은 섬세한 결합조직으로 된 뼈속막(골내막, endosteum)으로 덮여있다. 어른에서, 뼈몸통의 공간은 일차적으로 지방조직을 저장하는 공간으로 **황색골수공간(황색골수강, yellow marrow cavity)**이라 한다. 하지만 영아에서 이 공간은 혈액세포를 형성하기 때문에 **적색골수공간(적색골수강, red marrow cavity)**이라 한다. 어른의 뼈에서 적색골수공간은 납작뼈(편평골, flat bone)의 해면뼈 부위와 몇몇 긴뼈의 뼈끝 공간으로 한정되어 있다.

뼈를 살펴보면 표면이 부드럽지 않고 융기, 구멍이나 능선이 있는 것을 볼 수 있다. 이러한 **뼈표지**를 보면 근육(muscle), 힘줄(건, tendon), 그리고 인대(ligament)가 붙는 곳과 혈관과 신경이 지나가는 곳을 알 수 있다(표 1). 뼈표시는 두 개의 범주로 나눌 수 있다. 하나는 뼈표면에서 자라서 튀어나온 돌기(projection ; process), 다른 하나는 뼈에 깎거나 찍어서 생긴 자국같은 오목(depression) 혹은 공간(강, cavity)이다.

현미경적 구조(Microscopic Anatomy)

맨눈으로 보면 해면뼈(해면골, spongy bone)는 대못같고, 열린 모양이며 치밀뼈(치밀골, compact bone)는 좀 더 밀도가 높아 보인다. 현미경으로 치밀뼈의 조직을 보면 복잡한 구조로 된 것을 볼 수 있다(그림 4.4). 이곳에는 신경전달 통로와 살아있는 뼈세포에 영양분을 제공하고 노폐물을 제거할 통로 등으로 가득 차 있다. 성숙한 **뼈세포(골세포, osteocyte)**는 **뼈방(골소강, bone lacuna)**이라는 작은 공간의 뼈바탕질(골기질, bone matrix) 안에서 발견된다. 뼈방은 **중심관**(central canal) 주위에 **뼈층판(골층판, bone lamella)**이라는 동심원으로 배열된다. 중심관과 뼈바탕질 고리로 구성된 복잡한 각각의 구조물을 **뼈단위**(osteon)라 한다. 중심관은 뼈바탕질을 통과하여 길게 세로로 뻗쳐 있으

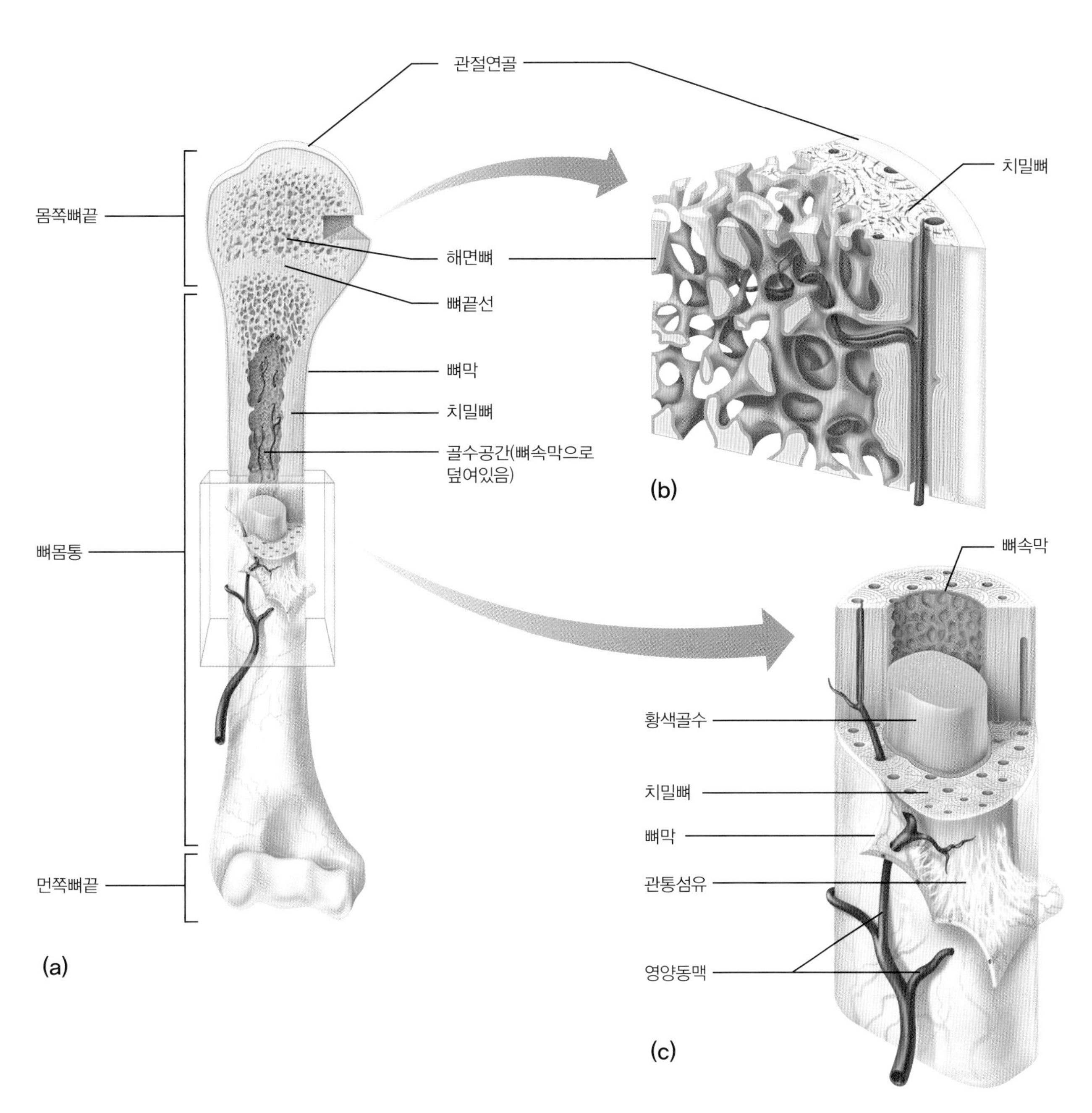

그림 4.3 **긴뼈의 구조(위팔뼈).** (a) 앞에서 본 모습으로 일부를 세로로 길게 잘라냄. (b) 뼈끝의 해면뼈와 치밀뼈를 3차원으로 파이의 형태로 나타냄. (c) 뼈몸통을 가로로 자른 단면. 뼈몸통의 바깥면은 뼈막으로 덮여있으나 뼈끝의 관절면은 유리연골로 덮여 있음.

며 뼈의 모든 영역에 분포하는 혈관과 신경을 운송한다. 작은 관인 **뼈모세관(골소관, bone canaliculus)**은 중심관에서 바깥쪽인 뼈방쪽으로 퍼진다. 뼈모세관은 단단한 뼈바탕질을 통해 영양분을 모든 뼈세포에 연결하는 이동체계를 형성한다. 이런 관의 정교한 망이 형성되어 있기 때문에, 뼈바탕질의 단단함에도 불구하고 뼈세포의 영양상태가 좋고 뼈 손상 시에도 빨리 잘 치유된다. 뼈의 바깥에서 안으로 연결된 경로는 **관통관**(perforating canal)에 의해 완성되며 관통관은 뼈몸통의 치밀뼈에 직각으로 들어간다.

뼈는 우리 몸에서 가장 단단한 물질 중 하나로 무게는 비교적 가볍지만 장력과 다른 힘에 저항하는 놀라운 능력을 가지고 있다. 자연은 우리에게 매우 강하지만 유동성을 포기하지 않는 매우 간단한 지원 체계를 제공하고 있다. 칼슘염은 뼈바탕질에 침착되고 이것은 압력에 저항할 수 있는

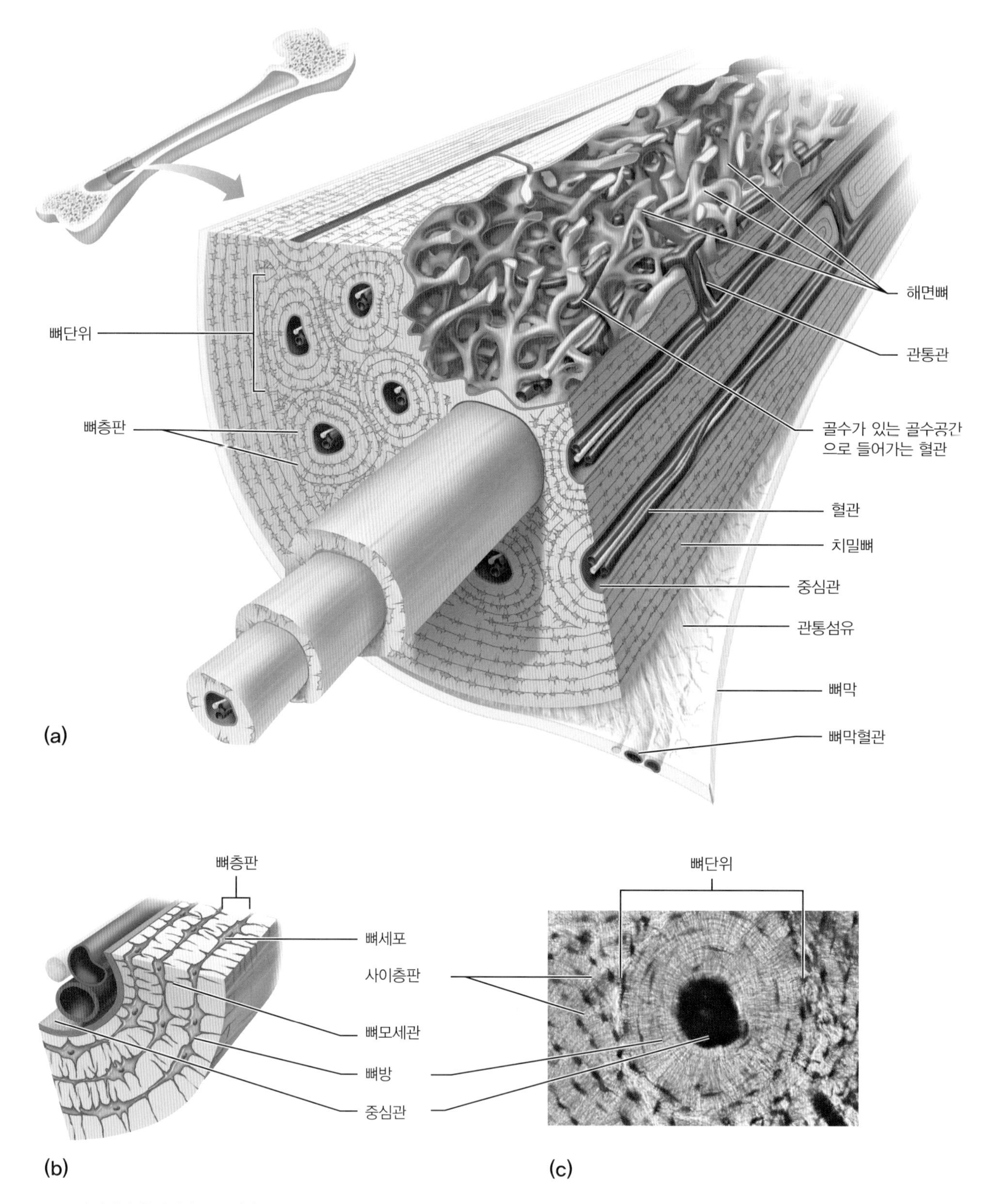

그림 4.4 **치밀뼈의 현미경적 구조.** (a) 치밀뼈를 파이 모양의 구조적 단위를 그림으로 설명함. (b) 높은 배율로 본 뼈단위. 뼈세포가 뼈방에 위치하고 있음. (c) 뼈단위의 가로단면 사진.

표 4.1 뼈표지점

뼈표지점 이름	설명	그림
근육과 인대 부착으로 튀어나온 부위		
거친면	크고 둥글게 튀어나온 부분으로 거칠다	
능선	뼈의 좁은 모서리; 대부분 튀어나와 있다	
돌기(trochanter)	매우 크고 무디며, 불규칙한 모양의 튀어나온 곳으로 오직 넙다리뼈에서만 사용되는 표현이다	
선	뼈의 좁은 모서리; 능선보다는 덜 튀어나와 있다	
결절	작고, 둥글게 튀어나와 있다	
위관절융기	관절융기 위 부분이 약간 위로 솟아 있다	
가시	날까롭고 원통형으로 뾰족하게 튀어나와 있다	
돌기(process)	모든 뼈의 튀어나온 부분을 표현한다	
관절을 형성하는데 도움을 주는 튀어나온 부위		
머리	좁은 목에서 뼈가 확장된 부분이다	
면	부드럽고 거의 납작한 관절면이다	
관절융기	관절의 둥글게 튀어나온 부분이다	
가지	팔처럼 생긴 막대기를 표현한다	
오목과 구멍 *혈관과 신경을 위한*		
고랑	밭고랑처럼 생긴 부분이다	
틈새	좁고 갈라진 틈같이 생겼다	
구멍	원형 혹은 타원형의 뼈를 통과하는 구멍을 표현한다	
패임	구조물의 가장자리에 있는 깎인 자국을 표현한다	
기타		
길	관 같이 생긴 통로를 나타낸다	
굴	뼈 안에 있는 공간으로 점막으로 덮여 있고 공기로 가득 차 있는 빈 공간을 나타낸다	
오목	뼈의 얕고 분지 같이 패인 부분으로 종종 관절면의 역할을 하기도 한다	

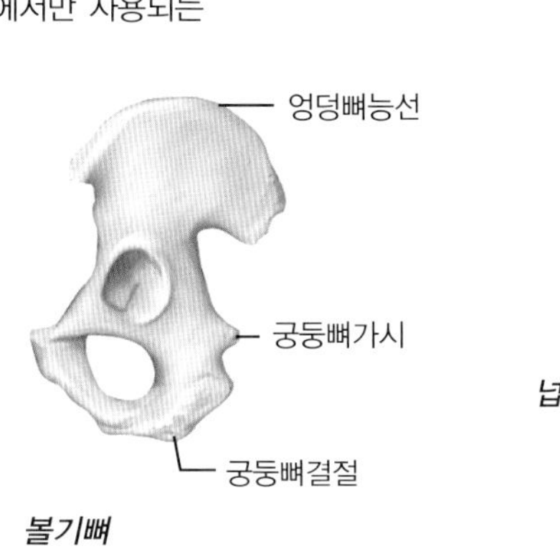

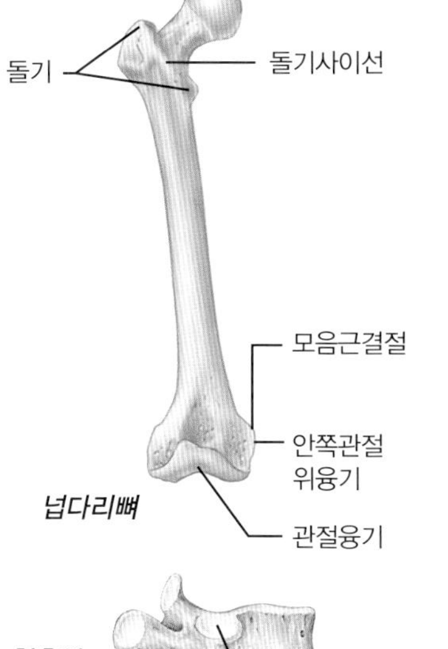

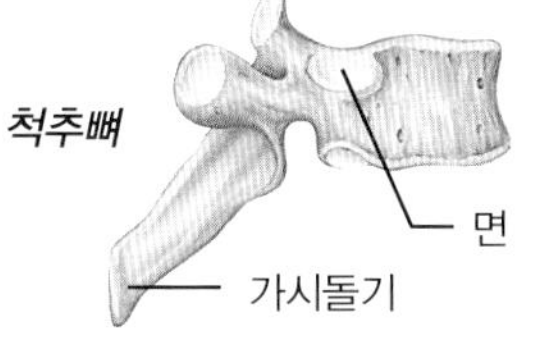

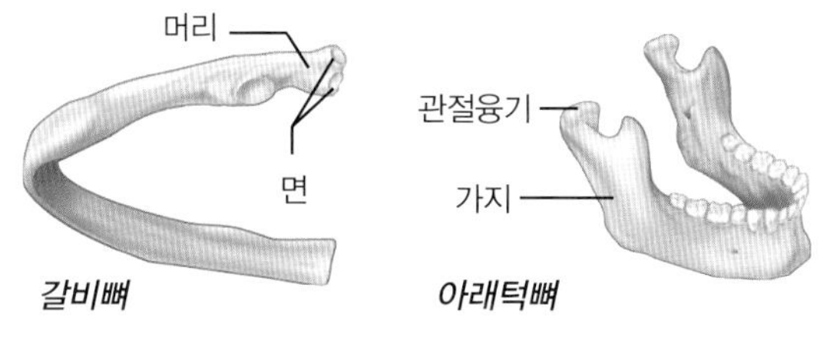

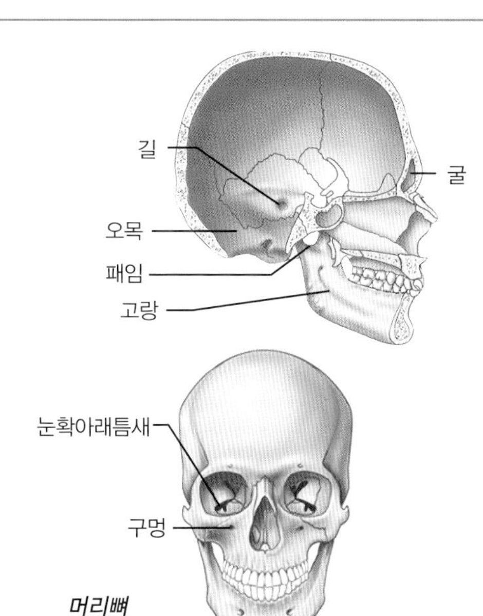

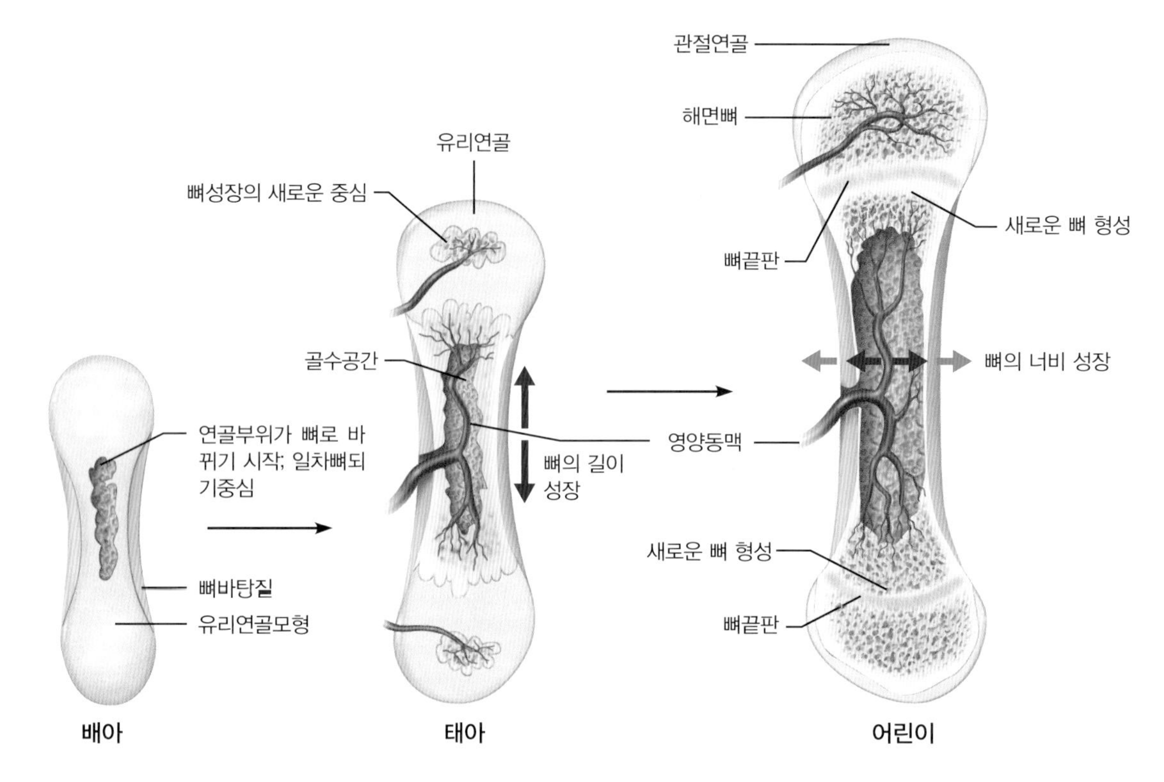

그림 4.5 **긴뼈의 뼈되기 단계. 배아, 태아, 어린이.**

경도를 제공한다. 유기부분은 뼈의 유연성 및 큰 인장 강도를 제공한다.

Did you get it?

4. *긴뼈의 몸통과 끝 부분의 해부학 이름은 무엇인가?*
5. *육안으로 봤을 때 치밀뼈와 해면뼈의 구조적 차이는 무엇인가?*
6. *뼈모세관의 중요성은 무엇인가?*

(답은 부록을 보시오.)

뼈형성, 뼈성장, 뼈재형성(Bone Formation, Growth, and Remodeling)

4-6 태아에서 뼈형성과정을 간략하게 설명하고 일생동안 발생하는 뼈재형성에 대해 요약한다.

뼈형성과 뼈성장(Bone Formation and Growth)

뼈대(골격, skeleton)는 우리 몸에서 가장 강하고 대부분 결합조직(connective tissue)으로 된 연골(cartilage)과 뼈(골, bone)로 구성된다. 배아에서 뼈대는 일차적으로 유리연골(hyaline cartilage)로 만들어지나 어린이에서는 대부분의 연골이 뼈로 대체되었다. 연골은 오직 콧등(dorsum of nose), 갈비뼈(흉골, rib)의 일부, 그리고 관절(joint)에만 남아있다. 납작뼈(편평골, flat bone)를 제외한 대부분의 뼈는 유리연골을 이용해서 뼈로 발달한다. 이런 뼈형성의 과정을 **뼈되기(골화, ossification)**라고 하며 두 가지 주요 단계를 포함한다(그림 4.5). 우선, 유리연골모형은 뼈바탕질(골기질, bone matrix)과 **뼈모세포(골모세포, osteoblast)**라 불리는 뼈를 형성하는 세포에 의해 완벽하게 덮여있다. 따라서, 짧은 기간동안 태아는 “뼈”로 둘러싸인 연골“뼈”를 가지고 있다. 그 후, 뼈로 둘러싸인 유리연골모형은 없어지고, 새로 형성된 뼈 안의 골수공안(골수강, medullary cavity)이 만들어진다.

출생 시나 그 후, 관절연골(articular cartilage)과 뼈끝판(골단판, epiphyseal plate)을 제외한 대부분의 유리연골모형은 뼈로 전환된다. 새로운 연골은 계속적으로 관절연골의 바깥면과 뼈끝판에서 형성된다. 이와 동시에, 관절

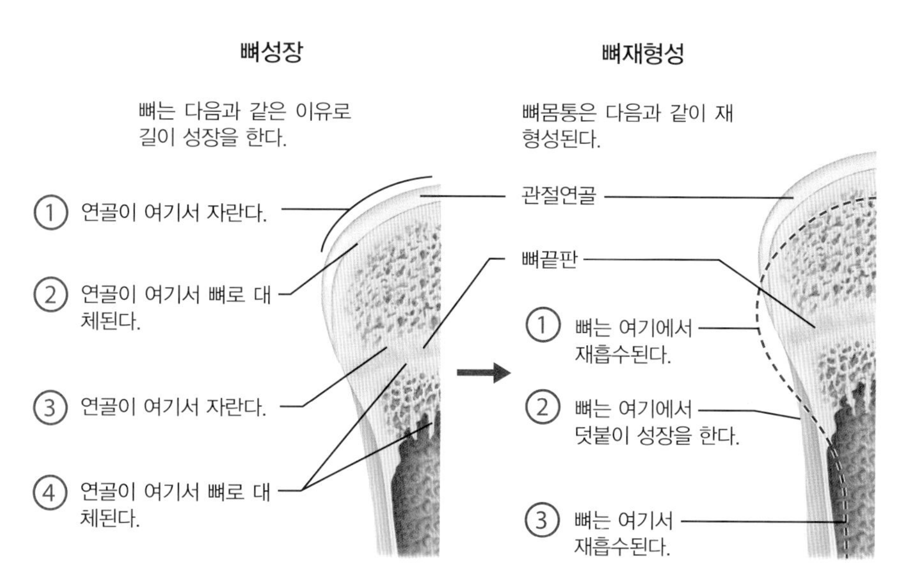

그림 4.6 **긴뼈의 성장과 재형성.** 왼쪽 그림은 뼈의 길이 성장같은 관절연골과 뼈끝판에서 발생한 뼈되기 과정을 묘사하였다. 오른쪽 그림은 고유 뼈 비율을 유지한 채 긴뼈가 성장하는 동안 뼈재형성과 덧붙이성장을 나타내었다.

연골의 안쪽면에 인접해 있는 오래된 연골과 골수공간은 부서지고 뼈바탕질로 대체된다(그림 4.6).

뼈의 성장에는 길이 성장도 확대 포함되어야 한다. 간단히, 뼈막(골막, periosteum)에 있는 뼈모세포(골모세포, osteoblast)는 뼈몸통(골간, diaphysis)의 바깥면에 뼈조직을 더하고 뼈속막(골내막, endosteum)에 있는 뼈파괴세포(파골세포, osteoclast)는 뼈몸통의 안쪽면에서 뼈를 제거한다(그림 4.6 참고). 이러한 두 과정은 동시에 일어나기 때문에 긴뼈의 둘레는 확장되고 뼈는 넓어진다. 이 과정으로 뼈의 지름이 증가하며 이것을 덧붙이성장(부가성장, appositional growth)이라 한다. 긴뼈의 덧붙이성장은 호르몬에 의해 조절되며 사춘기동안 긴뼈 성장에 가장 중요한 호르몬은 성장호르몬(growth hormone)과 성호르몬(sex hormone)이다. 청소년기에는 뼈끝판이 완전히 뼈로 전환되어 성장이 끝난다.

뼈재형성(Bone Remodeling)

많은 사람들은 뼈가 죽은 구조물이고 긴뼈는 한 번 성장하고 나면 전혀 바뀌지 않는다고 잘못 생각하고 있다. 진실은 뼈는 역동적이고 활동적인 조직이라는 것이다. 뼈는 다음의 두 가지 요인의 변화에 따라 지속적으로 재형성된다. 하나는 혈액의 칼슘 수치이고 나머지 하나는 중력의 당기는 힘과 뼈대에 있는 근육이다.

혈액의 칼슘 수치가 항상성 수치보다 낮으면 부갑상샘(부갑상선, parathyroid gland)이 자극되어 부갑상샘호르몬(부갑상선호르몬, parathyroid hormone; PTH)을 혈액으로 분비한다. PTH는 **뼈파괴세포(파골세포, osteoclast)**를 활성화시켜 뼈바탕질(골기질, bone matrix)을 파괴하여 칼슘을 혈액으로 유리한다. 칼슘수치가 너무 높으면, 칼슘은 뼈바탕질에 단단한 칼슘염의 형태로 침착된다.

만일 긴뼈의 크기와 무게가 증가하는 동안 뼈가 정상적인 비율과 강도를 유지한다면 **뼈재형성(골재형성, bone remodeling)**은 필수적이다. 또한 뼈가 두꺼워지고 근육이 부착한 부위가 그들의 힘에 의해 큰 돌기가 형성되는 것도 뼈재형성이라 한다. 이런 부위에서, 뼈모세포(골모세포, osteoblast)는 새로운 뼈바탕질에 있고 그 안에 갇히게 된다. 대조적으로, 누워만 있거나 신체적으로 활동이 없는 사람의 뼈는 더 이상 뼈에 스트레스가 가해지지 않기 때문에 질량이 줄어들고 위축되는 경향이 있다.

칼슘흡수와 유리 그리고 뼈재형성의 두 가지 조절 기전은 함께 작용한다. PTH는 뼈가 파괴되거나 혈액 안 칼슘 이온의 부족에 대한 반응이 나타날 때 작용한다. 근육의 당

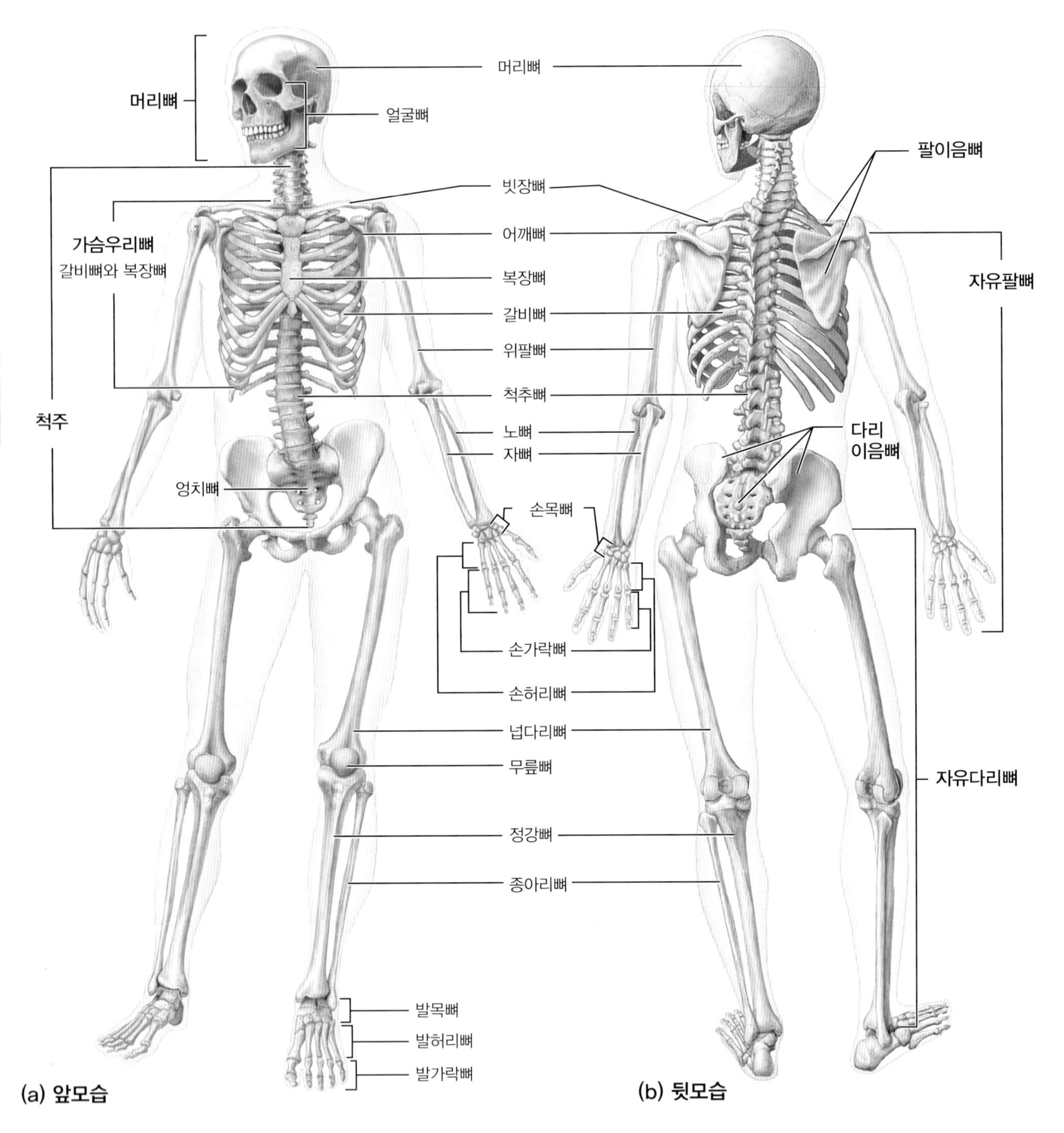

그림 4.7 **사람뼈대.** 몸통뼈대는 초록색으로 나타내었고 팔다리뼈대는 노란색으로 나타내었다.

기는 힘과 뼈대에 작용하는 중력의 스트레스는 뼈바탕질이 파괴되거나 가능한 강력하고 생명을 유지할 수 있는 뼈대를 형성할 위치를 결정한다.

Did you get it?

7. *뼈가 뼈로 시작되지 않고 어떤 형태로 시작되는가?*
8. *만일 긴뼈에서 뼈파괴세포가 뼈모세포보다 좀 더 활성화된다면 뼈 질량에 어떤 변화가 나타나는가?*

(답은 부록을 보시오.)

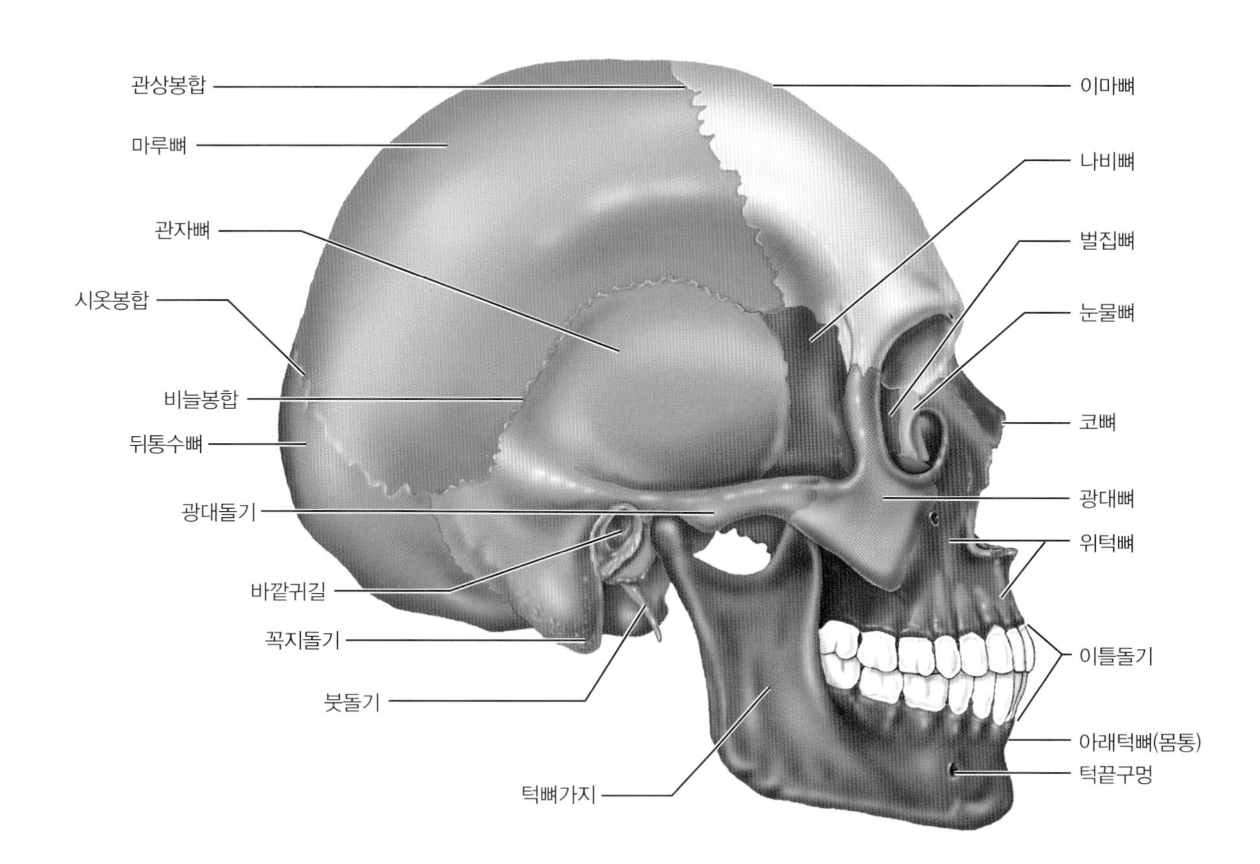

그림 4.8 **사람의 머리뼈, 가쪽면.**

몸통뼈대(축성골격, Axial Skeleton)

앞에서 언급한 것과 같이, 뼈대는 몸통뼈대(축성골격, axial skeleton)와 팔다리뼈대(사지골격, appendicular skeleton) 두 가지로 나누어진다. 몸통뼈대는 몸의 세로축을 형성하며(그림 4.7 초록색 부분) 머리뼈(두개골, skull), 척주(vertebral column), 그리고 가슴우리(흉강, thoracic cage) 세 부분으로 나눌 수 있다.

머리뼈(두개골, Skull)

4-7 머리뼈를 그리고 낱개머리뼈의 이름을 표시한다.

4-8 신생아의 머리뼈와 어른의 머리뼈는 어떤 차이가 있는지 설명하고 숫구멍의 기능을 설명한다.

머리뼈(두개골, skull)는 뇌를 감싸고 보호하는 **뇌머리뼈(뇌두개골, neurocranium)**와 앞쪽에 위치한 눈을 유지하고 미소를 짓거나 찡그릴 수 있는 근육이 부착하는 **얼굴뼈(안면골, facial bone)**로 구성되어 있다. 머리뼈 중 하나만 제외하고 나머지는 봉합(suture)에 의해 결합되는데 봉합은 서로 맞물리고 부동관절이다. 오직 아래턱뼈(하악골, mandible)만 자유롭게 움직이는 관절로 나머지 머리뼈와 연결된다.

머리뼈(두개골, Cranium)

상자모양의 머리뼈는 8개의 커다란 납작뼈(편평골, flat bone)로 구성되어 있다. 마루뼈(두정골, parietal bone)와 관자뼈(측두골, temporal bone)는 한 쌍으로 구성되어 있고 이 뼈들을 제외한 나머지 뼈는 하나씩이다.

- **이마뼈(전두골, frontal bone)** 이마뼈는 이마를 형성하고 눈썹 아래가 돌출되어 있고 각 눈확(안와, orbit)의 위부분이다(그림 4.8).
- **마루뼈(두정골, parietal bone)** 한 쌍의 마루뼈는 머리뼈의 위쪽과 가쪽 벽의 대부분을 형성한다(그림 4.8 참

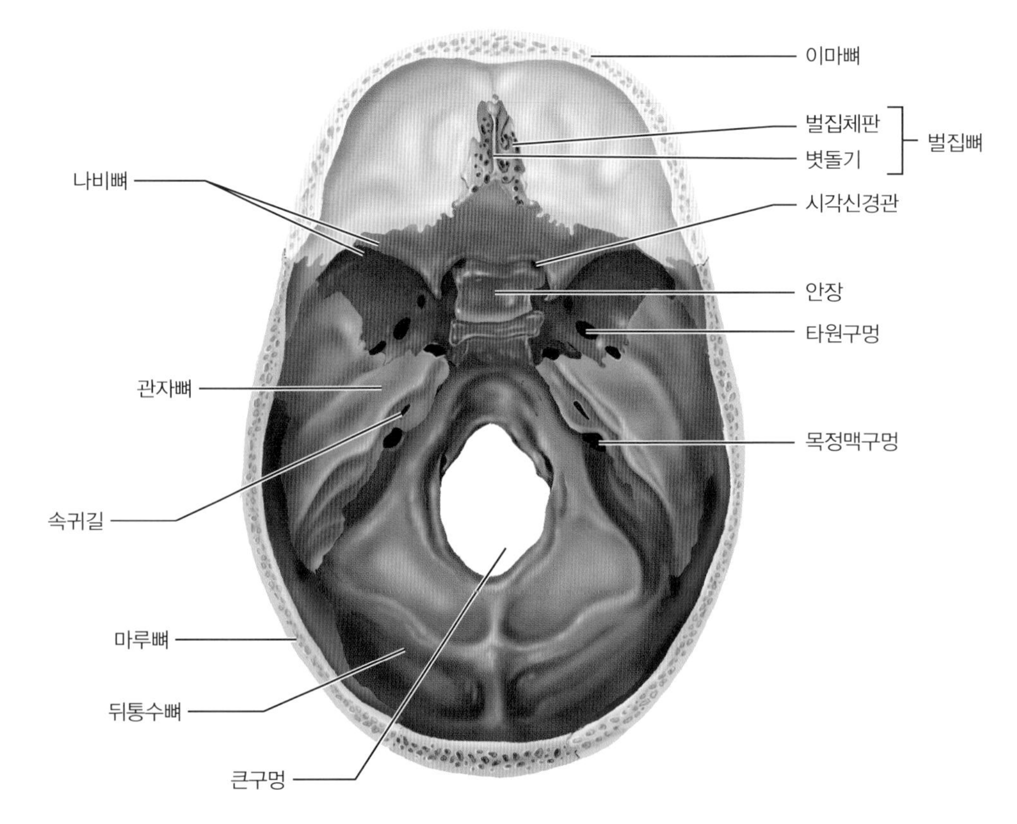

그림 4.9 **사람의 머리뼈, 위에서 본 모습 (머리덮개뼈는 제거함).**

고). 마루뼈는 서로 머리뼈의 가운데에서 만나 **시상봉합**(sagittal suture)을 형성하고 이마뼈와 만나 **관상봉합**(coronal suture)을 형성한다.

■ **관자뼈(측두골, temporal bone)** 관자뼈는 마루뼈 아래에 있고 마루뼈와 함께 **비늘봉합(인상봉합, squamous suture)**을 형성한다. 관자뼈에는 여러 개의 중요한 뼈 표지점이 있다(그림 4.8 참고):

- **바깥귀길(외이도, external acoustic meatus)**은 관의 형태로 고막과 가운데귀(중이, middle ear)로 연결된다. 이 구조물은 소리가 귀로 들어가는 통로이다.
- **붓돌기(경상돌기, styloid process)**는 뾰족하고 바늘 모양의 돌기로 바깥귀길의 아래에 위치한다. 많은 목 근육들이 붓돌기에 부착한다.
- **광대돌기(관골돌기, zygomatic process)**는 뼈의 얇은 다리로 광대뼈(관골, zygomatic bone)의 앞쪽에 있다.
- **꼭지돌기(유양돌기, mastoid process)**는 그 안이 공기로 가득찬 공간이 있고 바깥귀길의 뒤아래로 돌출된 구조물이다. 여기에는 몇 개의 목근육이 부착한다.
- **목정맥구멍(경정맥공, jugular foramen)**은 뒤통수뼈(후두골, occipital bone)와 관자뼈가 만나는 부분에 위치하며(그림 4.9, 그림 4.10), 머리의 가장 큰 정맥으로 뇌(brain)에서 혈액이 나오는 목정맥(경정맥, jugular vein)이 통과하는 길이다. 머리안(두개강, cranial cavity)에서 목정맥구멍 앞에는 일곱째와 여덟째 뇌신경인 얼굴신경(안면신경, facial nerve)과 속귀신경(전정와우신경, vestibulocochlear nerve)이 지나가는 **속귀길(내이도, internal acoustic meatus)**이 있다. 머리뼈바닥 목정맥구멍 앞쪽으로 뇌 대부분에 혈액을 공급하는 속목동맥(내경동맥, internal carotid artery)이 지나가는 **목동맥관(경동맥관, carotid canal)**이 있다(그림 4.10 참고).

■ **뒤통수뼈(후두골, occipital bone)** 뒤통수뼈는 머리뼈에서 가장 뒤에 위치하며 머리뼈의 바닥과 뒤를 형성한다(그림 4.8, 그림 4.9, 그림 4.10 참고). 뒤통수뼈는 마루

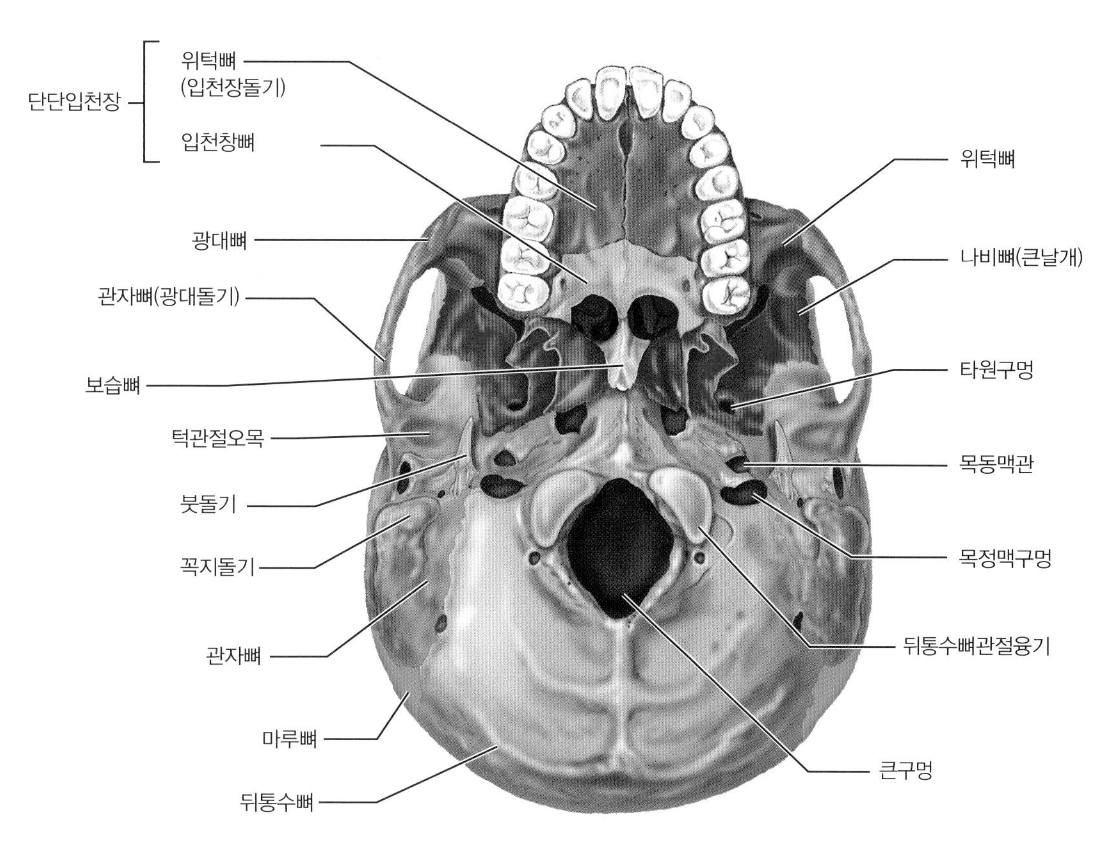

그림 4.10 **사람의 머리뼈, 아래에서 본 모습 (아래턱뼈 제거함).**

4

뼈와 **시옷봉합(람다상봉합, lambdoid suture)**으로 만나고 바닥에는 **큰구멍(대후두공, foramen magnum)**이라는 커다란 구멍이 있다. 큰구멍은 뇌의 아래 부분을 감싸고 척수(spinal cord)와 뇌가 연결되도록 한다. 큰구멍의 가쪽에는 로켓 같이 생긴 **뒤통수뼈관절융기(후두과, occipital condyle)**가 있어 척주(vertebral column)의 첫째목뼈와 관절한다(그림 4.10 참고).

- **나비뼈(접형골, sphenoid bone)** 나비 모양의 나비뼈는 머리뼈의 너비를 가로질러 위치하고 머리안(두개강, cranial cavity)의 바닥을 형성한다(그림 4.9 참고). 나비뼈의 가운데 선에 작은 우묵하게 들어간 부분인 **안장(터어키안, sella turcica)**이 있고 이 구조물은 뇌하수체(pituitary gland)를 아늑하게 감싸는 형태를 이루고 있다. 안장의 뒤쪽 끝 연장선에 있는 커다란 타원형의 구멍인 **타원구멍(난원공, foramen ovale)**은 다섯째 뇌신경인 삼차신경(trigeminal nerve)의 섬유가 아래턱의 씹는 근육으로 갈 수 있도록 통로를 제공한다. 눈확(안와, orbit)의 외부를 형성하는 나비뼈의 일부는 두 개의 중요한 구멍이 있다. 하나는 **시각신경관(시신경관, opic canal)**으로 시각신경(시신경, optic nerve)이 눈으로 가고 나머지 하나는 눈의 움직임을 조절하는 셋째, 넷째, 그리고 여섯째 뇌신경이 지나가는 **위눈확틈새(상안와열, superior orbital fissure)**이다(그림 4.9, 그림 4.11 참고). 나비뼈의 중심 부분은 빈구멍들이 벌집처럼 차 있는데 이것을 **나비굴(접형동, sphenoid sinus)**이라 한다(그림 4.12 참고).
- **벌집뼈(사골, ethmoid bone)** 벌집뼈는 매우 불규칙하게 생겼으며 나비뼈의 앞에 위치한다(그림 4.11, 그림 4.8, 그림 4.9 참고). 벌집뼈는 코안(비강, nasal cavity)의 지붕과 눈확 안쪽벽의 일부를 형성한다. 벌집뼈의 위 표면에 튀어나온 구조물을 **볏돌기(계관, crista galli)**라 하며 이것은 문자 그대로 "수탉의 볏"이란 의미이다(그림 4.9 참고). 뇌의 가장 바깥을 싸고 있는 것이 이 구조물에 부착한다. 볏돌기의 양쪽 옆에는 많은 구멍들이 있고 이 영

Q: 얼굴을 형성하는 뼈 중 어떤 뼈가 나머지 모든 얼굴뼈와 관절하는가?

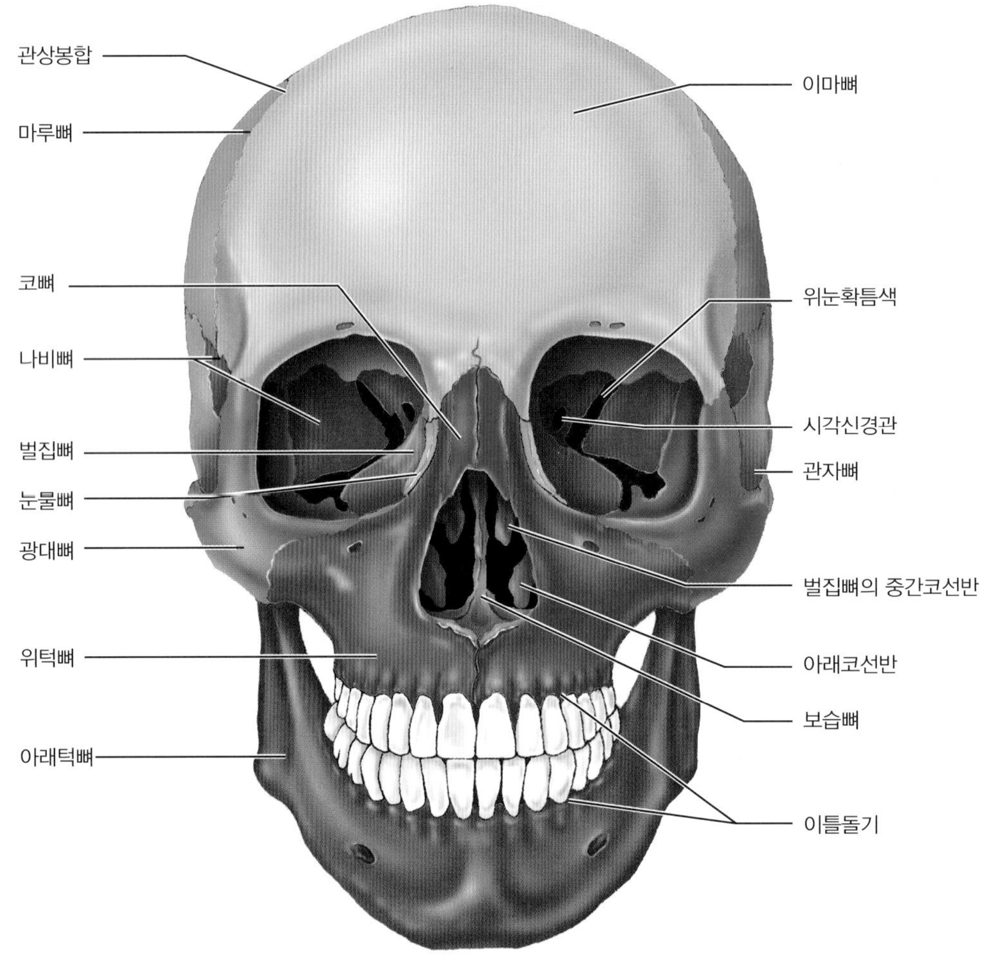

그림 4.11 **사람의 머리뼈, 앞에서 본 모습.**

역을 **벌집체판(사판, cribriform plate)**이라 하고 여기로 코의 후각수용기(olfactory receptor)에서 뇌로 자극을 전달하는 신경섬유들이 지나간다. 벌집뼈의 확장인 **위코선반(상비갑개, superior nasal concha)**과 **중간코선반(중비갑개, middle nasal concha)**은 코안(비강, nasal cavity)의 가쪽벽의 일부를 형성하고 코안 통로를 통해 흐르는 공기의 난류를 증가시킨다(그림 4.11 참고).

얼굴뼈(안면골, Facial Bone)

14개의 뼈가 얼굴을 구성하고 그 중 12개는 쌍이며 아래턱(하악골, mandible)과 보습뼈(서골, vomer)만 하나로 되어 있다(그림 4.8과 그림 4.11).

- **위턱뼈(상악골, maxilla)** 두 개의 위턱뼈는 융합되어 하나가 되며 아래턱뼈를 제외한 모든 얼굴뼈는 위턱뼈와 관절한다. 그래서 위턱뼈를 얼굴뼈의 주된 혹은 "핵심"이라고 한다. 위턱뼈의 **이틀돌기(치조돌기, alveolar process)**는 윗니를 지탱하고 있다.

위턱뼈의 확장된 부분 **입천장돌기(구개돌기, palatine process)**라고 하며 입의 단단입천장(경구개, hard palatine)의 앞부분을 형성한다(그림 4.10 참고). 다른 많은 얼굴뼈와 마찬가지로, 위턱뼈는 **동굴(동, sinus)**을 가지고 있고 코로 분비물이 분비된다(그림 4.12). **코곁굴(부비동, pa-**

A: 위턱뼈

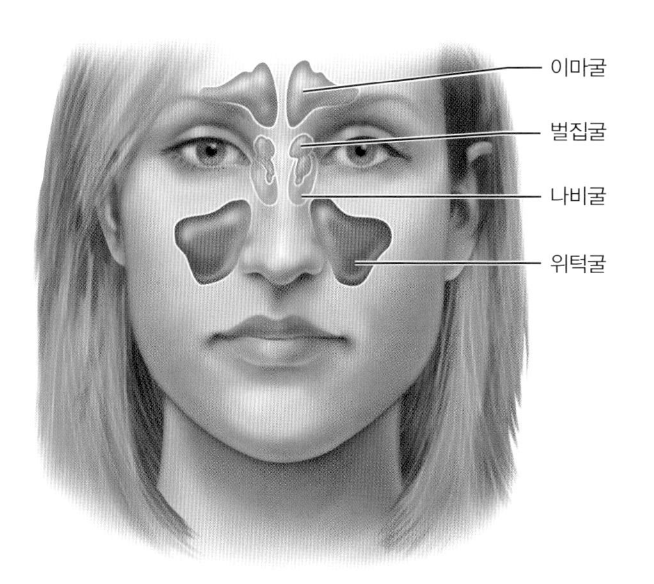

(a) 앞에서 본 모습

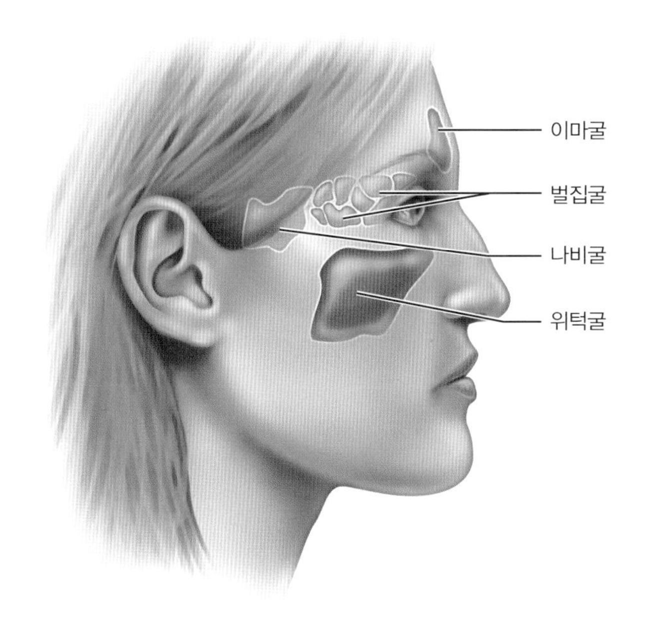

(b) 옆에서 본 모습

그림 4.12 **코곁굴.**

ranasal sinuses)은 코안(비강, nasal cavity)을 둘러싼 위치가 드러나게 이름이 붙여졌고 머리뼈를 가볍게 하고 우리가 소리를 낼 때 그 소리를 증폭시키는 역할을 한다.

- **입천장뼈(구개골, palatine bone)** 한 쌍의 입천장뼈는 위턱뼈(상악골, maxilla)의 입천장돌기(구개돌기, palatine process) 뒤에 위치하며 단단입천장(경구개, hard

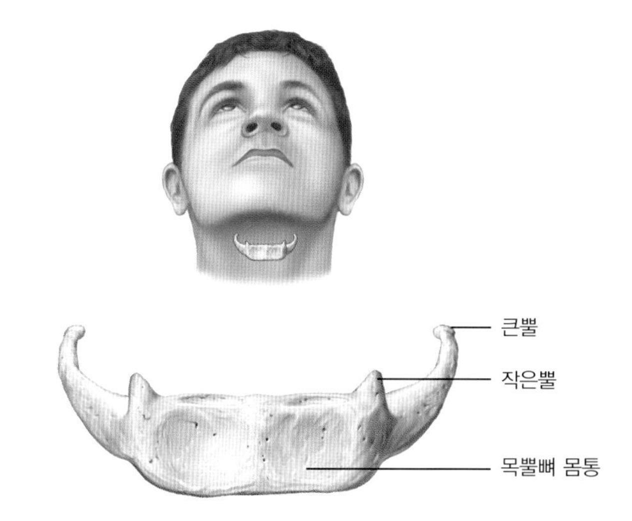

그림 4.13 **목뿔뼈의 해부학적 위치와 구조.** 앞에서 본 모습.

palate)의 뒷부분을 형성한다(그림 4.10 참고).

- **광대뼈(관골, zygomatic bone)** 광대뼈는 일반적으로 뺨 위에 있으며 눈확(안와, orbit)의 가쪽벽의 꽤 큰 부분을 차지한다.
- **눈물뼈(누골, lacrimal bone)** 눈물뼈는 손톱 크기의 뼈로 각 눈확의 안쪽벽 부분을 형성한다. 각각의 눈물뼈에는 눈물이 지나가는 많은 고랑(구, groove)이 있다.
- **코뼈(비골, nasal bone)** 코의 등을 형성하는 작은 직사각형의 뼈가 코뼈이며 코뼈 아래는 연골로 되어 있다.
- **보습뼈(서골, vomer)** 코안의 정중선에 있는 하나의 뼈를 보습뼈라 하며 코중격뼈부분(골비중격, bony part of nasal septum)의 대부분을 형성한다.
- **아래코선반(하비갑개, inferior nasal concha)** 아래코선반은 얇고 구부러진 뼈로 코안의 가쪽벽에서 안쪽으로 튀어나와 있다. 아래코선반 위로 위코선반(상비갑개, superior nasal concha)과 중간코선반(중비갑개, middle nasal concha)이 있으나 이것은 벌집뼈의 일부분이다.
- **아래턱뼈(하악골, mandible)** 아래턱뼈는 얼굴뼈 중 가장 크고 가장 단단한 뼈이다. 아래턱뼈는 얼굴의 양쪽 관자뼈와 함께 머리뼈에서 유일한 자유롭게 움직이는 관절을 형성한다. 아래턱뼈의 수평부분인 턱뼈몸통(하악체, body of mandible)은 턱을 형성하고 턱뼈몸통에서 똑바로 선 두 개의 턱뼈가지(하악지, ramus of man-

dible)는 관자뼈와 연결된다. 아래치아는 아래턱뼈몸통의 위 모서리의 **이틀돌기**에 있다.

목뿔뼈(설골, Hyoid Bone)

목뿔뼈(설골, hyoid bone)는 비록 머리뼈(두개골, skull)의 실제 부분은 아니지만 아래턱뼈(하악골, mandible), 관자뼈(측두골, temporal bone)와 밀접한 관련이 있다(그림 4.13). 목뿔뼈는 우리 몸에서 다른 뼈와 직접적으로 관절하지 않는 유일한 뼈이다. 대신 인대에 의해 관자뼈의 붓돌기(경상돌기, styloid process)에 고정되어 후두(larynx)에서 약 2cm 위인 목의 중간부분에 매달려 있다. 목뿔뼈몸통(설골체, body of hyoid bone)과 두 쌍의 뿔을 가진 말굽모양의 목뿔뼈는 움직이는 혀의 근거지이고 우리가 삼키거나 말할 때 후두가 위와 아래로 움직일 수 있도록 하는 목 근육이 붙는 곳이다.

태아의 머리뼈(태아의 두개골, Fetal Skull)

태아 또는 신생아의 머리뼈는 많은 면에서 어른의 머리뼈와 다르다(그림 4.14). 유아의 얼굴은 머리뼈의 크기에 비해 매우 작으나 몸 전체 길이에 비해 머리뼈는 크다(그림 4.14b). 어른의 머리뼈는 총 몸길이의 1/8을 차지하고 신생아의 머리뼈는 1/4을 차지한다. 신생아가 태어날 때 유리연골의 일부 영역은 여전히 뼈되기가 진행되거나 뼈로 전환될 부분이 남아있다. 신생아에서 머리뼈는 아직 뼈로 전환되지 않은 섬유부분을 가지고 있으며 그 부분은 섬유성 막으로 머리뼈와 연결되어 있고 이것을 숫구멍(천문, fontanelle)이라 한다. 이 부분에서 신생아의 맥박을 느낄 수 있다. 가장 큰 숫구멍은 다이아몬드 모양으로 된 앞숫구멍(대천문, anterior fontanelle)이며 숫구멍은 출생 동안 태아의 머리가 약간 압축될 수 있도록 한다. 거기에 더불어, 숫구멍은 유연하기 때문에 신생아의 뇌가 임신말기와 초기 영아 시기에 자랄 수 있도록 한다. 만일 머리뼈가 어른의 머리뼈와 같이 봉합으로 이미 융합되었다면 이러한 것이 불가능할 것이다. 숫구멍은 영아 초기에 뼈로 전환되거나 늦어도 생후 22~24개월에는 뼈로 전환된다.

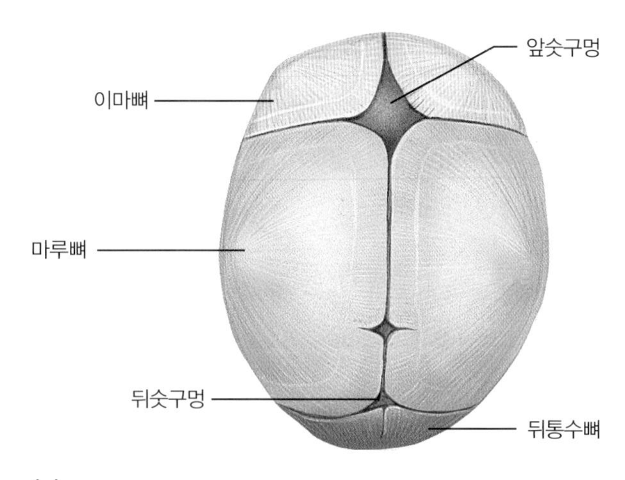

(a)

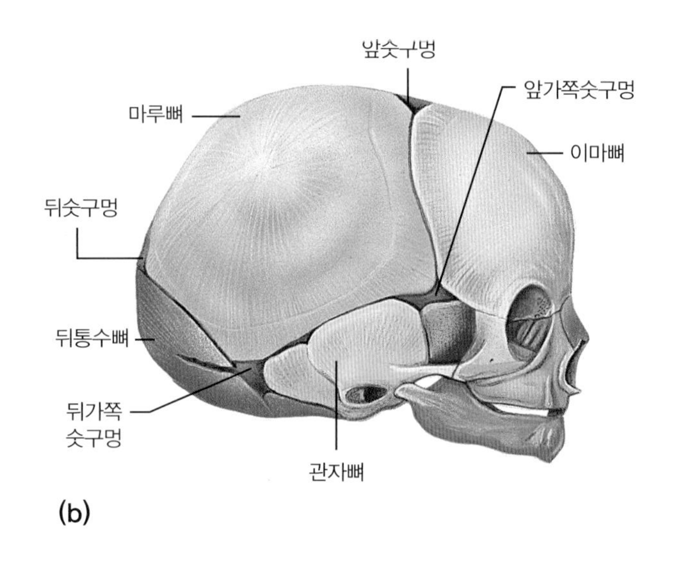

(b)

그림 4.14 **태아의 머리뼈.** **(a)** 위에서 본 모습. **(b)** 가쪽에서 본 모습.

Did you get it?

9. *몸통뼈대의 주요 세 가지 부위는 무엇인가?*
10. *얼굴에서 "핵심"인 머리뼈는 무엇인가?*
11. *볏돌기와 벌집체판을 가지고 있는 머리뼈는 무엇인가?*
12. *관상봉합과 시상봉합을 형성하는 머리뼈는 무엇인가?*

(답은 부록을 보시오.)

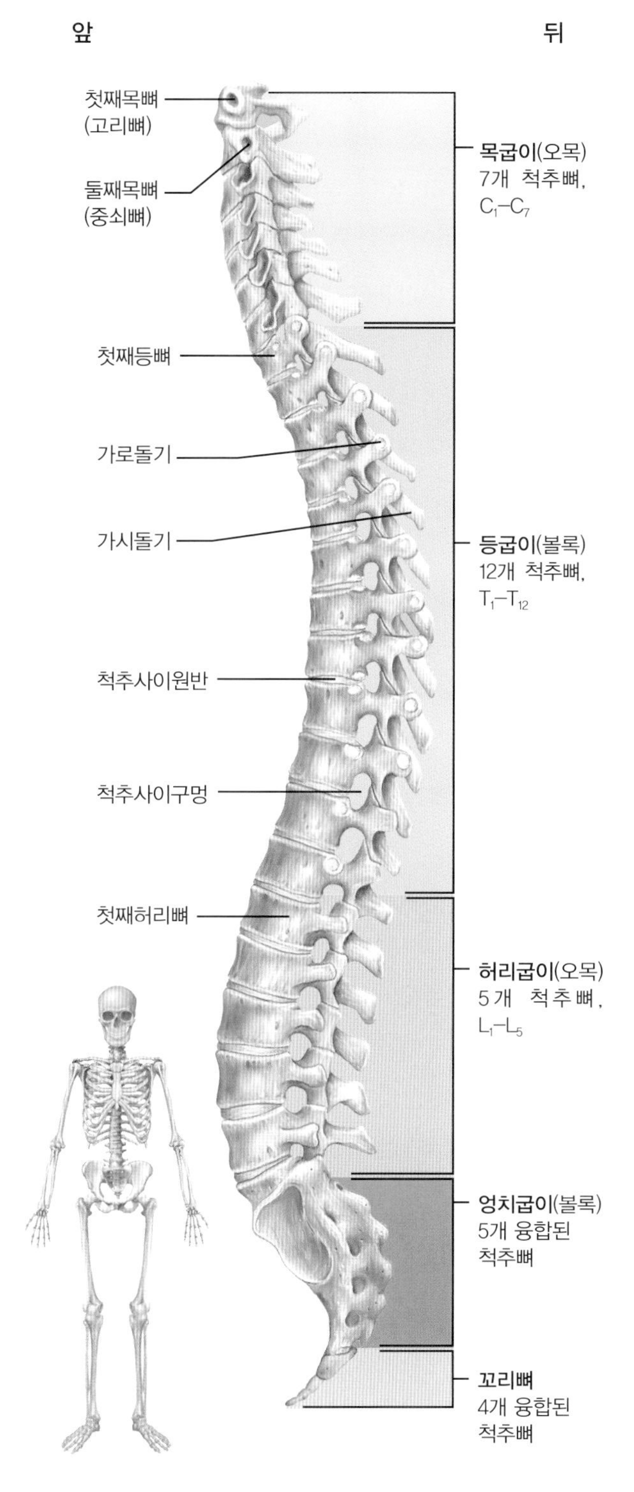

그림 4.15 **척주.** 등뼈 사이에 있는 얇은 척추사이원반이 가슴우리 안에 큰 유연성을 갖게 하고; 허리뼈의 두꺼운 척추사이원반은 유연성을 감소시킨다. 볼록과 오목이라는 용어는 척주의 뒷면의 굽이를 참고한 것임을 알 수 있다.

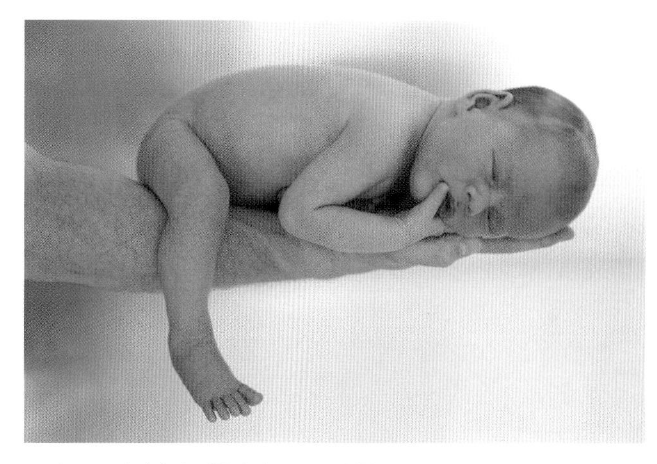

그림 4.16 **신생아의 전형적인 C 모양의 척주.**

척주(Vertebral Column)

4-9 전형적인 척추뼈 부분의 이름을 말하고 목뼈, 등뼈, 그리고 허리뼈가 서로 어떤 것이 다른 지 설명한다.

4-10 척추사이원반과 척주굽이의 중요성에 대해 설명한다.

머리뼈에서 확장된 우리 몸의 축을 지지하는 **척주(vertebral column or spine)**는 몸무게를 골반을 통해 다리로 전한다. 몇몇 사람들은 척주가 단단한 지지 막대같다고 생각하지만 그렇지 않다. 대신, 척주는 26개의 불규칙뼈가 인대에 의해 연결되고 강화되어 유연성과 굽은 구조를 만든다(그림 4.15). 척주의 중심공간을 통해 척수(spinal cord)가 지나가며 척주가 이것을 감싸고 보호한다.

출생 전 척주는 33개의 **척추뼈(척추골, vertebra)**로 구성되었으며 그 중 9개는 엉치뼈(천골, sacrum)와 꼬리뼈(미골, coccyx)로 결국 합쳐져 척주의 아래부분을 형성한다. 24개의 척추뼈는 7개의 목뼈(경추, cervical vertebra), 12개의 등뼈(흉추, thoracic vertebra), 허리를 지지하는 5개의 허리뼈(요추, lumbar vertebra)로 구성되어 있다.

각 척추뼈는 신축성 있는 섬유연골인 **척추사이원반(추간판, intervertebral disc)**으로 나누어져 있으며 척추사이원반은 완충작용을 하고 척주에 유연성을 부여한다. 젊은 사람의 척추사이원반은 약 90% 정도의 높은 수분을 함량하고 있어 작은 구멍이 많이 있고 압축되어 있으나 나이가

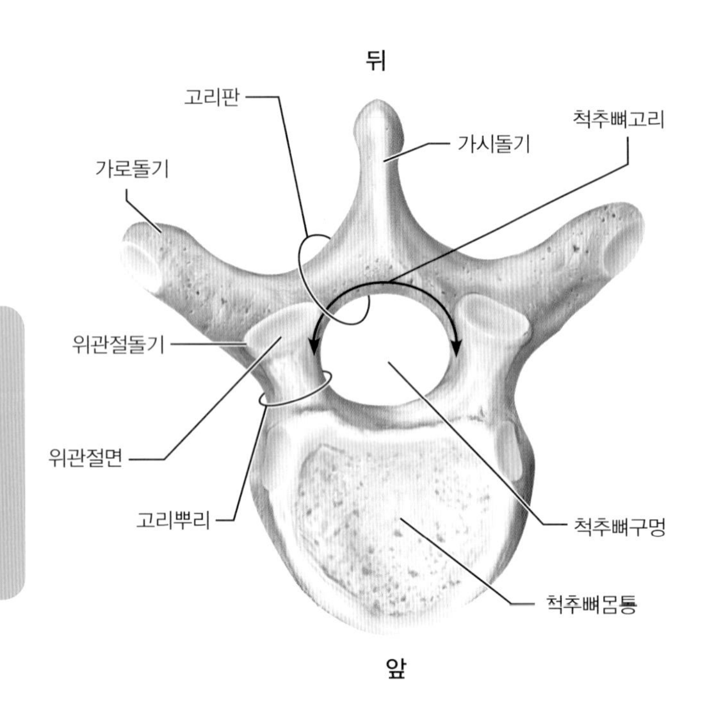

그림 4.17 **전형적인 척추뼈, 위에서 본 모습.**

들면서 척추사이원반에 포함되어 있는 수분이 감소하면서 단단해지고 덜 압축되어 있다.

척추사이원반과 척주의 S자 모양 구조는 우리가 걷거나 뛸 때 머리에 오는 충격을 방지하고 몸통의 유연성을 부연한다. 척주굽이(척추만곡, vertebral curvature)에서 출생 때부터 굽이가 형성된 목뼈와 엉치뼈 부위를 **일차굽이(일차만곡, primary curvature)**라 한다. 두 개의 일차굽이는 신생아의 척주를 C자 모양으로 만든다(그림 4.16). 목뼈 부위와 허리뼈 부위의 굽이는 출생 후 시간이 지나야 형성되기 때문에 **이차굽이(이차만곡, secondary curvature)**라 한다. 목굽이(경추만곡, cervical curvature)는 아기가 고개를 들기 시작할 때 나타나고 허리굽이(요추만곡, lumbar curvature)는 아기가 걷기 시작할 때 나타난다.

모든 척추뼈는 비슷한 구조를 가지고 있으며 척추뼈의 일반적인 형태는 다음과 같다(그림 4.17):

- **척추뼈몸통 (척추체, vertebral body)**: 원반모양, 척추뼈에서 몸무게를 지탱하는 부분, 척주의 앞에 위치한다.
- **척추뼈고리(척추궁, vertebral arch)**: 척추뼈고리는 척추뼈몸통에서 뒤로 확장된 고리판(추궁판, lamina)과 고리뿌리(추궁근, pedicle)가 만나 형성된다.
- **척추뼈구멍(추공, vertebral foramen)**: 척수(spinal cord)가 지나는 통로이다.
- **가로돌기(횡돌기, transverse process)**: 척추뼈고리에서 가쪽으로 튀어나온 두 개의 구조물이다.
- **가시돌기(극돌기, spinous process)**: 척추뼈고리의 뒷면에서 나온 튀어나온 하나의 구조물이다.
- **위, 아래관절돌기(상, 하관절돌기, superior and inferior articular process)**: 척추뼈구멍에서 가쪽으로 돌출된 한 쌍의 돌기로 인접한 척추뼈와 관절을 형성할 수 있도록 한다(그림 4.18 참고).

이러한 일반적인 형태에 더하여, 척주의 서로 다른 부분에 있는 척추뼈들은 매우 특별한 구조적 특징을 가지고 있으며 그 특징들을 아래에서 설명하도록 하겠다.

목뼈(경추, Cervical Vertebra)

7개의 **목뼈(경추, cervical vertebra**; C_1~C_7)는 척주(vertebral column)에서 목 부분을 형성한다. 첫째목뼈와 둘째목뼈는 다른 목뼈들과 공유하지 않는 기능을 수행하기 때문에 그 모양이 다르다. 그림 4.18a와 같이 **고리뼈(환추, altras**; C_1)에는 척추뼈몸통(vertebral body)이 없고 가로돌기(횡돌기, transverse process)의 윗면은 머리뼈(두개골, skull)의 뒤통수뼈관절융기(후두과, occipital condyle)를 받치는 큰 오목이 포함되어 있다. 이 관절은 머리를 끄덕거려 "예"라는 의사를 표현할 수 있게 한다. **중쇠뼈(축추, axis**; C_2)는 머리뼈와 고리뼈의 회전에서 중심축 역할을 한다. 중쇠뼈에는 위로 솟은 큰 돌기인 **치아돌기(치돌기, dens)**가 있고 이것은 중심점 역할을 한다. 고리뼈(C_1)와 중쇠뼈(C_2)의 관절은 머리를 한쪽에서 다른쪽으로 움직여 "아니오"라는 의사표현을 할 수 있게 한다.

"전형적인" 목뼈는 C_3에서 C_7까지이다(그림 4.18b 참고). 이 목뼈들은 가장 작고, 가장 가볍고, 가시돌기(극돌기, spinous process) 대부분이 짧고 두 갈래로 갈라져 있다. 목뼈의 가로돌기(횡돌기, transverse process)에는 척추동맥이 뇌로 가는 통로인 가로구멍(transverse foramen)이 있다.

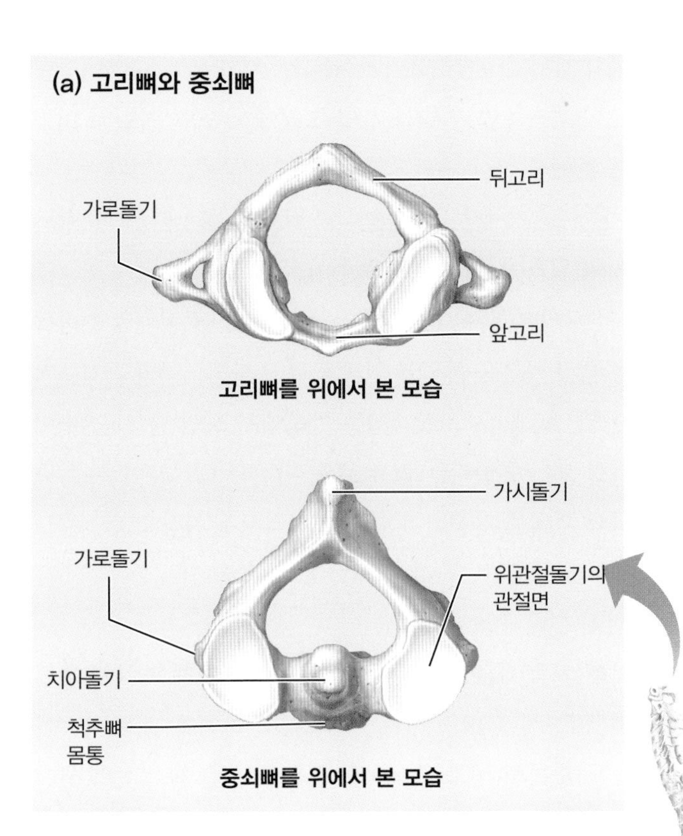

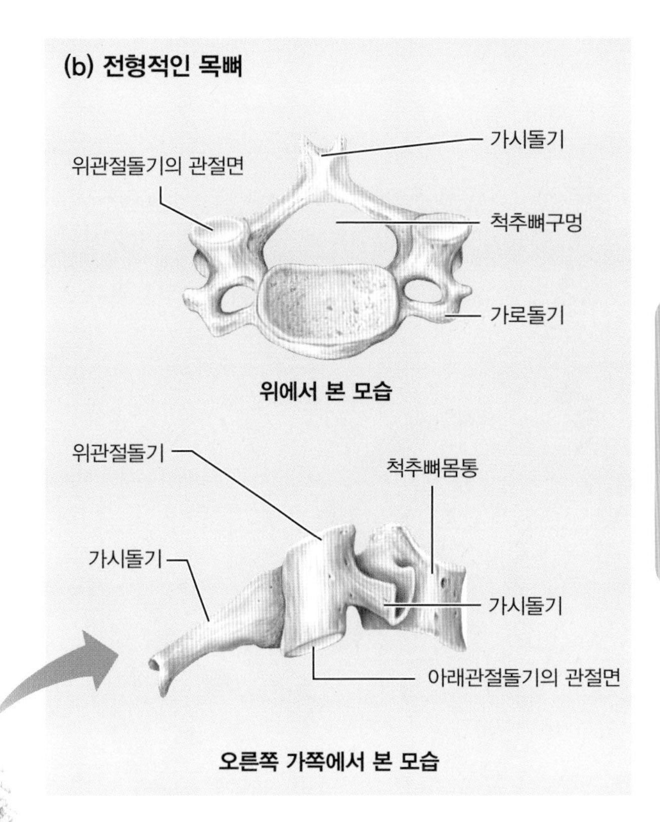

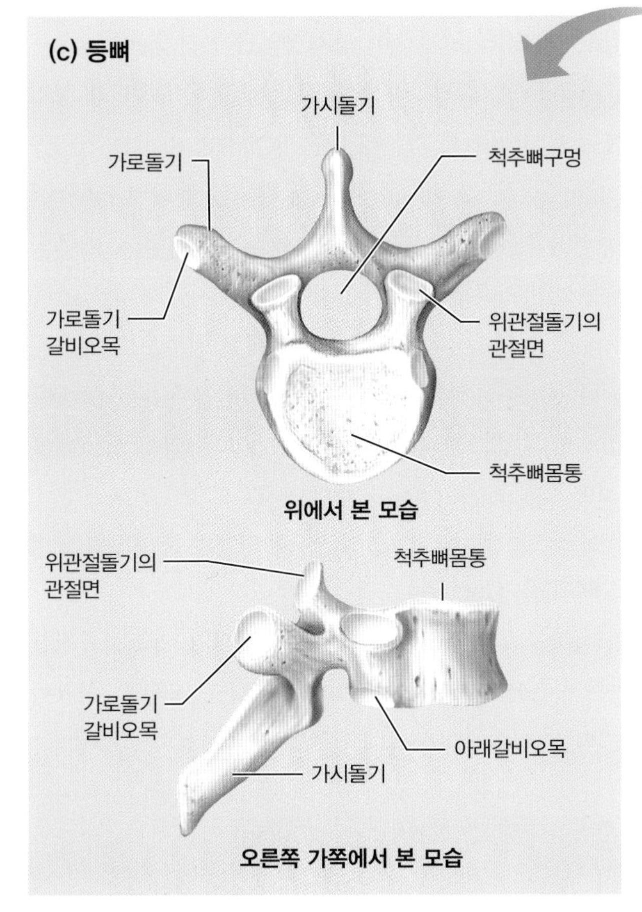

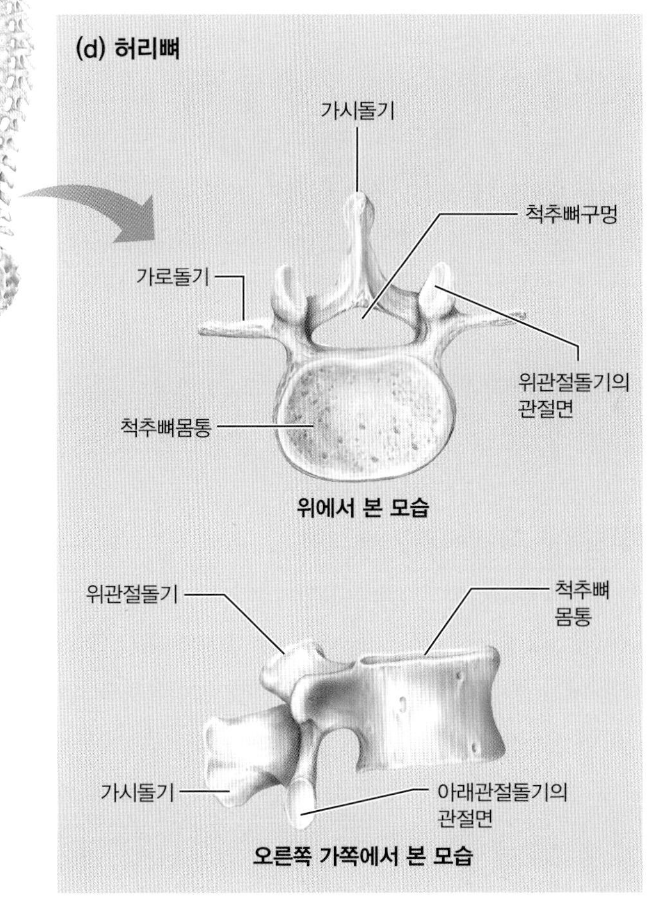

그림 4.18 척추뼈의 구역별 특징.

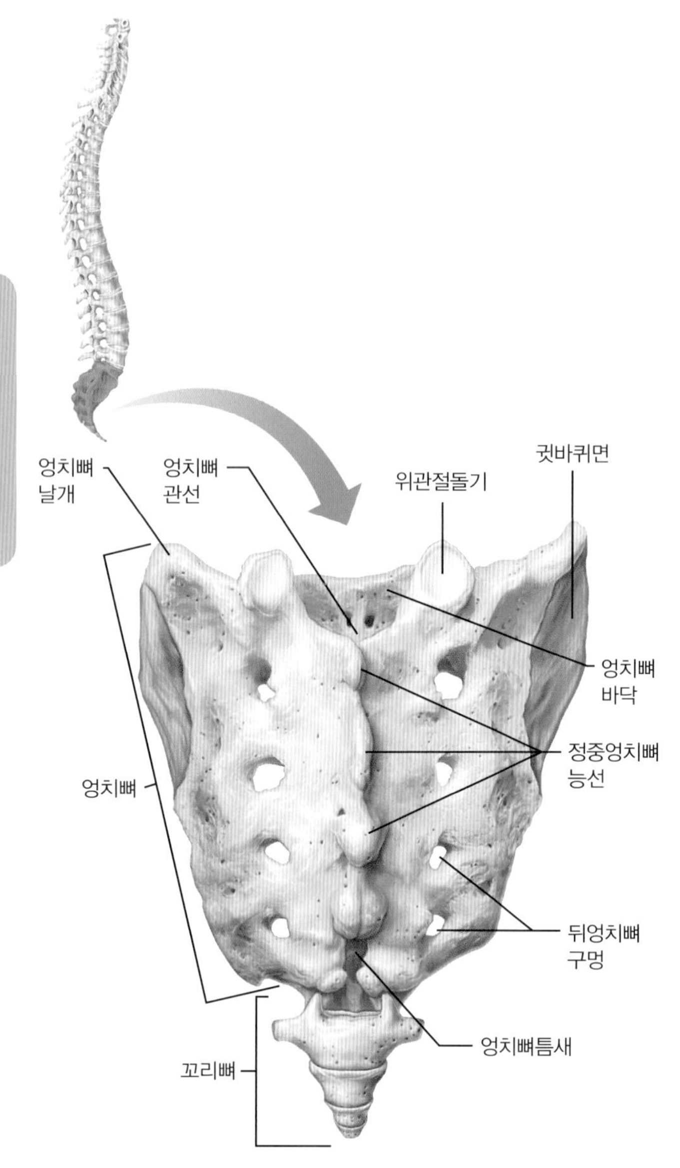

그림 4.19 **엉치뼈와 꼬리뼈, 뒤에서 본 모습.**

등뼈(흉추, Thoracic Vertebra)

12개의 **등뼈(흉추, thoracic verterba;** $T_1 \sim T_{12}$)는 모두 전형적인 모양이고 목뼈(경추, cervical vertebra)보다 크고 갈비뼈(늑골, rib)와 관절하는 부위에 갈비오목(늑골와, costal facet)이 있는 유일한 척추뼈로 이것으로 다른 뼈들과 구별할 수 있다. 등뼈의 몸통은 하트모양이고 두 개의 갈비오목이 양쪽에 있고 갈비뼈의 머리와 관절한다(그림 4.18c). 각 등뼈의 가로돌기(횡돌기, transverse process)는 갈비뼈결절(늑골결절, tubercle of rib)과 관절한다. 가시돌기(극돌기, spinous process)는 길고 급격히 아래방향으로 갈고리처럼 구부러져 있어 옆에서 보면 기린의 머리처럼 보이게 한다.

허리뼈(요추, Lumbar Vertebra)

5개의 **허리뼈(요추, lumbar vertebra;** $L_1 \sim L_5$)는 크고 벽돌처럼 생긴 몸통을 가지고 있고 짧고 손도끼모양의 가시돌기(극돌기, spinous process)는 가쪽에서 보면 큰 사슴의 머리처럼 보이게 한다(그림 4.18d). 압박의 대부분이 척주 중 허리뼈 부위에 가중되기 때문에 허리뼈가 가장 크다.

엉치뼈(천골, Sacrum)

엉치뼈(천골, sacrum)는 다섯개의 척추뼈가 합쳐져 형성되었다 (그림 4.19). 위로는 다섯째 허리뼈와 관절하고 아래로는 꼬리뼈(미골, coccyx)와 관절한다. 날개처럼 생긴 **엉치뼈날개(천골익, ala of sacrum)**는 가쪽에서 볼기뼈(관골, hip bone)와 관절하여 엉치엉덩관절(천장관절, sacroiliac joint)을 형성한다. 엉치뼈는 골반의 뒤쪽벽을 형성하며 엉치뼈의 뒤쪽 가운데 면은 엉치뼈의 가시돌기(극돌기, spinous process)들이 합쳐져 형성된 정중엉치뼈능선(정중천골릉, medial sacral crest)에 의해 거칠다. 정중엉치뼈능선의 가쪽옆에는 뒤엉치뼈구멍(후천골공, posterior sacral foramen)이 있고 엉치뼈의 안쪽으로 척추관(vertebral canal)이 연장된 **엉치뼈관(천골관, sacral canal)**이 있다. 엉치뼈관의 커다란 아래쪽 구멍을 **엉치뼈틈새(천골열공, sacral hiatus)**라고 한다.

꼬리뼈(미골, Coccyx)

꼬리뼈(미골, coccyx)는 세개 또는 다섯개의 작고 불규칙한 모양의 척추뼈가 합쳐져 형성되었다(그림 4.19 참고). 사람의 "꼬리뼈"는 다른 척추동물이 가지고 있는 꼬리의 흔적이다.

가슴우리(흉곽, Thoracic Cage)

4-11 가슴우리를 형성하는 구조물의 이름을 말한다.

4-12 참갈비와 거짓갈비의 차이를 설명한다.

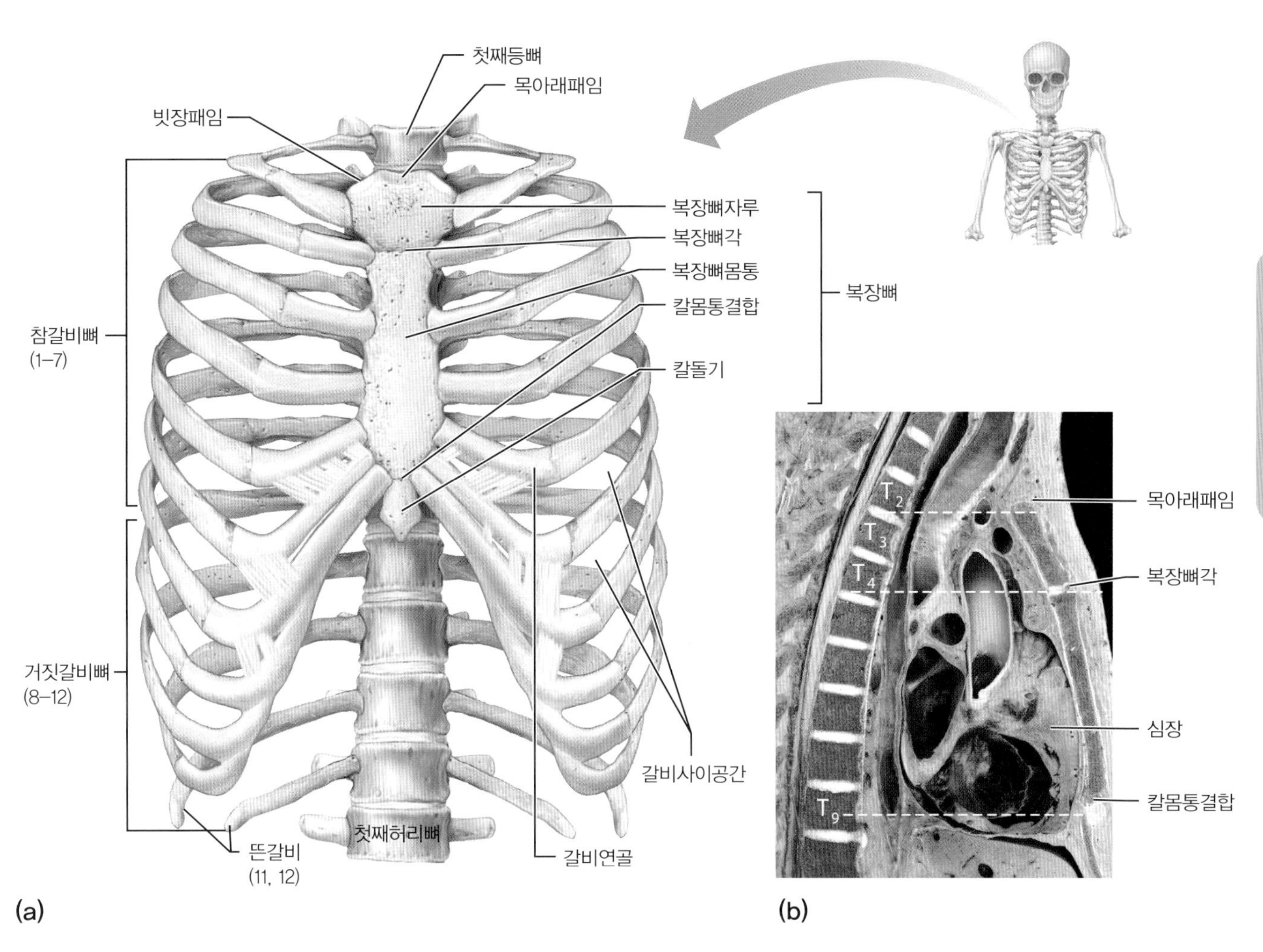

그림 4.20 **가슴우리뼈.** **(a)** 앞에서 본 모습. **(b)** 가슴의 정중시상단면, 복장뼈와 척주의 관계를 나타냄.

복장뼈(흉골, sternum), 갈비뼈(늑골, rib), 그리고 등뼈(흉추, thoracic vertebra)가 **가슴우리뼈**(**thoracic skeleton**)를 구성한다(그림 4.20). 가슴우리뼈를 일반적으로 **가슴우리**(**흉곽, thoracic cage**)라고 하며 그 이유는 가슴안의 장기(심장, 허파, 큰 혈관)를 감싸 보호하고 원뿔모양의 새장을 형성하기 때문이다.

복장뼈(흉골, Sternum)

복장뼈(**흉골, sternum**)는 전형적인 납작뼈(편평골, flat bone)이고 **복장뼈자루**(**흉골병, manubrium of sternum**), **복장뼈몸통**(**흉골체, body of sternum**), 그리고 **칼돌기**(**검상돌기, xiphoid process**) 세 부분이 합쳐서 형성되었다. 복장뼈에는 첫 7쌍의 갈비뼈가 부착한다.

복장뼈는 세 개의 중요 뼈표지점인 목아래패임(경절흔, jugular notch), 복장뼈각(흉골각, sternal angle), 그리고 칼몸통결합(흉골검상결합부, xiphisternal joint)이 있다.

- **목아래패임**(**경절흔, jugular notch**)은 복장뼈자루(흉골병, manubrium of sternum)의 오목한 위모서리로 쉽게 만져지며 일반적으로 이 부분은 셋째등뼈(T_3) 위치이다.
- **복장뼈각**(**흉골각, sternal angle**)은 복장뼈자루와 복장뼈몸통이 만나 약간의 각도를 이루어 가로로 능선을 형성하는데 이 곳은 둘째갈비뼈 위치이다. 복장뼈각은 심장판막의 소리를 들을 수 있는 위치의 갈비뼈를 찾을 기준을 제공한다.
- **칼몸통결합**(**흉골검상결합부, xiphisternal joint**)은 복

장뼈몸통과 칼돌기(검상돌기, xiphoid process)가 만나 융합된 곳으로 아홉째등뼈(T_9)의 위치에 있다. 우리는 복장뼈각과 목아래패임을 손으로 만질 수 있다.

갈비뼈(늑골, Rib)

12쌍의 **갈비뼈(늑골, rib)**는 가슴우리뼈(thoracic skeleton)의 벽을 형성한다. 모든 갈비뼈는 뒤에서 척주(vertebral column)와 관절하고 몸 표면의 앞을 향해 아래방향으로 구부러진다. 처음 7쌍의 갈비뼈를 **참갈비뼈(진륵, true rib)**라고 하며 이것은 갈비연골(늑연골, costal cartilage)에 의해 직접적으로 복장뼈(흉골, sternum)에 부착한다. **거짓갈비뼈(가륵, false rib)**는 참갈비뼈 다음 5쌍으로 간접적으로 복장뼈에 부착하거나 혹은 모두 복장뼈에 부착하지 않는다. 거짓갈비뼈의 마지막 두 쌍은 복장뼈에 부착하지 않아 **뜬갈비(부유늑, floating rib)**라 한다.

갈비뼈 사이의 공간인 갈비사이공간(늑간극, intercostal space)은 갈비사이근육(늑간근, intercostal muscle)으로 차 있고 이 근육은 호흡에 사용된다.

Did you get it?

13. *척주의 다섯 개의 주요 부위는 무엇인가?*
14. *허리뼈는 목뼈와 어떤 차이점이 있는가?*
15. *참갈비뼈는 무엇이고 거짓갈비뼈는 무엇인가?*
16. *가슴우리를 형성하는 세 개의 뼈는 갈비뼈와 복장뼈 그리고 다른 하나는 무엇인가?*

(답은 부록을 보시오.)

팔다리뼈대(사지골격: Appendicular Skeleton)

4-13 팔이음뼈와 다리이음뼈를 설명하고 팔이음뼈, 다리이음뼈와 관절하는 뼈를 말한다.

4-14 골반뼈의 중요한 남녀 차이를 설명한다.

팔다리뼈대(사지골격, appendicular skeleton)는 팔뼈와 다리뼈를 몸통뼈대(축성골격, axial skeleton)에 연결하는 팔이음뼈(상지대, shoulder girdle)와 다리이음뼈(하지대, pelvic girdle)를 합쳐 126개의 뼈로 구성되었다(그림 4.8의 금색으로 표시된 부분).

팔이음뼈(상지대)(Bones of the Shoulder Girdle)

각 **팔이음뼈(상지대, shoulder girdle)**는 빗장뼈(쇄골, clavicle)와 어깨뼈(견갑골, scapula) 두 개의 뼈로 구성되어 있다(그림 4.21)

빗장뼈(쇄골, clavicle)는 가늘고 구부러진 뼈로 안쪽으로는 빗장뼈자루(흉골병, manubrium of sternum)와, 가쪽으로는 어깨뼈(견갑골, scapula)와 관절하여 어깨관절을 형성하는데 도움을 준다. 빗장뼈는 가슴의 꼭대기에서 팔을 붙잡는 버팀대 역할을 하며 어깨가 빠지지지 않도록 도움을 준다.

어깨뼈(견갑골, scapula)는 삼각형 모양으로 팔을 움직일 때 뒤에서 보면 나팔 모양으로 보이기 때문에 일반적으로 "날개"라고도 한다. 각 어깨뼈는 납작한 몸통과 두 개의 중요한 돌기를 가지고 있다. 하나는 어깨뼈가시(견갑극, spine of scapula)의 끝부분이 커진 **봉우리(견봉, acromion)**이고 다른 하나는 새의 부리처럼 생긴 **부리돌기(오훼돌기, coracoid process)**이다. 봉우리는 빗장뼈의 가쪽과 만나 **봉우리빗장관절(견봉쇄골관절, acromioclavicular joint)**을 형성한다. 부리돌기는 어깨의 꼭대기 위에 있고 팔의 몇몇 근육들을 잡아준다. 부리돌기에서 안쪽으로 신경이 지나가는 큰 어깨뼈패임(견갑절흔, scapular notch)이 있다. 어깨뼈는 직접적으로 몸통뼈대와 관절하지 않으며 몸통의 근육들에 의해 느슨하게 매달려 있다. 어깨뼈는 위모서리(상연, superior border), 안쪽모서리(내측연, medial border), 가쪽모서리(외측연, lateral border)의 3개의 모서리와 위각(상각, superior angle), 아래각(하각, inferior angle), 가쪽각(외측각, lateral angle)의 3개의 각을 가지고 있다. 가쪽모서리에는 위팔뼈(상완골, humerus)의 머리와 관절하는 얕게 들어간 **접시오목(관절와, glenoid fossa)**이 있다.

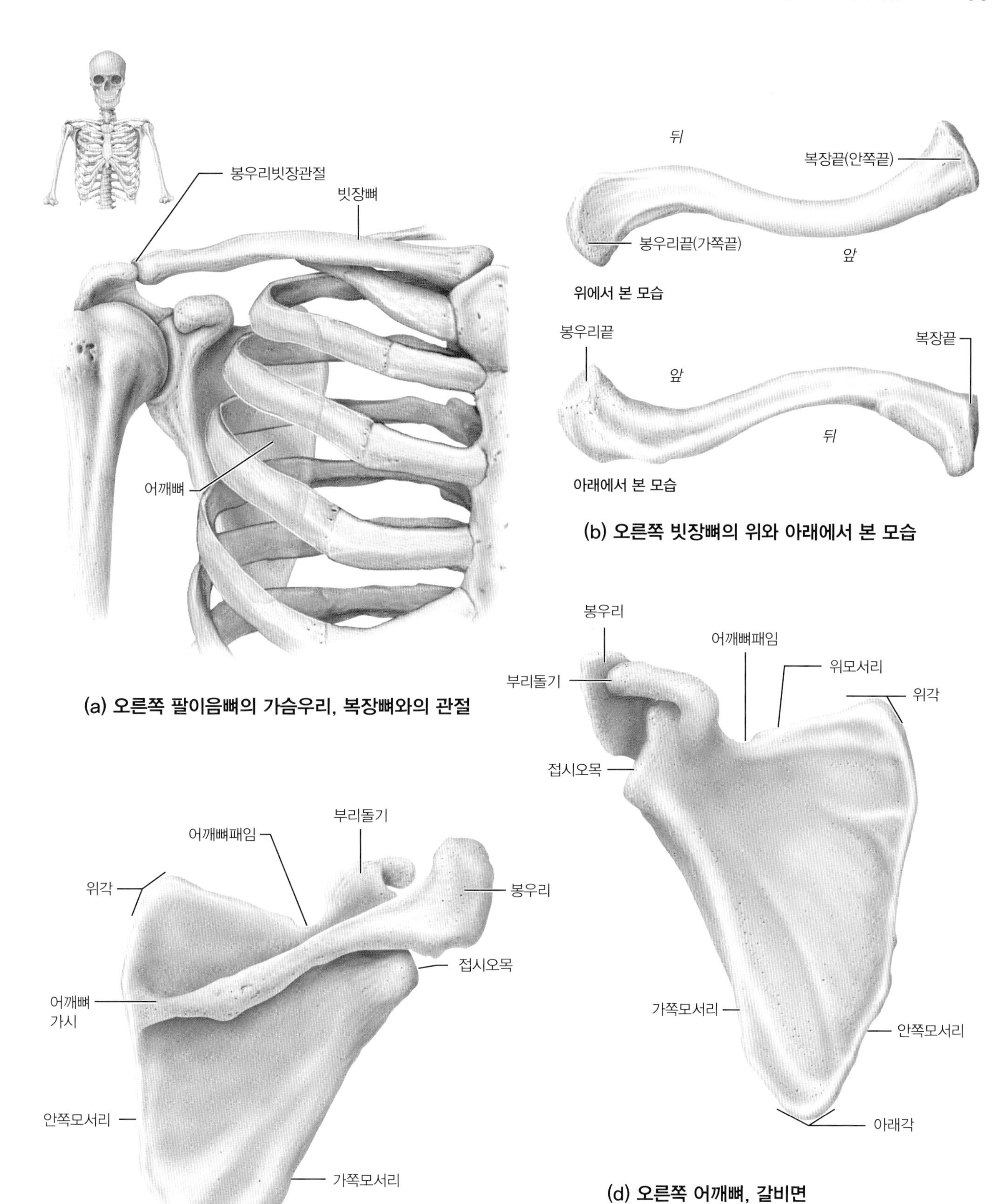
봉우리빗장관절
빗장뼈
어깨뼈
(a) 오른쪽 팔이음뼈의 가슴우리, 복장뼈와의 관절
뒤
복장끝(안쪽끝)
봉우리끝(가쪽끝)
앞
위에서 본 모습
봉우리끝
복장끝
앞
뒤
아래에서 본 모습
(b) 오른쪽 빗장뼈의 위와 아래에서 본 모습
봉우리
어깨뼈패임
위모서리
부리돌기
위각
접시오목
가쪽모서리
안쪽모서리
아래각
(d) 오른쪽 어깨뼈, 갈비면
부리돌기
어깨뼈패임
위각
봉우리
접시오목
어깨뼈
가시
안쪽모서리
가쪽모서리
(c) 오른쪽 어깨뼈의 등면
4

그림 4.21 팔이음뼈.

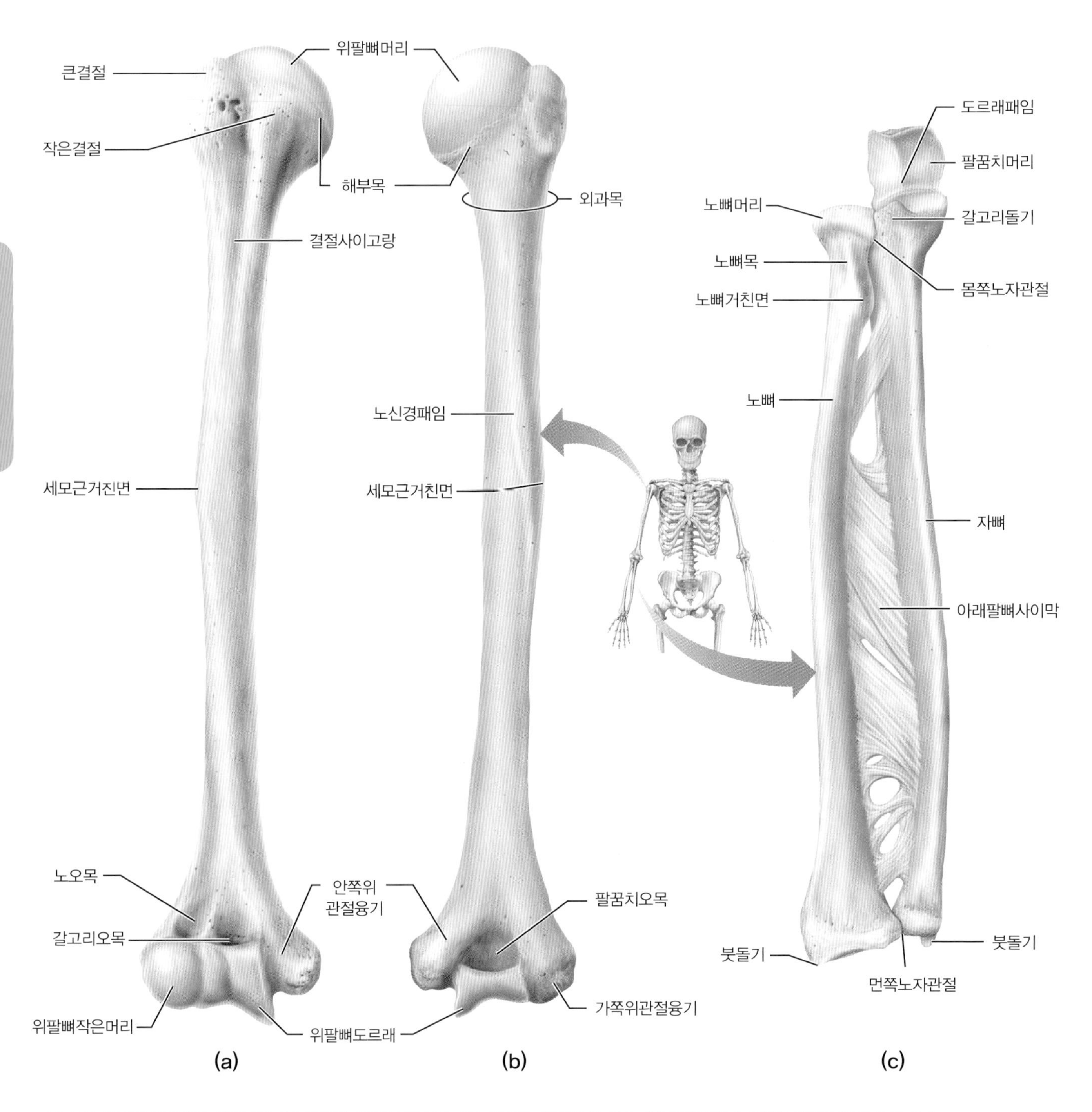

그림 4.22 **오른쪽 위팔뼈와 아래팔뼈.** **(a)** 위팔뼈, 앞에서 본 모습. **(b)** 위팔뼈, 뒤에서 본 모습. **(c)** 아래팔뼈 (노뼈와 자뼈)를 앞에서 본 모습.

팔이음뼈는 매우 가볍고 위팔뼈가 예외적으로 자유로운 움직임을 가능하게 하며 그 요인은 다음과 같다.

1. 각 팔이음뼈는 몸통뼈대의 오직 한 부분과 관절하며 그 관절은 복장빗장관절(흉쇄관절, sternoclavicular joint)이다.
2. 어깨뼈가 느슨하게 부착되어 있어 근육의 움직임으로 인해 가슴우리(흉곽, thorax)에서 앞으로 뒤로 미끄러질 수 있다.
3. 접시오목(관절와, glenoid fossa)은 얕으며 어깨관절(견관절, shoulder joint)은 인대에 의해 약하게 보강되어진다.

하지만, 이러한 뛰어난 유연성은 약점을 가지고 있어 어깨가 아주 쉽게 탈골된다.

자유팔뼈(상지골) (Bones of the Upper Limbs)

30개의 별도의 뼈는 각각 팔의 골격을 형성하고(그림 4.22와 그림 4.23 참고) 위팔(상완, arm), 아래팔(전완, forearm), 그리고 손(hand)의 토대를 형성한다.

위팔(상완, Arm)

위팔(상완, arm)은 전형적인 긴뼈인 **위팔뼈(상완골, humerus)** 하나로 형성되어 있다(그림 4.22a 참고). 위팔뼈의 몸쪽끝(근위단, proximal end)은 둥근 머리가 있고 어깨뼈(견갑골, scapula)의 얕은 접시오목(관절와, glenoid fossa)에 고정되어 있다. 머리의 바로 아래에는 약간 들어간 **해부목(해부경, anatomical neck)**이 있고 머리의 앞가쪽에는 **결절사이고랑(결절간구, intertubercular groove)**을 중심으로 근육이 부착하는 **큰돌기(대결절, greater tubercle)**와 **작은돌기(소결절, lesser tubercle)**가 있다. 돌기의 먼쪽에는 가장 빈번하게 골절이 발생하는 **외과목(외과경, surgical neck)**이 있다. 위팔뼈몸통(상완골체, body of humerus)의 가운데에는 어깨 근육인 **어깨세모근(삼각근, deltoid muscle)**이 붙는 넓은 거친 부분인 세모근거친면(삼각근조면, deltoid tuberosity)이 있다. **노신경고랑(요골신경구, groove for radial nerve)**은 몸통의 뒷면에서 비스듬이 아래로 주행한다. 이 노신경고랑으로 팔에서 중요한 신경인 노신경이 지나간다. 위팔뼈의 먼쪽끝(원위단, distal end) 안쪽에는 실패처럼 생긴 **위팔뼈도르래(활차, trochlear)**가 있고 가쪽에는 공처럼 생긴 **위팔뼈작은머리(상완골소두, capitulum)**가 있다. 이 두 개의 돌기는 아래팔뼈(전완골, bone of forearm)와 관절한다. 위팔뼈도르래의 위 앞에는 우묵하게 들어간 **갈고리오목(구상돌기와, coronoid fossa)**이 있고 뒷면에는 **팔꿈치오목(주두와, olecranon fossa)**이 있다. 이 두 개의 오목은 **안쪽위관절융기(내측상과, medial epicondyle)**와 **가쪽위관절융기(외측상과, lateral epicondyle)**의 옆에 있으며 팔꿈의 굽힘과 폄 운동 시 자뼈(척골, ulna)의 갈고리돌기(구상돌기, coronoid process)와 팔꿈치머리(주두, olecranon)가 자유롭게 움직일

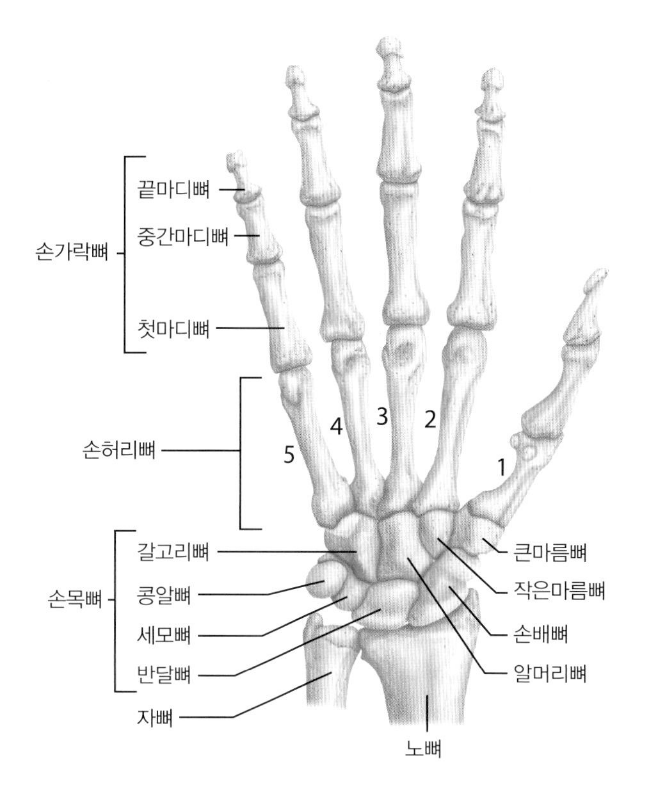

그림 4.23 **오른쪽 손뼈, 앞에서 본 모습.**

수 있도록 해 준다.

아래팔(전완, Forearm)

노뼈(요골, radius)와 자뼈(척골, ulna)는 아래팔을 형성하는 두 개의 뼈이다(그림 4.22c 참고). 해부학자세(anatomical position)에서 **노뼈**는 가쪽, 엄지손가락쪽에 위치하며 손바닥을 뒤로 향하게 할 경우 노뼈의 가쪽끝이 자뼈를 가로질러 움직여 안쪽으로 이동한다. 노뼈와 자뼈의 몸쪽과 먼쪽은 관절하여 **노자관절(요척관절, radioulnar joint)**을 형성하고 이 두 개의 뼈는 길이를 따라 유연성이 있는 **뼈사이막(골간막, interosseous membrane)**에 의해 연결되어 있으며 먼쪽끝에는 **붓돌기(경상돌기, styloid process)**가 있다.

판모양의 노뼈 머리는 위팔뼈의 위팔뼈작은머리와 관절하며 그 아래에는 **노뼈거친면(요골조면, radial tuberosity)**이 있고 여기에 위팔두갈래근(상완이두근, biceps brachii muscle)의 힘줄이 부착한다.

해부학자세에서 **자뼈**는 안쪽(새끼손가락쪽)에 위치하며

몸쪽끝 앞쪽에는 **갈고리돌기(구상돌기, coronoid process)**가, 뒤쪽에는 **팔꿈치머리(주두, olecranon)**가 있으며 이 두 개의 구조물은 **도르래패임(활차절흔, trochlear notch)**에 의해 분리되어 있다. 갈고리돌기와 팔꿈치머리는 함께 위팔뼈의 도르래(활차, trochlear)와 함께 펜치 모양으로 관절한다.

손(Hand)

손뼈는 손목뼈(carpal bones), 손허리뼈(metacarpals), 그리고 손가락뼈(phalanges)로 구성되어 있다(그림 4.23). 8개의 **손목뼈**는 4개 뼈로 된 불규칙한 2개의 열로 배열되어 있으며 손에서 **손목**을 형성한다. 손목은 인대에 의해 함께 묶여 움직임에 세한이 있다.

손바닥은 **손허리뼈(중수골, metacarpals)**로 구성되어 있고 **손가락뼈(수지골, phalanges)**는 손가락에 있는 뼈이다. 손허리뼈는 엄지손가락에서 새끼손가락쪽으로 숫자 1부터 번호를 매긴다. 주먹을 쥐면 손허리뼈의 머리가 손가락뼈와 관절하는 것이 선명하게 보인다. 각 손은 14개의 손가락뼈로 구성되어 있으며 각 손가락은 첫마디뼈, 중간마디뼈, 그리고 끝마디뼈 세 개씩 가지고 있으나 엄지손가락은 첫마디뼈와 끝마디뼈만 가지고 있다.

Did you get it?

17. *몸통뼈대의 일반적인 기능과 팔다리뼈대의 일반적인 기능을 비교하라.*

18. *팔이음뼈가 몸통뼈대와 관절하는 곳은 어디인가?*

19. *어떤 뼈가 위팔을 형성하는가?*

20. *손목뼈는 어디에 있으며 뼈의 형태 중 어디에 속하는가?*

21. *팔뼈에서 어떤 뼈가 붓돌기를 가지고 있는가?*

(답은 부록을 보시오.)

다리이음뼈(하지대) (Bones of the Pelvic Girdle)

다리이음뼈(하지대, pelvic girdle)는 두 개의 **볼기뼈(관골, hip bone)**와 엉치뼈(천골, sacrum)로 구성되며 꼬리뼈(미골, coccyx)과 함께 골반뼈를(bony pelvis) 형성한다.

다리이음뼈는 크고 무거우며 엉치뼈에 부착함으로써 가장 아래의 허리뼈(요추, lumbar vertebra)에 단단하게 부착된다. 넙다리뼈(대퇴골, femur)와 관절하는 푹 들어간 곳은 다리를 다리이음에 단단히 고정해 주는 인대에 의해 깊고 무겁게 강화되었다. 상체의 모든 무게가 골반에 실리기 때문에 다리이음뼈는 체중을 실는 중요한 역할을 하고 생식계통 장기, 방광(urinary bladder), 큰창자(대장, large intestine)의 일부가 있고 이것을 보호한다.

각 볼기뼈는 엉덩뼈(장골, ilium), 궁둥뼈(좌골, ischium), 두덩뼈(치골, pubis) 세 개의 뼈가 융합되어 형성된 것으로 **엉덩뼈**는 뒤로는 엉치뼈와 함께 연결되어 **엉치엉덩관절(천장관절, sacroiliac joint)**을 형성하고 엉덩뼈는 크며 볼기뼈의 대부분을 차지하는 뼈이다. 본인의 볼기에 손을 올려놓으면 날개처럼 생긴 엉덩뼈의 엉덩뼈날개(장골익, ala of ilium)를 만질 수 있다. 엉덩뼈날개의 위모서리인 **엉덩뼈능선(장골능선, iliac crest)**은 근육내주사를 놓을 때 사용되는해부학적으로 중요한 뼈표지점이다. 엉덩뼈능선의 앞쪽 끝에는 **위앞엉덩뼈가시(상전장골극, anterior superior iliac spine)**가, 뒤쪽 끝에는 **위뒤엉덩뼈가시(상후장골극, posterior superior iliac spine)**가 있다. 그 아래에는 작은 가시들이 있다.

궁둥뼈는 볼기뼈의 가장 아래부분을 형성하며 앉았을 때 닿는 뼈이다. **궁둥뼈결절(좌골결절, ischial tuberosity)**은 앉았을 때 몸무게가 모두 실리는 거친 영역으로 이 결절 위의 튀어나온 구조물인 **궁둥뼈가시(좌골극, ischial spine)**는 해부학적으로 중요한 뼈표지점이다. 특히 임신부에게 중요한 표지점으로 출산 동안 아기가 통과해야 하는 아래골반문(골반하구, pelvic outlet)이 좁아지기 때문이다. 궁둥뼈에서 다른 중요한 구조물은 **큰궁둥패임(대좌골절흔, greater sciatic notch)**으로 혈관과 궁둥신경이 골반의 뒷쪽을 통해 넓적다리로 들어갈 수 있게 한다. 근육내주사 시 이 부위는 피하도록 한다.

두덩뼈는 볼기뼈에서 가장 앞부분으로 두덩뼈가지(치골지, pubic ramus)와 궁둥뼈가지(좌골지, ramus of ischium)가 서로 만나 **폐쇄구멍(폐쇄공, obturator foramen)**

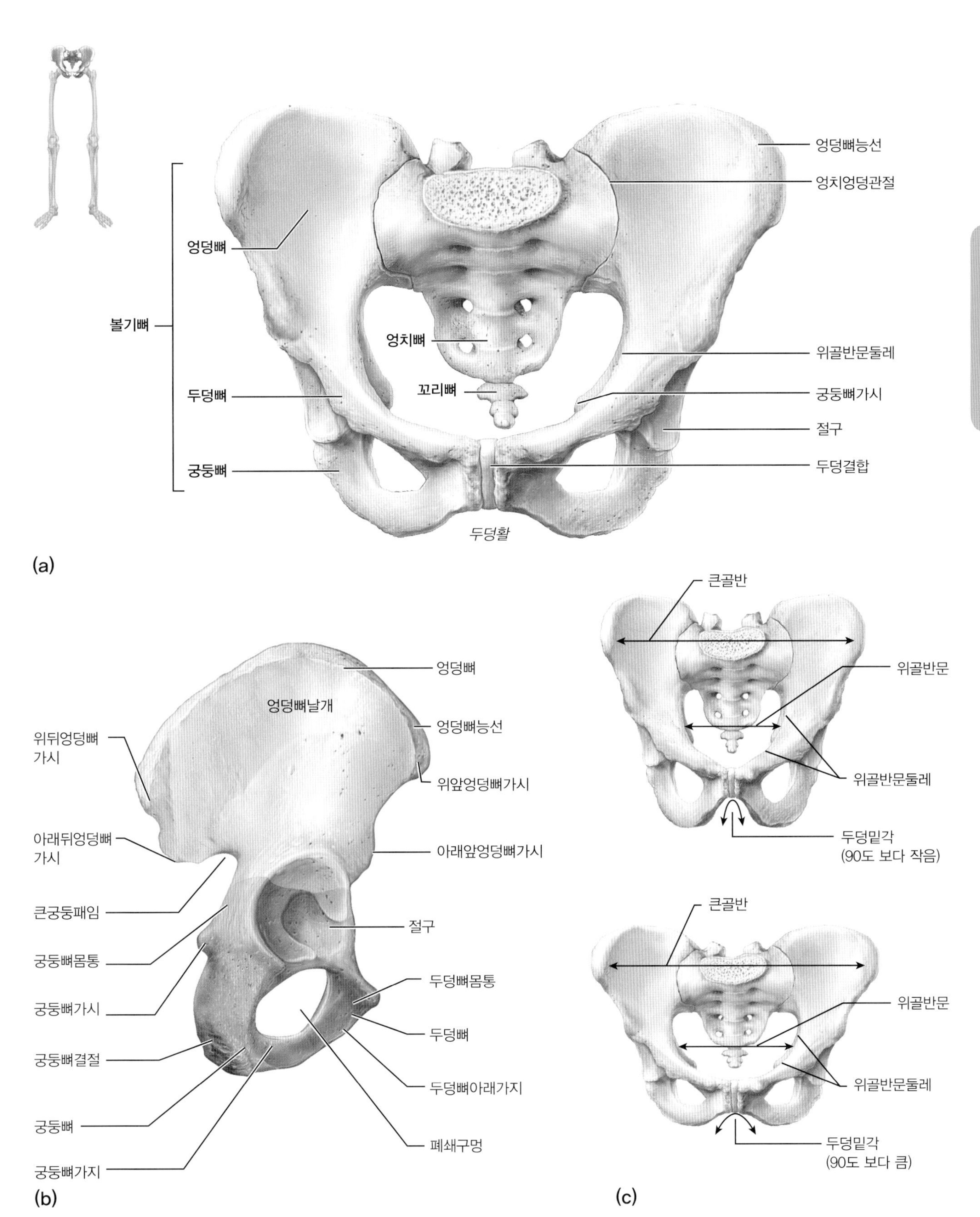

그림 4.24 **골반뼈.** (a) 골반뼈. (b) 오른쪽 볼기뼈, 엉덩뼈, 궁둥뼈, 두덩뼈가 융합한 모습. (c) 남자의 골반(위)와 여자의 골반(아래)을 비교.

4

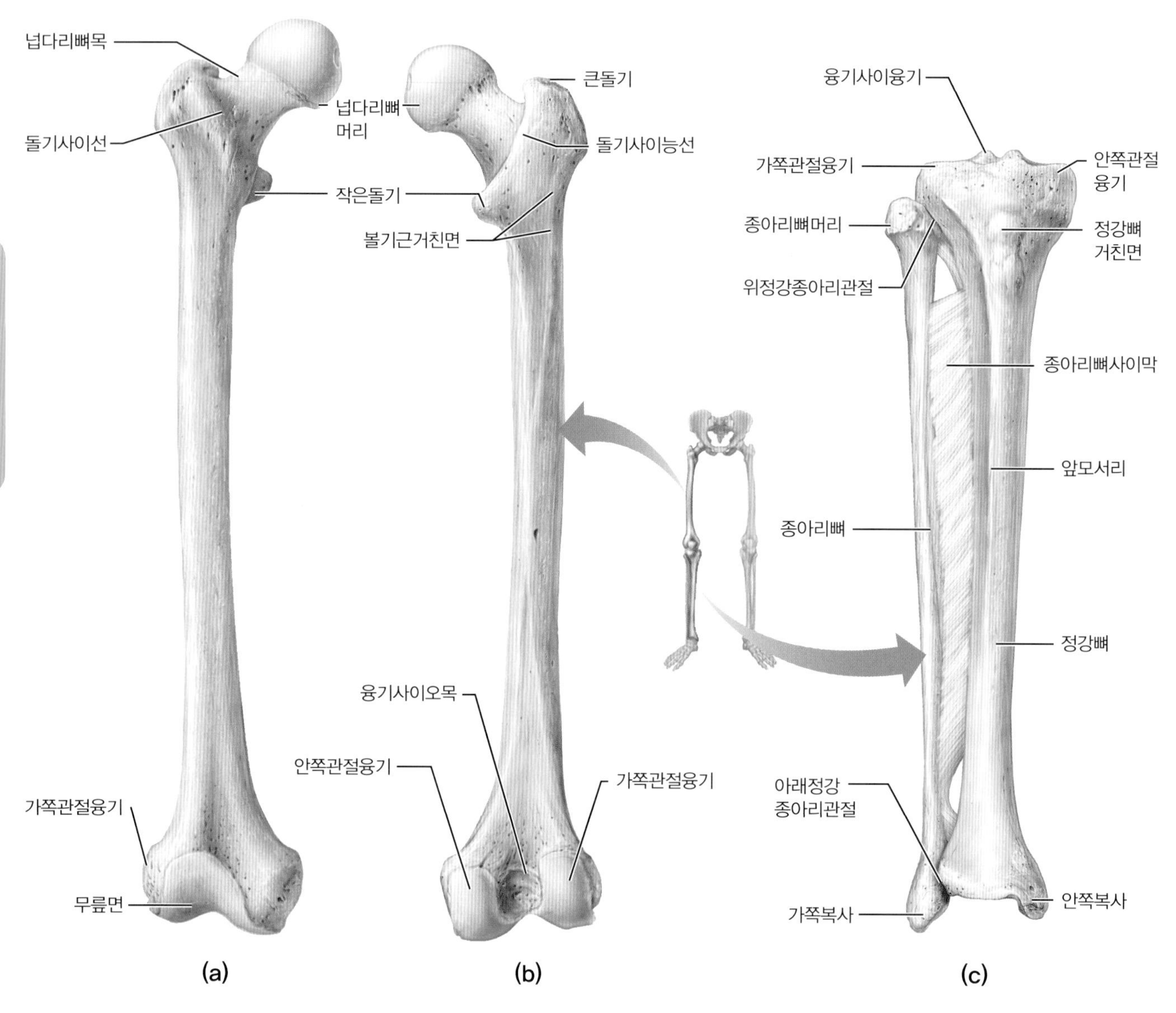

그림 4.25 **오른쪽 넓적다리와 종아리의 뼈.** (a) 오른쪽 넙다리뼈, 앞에서 본 모습. (b) 넙다리뼈, 뒤에서 본 모습. (c) 정강뼈와 종아리뼈, 앞에서 본 모습.

을 형성하여 혈관과 신경이 이 구멍을 지나 넓적다리 앞으로 이동할 수 있게 한다. 두덩뼈는 앞에서 서로 관절하여 연골관절인 **두덩결합(치골결합, pubic symphysis)**을 형성한다.

엉덩뼈, 궁둥뼈, 그리고 두덩뼈가 융합되어 **절구(관골구, acetabulum)**를 형성하고 여기에 넙다리뼈의 머리가 관절한다.

골반뼈는 두 부분으로 나누어지며 엉덩뼈의 벌어진 부분에서 가운데 영역을 큰골반(대골반, greater pelvis)이라 하고 작은골반(소골반, lesser pelvis) 위에 위치한다. 작은골반은 뼈로 둘러싸여 있으며 위골반문둘레(골반상협부가장자리, pelvic brim)의 아래부분이다. 작은골반의 지름은 출산 시 신생아의 머리가 지나갈 정도로 충분히 커야하기 때문에 여자에게 매우 중요하다.

물론 개인의 골반 구조는 다양하지만 남자와 여자의 골반 사이에는 상당히 일관된 차이가 있으며 그 차이는 다음과 같다(그림 4.24c 참고).

- 여자의 위골반문(골반상구, pelvic inlet)이 더 크고 더 원형에 가깝다.
- 여자의 골반은 더 얕고 가볍고 얇다.

- 여자의 엉덩뼈가 더 가쪽으로 벌어져 있다.
- 여자의 엉치뼈(천골, sacrum)가 더 짧고 덜 굽어져 있다.
- 여자의 궁둥뼈가시가 더 짧고 멀리 떨어져 있어 아래 골반문(골반하구, pelvic outlet)이 더 크다.
- 여자의 두덩밑각(치골하각, subpubic angle)이 더 크기 때문에 두덩활(치골궁, pubic arch)이 더 원형이다.

Did you get it?

22. *볼기뼈를 형성하는 세 개의 뼈와 다리이음뼈를 형성하는 두 개의 뼈는 무엇인가?*

23. *여자의 골반뼈는 남자의 골반뼈와 어떤 것이 다른가? (세 가지 정도 적으시오.)*

(답은 부록을 보시오.)

자유다리뼈(하지골) (Bones of Lower Limbs)

자유다리뼈(하지뼈, bone of free part of lower limb)는 우리가 서 있을 때 몸무게를 모두 받는다. 그러므로 다리를 구성하고 있는 세 개의 뼈인 넙다리뼈(대퇴골, femur), 정강뼈(경골, tibia), 종아리뼈(비골, fibula)는 팔을 구성하고 있는 뼈들에 비해 더 두껍고 강하다.

넓적다리(대퇴, Thigh)

넙다리뼈(대퇴골, femur)는 넓적다리를 구성하는 단 하나의 뼈이다(그림 4.25a와 b). 넙다리뼈는 우리 몸에서 가장 무겁고 가장 단단한 뼈로 몸쪽끝에는 공처럼 생긴 넙다리뼈머리(대퇴골두, head of femur), 넙다리뼈목(대퇴골경, neck of femur), **큰돌기(대전자, greater trochanter)**와 **작은돌기(소전자, lesser trochanter)**가 있고 앞에는 **돌기사이선(전자간선, intertrochanteric line)**이, 뒤에는 **돌기사이능선(전자간릉, intertrochanteric crest)**이 있다. 이 뼈표지점들과 **볼기근거친면(둔근조면, gluteal tuberosity)**은 넙다리뼈몸통(대퇴골체, body of femur)에 있고 모두 근육이 붙는 부분이다. 넙다리뼈머리는 볼기뼈의 안전하고 푹 들어간 절구에 깊게 관절하지만 넙다리뼈목은 특히 나이 든 사람에게서 일반적으로 골절이 잘 되는 부분이다.

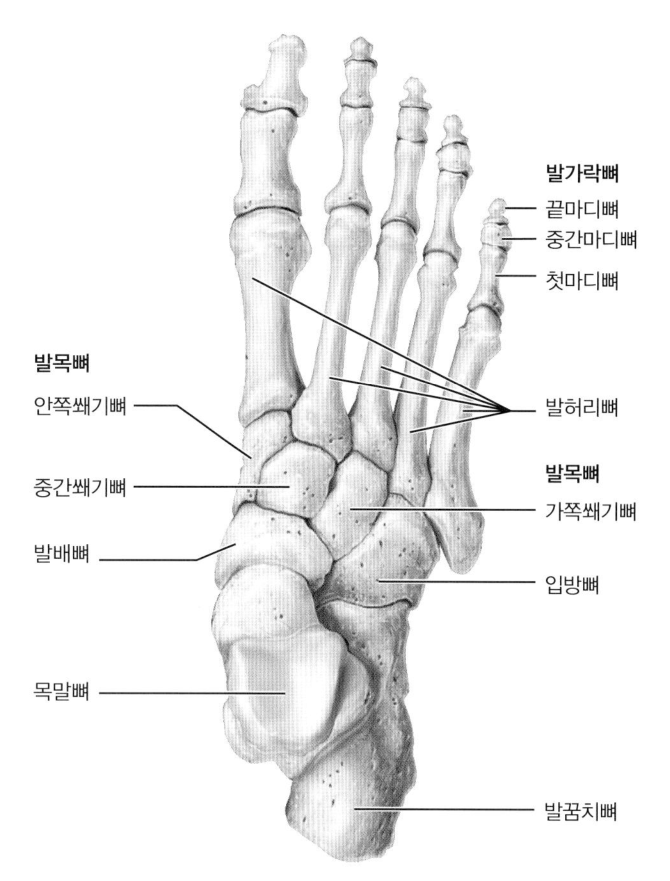

그림 4.26 **오른쪽 발뼈, 위에서 본 모습.**

넙다리뼈는 안쪽으로 기울어져 있고 아래를 향해 내려가 종아리에 있는 뼈들과 관절하며 무릎은 우리 몸의 중심과 일직선을 이룬다. 여자의 골반이 전형적으로 남자의 골반보다 넓기 때문에 여자의 넙다리뼈가 안쪽으로 기울어진 각도는 좀 더 두드러진다. 넙다리뼈의 먼쪽에는 **가쪽관절융기(외측과, lateral condyle)**와 **안쪽관절융기(내측과, medial condyle)**가 있고 아래쪽의 정강뼈(경골, tibia)와 관절한다. 가쪽·안쪽관절융기는 관절융기 뒤쪽에 있는 **관절사이오목(과간와, intercondylar fossa)**에 의해 나누어져 있다. 넙다리뼈의 먼쪽 앞에는 부드러운 **무릎면(슬개면, patellar surface)**이 있고 이곳에서 무릎뼈(슬개골, patella)와 관절한다.

종아리(하퇴부, Leg)

정강뼈(경골, tibia)와 종아리뼈(비골, fibula)가 종아리를

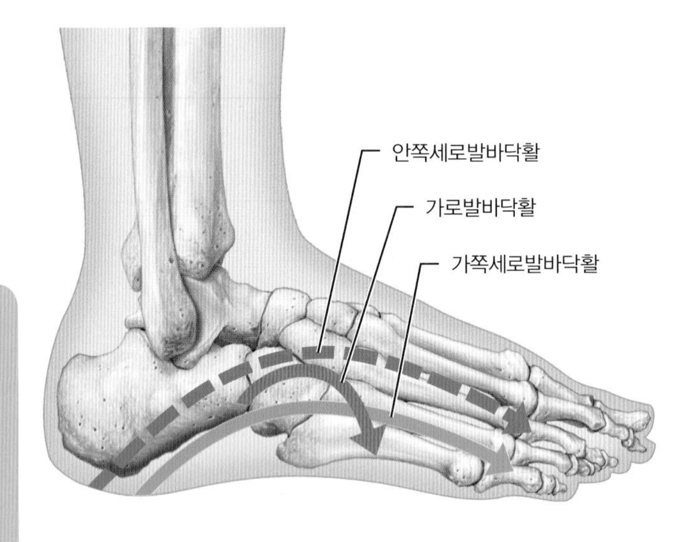

그림 4.27 **발바닥활.**

형성하는 뼈로 이 두 뼈의 길이를 따라 **종아리뼈사이막(하퇴골간막, interosseous membrane of leg)**이 부착되어 있다(그림 4.25c 참고). 정강뼈는 크고 안쪽에 있으며 몸쪽끝에는 **안쪽관절융기(내측과, medial condyle)**와 **가쪽관절융기(외측과, lateral condyle)**가 넙다리뼈의 먼쪽끝과 관절하여 무릎관절을 형성하고 **융기사이융기(과간융기, intercondylar eminence)**에 의해 분리되어 있다. 무릎인대(슬개인대, patellar ligament)는 **무릎뼈**를 둘러싸고 정강뼈의 앞면에 있는 거친 부분인 **정강뼈거친면(경골조면, tibial tuberosity)**에 부착한다. 먼쪽에는 **안쪽복사(내과, medial malleolus)**라는 돌기가 발목 안쪽으로 불거져 나와 있다. 정강뼈의 앞면은 날카로운 모서리로 **앞모서리(전연, anterior border)**라 하며 이 부분은 근육으로 보호받지 못하여 우리가 쉽게 만질 수 있다.

종아리뼈는 정강뼈 옆에 위치하고 정강뼈의 몸쪽과 먼쪽 양쪽에서 만나 관절을 형성하는 얇고 막대기 같은 뼈이다. 종아리뼈는 무릎관절 형성에 관여하지 않고 먼쪽끝에는 **가쪽복사(외과, lateral malleolus)**가 발목의 가쪽으로 튀어나와있다.

발(Foot)

발(foot)은 발목뼈(족근골, tarsal bones), 발허리뼈(종족골, metatarsals), 그리고 발가락뼈(지골, phalanges)로 구성되어 있고 중요한 두 가지 기능이 있다. 하나는 우리의 몸무게를 지탱하고 다른 하나는 우리가 걷거나 뛸 때 우리 몸을 앞으로 움직일 수 있게 추진하는 역할을 한다.

발목은 발의 뒤쪽 반을 형성하고 7개의 **발목뼈(족근골, tarsal bones)**로 구성되어 있다(그림 4.26). 몸무게는 대부분 두 개의 가장 큰 발목뼈인 **발꿈치뼈(종골, calcaneus)**, 정강뼈(경골, tibia)와 발꿈치뼈 사이에 있는 **목말뼈(거골, talus)**로 옮겨진다. 다섯개의 **발허리뼈**는 발바닥을 형성하고 14개의 **발가락뼈**는 발가락을 형성한다. 손의 손가락과 같이 각각의 발가락도 3개의 발가락뼈를 가지고 있으나 엄지발가락만 2개의 발가락뼈를 가지고 있다.

발의 뼈는 세 개의 강한 발바닥활을 형성하도록 배치되어 있으며 그것은 두 개의 세로발바닥활(종축궁, longitudinal arch)과 하나의 가로발바닥활(횡축궁, transverse arch)이다(그림 4.27). 인대(ligament)는 발의 뼈를 함께 묶어주고 발 근육의 힘줄(건, tendon)은 단단히 뼈를 붙잡는데 도움을 주어 발바닥활을 유지할 수 있도록 한다. 발바닥활이 얕은 경우를 '평발'이라고 한다.

Did you get it?

24. *종아리를 형성하는 두 개의 뼈는 무엇인가?*

25. *다리뼈에서 돌기사이선과 돌기사이능선, 그리고 융기사이오목의 구조물을 가지고 있는 뼈는 무엇인가?*

(답은 부록을 보시오.)

관절(Joints)

4-15 관절의 주요한 세 가지 분류와 각 관절의 움직임 정도를 비교한다.

목뿔뼈(설골, hyoid bone)를 제외한 우리 몸에 있는 모든 뼈는 하나 이상의 다른 뼈와 만나 **관절**(joint; articulation)을 형성한다. 관절은 함께 뼈를 안전하게 유지할 뿐만 아니라 단단한 뼈대에 이동성을 제공하는 두 가지 기능이 있다.

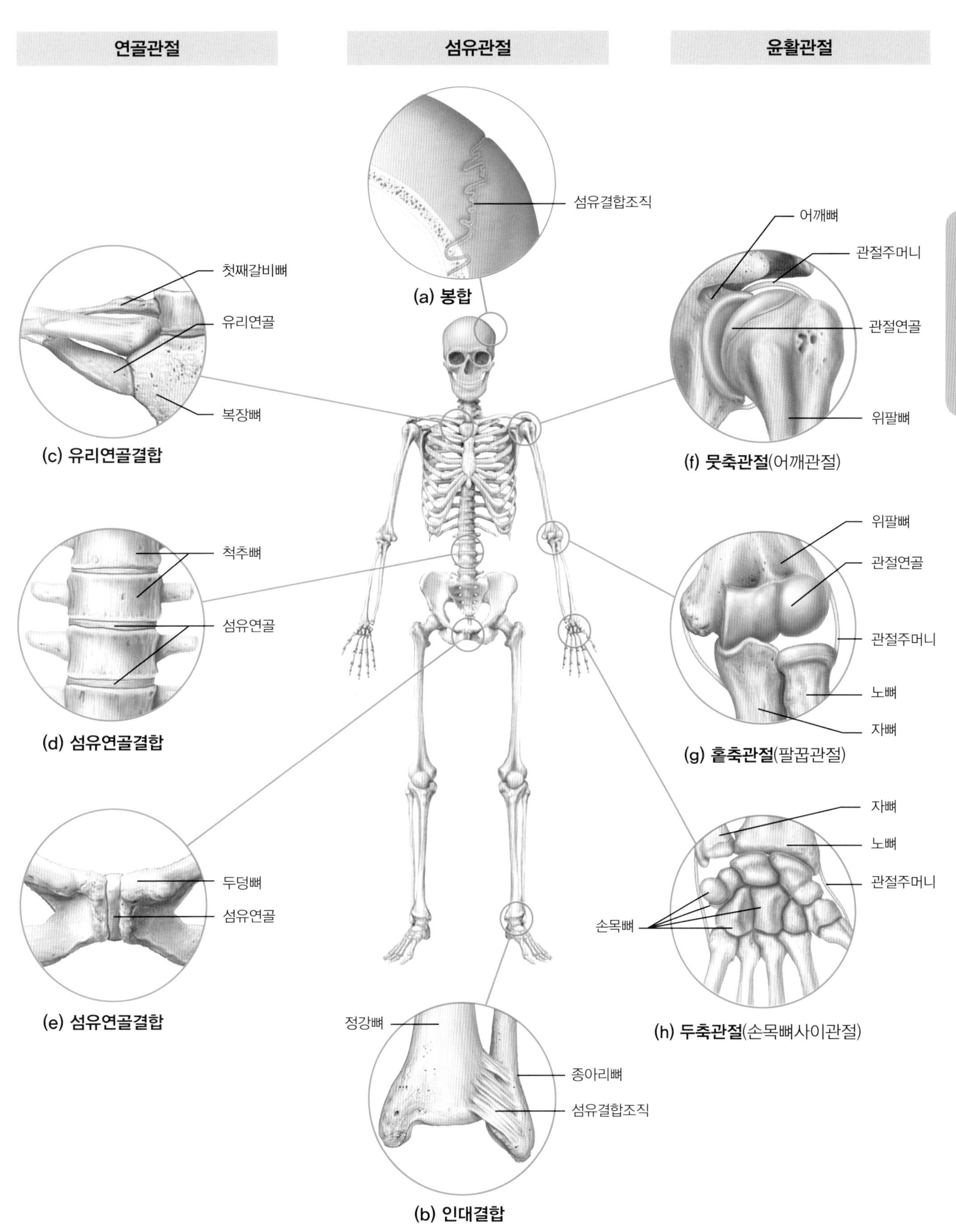

그림 4.28 **관절의 종류.** 뼈대의 왼쪽 그림은 연골관절; 뼈대의 위와 아래 그림은 섬유관절; 오른쪽 그림은 윤활관절이다.

표 4.2 관절 종류 요약

구조적 분류	구조적 특징	종류	움직임
섬유관절	뼈끝이 아교섬유로 연결됨	봉합(짧은 섬유)	움직임 없음(못움직관절)
		인대결합(긴 섬유)	조금 움직임(좀움직관절), 움직임 없음
		못박이관절(치아인대)	움직임 없음
연골관절	뼈끝이 연골로 연결됨	유리연골결합(유리연골)	움직임 없음
		섬유연골결합(섬유연골)	조금 움직임
윤활관절	뼈끝이 관절연골로 덮여 있고 관절 주머니 안의 윤활주머니로 감싸여 있음	평면, 경첩, 중쇠, 타원, 안장, 절구	움직임이 자유로움(관절의 종류에 따라 움직임이 다름)

발레리나 혹은 발레리노의 우아한 움직임과 축구 선수의 저돌적인 접전과 같은 움직임은 관절 허용 운동의 다양성을 보여준다. 적은 관절은 우리를 로봇처럼 움직이게 할 것이지만 그럼에도 불구하고, 관절의 뼈를 묶는 기능은 움직임에서의 역할만큼 중요하다. 예를 들어 머리뼈의 못움직관절은 우리의 중요한 뇌를 둘러싸고 있다.

관절은 기능적, 구조적 방법으로 분류되며 기능적 분류에서는 관절이 허용하는 움직임의 개수에 중점을 둔다. 이러한 기준으로 분류된 관절은 움직임이 전혀 없는 **못움직관절(부동관절, synarthrosis)**; 조금 움직임이 있는 **좀움직관절(불전동관절, amphiarthrosis)**; 그리고 자유로운 움직임이 있는 **움직관절(가동관절, diarthrosis)**이 있다. 움직이 자유로운 관절은 움직임이 중요한 팔다리에 주로 있으며 못움직관절과 좀움직관절은 주로 단단하게 부착하고 몸안 장기를 보호하는 몸통뼈대(축성골격, axial skeleton)에 있다.

구조적으로는 섬유관절(fibrous joint), 연골관절(cartilaginous joint), 그리고 윤활관절(synovial joint)로 분류된다. 이러한 분류는 관절을 형성하는 각 뼈를 분리하는 것이 섬유조직, 연골, 혹은 관절안인지의 여부를 기준으로 한다. 일반적으로 섬유관절은 못움직관절이고 윤활관절은 움직관절이다. 연골관절은 못움직관절과 좀움직관절 모두를 가지고 있지만 좀움직관절로 분류된다. 구조적인 분류가 좀 더 분명하기 때문에 여기에서 관절의 분류 체계는 구조적인 것에 초첨을 맞출 것이다(그림 4.28과 표 4.2 참고).

섬유관절(Fibrous Joints)

섬유관절(fibrous joint)은 뼈가 섬유조직에 의해 결합되어 있다. 이 관절의 가장 좋은 예는 머리뼈의 봉합(suture)이다(그림 4.28a). 봉합은 뼈의 불규칙한 가장자리가 연결된 것이고 결합조직섬유에 의해 서로 단단하게 연결되어 있어 본질적으로 움직임이 없다. 인대결합(syndesmosis)은 결합조직이 봉합의 결합조직보다 길이가 길어 관절이 조금 움직일 수 있다. 정강뼈(경골, tibia)와 종아리뼈(비골, fibula)의 먼쪽끝의 관절 연결이 인대결합이다(그림 4.28b).

연골관절(Cartilaginous Joints)

연골관절(cartilaginous joint)은 뼈끝이 섬유연골로 연결되어 있다. 이 관절의 예는 조금의 움직임이 가능한 골반(pelvis)의 두덩결합(치골결합, pubic symphysis)과(그림 4.28e) 척주(vertebral column)의 척추사이관절(추관관절, intervertebral joint)이다(그림 4.28d). 긴뼈의 유리연골로 된 뼈끝판(epiphyseal plate), 첫째갈비뼈(제1늑골, first rib)와 복장뼈(흉골, sternum) 사이의 연골관절은 못움직이는 연골관절로 유리연골결합(synchondrosis)이다(그림 4.28c).

윤활관절(Synovial Joints)

윤활관절(synovial joint)은 서로 관절하는 뼈의 끝이 윤활액을 포함하고 있는 관절안(관절강, articular cavity)에 의

Q: 윤활관절은 연골관절, 섬유관절과 구조적으로 어떻게 다른가?

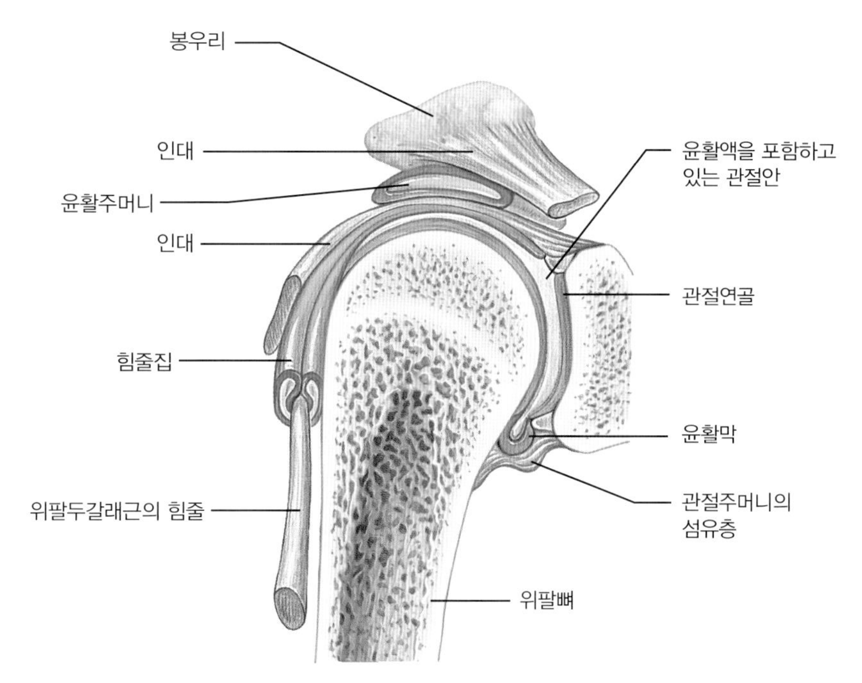

그림 4.29 **윤활관절의 일반적인 구조.**

해 나누어져 있다(그림 4.28f-h). 모든 팔다리의 관절은 윤활관절이다.

모든 윤활관절은 4개의 특징적인 구조물을 가지고 있다(그림 4.29):

1. **관절연골(articular cartilage)**. 관절연골은 관절을 형성하는 뼈끝을 덮고 있다.
2. **관절주머니(관절낭, joint capsule)**. 관절의 표면은 섬유성 결합조직 층인 부드러운 윤활막(synovial membrane)으로 둘러싸여 있다.
3. **관절안(articular cavity)**. 관절주머니는 관절안을 둘러싸고 있고 그 안에는 윤활액(synovial fluid)이 들어 있다.
4. **인대(ligament)**. 관절주머니의 섬유층은 대부분 인대와 함께 관절을 보강한다.

윤활주머니(활액낭, bursa)와 힘줄집(건초, tendon sheath)은 엄격하게 윤활관절의 일부는 아니지만 종종 윤활관절과 연관된 밀접한 곳에서 발견된다(그림 4.29 참고). 일반적으로 윤활주머니는 관절이 움직이는 동안 인접한 구조물 사이에서 발생할 수 있는 손상을 줄여주는 볼베어링 역할을 한다. **윤활주머니**는 납작한 섬유성 주머니로 윤활막을 싸고 있고 윤확액의 얇은막을 포함하고 있다. 윤활주머니는 일반적으로 인대, 근육, 피부, 힘줄, 혹은 뼈가 맞닿는 곳에 위치한다. **힘줄집**은(그림 4.29 참고) 일반적으로 윤활주머니가 확장된 것으로 힘줄을 핫도그의 빵이 쏘세지를 싸고 있는 것처럼 완벽하게 싸고 있다.

모양에 따른 윤활관절의 종류(Types of Synovial Joints Based on Shape)

관절하는 뼈 표면의 모양은 관절에서의 움직임을 예측할 수 있다. 이러한 형태를 기준으로 하여 윤활관절은 평면관절(plane joint), 경첩관절(hinge joint), 타원관절(ellipsoid joint), 안장관절(saddle joint), 절구관절(ball-and-sock-

A: 윤활관절은 관절하는 뼈의 끝이 연골이나 섬유조직 대신 공간이 있다.

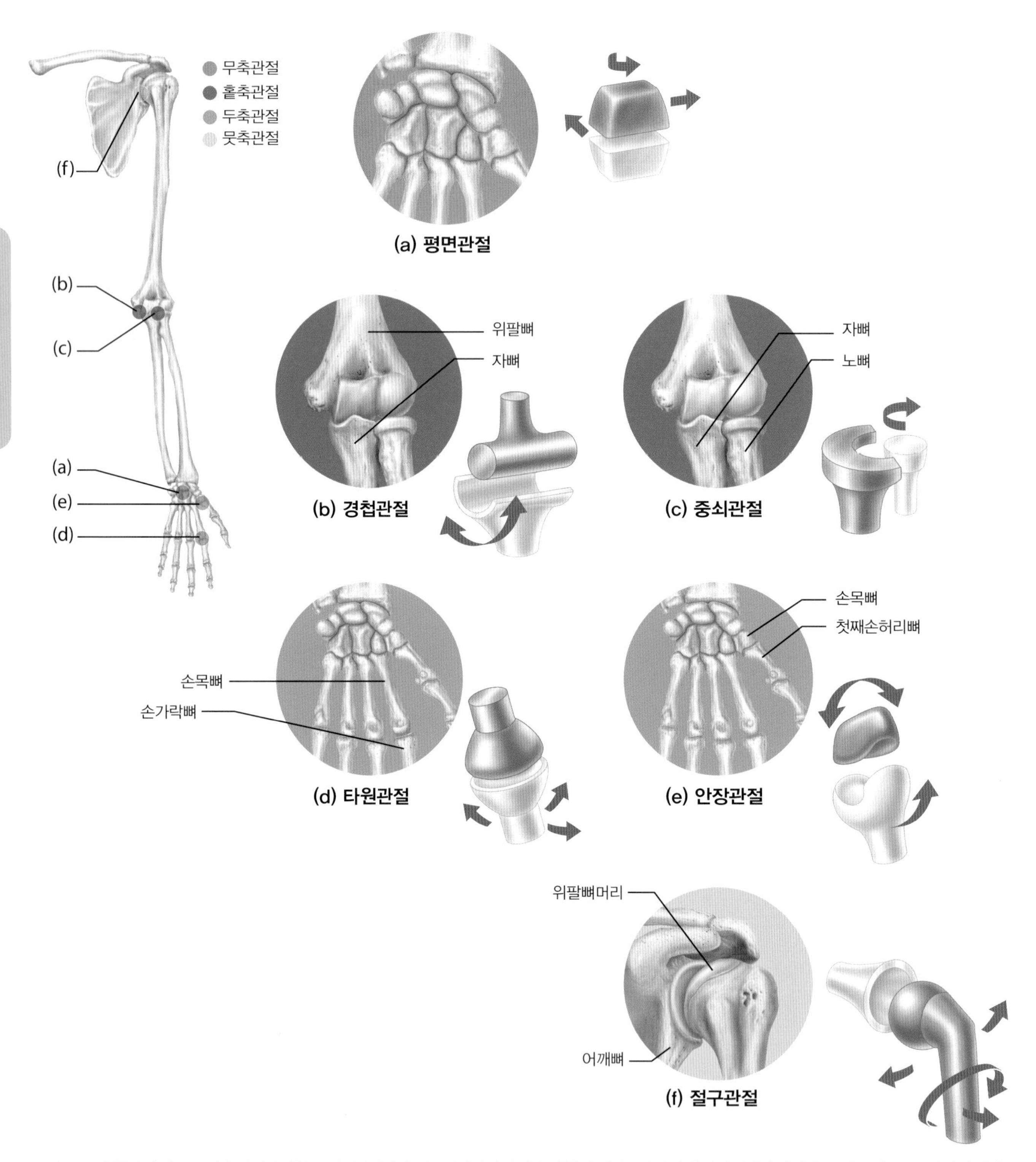

그림 4.30 **윤활관절의 종류.** **(a)** 편평관절(손목뼈사이관절과 발목뼈사이관절). **(b)** 경첩관절(팔꿉관절과 손가락사이관절). **(c)** 중쇠관절(몸쪽노자관절). **(d)** 타원관절(손허리손가락관절). **(e)** 안장관절(손목손허리관절). **(f)** 절구관절(어깨관절과 엉덩관절).

et joint)로 나눌 수 있다(그림 4.30).

• **평면관절(plane joint)**에서 관절면은 납작하고 오직 미끄럼운동만 할 수 있다(그림 4.30a). 평면관절의 움직임은 축이 없으며 미끄럼운동은 회전을 포함하고 있지 않다. 손목의 손목뼈사이관절(수근간관절, intercarpal joint)이 평면관절의 한 예이다.

• **경첩관절(hinge joint)**에서 관절하는 한 뼈의 끝은 원통 모양으로 다른 뼈의 물통모양 표면에 적합하다. 각도 운동은 기계적인 경첩처럼 하나의 평면에서 가능하다(그림 4.30b). 팔꿉관절(주관절, elbow joint), 발목관절(ankle joint), 손가락뼈 사이의 관절이 그 예이다. 경첩관절은 홑축관절(일축성 관절, uniaxial joint)로 분류되며 오직 하나의 축으로만 움직임이 가능하다(그림 4.30b).

• **중쇠관절(차축관절, pivot joint)**은 한 뼈의 끝은 다른 한 뼈의 고리 혹은 소매에 잘 맞는 둥그란 끝을 가지고 있다(그림 4.30c). 회전하는 뼈는 오직 긴 축을 중심으로 돌 수 있기 때문에 중쇠관절 또한 홑축관절이다(그림 4.30c). 몸쪽노자관절(상요척관절, proximal radioulnar joint), 고리뼈(환추, atlas)와 중쇠뼈(축추골, axis)의 치아돌기(치돌기, dens)와의 관절이 그 예이다.

• **타원관절(과상관절, condylar joint)**은 한 뼈의 관절면은 다른 한 뼈의 타원 오목에 잘 맞는 달걀모양이다(그림 4.30d). 양쪽 관절면은 타원형이다. 타원관절은 뼈가 좌우로 움직이고 앞뒤로 움직일 수 있도록 하나 긴축 주위에서 회전하게 할 수는 없다. 움직임은 두 개의 축에서 발생되며 이것을 두축관절(이측성 관절, biaxial joint)이라고 한다.

• **안장관절(saddle joint)**은 각 관절면이 하나는 볼록하고 다른 하나는 오목하여 꼭 안장같이 생겼다(그림 4.30e). 이 두축관절은 일반적으로 타원관절의 움직임과 같다. 안장관절의 가장 좋은 예는 엄지손가락에서의 손목손허리관절(무지수근중수관절, carpometacarpal joint of thumb)로 이 관절의 움직은 엄지손가락을 마주하고 빙빙 돌리는 것으로 명확하게 입증된다.

• **절구관절(ball-and-socket joint)**은 한 뼈는 다른 한 뼈의 꽂는 구멍에 맞게 둥근 머리를 가지고 있다. 이 뭇축관절(다축관절, multiaxial joint)은 돌림을 포함한 모든 방향으로의 움직임을 가능하게 하고 가장 자유로운 움직임이 가능한 윤활관절(synovial joint)로 어깨관절(견관절, shoulder joint)과 엉덩관절(고관절, hip joint)이 그 예이다.

관절은 근육의 움직임과 관련이 있기 때문에 윤활관절에서 발생하는 여러가지 움직임은 근육계통에서 더 자세히 다룰 예정이다(제5장).

Did you get it?

26. *관절의 기능은 무엇인가?*
27. *섬유관절과 연골관절의 중요한 다른 점은 무엇인가?*
28. *어디에서 윤활막을 찾을 수 있고 윤활막의 기능은 무엇인가?*
29. *우리 몸에 있는 절구관절 두 개는 무엇이며 안장관절의 가장 좋은 예는 무엇인가?*

(답은 부록을 보시오.)

4

SYSTEMS IN SYNC

뼈대계통(Skeletal System)과 다른 계통의 항상성 상관관계

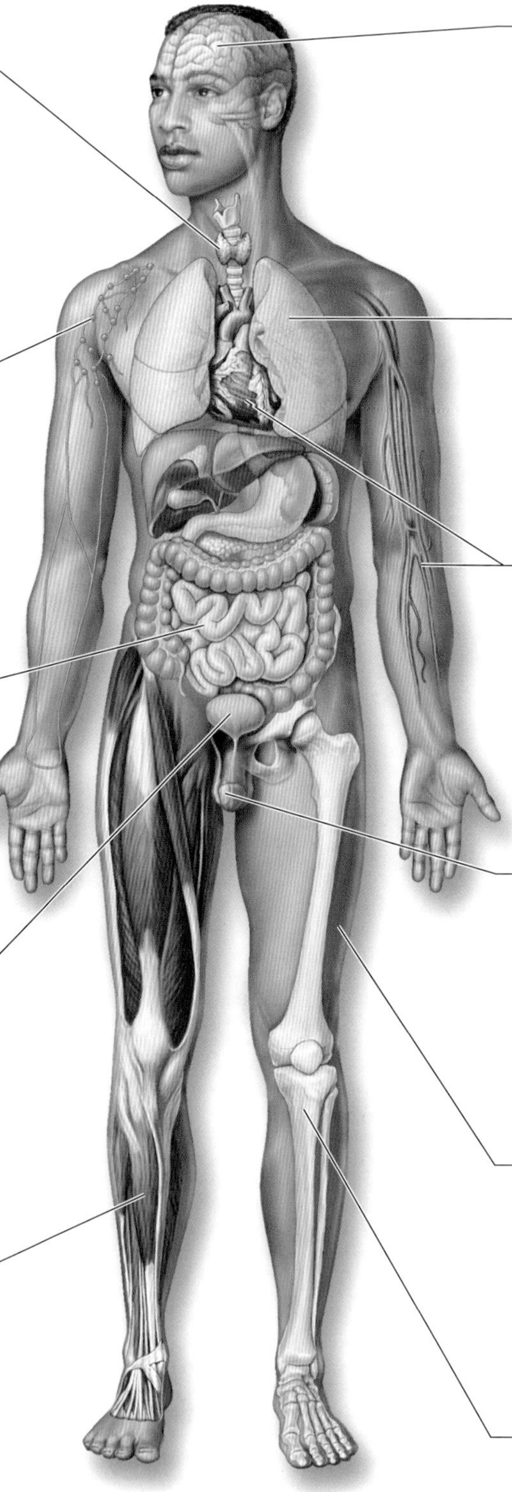

내분비계통
- 뼈대계통은 뼈로 장기를 보호한다
- 호르몬은 뼈에서 칼슘의 저장과 분비를 조절하고; 호르몬은 긴뼈의 자람을 증진시킨다

림프계통/면역
- 뼈대계통은 림프장기들을 보호하고; 면역반응에 관여하는 림프구는 골수에서 기원한다
- 면역계통은 유출된 조직액을 배액하고; 면역세포는 병원체로부터 보호한다

소화계통
- 뼈대계통은 창자와 골반 안 장기, 간을 보호한다
- 소화계통은 뼈의 건강과 자람에 필요한 영양분을 제공한다

비뇨계통
- 뼈대계통은 골반 안에 있는 장기를 보호한다
- 비뇨계통은 비타민 D를 활성화시키고; 질소가 포함된 노폐물을 배설한다

근육계통
- 뼈대계통은 근육의 움직임을 위해 칼슘을 제공하고 지렛대 역할을 한다
- 뼈에 있는 근육이 뼈의 강인함과 생존능력을 증가시키고; 뼈의 모양을 갖추도록 돕는다

신경계통
- 뼈대계통은 뇌와 척수를 보호하고; 신경기능에 있어 필요한 칼슘이온 저장창고를 제공한다
- 신경은 뼈와 관절주머니에 분포하여 통증과 감각을 제공한다

호흡계통
- 뼈대계통은 허파를 보호한다
- 호흡계통은 산소를 제공하고; 이산화탄소를 제거한다

심장혈관계통
- 골수공간은 혈액세포를 생성할 공간을 제공하고; 바탕질에서는 심장근육이 움직일 때 필요한 칼슘을 저장한다
- 심혈관계통은 영양분과 산소를 뼈에 운반하고; 노폐물을 제거한다

생식계통
- 뼈대계통은 몇 생식기관을 보호한다
- 분비샘들은 뼈대와 뼈끝 닫힘에 영향을 미치는 호르몬을 생산한다

피부계통
- 뼈대계통은 피부를 포함한 몸의 장기를 보호한다
- 피부는 칼슘의 재흡수와 사용에 필요한 비타민 D를 제공한다

뼈대계통

요약

뼈: 개요

1. 뼈는 지지하고 우리몸의 장기를 보호하며; 근육이 움직일 수 있도록 지렛대 역할을 하며; 칼슘과 지방, 그리고 다른 물질들을 저장; 적색골수에서는 혈액세포를 생산하게 한다.
2. 뼈는 모양와 치밀뼈 혹은 해면뼈의 양에 따라 긴뼈, 짧은 뼈, 납작뼈, 그리고 불규칙뼈로 분류할 수 있다. 뼈표지점은 근육이 붙는 위치, 혈관이나 신경이 지나가는 위치 등을 나타내는 해부학적 표지점으로서 중요한 역할을 한다.
3. 긴뼈는 몸통과 두 개의 뼈끝으로 구성되어 있고 몸통은 치밀뼈로 되어 있고 그 안에는 황색골수가 차 있는 공간이 있다. 뼈끝은 유리연골로 덮여 있고 해면뼈로 차 있으며 그 안에서 적색골수를 관찰할 수 있다.
4. 뼈는 유리연골로 된 '모형' 혹은 섬유성 막으로 구성되어 있어 뼈조직으로 대체될 때까지는 구조물을 지지한다. 뼈끝판은 영유아기 동안 긴뼈의 길이자람을 제공하고 청소년기에 길이자람이 끝나게 된다.

몸통뼈대

1. 머리뼈는 뇌머리뼈와 얼굴머리뼈로 형성된다. 8개의 뇌머리뼈인 이마뼈, 뒤통수뼈, 벌집뼈, 나비뼈, 한쌍의 마루뼈와 관자뼈는 뇌를 보호하고 14개의 얼굴머리뼈는 보습뼈와 아래턱뼈를 제외한 나머지 모두 쌍으로 구성되어 있는 아래턱뼈, 광대뼈, 입천장뼈, 코뼈, 눈물뼈, 아래코선반으로 구성되어 있다. 목뿔뼈는 실제로 머리뼈는 아니며 인대에 의해 목에 매달려 있다.
2. 신생아의 머리뼈는 숫구멍을 가지고 있으며 이 숫구멍은 뇌가 성장할 수 있도록 한다. 신생아의 얼굴머리뼈는 뇌머리뼈에 비해 매우 작다.
3. 척주는 엉치뼈와 꼬리뼈, 24개의 척추뼈로 형성되며 척추뼈는 각각 7개의 목뼈, 12개의 등뼈, 그리고 5개의 등뼈이다. 척추뼈는 섬유연골판으로 분리되어 있어 척주에 유연성을 부여한다. 일차굽이는 등굽이와 엉치굽이로 출생 시 이미 나타나며 이차굽이인 목굽이와 허리굽이는 출생 후 만들어 진다.
4. 가슴우리는 복장뼈와 12쌍의 갈비뼈로 구성되어 있으며 모든 갈비뼈는 뒤에서 등뼈와 관절한다. 첫 7쌍의 갈비뼈는 직접적으로 복장뼈와 관절하기 때문에 참갈비라 하며 나머지 5쌍은 간접적으로 관절하거나 관절하지 않기 때문에 거짓갈비라고 한다. 가슴우리뼈는 허파와 심장 그리고 가슴 안에 있는 다른 장기들을 보호한다.

팔다리뼈대

1. 팔이음뼈는 어깨뼈와 빗장뼈로 구성되어 있으며 팔뼈를 몸통뼈대에 부착시켜준다. 가볍고 관절을 지지하는 힘이 약한 팔이음은 팔뼈가 최대한 자유롭게 움직일 수 있도록 한다.
2. 자유팔뼈는 위팔의 위팔뼈, 아래팔의 노뼈와 자뼈, 손목뼈, 손허리뼈, 그리고 손가락뼈를 포함하고 있다.
3. 다리이음뼈는 두 개의 볼기뼈와 엉치뼈로 형성된다. 각각의 볼기뼈는 엉덩뼈, 궁둥뼈, 그리고 두덩뼈가 융합되어 형성되었다. 다리이음뼈는 척주가 관절하고 넙다리뼈가 깊게 관절할 수 있게 푹 들어간 공간을 제공하고 넓적다리를 강하게 지지해 주고 위에서부터 몸무게를 받는다. 여자의 골반은 남자의 골반에 비해 가볍고 더 넓으며 위골반문과 아래골반문이 더 커 출산을 할 수 있는 형태이다.

관절

1. 관절은 뼈를 함께 붙잡아서 뼈대가 움직일 수 있도록 한다.
2. 관절은 그 기능에 따라 못움직관절, 좀움직관절, 그리고 움직관절 크게 세 가지로 나누어진다.
3. 관절은 구조에 따라 뼈를 관절하는 물질에 따라 섬유관절, 연골관절 그리고 윤활관절로 분류된다.
4. 대부분의 섬유관절은 못움직관절이고 연골관절은 좀움직관절이다. 섬유관절과 연골관절은 주로 몸통뼈대에서 만들어진다.
5. 우리 몸의 대부분의 관절은 윤활관절로 주로 팔다리에서 관찰된다. 윤활관절에는 관절하는 뼈표면이 관절연골로 덮여 있고 섬유주머니에 의해 관절안이 만들어져 그 안에 윤활막이 있다. 모든 윤활관절은 움직관절이다.

REVIEW QUESTIONS

Multiple choice

정답이 여러 개일 수 있습니다.

1. 다음 중 맞게 연결된 것은?
   a. 짧은뼈 – 손목
   b. 긴뼈 – 다리
   c. 불규칙뼈 – 복장뼈
   d. 납작뼈 – 머리뼈

2. 뼈단위에서 뼈세포와 인접하는 뼈세포를 연결하는 통로는 무엇인가?
   a. 중심관
   b. 뼈층판
   c. 뼈방
   d. 뼈모세관
   e. 관통관

3. 다음 중 나비뼈와 관절하는 뼈는 무엇인가?
   a. 마루뼈
   b. 보습뼈
   c. 위턱뼈
   d. 광대뼈
   e. 벌집뼈

4. 노뼈와 관절하는 위팔뼈의 돌기는 무엇인가?
   a. 도르래
   b. 큰결절
   c. 작은결절
   d. 작은머리
   e. 팔꿈치오목

5. 등뼈가 갈비뼈와 관절하는 부분은 다음 중 어디인가?
   a. 가시돌기
   b. 가로돌기
   c. 위관절면
   d. 몸통
   e. 고리뿌리

6. 다음 중 넙다리뼈와 관절하는 뼈는 무엇인가?
   a. 엉덩뼈결절
   b. 두덩뼈
   c. 무릎뼈
   d. 종아리뼈
   e. 정강뼈

7. 다음 중 어떤 팔뼈가 다리에서 넙다리뼈와 같은가?
   a. 자뼈
   b. 위팔뼈
   c. 노뼈
   d. 정강뼈
   e. 종아리뼈

8. 다음 관절의 종류와 그 설명이 맞는 것을 찾아 쓰시오.
   a. 섬유관절
   b. 연골관절
   c. 윤활관절

______1. 관절안이 없다.
______2. 종류로는 봉합과 인대결합이 있다.
______3. 치밀결합조직이 뼈와 뼈사이 공간에 차 있다.
______4. 머리뼈의 거의 모든 관절이다.
______5. 종류로는 유리연골결합과 섬유연골결합이 있다.
______6. 모두 움직관절이다.
______7. 우리 몸의 대부분의 관절이다.
______8. 거의 모두 못움직관절이다.
______9. 어깨관절, 엉덩관절, 무릎관절, 그리고 팔꿈관절이다.

Short answer essay

9. 뼈대계통의 세 가지 기능을 쓰시오.

10. 황색골수가 무엇인지 설명하고 해면뼈와 치밀뼈는 어떻게 다른지 쓰시오.

11. 뇌머리뼈 8개의 이름을 모두 쓰시오.

12. 머리뼈는 모두 봉합으로 관절하지만 하나는 그렇지 않다. 어떤 관절은 봉합이 아닌지 그 관절을 쓰시오.

13. 태아의 머리뼈와 어른의 머리뼈가 어떻게 다른지 설명하시오.

14. 척주를 구성하는 척추뼈의 개수와 척주를 구성하는 세부분의 뼈를 위에서부터 그 이름을 적으시오.

15. 척주굽이에 대해 설명하시오.

16. 척추사이원반의 기능을 쓰시오.

17. 가슴우리를 형성하는 구조물의 이름을 쓰시오.

18. 뜬갈비가 참갈비인가? 거짓갈비인가?

19. 팔이음뼈의 이름을 쓰시오.

20. 자뼈와 관절하는 뼈 이름을 모두 쓰시오.

21 볼기뼈를 구성하는 뼈는 무엇이고 그 중 가장 큰 뼈, 앉았을 때 닿는 결절이 있는 뼈, 그리고 가장 앞에 있는 뼈는 무엇인가?

22. 자유다리뼈를 위에서부터 아래 순서로 쓰시오.

23. 관절의 움직임 정도를 비교하여 설명하고 구조적 분류와 관련지어 설명하시오.

24. 윤활관절의 구조를 설명하시오.

5

기능 소개

- 근육계통은 우리 몸과, 그 각 부분이 움직일 수 있게 하며, 자세(posture)를 유지하고, 열(heat)을 발생시키며 관절(joint)을 안정화한다.

근육계통

굽힘근들은 피부 밑에서 종종걸음을 치고 달려가는 한 마리의 생쥐처럼 보이기 때문에, 어떤 과학자들은 오래 전에 라틴어로 '작은 생쥐'를 뜻하는 'mus'에서 근육, 즉 muscles 이라고 명명하였다. 사실, 프로 복서나 역도선수들이 갖고 있는 굴곡 있는 근육들이야말로 보통 사람들이 생각하는 근육, 바로 muscle 이라는 단어를 들었을 때 떠올리는 것이다. 그러나 근육은 심장과 신체 내 내장들의 벽을 이루는 주요한 구조이기도 하다. 그러하기 때문에, 체질량의 거의 절반에 기여하고 있다.

근육의 필수적인 기능중의 하나가 '수축' 혹은 '짧아지는 것'인데, 이는 몸의 일부 조직이 다른 부위에서부터 멀어지는 특정 상태다. 결과적으로, 근육은 몸에서 움직임을 만들어 내는데 아주 중요한 역할을 하게 되며, 우리의 신체가 하나의 기계처럼 작동하게 만든다고 볼 수 있다.

근육조직의 개괄(Overview of Muscle Tissues)

5-1 세가지 다른 종류의 근육조직에서 각각의 차이점과 유사성을 구조와 기능의 관점에서 설명할 수 있다.

5-2 근육계를 정의할 수 있다.

5-3 다음 설명하는 단어들을 설명하고 정의할 수 있다: 근육속막(근내막, endomysium), 근육다발막(근주막, perimysium), 근육바깥막(근외막, epimysium), 힘줄(건, tendon), 널힘줄(건막, aponeurosis).

표 5.1 뼈대근육, 심장근육 그리고 민무늬근육의 비교

특징	뼈대근육	심장근육	민무늬근육
위치	뼈와 일부 얼굴 근육 그리고 피부에 부착됨 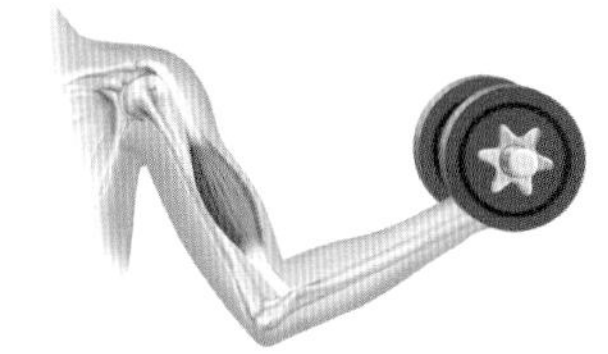	심장의 벽 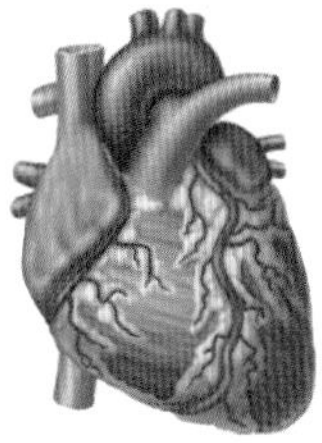	대부분의 속이 비어 있는 내장기관 벽(심장을 제외한) 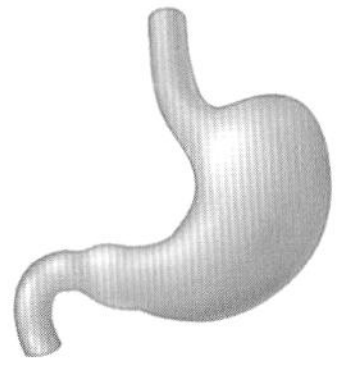
세포의 모양과 표면의 모습	독립된(single), 아주 긴 원통형의 다핵세포, 줄무늬가 명확함 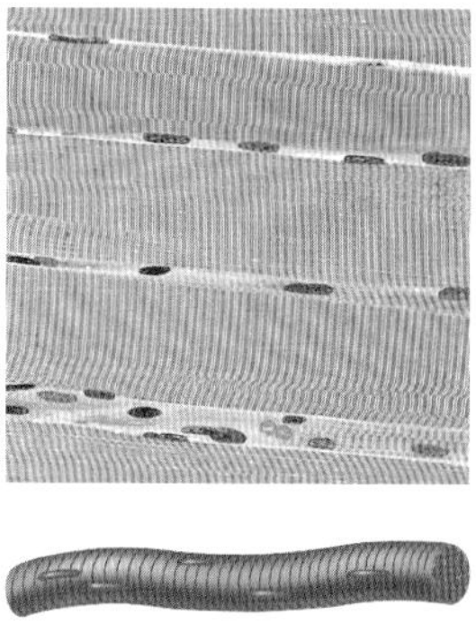	연쇄적으로 가지를 내고 있는 세포; 단핵의, 줄무늬; 사이원반(intercalated disc) 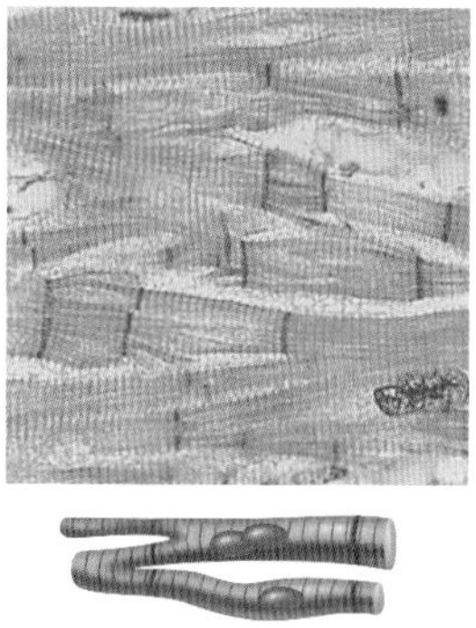	독립된(single), 방추형 단핵세포; 줄무늬 없음. 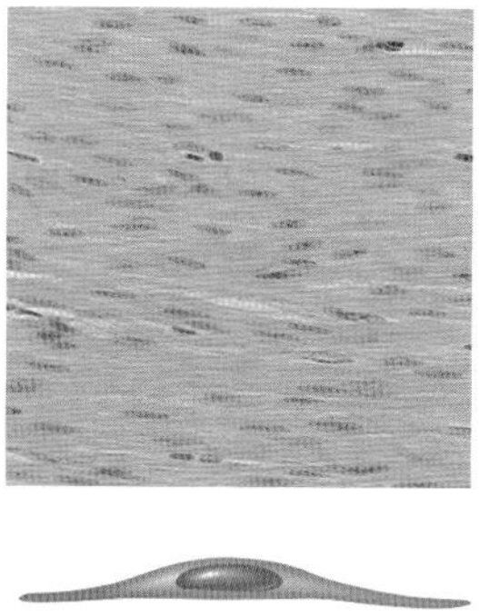
결합조직의 구성	근육바깥막(근외막, epimysium), 근육다발막(근주막, perimysium), 그리고 근육속막(근내막, endomysium) 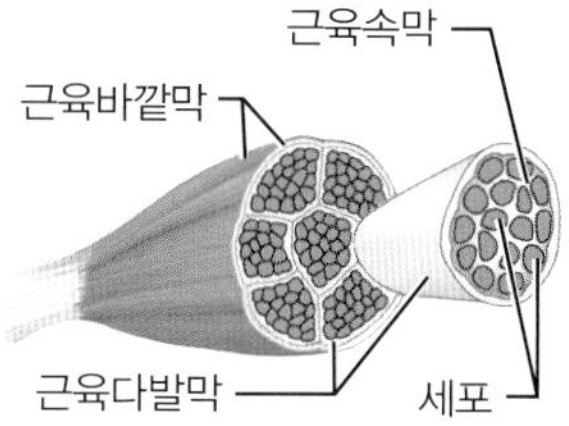	심장뼈대(cardiac skeleton)에 부착되어 있는 근육속막(근내막, endomysium) 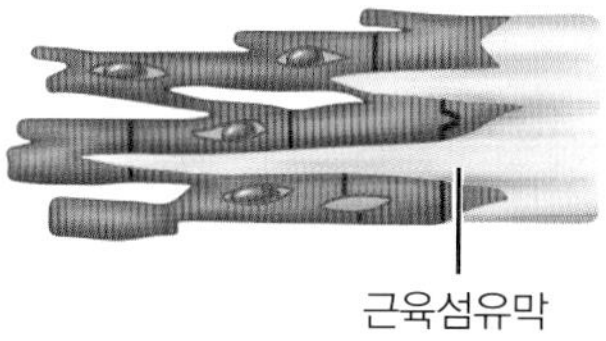	근육속막(근내막, endomysium) 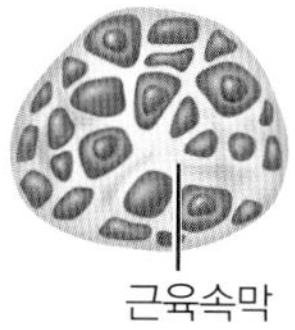
	근육속막 근육바깥막 근육다발막 세포	근육섬유막	근육속막
수축의 조절	수의적(voluntary); 신경계통을 통한 조절	불수의적(invouluntary); 심장은 자체 조율기가 있음; 신경계통에 의한 조절; 호르몬 영향	불수의적(invouluntary); 신경계통에 의한 조절; 호르몬, 화학물질, 늘어남(stretch) 영향
수축의 속도	느림~빠름 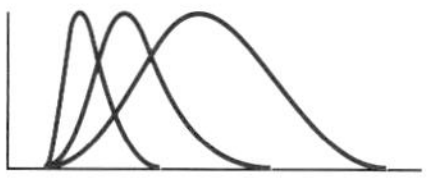	느림 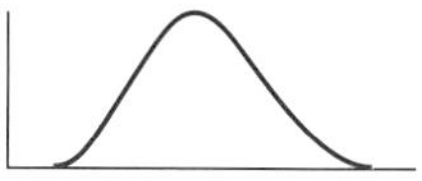	아주 느림 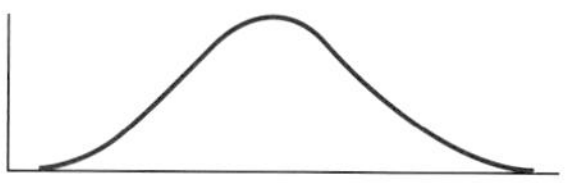
수축의 리듬	없음	있음	가끔 있음

근육의 종류(Muscle Type)

근육에는 세가지 종류가 있는데, 뼈대근육(골격근, skeletal muscle), 심장근육(심근, cardiac muscle), 그리고 민무늬근육(평활근, smooth muscle)이 그것이다(표 5.1). 각 근육들은 세포 구조 자체나, 근육이 신체 내에 위치하고 있는 곳, 그리고 수축하기 위해 자극 받는 기전 등이 서로 다르다. 그러나 이러한 차이점들을 알아보기에 앞서, 각 근육들에서 공통적으로 나타나는 유사점을 먼저 살펴 보자.

첫째, 뼈대근육과 민무늬근육은 가늘고 길다. 이러한 이유로 이 두 근육세포들은 **근육섬유(muscle fibers)**라고 불린다(심장세포는 그렇게 불리지 않는다). 둘째, 근육이 짧아지거나 수축하는 능력은 두 종류의 근육미세섬유(근세사, myofilaments), 즉 세포골격을 이루는 미세섬유(microfilaments)인 근세포에 따라 달라진다(2단원에서 공부했다). 세 번째 유사점은 용어와 관계가 있다. 어떤 용어에서 근육(muscle)을 의미하는 접두사 myo 혹은 mys-나, 살(flesh)을 의미하는 sarcro-를 보게 된다면, 그 용어는 근육과 관련되어 있는 것이다. 예를 들어 근육세포내의 세포질(cytoplasm)은 따로 근세포질(sarcoplasm)이라고 불린다.

Q: *용어에서 epi~ 혹은 mys~는 무엇을 의미하는가? 근육바깥막(근외막, epimysium)이 갖는 역할과 위치에 대해 이 어근(word root)들이 어떻게 관련되어 있을까?*

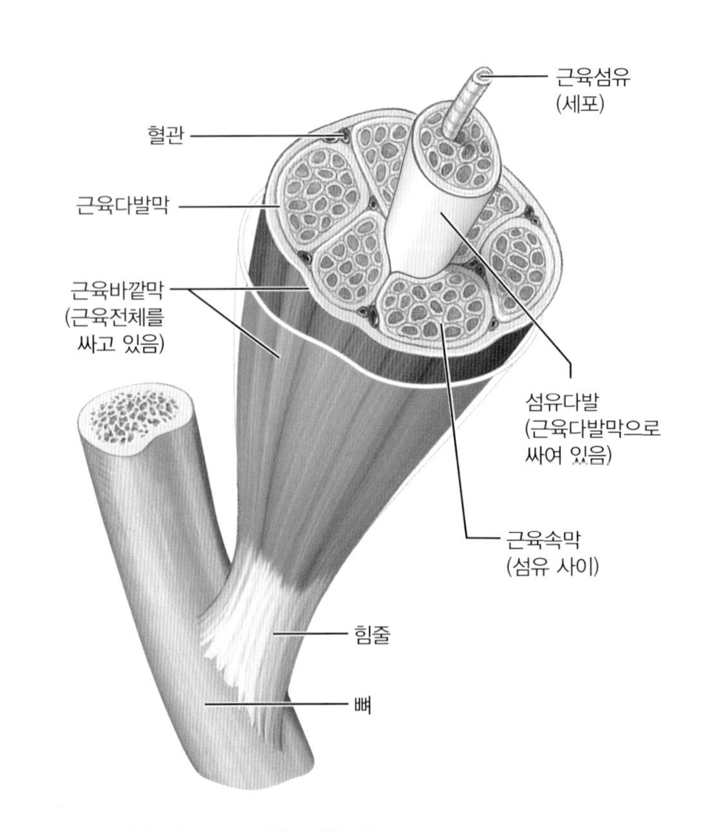

그림 5.1 **뼈대근육을 싸고 있는 결합조직.**

뼈대근육(Skeletal Muscle)

뼈대근육섬유(골격근섬유, skeletal muscle fibers)들은 모여서 '뼈대근육'을 형성하며 몸의 골격에 붙어있게 된다. 뼈대근육들은 뼈대를 감싸면서 '보강재, underpinnings'역할을 하고 있기 때문에 몸의 윤곽을 보다 부드럽게 한다. 뼈대근육섬유들은 매우 크고, 담배모양이며(cigar-shaped), 다색세포이다. 어떤 뼈대근육섬유들은 길이가 30cm(거의 1ft.)에 달하기도 한다. 실제로, 쉬지 않고 일을 해야 하는 커다란 근육의 섬유들, 예를 들어 중력을 버티고 있어야 하는 볼기근육의 섬유들은 크기가 매우 크고 거칠기 때문에 육안으로도 쉽게 관찰이 된다.

뼈대근육들은 **가로무늬근육(횡문근, striated muscle)** (섬유에서 뚜렷이 줄무늬가 관찰되기 때문에) 또는 **맘대로근(수의근, voluntary muscle)** (유일하게 의식적인 조절을 받는 근육이기 때문에) 이라고도 알려져 있다. 그런데, 이 때 우리가 인지하고 있어야 할 중요한 사실 중 하나는 뼈대근육들이 종종 반사에 의해서도 반응한다는 것(우리의 의지에서 기원한 명령 없이)이다. 뼈대근육조직을 생각할 때 기억해야 할 키워드는 '뼈대의, skeletal-', '줄무늬의, striated-', 그리고 '자발적인, voluntary-'이다. 뼈대근육조직들은 빠르게 수축하면서 큰 힘을 만들어 내는 반면, 쉽게 지치기 때문에 단기간의 활동이 이루어진 이후에는 반드시 쉬어주어야 한다.

뼈대근육섬유들은, 대부분의 세포들이 그렇듯이, 매우 부드럽고 놀라울 정도로 손상에 취약하다. 그럼에도 뼈대근육

A: *epi=위, 밖, 넘어, mys=근육을 의미한다. 근육바깥막(epimysium)은 근육(mys)의 바깥(epi)을 싸고있는 막(sheath)이라는 뜻을 갖는다.*

은 굉장한 힘을 만들어 내는데, 말하자면 어떤 무게를 들어올리기 위해 만들어 내는 힘은 본래 무게를 들어올리기 위해 요구되는 정도보다 훨씬 강력하다. 이러한 힘을 만들어 낼 때 근육이 산산이 찢겨지지 않는 이유는 결합조직이 수천의 근육섬유를 한꺼번에 묶고 있어서 전체적으로 근육이 지탱될 수 있도록 힘을 제공하기 때문이다(그림5.1). 각각의 근육섬유들은 **근육속막(근내막, endomysium)**이라는 섬세한 결합조직인 근집(sheath)으로 둘러 싸여 있다. 근집으로 둘러 싸인 근육섬유들 몇몇은 모여서 거친 섬유막인 **근육다발막(근주막, perimysium)**으로 덮이게 되고 하나의 섬유 묶음(bundle)을 형성하는데, 그것을 다발(섬유속, fascicle)이라고 한다. 몇몇의 다발들은 다시 하나로 묶이고 더욱 강력한 결합조직인 **근육바깥막(근외막, epimysium)**이 외투(overcoat)처럼 근육 전체를 덮게 된다. 근육바깥막(epimysia)은 강력한 끈모양(cordlike)의 **힘줄(건, tendon)**로 이어지거나, 넓게 퍼져있는 층(sheetlike)인 **널힘줄(건막, aponeurosis)**로 만나게 되어서, 근육을 뼈나 연골 또는 결합조직으로 이루어진 막들에 간접적으로 붙어있게 한다. 힘줄은 단순히(근육이 뼈에 닿아있도록 하는) 닻으로 역할 하는 것 외로, 다른 여러 가지 기능도 한다. 힘줄의 가장 중요한 기능은 공간을 보존하여 내구성을 제공하는 것이다. 힘줄은 대부분 질긴 콜라겐 섬유로 이루어져 있는데 근육 조직들을 손상케 할 수 있는 거친 뼈돌기 부위를 덮고 있다. 힘줄은 근육에 비해 상대적으로 작은 크기 때문에 두툼한 근육에 비해 관절을 피해서 닿아있을 수 있다.

많은 사람들은 근육들이 항상 양 끝에서 점점 가늘어져 힘줄로 바뀌는 확장된 형태의 '힘살(belly)'을 갖는다고 생각한다. 그러나 근육은 섬유가 배열되는 방식에 따라 그 모양이 상당히 다양하다. 대부분은 앞서 언급한 대로 방추형이지만 다른 어떤 종류의 근육들은 부채 모양이거나 원형이다.

민무늬근육(Smooth Muscle)

민무늬근육(평활근, smooth muscle)은 줄무늬가 없는 제대로근(불수의근, involuntary muscle)인데, 이는 의식적인 조절이 어려운 근육이라는 의미다. 보통 위나 방광 그리

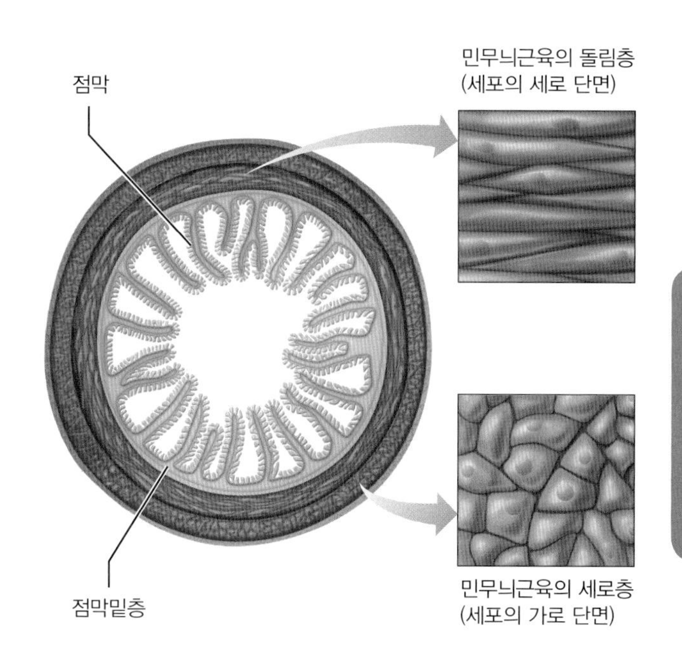

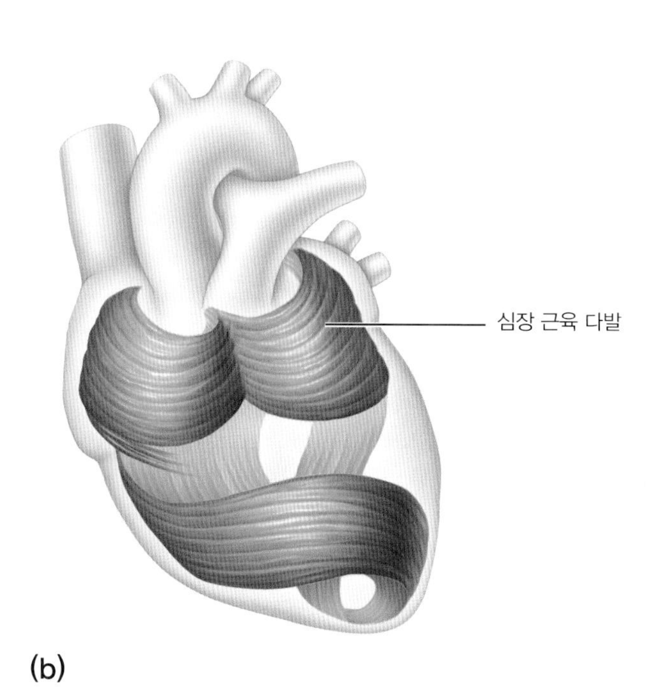

그림 5.2 **민무늬근육세포와 심장근육세포의 배열. (a)** 창자(intestine)의 단면을 도식화한 모습. **(b)** 심장벽에서 심장근육세포의 나선형 배열을 보여주고 있는 심장의 세로 단면.

고 호흡기통로처럼 속이 비어있는 내장기관의 벽에서 발견되는 민무늬근육은 몸 안에서 경계가 분명한 통로나 경로 안의 물질들을 밀거나 하여 나아가게 한다. 민무늬근육을 가장 잘 설명할 수 있는 단어로 '내장의, visceral', '줄무늬가 없는, nonstriated', 그리고 '불수의 involuntary'를 들 수 있을 것이다.

민무늬근육세포는 방추형으로써 단핵을 갖고 있으며, 근육속막으로는 거의 둘러 싸여 있지 않다 (2단원에서 배운 것을 회상해 보자; 표5.1 참조). 민무늬 근육은 층을 이루며 배열되는데, 보통 원형으로 돌아가는 돌림층 한 층과 세로로 주행하는 다른 세로층 한 층 이렇게 두 층으로 되어 있다(그림 5.2a 참조). 그 두 종류의 층들이 상호보완적으로 수축 및 이완하기 때문에, 민무늬근육으로 이루어진 각 장기들의 모양이나 크기가 변할 수 있다. 소화관을 따라 음식물이 움직이거나, 대소변이 비워지는 것은 일반적으로 민무늬근육에 의해 조절되는 신체 내 '정리정돈, housekeeping'작업의 예이다. 민무늬근육은 수축이 느리지만 그 지속됨은 꾸준하다. 만약 뼈대근육이 빠르게 내달리다가 곧 멈추고 마는 태엽자동차라면 민무늬근육은 느릿느릿 움직이지만 지칠 줄 모르고 꾸준히 돌아가는 튼튼한 엔진과도 같다.

심장근육(Cardiac Muscle)

심장근육(심근, cardiac muscle)은 몸 안에 단 한 곳 심장에서 발견되는데, 심장 벽의 대부분을 이루고 있다. 심장은 혈관으로 혈액을 내뿜어서 몸 안의 모든 조직들로 나아가게 한다. 심장근육은 뼈대근육처럼 줄무늬가 있긴 하지만 민무늬근육처럼 불수의근으로써 의식적인 조절이 불가능하다. 이 심장근육을 가장 잘 설명할 수 있는 단어로 '심장의, cardiac', '줄무늬의, striated', 그리고 '불수의 involuntary'를 들 수 있을 것이다.

심장 세포들은 작은 양의 부드러운 결합조직(근육속막)들로 층이 나눠져 있는데, 나선형 혹은 8자 모양의 한 묶음으로 되어 있다(그림 5.2b에서 보는 것과 같이). 심장이 수축할 때 안쪽의 심실이 줄어들면서 심장에서 커다란 혈관들로 혈액을 강하게 밀어낸다. 심장의 근육섬유들은 분지를 내어 사이원반(개재판, intercalated discs)이라고 불리는 특별한 접합으로 이어져 있다(그림 2.15b 참조). 심장의 이러한 구조적 특징과 심장 근육 다발(bundle)의 나선형 배열은 심장의 운동(activity)이 조화롭게 조율(coordinated)되어 일어나게 한다. 보통 심장 근육은 내부의 자체적인 박동조율기에 의해 꽤 일정한 속도로 수축하는데, 버스를 잡기 위해 뛰거나 하게 되면 짧은 시간 안에 최대한의 활동이 있도록 신경자극을 받을 수 있다.

앞선 내용을 살펴보면, 세 종류의 근육 각각은 그 구조와 기능이 몸 안에서 각자가 하는 일에 최적화 되어 있다. 그러나 '근육계(muscular system)'라는 용어가 특별히 뼈대근육(skeletal muscle)을 지칭하고 있기 때문에, 우리는 이 단원에서 뼈대근육에 집중하도록 할 것이다.

근육의 기능(Muscle Functions)

움직임을 만들어 내는 것은 모든 종류의 근육이 공통적으로 갖는 기능이지만 우리 몸에서 뼈대 근육은 다음과 같이 특히 중요한 세 가지 역할이 있다; 자세를 유지하며, 관절을 안정화 시키고, 열을 만들어 낸다. 보다 자세히 살펴 보자.

움직임 생성(Producing Movement)

사람의 몸에서 거의 모든 움직임은 근육이 수축하면서 일어난다. 뼈대근육은 모든 종류의 이동(locomotion), 예를 들어 걷기, 수영하기, 크로스컨트리 스키를 포함하여 사람의 전반적인 기동성(mobility)에 영향을 미칠 뿐 아니라, 상지를 민첩하게 움직이도록 하여 물건 등을 조작하고 다룰 수 있게 한다. 뿐만 아니라, 뼈대근육은 외부환경의 변화에 재빨리 반응할 수 있게 한다. 예를 들어, 달리는 자동차가 다가올 때 뼈대근육이 만들어내는 스피드와 힘으로 그 자리를 뛰어 나가 벗어날 수 있고, 차가 멀어지는 것을 눈으로 쫓을 수도 있다. 또한 뼈대근육은 미소를 짓거나 얼굴 찌푸리는 것을 가능하게 하여 등 말을 하지 않고도 감정을 표현할 수 있게 한다.

혈액순환을 돕거나 혈압을 유지하는데 함께 관여하는 혈관벽의 민무늬근이나 심장의 심장근, 그리고 몸 안의 통로(channels)를 통해 오줌이나 쓸개즙 같은 액체나, 음식 혹은 아이와 같은 다른 물질을 강제로 밀어내는 속빈장기의 민무늬근과는 그 역할이 뼈대근육과 명확히 구분이 된다.

자세와 몸의 위치 유지(Maintaining Posture and Body Position)

사실, 뼈대근육이 자세를 유지하는 일을 하고 있다고는 좀처럼 인지하기 어렵다. 그러나, 뼈대근육은 거의 언제나 항상 지속적으로 근육들 사이의 미세한 조정을 일으켜서 끊임없이 아래로 당기는 중력의 영향에도 불구하고 우리가 서있거나 앉아있는 자세를 유지할 수 있도록 한다.

관절의 안정화(Stabilizing Joints)

뼈대근육들이 뼈를 끌어 당기면서 움직임을 만들 때 뼈대의 관절 또한 안정화된다. 특히, 근육의 힘줄 같은 경우 어깨처럼 불완전하게 맞아 들어가는 관절면을 강화하거나 안정화시키는데 매우 중요한 역할을 한다.

열 생성(Generating Heat)

체내의 열은 근육의 작용을 통해 생성된다. ATP에너지는 근수축의 동력으로 사용되는데, 전체 에너지의 4분의 3에 해당하는 양은 열로 방출된다. 이 열은 정상 체온을 유지하는데 필수적이다. 뼈대근육은 체질량의 최소 40퍼센트를 차지하기 때문에 열 생성에 있어서 뼈대 근육의 역할은 다른 근육에 비할 바 없이 지대하다.

부가 기능(Additional Functions)

이외 근육의 다른 부가적인 역할들은 주요한 기능과는 거리가 멀다: 손상에 취약한 내장 기관들을 뼈대근육이 둘러쌈으로써 보호하기도 한다. 민무늬근육은 체내로 열리는 구멍에서 밸브를 형성하여 물질이 이동하는 경로를 조절할 뿐만 아니라, 눈에서는 동공의 팽창과 수축에 관여하고, 털세움근을 움직여서 체모를 세로로 서게 한다.

Did You Get It?

1. *세 종류의 근육 조직 세포들은 해부학적으로 서로 어떻게 다른가?*
2. *어떤 종류의 근육이 결합조직으로 정교하게 싸여 있는가?*
3. *근육세포에서 '줄무늬'는 어떤 의미를 가지는가?*
4. *뼈대근육에 의해 촉진된 운동은 민무늬 근육에 의한 운동과 어떻게 다른가?*

(답은 부록을 보시오.)

5

뼈대근육의 미세 해부학(Microscopic Anatomy of Skeletal Muscle)

6-4 뼈대근육의 현미경 구조를 설명하고, 근육미세섬유(근세사, myofilaments)를 이루는 가는근육미세섬유(소근세사, actin)와 굵은근육미세섬유(대근세사, myosin)의 역할을 설명한다.

앞에서 언급 한 바와 같이, 뼈대근육세포는 다핵세포이다(그림 5.3a). 여러 개의 타원형 핵들이 근육 세포 안의 **근육속막(근초; 근육의 겉껍질, sarcolemma; muscle husk)**이라 불리는 형질막(세포막, plasma membrane) 바로 아래에서 관찰된다. 그런데 세포핵들은 세포질을 거의 채우고 있는 긴 리본처럼 생긴 세포소기관인 **근육원섬유(근원섬유, myofibrils)**에 의해 옆으로 밀려나있다. **밝고(I) 어두운(A)** 밴드들이 교대로 근육원섬유를 따라서 완벽하게 정렬되어 있으므로 근육세포가 전체적으로 줄무늬 모양을 갖게 된다. (밝음을 의미하는 light의 두 번째 글자 i와, 어두움을 의미하는 dark의 두 번째 글자 a를 기억함으로써 어떤 띠/밴드들이 각각 어떤 색을 갖는지 기억하는데 도움을 받을 수 있다.) 이 줄무늬 패턴을 조금 더 가까이서 살펴보면, 밝은 I밴드는 중간에서 Z반(z disc)이라고 불리는 짙은 부분으로 인해 단절되어 있고, 어두운 A밴드는 H구역(H zone)이라고 불리는 보다 밝은 부위를 중심에서 갖는다(그림 5.3b). 이 때, H구역의 정 중앙으로 보이는 M선(M line)은 주변의 굵은 미세섬유(filament)를 연결하는 작은 단백질 막대로 이루어진다.

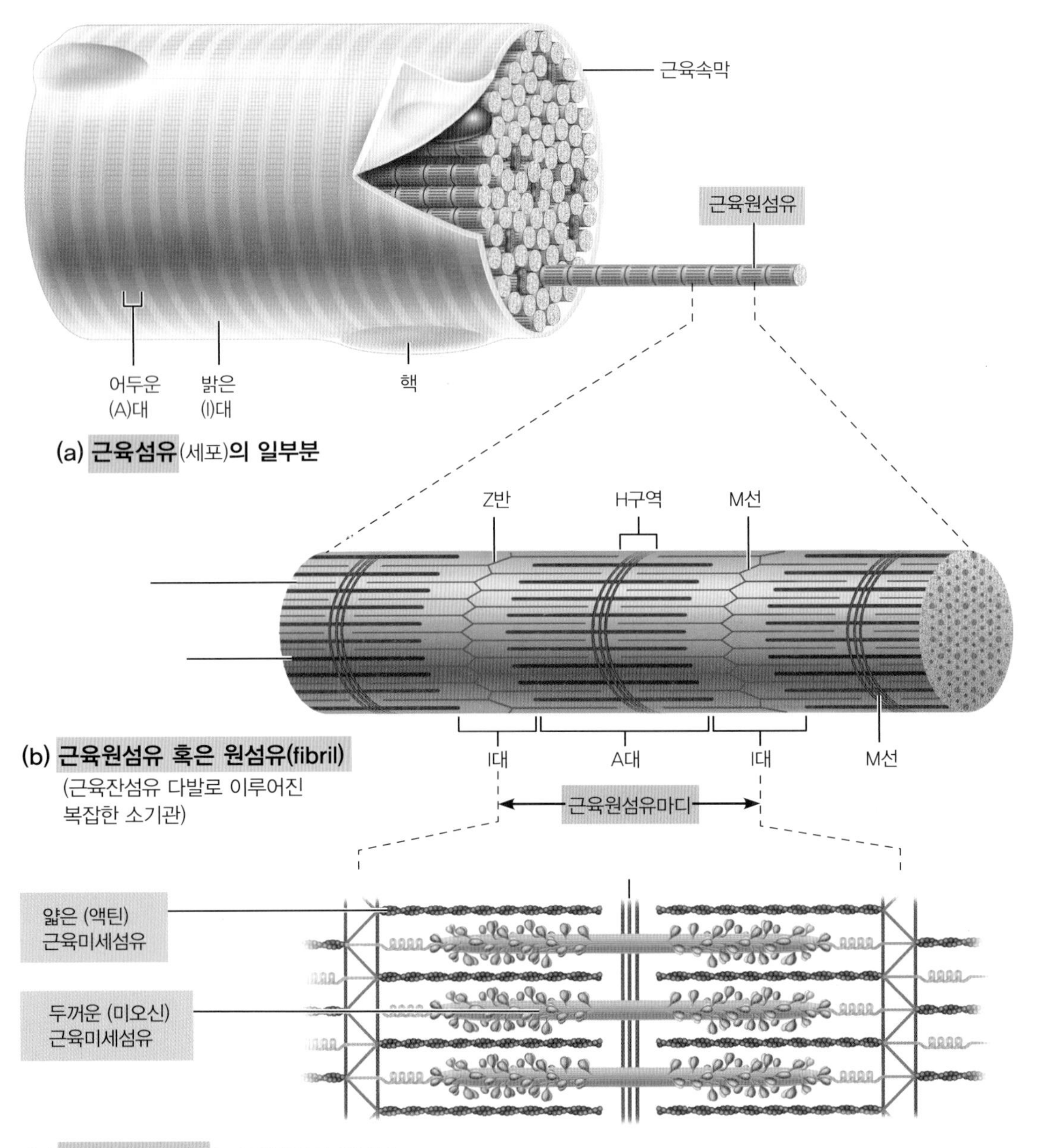

그림 5.3 **뼈대근육섬유(세포)의 구조.** **(a)** 근섬유(muscle fiber)의 일부분. 근육원섬유(myofibril)가 하나 길게 확장되어 있다. **(b)** 줄무늬 패턴(banding pattern)을 보이는 근육원섬유(myofibril)의 일부를 확대한 모습. **(c)** 근육원섬유(myofibril)에 보이는 근육원섬유마디(sarcomere)(수축단위) 하나를 확대한 모습.

왜 우리는 이처럼 무엇이 밝고 혹은 어둡고 하는 등의 용어들에 굳이 신경을 쓰는 걸까? 왜냐하면 이러한 줄무늬 패턴이 근육원섬유가 작동하는 원리에 깊이 관여하고 있기 때문이다. 우선 근육원섬유는 **근육원섬유마디(근절, sarcomere)**라고 불리는 작은 수축단위들이 기차의 짐칸들이 연결되어 있듯이 서로 이어져서 근육원섬유를 따라 끝에서 끝까지 정렬되어 있는 상태다. 이 때, 근육원섬유마디를 이루고 있는 더 작은 구조들(근육미세섬유)의 배열로 실제 줄무늬 패턴이 만들어진다.

어떻게 근육미세섬유들이 배열되면서 줄무늬 패턴을 만들어내는지 알아보자. 기차의 짐칸과 같이 서로 연결되어 있는 근육원섬유마디 안에는 두 종류의 실처럼 생긴 단백질, 즉 **근육미세섬유**가 존재한다(그림 5.3c). 크고 두꺼운 **미세섬유(thick filaments)**는 굵은근육미세섬유(대근세사,

myosin filaments)라고 불리는데, 주로 **미오신**단백질이 뭉쳐 있을 뿐만 아니라, ATP를 분해하여 근수축을 위한 에너지를 만들어내는 ATPase(ATP가수분해효소)도 포함되어 있다. 굵은근육미세섬유에서 한가지 주목해야 할 사실은 그 길이가 어두운 A밴드 전체에 걸쳐 확장되어 있다는 것이다. 또한, 이 두꺼운 미세섬유의 가운데 부분은 부드럽지만, 양 끝에는 단추처럼 생긴 작은 돌기들이 달려 있다는 사실도 알아두어야 한다(그림 5.3c). 미오신의 머리이기도 한 이러한 돌기들은 수축이 일어날 때 두꺼운 미세섬유와 가는미세섬유를 연결 지어서 **연결다리(교차교, cross bridge)**라고 불린다.

가는미세섬유(thin filaments)는 **액틴**이라고 불리는 수축단백질로 이루어져 있으며, 미오신의 머리가 액틴에 붙거나 붙지 않도록 하는 다른 조절 단백질 또한 포함하고 있다. 가는미세섬유는 가는근육미세섬유(소근세사, actin filaments)라고도 불리며, Z반(z disc; 원반과 비슷하게 생긴 막)에 고정되어 있다. 밝은 I대라 함은 두 개의 근육원섬유마디가 연이어진 부위에서 오직 가는미세섬유만 포함되어 밝게 보이는 부위임을 확인해두자. 가는미세섬유는 두꺼운 미세섬유의 양 끝과는 서로 겹쳐 있지만 이완된 근육원섬유마디에서 가는미세섬유는 마디의 중앙까지 확장되어 있지 않기 때문에 그 부위에서는 겹침이 없게 되고, 중심부(H구역)가 다른 곳보다 더 밝아 보인다. 그러나 수축이 시작되면 액틴을 포함한 가는미세섬유가 근육원섬유마디의 중앙으로 미끄러져 들어가게 되고, 이로 인해 액틴과 미오신 미세섬유들이 완전히 겹쳐버리기 때문에 밝게 보였던 부위는 사라진다. 그러나 일단 지금은 무엇보다 뼈대근육 안에서 근육원섬유 내의 근육미세섬유의 정확한 정렬이 어떻게 줄무늬 패턴(banding pattern)을 만들어 내는지 이해하는데 목적을 두자.

아주 중요한 또 다른 근섬유 소기관은, 특화된 무과립형 질내세망(활면소포체, smooth endoplasmic reticulum)인 **근육세포질그물(근형질세망, sarcoplasmic reticulum)**이다(그림 5.3에서 보이진 않음). 근육세포질그물에 서로 연결되어 있는 세관들과 주머니들은 각각의 근육원섬유를 하나도 빠짐없이 둘러싸는데, 이것은 마치 느슨하게 짜인 스웨터의 소매가 팔을 둘러싸고 있는 것과도 같다. 이 정교한 체계의 주요한 역할은 칼슘을 저장하고, 근수축을 위해 근섬유가 자극 받아 칼슘이 요구 될 때에 칼슘을 방출 하는 것이다. 앞으로 살펴보게 될 테지만, 칼슘은 근수축의 마지막 단계가 시작하는데 필요한 신호를 만들어 낸다.

Did You Get It?

5. *구체적으로 뼈대근육세포의 줄무늬 패턴(banding pattern)에는 어떤 구조들이 기여하고 있는가?*

(답은 부록을 보시오.)

5

근수축의 메커니즘: 미세섬유의 미끄러짐 운동 이론 (Mechanism of Muscle Contraction: The Sliding Filament Theory)

5-5 근육세포의 수축 과정을 설명해 보자.

무엇이 미세섬유를 미끄러져 움직이게 하는가? 이 질문은 우리에게 두꺼운 미세섬유의 양 말단 주변으로 튀어나와 있는 미오신 머리를 상기시킨다. 근섬유들이 신경계통에 의해 활성화 되면, 미오신 머리는 가는미세섬유의 결합부위(binding site)에 붙어서 미끄러져 움직이기 시작한다. 수축이 일어나는 동안 각 연결다리(cross bridge)는 붙고 또 떨어지기를 반복하고, 그로써 가는미세섬유를 근육원섬유마디 중앙으로 끌어 당기도록 돕는 장력이 만들어 진다. 근세포 전반에 걸쳐 모든 근육원섬유마디 안에서 이러한 과정이 일제히 일어나면 그와 동시에 세포는 짧아지는 것이다(그림 5.4).

이렇게 근육이 짧아지는 동안 가는미세섬유를 따라 일어나는 미오신 교차다리 혹은 머리의 '걸음, walking'은 지네의 보행을 매우 닮아있다. 어떤 미오신 머리("다리")는, 언제나 항상 액틴("땅")과 접촉하고 있어서 수축이 일어나면서 앞서 설명한 과정이 반복되는 동안 가는미세섬유가 반대방향으로 미끄러져 들어가는 일이 없도록 한다. 근수축이 일어나는 동안 근육미세섬유 그 자체가 짧아지는 것이 아니라 단순

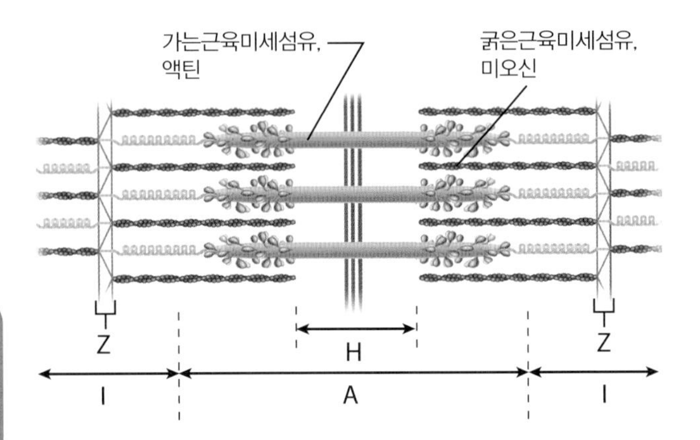

(a) 이완된 근육원섬유마디

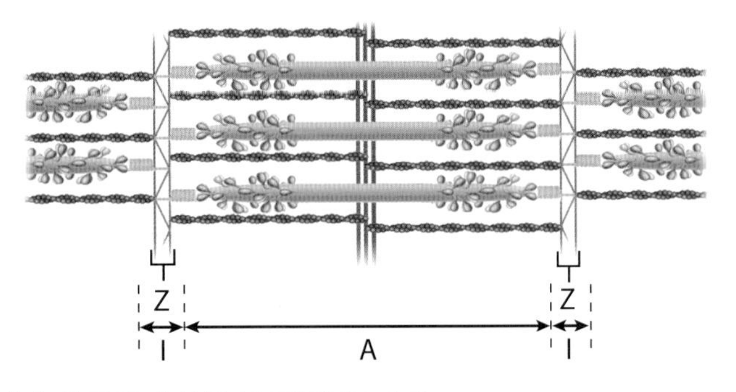

(b) 완전히 수축된 근육원섬유마디

그림 5.4 **근육원섬유마디(sarcomere)의 도식화.** 수축한 근육원섬유마디에서, A대 중간의 밝았던 H구역은 사라지고, 두꺼운 필라멘트의 Z반이 서로 가까워 져서 I대 또한 거의 보이지 않는 것에 주목하자. A대가 함께 움직이기는 했지만 그 길이는 변함이 없다.

히 서로서로 미끄러져 들어간다는 사실을 기억해 두자.

미오신 교차다리가 액틴에 붙기 위해서는 칼슘이온이 필요하다(Ca^{2+}). 그러면, 칼슘은 어디에서 오는가? 근육속막에서 시작되어 안으로 접혀 들어가는 막성세관을 따라 활동전위가 근육세포 깊숙히 지나가게 된다. 전달된 활동전위는 세포 안쪽에서 근육세포질세망을 자극하여 세포질로 칼슘이온을 방출시킨다. 칼슘이온은 미오신을 액틴에 붙도록 촉발시키며 미세섬유가 미끄러지는 운동이 시작되도록 한다. 활동전위가 사라지게 되면, 그 즉시 칼슘이온은 근육세포질세망의 칼슘저장부위로 재흡수 되고, 근육세포는 이완되어 원래 길이를 되찾게 된다. 이러한 일련의 과정이 일어나는 데 몇 천분의 1초가 소요된다.

Did You Get It?

6. *어떤 화학물질이 −ATP 혹은 Ca^{2+} −가 근육 미세섬유의 미끄러짐 운동을 촉진하는가?*
7. *다음 중 어떤 예시가 교차다리의 부착을 보다 적절하게 설명하는가: 정확히 노를 맞춰 저어 가는 팀과 바가지가 달린 줄을 우물 밖으로 당기고 있는 한 사람*

(답은 부록을 보시오.)

근육의 운동과, 종류 그리고 이름 (Muscle Movements, Types, and Names)

5-6 근육과 관련하여 이는곳(기시부, origin)과 닿는곳(정지부, insertion), 주작용근(주동근, prime mover)과 대항근(길항근, antagonist), 협동근(synergist)과 고정근(fixator)에 대해 정의할 수 있다.

5-7 우리 몸에서 일어나는 여러 종류의 운동을 정의하고 설명할 수 있다.

육안으로 볼 수 있는 근육(gross muscle)의 운동에 대해 알아야 할 다섯 가지 기본적인 이해가 있다. 그 다섯 가지 기본적인 이해를 통해 근육의 상호작용을 제대로 인식할 수 있을 뿐만 아니라 운동을 보다 쉽게 해석하도록 도움을 받기 때문에, 이를 뼈대근육운동에 대한 5개의 황금률이라고 부른다(표 5.2).

운동의 종류(Types of Body Movements)

600개 이상의 뼈대근육은 모두 뼈나 다른 결합조직의 구조 등에서 최소한 두 지점에 부착되어 있다. 두 지점 중에 한 곳인 **이는곳**은 움직임이 전혀 없거나 거의 일어나지 않는 곳이다(그림 5.5). **닿는곳**은 움직일 수 있도록 뼈에 붙어 있어서, 근육이 수축을 하게 되면 닿는곳이 이는곳을 향해 움직이게 된다. 예를 들어, 넙다리곧은근(대퇴직근, rectus femoris)은 넙적다리의 앞에서 엉덩관절과 무릎관절

표 5.2	뼈대근육운동에 대한 5개의 황금률
1. 아주 일부를 제외하고, 모든 뼈대근육은 최소 하나 이상의 관절을 지난다.	
2. 일반적으로, 뼈대근육의 대부분은 관절의 몸쪽부분을 지난다.	
3. 모든 뼈대근육은 최소 두 곳의 부착점을 가진다: 이는곳과 닿는곳	
4. 뼈대근육은 오로지 당길 수만 있다; 절대 밀어낼 수는 없다.	
5. 수축이 일어나면, 뼈대근육의 닿는곳이 이는곳을 향해 움직인다.	

Q: *위팔두갈래근(이두박근, biceps brachii)은 철봉에 매달리는 운동을 할 때, 몸통을 철봉을 향해 들어올리는 운동을 일으킨다. 이 때, 아래팔은 여전히 운동시 닿는곳으로 작동하는가?*

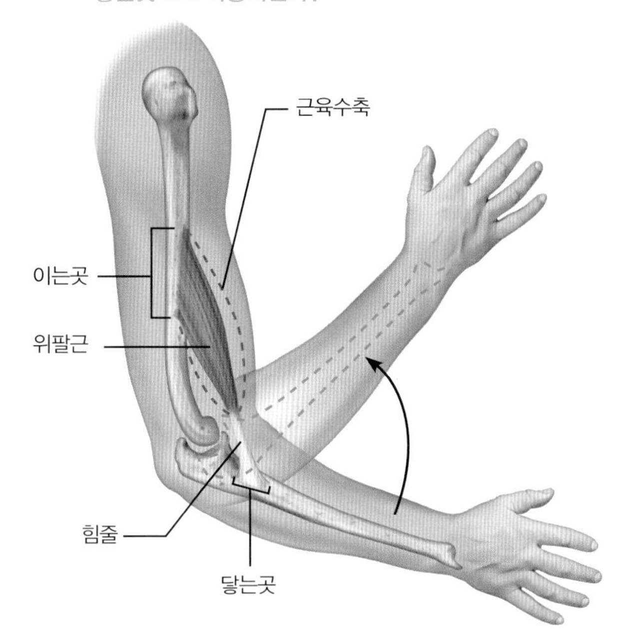

그림 5.5 **근육의 부착점(이는곳과 닿는곳).** 근육이 수축하면 닿는곳이 이는곳 쪽으로 움직인다.

을 모두 지나는데, 일반적으로 골반에 있는 몸쪽 부착점이 이는곳으로 역할 하기 때문에 이 근육은 무릎을 펴는 운동을 하게 된다. 그러나 이미 무릎이 다른 근육에 의해 구부러져 있을 때는, 다리에 있는 먼쪽 부착점이 이는곳으로 역할을 하여서 넙다리곧은근은 엉덩관절을 굽히게 된다.

대체로 몸에서 운동은 관절을 가로질러 닿아있는 근육이 수축할 때 일어난다. 따라서 운동의 종류는 관절의 가동성이나 관절에 비해 근육이 어디쯤 닿아있는지, 그 위치 등에 따라 달라진다. 이러한 설명이 뼈에 대한 근육작용으로 매우 분명하게 나타나는 예로는 팔다리의 관절에서 일어나는 운동을 들 수 있다. 그러나, 운동이 자유롭지 못한 뼈라도 근육에 의해 움직임(motion)으로 나아갈 수 있는데, 몸통을 가쪽으로 굽힐 때의 척추뼈의 운동(movements) 같은 것들이 그러한 예이다.

다음은 가장 일반적인 운동의 종류들을 설명한 것이다(그림 5.6). 이어지는 설명을 읽고 각각의 묘사된 움직임을 따라 해 보자.

- **굽힘(굴곡, flexion).** 굽힘은 보통 시상면에서 일어나며, 두 개의 뼈가 가까이 모이게 되어 관절의 각도가 감소하는 운동을 말한다(그림 5.6a 와 b). 굽힘은 (팔꿉이나 무릎을 구부릴 때처럼) 경첩관절에서 일어나는 것이 전형적인데, 한 편은 절구관절에서도 일반적으로 가능 하다 (예를들어 엉덩관절을 앞으로 구부리는 운동).
- **폄(신전, extension).** 폄은 굽힘의 반대 움직임으로써, 두 뼈 사이 혹은 몸의 두 부위 사이의 각도나 거리가 증가하는 운동을 말한다(무릎이나 팔꿈치를 펴는 것과 같이). 팔을 정상적인 해부학 자세보다 더 뒤로 넘겨서, 머리가 젖혀지거나 턱이 들춰져서 천장을 가리킬 때와 같이, 180도 이상의 폄 운동이 일어나게 되면 그것은 따로 과다폄(과신전, hyperextension)이라고 한다(그림 5.6a 와 b)
- **돌림(rotation).** 돌림은 세로축을 중심으로 그 둘레를 따라 뼈가 움직이는 것이다(그림 5.6c). 돌림은 절구관절에서 일반적으로 일어나며, 중쇠뼈의 치돌기 주위로 고리뼈가 돌아가는 운동으로 묘사할 수 있다("아니요"라는 의미로 고개를 가로 저을 때).
- **벌림(외전, abduction).** 벌림은 몸의 (보통은 관상면 위의) 정중선에서, 혹은 정중면에서부터 팔다리를 멀리 떨어트리는 운동이다(그림 5.6d). 또한, 이 용어는 발가락이나 손가락을 멀리 퍼트려서 부채꼴 모양으로 움직일 때도 사용된다.
- **모음(내전, adduction).** 모음은 벌림의 반대 움직임으로써,

A: *아니다. 이 때 닿는곳은 위팔뼈의 부착점이 되며, 아래팔(움직임이 일어나는 동안 꾸준히 힘이 들어가야 하는)의 부착점은 운동시 이는곳이 된다.*

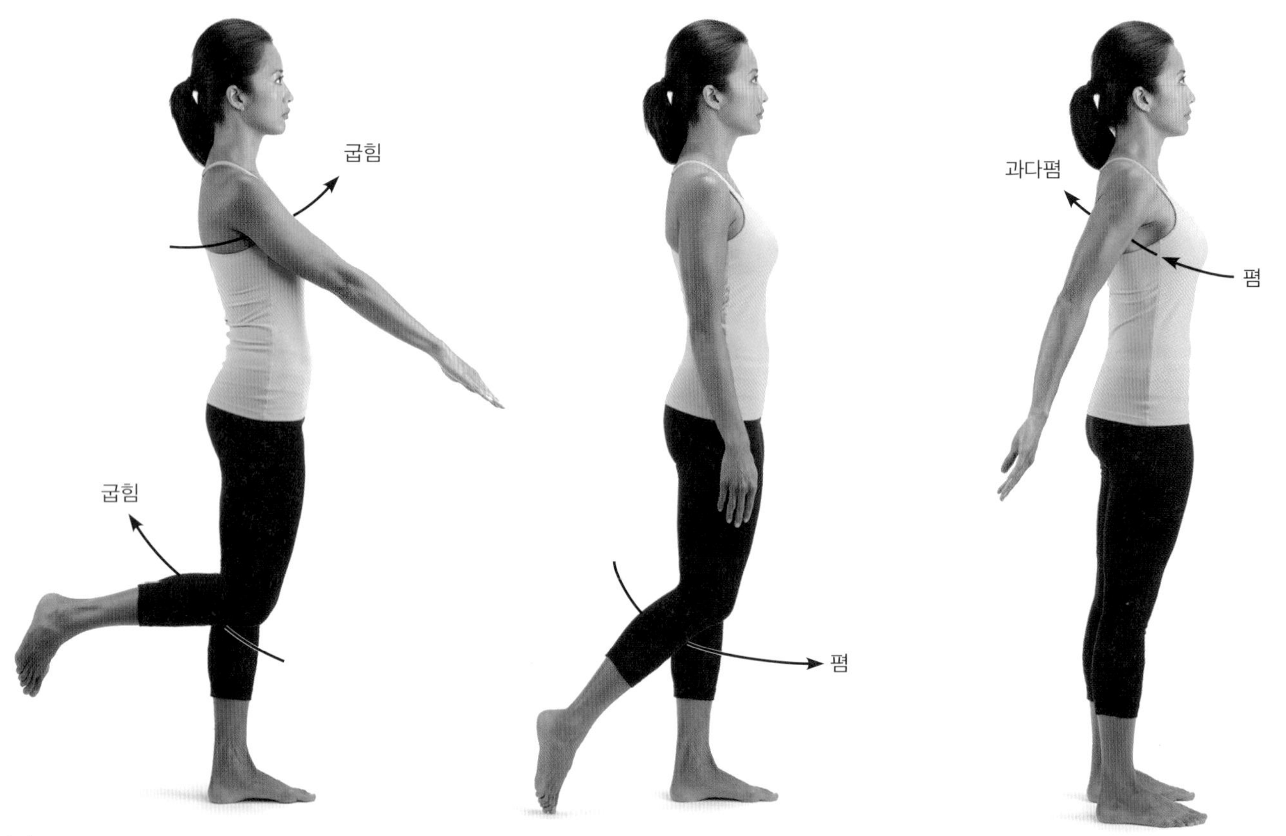

(a) 어깨와 무릎에서의 굽힘, 폄, 그리고 과다폄

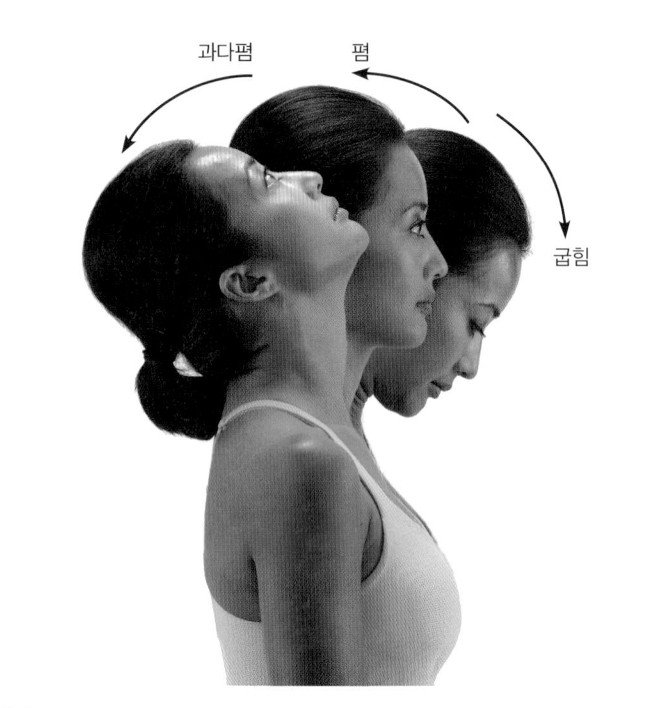

(b) 굽힘, 폄, 그리고 과다폄

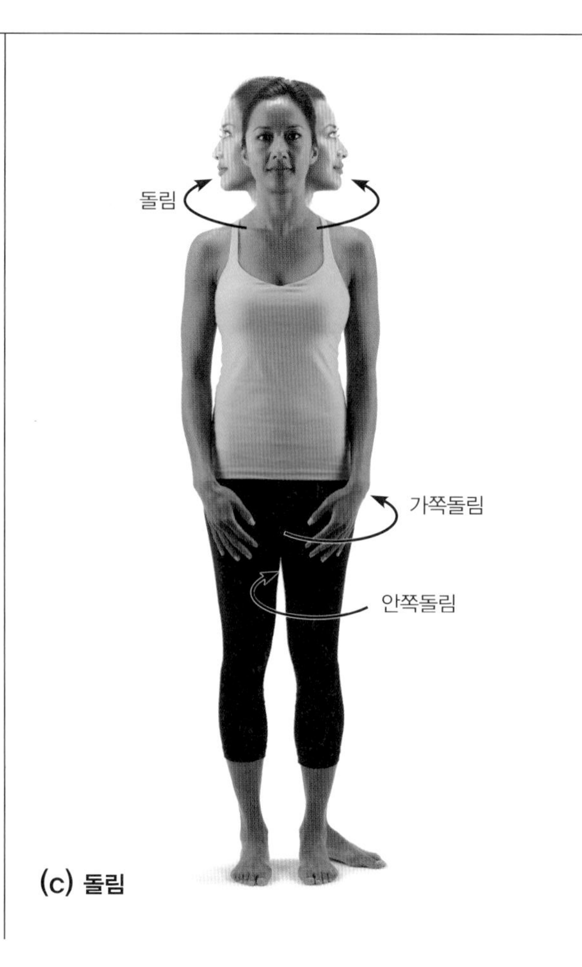

(c) 돌림

그림 5.6 몸에서 일어나는 운동.

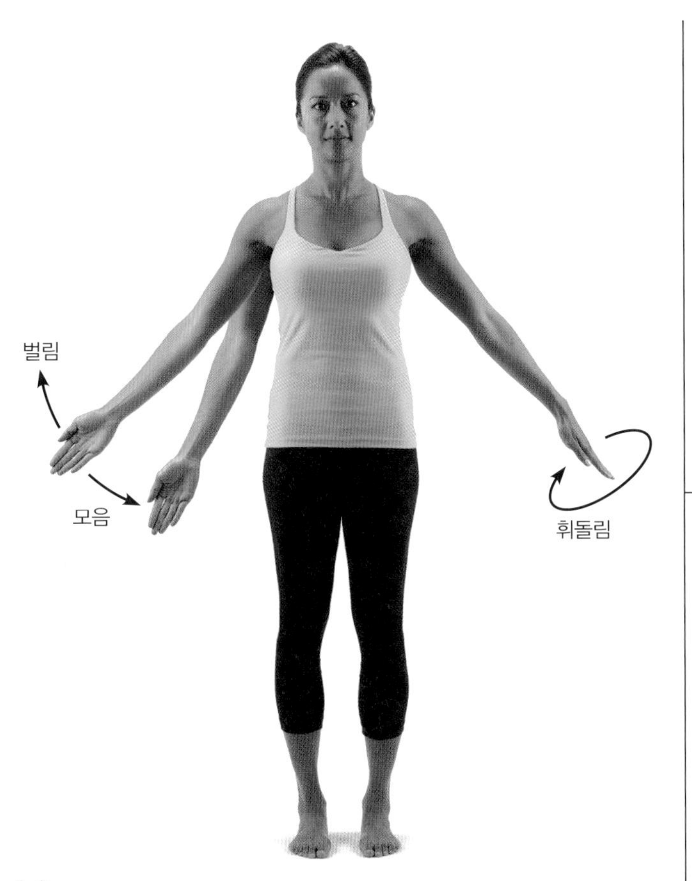

(d) 벌림, 모음 그리고 휘돌림

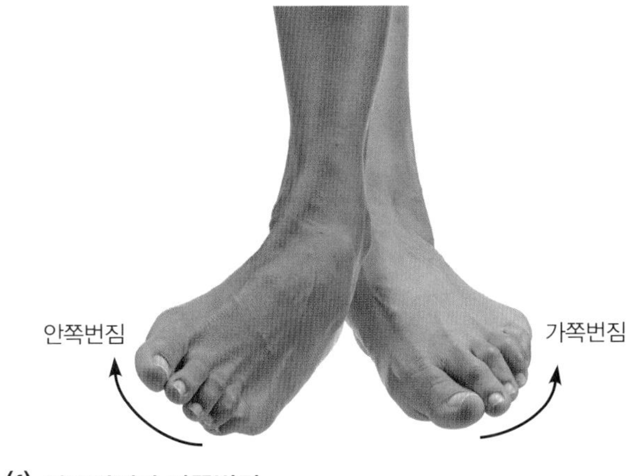

(f) 안쪽번짐과 가쪽번짐

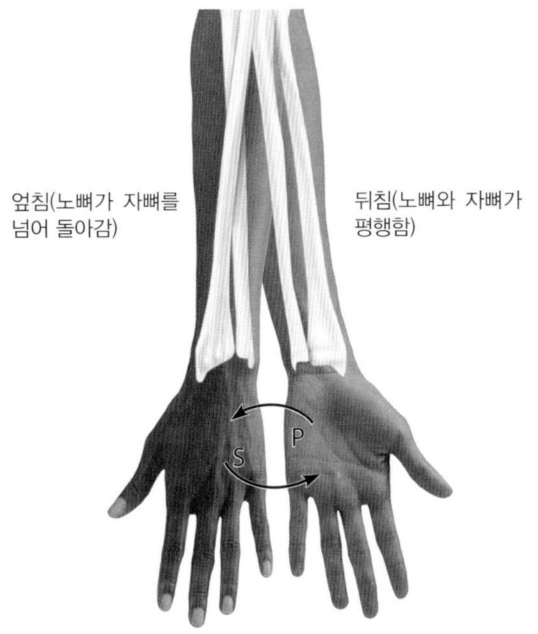

(g) 뒤침(s)과 엎침(p)

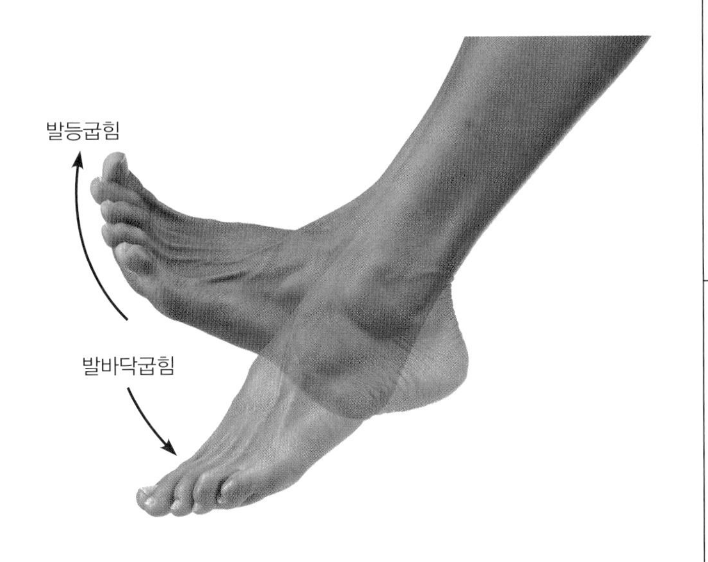

(e) 발등굽힘과 발바닥굽힘

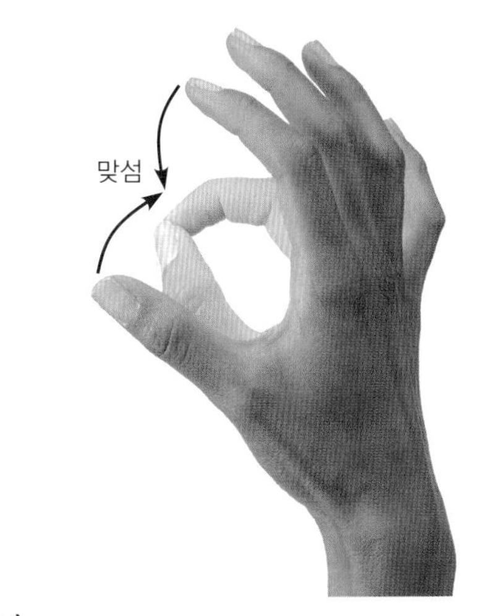

(h) 맞섬

그림 5.6 (계속) 몸에서 일어나는 운동.

팔과 다리를 정중선을 향해 운동하는 것이다(그림 5.6d).

- **휘돌림(circumduction).** 휘돌림은 굽힘과 폄, 그리고 벌림과 모음 운동의 조합으로 일어나며, 보통 어깨관절에서와 같은 절구관절에서 나타난다. 팔과 다리의 몸쪽 부위는 정지되어 있으면서, 먼쪽 끝은 원을 그리며 움직인다. 따라서, 팔과 다리가 그리는 전체적인 움직임의 윤곽은 원뿔과 같아진다(그림 5.6d).

특수한 운동들 (Special Movements)

어떤 운동들은 위에 언급한 그 어느 카테고리에도 들어가지 않으며, 몇 안 되는 관절에서만 발생한다(이러한 특수운동들 중에 일부는 그림 5.6에 나와 있다).

- **발등굽힘과 발바닥굽힘(배측굴곡과 족저굴곡, dorsiflexion and plantar flexion).** 발목에서 발을 위 아래로 움직이는 운동에는 특별한 이름이 붙어 있다. 발꿈치로 딛고 서 있으면서 발을 들어 올리면, 발의 윗부분이 정강이를 향하게 되는데 이를 발등굽힘(배측굴곡, dorsiflexion)이라고 한다. 반면에, 발을 내려서 발가락 끝이 아래로 가면 이를 발바닥굽힘(족저굴곡, planar flexion)이라고 한다(그림 5.6e). 발의 발등굽힘과 발바닥굽힘은 손목에서 손의 폄과 굽힘에 각각 상응한다.
- **안쪽번짐과 가쪽번짐(내번과 외번, inversion and eversion).** 안쪽번짐과 가쪽번짐 또한 발의 특수한 운동 중 하나이다(그림 5.6f). 발을 안쪽번짐하기 위해서는 발바닥을 안쪽으로 돌려야 하며, 가쪽번짐을 위해서는 발바닥을 가쪽으로 돌려야 한다.
- **뒤침과 엎침(회외와 회내, supination and pronation).** 뒤침(회외, supination)이라는 용어는 뒤로 돌린다는 의미고, 엎침(회내, pronation)이라는 용어는 앞으로 돌린다는 의미로 자뼈에 대한 노뼈의 움직임에 대해 설명하는 말이다(그림 5.6g). 뒤침이 일어나면 아래팔이 가쪽으로 돌아서 손바닥이 앞을 향하게 되고 노뼈와 자뼈가 평행하게 있는 상태다. 엎침이 일어나면 아래팔은 안쪽으로 돌아서 손바닥은 뒤를 향하게 된다. 엎침이 일어나면 노뼈가 자뼈를 가로 질러 놓이게 되어 전체적으로 X자 형태를 이룬다. 이 모든 것을 쉽게 기억할 수 있는 요령이 있다: 만약 수프(soup)가 담긴 컵을 손바닥에 얹어서 입까지 가져가게 되면, 당신은 supinating("soup"-inating)하는 것이다.
- **맞섬(opposition).** 1번 손허리뼈와 손목뼈사이의 안장관절이 손바닥 위에서 엄지손가락의 맞섬운동을 가능하게 한다(그림 5.6h). 맞섬 운동이란 한 손의 엄지를 이용해 같은 손에 있는 다른 손가락들의 끝을 만지기 위해 움직이는 것이다. 이 특별한 움직임으로 인하여 사람은 손을 이용해 정밀한 도구를 가지고 물건을 다룰 수 있게 되었다.

몸에서 뼈대근육의 상호작용(Interaction of Skeletal Muscles in the Body)

근육은 수축을 통해서 오로지 당기는 운동만이 가능 할 뿐, 밀어내는 운동은 가능하지 않는다. 그래서 대부분의 운동은 두 개 혹은 그 이상의 근육이 같이 한꺼번에 움직이거나, 서로에 반해서 움직인 결과로 일어난다. 하나의 근육이나 근육의 무리가 어떤 식으로든지 움직이게 되면, 다른 근육들은 그 반대의 움직임을 만들어내는 것이 언제나 가능 하도록 근육은 그런 식으로 배열 되어 있다. 통상적으로 어떤 움직임에 대한 반대의 움직임을 만들어내는 근육의 무리는 움직임이 일어났던 관절의 맞은편에 있기 마련이다(그림 5.7). 근육들의 이러한 배치가 한없이 다양한 종류의 운동이 일어나는 것을 가능하게 한다.

목적하고자 하는 특정 움직임을 일으키는 주요한 근육을 **주작용근(주동근, prime mover)**이라 한다. (이 생리학적인 용어는 비즈니스세계에서 일 처리를 주도적으로 끝내는 사람을 일컫는 말에서 따온 것이다). 그 특정 움직임에 반하거나 역으로 운동하는 근육을 **대항근(길항근, antagonist)**이라 한다. 주작용근이 활성화 되면 대항근은 늘어나 이완이 된다. 대항근은 언제든지 그 자체로 다시 주작용근이 될 수 있다. 예를 들어 위팔의 위팔두갈래근(팔꿉관절 굽힘의 주작용근)은 위팔세갈래근(팔꿉관절 폄의 주작용근)에 대

(a) 굽힘운동을 하는 관절의 앞면을 지나는 근육*

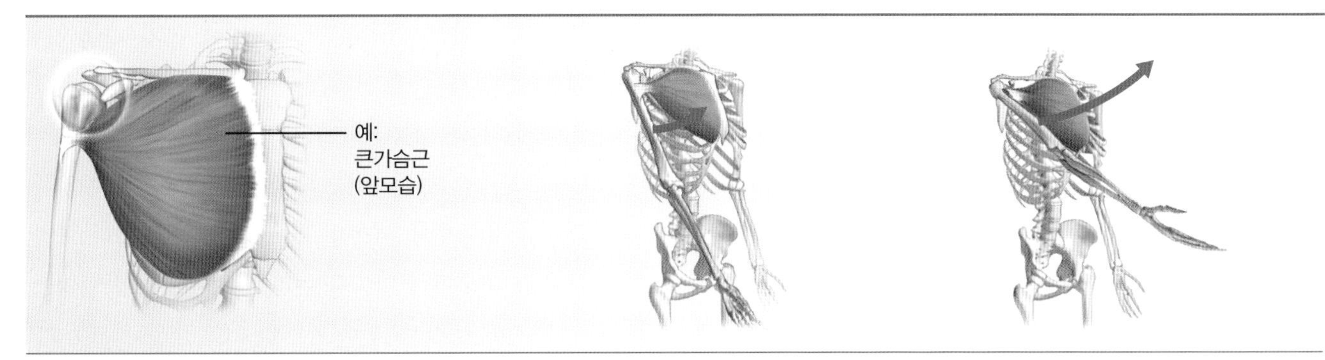

(b) 폄운동을 하는 관절의 뒤면을 지나는 근육*

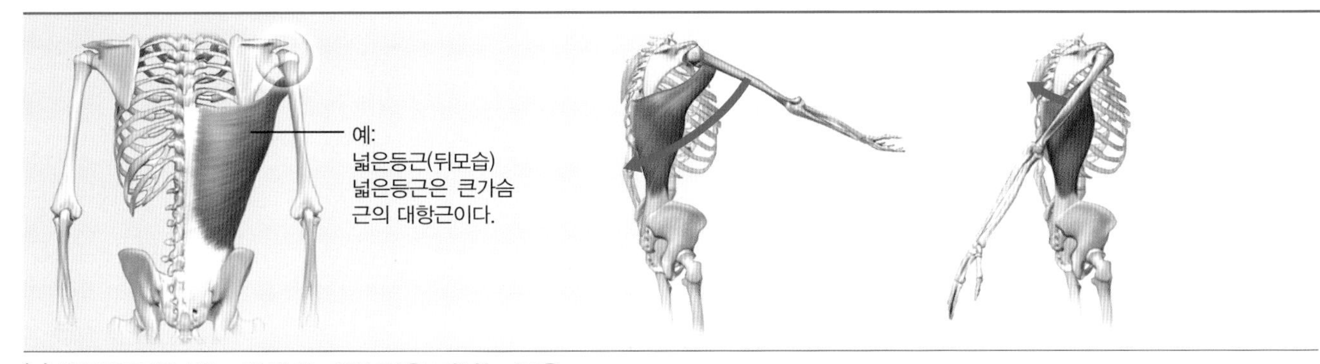

(c) 벌림운동을 하는 관절의 가쪽 면을 지나는 근육

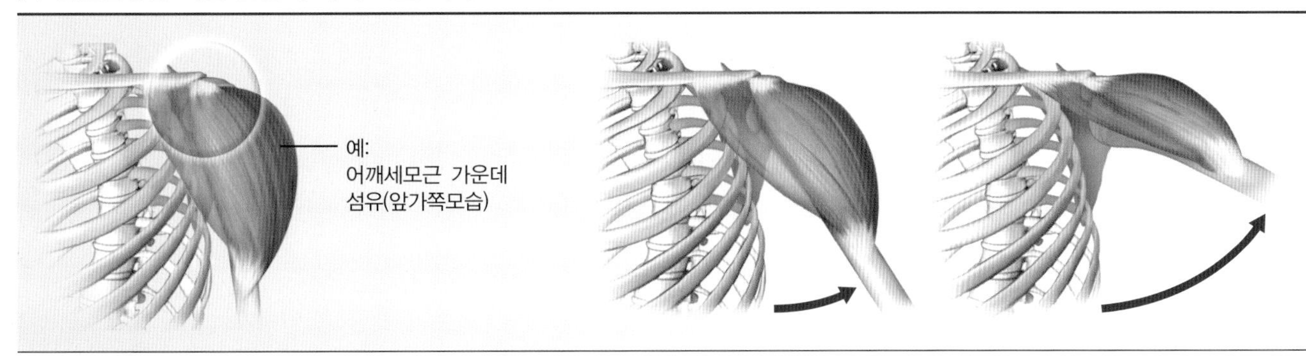

(d) 모음운동을 하는 관절의 안쪽면을 지나는 근육

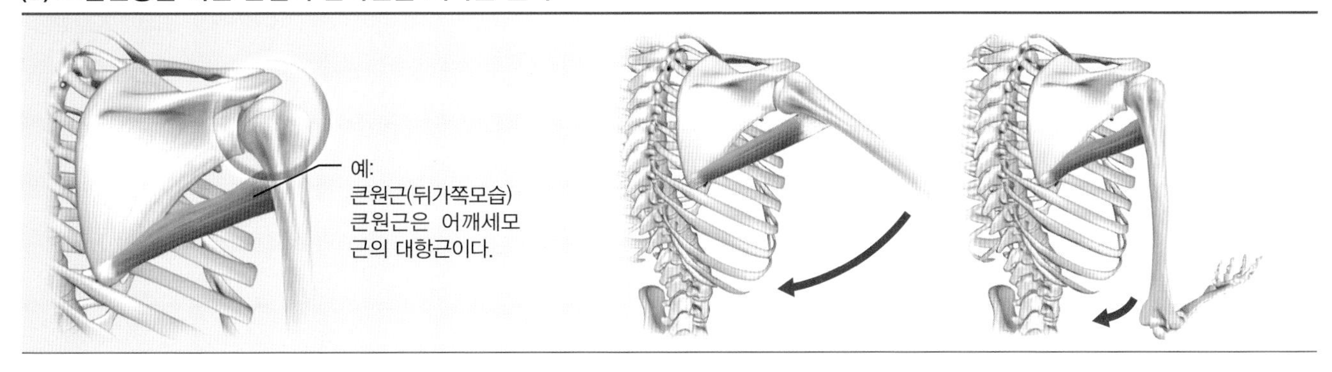

*다리의 경우는 발달과정을 거치면서 회전하기 때문에, 무릎과 발목에 대해서는 일반화 시키지 않도록 한다. 어떤 근육이 이러한 관절들의 뒤로 지나면서 굽힘운동을 할 수 있다면 그 앞쪽으로 지나는 근육들은 폄 운동을 할 수 있다

그림 5.7 **근육의 작용.** 근육의 작용은 해당 근육이 어디서 관절을 지나는지 살펴봄으로써 추론할 수 있다.

항하는 근육이기도 하다.

협동근(synergist; syn=함께, erg=일하다)은 주작용근이 만들어내고자 하는 특정 움직임과 같은 움직임을 만들어 내거나, 그 특정 움직임이 수행되는데 불필요한 움직임을 감소시킴으로써 주작용근의 운동을 돕는다. 그리고 근육이 두 개 혹은 그 이상의 관절에 걸쳐 있는 상태에서 수축을 한다고 생각해 보자. 만약 이 때 협동근이 존재하지 않는다면 한 관절도 안정화되지 못 한 채 모든 관절이 움직이게 되므로 목적하고자 하는 운동을 만들어 낼 수가 없다. 예를 들어, 손가락의 굽힘근은 손목과 손가락 관절에 모두 걸쳐 있는데, 협동근이 손목관절을 안정화 시키고 있기 때문에 손가락 굽힘근이 주작용근으로 작용할 때 손목에 영향을 주지 않고 손가락만을 굽혀 주먹을 쥘 수 있는 것이다.

고정근(fixator)은 특화된 협동근이다. 고정근은 뼈를 꾸준히 잡고 있어서 주작용근의 이는곳을 안정화 시키기 때문에 발생하는 장력이 온전히 닿는곳의 뼈를 움직이는데 사용될 수 있다. 척추를 안정화시키는 자세근(posture muscle)들도 사실은 고정근으로써, 어깨뼈를 가슴에 고정시키는 역할을 한다.

요약하자면, 특정 움직임을 만들어 내는데 주작용근이 대부분의 일을 하는 것 같지만, 부드럽고 조화로우며 정확한 운동을 만들기 위해서는 대항근과 협동근의 역할 또한 매우 중요하다.

Did You Get It?

8. *엄지손가락을 내보여 지나가는 차를 잡아야 하는 사람은 어떤 운동을 하게 될까?*
9. *만약 '네'라고 대답하면서 고개를 위아래로 끄덕일 때는 어떤 운동을 하게 될까?*
10. *어떤 이유로 고정근이나 협동근이 중요한가?*

(답은 부록을 보시오.)

뼈대근육의 이름 짓기(Naming Skeletal Muscles)

5-8 근육의 이름을 짓는데 사용되는 몇 가지 기준을 제시해보자.

뼈와 마찬가지로, 근육도 그 모양이나 크기가 다양하여여러 가지 특정 목적을 수행하는데 최적화된다. 그래서 이렇게 다양한 구조나 기능적 특징 등, 여러 가지 기준에 근거하여 근육에 이름이 붙여지는데, 이러한 기준들이 어떻게 구체적으로 근육의 이름을 붙이는데 도움을 주었는지 그에 대한 단서들에 주의를 기울일 필요가 있다. 그러다 보면, 많은 근육의 작용이나 이름을 이해하는 필요한 작업의 양을 매우 간소화 시킬 수 있을 것이다.

- **근섬유의 방향**(direction of muscle fibers) 어떤 근육들은 팔다리의 장축 이라든가, 몸의 정중선과 같은 가상의 선을 참고로 하여 이름이 붙여진다. 근육의 이름에 곧은(rectus) 이라는 단어가 들어가면 근육의 심유가 그 가상의 선과 평행하게 주행하고 있음을 의미한다. 예를 들어 넙다리곧은근(대퇴직근, rectus femoris)은 넓적다리 혹은 넙다리뼈와 함께 곧게 나아가는 근육이다. 유사한 예로, 비스듬한(oblique) 이라는 단어가 근육의 이름에 포함 되어 있다면, 근육의 섬유가 가상의 선에 비스듬하게 사선으로 주행하고 있음을 의미한다.
- **근육의 상대적인 크기**(relative size of the muscle) 큰(maximus), 작은(minimus), 그리고 긴(longus) 등의 단어가 근육의 이름에 사용될 수 있다. 예를 들어, 큰볼기근(대둔근, gluteus maximus)은 볼기근 무리 중에서도 가장 큰 근육을 지칭한다.
- **근육의 위치**(location of the muscle) 어떤 근육들은 주변에 위치한 뼈를 고려해 이름이 지어지기도 한다. 예를 들어, 관자근(측두근, temporalis)이나 이마근(전두근, frontalis)은 각각 머리뼈의 관자뼈와 이마뼈 위에 가로놓인 근육이다.
- **이는곳의 수**(number of origins) 두갈래(biceps), 세갈래(triceps), 혹은 네갈래(quadriceps)라는 단어가 어떤 근육 이름의 한 부분을 차지하고 있다면, 해당 근육이 각각 두 개, 세 개 혹은 네 개의 이는곳을 가지고 있을 것이라고 추정할 수 있다. 예를 들어 위팔의 두갈래근육은 갈래(head)혹은 이는곳이 둘이며, 세갈래근육은 셋이다.

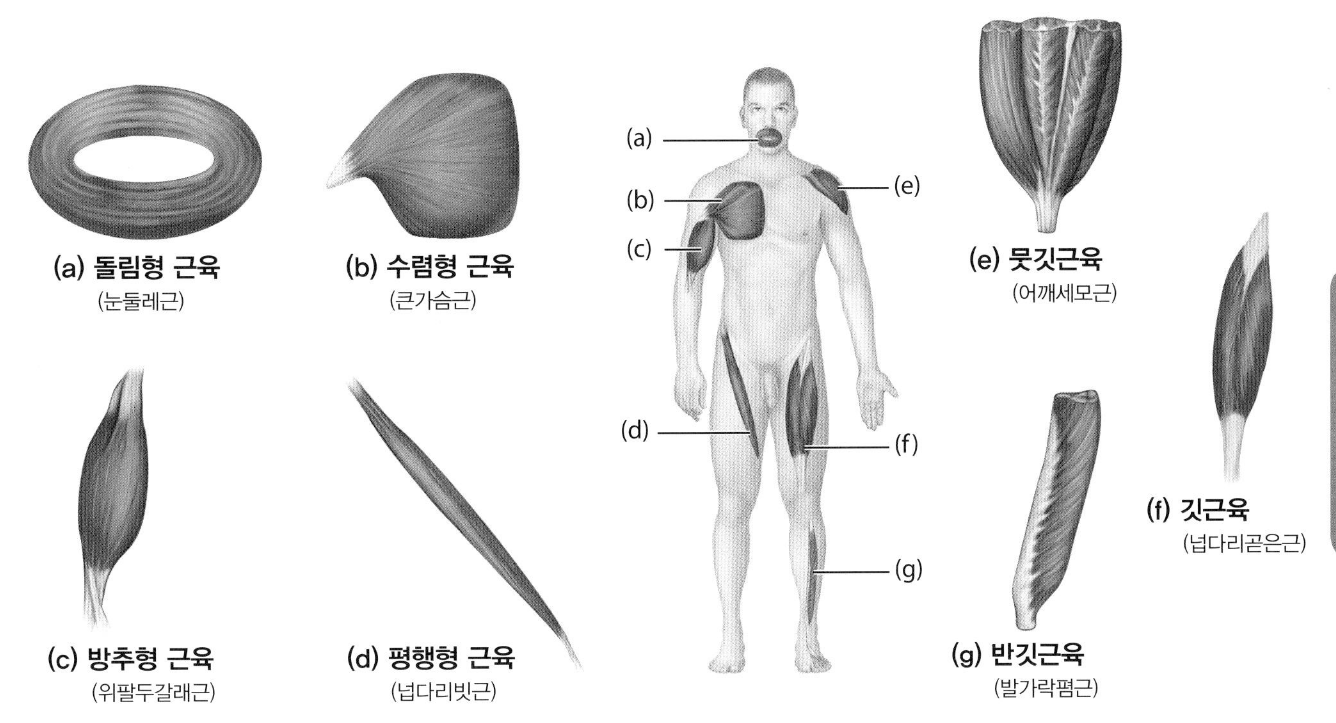

그림 5.8 **근육섬유다발의 배열과 근육의 구조와의 관계.**

- **근육의 이는곳과 닿은곳의 위치(location of the muscle's origin and insertion)** 때때로 근육은 부착점의 위치를 이름으로 가지기도 한다. 예를 들어 목빗근(흉쇄유돌근, sternocleidomastoid muscle)은 복장뼈(흉골, sternum) (sterno)와 빗장뼈(쇄골, clavicle) (cleido)를 이는곳으로 가지며 관자뼈의 꼭지돌기(유돌기, mastoid process) (mastoid)에 닿는다.
- **근육의 모양(shape of the muscle)** 어떤 근육은 독특한 모양을 갖고 있어서 이름을 기억하는데 도움을 준다. 예를 들어 어깨세모근(삼각근, deltoid)은 그야말로 거의 세모꼴의 근육이다(deltoid는 "삼각형의" 라는 뜻을 가진다).
- **근육의 작용(actin of the muscle)** 근육이 각자의 작용을 이름으로 가질 때는 이름에서 굽힘근(굴근, flexor), 폄근(신근, extensor), 그리고 모음근(내전근, adductor) 등의 단어를 찾아 볼 수 있을 것이다. 예를 들어, 넓적다리의 모음근들은 모두 넙적다리를 모음시키며, 손목의 폄근들은 모두 손목을 펴는데 관여한다.

근육섬유다발의 배열 (Arrangement of Fascicles)

뼈대근육은 섬유다발(속, fascicle)로 이루어져 있다. 그러나 섬유다발은 근육마다 다양한 배열양식을 갖고 있어서 각각의 근육마다 다른 구조와 기능적 특징을 갖도록 한다. 다음은 뼈대근육에서 흔하게 볼 수 있는 근육섬유다발의 배열들을 설명한 것이다.

근육에서 근육섬유다발들이 동심원을 그리면서 배열이 되어 있을 때, 그렇게 배열된 근육을 **돌림(circular)**근육이라고 부른다(그림 5.8a). 전형적으로 돌림근은 밖으로 열려 있어서 수축에 의해 닫혀지는 구멍(external body opening)주변에서 발견된다. 그러한 의미를 갖는 근육에 대한 일반 용어는 조임근(괄약근, sphincter) ("squeezer; 쥐어짜는 압착기")이다. 눈이나 입 주변의 둘레근들이 그 대표적인 예이다.

수렴(convergent)근육은 근육섬유다발들이 하나의 힘줄로 모아져서 닿아 있는 것을 말한다. 삼각형이나 부채꼴 모양의 근육에서 이러한 양식을 볼 수 있는데, 앞가슴 근육인 큰가슴근(대흉근, pectoralis major)이 대표적인 예이다.

근육섬유다발들이 **평행**(parallel)하게 배열되면, 다발의 길이가 근육의 장축의 길이만큼 길고 그에 평행하게 달리게 된다. 이러한 근육은 마치 줄(strap)과도 같다(그림 5.8d). 평행한 배열에서 조금 변형이 된 상태를 **방추형**(fusiform)이라고 한다. 이는 가운데부위가 굵고 확장되어 있으며 양끝이 얇은 축 모양으로 생겼는데, 위팔의 위팔두갈래근을 그 예로 들 수 있다(그림 5.8c).

짧은 근육섬유다발들이 중심 힘줄을 향해 사선으로 닿아 있는 모양을 **깃(털, pennate)**양식 이라고 한다. 다리에서 발가락폄근(지신근, extensor digitorum)의 경우, 근육다발들이 힘줄의 한 쪽으로만 닿아 있는데 이런 경우는, 반깃근육(반우상근, unipennate)이라고 한다(그림 5.8g). 만약 다발들이 힘줄의 양쪽으로 닿아 있으면 깃근육(우상근, bipennate)(그림 5.8f), 다른 여러 방향으로부터 닿아 있으면 뭇깃근육(다우상근, multipennate)(그림 5.8e)이라고 한다.

근육에서 섬유다발의 배열은 근육이 낼 수 있는 힘과 그 운동범위를 결정짓는다. 섬유다발이 길고 근육의 장축에 평행할 수록 더 많이 짧아 질 수는 있겠지만, 이러한 특징을 지니는 근육일수록 보통 많은 힘을 내지는 못한다. 근육이 낼 수 있는 힘은 근육을 이루는 근육세포의 총 수에 달려 있다. 섬유들이 빽빽하게 모여 있는 단단한 근육인 깃근육과 뭇깃근육의 경우 많이 짧아지지는 않지만 강력한 힘을 낼 수 있다.

Did You Get It?

11. *다음에 언급되는 근육들의 이름을 보고, 각 근육이 가질 수 있는 특징들을 대해 추론해보자; 앞정강근(전경골근, tibialis anterior), 척주세움근(척주기립근, erector spinae), 배곧은근(복직근, rectus abdominis)*
12. *입둘레근(구륜근, orbicularis oris)의 섬유다발 배열은 어떤 것일까?*

(답은 부록을 보시오.)

뼈대근육의 육안해부학(Gross Anatomy of Skeletal Muscles)

5-9 사람의 몸에서 주요한 근육들의 이름과 위치, 그리고 그 작용에 대해 말할 수 있다.

수백 개에 달하는 사람의 모든 근육을 일일이 설명한다는 것은 이 책에서 다룰 수 있는 범위 밖의 일이다. 여기에서는 몇 가지 아주 중요한 근육들에 대해서만 설명할 것이다. 우리가 다루게 될 얕은 층의 근육들은 다음의 표 5.3과 5.4에 요약되어 있으며, 그를 몸 전체에 그림으로 나타내었다(그림 5.15와 5.16).

머리와 목의 근육(Head and Neck Muscles)

머리의 근육들(그림 5.9)은 매우 흥미로운 근육무리이다. 근육이 여러 가지 역할들을 하고 있지만 머리의 근육들은 크게 얼굴근육과 씹기근육 두 가지로 분류될 수 있다. 얼굴근육들은 뼈가 아니라 다른 근육이나 피부와 같은 연부조직에 닿아 있다는 점이 독특하다. 그렇기 때문에 얼굴피부를 잡아당김으로써, 희미하게 미소 짓거나, 활짝 웃거나, 찡그리거나, 입술을 뿌루퉁 내밀거나, 입맞춤을 하거나 하는 등등이 가능해진다. 씹기근육은 몸에서 소화과정을 시작하도록 음식을 부숴준다. 여기서 설명되는 모든 머리와 목 근육들은 넓은목근(활경근, platysma), 입둘레근(구륜근, orbicularis oris), 이마근(전두근, frontalis), 그리고 뒤통수근(후두근, occipitalis)을 제외하고는 모두 쌍으로 되어 있음을 알아두자.

얼굴근육(Facial Muscles)

이마근(전두근, frontalis) 이마근은 이마뼈를 덮고 있는데, 머리뼈 널힘줄(cranial aponeurosis)에서 시작해서 그 닿는 곳인 눈썹 피부까지 주행하고 있다. 이 근육으로 인해 놀랐을 때 눈썹을 들어올릴 수 있고, 앞이마를 찡그릴 수도 있

*본문에서 언급되는 이마근과 뒤통수근이라는 해부학 용어는, 머리덮개근(두개표근, epicranius)의 이마힘살(전두근, frontal belly)과 뒤통수힘살(후두근, occipital belly)을 각각 의미하고 있다. 앞으로도 이마근과 뒤통수근이라는 용어는 계속 같은 의미로 사용될 것이다.

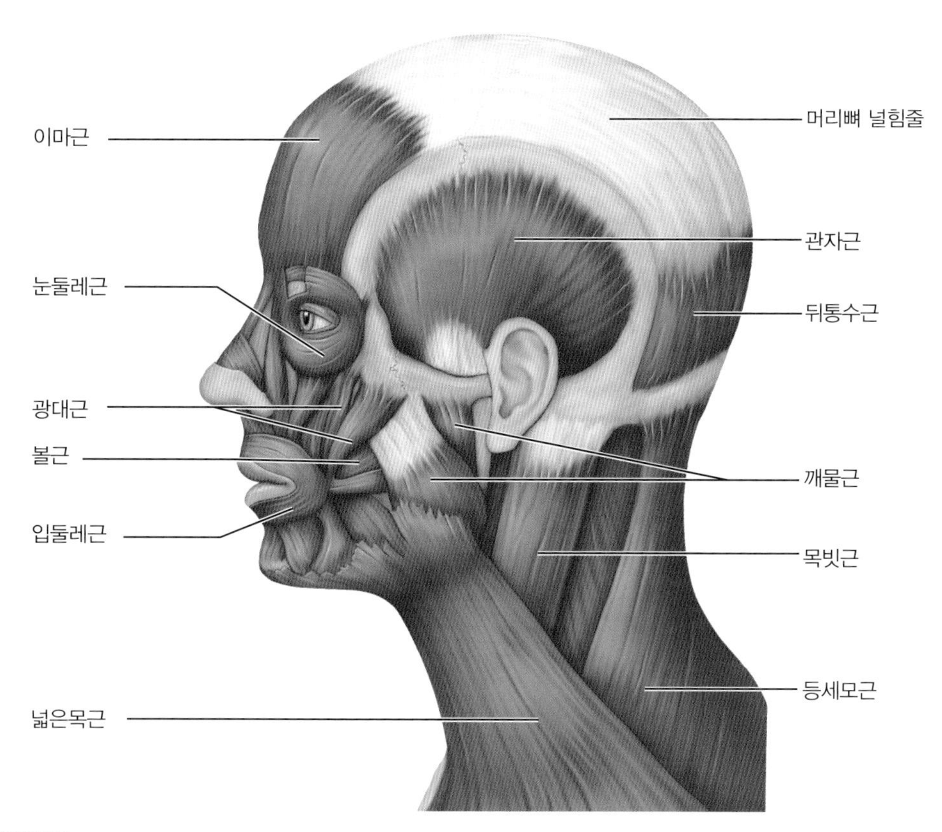

그림 5.9 **얼굴과 목의 얕은근육.**

5

다. 머리뼈의 근막의 뒤 끝부분이 작은 뒤통수근인데, 머리뼈(두개골, skull)의 뒷부분을 덮고 있으면서 머리덮개(두피, scalp)를 뒤로 당겨준다.*

눈둘레근(안륜근, orbicularis oculi) 눈둘레근은 눈 주위를 돌면서 주행하고 있다. 이 근육은 눈을 감을 수 있게 하고, 눈을 가늘게 뜨고 찡그리고 볼 수 있게 하며, 깜빡이게 하거나, 윙크할 수 있게 한다.

입둘레근(구륜근, orbicularis oris) 입둘레근은 입 주위를 돌고 있는 근육이다. 이 근육으로 인해 입술을 다물어 앞으로 내밀 수 있기 때문에, 종종 '키스'근육이라고도 불린다.

볼근(협근, buccinator) 두툼한 볼근은 볼을 가로질러 입둘레근에 닿아있다. 이 근육은 트럼펫을 불거나 휘파람을 불 때처럼 볼을 납작하게 만들 수 있다. 씹는 동안은 볼을 눌러서 음식물을 이 사이에 고정시키기 때문에 씹기근육으로 분류되기도 한다.

광대근(관골근, zygomaticus) 광대근은 입의 한쪽 구석에서 시작해서 광대뼈(cheek bone)까지 이어져있다. 이 근육은 입꼬리의 한쪽을 위로 올리기 때문에 '미소'근육이라고도 알려져 있다.

씹기근육(chewing Muscle) 볼근은 씹기근육이기도 하지만, 얼굴근육에서 설명하였다.

깨물근(교근, masseter) 깨물근은 관자뼈(측두골, temporal bone)의 광대돌기(관골돌기, zygomatic process)에서 시작해 아래턱뼈(하악골, mandible)까지 주행하면서, 아래턱뼈 각(angle of lower jaw)을 덮고 있다. 이 근육이 아래턱뼈를 들어 올려 입을 다물도록 한다.

관자근(측두근, temporalis) 관자근은 관자뼈를 덮고 있는 부

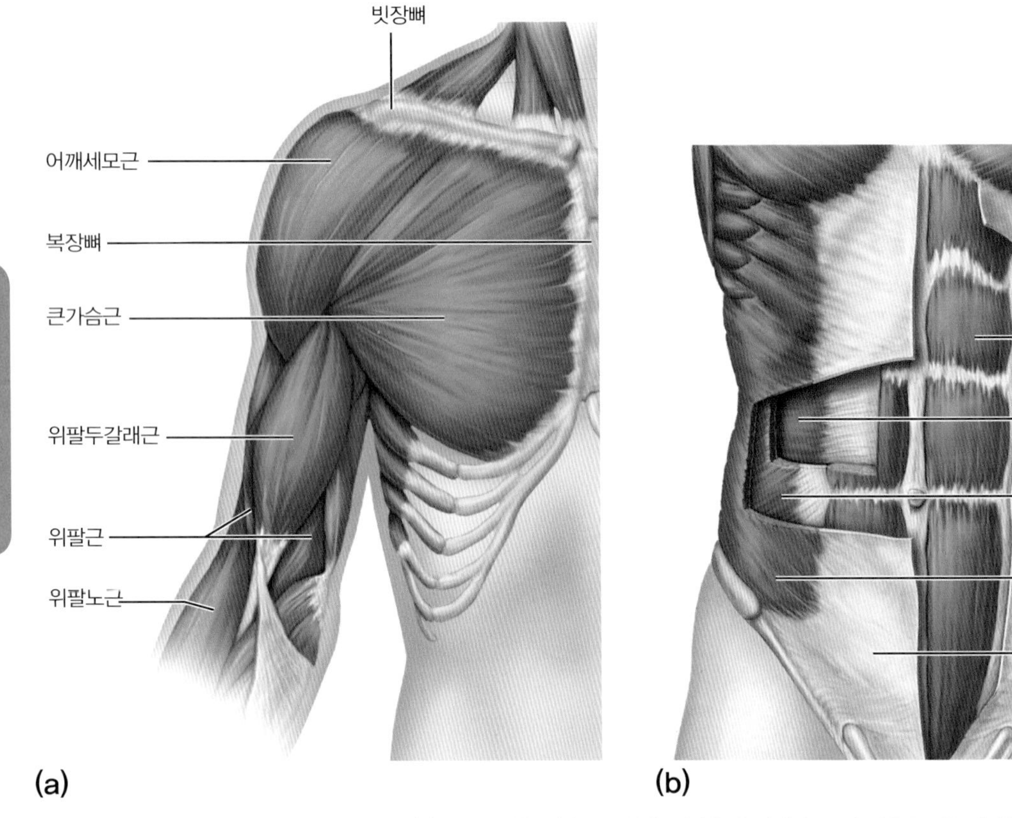

그림 5.10 **몸통과 어깨 그리고 위팔의 앞면.** **(a)** 어깨관절을 지나는 근육은 위팔을 움직인다. 목의 넓은목근은 제거한 상태이다. **(b)** 배벽의 근육들. 오른쪽 배에 얕은 층 근육을 제거하여 깊은 층의 근육을 노출시켰다.

채모양의 근육이다. 아래턱뼈에 닿아 있어서 입을 다물게 하는데 깨물근과 협동근으로 작용한다.

목 근육(Neck Muscles) 목 근육의 대부분은 머리와 팔이음뼈를 움직이며, 작고 줄(strap)처럼 생겼다. 여기서는 두 개의 목 근육만을 다루기로 한다.

넓은목근(활경근, platysma) 넓은목은근 목의 앞가쪽을 덮고 있는 한 장짜리 종이처럼 생긴 근육이다(그림 5.9 참조). 이 근육은 가슴을 덮고 있는 결합조직에서 시작해서 입 주변으로 닿아 있다. 입 꼬리를 아래로 당겨서 입을 처지게 만들어, 일명 '슬픈 광대' 얼굴을 만든다.

목빗근(흉쇄유돌근, sternocleidomastoid) 목빗근은 갈래가 두 개인데, 양쪽 목에 각각 하나씩 있어서 짝을 이루고 있다. 그 하나씩의 목빗근이 갖는 두 개의 갈래는 빗장뼈(쇄골, clavicle)와 복장뼈(흉골, sternum)에서 일어나서(그림 5.15참조), 관자뼈의 꼭지돌기에 닿기 전에 하나로 합쳐진다. 두 개의 목빗근이 동시에 수축을 하게 되면 목이 굽혀지는데, 이 때 고개를 숙이게 되므로 일부 사람들은 이를 두고 목빗근을 '기도'하는 근육이라고 부르기도 한다. 만약, 하나의 목빗근만 수축을 하게 되면, 머리가 수축된 그 반대쪽 어깨를 향해 돌아가고, 수축된 쪽으로 젖혀지게 된다.

Did You Get It?

13. *어떤 근육이 눈썹을 올릴 수 있게 하는가?*
14. *입을 다무는데 협동근으로 작용하는 두 가지 근육은 어떤 것들인가?*

(답은 부록을 보시오.)

몸통 근육(Trunk Muscles)

몸통 근육들은 다음을 포함한다; (1) 척주를 움직이는 근육들(주로 뒤쪽에 있는 항중력 근육들), (2) 갈비뼈와 머리 그리고 팔을 움직이는 앞가슴 근육들, 그리고 (3) 척추가 움직이는데 도움을 주고, 가장 중요하게는 배에 근육질의 '자연적인 테두리(natural girdle)'를 형성해주고 있는 배벽(abdominal wall)의 근육들.

앞쪽의 근육들(Anterior Muscles) (그림5.10)

큰가슴근(대흉군, pectoralis major) 큰가슴근은 가슴의 윗부분을 덮고 있는 커다란 부채 모양의 근육이다. 이 근육은 복장뼈와 팔이음부위 그리고 처음 여섯 개의 갈비뼈에서 일어나서 위팔뼈의 몸쪽 끝에 닿는다. 겨드랑의 앞 벽을 이루며, 위팔을 굽히고 모으는 작용을 한다.

갈비사이근들(늑간근, intercostal muscles) 갈비사이근은 갈비뼈들 사이에서 관찰되는 깊은 층의 근육이다(얕은층의 근육만 나타나 있는 그림 5.10에서 보이진 않지만, 그림 5.15에서는 볼 수 있다). 바깥갈비사이근(외늑간근, external intercostal muscle)은 흡기 시에 가슴우리를 들어올리기 때문에 숨을 쉴 때 중요하게 작용한다. 또, 속갈비사이근(내늑간근, internal intercostal muscle)은 바깥갈비사이근보다 깊은층에 놓여서, 가슴우리를 아래로 밀어 강제호기시에 허파에서 공기를 내보내도록 돕는다.

배벽을 이루는 테두리(abdominal girdle) 배곧은근(복직근, rectus abdominis), 배바깥빗근(외복사근, external oblique), 배속빗근(내복사근, internal oblique) 그리고 배가로근(복횡근, transversus abdominis) 같은 배의 앞쪽 근육들은 자연적인 '테두리(girdle)'를 형성해서 사람의 몸통을 강화시킨다. 이 모든 근육을 하나로 합쳐서 보면 각각이 혹은 쌍을 이루면서 근섬유들이 서로 다른 방향으로 주행하고 있어서 그 구조가 꼭 베니어합판(널빤지를 결이 엇갈리게 여러 겹 붙여 만듦)을 닮아 있다. 베니어합판이 그 두께로 인하여 뛰어나게 강한 것처럼 배근육들이 이루고 있는 배벽도 배안의 장기를 보호하고 유지하는데 매우 적합한 형태를 가졌다고 볼 수 있다.

- **배곧은근(복직근, rectus abdominis)** 쌍을 이루는 두 개의 띠처럼 생긴 배곧은근은 배에서 가장 얕은 층에 있는 근육이다. 두덩뼈(치골, pubis)에서부터 가슴우리까지 주행하며, 널힘줄로 둘러싸여있다. 이 근육의 주요한 기능은 척추를 굽히는 것이다. 또한, 강제호기와 관련이 있어서 배변이나 출산이 일어나는 동안 배 안에 내용물을 압박해 누른다.

- **배바깥빗근(외복사근, external oblique)** 배바깥빗근은 배벽의 가쪽을 이루는 한 쌍의 얕은 층 근육이다. 이 근육의 섬유는 마지막 여덟게애서부터 시작해 아래 안쪽으로 주행하여 엉덩뼈(장골, ilium)까지 닿아있다. 배곧은근처럼 척추를 굽히기도 하지만 몸통을 돌리고 가쪽으로 구부릴 수도 있게 한다.

- **배속빗근(내복사근, internal oblique)** 배속빗근은 배바깥빗근의 깊은 층에 있는 한 쌍의 근육이다. 배바깥빗근과는 직각으로 교차하며 주행한다. 엉덩뼈능선(장골능선, iliac crest)에서 일어나서 마지막 세 개의 갈비뼈에 닿아있다. 배바깥빗근과 같은 작용을 한다.

- **배가로근(복횡근, transversus abdominis)** 배가로근은 배벽의 가장 깊은 층 근육이며, 근섬유는 배를 가로지르며 수평으로 주행한다. 아래쪽 갈비뼈들과 엉덩뼈능선에서 시작해 두덩뼈까지 닿아있다. 이 근육도 역시 배 안의 내용물을 압박해 누른다.

뒤쪽의 근육들(Posterior Muscles) (그림 5.11)

등세모근(승모근, trapezius) 등세모근은 목의 뒷부분과 몸통의 윗부분에 있는 가장 얇은 층의 근육이다. 전체적으로는, 다이아몬드 혹은 연 모양처럼 보인다. 이는곳은 매우 넓게 퍼져 있는데, 우선 뒤통수뼈에서 시작해 척주를 따라 내려와 등뼈까지 주행 한다. 그리고 이곳에서부터 가쪽으로 폭이 넓어지며 퍼져 나가 어깨뼈 가시와 빗장뼈까지 닿아 있다. 등세모근은 머리까지 이어져 있기 때문에 목빗근의 대

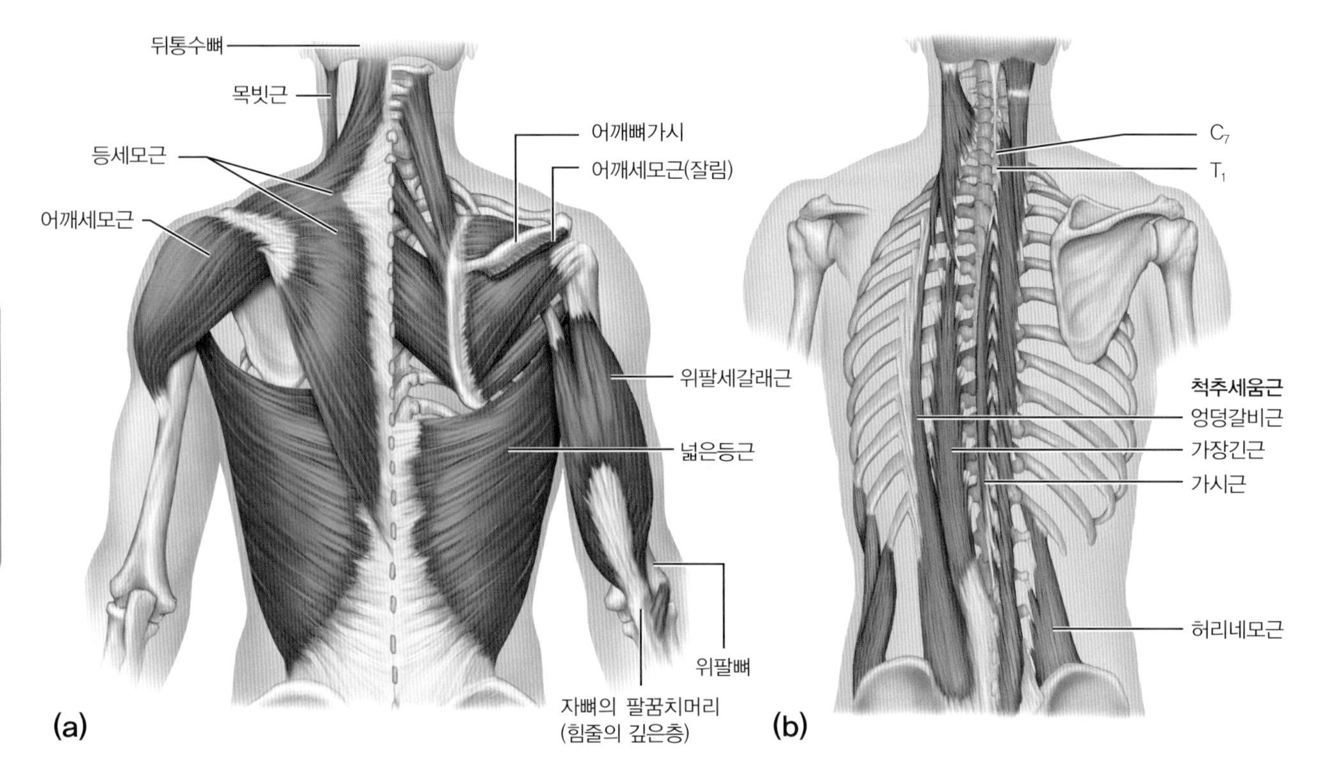

그림 5.11 **목과 몸통 그리고 위팔의 뒤면 근육.** (a) 얕은 층 근육. (b) 척주세움근들(가장긴근, 엉덩갈비근, 그리고 가시근)과 등의 깊은 층 근육들.

항근이기도 하다. 이 근육은 어깨뼈를 올리고 내리며 모으고 안정화 시킨다.

넓은등근(광배근, latissimus dorsi) 넓은등근은 등의 아래부위를 감싸는 두 개의 크고 평평한 근육이다. 이 근육은 아래쪽 등뼈의 가시돌기와 엉덩뼈에서 일어나서 위로 길게 펼쳐져 위팔뼈의 몸쪽끝까지 닿아있다. 각각의 넓은 등근은 위팔뼈를 모으고 펴는 작용을 한다. 넓은 등근은 수영에서 스트로크영법시 팔을 떨어트릴 때 라든가, 주먹을 날릴 때 매우 중요한 근육이다.

척주세움근(척주기립근, erector spinae) 척주세움근 무리는 등을 펴는 주작용근이다. 쌍을 이루는 이 근육들은 등의 깊은 층에 있다(그림 5.11b). 가장긴근(최장근, longissimus), 엉덩갈비근(장늑근, iliocostalis), 그리고 가시근(극근, spinalis) 이 세 열의 근육이 모여서 척주세움근을 이루고 있는데, 모든 근육이 집합적으로 전체 척추에 걸쳐서 이어져 있다. 이 근육들은 강력한 등의 폄근("세움근, erectors")일 뿐만 아니라, 허리를 구부려야 하는 동작들을 조절하는데 도움이 되는 저항력을 제공하기도 한다. 등의 구조물들이 손상을 입게 되면, 척주세움근에서는 연축이 일어나는데 이것은 아래허리통증의 주요한 원인이 되기도 한다.

허리네모근(요방형근, quadratus lumborum) 두툼한 허리네모근은 배벽의 뒷부분을 이루고 있다. 쌍을 이루는 두 근육이 독립적으로 작용하면 각 가쪽으로 허리를 구부리게 한다. 그런데, 두 근육이 한꺼번에 작용하면 허리척추를 펴도록 한다. 이 근육은 엉덩뼈능선에서 일어나 허리척추의 위부분까지 닿아있다.

어깨세모근(삼각근, deltoid) 어깨세모근은 삼각형의 두꺼운 근육으로, 어깨를 감싸주어서 그 모양을 둥그렇게 만들어준다(그림 5.11a 참조). 이 근육은 부피가 커서 자리를 많이 차지하고 있기 때문에 5ml 이하의 상대적으로 적은 양의 주사약제를 실수 없이 반드시 근육안으로 침투시켜야 할 때 가장 선호되는 주사 부위이기도 하다. 어깨세모근은

어깨뼈 가시에서 빗장뼈까지 팔이음부위를 가로질러 일어나서 위팔뼈의 몸쪽끝에 닿아있다. 어깨세모근은 위팔 벌림에 대한 주작용근이다.

Did You Get It?

15. *어떤 근육무리가 허리를 펴는 주작용근으로 작용하는가?*
16. *어떤 구조적 특징이 배벽의 근육 구조를 특히 두껍고 강하게 만드는가?*
17. *몸통 뒤편의 어떤 근육이 위팔을 모으는데 큰가슴근과 협동근으로 작용하는가?*

(답은 부록을 보시오.)

팔의 근육(Muscles of the Upper Limb)

팔의 근육은 세 개의 무리로 나뉘어 진다. 첫 번째 무리는 팔이음부위에서 일어나서 어깨관절을 지나 위팔뼈에 닿는 근육을 포함한다(그림 5.10과 5.11a 참조). 이미 우리는 이 무리에 속하는 근육들, 큰가슴근과 넓은등근 그리고 어깨세모근을 다루었다. 두 번째 무리는 팔꿉관절(주관절, elbow joint)에서 움직임을 일으킨다. 이러한 근육들은 위팔뼈를 둘러싸고 아래팔뼈에 닿아있다. 여기에서 이 무리에 속하는 근육은 하나만 다뤄볼 것이다.

세 번째 무리는 아래팔뼈의 근육이면서 손 뼈에 닿아 있어서 그 두 관절에서 모두 움직임을 만들어 내는 근육을 포함한다. 마지막 이 무리에 속하는 근육들은 주로 얇은 방추형으로 그 수가 많다. 우리는 여기서 이 무리에 속하는 근육들의 일반적인 명칭과 이름을 언급하는 것 외로 따로 다루지는 않을 것이다. 대체로, 아래팔뼈 근육의 이름은 근육이 하는 작용을 나타내고 있다. 예를 들어, 아래팔뼈 앞면에서 볼 수 있는 손목굽힘근(수근굴근, flexor carpi), 손가락굽힘근(수지굴근, flexor digitorum)은 그 이름 그대로 각각 손목과 손가락을 굽히는 작용을 한다. 아래팔뼈의 뒤면과 가쪽면에서 볼 수 있는 손목폄근(수근신근, extensor carpi)과 손가락폄근(수지신근, extensor digitorum)도 마찬가지로 각각 손목과 손가락을 펴는 작용을 한다(언급된 근육 중의 일부는 표 5.4에 짧게 설명이 되어 있으며 그림 5.16에 그려져 있음).

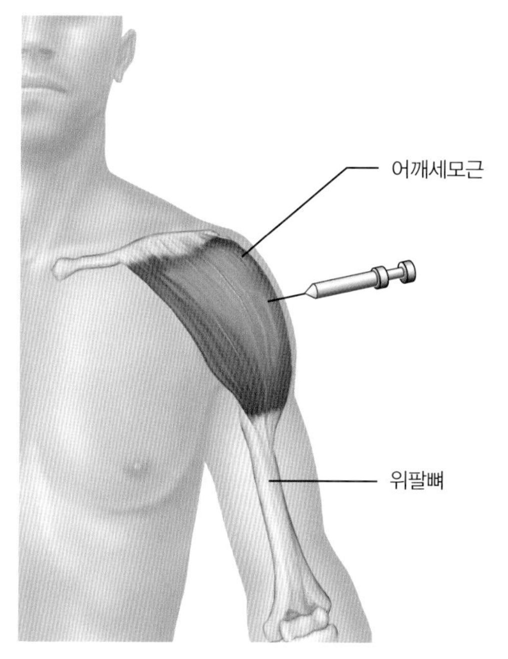

그림 5.12 **부피가 있는 어깨세모근은 근육주사를 주입할 때 선호되는 부위이다.**

아래팔뼈에 작용하는 위팔의 근육들(Muscle of the Humerus That Act on the Forearm)

위팔의 앞칸에 있는 근육들은 모두 팔꿉관절을 굽히는 역할을 한다. 팔꿉관절을 굽히는 근력이 감소하는 순서로 나열을 해보면, 위팔근(상완근, brachialis), 위팔두갈래근(상완이두근, biceps brachii), 그리고 위팔노근(상완요골근, brachioradialis)이 된다(그림 5.10a와 5.15).

위팔두갈래근(상완이두근, biceps brachii) 위팔두갈래근은 팔꿉관절을 굽혔을 때 쉽게 불룩해지기 때문에, 위팔의 근육 중에 가장 친숙한 근육일 것이다(그림 5.10a 참조). 두 개의 갈래는 팔이음부위에서 일어나서 노뼈거친면에 닿는다. 또한, 이 근육은 아래팔뼈의 굽힘이나 뒤침을 일으키는 강력한 주작용근이다. 위팔두갈래근의 작용을 가장 잘 기억할 수 있는 방법은 한 병의 와인을 따려는 동작을 기억 하는 것이다. 와인을 따기 위해서는 위팔두갈래근이 아래팔을 뒤침 시켜 코르크스크류(와인병의 코르크 마개 뽑는 기

구)를 돌려야 하고, 모두 돌린 후에는 팔꿉관절을 굽혀서 코르크를 뽑아 내야 한다.

위팔근(상완근, brachialis) 위팔두갈래근보다 깊은 층에 있으면서 팔꿉관절을 굽히는데 위팔두갈래근 만큼 중요한 역할을 한다. 위팔두갈래근이 노뼈를 들어 올릴 때 위팔근은 자뼈를 들어 올린다.

위팔노근(상완요골근, brachioradialis) 위팔노근은 상당히 약한 근육인데, 위팔뼈에서 일어나서 먼쪽 아래팔까지 닿아있다 (그림 5.15참조). 이런 이유로, 위팔노근의 대부분은 아래팔에 속해 있다.

위팔세갈래근(상완삼두근, triceps brachii) 위팔세갈래근은 위팔뼈의 뒤편에 붙어 있는 유일한 근육이다(그림 5.11a 참조). 이 근육의 세 갈래는 팔이음부위와 위팔뼈의 몸쪽에서 일어나기 시작해서 자뼈의 팔꿈치머리(주두, olecranon)에 닿아있다. 팔꿈치관절을 펴는데 강력한 주작용근으로 작용함과 동시에, 위팔두갈래근의 대항근이기도 하다. 위팔세갈래근은 팔을 쭉 뻗어 강력한 주먹을 날리도록 하기 때문에, "권투선수의 근육"이라고 불리기도 한다.

다리의 근육(Muscles of Lower Limb)

다리에 작용하는 근육은 엉덩관절과, 무릎관절 그리고 발목관절을 움직이게 한다. 이것들은 우리 몸을 이루는 근육들 중에서도 가장 크고 강력한 것에 속하며 보행을 하고 균형을 잡는 일을 하는데 특화되어 있다. 그런데 다리이음부위(하지대, pelvic girdle)는 움직임을 거의 허용하지 않는 무겁고 융합된 뼈들로 이루어져 있기 때문에, 이 부위를 안정화시키기 위해서는 따로 특별한 근육이 필요하지 않다. 여러 개의 고정근들이 필요로 되었든 팔이음부위(상지대, shoulder girdle)와는 매우 다르다.

다리에 있는 많은 근육들이 두 개의 관절에 걸쳐 있어서 그 관절 모두를 움직일 수 있다. 따라서, 다리에 있는 근육에 관련해서는 이는곳과 닿는곳에 관련된 용어들이 서로 바뀌어 쓰일 수도 있다.

넓적다리에 작용하는 근육들은 매우 커서 우리 몸을 중력의 당기는 힘에 대항하여 곧게 서 있도록 하고, 엉덩관절에서 다양한 움직임들을 만들어 내며, 종아리에까지 작용하고 있다. (일반용어로 다리, leg는 다리 전체를 뜻 하지만, 해부학용어에서는 종아리(하퇴, leg)로 무릎과 발목 사이 만을 의미한다.) 따라서, 넓적다리근육은 무릎관절 너머까지 가로질러 있기 때문에 무릎을 굽히고 펴는 운동을 한다. 또한, 넓적다리의 많은 근육들이 다리이음부위에서까지 부착점을 가지고 있기 때문에 엉덩관절을 움직일 수도 있는 것이다.

종아리에서 일어나는 근육들은 발목과 발에서도 여러 가지 운동을 일으킨다. 이 무리에 속하는 근육들 중에서는 오직 세가지 근육만을 다룰 것이지만, 그 외에도 발목과 발가락 관절을 굽히거나 펴는 작용을 하는 다른 많은 근육들이 있다는 사실을 기억하자.

엉덩관절에서 움직임을 일으키는 근육(Muscles Causing Movement at the Hip Joint) (그림 5.13)

큰볼기근(대둔근, gluteus maximus) 대둔군은 볼기 대부분의 살을 이루는, 엉덩이의 얕은 층 근육이다(그림5.13a).이 근육은 강력한 엉덩관절의 폄근으로써 골반과 일직선이 되게 넓적다리를 뒤로 가져온다. 보행에 아주 중요한 근육은 아니지만, 점프를 하거나 계단을 오를 때 등, 강력한 추진력을 내면서 엉덩관절을 펴야 할 때는 아마도 가장 중요한 근육 중에 하나가 될 것이다. 이 근육은 엉치뼈(천골, sacrum)와 엉덩뼈에서 일어나서 넙다리뼈의 볼기근거친면(둔근조면, gluteal tuberosity)에 넓은 힘줄형태의 엉덩정강띠(장경인대, iliotibial tract)로 닿는다.

중간볼기근(중둔근, gluteus medius) 중간볼기근은 그 길이의 대부분을 큰볼기근 밑으로 엉덩뼈에서 넙다리뼈까지 주행한다. 이 근육은 엉덩관절의 벌림근일 뿐만 아니라 보행 중에 골반을 흔들림 없이 안정화 시키는데 매우 중요한 역

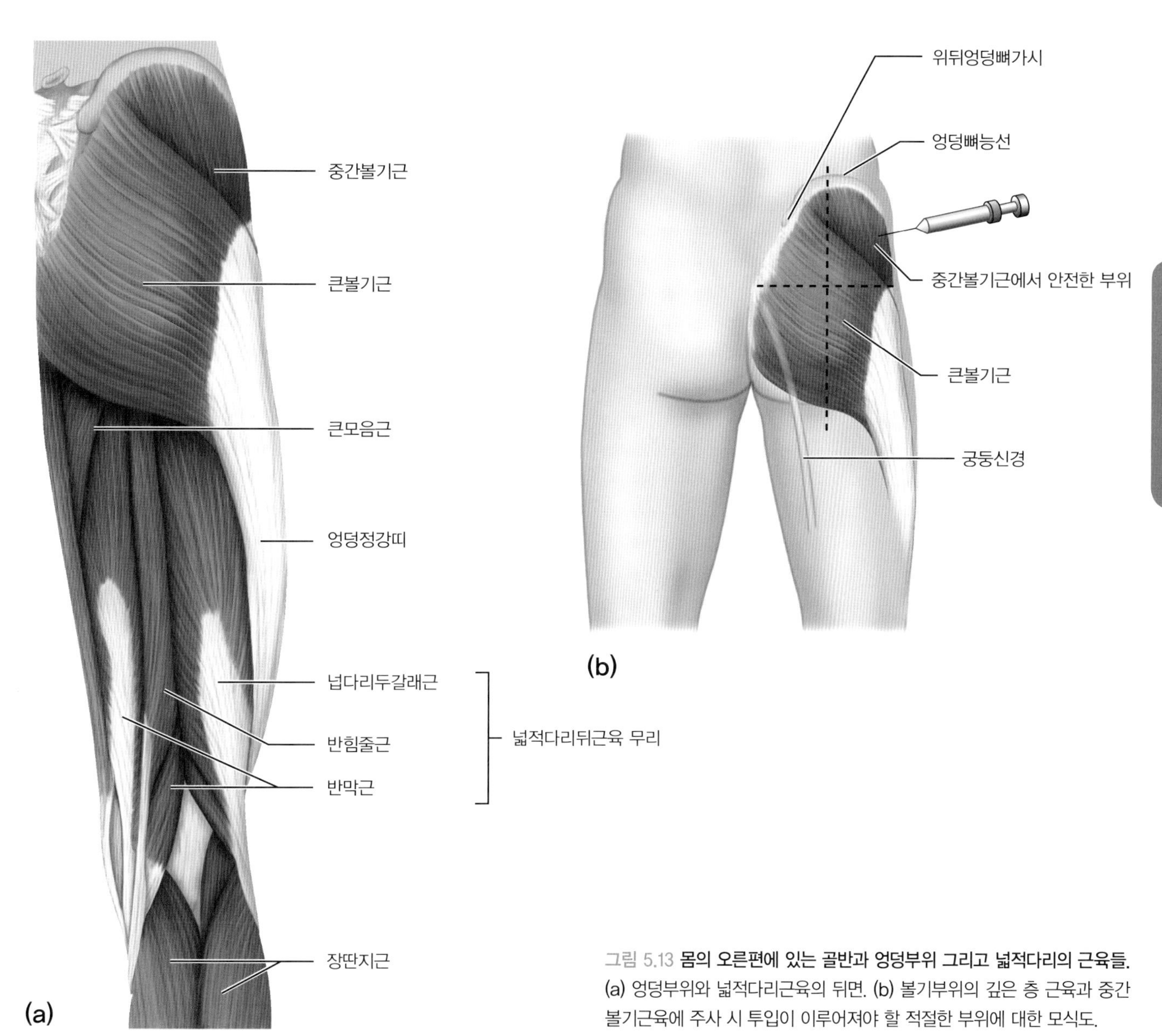

그림 5.13 **몸의 오른편에 있는 골반과 엉덩부위 그리고 넓적다리의 근육들.** (a) 엉덩부위와 넓적다리근육의 뒤면. (b) 볼기부위의 깊은 층 근육과 중간볼기근육에 주사 시 투입이 이루어져야 할 적절한 부위에 대한 모식도.

할을 한다. 또한, 5ml 이상의 양을 근육주사로 투여해야 할 때, 중간볼기근은 안전한 주사 부위를 제공한다(그림 5.13b). 주사를 하기에 엉덩이의 대부분을 차지하는 커다란 큰볼기근을 선택하는것이 더 안전한 것처럼 보일 수도 있지만, 각 엉덩이의 안쪽 부위로 굵은 궁둥신경(좌골신경, sciatic nerve)이 지나가고 있으므로, 이 부위는 건드리지 않도록 각별히 주의해야 한다. 이를 위해서 엉덩이에 네 개의 똑같은 가상의 사분면을 마음속으로 그리는 것이 도움이 될 수 있다(그림 5.13b에서 볼 수 있는 분할선처럼). 중간볼기근은 위가쪽 사분면 아래에 위치하고 있기 때문에, 바로 그 곳이 근육주사 시 안전한 주사부위가 될 것이다.

엉덩허리근(장요근, iliopsoas) 엉덩허리근은 엉덩근(장근, iliacus)과 큰허리근(대요근, psoas major)이 하나로 합쳐져서 이루어진 근육이다(그림 5.13c). 이 근육은 골반 깊은 곳에 있는 엉덩뼈와 허리척추에서부터 주행하여서 넙다리뼈의 작은돌기(소전자, lesser trochanter)까지 닿아있다. 엉덩허리근은 엉덩관절을 굽히는 주작용근이다. 또한, 우리가 바로 서 있을 때 상체가 뒤로 넘어가지 않도록 잡아주는 역할을 한다.

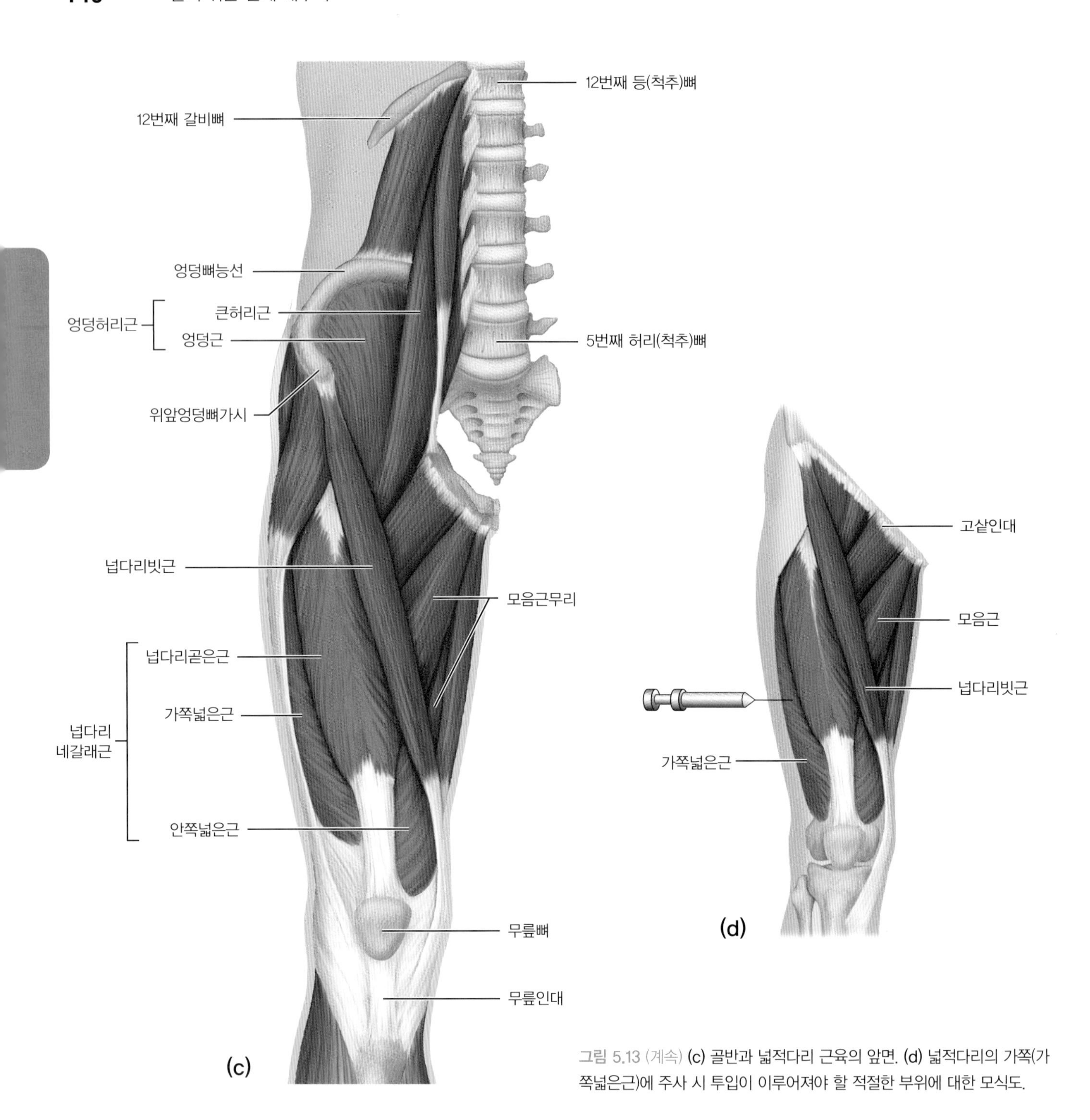

그림 5.13 (계속) (c) 골반과 넓적다리 근육의 앞면. (d) 넓적다리의 가쪽(가쪽넓은근)에 주사 시 투입이 이루어져야 할 적절한 부위에 대한 모식도.

모음근(내전근, Adductor muscles) 모음근무리는 각 넓적다리의 안쪽에서 근육의 대부분을 형성하고 있다(그림 5.13c). 이름에서 보듯이, 이 근육들은 양 넓적다리를 하나로 모아 다리를 서로 누를 수 있게 한다. 그런데 모음근 무리는 거의 항상 중력을 버텨내야 하기 때문에, 그 영향으로 힘없이 늘어져 있기가 매우 쉽다. 근육의 긴장감을 적절히 유지하기 위해서는 특별한 운동이 필요하다. 모음근무리는 골반에서 일어나서 넙다리뼈의 몸쪽 끝에 닿아 있다.

무릎관절을 움직이는 근육(Muscles Causing Movement at the Knee Joint) (그림 5.13)

넓적다리뒤근육 무리(슬와부근육, Hamstring Group) 넓적다리의 뒤편에서 근육을 이루고 있는 것이 넓적다리뒤근육이다(그림 5.13a). 이 무리의 근육은 궁둥뼈결절(좌골결절, ischial tuberosity)에서 일어나서 넓적다리를 따라 주행하다가 양쪽 정강뼈(경골, tibia)의 몸쪽에 닿는 세 개의 근육, **넙다리두갈래근(대퇴이두근, biceps femoris)**, **반막근(반막상근, semimembranosus)** 그리고 **반힘줄근(반건형근, semitendinosus)**으로 이루어져 있다. 넓적다리뒤근육들은 넓적다리를 펴고 무릎을 굽히는데 주작용근으로 역할한다. 이들 근육의 영어 이름은 정육점주인이 돼지의 허벅살과 엉덩이살로 햄(ham)을 만들어 훈연을 위해 걸어둘 때 힘줄(tendon)을 이용했던 사실에서 유래하였다. 이 때의 힘줄은 무릎의 뒤편에서 만져지는 것이다.

넙다리빗근(봉공근, sartorius) 앞에서 설명한 다른 넓적다리 근육들과 비교하면, 훨씬 얇고 줄처럼 길며 그다지 중요한 근육이 아니다. 그러나, 넓적다리에서 가장 얕은 층에 있는 근육으로 찾을 때 놓치기가 쉽지 않은 근육이기도 하다(그림 5.13c). 이 근육은 앞 엉덩뼈능선에서 시작해서 정강뼈의 안쪽면까지 넓적다리를 가로 지르며 비스듬히 주행하고 있다. 넙다리빗근은 "재단사(tailor)근육"이라고도 알려져 있는데, 옛날 양복을 만드는 재단사들이, 넙다리빗근이 협동근으로 작용하면서 만들어 내는 자세인, 양반다리(cross-legged)를 하고 작업을 했기 때문이다.

넙다리네갈래근(대퇴사두근, quadriceps) 넙다리네갈래근 모음은 하나의 **넙다리곧은근(대퇴직근, rectus femoris)**과 세 개의 **넓은근(광근, vastus muscle)**로 이루어져 있으며 넓적다리 앞쪽을 차지하고 있다. (그림 5.13c에서는 오직 두 개의 넓은근만이 보인다. 세 번째 중간넓은근(중간광근, vastus intermedius)은 그 위로 지나가는 넙다리곧은근에 가려져 잘 보이지 않는다.) 넓은근들은 넙다리뼈에서, 넙다리곧은근은 골반에서 각각 일어난다. 그리고 이 네 개의 근육들은 모두 무릎인대(슬개인대, patellar ligament)를 거쳐 정강거친면에 닿게 된다. 이 근육들은 전체적으로, 축구를 하면서 킥을 날릴 때처럼 무릎을 강력하게 펴는 작용을 한다. 넙다리곧은근의 경우 두 개의 관절, 즉 무릎과 엉덩관절에 걸쳐 있기 때문에 엉덩관절을 굽히기도 한다. 특별히 볼기근이 제대로 발달하지 않는 유아의 경우 가쪽넓은근(외측광근, vastus lateralis)과 넙다리곧은근은 근육주사를 위한 또 다른 부위이기도 하다(그림 5.13d).

5

발목과 발을 움직이는 근육(Muscles Causing Movement at the Ankle and Foot) (그림 5.14)

앞정강근(전경골근, tibialis anterial) 앞정강근은 종아리 앞쪽에서 있는 얕은 층 근육이다. 정강뼈 윗부분에서 일어나기 시작해 정강뼈 앞쪽 능선과 평행하게 주행하고 있다가 발목뼈부근에서 긴 힘줄이 되어 닿아있다. 발등굽힘을 하거나 발을 안쪽번짐한다.

긴발가락폄근(장지신근, extensor digitorum longus) 앞정강근의 가쪽에 위치한 긴발가락폄근은 정강뼈의 가쪽 관절융기(lateral condyle of tibia)와 종아리뼈 몸쪽 3/4부위에서 일어나, 2번에서 5번 발가락 발허리뼈에 닿아있다. 발가락폄 운동의 주작용근이다.

종아리근(비골근, fibularis muscle) 종아리의 가쪽에서 세 개의 종아리근; **긴종아리근(장비골근, fibularis longus)**, **짧은종아리근(단비골근, fibularis brevis)**, **셋째종아리근(제삼비골근, fibularis tertius)**을 찾을 수 있다. 이 근육들은 종아리뼈에서 일어나 발의 발허리뼈에 닿아있다. 이 무리의 근육은 모두가 발바닥굽힘근으로써 발을 가쪽번짐한다.

장딴지근(비복근, gastrocnemius) 장딴지근은 두 힘살근(two-bellied)으로 종아리 뒤편에서 볼록한 모양을 이루고 있다. 두 갈래는 각각의 먼쪽 넙다리뼈에서 일어나서 커다란 발꿈치힘줄(종골건; calcaneal/achilles tendon)을 이루면서 발꿈치뼈에 닿는다. 장딴지근은 발의 발바닥굽힘에 대한 주작용근이라서 종종 '토댄서(toe-dancer; 발가락을 세우

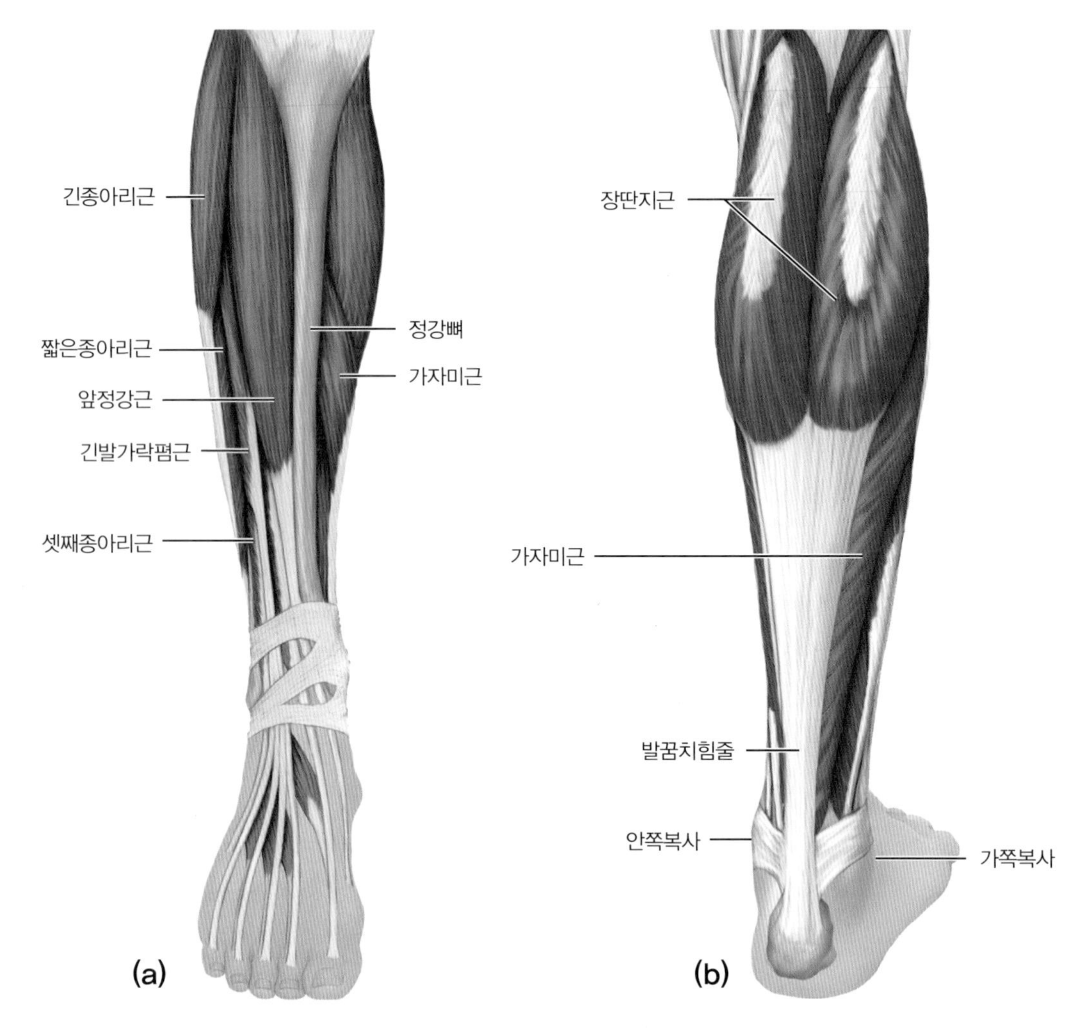

그림 5.14 **오른쪽 종아리의 얕은 층 근육.** (a) 앞면. (b) 뒷면.

고 춤을 추는 사람)의 근육' 이라고도 불린다. 만약, 닿는곳의 힘줄이 잘리게 되면, 보행이 아주 어려워진다. 발꿈치가 들려지지 않기 때문에 발이 바닥에 끌리게 된다.

가자미근(soleus) 장딴지근보다 깊은층에 있는 두터운 근육이다. 넙다리뼈가 아니라 정강뼈와 종아리뼈에서 일어나기 때문에, 무릎의 움직임에는 관여하지 않는다. 하지만, 장딴지근처럼 발꿈치힘줄에 닿아 있으므로 강력한 발의 발바닥굽힘근으로 작용한다.

몸 전체의 앞면과 뒷면에서 볼 수 있었던, 앞서 설명한 대부분의 얕은 층 근육들은 다음 그림과(그림 5.15, 그림 5.16) 표(표 5.3, 표 5.4)에 요약이 되어 있다. 이 단원을 계속 공부하기에 앞서 정리된 근육들을 다시 한번 복습하는 시간을 갖도록 하자.

Did You Get It?

18. *위팔두갈래근이 팔꿉관절을 굽힐 때 대항근으로 작용하는 근육은 무엇인가?*

19. *어떤 근육무리가 넓적다리뒤근육의 대항근인가?*

20. *성인에게 근육주사를 투여하기 적절한 부위 두 곳은 어디인가?*

21. *발꿈치힘줄에 닿는 두 개의 근육은 무엇인가? 또 그 근육들은 어떤 작용을 하는가?*

(답은 부록을 보시오.)

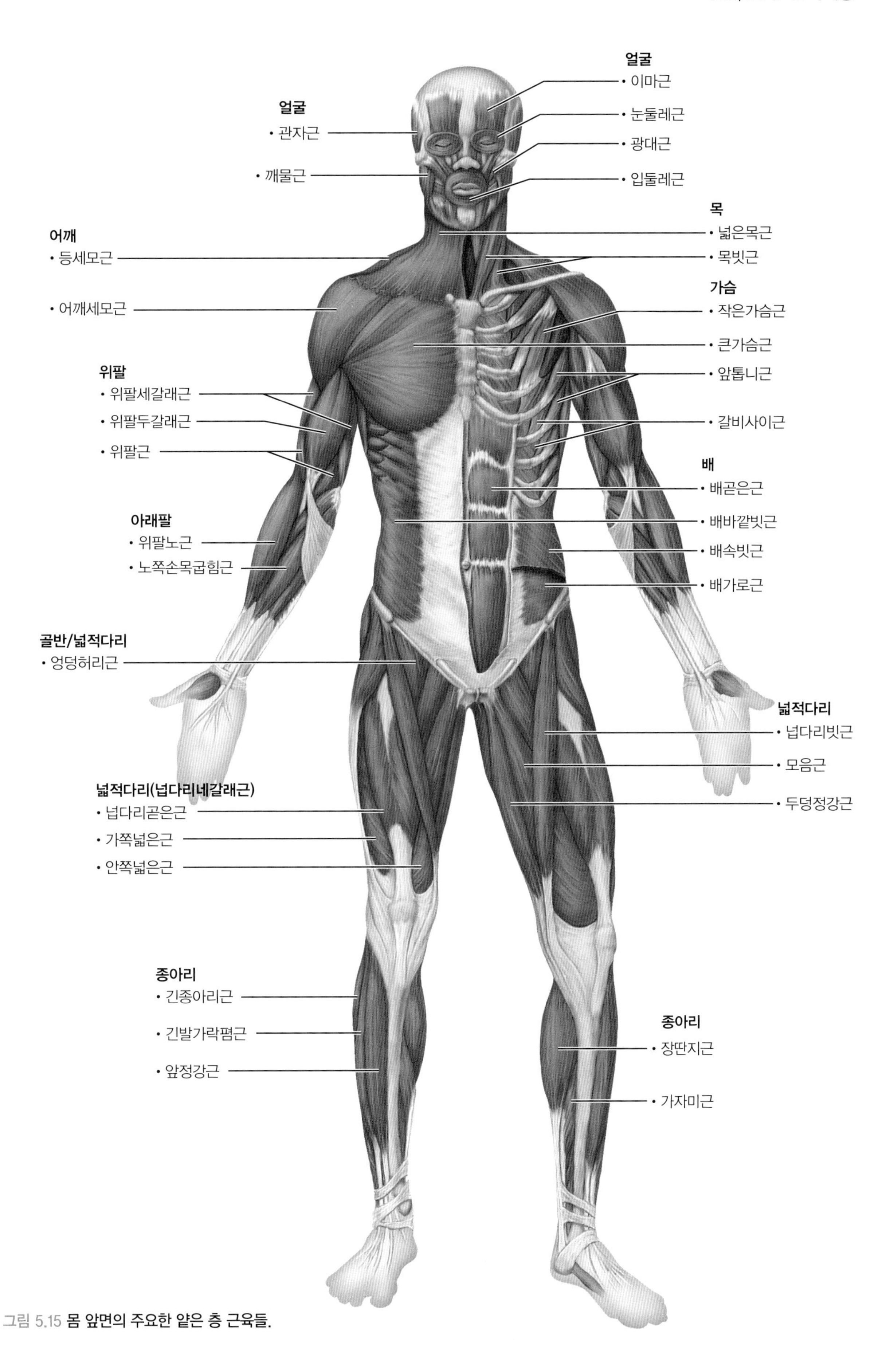

그림 5.15 몸 앞면의 주요한 얕은 층 근육들.

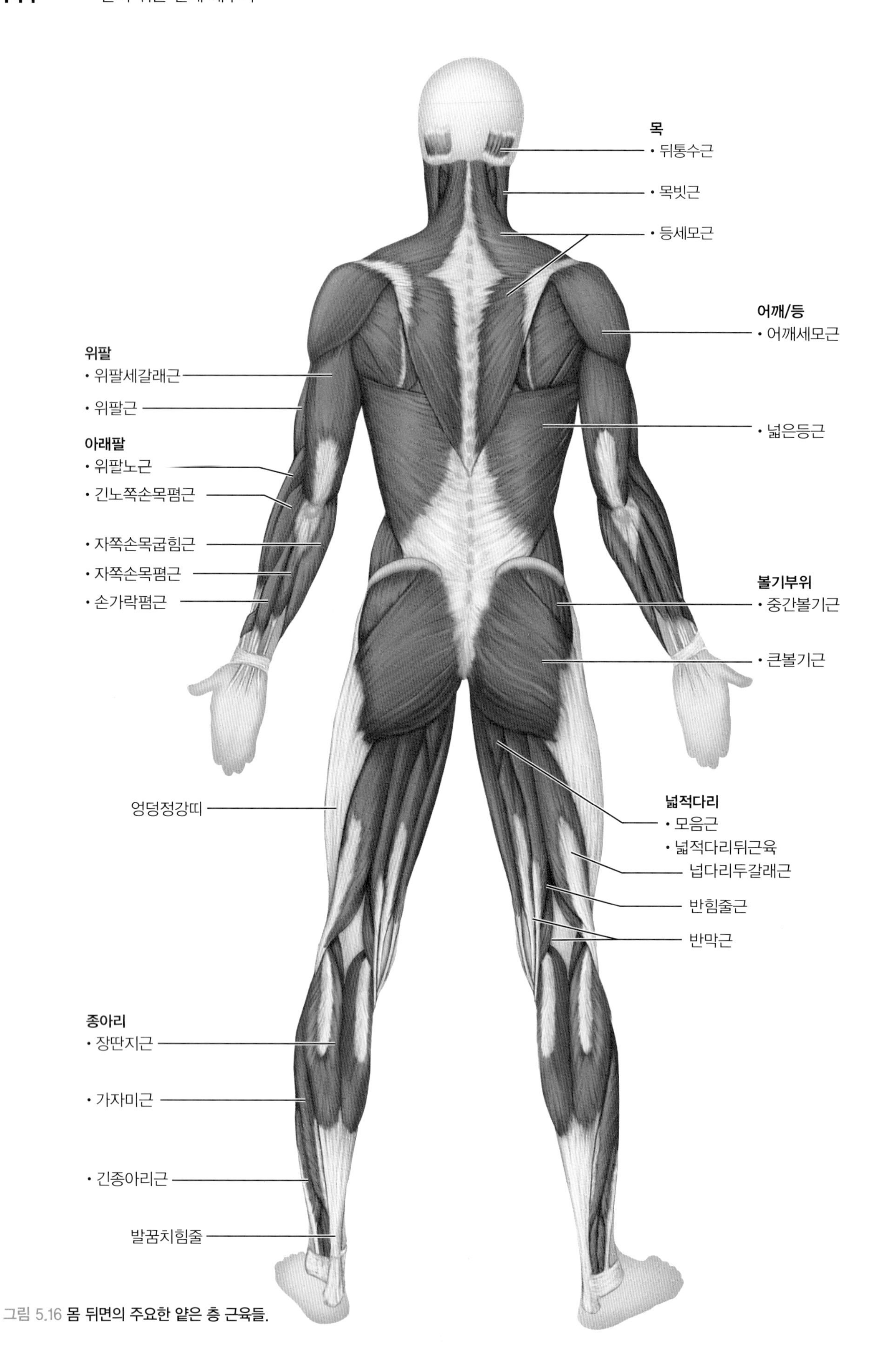

그림 5.16 몸 뒤면의 주요한 얕은 층 근육들.

표 5.3	몸 앞면의 얕은 층 근육들(그림 5.15 참고)		
이름	이는곳	닿는곳	주작용
머리/목 근육			
이마근	머리뼈 널힘줄	눈썹 피부	눈썹을 올림
눈둘레근	앞머리뼈와 위턱뼈	눈 주변 조직	눈을 감거나 깜빡거림
입둘레근	아래턱뼈와 위턱뼈	입주면 피부와 근육	입술을 다물거나 내밈
관자근	관자뼈	아래턱뼈	턱을 닫음
큰광대근	광대뼈	입꼬리의 피부와 근육	입꼬리를 올림
깨물근	관자뼈	아래턱뼈	턱을 닫음
볼근	어금니근처 위턱뼈와 아래턱뼈	입둘레근	무엇을 빨아 들일 때 처럼 볼을 누름. 씹는 동안 치아 사이에 음식물을 잡아둠.
목빗근	복장뼈와 빗장뼈	관자뼈의 꼭지돌기	목을 굽히거나, 머리를 가쪽으로 돌림
넓은목근	가슴 위쪽을 덮는 결합조직들	입 주변의 결합조직	목의 피부를 팽팽하게 함(면도 할 때와 같이)
몸통근육			
큰가슴근	복장뼈, 빗장뼈 그리고1번에서 6번 갈비뼈	몸쪽 위팔뼈	위팔뼈를 모으고 굽힘
배곧은근	두덩뼈	복장뼈와 5번에서 7번 갈비뼈	척주를 굽힘
배바깥빗근	아래 8개 갈비뼈	엉덩뼈능선	척주를 굽히고 돌림
팔/어깨 근육			
위팔두갈래근	어깨이음부위의 어깨뼈	몸쪽 노뼈	팔꿉관절 굽힘, 아래팔 뒤침
위팔근	먼쪽 위팔뼈(표 5.4 참조)	몸쪽 자뼈	팔꿉관절 굽힘
어깨세모근			위팔을 벌림
볼기/넓적다리/종아리 근육			
엉덩허리근	엉덩뼈와 허리척추뼈	넙다리뼈(작은돌기)	엉덩관절 굽힘
모음근	골반	몸쪽 넙다리뼈	넓적다리를 모으고 안쪽으로 돌림
넙다리빗근	엉덩뼈	몸쪽 정강뼈	엉덩관절에서 넓적다리를 굽힘
넙다리네갈래근 (안쪽, 중간, 가쪽 넓은근과 넙다리곧은근)	넓은근: 넙다리뼈 넙다리곧은근: 골반	무릎인대를 통한 정강뼈 거친면 무릎인대를 통한 정강뼈 거친면	모두 무릎관절을 폄 시킨다. 단, 넙다리곧은근은 엉덩관절에서 넓적다리를 굽힐 수 있다
앞정강근	몸쪽 정강뼈	첫번째 쐐기뼈 (발목의)와 첫번째 발가락의 발허리뼈	발의 발등굽힘과 안쪽번짐
긴발가락폄근	몸쪽 정강뼈와 종아리뼈	발가락 끝마디뼈 2–5	발가락 폄
종아리근	종아리뼈	발의 발허리뼈	발의 발바닥굽힘과 가쪽번짐

SYSTEMS IN SYNC

근육계통(Muscular System)과 다른 계통의 항상성 상관관계

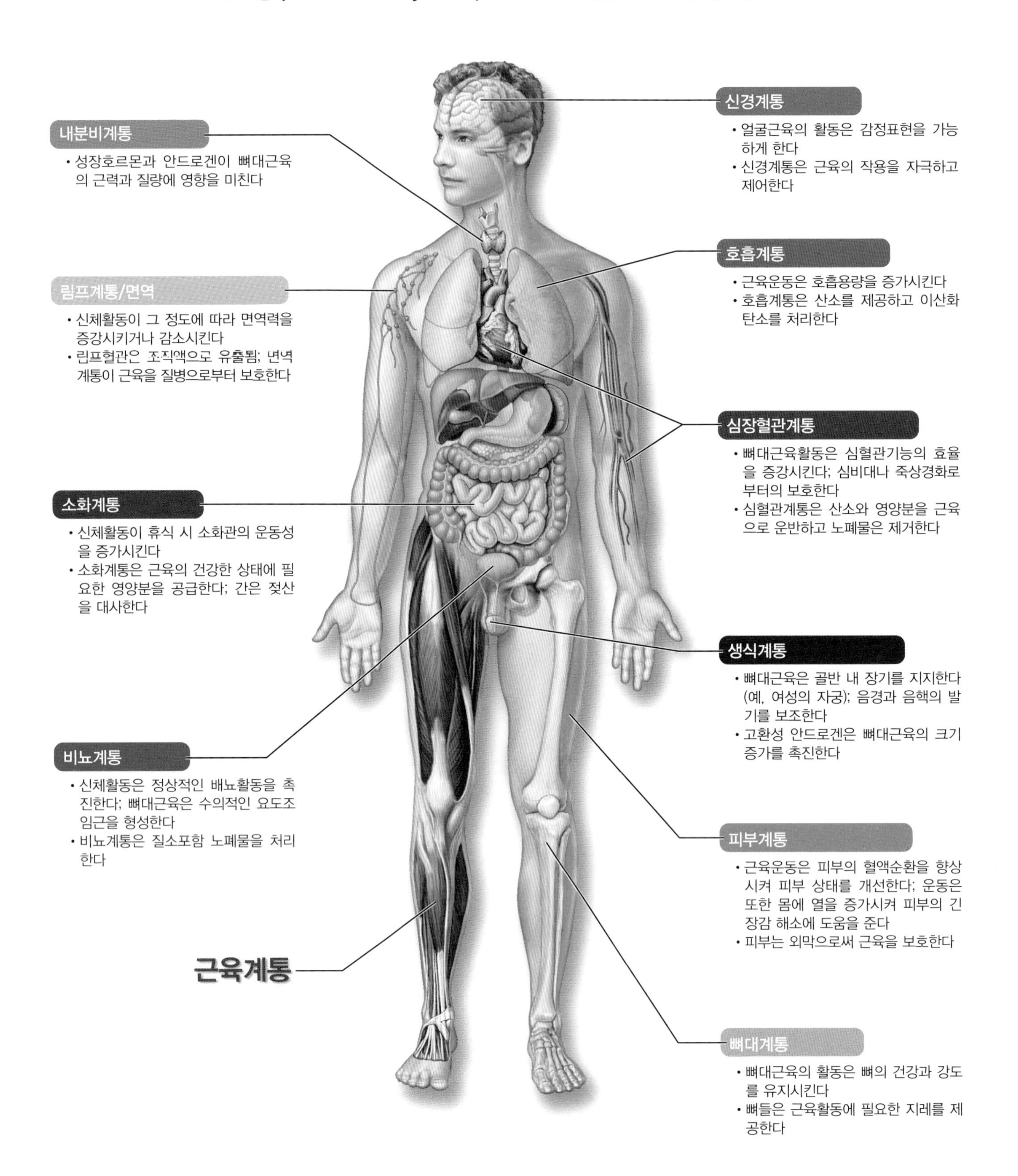

표 5.4	몸 뒷면의 얕은 층 근육들(일부 아래팔 근육도 볼 수 있음) (그림 5.16 참고)		
이름	이는곳	닿는곳	주작용
목/몸통/어깨 근육			
등세모근	뒤통수뼈와 모든 목과 가슴척추뼈	어깨뼈가시와 빗장뼈	어깨뼈를 올림, 들임, 회전.
넓은등근	아래쪽 척주와 엉덩뼈능선	몸쪽 위팔뼈	위팔뼈의 폄과 모음
척추세움근*	엉덩뼈능선, 3–12갈비뼈, 그리고 척추뼈	갈비뼈, 가슴 그리고 목척추뼈	척주를 펴고 가쪽으로 굽힘
허리네모근*	엉덩뼈능선, 허리근막	위쪽 허리척추뼈의 가로돌기	척주를 가쪽으로 굽힘, 척주의 폄
어깨세모근	어깨뼈가시와 빗장뼈	위팔뼈(세모근 거친면)	위팔뼈의 벌림
위팔/ 아래팔 근육			
위팔세갈래근	어깨이음부위와 몸쪽 위팔뼈	자뼈의 팔꿈치오목	팔꿈관절 폄
노쪽손목굽힘근	먼쪽 위팔뼈	2–3번 손허리뼈	손목을 굽히고 손을 벌림(그림 5.15참조)
자쪽손목굽힘근	먼쪽 위팔뼈와 자뼈의 뒷부분	손목이 손목뼈와 5번 손허리뼈	손목을 굽히고 손을 모음
얕은손가락굽힘근$	먼쪽 위팔뼈와, 자뼈와 노뼈	2–5번 손가락의 중간마디뼈	손목과 손가락을 굽힘
노쪽손목폄근	위팔뼈	2–3번 손허리뼈의 바닥	손목을 펴고 손을 벌림
손가락폄근	먼쪽 위팔뼈	2–5번 손가락의 마지막마디뼈	손가락을 폄
볼기부위/넓적다리/종아리 근육			
큰볼기근	엉치뼈와 엉덩뼈	몸쪽 넙다리뼈(볼기근 거친면)	엉덩관절 폄 (강제적인 폄이 필요할 때)
중간볼기근	엉덩뼈	몸쪽 넙다리뼈	넓적다리 모음, 보행 중 골반 안정화
넓적다리뒤근육(반힘줄근, 반막근, 넙다리두갈래근)	궁둥뼈결절	몸쪽 정강뼈(넙다리 두갈래근의 경우는 종아리뼈의 머리)	무릎관절 굽힘과 엉덩관절의 폄
장딴지근	먼쪽 넙다리뼈	발꿈치뼈(발꿉치힘줄을 통해서)	발의 발바닥 굽힘과 무릎관절의 굽힘
가자미근	몸쪽 정강뼈와 종아리뼈	발꿈치뼈	발의 발바닥 굽힘

* 척추세움근과 허리네모근은 깊은층 근육이다(이들은 그림 5.16에서 보이지 않는다; 그림 5.12b를 참조하자)
$ 비록 근육의 이름을 보면, 이 것이 얕은층 근육인 듯이 보이지만, 얕은손가락굽힘근은 노쪽손목굽힘근보다 깊은층에 있으며, 얕은층에서는 보이지 않는다.

요약

근육조직의 개괄

1. 뼈대근육(골격근, skeletal muscle)은 뼈대에 몸의 골격에 붙은 근육들을 말하며, 팔다리를 비롯한 몸의 여러 부위를 움직인다. 뼈대근육의 세포는 길고, 줄무늬가 있으며 다핵세포로, 의식적인 조절이 가능하다. 근섬유를 덮어 보호하고 있는 결합조직으로 되어 있는 막들, 근육속막(근내막, endomysium), 근육다발막(근주막, perimysium), 그리고 근육바깥막(근외막, epimysium)으로 인하여 뼈대근육의 근력이 증가하게 된다. 뼈대근육이 근육계통을 이루고 있다.
2. 민무늬근육(평활근, smooth muscle)의 세포는 단핵세포로, 방추형이며 속이 비어있는 내장기관 벽에 층을 이루며 배열되어 있다. 이들이 수축을 하면, 안에 들어있는 물질들(음식이나, 소변 그리고 태아)이 내부 경로를 따라 이동한다. 민무늬근은 의식적인 조절이 불가능하다.
3. 심장근육(심근, cardiac muscle)의 세포는 줄무늬를 가지며, 분지를 내어서 밀접하게 서로 연결되고, 나선형의 묶음으로 배열되어 있다. 심장근육의 수축은 혈액을 혈관으로 밀어낸다. 수축은 무의식적으로 이루어진다.
4. 근육조직의 한 가지 기능은 수축하거나 짧아지는 것이다. 수축함으로써, 근육은 움직이고, 자세를 유지하며, 관절을 안정화 시키고, 열을 만들어 낸다.

뼈대근육의 현미경 해부학

1. 다핵의 원통형인 뼈대근육 섬유는, 근육원섬유(근원섬유, myofibrils)라고 불리는 특정한 세포기관으로 가득 차있다. 근육원섬유의 밴드 패턴(줄무늬)과 근육세포는 액틴이 포함되는 얇은 미세섬유(filaments)와 미오신이 포함되는 두꺼운 미세섬유가, 근육원섬유로 구성되는 하나의 수축단위인, 근육원섬유마디(근절, sarcomere) 안에서 규칙적으로 배열되어 그 모습이 전체적으로 반영되어 보이는 것이다.
2. 각각의 근육원섬유는 근육세포질그물(근형질세망, sarcoplasmic reticulum)이라고 불리는 특화된 세포질세망(내형질세망, endoplasmic reticulum)에 의해 헐겁게 둘러싸여 있는데, 이 근육세포질그물은 칼슘이온을 저장하고 분비하는데 중요한 역할을 하는 기관이다. 칼슘이온은 근육섬유가 수축하기 위한 마지막 단계를 촉발시키는 물질이다.

뼈대근육의 작용

1. 칼슘은 얇은 미세섬유에 있는 조절단백질과 결합하여서 미오신의 결합부위를 노출시키고, 노출된 부위로 두꺼운 미세섬유에 있는 미오신의 머리가 결합한다. 결합된 미오신 머리는 중심축이 되고, 얇은미세섬유는 근육원섬유마디의 중심을 향해 미끄러지는데(sliding), 이 때 수축이 일어난다. ATP는, 칼슘이온이 존재하는 한 계속 될, 이 미끄러짐(sliding) 과정을 위한 에너지를 제공한다.

근육의 운동과, 종류, 그리고 이름

1. 모든 근육은 뼈 위의 두 지점에 붙어있다. 이는곳(기시부, origin)은 움직이지 않는 부착점이며, 닿는곳(정지부, insertion)은 움직임이 가능한 뼈 부착점(body attachment)이다. 수축이 일어나면, 닿는곳이 이는곳을 향해 움직인다.
2. 몸에서 운동은 굽힘(굴곡, flexion), 폄(신전, extension), 벌림(외전, abduction), 모음(내전, adduction), 휘돌림(circumduction), 돌림(rotation), 뒤침(회외, supination), 엎침(회내, pronation), 발등굽힘(배측굴곡, dorsiflexion), 발바닥굽힘(족저굴곡, plantar flexion), 안쪽번짐(내번, inversion) 가쪽번짐(외번, eversion) 그리고 맞섬(opposition)을 포함하고 있다.
3. 몸에서 일어나는 일반적인 기능을 기준으로 하면, 근육은 주작용근(주동근, prime mover), 대항근(길항근, antagonist), 협동근(synergist), 그리고 고정근(fixator)으로 분류 될 수 있다.
4. 근육의 이름은 근육의 크기, 모양, 이는 곳의 수와 위치, 같이 작용하는 뼈들, 근육의 작용 등과 같은 여러 가지 기준에 의해 붙여진다.
5. 근육은 몇 가지 다양한 섬유다발(속, fascicle)의 배열을 갖는데, 이러한 배열은 근육이 수축되는 정도와 근력에 영향을 미친다.

뼈대근육의 육안해부학

1. 머리의 근육은 두 종류로 나뉜다. 얼굴의 표정을 나타내는 근육으로 이마근(전두근, frontalis), 입둘레근(구륜근, orbicularis oris), 눈둘레근(안륜근, orbicularis oculi) 그리고 광대근(관골근, zygomaticus)이 있다. 씹기 근육으로 깨물근(교근, masseter), 관자근(측두근, temporalis)

과 볼근(협근, buccinator)이 있는데 볼근은 얼굴의 표정근이기도 하다.

2. 몸통과 목의 근육은 머리, 팔이음부위 그리고 몸통을 움직이며 배벽을 이루는 테두리(abdominal girdle)를 형성한다. 목과 몸통의 앞쪽 근육에는 목빗근(흉쇄유돌근, sternocleidomastoid), 큰가슴근(대흉군, pectoralis major), 갈비사이근들(늑간근, intercostal muscles), 배곧은근(복직근, rectus abdominis), 배바깥빗근(외복사근, external oblique), 배속빗근(내복사근, internal oblique) 그리고 배가로근(복횡근, transversus abdominis)이 있다. 목과 몸통의 뒤쪽 근육에는 등세모근(승모근, trapezius), 넓은등근(광배근, latissimus dorsi), 그리고 어깨세모근(삼각근, deltoid)이 있다. 등의 깊은층 근육으로는 척추세움근(척추기립근, erector spinae)이 있다.
3. 팔의 근육은 팔이음부위와 팔꿉, 그리고 손에서 움직임을 만들어내는 근육들을 포함한다. 팔꿉을 움직이는 근육에는 위팔근(상완근, brachialis), 위팔두갈래근(상완이두근, biceps brachii), 위팔노근(상완요골근, brachioradialis), 그리고 위팔세갈래근(상완삼두근, triceps brachii)이 있다.
4. 다리의 근육은 엉덩부위와 무릎 그리고 발에서 움직임을 만들어내는 근육들을 포함한다. 이러한 근육에는 엉덩허리근(장요근, iliopsoas), 큰볼기근(대둔근, gluteus maximus), 중간볼기근(중둔근, gluteus medius), 넙다리네갈래근(대퇴사두근, quadriceps), 넓적다리뒤근육 무리(슬와부근육, hamstring group), 장딴지근(비복근, gastrocnemius), 앞정강근(전경골근, tibialis anterial), 종아리근(비골근, fibularis muscle), 가자미근(soleus) 그리고 긴발가락폄근(장지신근, extensor digitorum longus)이 있다.

REVIEW QUESTIONS

Multiple Choice

정답이 여러 개일 수 있습니다.

1. 전자현미경으로 이완된 뼈대근육섬유와 완전히 수축된 근육섬유를 비교할 때, 이완된 섬유에서만 볼 수 있는 구조는 무엇인가?
   a. Z반(Z discs)
   b. Triad
   c. I대(I band)
   d. A대(A band)
   e. H구역(H zones)

2. 핀셉을 잡는 것은 어떤 운동인가?
   a. 폄(extension)
   b. 벌림(abduction)
   c. 모음(adduction)
   d. 맞섬(opposition)

3. 근육의 이름이 유래한 기준에는 어떤 것들이 있나?
   a. 부착점(attachment)
   b. 크기(size)
   c. 기능(function)
   d. 위치(location)

4. 다음 중 어떤 근육이 볼기뼈(관골, hip bone)에 부착되어 있는가?
   a. 배곧은근(복직근, rectus abdominis)
   b. 위팔두갈래근(상완이두근, biceps brachii)
   c. 안쪽넓은근(내측광근, vastus medialis)
   d. 가쪽넓은근(외측광근, vastus lateralis)

5. 다음 중 어떤 넓적다리 근육이 엉덩관절에서 움직임을 만들어 내는가?
   a. 넙다리곧은근(대퇴직근, rectus femoris)
   b. 넙다리두갈래근(대퇴이두근, biceps femoris)
   c. 가쪽넓은근(외측광근, vastus lateralis)
   d. 반막근(반막상근, semimembranosus)

6. 다음 중 어떤 근육이 위팔에 닿는곳을 가지는가?
   a. 위팔두갈래근(상완이두근, biceps brachii)
   b. 위팔세갈래근(상완삼두근, triceps brachii)
   c. 등세모근(승모근, trapezius)
   d. 넓은등근(광배근, latissimus dorsi)

Short Answer Essay

7. 근육의 주요한 기능은 무엇인가?

8. 뼈대근육, 민무늬근육, 그리고 심장근육에 대한 각각의 현미경 해부학(microscopic anatomy), 장기에서의 위치와 배열, 몸에서의 기능을 설명하시오.

9. 줄무늬(striated)가 있는 두 가지 종류의 근육조직은 무엇인가?

10. 왜 뼈대근육을 둘러싸고 있는 막 결합조직(covering connective tissue)이 중요한지 설명하고, 이들 결합조직의 이름을 가장 얇은 것부터 가장 굵은 것까지 말해보자.

11. 힘줄(tendon)의 기능은 무엇인지 설명하시오.

12. 뼈대근육은 뼈의 두 지점에 부착되어 있다. 두 부착점(attachment)의 이름을 말하고, 그 중 움직이는 것과 움직임이 불가능한 것은 각각 무엇인지 설명하시오.

13. 이 단원에서 공부한 12가지 운동(body movements)을 나열하고 각각을 설명하시오.

14. 주작용근(prime mover)은 협동근(synergist)과 어떻게 다른지 설명하시오. 주작용근은 어떻게 대항근(anatogonist)으로도 역할 할 수 있는지 설명하시오.

15. 만약 우리가 깨물근(masseter)을 수축하고 이완하길 반복한다면, 결국에 무엇을 하고 있게 되는가? 얼굴에 있는 다른 세 개의 근육의 이름을 말하고, 각각의 위치와 기능에 대해 설명하시오.

16. 목빗근(sternocleidomastoid)은 고개를 굽히는 것을 돕는다. 이 근육에 대한 대항근은 무엇인가?

17. 어깨세모근(삼각근, deltoid)과 반대되는 운동을 하는 근육 두 가지는 무엇인가?

18. 팔꿉을 굽히는데 주작용근인 근육과, 그 대항근의 이름은 무엇인가?

19. 척추를 굽히고, 배 안의 압력을 높이는 것 외로, 배 근육(abdominal muscle)들은 배 안 장기를 유지하고 보호하는데 매우 중요하다. 배 근육들이 어떻게 배열(arrangement)되어 있어서, 이러한 목적에 매우 잘 부합되어 역할하고 있는지 설명하시오.

20. 넓적다리뒤근육(hamstring group)과 넙다리네갈래근(quadriceps)무리는 서로에 대한 대항근들로 역할하며, 각각의 기능에 대한 주작용근이다. 각 근육무리는 어떤 작용을 하는지 설명하시오.

21. 어떤 두 힘살근이 종아리 부위의 근육을 이루고 있는가? 그 기능은 무엇인가?

6

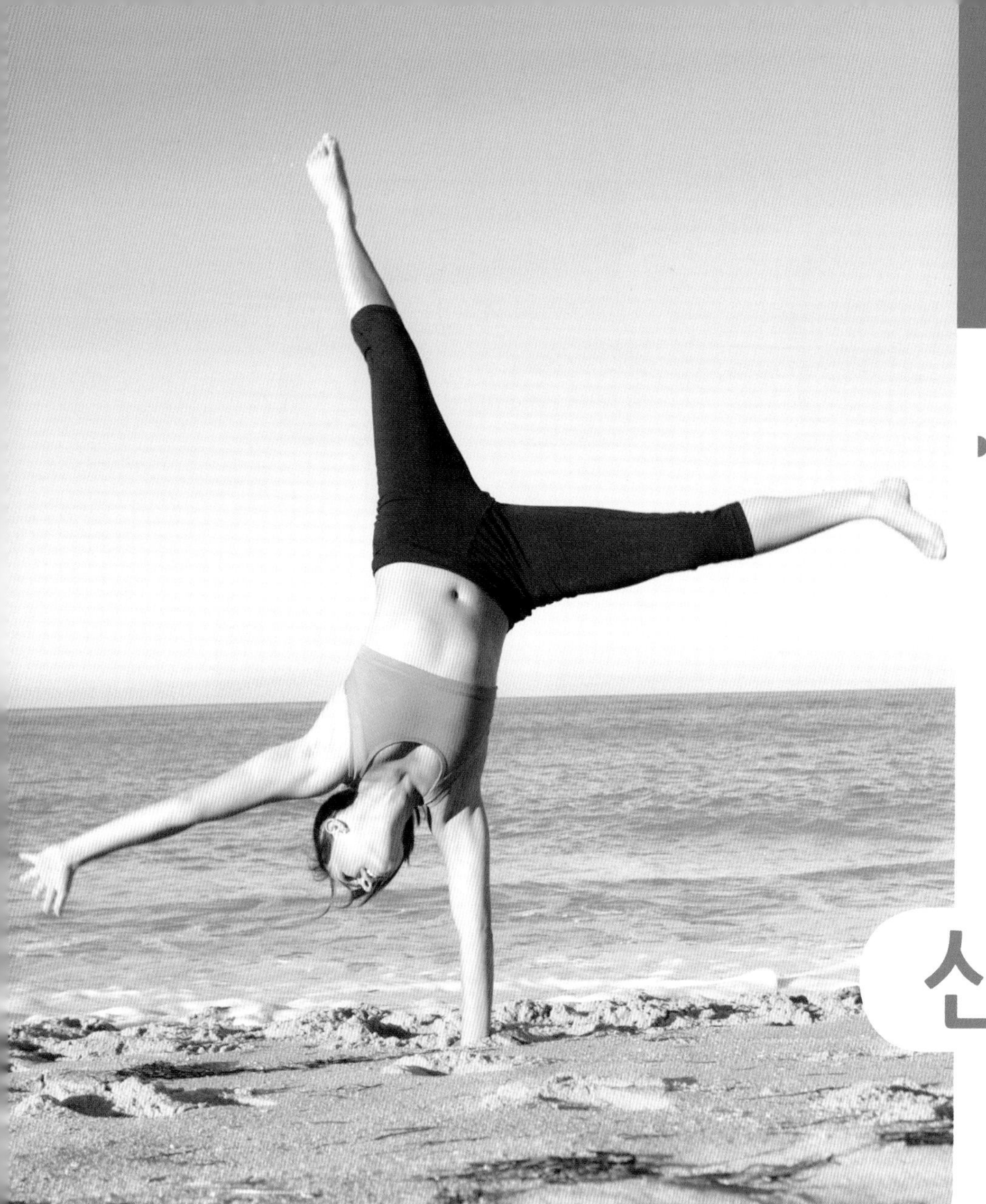

신경계통

기능 소개

- 신경계통은 감각정보와 감정반응 및 고위정신기능을 전달하고, 근육의 운동과 샘의 분비를 일으키는 등, 전기신호를 이용하여 몸의 항상성(homeostasis)을 유지하는 역할을 한다.

자동차를 타고 고속도로를 달리다가 오른쪽에서 경적이 울리면 왼쪽으로 급히 방향을 틀게 된다. 냉장고에 붙어있는 메모에 '이따 봐요. 물건은 여섯 시에 배달될 거에요.'라고 써 있을 때 그 물건이 칠리소스와 타코칩이라는 것을 알아차릴 수 있다. 또 다른 예를 들자면 친구들과 함께 있을 때 친구들의 대화를 전혀 듣고 있지 않다가 누군가 내 이름을 부르면 다시 대화에 집중하게 된다. 이러한 모든 상황들이 공통으로 뜻하는 것은 무엇일까? 이것들은 모두 우리가 평상시 신경계통을 이용하는 사례에 해당하며, 신경계통은 온몸의 세포를 활기차게 만들어주는 중요한 역할을 하는 것이다.

신경계통(nervous system)은 몸의 신호체계를 조율하는 중앙통제소이다. 모든 생각과 행동 및 감정을 다스린다. 세포와 서로 신호를 주고받는 도구는 전기자극(electrical impulse)이며, 전기자극은 즉각적인 반응이 일어날 수 있도록 빠르고 효율적이다.

신경계통은 몸의 항상성을 조절하고 유지하기 위해 홀로 작용하지 않으며 내분비계통(endocrine system)이 조절인자로서 두 번째로 중요한 역할을 한다. 신경계통은 빠른 전기자극을 이용하여 조절하지만 내분비계통의 장기는 혈액

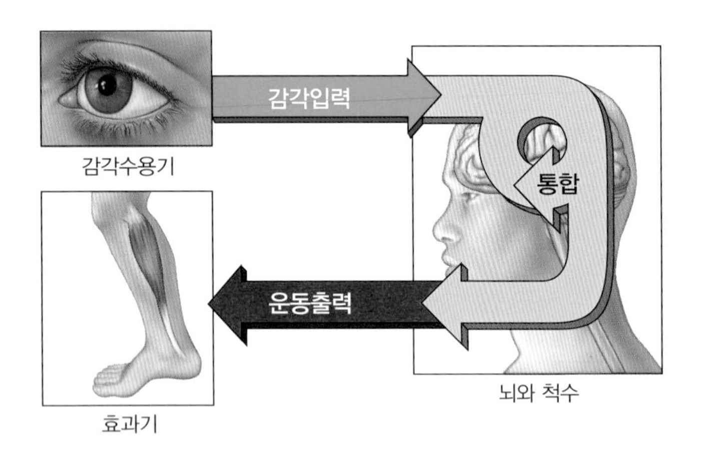

그림 6.1 **신경계통의 기능.**

속으로 호르몬을 분비한다. 따라서 내분비계통이 좀더 느긋한 반응을 일으킨다. 이 장에서는 주로 신경계통에 대하여 다룰 것이다.

신경계통이 정상적인 역할을 하기 위해서는 세 가지의 기능이 필요하다(그림 6.1 참조). (1) 약 100만개의 **감각수용기(sensory receptor)**가 몸의 내부와 외부에서 일어나는 변화를 감지할 수 있다. 이러한 변화를 자극(stimuli)이라고 하며, 자극을 통해 모인 정보를 **감각입력(sensory input)**이라고 한다. (2) 신경계통은 감각정보를 해석하여 무엇을 할지 결정을 하며 이를 **통합(integration)**이라고 한다. (3) 그 다음 근육이나 샘을 작용시켜 어떤 효과를 일으키는데 이를 **운동출력(motor output)**이라고 한다.

제1장에서 언급했던 되먹임고리(feedback loop)를 기억하라. 되먹임(feedback)은 신경계통의 세 가지 기능과 비슷하다. 수용기(receptor)에서 감각을 받아들이고, 그 정보를 처리하고 통합(integration)하기 위해 뇌(brain, control center)로 전달하며, 뇌는 정보를 분석하고 적절한 반응을 결정하여 운동신경으로 내보낸다.

예를 들어 설명하면 다음과 같다. 운전을 하다가 전방에서 빨간 신호를 보게 되었을 때(감각입력), 신경계통이 이 정보를 통합하게 되면(빨간 신호는 정지를 뜻함), 오른쪽 다리에 있는 근육으로 운동출력을 내보내 브레이크 페달을 밟게 되는 것이다(반응).

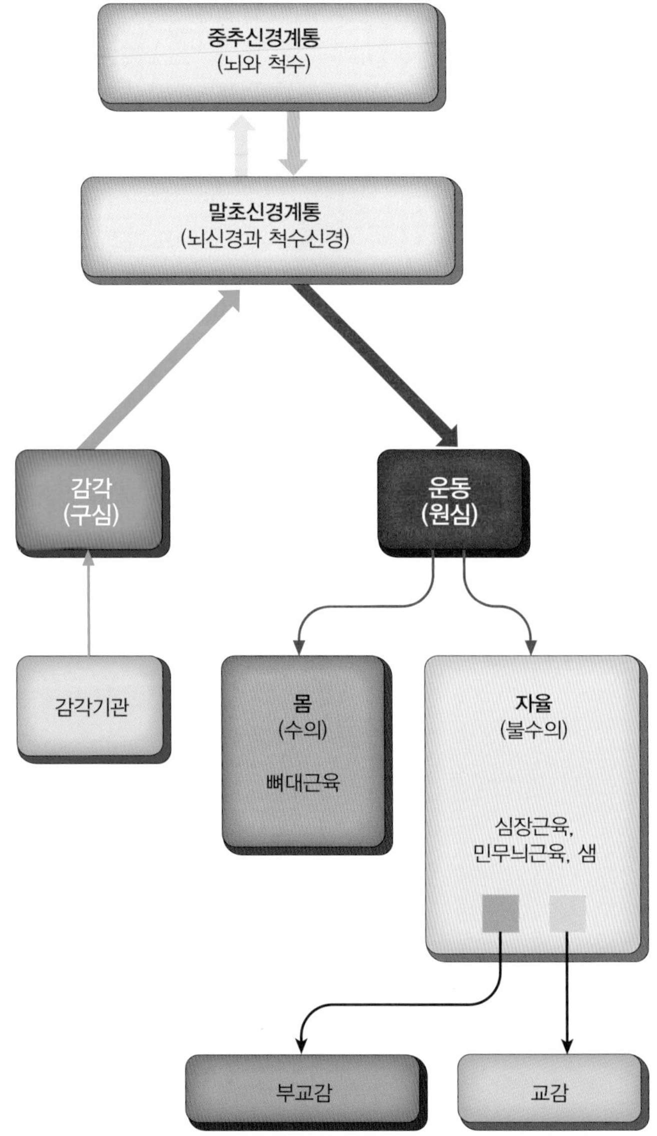

그림 6.2 **신경계통의 구조.** 감각신경을 통해 정보가 중추신경계통으로 들어가고 운동신경을 통해 명령이 나가는 단계를 보여주는 흐름도. 감각신경과 운동신경이 모여서 말초신경계통을 구성함.

신경계통의 구조(Organization of the Nervous System)

6-1 신경계통의 일반적인 기능을 설명할 수 있다.

6-2 신경계통의 구조적 분류와 기능적 분류를 설명할 수 있다.

6-3 중추신경계통(central nervous system)과 말초신경계통 (peripheral nervous system)을 정의하고 각 구성요소를 설명할 수 있다.

신경계통은 하나이지만 매우 복잡하기 때문에 한 번에 모든 것을 이해하기는 어렵다. 이해를 돕기 위하여 신경계통을 구조적 분류와 기능적 분류에 따라 나누어 설명하였다. 간단한 설명과 도해를 그림 6.2에서 확인할 수 있다. 이 그림을 지금 모두 기억할 필요는 없으며, 각 세부설명을 공부하면서 서로 어떻게 맞물려 작용하는지 이해하면 될 것이다. 이러한 방식을 통해 쉽게 공부하고 이해할 수 있을 것이며, 뒤에서 용어의 정의와 개념이 다시 언급되는 만큼 더 자세한 학습이 가능할 것이다.

구조적 분류(Structural Classification)

구조적 분류에는 신경계통을 이루는 모든 장기가 포함되며, 중추신경계(central nervous system)와 말초신경계통(peripheral nervous system)으로 나눌 수 있다(그림 6.2 참조).

중추신경계통(central nervous system, CNS)은 뇌(brain)와 척수(spinal cord)로 구성되며, 몸통의 뒤에 위치하고 신경계통의 지휘본부 역할을 한다. 들어오는 감각정보를 해석하고 과거 경험과 현재 상황을 종합적으로 고려하여 명령을 내린다.

말초신경계통(peripheral nervous system, PNS)은 중추신경계통을 제외한 신경계통을 일컫는다. 주로 뇌와 척수에서 나오는 신경섬유들이다. 척수신경(spinal nerve)은 척수로 드나드는 신경이고, 뇌신경(cranial nerve)은 뇌로 드나드는 신경이다. 이 신경들은 통신선과 같은 작용을 한다. 감각수용기(sensory receptor)를 통해 몸의 모든 부분과 연결되어 있으며, 중추신경계통에서 샘(gland)과 근육(muscle)으로 명령을 내보낸다.

중추신경계통과 말초신경계통을 구성하는 장기에 대해서는 뒤에서 따로 설명하였다.

기능적 분류(Functional Classification)

기능적 분류는 주로 말초신경계통과 관련이 깊으며, 두 가지 주요한 성분으로 나누어진다(그림 6.2 참조).

감각(sensory) 또는 **구심**(afferent) 성분은 감각수용기(sensory receptor)에서 얻은 자극을 중추신경계통으로 전달하는 신경섬유이다. 피부, 뼈대근육, 관절 등에서 나온 자극을 전달하는 감각신경을 소위 몸감각신경(somatic sensory fiber)이라고 한다. 한편 내장(visceral organ)에서 나온 정보를 전달하는 신경을 내장감각신경(visceral sensory fiber)이라고 한다. 감각신경을 통해 중추신경계통은 몸 안팎의 정보를 지속적으로 공급받을 수 있다.

운동(motor) 또는 **원심**(efferent) 성분은 중추신경계통에서 효과기관(effector organ)으로 명령을 전달한다. 근육과 샘을 작동시키고 운동반응이 일어나도록 만든다.

운동 성분은 다시 두 가지의 종류로 나눌 수 있다(그림 6.2 참조):

1. **몸신경계통**(somatic nervous system)은 의식적이거나 수의적으로 뼈대근육을 움직이게 한다. 따라서 **수의신경계통**(voluntary nervous system)이라고도 한다. 그러나 모든 뼈대근육이 이 운동신경에 의해 수의적으로 움직이는 것은 아니다. 뻗침반사(신장반사, stretch reflex)에 관여하는 뼈대근육은 같은 신경에 의해 불수의적(involuntary)으로 움직인다.
2. **자율신경계통**(autonomic nervous system, ANS)은 심장근육(cardiac muscle)이나 민무늬근육(평활근, smooth muscle), 샘(선, glnad) 등을 불수의적으로 조절하는 신경이다. **불수의신경계통**(involuntary nervous system)이라고도 하며, 서로 반대작용을 일으키는 부교감(parasympathetic)과 교감(sympathetic)으로 나누어진다. 하나가 자극하면 다른 하나는 억제하는 것이다.

분류에 따라 신경계통을 공부하는 것이 단순해 보일지 몰라도 매우 편한 방법이다. 신경계통은 구조적으로나 기능적으로 서로 조화를 이루며 작용하는 것을 잊지 말아야 한다.

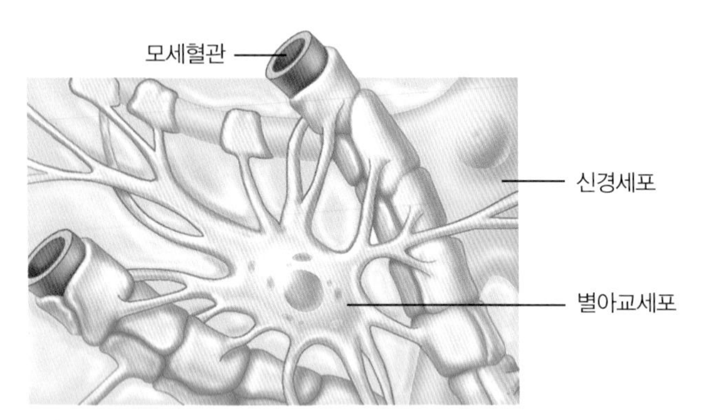

(a) 별아교세포는 수도 많고 기능도 많은 신경아교세포이다.

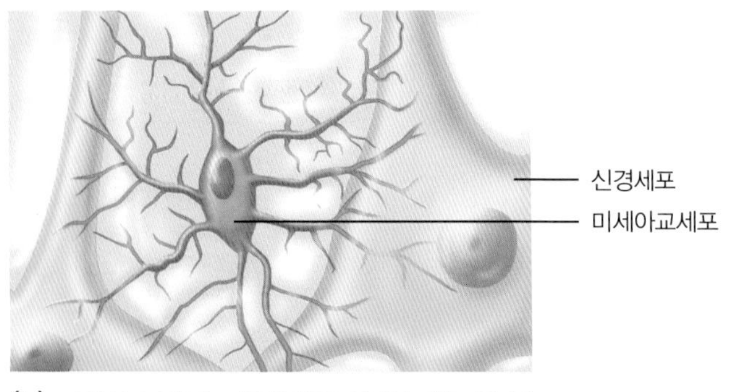

(b) 미세아교세포는 중추신경계통의 세포를 보호하는 포식세포이다.

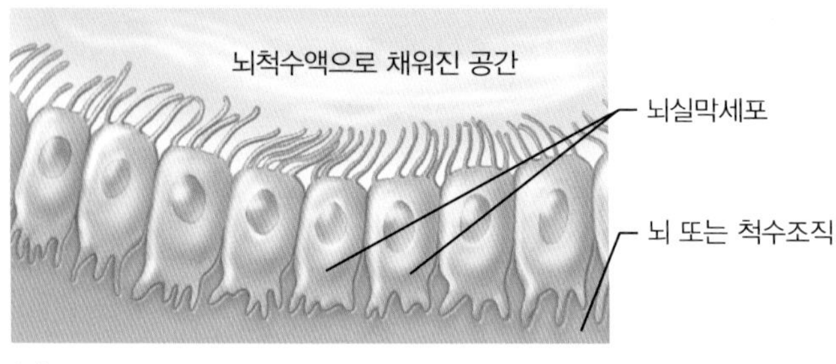

(c) 뇌실막세포는 뇌척수액이 들어있는 공간을 둘러싼다.

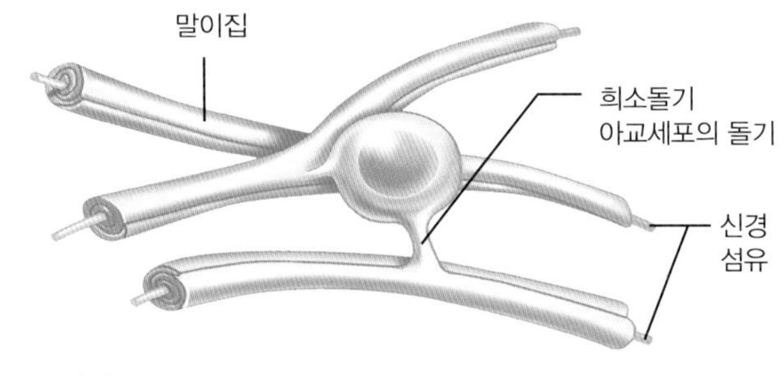

(d) 희소돌기아교세포는 중추신경계통의 신경섬유를 둘러싸는 말이집을 형성한다.

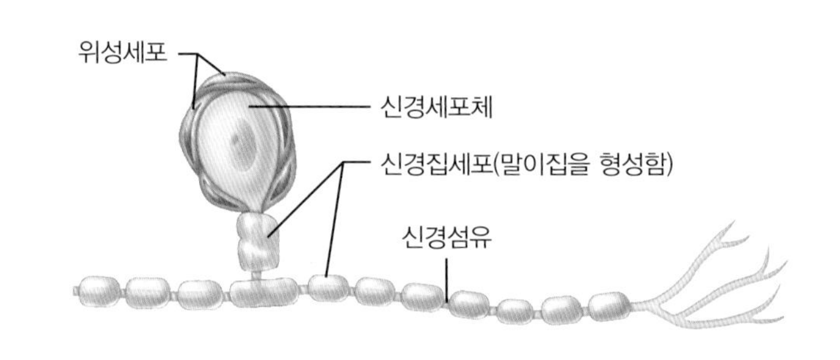

(e) 위성세포와 말이집을 형성하는 신경집세포는 말초신경계통의 신경세포를 둘러싼다.

그림 6.3 신경조직의 지지세포들.

Did You Get It?

1. *중추신경계통과 말초신경계통을 이루는 구조는 무엇인가?*

(답은 부록을 보시오.)

신경조직(Nervous Tissue): 구조와 기능(Structure and Function)

6-4 신경세포(neuron)와 신경아교세포(neuroglia)의 기능을 설명할 수 있다.

복잡해 보일 수 있지만 간단하게 설명하자면 신경조직은 신경세포(신경원, neuron)와 지지세포(supporting cell)로 이루어져 있다.

지지세포(Supporting Cells)

중추신경계통의 지지세포들은 덩어리를 형성하며 모여있기 때문에 **신경아교세포(neuroglia)**라고 한다. 신경아교세포는 신경세포(neuron)를 지지하고 보호하는 역할을 한다(그림 6.3 참조). 특수한 역할에 따라 여러 종류의 신경아교세포로 분류되는데, 자세한 내용은 다음과 같다:

- **별아교세포(astrocyte)**: 전체 신경조직의 반을 차지하는 별 모양의 세포이다. 무수한 돌기가 뻗어 나와 신경세포를 감싸고 다른 쪽의 돌기는 영양분을 공급하는 모세혈관에 닿아있다(그림 6.3a). 별아교세포는 모세혈관과 신경세포 사이에 장벽을 형성하여 혈관의 투과성을 조절하며 둘 사이의 물질교환에 중요한 역할을 담당한다. 혹시 모를 혈액 속의 독성물질로부터 신경세포를 보호하는 것이다. 별아교세포는 또한 세포 사이의 칼륨을 제거하고 신경전달물질(neurotransmitter)을 흡수함으로써 뇌의 화학적 환경을 조절한다.
- **미세아교세포(microglia)**: 신경세포 주변을 순찰하면서 조직파편이나 죽은 세포 및 세균들을 제거하는 거미처럼 생긴 포식세포(phagocyte)이다(그림 6.3b).
- **뇌실막세포(ependymal cell)**: 뇌와 척수 속에 있는 공간을 둘러싸는 아교세포이다(그림 6.3c). 뇌실막세포의 섬모가 움직이면서 공간 안을 채우는 뇌척수액(cerebrospinal fluid)이 순환될 수 있도록 한다.
- **희소돌기아교세포(oligodendrocyte)**: 편평한 발이 뻗어 나와 신경섬유를 둘러싸며, 이를 통해 절연 효과를 얻을 수 있는 말이집(수초, myelin sheath)을 형성한다(그림 6.3d).

신경아교세포가 돌기가 달려있기 때문에 신경세포와 비슷한 감이 없지 않아 있지만 신경세포와 달리 신경자극을 전달하는 기능이 전혀 없다. 또 다른 중요한 차이점은 신경아교세포는 분열을 하더라도 그 기능을 잃지 않지만 신경세포는 그렇지 않다. 대부분의 뇌종양(brain tumor)이 신경아교종(glioma)인 것도 이러한 이유 때문이다.

말초신경계통의 지지세포는 크게 두 종류가 있는데, 신경집세포(Schwann cell)와 위성세포(satellite cell)이다(그림 6.3e). **신경집세포(Schwann cell)**는 말초신경계통에 있는 신경섬유의 말이집을 형성하는 세포이고, **위성세포(satellite cell)**는 완충 작용을 하는 보호 세포이다.

Did You Get It?

2. *가장 많은 수를 차지하는 신경아교세포는 무엇인가? 말이집을 형성하여 절연 효과를 얻을 수 있는 세포는 무엇인가?*
3. *대부분의 뇌종양이 신경세포가 아닌 신경아교세포로 이루어진 이유는 무엇인가?*

(답은 부록을 보시오.)

6

신경세포(신경원, Neuron)

구조(Anatomy)

6-5 신경세포의 구조를 설명할 수 있고, 해부학적으로 중요한 부위의 용어를 나열할 수 있다.

6-6 회색질과 백색질의 구성을 설명할 수 있다.

신경세포(신경원, neuron)는 몸의 이곳 저곳으로 신경자극(nerve impulse)을 전달하는 고도로 분화된 세포이다. 서로 모양이 다른 다양한 신경세포들이 있지만 공통적인 특징은 있다(그림 6.4 참조). 핵이 있으면서 세포대사의 중심인 신경세포체(nerve cell body)가 있고, 신경세포체에서 뻗어 나온 길고 가느다란 하나 이상의 돌기가 존재한다.

신경세포체(Cell Body) 신경세포체는 신경세포 대사의 중심이다. 투명한 핵 속에는 뚜렷한 핵소체(nucleolus)가 들어있다. 핵을 둘러싸는 세포질(cytoplasm)에는 중심소체(centriole)를 제외한 세포소기관(organelle)이 들어있다. 특히 신경세포체에는 **니슬소체(Nissl body)**라고 불리는 조면소포체(rough endoplasmic reticulum)와 **신경원섬유(neurofibril)**가 많이 들어있다.

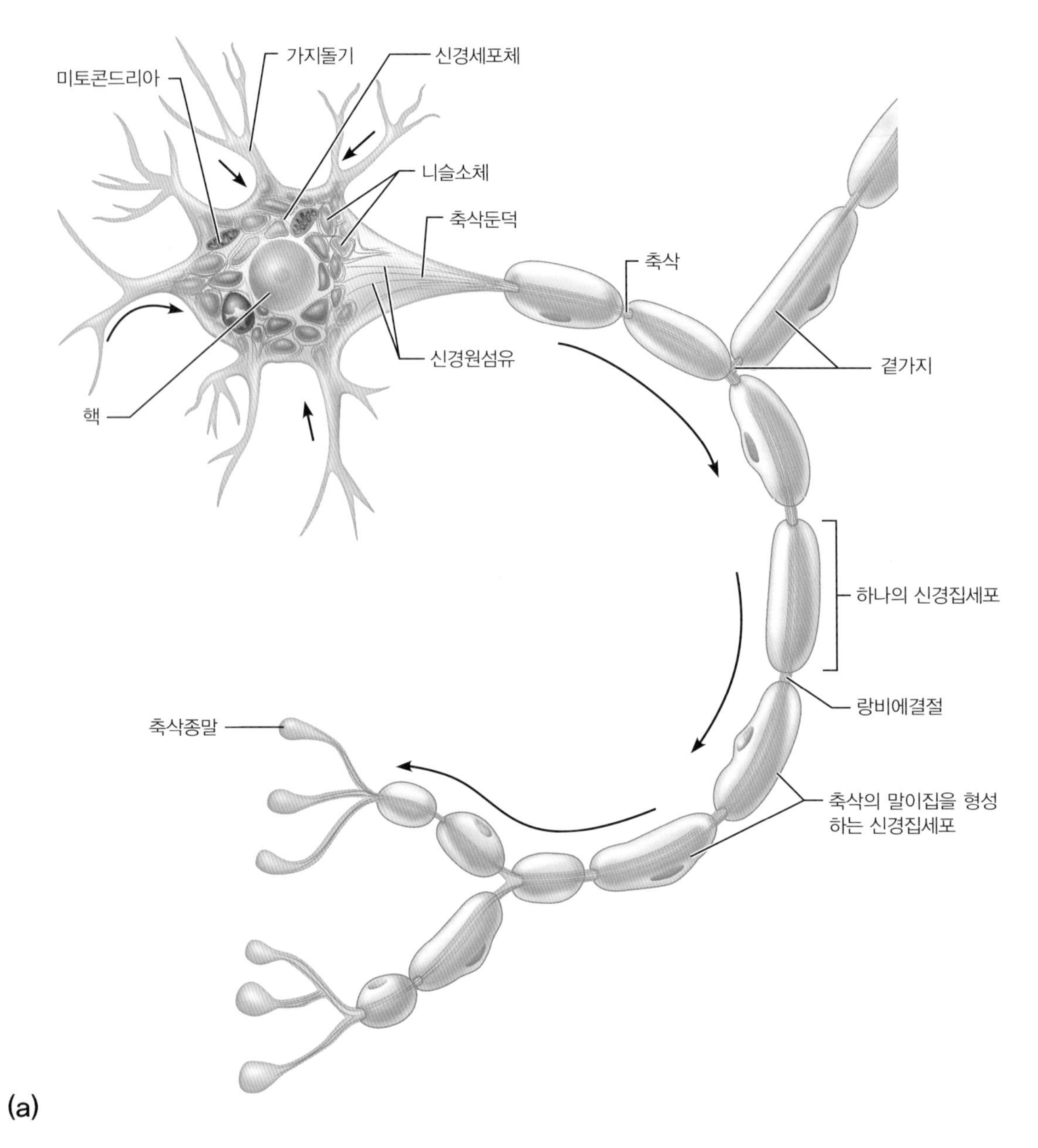

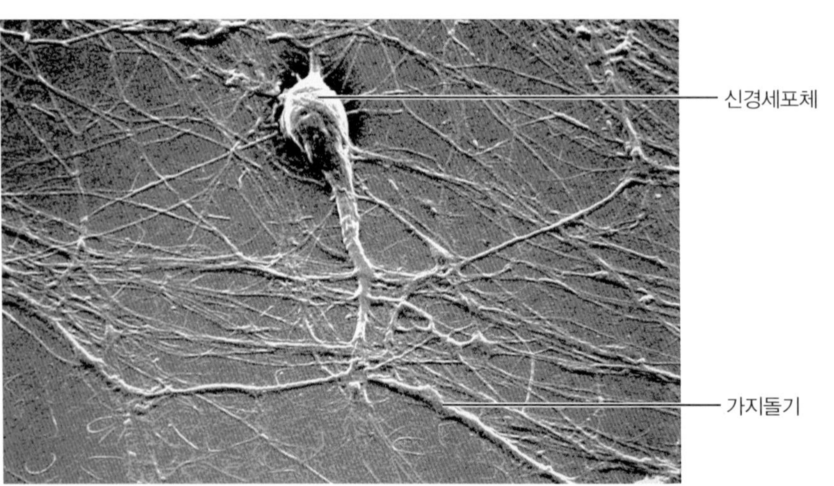

그림 6.4 **전형적인 운동신경세포 (motor neuron)의 구조. (a)** 도식도. **(b)** 신경세포체와 가지돌기를 보여주는 주사전자현미경 사진(615X).

돌기(Process) 마치 팔처럼 뻗어 나온 **돌기** 또는 **섬유**(fiber)는 그 길이가 다양하며 키가 큰 사람은 약 2.1미터까지 길게 뻗는다. 우리 몸에서 가장 긴 신경은 척추의 허리부위(lumbar region)에서 나와 엄지발가락(great toe)까지 뻗어있는 신경이다. 들어온 신경자극을 신경세포체로 보내는 신경돌기를 **가지돌기(수상돌기, dendrite)**라고 하고, 반대로 신경세포체에서 멀어지는 방향으로 뻗은 돌기를 **축삭**(axon)이라고 한다. 종류에 따라 신경세포에는 수백 개의 가지돌기가 존재하지만 축삭은 오로지 하나이며 신경세포체의 **축삭둔덕**(axon hillock)에서 일어난다.

이따금 축삭에서 곁가지가 나가기도 하지만 결국 수백 수천 개의 **축삭종말**(axon terminal)로 끝이 난다. 축삭종말에는 **신경전달물질**(neurotransmitter)이 들어있는 수백 개의 작은 소포(vesicle)가 존재한다. 앞에서 말했듯이 축삭은 신경세포체에서 멀어지는 방향으로 신경자극을 내보낸다. 이 자극이 축삭종말에 도달하면 세포바깥공간으로 신경전달물질을 분비하도록 자극하는 것이다.

축삭종말은 **연접틈새**(synaptic cleft)를 통해 이웃한 신경세포와 떨어져 있다. 이곳을 기능적 의미의 용어로 **연접**(synapse)이라고 일컫는다. 신경세포끼리 매우 가깝게 위치하지만 직접적으로 닿아있지는 않는 것이다.

말이집(수초, Myelin Sheath) 신경섬유의 대부분은 하얗고 지방으로 구성된 **말이집**으로 둘러싸여 있다. 말이집은 신경섬유를 보호하고 절연시키며 신경자극의 전도를 빠르게 만들어준다. 중추신경계통을 벗어난 축삭은 신경집세포(Schwann cell)가 만들어낸 말이집으로 둘러싸여 있다. 신경집세포 자체가 축삭을 롤케이크처럼 둘러싸는 것이다(그림 6.5 참조). 처음에는 둘러싸는 힘이 약하지만 신경집세포의 세포질이 층으로 이루어진 세포막 사이에서 점차 빠져나오며 축삭을 감싸게 된다. 이 과정이 끝났을 때의 세포막들을 말이집이라고 하는 것이다. 신경집세포의 세포질 대부분은 가장 바깥층의 세포막 아래에 몰리게 된다. **말이집**을 덮고 있는 신경집세포의 이 부분을 **신경집(신경초, neurilemma)**이라고 한다. 말이집이 여러 신경집세포에 의해 만들어지기 때문에 신경집세포 사이에는 일정한 간격이 존재하며 이 틈새를 **랑비에결절**(nodes of Ranvier)이라고 한다(그림 6.4 참조).

말이집신경섬유(myelinated fiber)는 중추신경계통에도 존재한다. 하지만 신경집세포가 만드는 것이 아니라 희소돌기아교세포(oligodendrocyte)가 그 역할을 한다(그림 6.3d). 신경집세포와 달리 희소돌기아교세포 하나가 여러 개의 발을 뻗어 주변을 지나는 신경섬유들의 일부분을 둘

Q: 신경집세포가 만들어낸 말이집들 사이에 틈새가 존재하는 이유는 무엇인가?

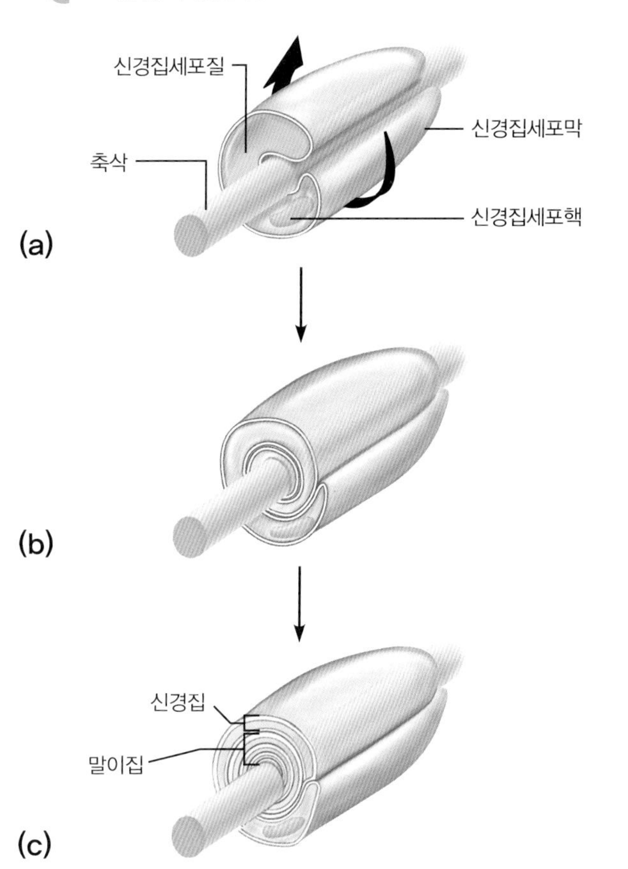

그림 6.5 **말초신경계통에서 신경집세포와 축삭의 관계. (a–c)** 그림의 순서대로, 처음에 신경집세포가 축삭의 일부분을 감싸며 홈통(trough)을 형성한다. 신경집세포의 세포질이 점차 바깥쪽으로 밀려난다. 축삭에 꽉 조여진 세포막으로 감겨있는 것을 말이집이라고 한다. 바깥쪽으로 밀려난 세포질은 신경집이라고 한다.

A: 신경집세포들이 신경섬유를 따라 배열한 다음 각각이 신경섬유의 일정한 부위를 감싸기 때문이다.

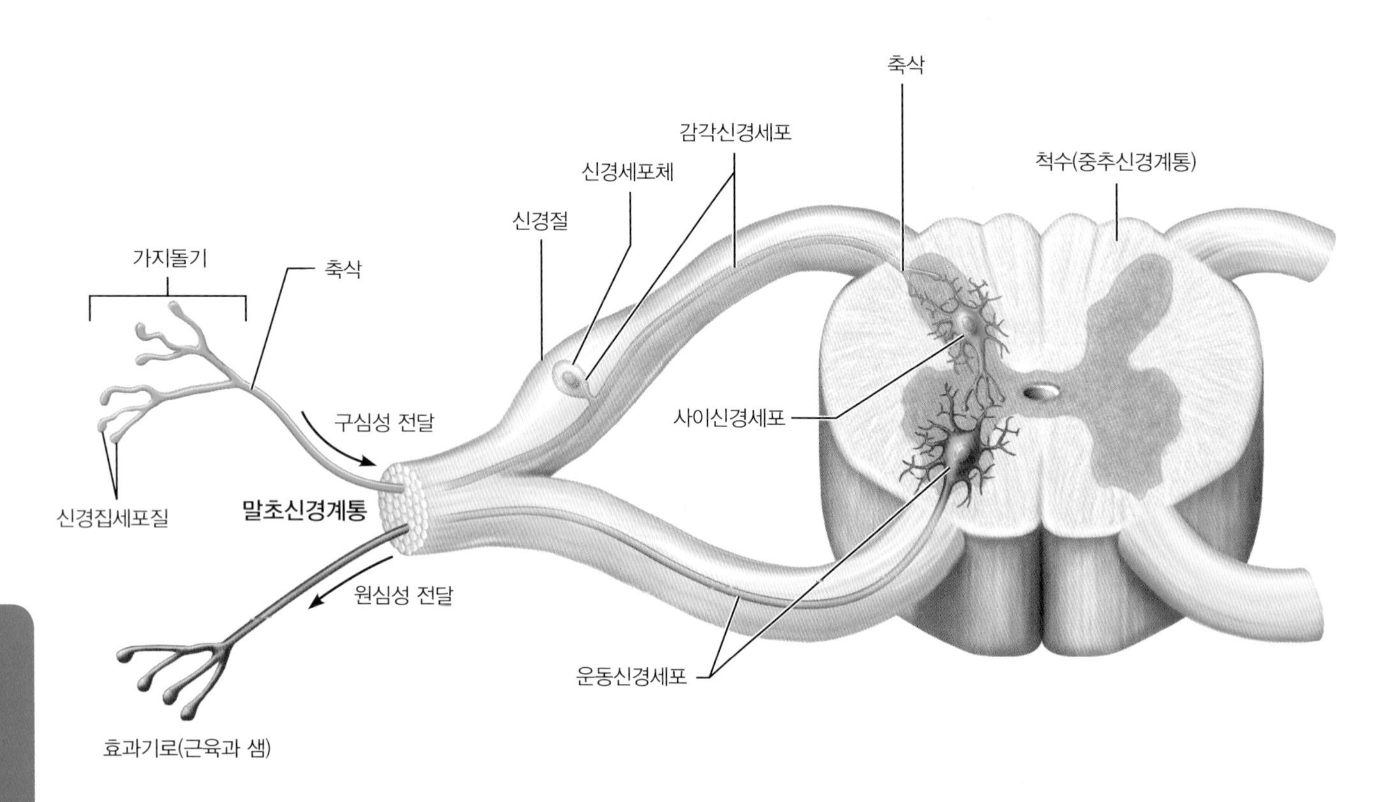

그림 6.6 **신경세포의 기능적 분류.** 감각신경세포는 피부와 장기 및 근육의 감각수용기에서 나온 신경자극을 중추신경계통으로 전달하며, 대부분의 신경세포체는 말초신경계통의 신경절에 들어있다. 운동신경세포는 뇌와 척수 등의 중추신경계통의 명령을 몸의 말초로 전달한다. 사이신경세포는 감각신경세포와 운동신경세포 사이의 소통을 조율하며, 그 신경세포체는 중추신경계통에 있다.

러싸며, 최대 60개의 신경섬유와 동시에 연결될 수 있다. 신경집세포의 말이집과 비슷한 양상이나 중추신경계통에는 신경집(신경초, neurilemma)이 없다. 신경섬유가 손상을 입었을 때 말초신경계통에서는 신경집세포가 온전하면 신경재생(fiber regeneration)이 가능하지만 중추신경계통에서는 재생이 거의 불가능하다.

용어(Terminology) 신경세포체의 모음과 신경섬유의 모음을 일컫는 용어들이 중추신경계통과 말초신경계통에서 서로 다르다. 중추신경계통에서는 신경세포체의 모음을 **신경핵**(nuclei)이라고 한다. 이 신경핵은 머리뼈와 척추뼈 속에서 보호를 받고 있는데, 신경세포는 태어난 이후 더 이상 세포분열을 하지 않기 때문이다. 신경세포가 손상되면 세포는 죽게 되며 새로운 것으로 대치되지 않는다. 한편, 말초신경계통에 존재하는 신경세포체의 모음은 **신경절**(ganglia)이라고 한다.

중추신경계통에 있는 신경섬유의 모음을 **신경로**(tract)라고 말초신경계통에 있는 것은 그냥 **신경**(nerve)이라고 한다. **백색질**(white matter)과 **회색질**(gray matter)은 각각 중추신경계통에서 말이집이 있는 부위와 없는 부위를 일컫는다. 일반적으로 백색질은 말이집신경섬유로 이루어져 있고, 회색질은 민말이집신경섬유와 신경세포체로 이루어져 있다.

분류(Classification)

6-7 구조와 기능에 따라 신경세포를 분류할 수 있다.

6-8 일반감각을 담당하는 수용기를 열거하고 그 기능을 설명할 수 있다.

신경세포는 기능에 따라 분류하거나 구조에 따라 나누어 설명할 수 있다.

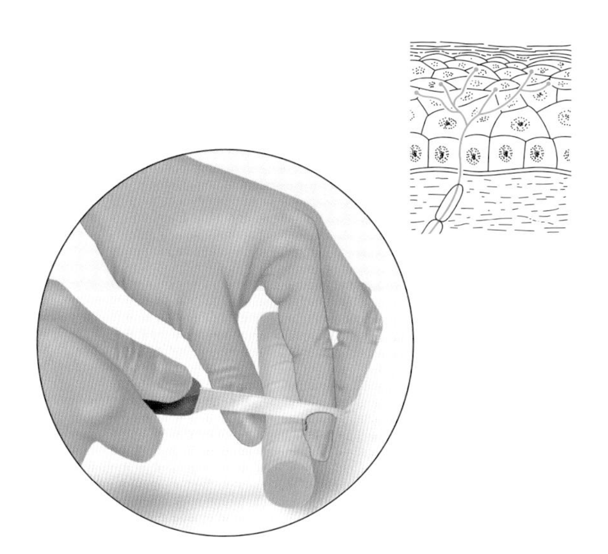

(a) 자유신경종말(통증과 온도수용기)

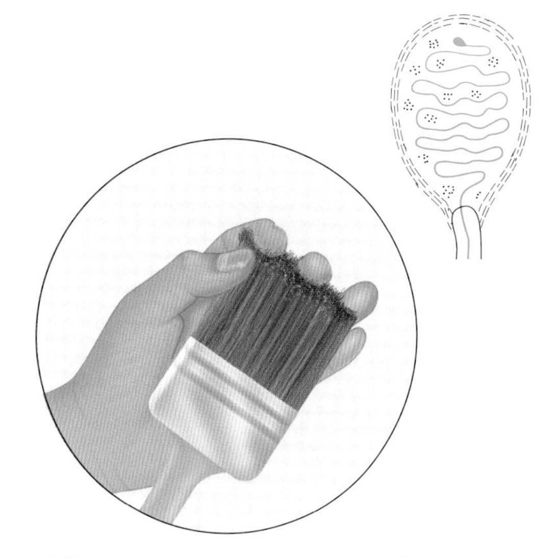

(b) 자유신경종말(통증과 온도수용기)

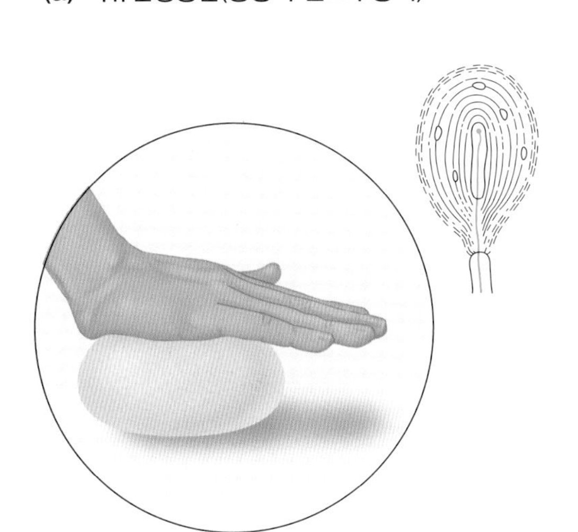

(c) 층판소체(압각수용기)

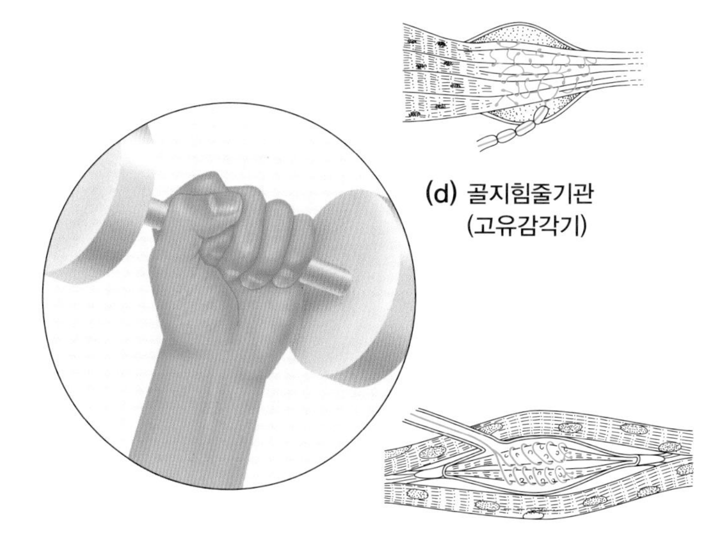

(d) 골지힘줄기관 (고유감각기)

(e) 근육방추 (고유감각기)

그림 6.7 감각수용기의 종류.

기능적 분류(Functional Classification) 중추신경계통을 기준으로 신경자극(nerve impulse)의 방향에 따라 신경세포를 기능적으로 분류한다. 이 기준에 따라 감각신경세포(sensory neuron), 운동신경세포(motor neuron), 사이신경세포(interneuron)로 나눈다(그림 6.6). 장기나 피부에 있는 감각수용기(sensory receptor)에서 발생한 신경자극을 중추신경계통으로 전달하면 **감각신경세포(sensory or afferent neuron)**라고 한다. 감각신경세포의 신경세포체는 항상 신경절(ganglion)의 형태로 말초신경계통에 존재한다. 감각신경세포는 우리 몸의 안팎에서 일어나는 정보를 지속적으로 수집한다.

감각신경세포의 가지돌기(수상돌기, dendrite)는 특정한 변화를 감지하는 특수화된 **수용기(receptor)**와 연결되어 있다. (시각, 청각, 평형감각, 미각, 후각 등의 특수감각은 제7장에서 다루었다). 감각수용기를 단순하게 분류하면 **피부감각기(cutaneous sense organ)**와 근육 및 힘줄에 있는 **고**

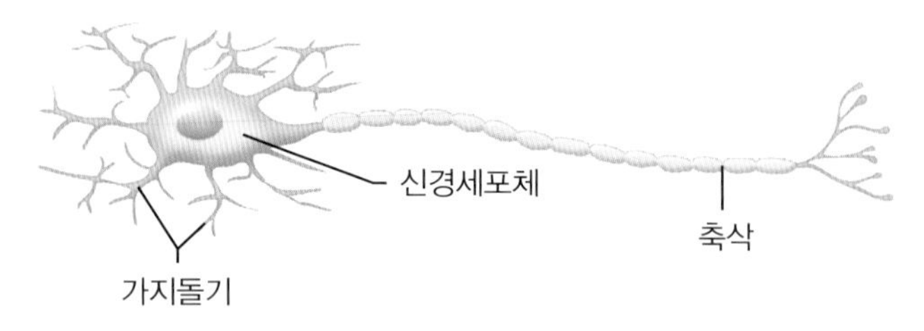

(a) 뭇극신경세포(Multipolar neuron)

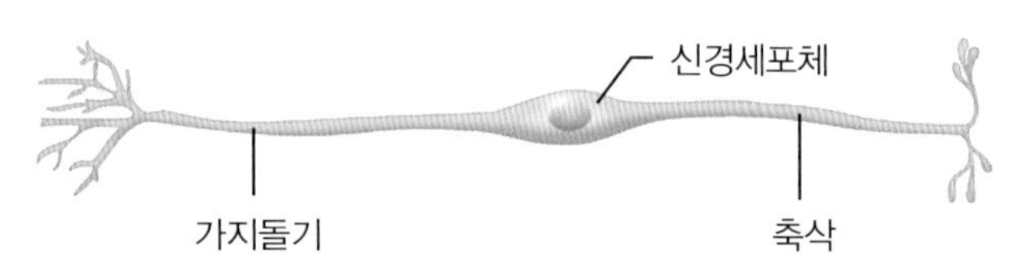

(b) 두극신경세포(Bipolar neuron)

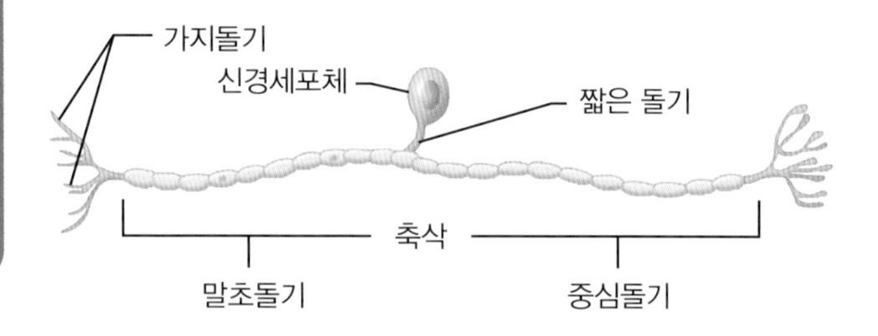

(c) 홑극신경세포(Unipolar neuron)

그림 6.8 **신경세포의 구조적 분류.**

유감각기(proprioceptor)로 나눌 수 있다(그림 3.3과 6.7 참조). 통각수용기(pain receptor)는 피부감각기와 특수화된 구조이다. 통각수용기도 우리 몸에 많이 존재하는데 통증은 손상이 일어났거나 막 발생하는 것을 경고하는 의미이기 때문이다. 하지만 일반적인 피부감각도 그 자극이 강하면 모두 통증으로 인식하게 된다.

고유감각기는 뼈대근육이나 힘줄 및 관절이 늘어난 정도를 감지한다. 이 정보를 지속적으로 뇌로 보내서 신체 균형이나 자세를 적절히 유지할 수 있게 만든다.

중추신경계통의 명령을 근육이나 샘으로 전달하는 신경세포를 **운동신경세포**(motor or efferent neuron)라고 한다(그림 6.6 참조). 운동신경세포의 신경세포체는 대부분 중추신경계통에 존재한다.

신경세포의 셋째 분류는 **사이신경세포**(interneuron or association neuron)이다. 이들은 운동신경세포와 감각신경세포를 중간에서 이어주는 역할을 한다. 이들의 신경세포체는 중추신경계통에 존재한다.

구조적 분류(Structural Classification) 구조적 분류는 신경세포체에서 나오는 돌기의 수에 따라 이루어진다(그림 6.8). 돌기가 여러 개 있으면 **뭇극신경세포**(multipolar neuron)라고 한다. 대부분의 운동신경세포들이 뭇극신경세포이며, 가장 흔한 구조이다. 길다란 가지돌기와 축삭 두 개의 돌기가 있는 것은 **두극신경세포**(bipolar neuron)라고 한다. 성인에서는 두극신경세포를 보기 힘들며 눈과 코 등의 특수감각기관에서 발견된다. **홑극신경세포**(unipolar neuron)는 돌기가 하나이다. 신경세포체에서 짧게 나온 가지가 곧바로 중심돌기(proximal process)와 말초돌기(distal process)로 갈라져 한 줄의 축삭을 형성한다. 홑극신경세포의 축삭 양쪽 끝에 가지돌기가 달려있다. 몸쪽돌기와 먼쪽돌기 모두 축삭처럼 기능하기 때문에 양방향으로 신경자극을 전달할 수 있다. 말초신경계통의 감각신경세포 신경절이 홑극신경세포이다.

Did You Get It?

4. *신경로와 신경은 어떻게 다른가?*
5. *신경절과 신경핵은 어떻게 다른가?*
6. *신경세포의 어떤 부분이 신경자극을 신경세포체로 전달하는가? 신경전달물질을 분비하는 곳은 어디인가?*
7. *일초에 1미터의 속도로 신경자극을 전달하는 신경세포와 일초에 40미터의 속도로 전달하는 신경세포 중에서 어떤 것이 말이집신경섬유로 이루어졌을까?*

(답은 부록을 보시오.)

중추신경계통(Central Nervous System)

발생 초기에 중추신경계통은 단순한 관의 형태인 **신경관**

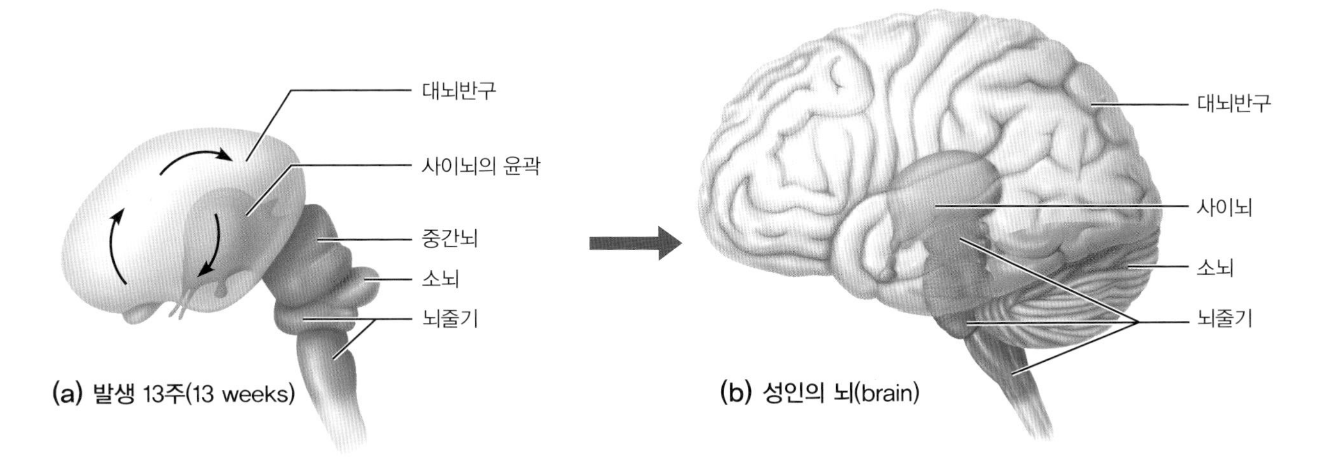

그림 6.9 **사람 뇌의 발생 및 부위.** 뇌는 대뇌반구, 사이뇌, 뇌줄기, 소뇌의 네 부위로 이루어져 있다. (a) 발생할 때의 뇌는 표면이 부드러우며, 머리뼈 안에서 뒤쪽과 가쪽 방향으로 자라는 경향이 있다. (b) 성인의 뇌는 표면에 주름이 많이 형성되어 있으며, 사이뇌와 뇌줄기의 위부분을 덮고 있는 형태이다. 그림은 왼쪽 대뇌반구를 나타낸 것이며, 그 속에 있는 사이뇌와 뇌줄기의 위부분을 투명하게 나타냈다.

(neural tube)에서 시작되고, 신경관은 배아(embryo)의 등쪽 정중면을 따라 아래로 뻗어있다. 발생 4주째, 신경관의 앞끝이 부풀어오르면서 뇌(brain)를 형성하기 시작한다. 신경관의 나머지 부분은 척수(spinal cord)가 된다. 신경관의 중심관(central canal)은 뇌에서 척수로 이어져 있으며, 이 중 뇌 속의 중심관은 확장되면서 네 개의 뇌실(ventricle)을 형성한다(그림 6.15a와 b 참조).

뇌의 기능적 구조(Functional Anatomy of the Brain)

6-9 사람 뇌의 모형이나 그림을 보고 대뇌반구, 사이뇌, 뇌줄기, 소뇌의 위치를 가리킬 수 있고, 그 기능을 설명할 수 있다.

성인의 뇌는 모양만 보면 그렇게 중요한 기능을 할 것이라고 생각하지 못하게 한다. 겉에서 보기에 두 덩어리의 회색 조직은 호두처럼 주름졌고 귀리와 비슷한 질감을 나타낸다. 뇌의 무게는 약 1300g 정도이다. 뇌는 몸에서 가장 큰 신경조직이기 때문에 대뇌반구(cerebral hemisphere), 사이뇌(간뇌, diencephalon), 뇌줄기(뇌간, brain stem), 소뇌(cerebellum)의 네 부위로 나누어 설명한다(그림 6.9와 표 6.1 참조).

대뇌반구(Cerebral Hemisphere)

쌍으로 이루어진 **대뇌반구를** 합해서 **대뇌**(cerebrum)라고 하며, 뇌의 가장 위부분으로 뇌의 다른 세 부위보다 크기가 가장 크다. 대뇌반구는 성장하고 자라면서 뇌줄기(뇌간, brain stem)의 대부분을 덮기 때문에 시상절단을 하기 전에는 뇌줄기가 잘 보이지 않는다. 버섯을 예로 들면 지붕이 줄기의 일부를 덮는 것과 같으며, 따라서 뇌줄기의 위부분뿐만 아니라 사이뇌(간뇌, diencephalon)도 덮어 잘 보이지 않는다(그림 6.9 참조).

대뇌반구의 겉에서 솟은 능선을 **대뇌이랑(대뇌회, gyri)**이라고 하고, 그 사이 들어간 곳을 **대뇌고랑(대뇌구, sulcus)**이라고 한다. 좀 더 깊은 고랑을 **틈새(fissure)**라고 하며, 뇌의 큰 부위들 사이에 존재한다(그림 6.10a). 틈새와 이랑은 뇌의 구조를 나누는 기준으로 사용된다. 양쪽 대뇌반구는 깊은 세로틈새(longitudinal fissure)로 분리되어 있다. 다른 틈새와 고랑은 대뇌반구의 **엽**(lobe)을 나누는 기준이 된다(그림 6.10a와 b 참조).

각 대뇌반구는 세 개의 부위로 나누어지는데, 표면의 회색질(gray matter)에 해당하는 겉질(cortex), 그 속의 백색질(white matter), 그리고 백색질 속에 존재하는 회색질인 바닥핵(기저핵, basal ganglia)이다. 아래에서 더 자세

표 6.1 각 뇌부위의 주요 기능

부위(region)	기능(function)
대뇌반구(Cerebral hemisphere) 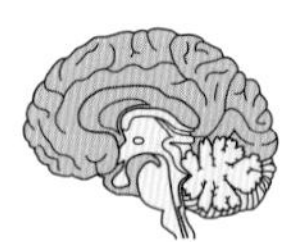	■ **대뇌겉질(Cortex): 회색질(Gray matter)** • 감각정보를 해석하고 위치를 인지 • 뼈대근육의 운동을 조절 • 지적 사고와 감정반응을 수행 **바닥핵(Basal ganglia):** • 뼈대근육의 움직임을 조절하는 겉질밑운동중추(subcortical motor center)
사이뇌(간뇌, Diencephalon) 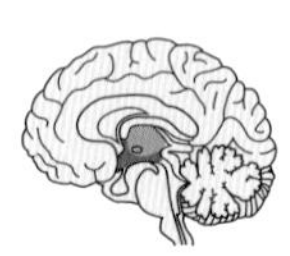	■ **시상(Thalamus):** • 감각정보를 대뇌겉질로 연계 • 대뇌운동겉질과 하위운동중추(lower motor center) 사이를 연계 • 기억과 관련 ■ **시상하부(Hypothalamus):** • 자율신경계통(autonomic nervous system)의 통합중추 • 체온조절, 음식섭취, 수분 균형, 갈증을 조절 • 뇌하수체앞엽(anterior pituitary gland)에서 나오는 호르몬 분비를 조절하고, ADH와 옥시토신(oxytocin)을 분비하는 내분비기관으로 작용
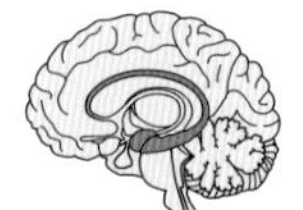	■ **둘레계통(변연계, Limbic system) – 기능적 계통:** • 대뇌 및 시상하부 등의 사이뇌가 포함됨 • 감정반응 조절과 기억 형성에 관여
뇌줄기(뇌간, Brain stem) 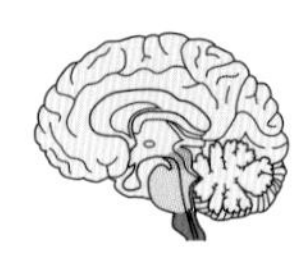	■ **중간뇌(중뇌, Midbrain):** • 시각과 청각에 대한 반사중추가 들어있음 • 겉질밑운동중추가 들어있음 • 뇌신경 Ⅲ과 Ⅳ의 신경핵 및 투사섬유가 들어있음 ■ **다리뇌(교뇌, Pons):** • 대뇌와 소뇌의 정보 교환을 연계 • 호흡수와 호흡 깊이를 조절하기 위하여 숨뇌와 협동함 • 뇌신경 Ⅴ–Ⅶ의 신경핵 및 투사섬유가 들어있음 ■ **숨뇌(연수, Medulla oblongata):** • 피부와 고유감각기에서 시작된 오름감각신경로가 지남 • 심박수, 혈관 확장, 호흡률, 구토 등을 조절하는 신경핵이 들어있음 • 감각정보를 소뇌로 전달함 • 뇌신경 Ⅷ–Ⅻ의 신경핵 및 투사섬유가 들어있음 • 피라미드가 교차(decussation)하는 곳임
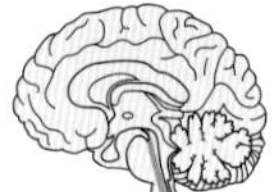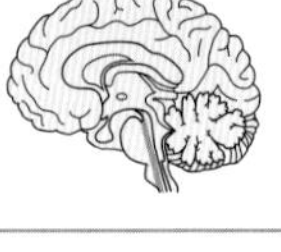	■ **그물체(망상체, Reticular formation) – 기능적 계통:** • 대뇌겉질의 의식을 유지하고, 반복된 자극을 걸러줌 • 뼈대근육과 민무늬근육의 작용을 조절함
소뇌(Cerebellum) 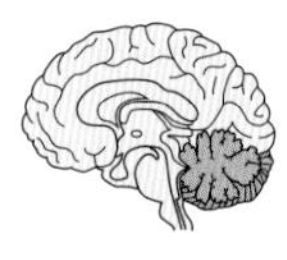	■ **소뇌(Cerebellum):** • 대뇌운동겉질의 명령, 고유감각기, 시각과 평형감각에 대한 정보를 처리함 • 뼈대근육의 부드럽고 조화로운 운동이 일어날 수 있도록 대뇌운동겉질과 겉질밑운동중추에 명령을 내림 • 신체의 균형과 자세 유지를 담당함

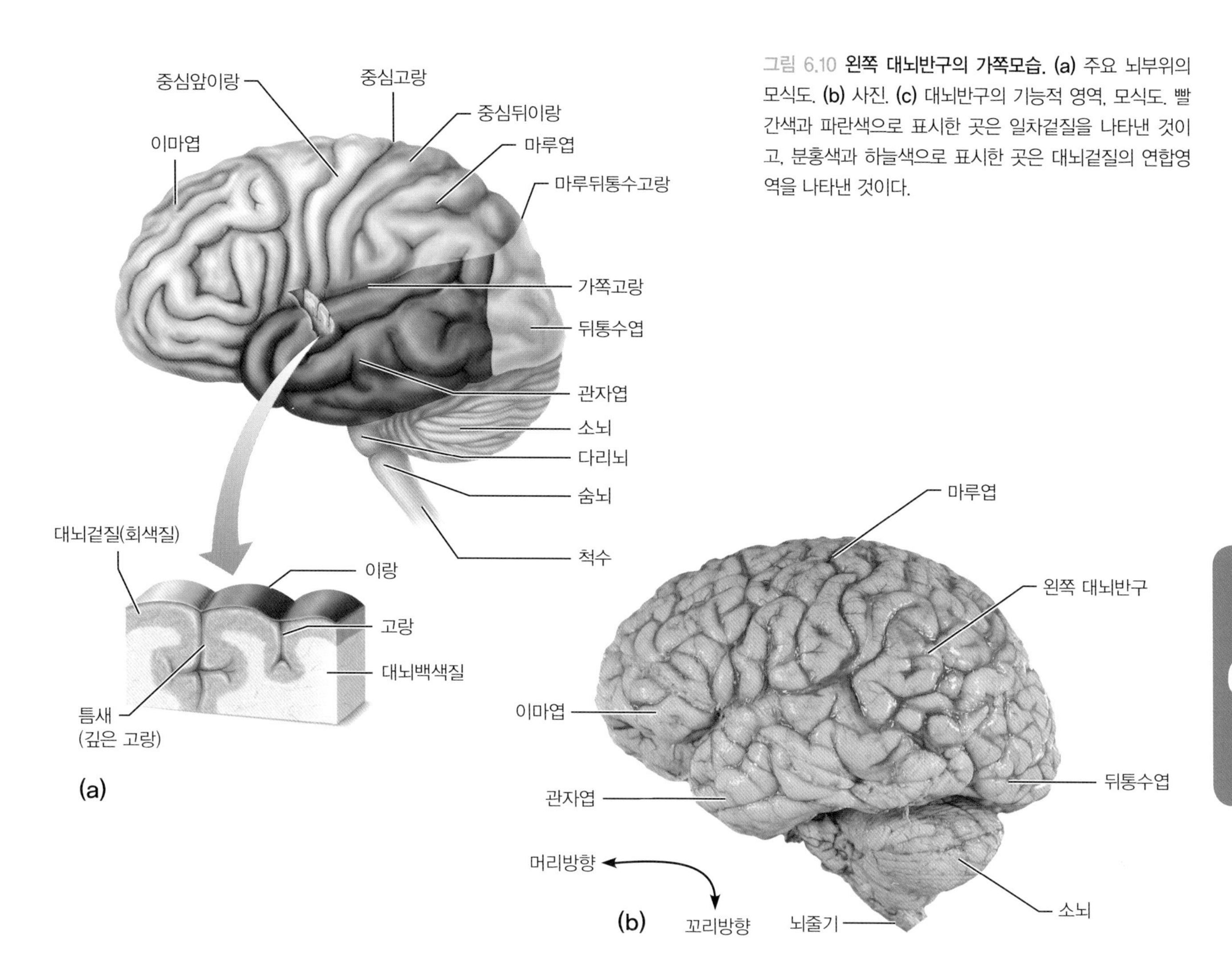

그림 6.10 **왼쪽 대뇌반구의 가쪽모습.** (a) 주요 뇌부위의 모식도. (b) 사진. (c) 대뇌반구의 기능적 영역, 모식도. 빨간색과 파란색으로 표시한 곳은 일차겉질을 나타낸 것이고, 분홍색과 하늘색으로 표시한 곳은 대뇌겉질의 연합영역을 나타낸 것이다.

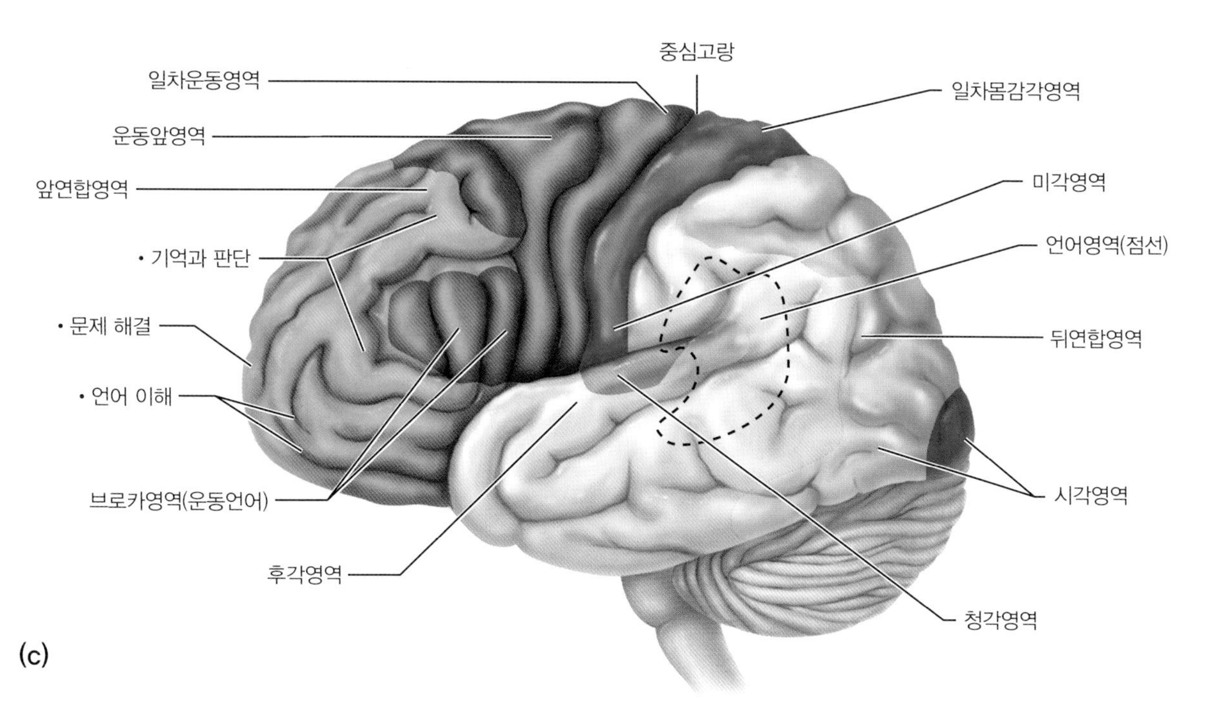

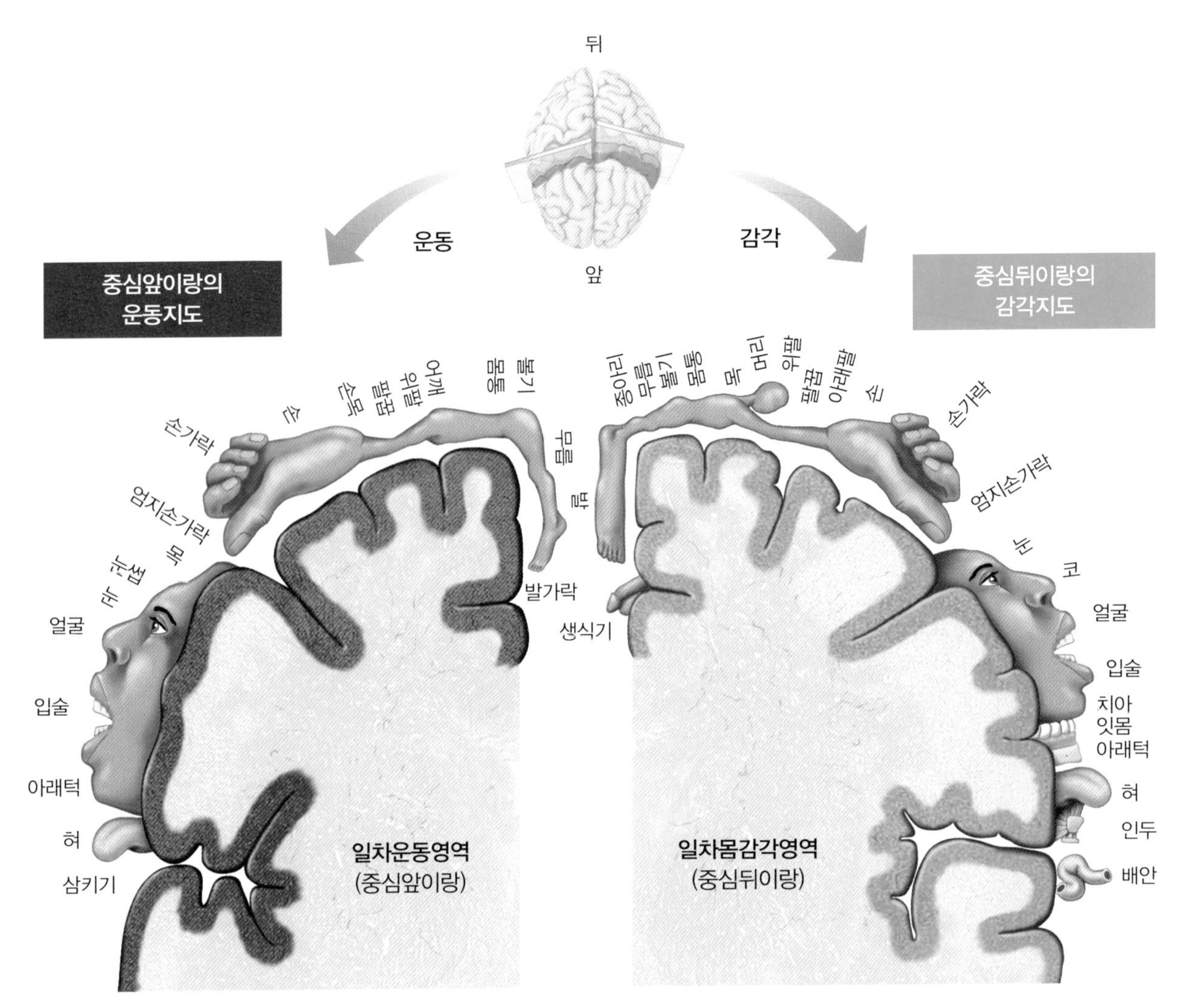

그림 6.11 **대뇌겉질의 감각영역과 운동영역.** 몸의 각 부위에 할당된 겉질 조직의 상대적인 양을 기준으로 나타낸 것이다. 그림에서 왼쪽은 일차운동영역이고, 오른쪽에는 몸감각영역을 나타냈다.

히 설명하겠다.

대뇌겉질(Cerebral Cortex) 의식(consciousness)뿐만 아니라 언어, 기억, 논리, 감정반응, 그리고 감각의 해석 및 운동 명령 등이 모두 **대뇌겉질**의 신경세포가 담당하는 기능이다(그림 6.10c). **일차몸감각영역**(primary somatic sensory area)은 **중심고랑**(central sulcus)의 뒤에 위치한 **마루엽(두정엽,** parietal lobe)에 존재한다. 특수감각을 제외한 신체의 감각수용기에서 발생한 신경자극이 이곳으로 전달되어 해석된다. 일차몸감각영역에서 통증, 추위, 촉각을 인지하는 것이다. 일차몸감각영역에서 얼마나 많은 조직이 신체의 각 부위를 담당하고 있는지를 공간지도(spatial map)로 나타낼 수 있는데, 이를 **감각난장이**(sensory homunculus)라고 한다(그림 6.11 참조; 몸의 위아래가 뒤바뀌어 있는 배치임). 감각수용기가 가장 많이 분포되어 있는 곳은 입술과 손가락끝으로서, 감각영역의 큰 부분을 차지하고 있는 것을 알 수 있다. 또한 감각신경로(sensory pathway)는 반대쪽으로 교차하는데, 즉 몸의 오른쪽에서 발생한 신경자극은 뇌의 왼쪽 일차몸감각영역으로 전달된다.

특수감각기관에서 발생한 신경자극은 뇌의 다른 겉질에서 해석된다(그림 6.10b와 c 참조). 예를 들어, 시각영역은 **뒤통수엽(후두엽,** occipital lobe)의 뒤부분에 있고, 청각영역은 가쪽고랑(lateral sulcus)과 접해있는 **관자엽(측두엽,** temporal lobe)에 있으며, 후각영역은 관자엽의 깊은 곳 속

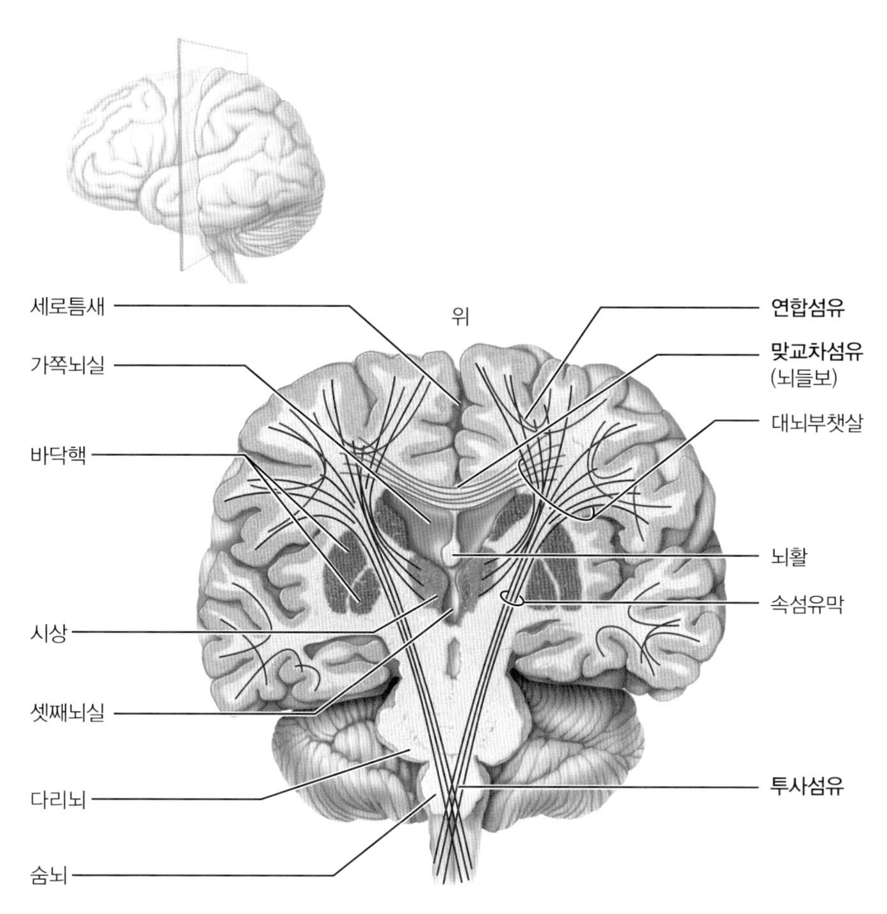

그림 6.12 **뇌에 있는 맞교차섬유, 연합섬유, 투사섬유를 나타내기 위한 관상절단면.** 속섬유막이 시상과 바닥핵의 사이로 내려간다.

에 위치한다.

중심고랑 앞의 **이마엽(전두엽, frontal lobe)**에 있는 **일차운동영역(primary motor area)**은 뼈대근육을 움직이도록 명령을 내린다. 이곳의 운동신경세포에서 나온 축삭은 주요 운동신경로인 **겉질척수로(피질척수로, corticospinal tract or pyramidal tract)**를 따라 척수로 내려간다. 일차몸감각영역과 마찬가지로 몸의 위아래가 뒤바꼈고, 반대쪽으로 교차한다. 일차운동영역의 운동신경세포는 얼굴, 입, 손 등에서 세밀한 운동이 일어나도록 조절한다(그림 6.11 참조). 운동겉질에 대한 신체 지도는 **운동난장이(motor homunculus)**라고 한다.

말하기와 관련된 특수한 대뇌겉질을 **브로카영역(Broca area)**이라고 하며(그림 6.10c 참조), 중심고랑의 앞에 있는 중심앞이랑(precentral gyrus)의 바닥에 위치한다. 주로 왼쪽 대뇌반구에 있는 이 영역이 손상되면 제대로 말을 할 수 없는데, 무슨 말을 해야 할지 알고는 있지만 단어를 소리내기 어려워진다.

고도의 논리적 사고와 사회적 행동은 이마엽의 앞부분에 있는 **앞엽연합영역(anterior association area)**에서 담당한다고 알려져 있다. 복잡한 기억은 관자엽과 이마엽에 저장되는 것으로 알려져 있다. **뒤연합영역(posterior association area)**은 대뇌겉질 뒤부분에 포함되어 있다. 이 영역은 패턴과 얼굴인식, 복잡한 상황의 통합적인 이해를 돕는 것으로 알려져 있다. 이 영역에 **언어영역(speech area)**도 위치해 있는데, 관자엽과 마루엽 및 뒤통수엽이 접한 곳에 해당한다. 언어영역는 소리내어 말을 할 수 있게 한다. 브로카영역과 마찬가지로 어느 한 쪽의 대뇌반구에만 있다. 이마엽에는 언어를 이해하는 기능도 들어있다.

대뇌반구의 가장 겉에 있는 신경세포체의 모음을 **회색질(gray matter)**이라고 한다(그림 6.10a 참조). 앞서 언급한

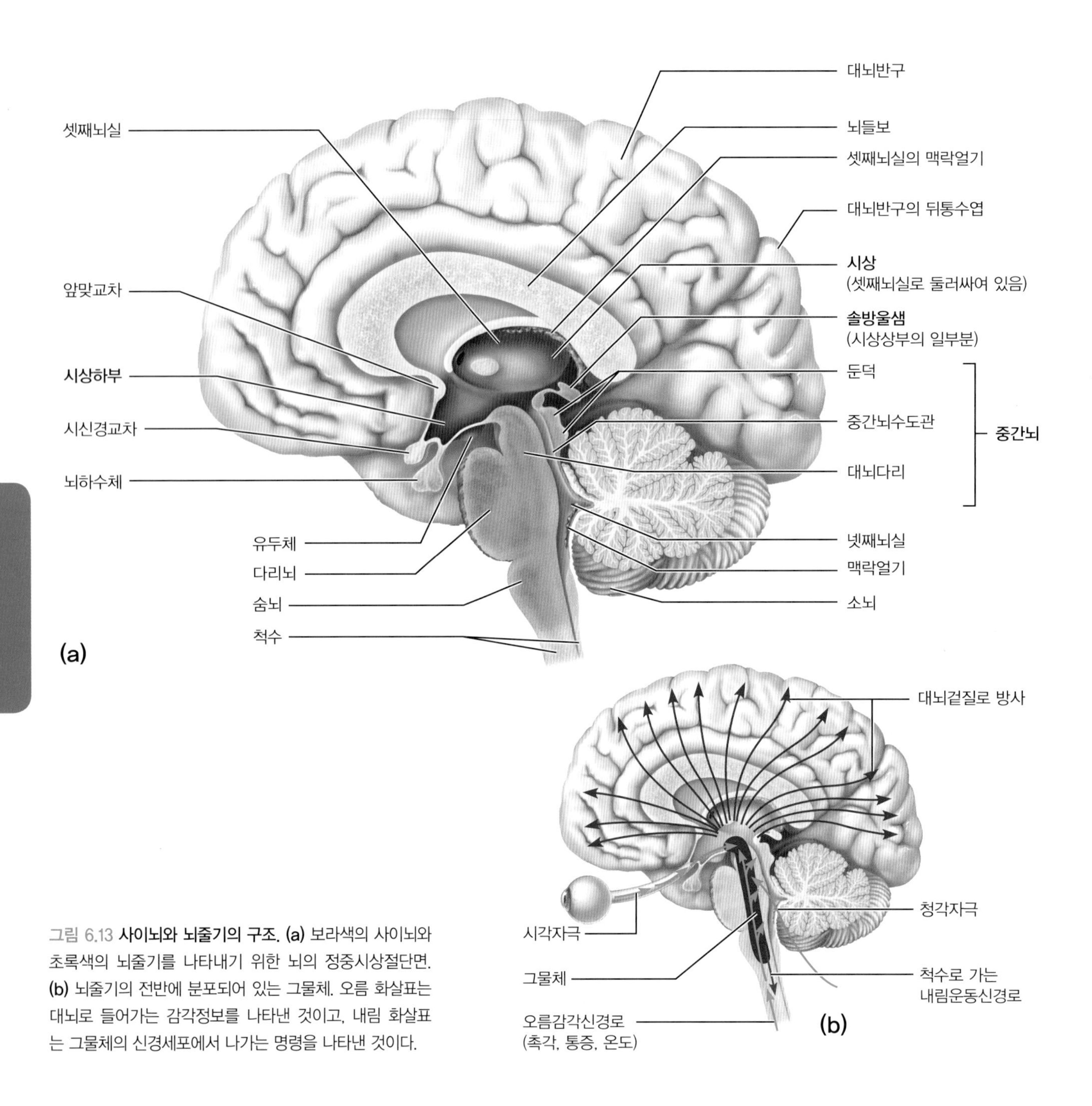

그림 6.13 **사이뇌와 뇌줄기의 구조.** **(a)** 보라색의 사이뇌와 초록색의 뇌줄기를 나타내기 위한 뇌의 정중시상절단면. **(b)** 뇌줄기의 전반에 분포되어 있는 그물체. 오름 화살표는 대뇌로 들어가는 감각정보를 나타낸 것이고, 내림 화살표는 그물체의 신경세포에서 나가는 명령을 나타낸 것이다.

것처럼 겉질은 매우 울퉁불퉁하고 꼬불꼬불해서 더 많은 신경세포를 담을 수 있도록 이루어져 있다.

대뇌백색질(Cerebral White Matter) 나머지 대뇌반구의 대부분을 이루는 조직을 **백색질**이라고 하며(그림 6.10a와 6.12 참조), 대뇌겉질로 드나드는 신경로(tract)로 이루어져 있다. 가장 큰 신경로는 좌우 대뇌반구를 연결하는 **뇌들보(뇌량, corpus callosum)**이다(그림 6.12와 6.13 참조). 이러한 형태의 섬유를 맞교차(commissure)라고 한다. 뇌들보는 뇌줄기의 위부분에 활처럼 휘어있는 구조이며, 양쪽 대뇌반구가 서로 정보를 주고 받을 수 있도록 한다. 이것이 중요한 이유는 겉질의 어떤 특정 영역은 한쪽에만 있는 경우가 있기 때문이다. 연합섬유(association fiber)는 한쪽 대뇌반구에만 있는 섬유이고, 투사섬유(projection fiber)는 대뇌와 하위중추를 연결하는 섬유이다.

바닥핵(기저핵, Basal ganglia) 회색질의 대부분이 대뇌겉질에 있지만 섬처럼 백색질 속에 모여있는 회색질을 **바닥핵(basal nuclei or basal ganglia)**이라고 한다(그림 6.12 참조). 바닥핵은 수의적 근육운동을 조절하고 운동의 시작과 정지를 지시하는 역할을 한다. 투사섬유의 일종인 속섬유막(내포, internal capsule)이 시상(thalamus)과 바닥핵 사이를 지난다.

Did You Get It?

8. *대뇌의 세 가지 주요 부위는 무엇인가?*
9. *뇌의 백색질을 구성하는 것은 무엇인가?*

(답은 부록을 보시오.)

사이뇌(간뇌, Diencephalon)

사이뇌는 뇌줄기 위에 있고, 대뇌에 의해 덮여있다(그림 6.12 참조). 사이뇌를 구성하는 주요 구조는 시상(thalamus), 시상하부(hypothalamus), 시상상부(epithalamus)이다(그림 6.13). **시상(thalamus)**은 얇은 셋째뇌실(제삼뇌실, third ventricle)을 감싸며, 말초에서 들어온 감각정보를 대뇌의 감각겉질(sensory cortex)로 연계시킨다. 신경자극이 시상으로 밀려들어오면 우리는 그 감각이 유쾌한지 아니면 불쾌한지 대강의 느낌만 알게 된다. 실제 감각의 위치와 해석은 감각겉질에 있는 신경세포에서 이루어진다.

시상하부(hypothalamus)는 사이뇌의 바닥에 위치한다. 체온, 수분, 대사를 조절하는 데 중요한 역할을 하는 자율신경계통(autonomic nervous system)의 중추이다. 또한 **둘레계통(변연계, limbic system)**과 함께 동기부여 및 감정반응 조절에도 기여한다. 예를 들면 갈증, 식욕, 성욕, 통증, 쾌락에 대한 중추가 시상하부에 있는 것이다. 시상하부는 뇌하수체도 조절하며, 직접 두 종류의 호르몬을 분비하기도 한다. **뇌하수체(pituitary gland)**는 뇌하수체줄기(pituitary stalk)를 통해 시상하부의 앞쪽 바닥에 매달려 있다(기능은 제8장에서 기술). 시상하부의 바닥에서 뇌하수체의 뒤로 튀어나온 **유두체(mammillary body)**는 후각과 관련된 반사중추(reflex center)이다.

시상상부(epithalamus)는 셋째뇌실의 지붕을 형성한다. 주요 구조로는 **솔방울샘(송과체, pineal gland)**, 셋째뇌실의 **맥락얼기(choroid plexus)**가 있다. 맥락얼기는 모든 뇌실에 있는 모세혈관 덩어리로서 뇌척수액(cerebrospinal fluid)을 생산한다.

뇌줄기(뇌간, Brain Stem)

뇌줄기는 엄지손가락 직경의 크기로 길이는 약 7.5cm 정도이다. 뇌줄기는 다시 중간뇌, 다리뇌, 숨뇌로 구분된다. 오름신경로(ascending pathway)와 내림신경로(descending pathway)가 들어있을 뿐만 아니라 작은 회색질 덩어리들도 들어있다. 이 신경핵들(nuclei)은 생존에 필요한 자율신경조절을 담당한다. 일부는 호흡과 혈압 등을 조절하는 뇌신경과 관련이 있다. 그림 6.13에서 뇌줄기의 위치를 살펴본 다음 아래에서 자세한 내용을 확인하기 바란다.

중간뇌(중뇌, Midbrain) 중간뇌는 뇌줄기에서 상대적으로 작은 부분이다. 유두체(mammillary body)와 다리뇌(교뇌, pons) 사이에 위치해 있다. 중간뇌를 관통하는 작은 중심관인 **중간뇌수도관(cerebral aqueduct)**은 사이뇌의 셋째뇌실과 중간뇌의 아래에 있는 넷째뇌실 사이를 연결한다. 중간뇌의 앞에는 신경섬유로 인해 튀어나온 두 개의 구조가 있는데, 이를 **대뇌다리(대뇌교, cerebral peduncle)**라고 하며, 오름신경로와 내림신경로가 들어있다. 중간뇌의 뒤에는 네 개의 융기가 있는데, 이를 **둔덕(사구체, corpora quadrigemina)**이라고 한다. 이 둔덕은 시각과 청각과 관련된 반사중추로서 작용한다.

다리뇌(교뇌, Pons) 다리뇌는 중간뇌 아래에 있는 둥글게 튀어나온 구조이다. 다리뇌는 이웃한 구조를 서로 연결시켜주는 역할을 하기 때문에 대부분 신경섬유로 이루어져 있다. 이외에 호흡과 관련된 신경핵도 들어있다.

숨뇌(연수, Medulla Oblongata) 숨뇌는 뇌줄기에서 가장 아래에 위치한 구조이다. 숨뇌 아래는 척수(spinal cord)로 이어지며 그 경계가 뚜렷하지는 않다. 다리뇌와 마찬가지로 신경섬유가 지나는 중요한 구조이다. 또한 피라밋로(추체로, pyramidal tract)가 반대쪽으로 교차하는 곳이기도 하다. 숨뇌에는 내장을 조절하는 신경핵이 많이 들어있다. 심박수, 혈압, 호흡, 삼키기, 구토 등의 중추가 들어있다. **넷째뇌실(제사뇌실, fourth ventricle)**은 다리뇌와 숨뇌의 뒤에 위치하며, 그 뒤에는 소뇌(cerebellum)가 덮고있다.

그물체(망상체, Reticular Formation) 뇌줄기 전반에 걸쳐 분포되어 있는 회색질을 **그물체(reticular formation)**라고 한다. 그물체의 신경세포는 내장운동을 조절하는 역할을 한다. **그물체활성계통**(reticular activating system, RAS)은 의식을 유지하고, 수면주기를 결정하는 중요한 역할을 한다(그림 6.13b). 그물체활성계통은 척수와 뇌줄기로 들어오는 일상의 감각정보를 걸러주는 역할도 한다. 약하고 반복된 자극은 걸러내지만 의도하지 않은 강한 자극은 의식수준에서 해석될 수 있도록 통과시키는 것이다. 그물체가 손상되면 영구적인 혼수(coma)에 빠질 수 있다.

소뇌(Cerebellum)

꽃양배추처럼 생긴 **소뇌**는 대뇌의 뒤통수엽(후두엽, occipital lobe) 아래에서 뒤로 튀어나온 구조이다. 대뇌와 마찬가지로 소뇌는 두 개의 반구(hemisphere)와 주름진 표면을 가지고 있다. 또한 회색질로 이루어진 겉질(cortex)과 그 속의 백색질(white matter)로 구성되어 있다.

소뇌는 뼈대근육의 세밀한 작용을 돕고, 신체의 균형과 평형을 담당한다. 소뇌의 작용으로 인해 부드럽고 조화로운 운동이 가능한 것이다. 술에 취하면 소뇌의 기능이 약해진다. 평형과 관련된 속귀(내이, inner ear), 눈, 뼈대근육과 힘줄의 고유감각기(proprioceptor) 등에서 나온 신경섬유가 소뇌로 들어간다. 소뇌는 항공기의 자동조종장치와 유사하다. 신체의 자세와 균형 및 여러 부위의 긴장을 감지하면서 지속적으로 대뇌의 작용을 비교하여 최상의 운동이 일어날 수 있도록 돕는다. 때로는 소뇌에서 직접 명령을 내려 적절히 운동을 교정하기도 한다.

Did You Get It?

10. *대뇌, 뇌줄기, 소뇌 중에서 호흡과 혈압 등을 조절하는 뇌의 부위는 어디인가?*

11. *소뇌의 기능은 무엇인가?*

12. *시상, 시상하부, 시상상부로 구성된 부위는 무엇인가?*

(답은 부록을 보시오.)

중추신경통(Central Nervous System)의 보호

6-10 뇌막의 세 층을 열거하고 그 기능을 설명할 수 있다.

6-11 뇌척수액 및 혈액뇌장벽의 형성과 기능을 설명할 수 있다.

신경조직은 매우 물렁하고 무르며, 재생이 어려운 신경세포는 작은 충격에도 쉽게 손상될 수 있다. 머리뼈와 척추뼈 및 뇌막(meninges)과 뇌척수액(cerebrospinal fluid)으로 뇌와 척수를 보호하는 것도 이 때문이다. 혈액뇌장벽(blood-brain barrier)은 혈액 속의 해로운 물질이 중추신경계통으로 들어가는 것을 막는다. 머리뼈와 척추뼈는 뼈대계통(제4장)에서 다루었고, 이 장에서는 다른 보호 구조에 대하여 설명하겠다.

뇌막(Meninges)

중추신경계통을 둘러싸고 보호하는 세 층의 막을 **뇌막(meninges)**이라고 한다(그림 6.14). 가장 바깥쪽의 질긴 막을 **경막(dura mater)**이라고 하며, 뇌에서는 이중막으로 되어 있다. 한쪽은 머리뼈의 안쪽에 붙어 뼈막(골막, periosteum)을 형성하고, 다른 쪽이 뇌막층이 되어 뇌를 덮으며 아래로 이어져 척수의 경막과 연결된다. 경막의 세 곳은 정맥혈액이 지날 수 있도록 통로가 형성되어 있는데, 이를 경막정맥굴(dural venous sinus)이라고 한다.

두 층의 경막이 만나 뇌의 안쪽으로 함입되는 곳들이 있는데, 그 중의 두 곳을 **대뇌낫(대뇌겸, falx cerebri)**과 **소뇌천막(tentorium cerebelli)**이라고 하며, 각각 대뇌반구

Q: 거미막융모가 막히면 어떤 일이 벌어질까?

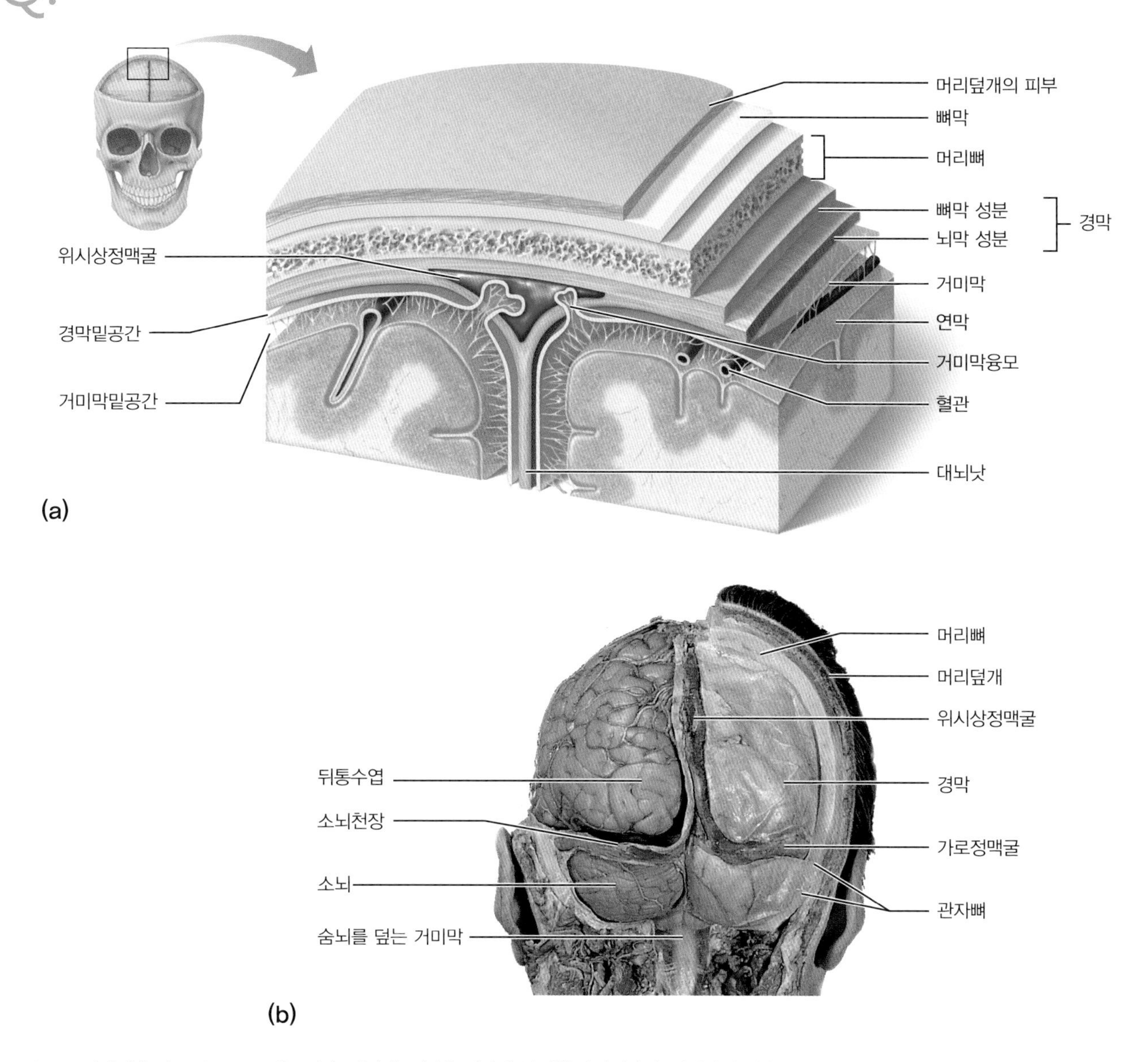

그림 6.14 **뇌막.** **(a)** 뇌를 덮고 보호하는 경막, 거미막, 연막을 나타낸 삼차원 관상절단면. 대뇌낫과 위시상정맥굴을 형성하는 경막을 함께 나타냈다. **(b)** 경막에 덮인 뇌의 뒤모습.

사이 및 대뇌와 소뇌 사이를 분리시킨다(그림 6.14 참조).

뇌막의 중간층은 거미줄 모양의 **거미막(지주막, arachnoid membrane)**이다(그림 6.14 참조). 거미막은 이 막에서 실처럼 가느다란 구조들이 뻗어나오며 **거미막밑공간(지주막하강, subarachnoid space)**을 지나 가장 안쪽에 있는 뇌막인 **연막(pia mater)**에 닿는다. 아주 얇은 연막은 뇌와 척수의 표면을 덮으며 주름을 따라 안쪽으로 들어간다.

거미막밑공간은 뇌척수액(cerebrospinal fluid)으로 채워져 있다. 특수화된 거미막이 **거미막융모(arachnoid villi)**를 형성하여 경막을 밀고 튀어나오는데, 이 거미막융모

A: 뇌척수액이 흡수되지 못해 뇌실이 확장되는 물머리증(수두증, hydrocephalus)이 발생한다.

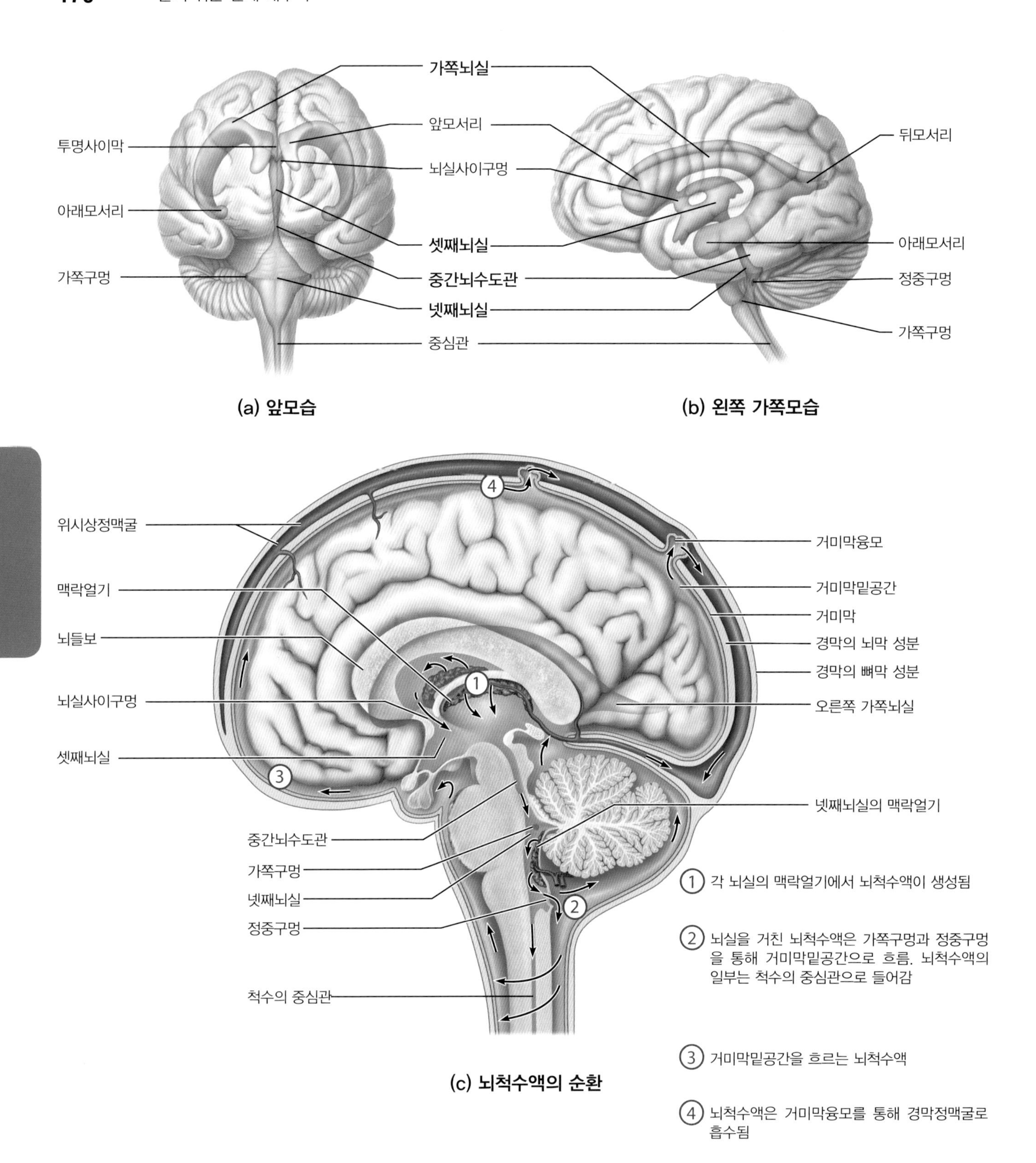

그림 6.15 **뇌실과 뇌척수액의 위치. (a, b)** 뇌실의 삼차원 모습. **(c)** 중추신경계통과 거미막밑공간에 있는 뇌척수액의 순환 경로(화살표). (뇌들보의 가쪽에 있는 오른쪽 가쪽뇌실의 위치를 흐린 파란색으로 나타냈음.)

를 통해 뇌척수액이 경막정맥굴을 지나는 정맥혈액을 배출되는 것이다.

뇌척수액(Cerebrospinal Fluid)

뇌척수액(Cerebrospinal Fluid, CSF)은 혈장(blood plasm)과 비슷한 구성의 맑은 액체이지만 혈장보다 단백질이 적고 비타민C가 더 많으며 전해질 구성이 조금 다르다.

뇌척수액은 맥락얼기(choroid plexus)를 통해 혈액으로부터 지속적으로 생성된다. 맥락얼기는 모세혈관으로 이루어진 덩어리로서 각 뇌실의 천장에 매달려있다. 뇌와 척수의 속 및 겉에 채워진 뇌척수액은 완충 작용을 하여 충격에 손상되기 쉬운 신경조직을 보호하는 역할을 한다.

뇌척수액은 뇌 속과 겉을 지속적으로 순환한다(그림 6.15c의 번호 순서대로 순환). 각 대뇌반구 속에 있는 가쪽뇌실(측뇌실, lateral ventricle)에서 생성된 뇌척수액은 사이뇌 속에 있는 셋째뇌실(제삼뇌실, third ventricle)로 흐른 다음 중간뇌의 중간뇌수도관(cerebral aqueduct)을 지나 다리뇌와 숨뇌에 있는 넷째뇌실(제사뇌실, fourth ventricle)로 흐른다. 넷째뇌실에 모인 뇌척수액의 일부는 척수로 들어가지만 나머지 대부분은 거미막밑공간(지주막하공간, subarachnoid space)으로 순환한다. 이때 두 개의 가쪽구멍(lateral aperture)과 한 개의 정중구멍(median aperture)을 통해 나간다. 순환을 끝낸 뇌척수액은 거미막융모(arachnoid villi)를 통해 정막정맥굴(dural venous sinus)로 배출되어 혈액으로 흡수된다.

일반적으로 뇌척수액은 일정한 비율로 생성되고 흡수되기 때문에 정상 압력과 양(약 150ml)이 유지될 수 있다. 뇌척수액의 구성에 변화가 생기거나 혈액이 있으면 뇌막염(수막염, meningitis) 또는 뇌종양(brain tumor)과 같은 뇌질환을 의심해봐야 한다. 검사를 위한 뇌척수액의 채취는 허리천자(요추천자, lumbar spinal tap)를 통해서 이루어진다. 뇌척수액을 채취하는 동안 뇌척수압이 떨어질 수 있기 때문에 시술이 끝나면 약 6-12시간 동안 환자를 누운자세로 유지시켜야 척수마취두통(spinal headache)을 예방할 수 있다.

혈액뇌장벽(Blood-Brain Barrier)

뇌는 우리 몸에서 독립적이고 내부환경이 일정하게 유지되는 장기이다. 다른 조직들은 운동이나 식사 후 나타나는 호르몬, 전해질, 영양분 등의 변화를 이겨낼 수 있다. 뇌에 이러한 화학적 변화가 발생한다면 신경활동의 조절이 불가능해진다. 따라서 신경세포가 혈액 속의 물질에 노출되지 않도록 **혈액뇌장벽(Blood-Brain Barrier)**이 필요하다. 신경조직의 모세혈관은 투과도가 매우 낮은 폐쇄띠(tight junction)로 연결되어 있다. 오로지 물, 포도당(glucose), 필수 아미노산(amino acid)만 모세혈관벽을 통과할 수 있다. 요소, 독소, 단백질, 대부분의 약물, 대사산물(metabolic waste) 등의 물질들은 뇌조직으로 들어갈 수 없다. 별아교세포(astrocyte)의 둥글납작한 발이 모세혈관에 붙어 혈관뇌장벽을 형성하는 데 기여하지만 모세혈관 자체의 낮은 투과도가 이러한 보호 작용을 일으키는 데 훨씬 중요하다.

혈관뇌장벽은 세포막을 자유롭게 통과하는 지방, 호흡가스, 기타 지용성 물질 등에 대해서는 막지 못한다. 이로 인해 알코올, 니코틴, 마취제 등의 물질이 뇌에 영향을 미칠 수 있는 것이다.

Did You Get It?

13. *뇌척수액으로 채워진 뇌 속의 공간을 무엇이라고 하는가?*

14. *독성 화학물질로부터 뇌를 보호하는 장벽을 무엇이라고 하는가?*

15. *뇌막 중에서 뇌척수액을 혈액으로 배출하는 막은 무엇인가?*

(답은 부록을 보시오.)

척수(Spinal Cord)

6-12 척수의 두 가지 중요한 기능을 설명할 수 있다.

6-13 척수의 구조를 설명할 수 있다.

원통 모양의 **척수(spinal cord)**는 길이가 약 42cm 정도이며, 뇌줄기와 연속된 구조이다. 척수는 뇌로 들어가고 뇌에서 나오는 신경로가 들어있으며, 척수반사 등의 주요 반사중추(reflex center)이다. 척주(vertebral column)로 둘

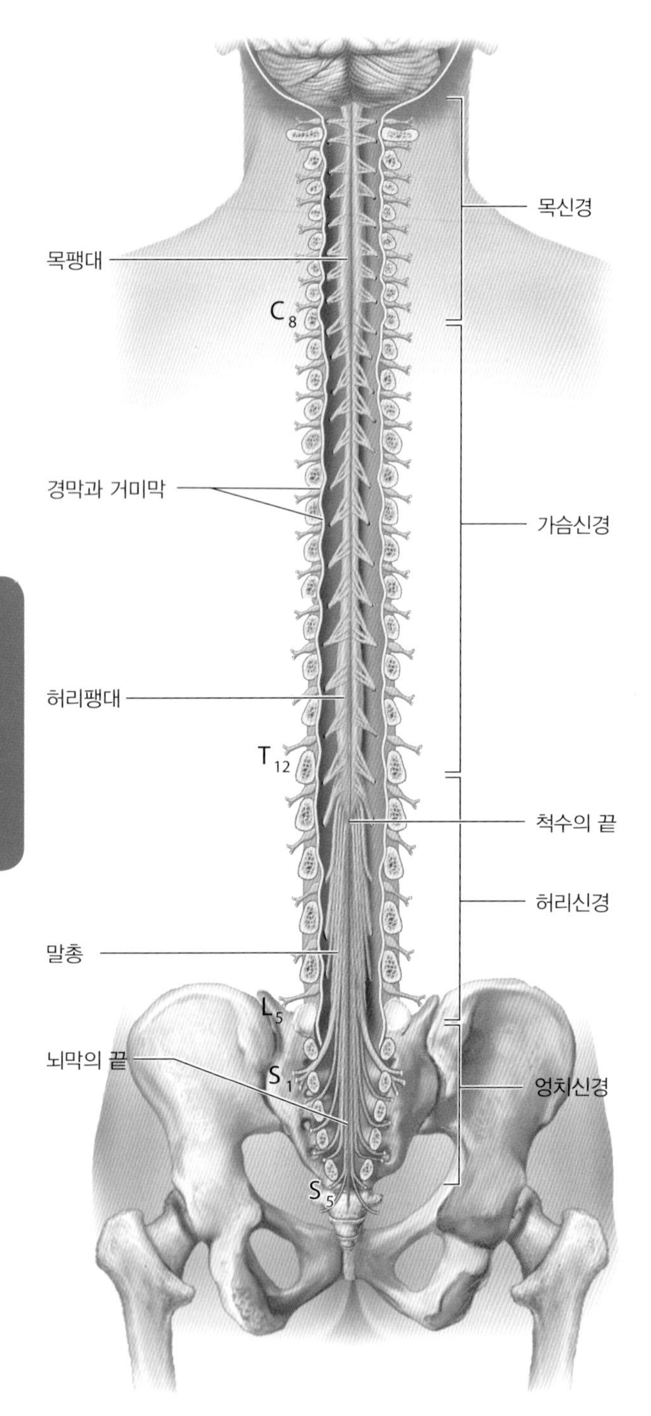

그림 6.16 **척수의 구조, 뒤모습.**

러싸여 있으며, 머리뼈의 큰구멍(대공, foramen magnum)에서 시작되어 첫째 또는 둘째허리뼈(요추, lumbar vertebra) 높이에서 끝난다(그림 6.16). 뇌와 마찬가지로 뇌막으로 둘러싸여 보호를 받는다. 뇌막은 둘째허리뼈에서 끝나지 않고 척주관(vertebral canal)을 따라 끝까지 뻗어있다. 셋째 허리뼈부터는 척수가 존재하지 않고 뇌막으로만 둘러싸인 공간이기 때문에 이곳에서 뇌척수액을 채취한다.

사람의 척수는 31쌍의 척수신경(spinal nerve)을 내보낸다. 척수의 굵기는 엄지손가락만하지만 각각 팔과 다리로 나가는 신경이 모여있는 목부위(cervical region)와 허리부위(lumbar region)는 더 굵게 확장되어 있다. 척주의 성장 속도가 척수보다 빨라서 척수가 척주의 끝까지 미치지 못하는 것이며, 따라서 척수신경은 어느 정도 척주관을 따라 내려가다가 척추뼈를 빠져나간다. 척주관의 아래쪽에 모여있는 척수신경의 모음을 말의 꼬리와 비슷하다 하여 **말총(마미, cauda equine)**이라고 한다.

척수의 회색질과 척수뿌리(Gray Matter of the Spinal Cord and Spinal Roots)

척수의 회색질은 단면에서 보면 나비 또는 알파벳 H와 비슷하다(그림 6.17). 뒤로 뻗은 두 개의 돌기를 **뒤뿔(dorsal or posterior horn)**이라고 하고, 앞으로 뻗은 두 개의 돌기를 **앞뿔(ventral** or **anterior horn)**이라고 한다. 회색질의 중심에 **중심관(central canal)**이 있으며 이곳으로 뇌척수액이 흐른다.

회색질에는 특수한 기능을 위한 신경세포가 있으며, 뒤뿔에는 사이신경세포(interneuron)가 들어있다. **뒤뿌리(dorsal root)**를 통해 감각을 전달하는 신경세포의 신경세포체는 **척수신경절(dorsal root ganglion)**에 모여있다. 뒤뿌리 또는 척수신경절이 손상되면 몸에서 전달되는 감각이 소실된다. 앞뿔에는 몸신경계통(somatic nervous system)을 위한 운동신경세포의 신경세포체가 모여있으며, 이 신경세포에서 나온 축삭은 척수의 **앞뿌리(ventral root)**를 통해 나간다. 뒤뿌리와 앞뿌리가 만나 **척수신경(spinal nerve)**을 형성한다.

척수의 백색질(White Matter of the Spinal Cord)

척수의 백색질은 말이집신경섬유(myelinated fiber)로 된 신경로로 이루어져 있으며, 뇌의 고위중추로 올라가거나, 뇌에서 척수로 내려가거나, 반대쪽으로 정보를 전달하는 섬유들로 구성되어 있다(그림 6.18).

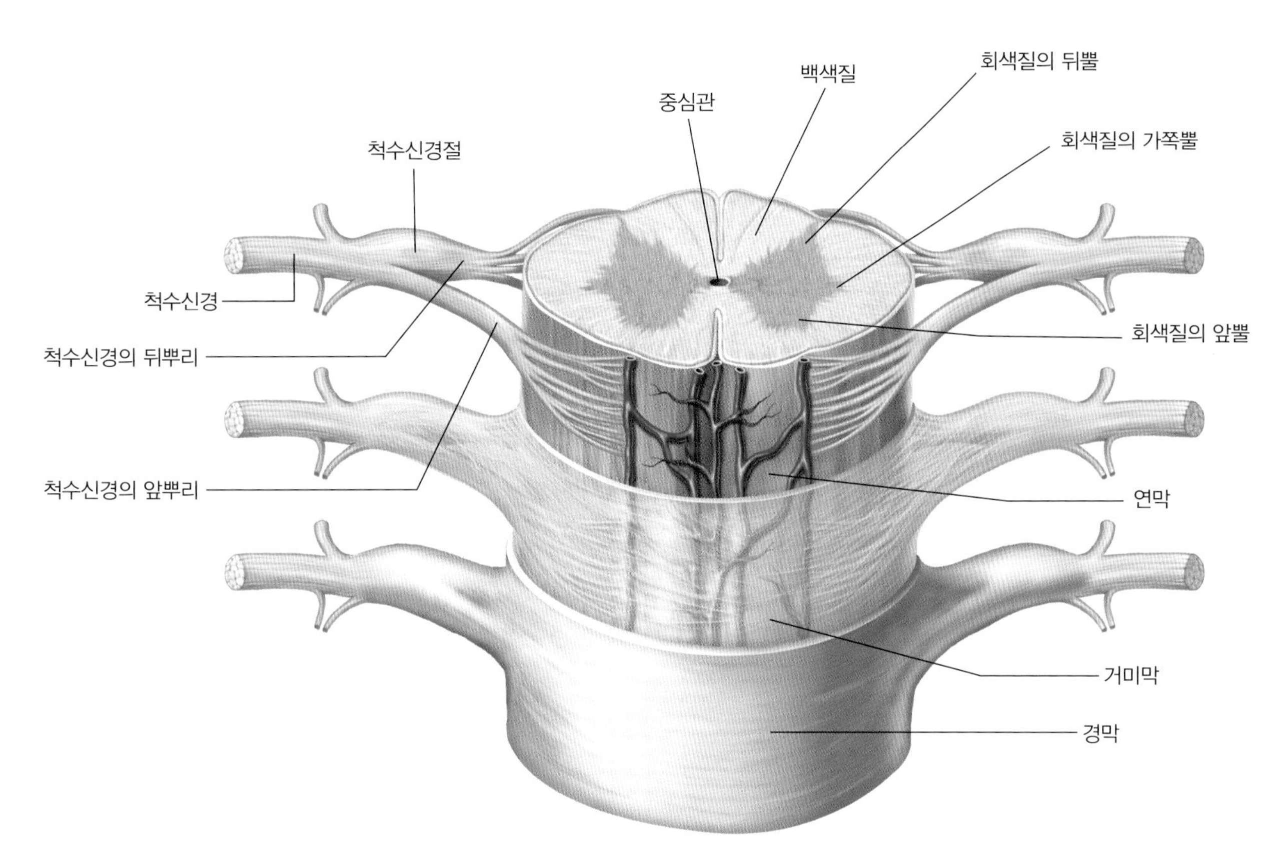

그림 6.17 **척수와 뇌막.**

회색질의 모양이 울퉁불퉁하기 때문에 그 가장자리에 있는 백색질을 **뒤기둥**(dorsal column), **가쪽기둥**(lateral column), **앞기둥**(ventral column)의 세 부위로 나눈다. 각 기둥은 목적지와 기능이 같은 신경섬들이 모여있는 것이다. 뇌에 감각정보를 전달하는 신경로를 감각신경로(sensory or afferent tract)이라고 하고, 뇌의 명령을 뼈대근육으로 전달하는 신경로를 운동신경로(motor or efferent tract)이라고 한다. 뒤기둥에 있는 신경로는 모두 감각정보를 전달하는 오름신경로(ascending tract)이고, 가쪽기둥과 앞기둥에는 오름신경로와 내림신경로(descending or motor tract)가 모두 존재한다.

Did You Get It?

16. *척수의 회색질에는 어떤 신경세포가 있는가?*

17. *오름신경로와 내림신경로 중에서 감각정보를 전달하는 것은 무엇인가?*

18. *척수 끝에 모여있는 신경섬유들을 왜 말총이라고 하는가?*

(답은 부록을 보시오.)

말초신경계통(Peripheral Nervous System)

말초신경계통(peripheral nervous system, PNS)은 중추신경을 빠져 나온 신경과 신경세포체로 구성된다. 척수신경절(dorsal root ganglion)이 말초신경계통의 신경절이다. 다른 신경절은 자율신경계통을 설명할 때 나올 것이다. 이곳에서는 신경에 대해서만 언급하고자 한다.

신경의 구조(Structure of a Nerve)

6-14 신경의 일반적인 구조를 설명할 수 있다.

앞에서도 언급했듯이 **신경**(nerve)은 중추신경계통의 밖에 있는 신경섬유의 모음이다. 신경을 이루는 신경섬유는 보호를 위하여 결합조직으로 둘러싸여 있다. 신경섬유를 둘러싸는 섬세한 결합조직을 **신경속막(신경내막**, endoneurium)

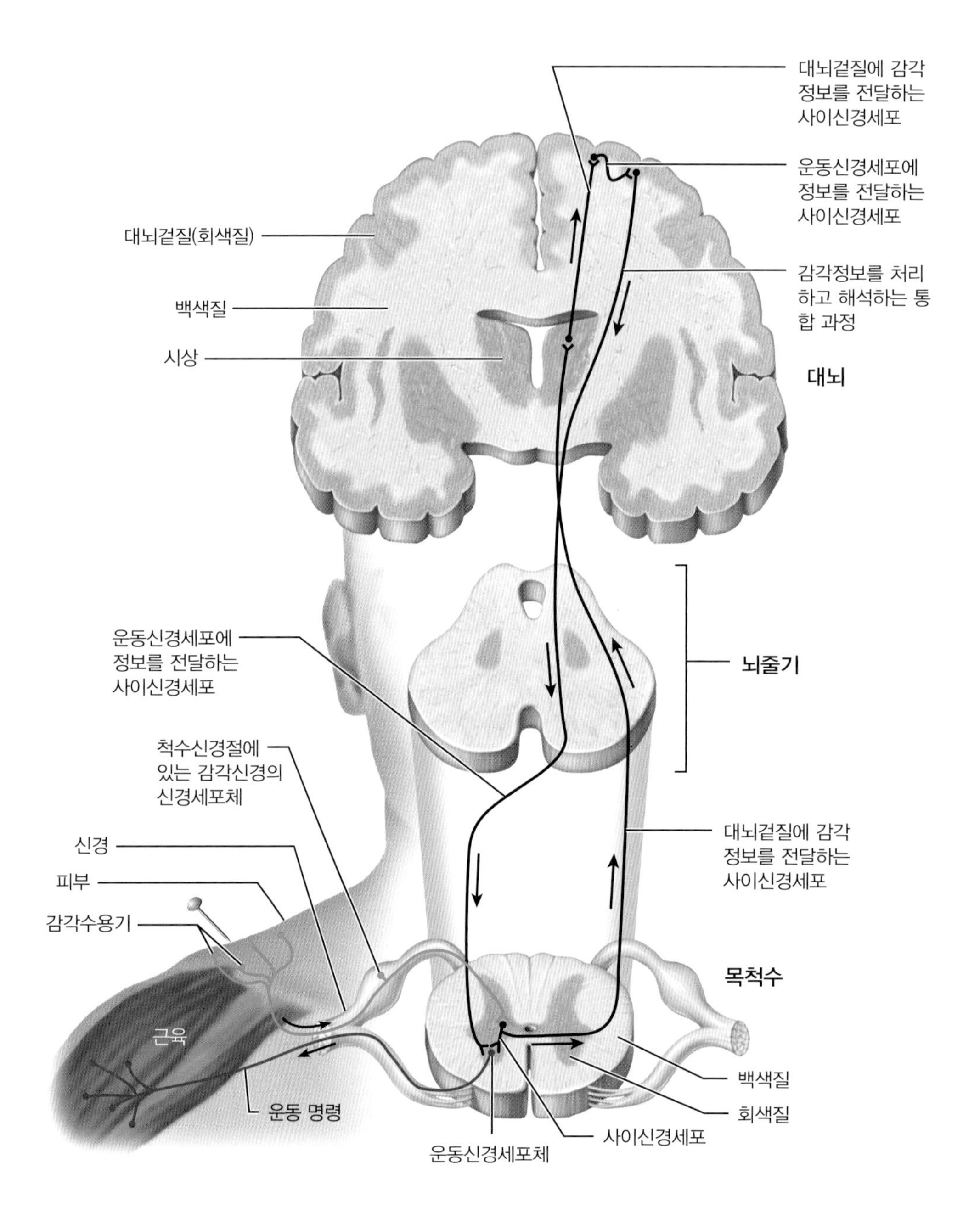

그림 6.18 **뇌와 척수 사이를 지나는 오름신경로(감각)와 내림신경로(운동)의 모식도.**

이라고 한다. 여러 신경섬유의 모음을 다발(속, fascicle)이라고 하며 **신경다발막(perineurium)**으로 둘러싸여 있다. 마지막으로 여러 신경다발을 한 번에 둘러싸는 결합조직을 **신경바깥막(신경외막, epineurium)**이라고 한다(그림 5.19).

신경을 둘러싸는 결합조직의 이름들이 낯설지 않을 것이다. 근육계통의 그림 5.1에서 한 번 다루었기 때문이다. 근육을 뜻하는 mys를 쓴 것에 반해 신경과 관련된 구조로서 neuro를 쓴 것뿐이다. 예를 들어 endomysium(근육속막)은 근육섬유를 덮는 조직을 뜻하고, 신경섬유를 덮는 조직은 endoneurium(신경속막)이라고 한다.

신경세포와 마찬가지로 신경도 정보를 전달하는 방향에 따라 몇 종류로 나눌 수 있다. 감각섬유와 운동섬유가 모두 모여있는 신경은 **혼합신경(mixed nerve)**이라고 하고, 중

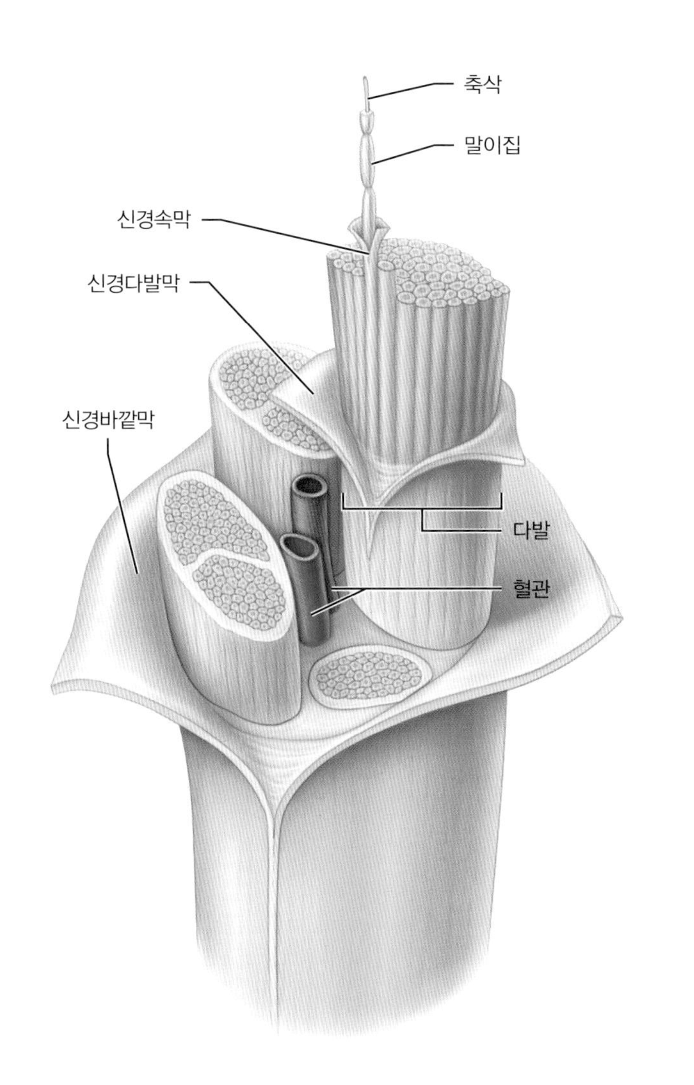

그림 6.19 **신경의 구조.** 신경을 둘러싸는 결합조직을 삼차원 그림으로 나타냈다.

추신경계통으로 정보를 전달하는 신경을 **감각신경**(sensory or afferent nerve)이라고 하며, 반대 방향의 신경을 **운동신경**(motor or efferent nerve)이라고 한다.

뇌신경(Cranial Nerve)

6-15 뇌신경의 번호와 이름을 나열하고 각각의 기능을 설명할 수 있다.

12쌍의 **뇌신경**(cranial nerve)은 주로 머리와 목에 분포한다. 오직 미주신경(vagus nerve)만이 가슴안과 배안으로 주행한다.

뇌신경은 나오는 순서대로 번호를 붙였고 각 신경이 작용하는 가장 중요한 구조를 이용해서 뇌신경의 이름을 붙였다. 표 6.2에 뇌신경의 이름, 번호, 경로, 주요 기능을 정리하였다. 표의 마지막 열은 뇌신경을 검사할 수 있는 신경학적 검사방법을 기술하였다. 이 검사법을 기억할 필요는 없지만 뇌신경의 기능을 이해하는 데 큰 도움이 될 것이다. 표와 함께 뇌신경의 위치를 알 수 있는 그림 6.20을 참조하기 바란다.

대부분의 뇌신경이 혼합신경(mixed nerve)이지만 시각신경(optic nerve), 후각신경(olfactory nerve), 속귀신경(vestibulocochlear nerve)은 순수한 감각신경(sensory nerve)이다. 뇌신경을 쉽게 외우려면 순서대로 앞 글자만 따서 기억하는 것도 좋은 방법이다. 영어로는 "Oh, oh, oh, to touch and feel very good velvet, ah."로 외우면 기억하기 쉽다.

6

척수신경과 신경얼기(Spinal Nerves and Nerve Plexuses)

6-16 (1) 앞뿌리와 뒤뿌리, (2) 척수신경, (3) 앞가지와 뒤가지 등의 시작과 섬유의 성분을 설명할 수 있다.

6-17 네 가지 주요 신경얼기의 이름과 각각의 주요 신경들을 나열하고 그 분포를 설명할 수 있다.

31쌍의 **척수신경**(spinal nerve)은 척수의 앞뿌리(ventral root)와 뒤뿌리(dorsal root)가 만나 형성된다. 뇌에서 나오는 뇌신경은 특정 이름이 붙어있지만 척수신경은 척수에서 나오는 위치의 순서대로 이름을 붙였다(그림 6.21을 보면, 척수신경의 이름을 어떻게 정했는지 알 수 있다).

각 높이에서 척수신경은 곧바로 **뒤가지**(dorsal ramus)와 **앞가지**(ventral ramus)로 나누어지기 때문에 척수신경 자체는 1.3cm 정도로 짧다. 각 가지들도 척수신경과 마찬가지로 운동신경과 감각신경이 함께 들어있다. 따라서 척수신경이나 가지가 손상되면 감각 소실과 이완마비가 함께 동반된다. 뒤가지는 몸통의 뒤에 있는 피부와 근육을 담당한다. T_1–T_{12} 척수신경의 앞가지는 갈비사이신경(늑간신경, intercostal nerve)을 형성하여 갈비뼈 사이에 있는 근육 및 몸통의 앞가쪽에 있는 피부와 근육을 담당한다. 다른

표 6.2 뇌신경(Cranial nerve)

이름/번호	시작/경로	기능	검사법
I. 후각신경 (Olfactory nerve)	코점막에 있는 후각수용기에서 시작하여 후각망울과 연접함(후각망울의 섬유는 후각겉질로 주행함)	순수한 감각; 후각 정보를 전달함	바닐라향과 같이 향이 나는 물질을 맡게 하여 냄새가 나는지 물음
II. 시각신경 (Optic nerve)	눈의 망막에서부터 섬유가 나와 시각신경을 형성함. 양쪽의 시각신경이 만나 시각교차를 형성함; 시각로로 이어져 시각겉질로 주행함	순수한 감각; 시각 정보를 전달함	시력판을 이용하여 시각을 검사하고 손가락을 이동시켜 가며 보이는지 물어 시야를 검사함; 눈의 내부는 검안경으로 검사함
III. 눈돌림신경 (Oculomotor nerve)	중간뇌에서 시작하여 눈으로 감	눈알을 움직이는 여섯 개의 눈근육 중에서 네 개에 대한 운동신경임; 눈꺼풀도 움직임; 수정체의 두께와 동공의 크기도 조절함	동공의 크기와 모양, 양측성을 검사함; 불빛을 이용하여 동공반사를 검사함; 움직이는 물체을 주시하게 하며 눈모음을 검사함
IV. 도르래신경 (Trochlear nerve)	중간뇌에서 시작하여 눈으로 감	눈근육 중에서 위빗근에 대한 운동신경임	눈돌림신경의 검사법과 동일하게 움직이는 물체를 주시하게 하며 검사함
V. 삼차신경 (Trigeminal nerve)	다리뇌에서 시작하여 세 개의 갈래로 갈라져 얼굴로 감	얼굴 피부, 코와 입의 점막에 대한 감각을 전달함; 씹기근육에 대한 운동신경도 있음	핀과 차갑고 뜨거운 물체를 이용하여 통증, 촉각, 온도감각을 검사함; 각막반사는 가느다란 면 조각으로 실시함; 저항에 견디며 입을 벌리게 하고 턱관절을 좌우로 움직이게 하여 운동신경을 검사함
VI. 갓돌림신경 (Abducens nerve)	다리뇌에서 나와 눈으로 감	눈을 가쪽방향으로 회전시키는 가쪽곧은근에 대한 운동신경임	눈돌림신경의 검사법과 마찬가지로 눈을 가쪽으로 이동시키며 검사함
VII. 얼굴신경 (Facial nerve)	다리뇌에서 나와 얼굴로 감	얼굴의 표정을 짓게 하고, 눈물샘과 침샘을 자극함; 혀 앞부분의 맛봉오리에서 나온 감각을 전달함	혀의 앞 2/3에 대한 단맛, 짠맛, 신맛, 쓴맛을 검사함; 눈을 감거나 미소를 짓게 하거나 휘파람을 불게 하는 등의 검사를 함; 암모니아 가스를 이용하여 눈물이 나는지 검사함
VIII. 속귀신경 (Vestibulocochlear nerve)	속귀에 있는 평형과 청각수용기에서 시작하여 뇌줄기로 주행함	순수한 감각; 안뜰가지는 평형 정보를 전달하고 달팽이가지는 청각 정보를 전달함	소리굽쇠를 이용하여 공기와 뼈 전도에 대한 청각을 검사함
IX. 혀인두신경 (Glossopharyngeal nerve)	숨뇌에서 일어나서 목구멍으로 감	삼키기 및 침분비와 관련이 있는 인두에 대한 운동신경임; 혀 뒤부분에서 있는 맛봉오리의 감각을 전달하고 목동맥에 있는 압력수용기의 정보를 전달함	구역반사를 검사함; 기침을 유도시켜 검사함; 혀 뒤부분에 대한 미각검사를 시행함
X. 미주신경 (Vagus nerve)	숨뇌에서 시작하여 가슴안과 배안으로 내려감	인두, 후두, 가슴내장, 배내장에 대한 감각 정보와 운동 명령을 전달함; 소화운동을 촉진시키고 심장박동을 조절하는 운동신경은 모두 부교감신경임	혀인두신경과 동일한 검사를 시행함
XI. 더부신경 (Accessory nerve)	C_1–C_5의 척수에서 나와 목과 등의 근육으로 감 *	목빗근과 등세모근을 지배하는 운동신경임	저항에 견디며 머리를 회전시키고 어깨를 움추리게 하여 목빗근과 등세모근의 근력을 검사함
XII. 혀밑신경 (Hypoglossal nerve)	숨뇌에서 나와 혀로 감	혀의 운동을 조절함; 혀의 감각 정보를 전달함	혀를 내밀게 하여 혀의 위치와 모양을 검사함

* 최근까지 더부신경은 뇌뿌리의 보조를 받는 것으로 알려져 있었으나 현재는 뇌뿌리가 미주신경의 일부분이라고 보고되고 있음. 한편, 이러한 사실을 토대로 더부신경을 뇌신경으로 분류하는 것이 옳은가에 대하여 더부신경이 머리뼈안으로 들어갔다가 나오기 때문에 맞다고 하는 해부학자가 있는 반면, 다른 해부학자들은 뇌에서 일어나는 신경이 아니기 때문에 뇌신경으로 분류하는 것이 옳지 않다고 반론하는 상황임.

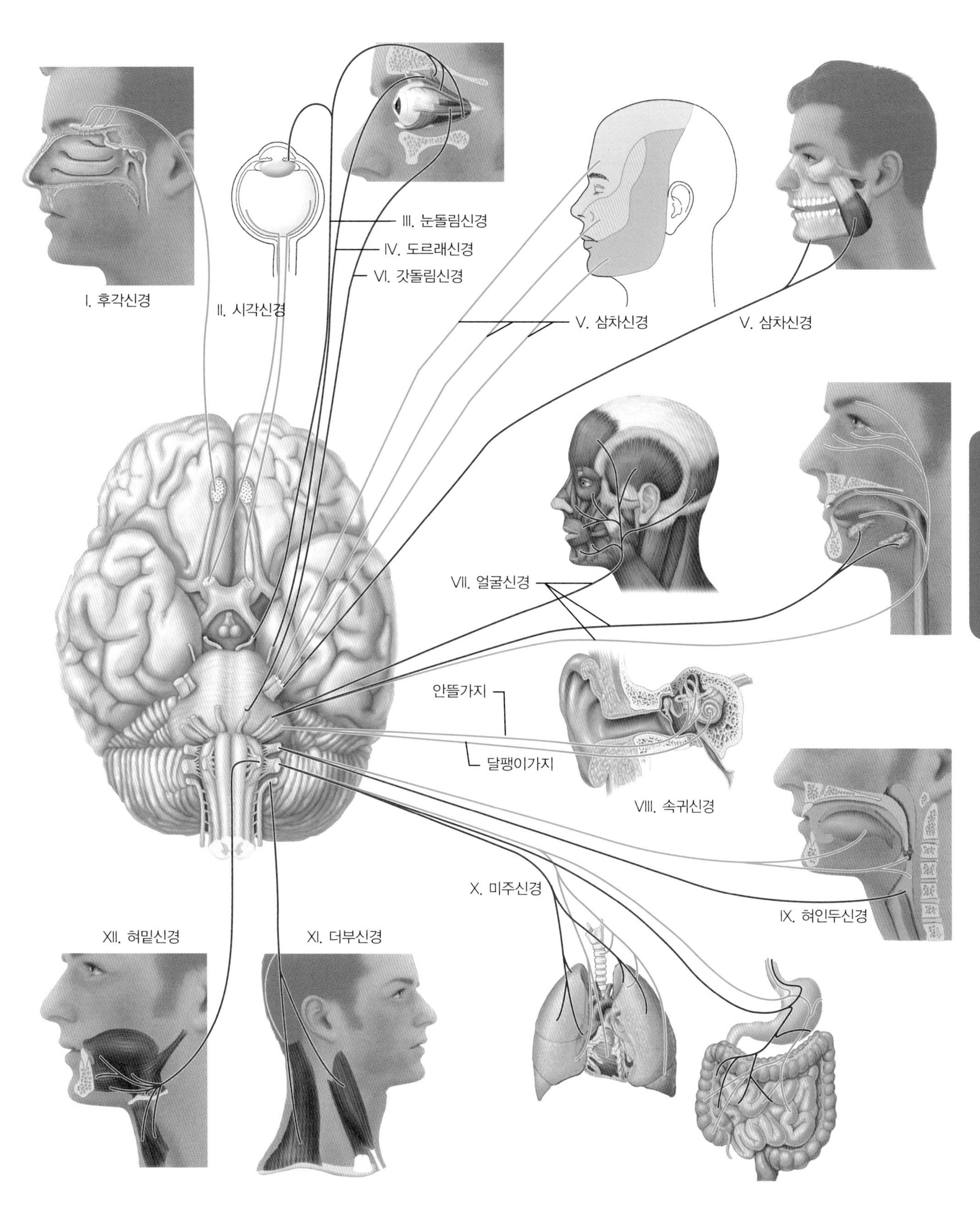

그림 6.20 **뇌신경의 분포.** 감각신경은 파란 선으로 나타냈고 운동신경은 빨간 선으로 나타냈다. 뇌신경 Ⅲ, Ⅳ, Ⅵ에도 감각신경이 있지만 그 기능과 비중이 적기 때문에 그림에는 따로 표시하지 않았다.

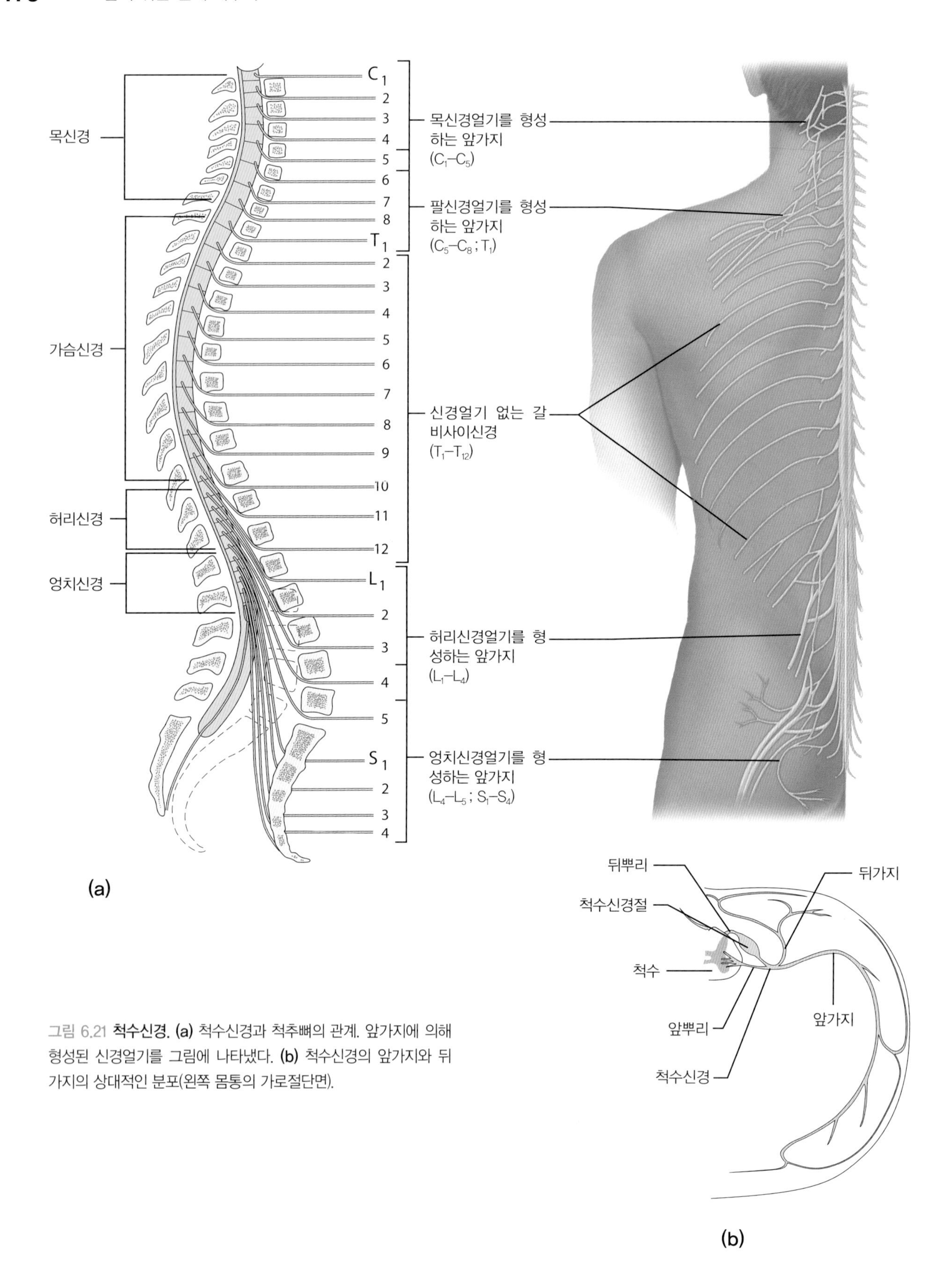

그림 6.21 **척수신경.** (a) 척수신경과 척추뼈의 관계. 앞가지에 의해 형성된 신경얼기를 그림에 나타냈다. (b) 척수신경의 앞가지와 뒤가지의 상대적인 분포(왼쪽 몸통의 가로절단면).

표 6.3 척수신경얼기(Spinal Nerve Plexus)

신경얼기	시작되는 앞가지	주요 신경	분포 부위	손상시 증상
목신경얼기(Cervical)	C_1–C_5	가로막신경(Phrenic)	가로막; 어깨와 목의 피부와 근육	호흡마비(적절한 치료를 하지 않으면 사망함)
팔신경얼기(Brachial)	C_5–C_8, T_1	겨드랑신경(Axillary)	어깨세모근과 어깨의 피부; 가슴 위부분의 피부와 근육	어깨세모근의 마비와 위축
		노신경(Radial)	위팔세갈래근과 아래팔의 폄근; 팔 뒤부분의 피부	손목을 펴지 못하는 손목처짐
		정중신경(Median)	아래팔의 피부와 굽힘근 및 손의 일부 근육	손을 굽히거나 벌리지 못하고 엄지손가락과 집게손가락을 굽히거나 벌리지 못함; 작은 물건을 잡기 어려움
		근육피부신경(Musculocutaneous)	위팔의 굽힘근; 아래팔 가쪽의 피부	아래팔을 굽히지 못함
		자신경(Ulnar)	아래팔의 일부 굽힘근; 손목과 여러 손근육; 손의 피부	손가락을 벌리지못하는 갈퀴손
허리신경얼기(Lumbar)	L_1–L_4	넙다리신경(Femoral) (가쪽피부가지와 앞피부가지 포함)	배의 아래부분, 넓적다리 앞과 안쪽의 근육, 종아리와 넓적다리의 앞안쪽 피부	종아리를 펴지 못하고 넓적다리를 굽히지 못함; 피부 감각도 소실됨
		폐쇄신경(Obturator)	넓적다리 안쪽의 음근과 작은 볼기근육; 넓적다리 안쪽과 엉덩관절의 피부	넓적다리를 모으지 못함
엉치신경얼기(Sacral)	L_4–L_5, S_1–S_4	궁둥신경(sciatic) (몸에서 가장 큰 신경임; 무릎 바로 위에서 온종아리신경과 정강신경으로 갈라짐)	몸통의 아래부분과 넓적다리의 뒤부분	넓적다리를 펴지 못하고 무릎을 굽히지 못함; 궁둥신경통
		• 온종아리신경(얕은가지와 깊은가지)	종아리와 발의 가쪽면	발등굽힘을 하지 못하는 발처짐
		• 정강신경(장딴지가지와 발바닥가지 포함)	종아리와 발의 뒤면	발바닥굽힘을 하지 못하고 발의 안쪽번짐을 못함; 셔플링보행
		위볼기신경과 아래볼기신경(superior and inferior gluteal)	엉덩이의 볼기근육	엉덩관절을 펴거나 벌리지 못하고 넓적다리를 안쪽으로 돌리지 못함

6

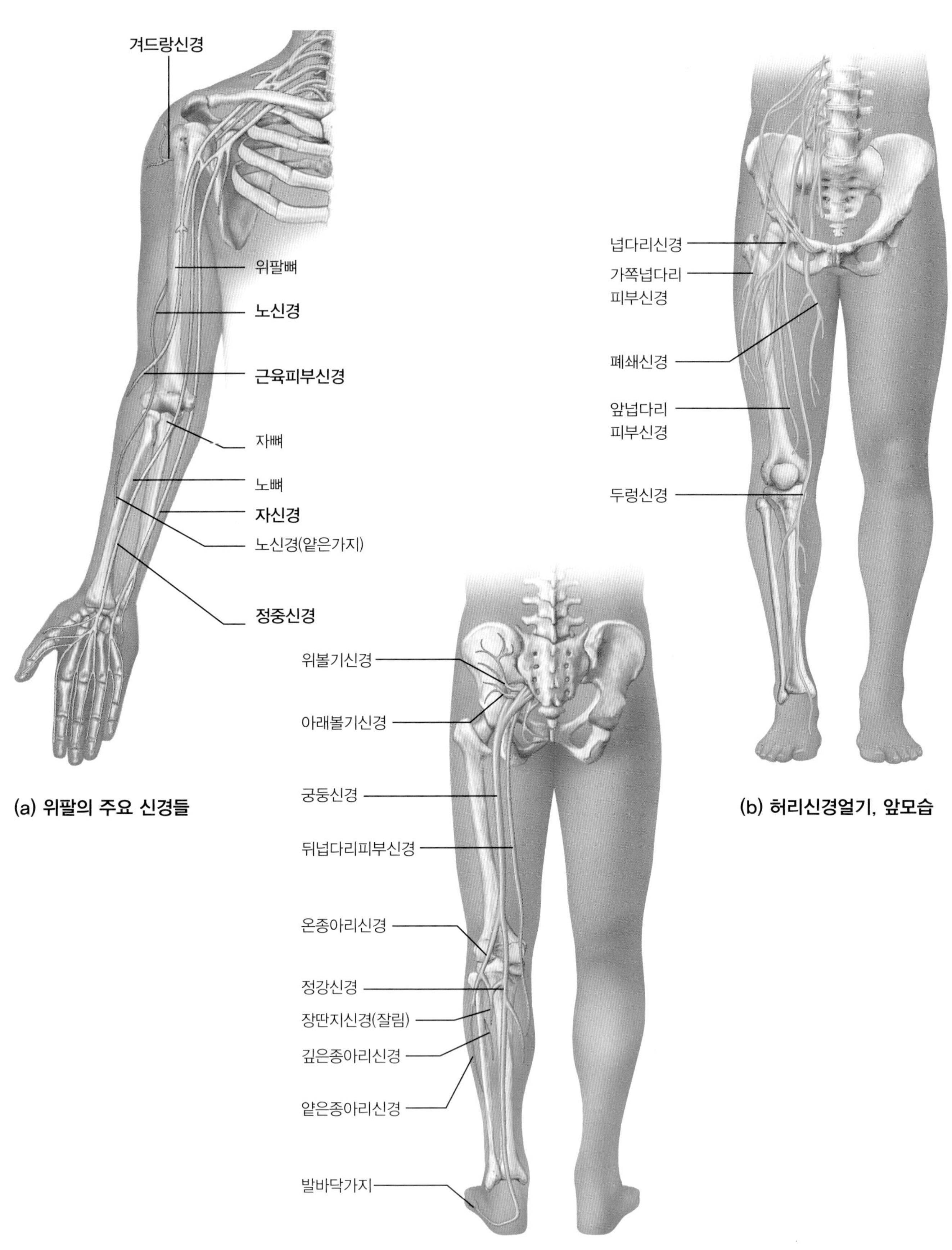

그림 6.22 팔다리에 분포하는 주요 말초신경.

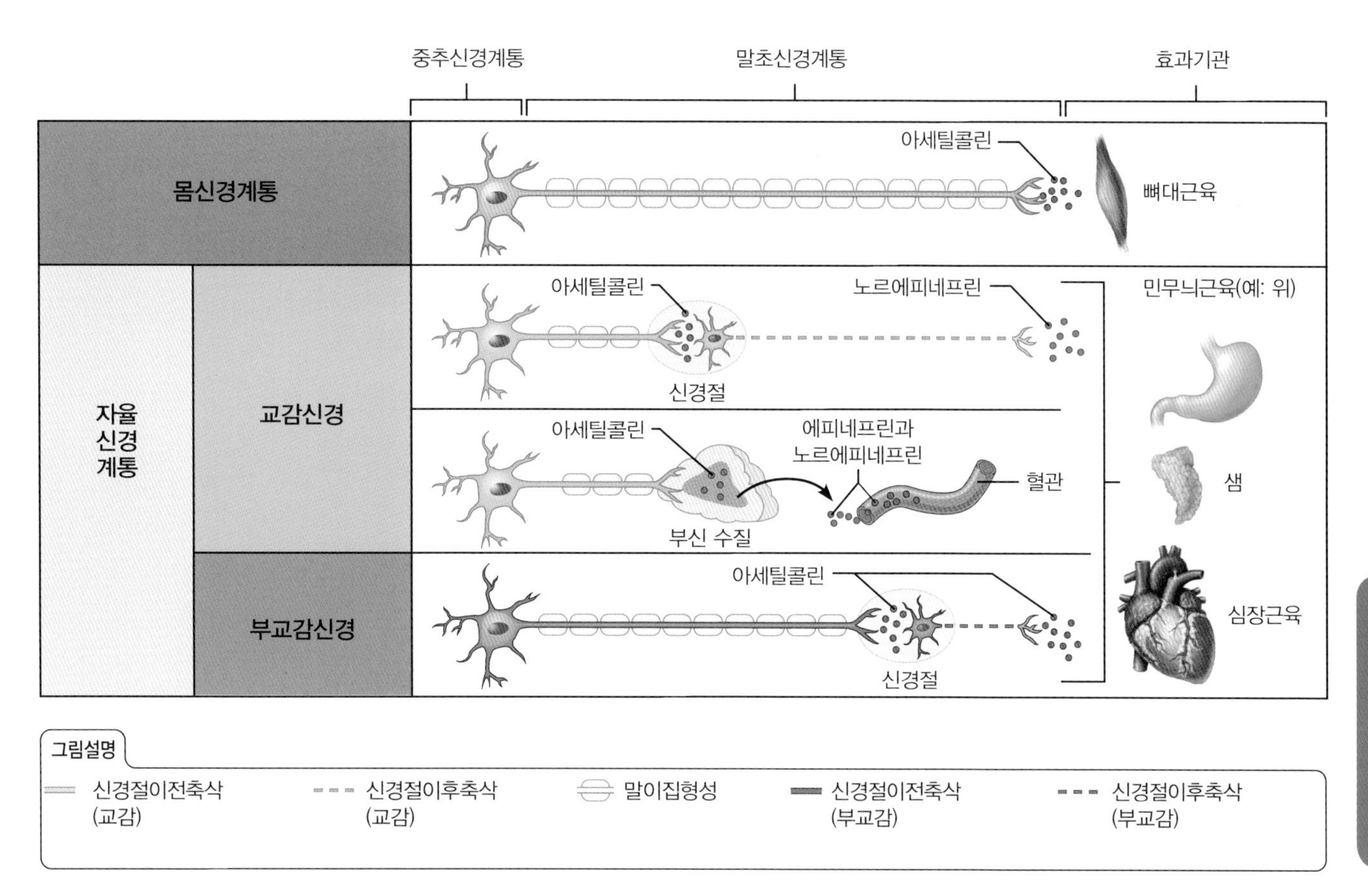

그림 6.23 **몸신경계통과 자율신경계통의 비교.**

척수신경의 앞가지들은 **신경얼기**(plexus)를 형성하여 팔다리의 운동과 감각을 담당한다. (네 종류의 신경얼기에 대하여 표 6.3에 기술해 놓았고, 이 중에서 세 종류의 신경얼기를 그림 6.22에 나타냈다.)

Did You Get It?

19. *에피네프린이 분비되는 곳은 어디인가?*

20. *뇌신경 중에서 머리와 목을 벗어나 분포하는 것은 무엇인가?*

21. *신경얼기란 무엇인가?*

22. *오른쪽 엉덩이, 넓적다리, 종아리에 심한 통증이 발생하였다. 궁둥신경통이라고 진단을 받았다. 어떤 척수신경과 관련된 것이며 어떤 신경얼기에 들어있는가?*

(답은 부록을 보시오.)

자율신경계통(Autonomic Nervous System)

6-18 자율신경계통을 이루는 교감신경과 부교감신경의 시작점을 열거하고, 그 기능을 설명할 수 있다.

자율신경계통(autonomic nervous system, ANS)은 몸의 자율적인 기능을 수행하는 말초신경계통의 일부분이다. 심장에 있는 심장근육(cardiac muscle), 내장벽과 혈관벽에 있는 민무늬근육(smooth muscle), 샘(gland) 등을 조절하는 특수한 신경세포로 이루어져 있다. 우리 몸은 항상성(homeostasis)을 유지하는 데 맞춰져 있지만 내부환경은 자율신경계통에 의하여 그 변화가 상대적으로 안정적인 측면이 있다. 매 순간마다 내장에서 나온 정보가 중추신경계통으로 전달되면 최적의 신체 상태가 유지되도록 자율신경계통이 적절히 조절한다. 예를 들어 혈액이 필요한 곳으로

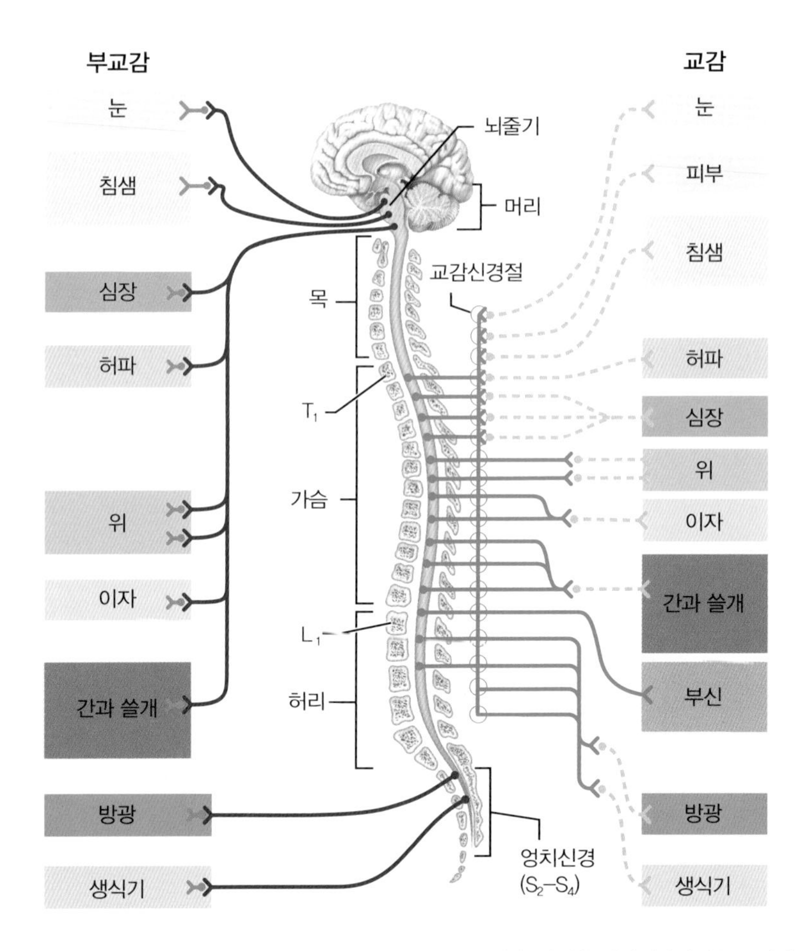

그림 6.24 **자율신경계통의 구조.** 부교감신경은 보라색으로, 교감신경은 초록색으로 나타냈다. 실선은 신경절이전섬유를 나타낸 것이고 점선은 신경절이후섬유를 나타낸 것이다.

더 많이 흘러갈 수 있도록 심박동과 호흡율을 조절하고 이에 맞춰 다른 샘의 분비도 조정되는 것이다. 이러한 미세한 조정은 의지나 자각 없이 이루어지기 때문에 자율신경계통을 때로는 **불수의신경계통**(involuntary nervous system)이라고도 한다.

몸신경계통과 자율신경계통의 비교(Somatic and Autonomic Nervous Systems Compared)

앞에서 말초신경계통의 운동신경을 몸신경계통(somatic nervous system)이라고 표현했으며 뼈대근육을 조절한다고 하였다. 이제 자율신경계통의 구조를 설명하게 되면서 말초신경계통에서의 이 둘의 차이를 설명하고 넘어가야 할 필요가 있다.

각 신경계통의 효과기관이 다르고 분비하는 신경전달물질(neurotransmitter)이 다른 것을 차치하고라도 운동신경으로써의 주행이 뚜렷이 다른 차이가 있다. 몸신경계통에서 운동신경세포의 신경세포체는 중추신경계통에 있고 그 축삭은 뼈대근육까지 끊기지 않고 뻗어있다. 그러나 자율신경계통에서는 두 개의 운동신경세포가 서로 연결되어 있다. 첫째 운동신경세포를 **신경절이전신경세포**(preganglionic neuron)라고 하며, 뇌 또는 척수에 들어있다. 여기서 나온 축삭을 **신경절이전축삭**(preganglionic axon)이라고 하며, 중추신경계통을 벗어나 말초의 신경절에서 둘째 운동신경세포와 연접을 이룬다. 이 신경절에서 나온 축삭을 **신경절이후축삭**(postganglionic axon)이라고 하며, 담당하는 기관까지 뻗는다. (이러한 차이를 그림 6.23에 정리하였다.)

자율신경계통은 교감신경과 부교감신경으로 나뉜다(그

림 6.24). 둘 다 같은 기관을 지배하지만 효과는 완전 반대로서 서로 균형을 맞춰 신체 상태를 부드럽게 유지하는 기능을 갖는다. **교감신경(sympathetic division)**은 공포, 운동, 분노와 같은 극한 상황에서 몸을 활성화시키는 역할을 하고, **부교감신경(parasympathetic division)**은 긴장을 풀고 에너지를 축적시키는 역할을 한다. 이 둘의 차이를 더 자세히 설명할 예정이지만 우선 알아두어야 할 것은 자율신경계통으로서의 두 신경 사이의 구조적 차이이다.

부교감신경의 구조(Anatomy of the parasympathetic division)

부교감신경의 신경절이전신경세포(preganglionic neuron)는 뇌신경 III, VII, IX, X과 관련된 뇌의 신경핵에 위치하며, S_2–S_4의 척수에 위치해 있다(그림 6.24 참조). 따라서 부교감신경을 **뇌엉치신경(craniosacral division)**이라고도 한다. 뇌에 있는 신경세포는 뇌신경을 통해 축삭을 내보내고 이 축삭은 머리와 목에 있는 기관에 이른다. 이 곳에서 **종말신경절(terminal ganglion)**에 있는 운동신경세포와 연접을 이룬다. 종말신경절에서 나온 신경절이후축삭(postganglionic axon)은 짧게 주행한 다음 표적장기로 들어간다. 척수의 엉치분절에서 나온 신경절이전축삭은 골반내장신경(pelvic splanchnic nerve)을 형성하여 골반안으로 들어간다. 신경절이전축삭은 골반안 또는 골반안의 장기 근처에 있는 종말신경절에서 둘째 운동신경세포와 연접을 이룬다.

교감신경의 구조(Anatomy of the sympathetic division)

교감신경은 신경절이전신경세포가 T_1–L_2 척수의 회색질에 존재하기 때문에 가슴허리신경(thoracolumbar division)이라고도 한다(그림 6.24 참조). 척수를 나온 신경절이전축삭은 앞뿌리(ventral root)와 척수신경(spinal nerve)을 지난 다음 **교통가지(ramus communicans)**를 통해 **교감신경절(sympathetic trunk ganglion)**로 들어간다(그림 6.25). **교감신경줄기(sympathetic trunk** or **chain)**는 척주의 양옆에 놓여있다. 신경절이전축삭은 해당 높이의 교감신경절에서 둘째 운동신경세포와 연접을 이루거나(그림 6.25a), 다른 척수 높이에 있는 교감신경절에서 연접을 이룬다(그림 6.25b). 교감신경절에서 나온 신경절이후축삭은 척수신경으로 다시 들어간 다음 피부로 주행한다. 또는 신경절이전축삭이 교감신경절에서 연접을 이루지 않고 **내장신경(splanchnic nerve)**을 형성하기도 한다(그림 6.25c). 내장신경은 장기에 도달하기 전에 척주 앞에 있는 **척주앞신경절(collateral ganglion)**에서 연접을 이룬다. 주요 척주앞신경절로는 복강신경절(celiac ganglion), 위창자간막신경절(superior mesenteric ganglion), 아래창자간막신경절(inferior mesenteric ganglion)이 있으며, 배내장과 골반내장을 지배한다. 척주앞신경절에서 나온 신경절이후축삭이 담당하는 내장까지 주행한다.

지금까지 자율신경계통의 구조를 자세히 다루었고, 이제 자율신경계통의 기능에 대하여 자세히 설명하고자 한다.

자율신경기능(Autonomic Functioning)

6-19 심장, 허파, 소화계통, 혈관 등을 대상으로 교감신경과 부교감신경의 반대되는 효과를 설명할 수 있다.

자율신경계통의 지배를 받는 장기는 교감신경과 부교감신경이 모두 분포한다. 대부분의 혈관과 피부, 일부 샘, 부신수질 등은 예외적으로 교감신경의 지배만 받는다(표 6.4). 양쪽 신경의 지배를 받기 때문에 길항적인 효과가 나타나게 되며, 주로는 신경절이후축삭에서 서로 다른 신경전달물질(neurotransmitter)이 분비되기 때문이다(그림 6.23 참조). 부교감신경은 콜린성섬유(cholinergic fiber)로서 아세틸콜린(acetylcholine)을 분비한다. 교감성 신경절이후섬유는 아드레날린성섬유(adrenergic fiber)로서 노르에피네프린(norepinephrine)을 분비한다. 두 자율신경의 신경절이전축삭은 모두 아세틸콜린을 분비한다. 두 자율신경의 기능을 잘 이해하기 위하여 각 신경이 잘 조절되고 있다는 전제를 가정하였다.

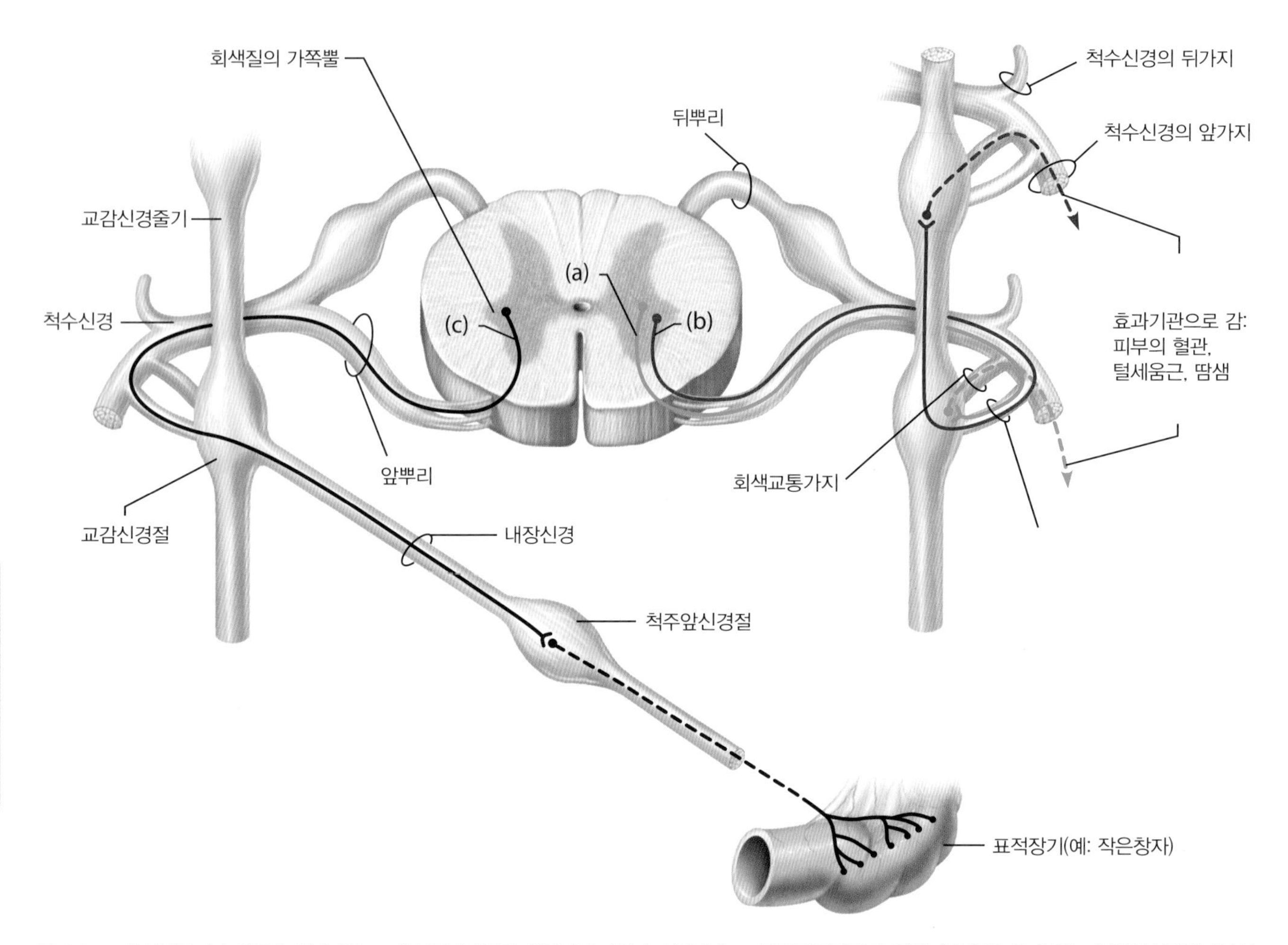

그림 6.25 **교감신경로.** **(a)** 같은 높이에 있는 교감신경절에서의 연접. **(b)** 다른 높이에 있는 교감신경절에서의 연접. **(c)** 척주 앞에 있는 척주앞신경절에서의 연접.

교감신경(Sympathetic Division) 교감신경을 흔히 싸움 혹은 도주반응(fight–or–flight system)이라고 한다. 밤길에 괴한과 맞닥뜨린 상황과 같이 흥분하거나 응급상황에 놓였거나 또는 극한 상황에 놓였을 때 교감신경이 발동된다. 심장은 뛰고, 깊고 빠른 호흡이 일어나고, 피부는 차갑게 땀으로 젖게 되고, 머리는 축축해지고, 동공이 커지는 등 모두 교감신경계통이 활성화 되었을 때 나타난다. 교감신경에 의해서 심박수가 증가하고, 혈압이 오르고, 혈당이 높아지고, 허파의 기관지를 확장시키는 외에도 여러 효과들을 불러 일으켜서 극한 상황에 대처할 수 있도록 돕는 것이다. 다른 현상으로는 뼈대근육에 있는 혈관을 확장시켜서 잘 달리게 만들거나 잘 싸우게 만들며 소화계통에 분포한 혈액을 끌어들여 심장, 뇌, 뼈대근육으로 더 많은 혈액이 흐를 수 있게 한다.

감정적으로 흥분되었을 때뿐만 아니라 신체적으로 스트레스를 받을 때에도 활성화된다. 예를 들어 수술을 받았거나 마라톤 경기를 뛰거나 하면 교감신경에 의해 활성화된 부신(adrenal gland)에서 에피네프린과 노르에피네프린을 마구 분비한다(그림 6.23 참조). 교감신경계통의 활성 효과는 간에서 호르몬이 분해될 때까지 몇 분간 지속된다. 비록 짧은 시간 동안 나타나지만 교감신경에 의해 분비된 호르몬 효과는 예상보다 오래 남는다. 교감신경이 활성화되면 극한 상황이 해제된 후에도 진정하기 위해 어느 정도의 시간이 필요한 이유가 이 때문이다.

교감신경은 항상성에 문제가 생긴 신체가 빠르게 대처하고 대응할 수 있도록 열의를 생성한다. 교감신경의 기능은

표 6.4 교감신경과 부교감신경의 효과

표적장기/계통	부교감신경의 효과	교감신경의 효과
소화계통(Digestive system)	민무늬근육의 운동을 증가시키고(연동운동), 소화샘의 분비를 증가시킴; 조임근을 이완시킴	소화계통의 활동을 감소기키고 항문조임근과 같은 소화관의 조임근을 수축시킴
간(Liver)	효과 없음	포도당을 혈액으로 유리시킴
허파(Lung)	세기관지를 수축시킴	세기관지를 이완시킴
방광(Bladder)/요도(Urethra)	조임근을 이완시켜 배뇨를 수월하게 함	조임근을 수축시켜 배뇨 작용을 막음
콩팥(Kidney)	효과 없음	소변의 생성을 감소시킴
심장(Heart)	심박수를 느리고 안정되게 낮춤	심박수와 박동을 증가시킴
혈관(Blood vessel)	대부분의 혈관에 효과 없음	내장과 피부의 혈관을 수축시키고 뼈대근육과 심장의 혈관은 이완시킴; 혈압을 올림
샘(Gland)–침샘, 눈물샘, 소화샘	침, 눈물, 소화샘의 분비를 증가시킴	억제함; 입과 눈이 건조해짐
눈(Eye)의 홍채(iris)	홍채의 수축근을 수축시켜 동공을 작게 함	확장근을 수축시켜 동공을 크게 함
눈(Eye)의 섬모체근(ciliary muscle)	가까운 곳을 볼 수 있게 수정체가 두꺼워짐	억제함; 먼 곳을 볼 수 있게 수정체가 얇아짐
부신 수질(Adrenal medulla)	효과 없음	수질을 자극하여 에피네프린과 노르에피네프린 분비를 촉진시킴
피부의 땀샘(Sweat gland)	효과 없음	땀 분비를 촉진시킴
털집(Hair follicle) 주변의 털세움근(arrector pili muscle)	효과 없음	자극함; 소름이 돋게 함
음경(Penis)	혈관확장을 통해 발기를 유도함	사정을 유도함
세포대사(Cellular metabolism)	효과 없음	대사율을 증가시킴; 혈당을 높임; 지방 분해를 증가시킴
지방조직(Adipose tissue)	효과 없음	지방 분해를 증가시킴

위협적인 상황에 대한 뛰거나 멀리 보던지 아니면 냉철하게 생각하던지 최상의 조건을 제공하는 데 그 목적이 있다.

부교감신경(Parasympathetic Division) 위협적이지 않은 평온한 상태에 있을 때 부교감신경이 활성화된다. 휴양반응(resting-and-digesting system)이라고도 하며, 정상적인 소화를 돕거나 배변과 배뇨 및 심장혈관계통의 요구를 줄여 신체의 에너지를 축적하는 것과 관련이 깊다. 부교감신경의 작용은 식사를 마치고 쉬거나 신문을 읽고 있는 사람의 상황으로 잘 이해할 수 있다. 혈압과 심박수 및 호흡률은 낮은 정상치로 유지되고 소화관은 활발하게 음식을 소화시키며 뼈대근육으로 혈액을 보낼 필요가 없기 때문에 피부는 따뜻하다. 동공은 수축되어 과도한 빛으로부터 망막을 보호하고 수정체는 가까운 것을 볼 수 있도록 두꺼워진다. 살림살이처럼 내부적으로 단속하고 신체의 에너지를 축적하는 것이다.

자율신경계통의 기능을 잘 기억하는 방법이 있는데, 부교감신경은 알파벳 D로 시작하는 소화(digestion), 배변(defecation), 이뇨(diuresis)이고, 교감신경은 알파벳 E로 시작하는 운동(exercise), 흥분(excitement), 응급(emergency), 곤란(embarrassment)이다. 교감신경과 부교감신경이 모 아니면 도처럼 서로 반대되는 작용을 하는 것을 기억하면 된다. 두 신경 사이의 역동적인 균형을 통해 지속적으로 세밀한 신체 조정이 이루어지는 것이다. 부교감신경의

SYSTEMS IN SYNC

신경계통(Nervous System)과 다른 계통의 항상성 상관관계

신경계통

내분비계통

- 자율신경계통의 교감신경이 부신 수질을 자극한다; 시상하부는 뇌하수체 앞엽의 활동을 조절하고 두 종류의 호르몬을 분비한다
- 호르몬이 신경세포의 대사에 영향을 미친다

호흡계통

- 신경계통이 호흡의 회수와 깊이를 조절한다
- 호흡계통은 생명유지에 필요한 산소를 제공하고 이산화탄소를 제거한다

림프면역계통

- 신경이 림프기관을 지배한다; 뇌는 면역반응의 조절에 중요한 역할을 한다
- 림프관을 통해 신경조직에 조직액을 전달한다; 면역세포는 중추신경계통을 포함한 장기에서 병원체를 제거한다

심장혈관계통

- 자율신경계통이 심박수와 혈압을 조절한다
- 심장혈관계통은 산소와 영양분이 풍부한 혈액을 신경계통으로 전달한다; 신경계통의 노폐물을 제거한다

소화계통

- 자율신경계통의 부교감신경이 소화계통의 활동을 조절한다
- 소화계통은 신경세포에 영양분을 공급한다

생식계통

- 자율신경계통이 남성에서 발기와 사정을 조절한다; 여성에서 음핵의 발기를 일으킨다
- 남성호르몬이 뇌를 웅성화시켜 성욕을 일으키고 과격한 행동을 유도시킨다

비뇨계통

- 자율신경계통이 배뇨를 조절하고 콩팥의 혈압을 높인다
- 콩팥은 대사 노폐물을 제거하고 신경 기능에 필요한 전해질과 pH를 일정하게 유지시킨다

피부계통

- 자율신경계통의 교감신경이 피부의 땀샘과 혈관 기능을 조절한다(열손실/체액저류를 유도한다)
- 피부가 열손실에 필요한 표면을 제공한다

근육계통

- 몸신경계통이 뼈대근육을 지배한다; 근육의 양을 유지시킨다
- 뼈대근육은 몸신경계통의 효과기에 해당한다

뼈대계통

- 신경이 뼈를 지배한다
- 뼈는 신경 기능에 필요한 칼슘의 저장고이다; 중추신경계통을 보호한다

활성화를 휴양반응이라고 했지만 휴식 상태이던 경각 상태이던 대부분의 혈관은 교감신경의 지배만을 받는다.

(교감신경과 부교감신경의 주요 효과를 표6.4에 정리하였다).

Did You Get It?

23. *자율신경계통의 지배를 받는 부위 또는 장기는 무엇인가? 몸신경계통의 지배를 받는 곳은 어디인가?*

24. *자율신경계통의 운동신경로는 몸신경계통과 어떻게 다른가?*

25. *자율신경계통 중에서 싸움 혹은 도주 반응을 나타내는 것은 무엇인가?*

(답은 부록을 보시오.)

요약

신경계통의 구조

1. 구조적 분류: 신경계통은 구조적으로 중추신경계(CNS)(뇌와 척수)와 말초신경계(PNS)(신경세포와 신경절)로 나눌 수 있다.
2. 기능적 분류: 말초신경계의 운동성분은 뼈대근육을 자극하는지(몸신경계통, somatic division), 아니면 민무늬근육이나 심장근육 또는 샘을 자극하는지(자율신경계통, autonomic division)를 기준으로 분류된다.

신경조직: 구조와 기능

1. 지지결합조직세포(supportive connective tissue cells)
   a. 신경아교세포는 중추신경계통의 신경세포를 지지하고 보호한다. 특정한 아교세포는 포식세포로써 역할 하기도 하며, 다른 말이집신경세포(myelinated neuron)는 뇌와 척수 속에 있는 공간을 형성한다.
   b 신경집세포(Schwann cell)는 말초신경계통에서 신경섬유의 말이집을 형성한다.
2. 신경
   a. 구조: 모든 신경세포(neuron)는 핵을 포함하는 신경세포체와 두 종류의 돌기(process), 혹은 섬유(fiber)를 갖는다: (1) 신경세포 하나 마다 하나씩 있는 축삭(axon)은 일반적으로 신경세포체에서 멀어지는 방향으로 신경자극(impulse)을 발생시키고 내보내며, 신경전달물질을 분비한다. (2) 수상돌기(dendrite)는 신경세포 하나마다 하나에서 여러 개씩 있을 수 있는데, 일반적으로 전기적 신경자극을 신경세포체를 향해 전달한다. 대부분에 큰 신경 섬유들은 말이집에 쌓여 있는데, 말이집은 신경자극의 전도를 빠르게 만들어준다.
   a. 분류
   (1) 기능(신경자극의 전도 방향)을 기준으로, 신경세포는 감각(구심성분, afferent)신경세포와 운동(원심성분, efferent)신경세포, 그리고 사이신경세포(연합뉴런, association neurons)로 구분된다. 감각신경세포의 가지돌기 끝은 통각수용기로 드러나 있거나, 다른 감각수용기와 연결되어 있다.
   (2) 구조를 기준으로, 신경세포는 홑극신경세포(unipolar), 두극신경세포(bipolar), 그리고 뭇극신경세포(multipolar)로 분류된다; 이 이름들은 신경세포체에서 갈라져 나오는 돌기의 수를 예상할 수 있게 한다. 운동신경세포와 사이신경세포는 뭇극신경세포이며, 대부분의 감각신경세포는 홑극신경세포이다. 단, 예외적으로 몇몇의 특정 특수감각기관(귀, 눈 등)에서 감각신경세포는 두극신경세포로 되어 있다.

중추신경계통

1. 뇌는 머리뼈 안쪽 공간에 자리잡고 있으며, 대뇌반구(cerebral hemisphere), 사이뇌(diencephalon), 뇌줄기(brain stem), 그리고 소뇌(cerebellum)로 이루어져 있다.
   a. 두 개의 대뇌 반구는 뇌에서 가장 큰 부분을 차지하고 있다. 대뇌반구의 겉면, 혹은 겉질(cortex)은 회색질(gray matter)이며 그 안쪽은 백색질(white matter)이다. 겉질은 울퉁불퉁하며 대뇌이랑(gyri), 대뇌고랑(sulcus), 그리고 틈새(fissure)를 갖는다. 대뇌반구는 논리적 사고와 도덕적 행위, 감정반응과 감각정보의 해석, 그리고 뼈대근육의 운동을 수행하는 것과 관련이 있다. 대뇌엽에서 몇몇의 기능적 영역이 확인되었다. 대뇌반구 백색질 속 깊은 영역의 회색질인 바닥핵(basal nuclei)은 뼈대근육의 운동을 조절한다. 파킨슨병이나 허팅톤무도병은 바닥핵에 관련된 질병이다.
   b. 사이뇌는 뇌줄기의 위쪽에 있으며, 대뇌반구로 둘러싸여 있다. 다음과 같은 주요 구조들이 있다.
      (1) 시상은 셋째뇌실을 감싸며 감각정보를 대뇌의 감각겉질로 연계시켜 해석되도록 하는 중계국의 역할을 한다.
      (2) 시상하부는 셋째뇌실의 바닥을 형성하며, 자율시경계통의 가장 중요한 조절중추이다(수분의 균형, 대사, 갈증, 체온 등의 조절).
      (3) 시상상부는 내분비샘인 솔방울샘과, 셋째뇌실의 맥락얼기를 포함한다.
   c. 뇌줄기는 척수와 연결되는 시상하부 아래의 짧은 부위이다.
      (1) 중간뇌는 가장 윗부분에 있으며, 주요한 신경섬유로이다.
      (2) 다리뇌는 중간뇌의 아래에 있으며, 신경섬유로와 호흡과 관련된 신경핵이 있다.
      (3) 숨뇌는 뇌줄기의 가장 아랫부분에 있다. 이 부위는 신경섬유로일 뿐만 아니라, 생명유지에 필수적인 활동들(호흡, 심박수, 혈압 등)의 조절에 관여하는 자율신경핵을 포함한다.
   d. 소뇌는 뇌에서도 꽃양배추럼 생긴, 넷째뇌실 뒤의 커다란 부위이다. 이 곳은 근육의 작용을 돕고 신체의 균형을 담당한다.
2. 중추신경계통의 보호
   a. 머리뼈와 척추는 가장 바깥쪽의 보호 구조이다.
   b. 뇌막은 세 층의 결합조직막으로써, 경막(질김, 가장 바깥쪽), 거미막(중간측, 거미줄모양), 그리고 연막(가장 안쪽, 매우 얇음)으로 이루어 져있다. 뇌막은 척수의 끝까지 이어져있다.
   c. 뇌척수액은 뇌와 척수 주변을 채우는 액체로 완충작용을 한다. 뇌척수액은 맥락얼기에서 생성되며, 거미막밑공간, 뇌실 그리고 중심관에서 발견된다. 뇌척수액은 지속적으로 생성되고 흡수된다.
   d. 혈액뇌장벽은 상대적으로 불투과성인 모세혈관으로 이루어져 있다.
3. 척수는 반사중추이자, 신경전도로(conduction pathway)이다. 척주관 안에서 발견되며, 머리뼈의 큰구멍에서 시작되어 첫째 또는 둘째허리뼈 높이에서 끝난다. 척수는 나비모양의 회색질을 중심에 갖는데, 뇌로 연결되는 운동신경과 감각신경로로 이루어진 백색질의 기둥으로 둘러싸여 있다.

말초신경계통

1. 신경은 신경섬유의 모음으로 결합조직막(신경속막, 신경다발막, 그리고 신경바깥막)으로 둘러싸여 있다.
2. 뇌신경: 12쌍의 뇌신경은 뇌에서 뻗어 나와 머리와 목에 분포한다. 단, 미주신경(vagus nerve)은 예외로 가슴안과 배안으로 주행한다.
3. 척수신경: 31쌍으로 척수의 양 쪽으로 앞뿌리(ventral root)와 뒤뿌리가 만나 형성된다. 척수신경 자체는 매우 짧고, 다시 앞가지(ventral rami)와 뒤가지(dorsal rami)로 나눠진다. 뒤가지는 몸통의 뒤 편을 담당하고; 앞가지(T_1–T_{12}를 제외한)는 신경얼기(목, 팔, 허리, 엉치신경얼기)를 형성하며 팔다리를 담당한다.
4. 자율신경계통: 말초신경계통의 일부분으로, 심장근육과 민무늬 근육, 그리고 샘(gland) 등을 조절하는 신경세포로 이루어져 있다. 이 신경계통은 몸신경계통(somatic nervous system)과는 달라서, 중추신경계통에서 효과기관까지 두 개의 운동신경세포가 서로 연결되어 있다. 두 신경세포는 같은 기관을 지배하지만, 반대의 효과를 일으킨다.
   a. 부교감신경(parasympathetic division)은 일명 우리 몸의 '살림살이(housekeeping)'시스템으로, 일상적인 생

활의 대부분에서 작동한다. 부교감신경은 항상성을 유지하도록 하여 정상적인 소화활동을 돕고, 내부적으로 단속하고 신체의 에너지를 축적한다.

b. 첫 번째 운동신경세포는 뇌의 신경핵이나 척수에 위치해 있다. 두 번째 운동신경세포는 종말신경절에서 나와 표적장기로 들어간다. 부교감신경은 모두 아세틸콜린을 분비한다.

c. 교감신경(sympathetic division)은 일명 도주반응(fight-or-flight)시스템으로 어떤 위협이나 응급상황에 우리 몸을 대처토록 한다. 교감신경이 작동하면 심박수와 혈압은 증가한다. 신경절이전신경세포는 척수의 회색질에 존재하며 신경절 주변의 교감신경세포는 교감신경줄기(sympathetic trunk)나 척주앞신경절(collateral ganglion)에 분포한다. 신경절이후축삭은 노르에피네프린을 분비한다.

REVIEW QUESTIONS

Multiple Choice

정답이 여러 개일 수 있습니다.

1. 다음 중 신경계통에 의한 통합(integration)반응의 예로 적절한 것은?
   a. 찬바람으로 쌀쌀한 기분을 느낌
   b. 찬 기운으로 소름이 돋고 떨림
   c. 빗소리를 인지함
   d. 집으로 돌아가 우산을 챙겨 다시 나와야겠다고 결정함

2. 다음 중 회색질의 핵이 존재하고 있는 곳은 어디인가?
   a. 척주옆
   b. 뇌안
   c. 척수안
   d. 감각수용기

3. 가장 안쪽을 이루는 얇은 뇌막은?
   a. 경막(dura mater)
   b. 뇌들보(corpus callosum)
   c. 거미막(arachnoid mater)
   d. 연막(pia mater)

4. 신경 조각의 조직검사 결과 여러 여러 돌기들이 있는 세포들이 여러 섬유조직에 쌓여 있는 신경조직 다발이 보였으며, 말이집신경섬유를 형성하고 있었다. 이 검체는 무엇일 가능성이 높은가?
   a. 핵
   b. 신경질
   c. 신경세포
   d. 신경로

5. 솔방울샘은 어디에 위치하는가?
   a. 시상하부(hypothalamus)
   b. 중간뇌(mesencephalon)
   c. 시상상부(epithalamus)
   d. 뇌들보(corpus callosum)

6. 뇌의 다양한 부위에 대한 각 설명에 대응하는 적절한 용어를 고르시오.
   a. 소뇌(cerebellum)
   b. 둔덕(corpora quadrigemina)
   c. 뇌들보(corpus callosum)
   d. 시상하부(hypothalamus)
   e. 숨뇌(medulla oblongata)
   f. 중간뇌(midbrain)
   g. 다리뇌(pons)
   h. 시상(thalamus)

____1. 내림피라미드로가 크게 교차하는 부위
____2. 체온조절, 자율신경계 반사, 식욕과 수분조절
____3. 흑색질(substantia nigra)과 중간뇌수도간(cerebra aqueduct)이 있는 장소
____4. 시각과 청각 자극에 대한 반사중추; 중간뇌에서 발견됨
____5. 심박수, 호흡, 혈압을 조절하는 등 생명활동유지에 필수적인 활동 조절에 관여하는 장소
____6. 말초에서 들어온 모든 감각자극을 대뇌피질로 연계시키는 장소

____7. 신체의 균형, 자세 그리고 운동활동의 조화에 가장 깊이 관여하고 있는 부위

7. 척수의 구조 중 신경이 서로 끈을 이루며 얽혀 있어서 팔을 지배하는 것은?
   a. 팔신경얼기(brachial plexus)
   b. 팔팽대(brachial enlargement)
   c. 목팽대(cervical enlargement)
   d. 가쪽뿔(lateral gray horns)

8. 다음 중 운동섬유(motor fiber)를 포함하고 있는 것은?
   a. 뒤뿌리 (dorsal root)
   b. 뒤가지 (dorsal ramus)
   c. 앞뿌리 (ventral root)
   d. 앞가지 (ventral ramus)

9. 시각에 관한 기능을 갖는 것으로 다음 중 어떤 뇌신경이 포함되는가?
   a. 도르래신경(trochlear)
   b. 삼차신경(trigeminal)
   c. 갓돌림신경(abducens)
   d. 얼굴신경(facial)

10 팔과 아래팔, 그리고 손가락 폄근의 운동기능에 손상을 입었다면, 다음 중 어느 신경과 관련이 되어 있는가?
   a. 노신경(radial)
   b. 겨드랑신경(axillary)
   c. 자신경(ulnar)
   d. 정중신경(median)

11. 다음 설명 중 자율신경계통에서는 옳으나 몸신경계통에서는 그렇지 않은 것은?
   a. 아세틸콜린이 신경전달물질이다.
   b. 축삭이 말이집으로 쌓여 있다.
   c. 효과기관은 근육 세포이다.
   d. 운동 신경세포가 신경절에 있다.

Short Answer Essay

12. 우리 몸을 조절하는 커다란 두 개의 계통은 무엇인가?

13. 신경계통을 구조적, 기능적으로 설명한 후에, 각각을 다시 세분해 보자.

14. 신경을 기능적으로 분류 할 때 그 기준은 무엇인가?

15. 신경계통을 이루는 두 개의 주요한 세포 모음은 신경세포와 지지세포-별아교세포나, 신경집세포-이다. 무엇이 "신경의" 세포이며, 왜 그러한가, 각 세포 모음의 주요 기능은 무엇인가?

16. 왼쪽 대뇌 반구에 대해 간략히 묘사해 보자. 대뇌 반구에서 최소한 5개의 기능적으로 각기 다르게 역할 하는 부위를 표시해 본 다음, 각 기능을 말해보자.

17. 다리뇌는 이웃한 구조를 서러 연결시키는 역할 이 외에도 주요하게 어떤 기능을 하는가? 왜 숨뇌는 뇌 중에서도 생명유지활동에 가장 필수적인 부분인가?

18. 시상과 시상하부의 역할은 무엇인가?

19. 어떻게 뇌가 뼈와, 막 그리고 액체와 모세혈관에 의해 보호되고 있는지 설명해 보자.

20. 무엇이 회색질이며 백색질인가? 척수와 대뇌 반구에서 회색질과 백색질의 배치는 각각 어떻게 다른가?

21. 척수의 두 가지 기능은 무엇인가?

22. 뇌신경은 몇 쌍이 존재하는가? 그 중에 어떤 것이 순수하게 감각을 담당하는가? 어떤 것이 씹기 근육을 자극하며, 심박수와 소화관의 활동을 조절하는 것은 무엇인가?

23. 미주신경을 제외하고, 뇌신경이 일반적으로 분포하는 장소는 우리 몸의 어디인가?

24. 척수신경은 몇 쌍이 존재하는가? 그리고 어떻게 일어나는가?

25. 척수신경의 앞뿌리는 우리 몸의 어디에 분포하나? 뒤뿌리는?

26. 우리 몸의 각 영역의 척수 앞뿌리에 의해 형성되는 네 개의 주요 신경얼기의 이름은?

27. 자율신경계통은 몸신경계통과 어떻게 다른가?

28. 부교감신경과 자율교감신경은 그 역할이 어떻게 다른지 (a) 일반적으로 설명보고, (b) 특별히, 심혈관과 소화 계통에 관련하여서도 설명해보자.

29. 교감신경과 부교감신경이 같은 장기를 지배하고 있을 때, 각각이 어떻게 반대 효과를 미칠 수 있는지 설명해 보자.

30. 신경집세포는 어떻게 신경섬유의 절연효과를 도울 수 있었나?

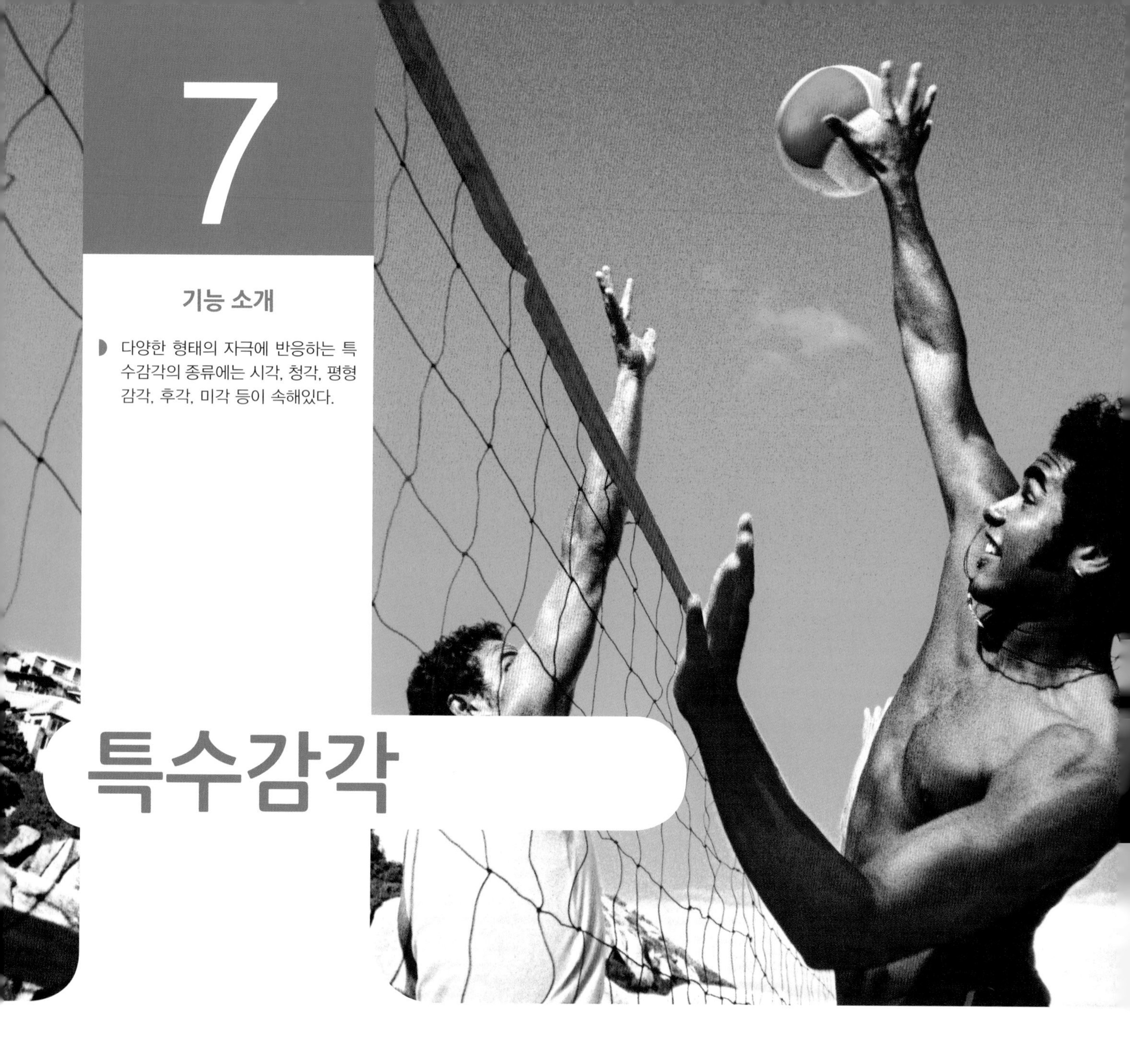

7

기능 소개

- 다양한 형태의 자극에 반응하는 특수감각의 종류에는 시각, 청각, 평형감각, 후각, 미각 등이 속해있다.

특수감각

인간은 반응할 수 있는 살아있는 생명체이다. 금방 구운 빵을 앞에 놓으면 침이 고이고, 갑작스런 천둥소리는 우리를 움찔하게 만든다. 이런 많은 자극제(빵이나 천둥소리)는 끊임없이 우리에게 전달되어지고 신경계에서 해석된다. 외부세계에서 일어나는 끊임없는 현상에 대해 우리는 오감(五感)을 사용하여 느낀다고 흔히 알고 있다: 촉각, 미각, 후각, 시각, 청각. 촉각은 실제적으로 6장의 신경계에서 다루었듯이 연합된 일반감각이며–피부의 온도, 압력, 통증수용기와 근육과 관절의 위치수용기, 그 외 다른 네 가지 감각– 후각, 미각, 시각과 청각–은 **특수감각**(special senses)으로 불려진다. 다섯 번째 특수감각인 평형감각의 수용기는 귓속에 청각기관과 같이 위치한다. 작고 광범위하게 분포되어 있는 일반감각의 수용기와 달리 **특수감각의 수용기**는 더 크고 복잡한 장기의 형태(눈이나 귀)이거나, 수용기가 국소적으로 뭉쳐져서(맛봉오리와 후각상피) 존재한다.

이번 장에서는 각각의 특수감각 장기의 기능적 해부학에 중점을 두고 설명하겠지만, 감각신호들은 서로 중복된다는 점을 잊지 말아야 한다. 우리가 최종적으로 경험하는 것–외부세계의 느낌–은 개별 자극 효과들의 전체적인 혼합물이다.

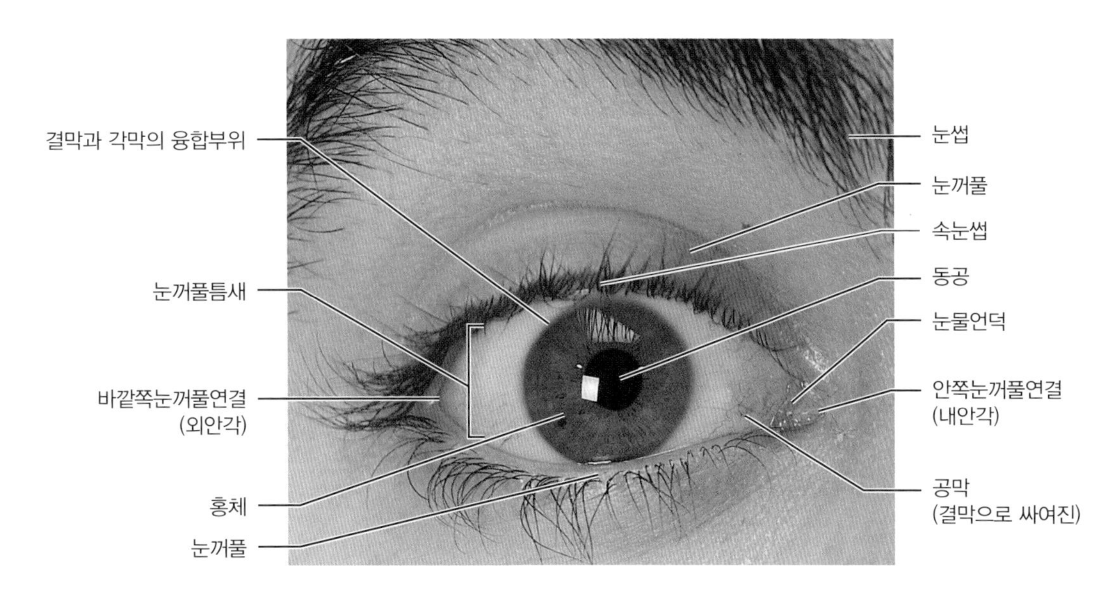

그림 7.1 **눈과 부속구조물의 표면 해부학.**

신경계 세 가지 기본적인 기능을 기억해보면(그림 6.1) 각 특수감각은 연합하여 독특한 감각정보를 생성하고, 정보가 연합된 이후에 운동기능에 영향을 준다. 예를 들어, 당신의 머리 쪽으로 공이 날아오면 감각자극은 운동기능을 촉발하여 공을 피하도록 만든다. 또한 각 형태의 감각정보는 큰뇌(대뇌, cerebrum)의 특정 부위에서 정보가 처리되도록 유도된다(그림 6.13c).

PART I: 눈과 시각(THE EYE AND VISION)

우리가 어떻게 사물을 보는지는 많은 연구자의 관심분야이었고, 가장 많이 연구되었다. 우리 몸 전체의 감각수용기 중에서 70%가 눈에 분포하고, 눈에서 뇌로 정보를 전달하는 시각로(optic tract)는 수백만 개의 신경섬유로 구성된 굵은 신경다발이다. 시각은 가장 많은 학습을 필요로 하는 감각이며, 쉽게 왜곡될 수도 있다. "보기를 기대하는 것만이 보이게 된다"라는 속담은 흔히 진실이다.

눈의 해부학(Anatomy of the Eye)

외부와 부속구조물

7-1 그림을 보고, 눈의 부속구조물과 각각의 기능을 기술하시오.

성인의 눈은 지름 1인치(2.5cm) 구형 구조물이다. 정상적으로 안구 표면의 전방 1/6만이 외부에서 보이며, 나머지 부위는 지방이나 눈확뼈(bony orbit) 벽에 의해 가려져 보호되어 있다. **눈의 부속구조물**(accessory structures)로는 안구근육, 눈꺼풀, 결막, 그리고 눈물기관이 있다.

눈의 앞쪽은 **눈꺼풀**(eyelids)로 보호되고 이것은 눈의 안쪽과 바깥쪽에서 합쳐져 각각 **안쪽눈꺼풀연결**(**내안각**, medial commissure, (canthus))과 **바깥쪽눈꺼풀연결**(**외안각**, lateral commissure, (canthus))을 만든다(그림 7.1). 눈꺼풀 사이 개방된 공간을 눈꺼풀틈새(palpebral fissure)라고 부른다. 각 눈꺼풀 끝단에는 **속눈썹**(eyelashes)이 돌출되어 있다. 눈꺼풀에 있는 변형된 지방샘이 **눈꺼풀판샘**(tarsal glands)이고, 여기에서 지방 성분의 분비물이 분비되어 눈에 윤활작용을 한다(그림 7.2a). 변형된 땀샘인 속눈썹샘(ciliary glands)이 속눈썹 사이에 분포한다. 얇은 **결막**(conjunctiva)이 눈꺼풀과 안구 외부 일부를 싸고 있다(그림 7.1, 7.2). 이 막은 각막의 상피와 융합되면서 각막의 가장자리에서 끝난다. 결막은 점액을 분비하여 안구를 윤활시키고 촉촉하게 유지한다.

눈물기관(lacrimal apparatus)은 눈물샘과 그 분비물을

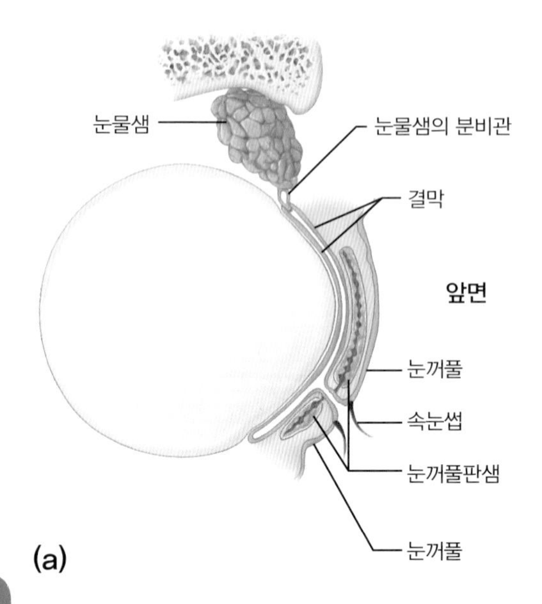

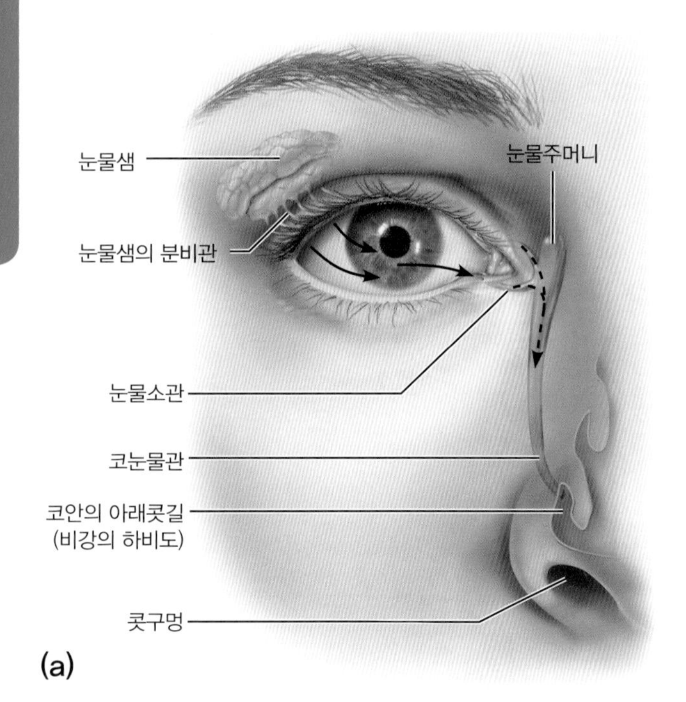

그림 7.2 **눈의 부속구조물.** **(a)** 눈 앞쪽 부속구조물의 시상면. **(b)** 눈물기관의 전면.

코안으로 전달하는 수 개의 관으로 구성되어 있다. **눈물샘**(lacrimal glands)은 각 눈의 바깥쪽 위에 위치하여 있고, 지속적으로 묽은 소금물 용액(눈물, tears)을 만들어 몇 개의 작은 관을 통해 안구의 앞쪽으로 보낸다. 눈물은 안구를 씻은 후 안쪽의 **눈물소관**(lacrimal canaliculi)으로 들어가고, 이후 **눈물주머니**(lacrimal sac)를 거쳐서 최종적으로 **코눈물관**(nasolacrimal duct)을 통해 코안에 들어가게 된다(그림 7.2b를 보시오). 또한 눈물샘의 분비물에는 점액과 항체, 그리고 세균을 파괴하는 **용균효소**(lysozyme)가 포함되어 있다. 그러므로 눈물은 안구 표면을 청소하고 보호하는 기능과 더불어 보습과 윤활작용도 가지고 있다. 눈물의 분비가 증가하면, 눈물은 눈꺼풀을 지나 코안을 채우게 되어 충만감이나 "코막힘(sniffles)"을 발생시킨다. 이러한 현상은 이물질이나 화학물질이 눈을 자극하거나, 감정이 격앙되었을 때 일어난다. 자극에 의한 경우 눈물은 자극물질을 씻어 내거나 희석시키는 작용을 한다. 감정에 의한 눈물의 중요성은 잘 알려져 있지 않지만, 스트레스를 줄이는 작용이 있다고 여겨지고 있다. 시원하게 울어본 사람은 동의하겠지만 이것을 과학적으로 증명하기는 쉽지 않은 일이다.

여섯 개의 **외인성**(extrinsic) 또는 **바깥쪽**(external), **안구근육**(eye muscles)이 각 눈의 외부에 부착되어 있다. 이 근육들이 육안적인 안구운동을 일으키고 눈이 움직이는 물체를 따라갈 수 있도록 만든다. (명칭, 위치, 기능, 그리고 각 안구근육을 지배하는 뇌신경은 그림 7.3에 나와 있다.)

Did You Get It?

1. *눈꺼풀의 기능은 무엇인가?*
2. *눈물을 만드는 눈의 구조물은?*
3. *눈물은 무엇인가?*
4. *바깥쪽 안구근육이 시각에서 담당하는 기능은 무엇인가?*

(답은 부록을 보시오.)

내부구조: 안구(The Eyeball)

7-2 안구 각 층의 명칭과 주요 기능을 서술하시오.

7-3 막대세포(rods)와 원뿔세포(cones)의 기능을 설명하시오.

7-4 정의하시오: 맹점(blind spot), 백내장(cataract), 녹내장(glaucoma).

7-5 눈에서 망막으로 가는 빛의 경로를 확인해보시오.

7-6 검안경 검사의 중요성을 기술하시오.

흔히 **안구**(eyeball)라고 불리는 눈은 빈 공 모양의 장기이다(그림 7.4). 눈은 세 개의 층으로 되어 있으며, 그 안은

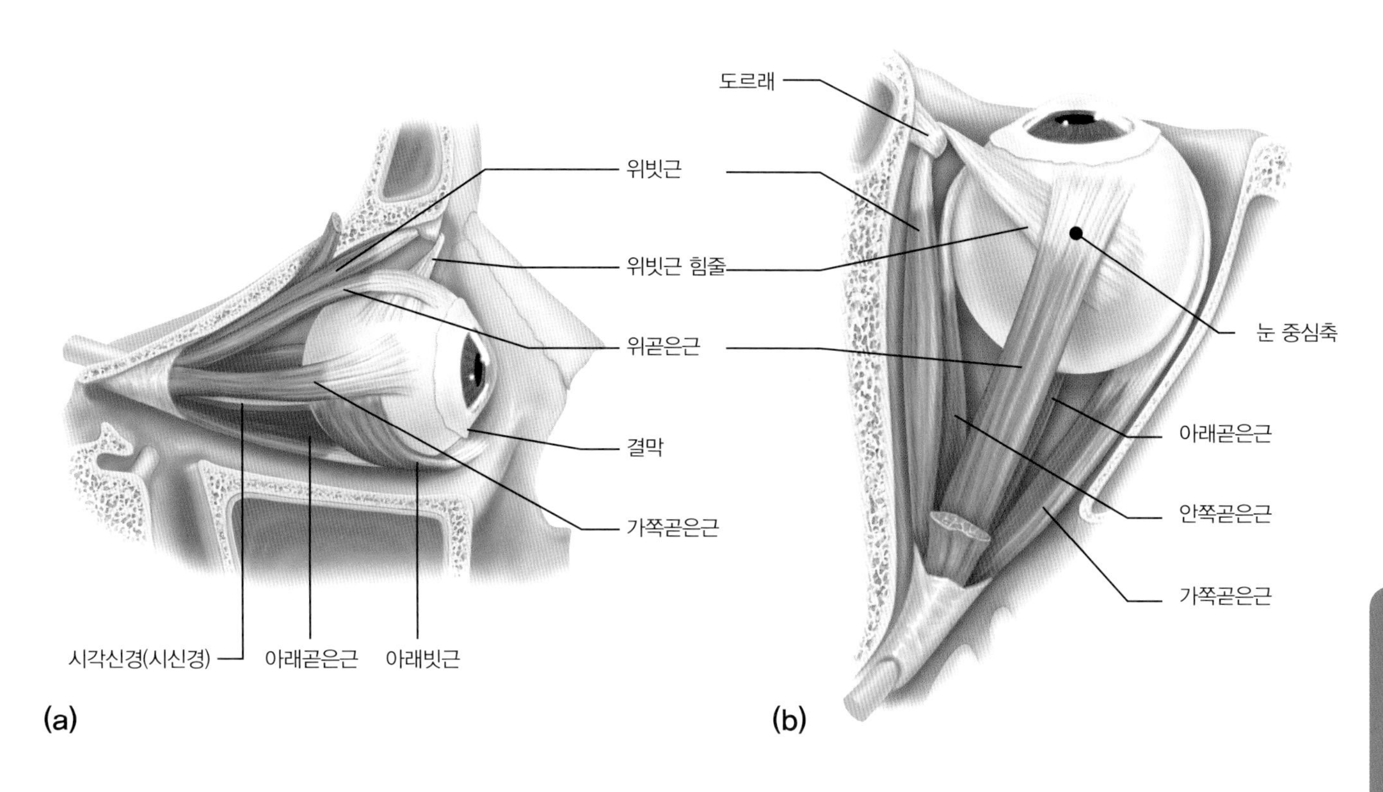

근육 명칭	근육의 기능	신경지배
가쪽곧은근	눈의 가쪽 이동	VI(갓돌림신경)
안쪽곧은근	눈의 안쪽 이동	III(눈돌림신경)
위쪽곧은근	눈의 위쪽 이동 및 안쪽 회전	III(눈돌림신경)
아래곧은근	눈의 아래쪽 이동 및 안쪽 회전	III(눈돌림신경)
아래빗근	눈의 위쪽 이동 및 가쪽 회전	III(눈돌림신경)
위빗근	눈의 아래쪽 이동 및 가쪽 회전	IV(도르래신경)

(c)

그림 7.3 **안구의 외부근육.** **(a)** 오른쪽 눈의 측면도. **(b)** 오른쪽 눈의 윗면도. 네 개의 곧은근이 안와 뒤쪽의 반지 모양의 힘줄인 온힘줄고리에서 기시한다. **(c)** 안구근육의 뇌신경 지배와 기능 요약.

안방수(humor)로 불리는 액체가 채우고 있어 눈의 모양을 유지한다. 눈의 초점을 맞추는 주된 역할을 하는 수정체는 안구 공간을 둘로 나눈다.

안구벽을 이루는 층(Layers Forming the Wall of the Eyeball)

안구의 일반적인 해부학을 알아보았으므로, 이제부터 자세한 구조를 설명한다.

섬유층(Fibrous layer) 가장 바깥쪽의 섬유층에는 보호기능의 **공막**(sclera)과 투명한 **각막**(cornea)이 있다. 공막은 두껍고 반짝이는 하얀 결합조직으로, 눈의 흰자위에 해당한다. 섬유층 앞쪽의 중앙 부위는 매우 투명한데, 이 "구멍(window)"은 각막으로 이곳을 통해 빛이 눈안으로 들어간다. 각막은 대부분 통증섬유인 신경종말이 매우 풍부하여, 각막을 건드리면 눈을 깜박거리거나 눈물이 나오게 된다. 게다가 각막은 눈에서 가장 노출이 된 부위이기 때문에 손상받기 쉽다. 그러나 다행하게도 각막의 재생 능력은 뛰어

Q: 눈물 생성이 줄어들면 가장 먼저 영향을 받는 안구의 층은?

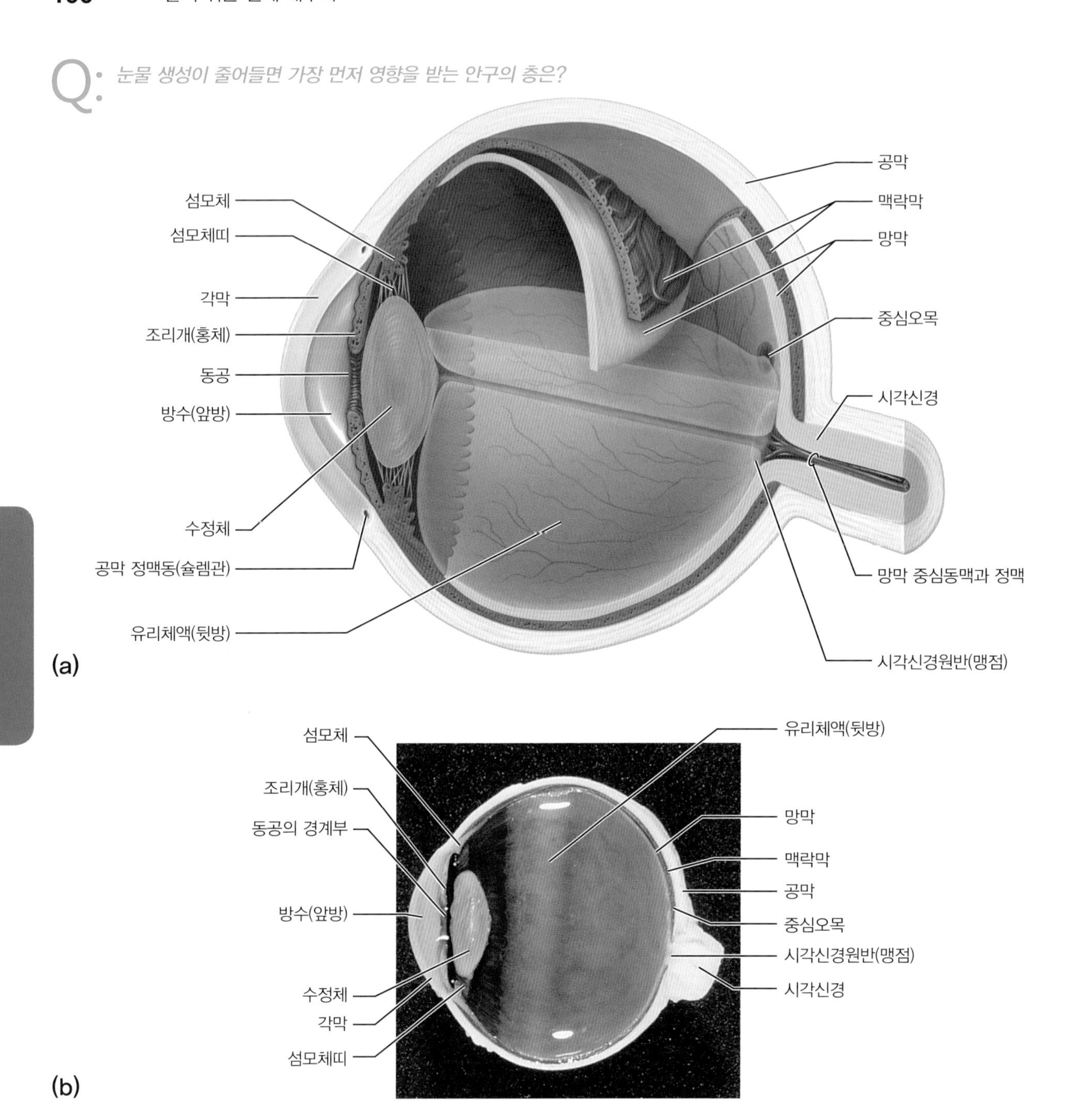

그림 7.4 **눈의 내부 해부(시상면).** (a) 모식도 (b) 실제 사진

나고, 또한 이식거부반응의 걱정 없이도 사람 사이에 이식할 수 있는 단 하나의 조직이다. 각막에는 혈관이 없기 때문에 면역계가 영향을 미치지 못 한다.

혈관층(포도막, Vascular layer) 안구의 중간층은 **혈관층** (vascular layer)으로 세 가지 구별되는 부위를 가지고 있다. 가장 뒤쪽은 **맥락막**(choroid)으로 혈관이 풍부한 영양 공급을 담당하는 층이며, 어두운 색소가 풍부하다. 색소는 눈 안에서 빛의 산란을 방지해주는 역할을 한다. 눈 앞쪽의 맥락막은 수정체가 **섬모체띠**(ciliary zonule)로 불리는 걸

A: 가장 바깥의 섬유층(공막과 각막). 이 층은 정상적으로는 지속적으로 눈물로 씻긴다.

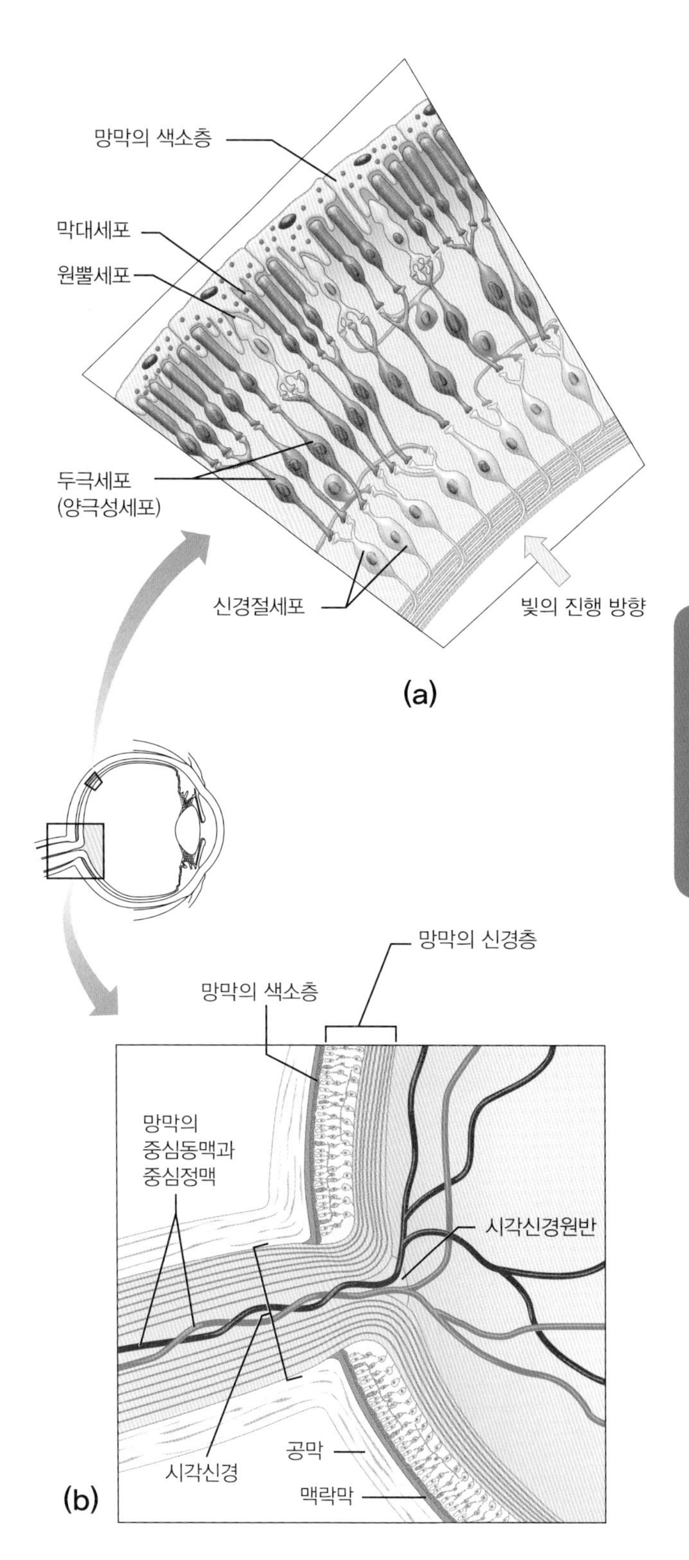

그림 7.5 **망막을 구성하는 세 가지 주요 신경세포(신경원, neurons). (a)** 빛이 반드시 망막 전체 두께를 통과해야만 막대세포와 원뿔세포를 자극할 수 있다는 점을 기억하십시오. 전기적인 신호는 반대 방향으로 흐른다. 막대세포와 원뿔세포로부터 두극세포(양극성세포, bipolar cells)로 그리고 최종적으로 신경절세포에 도달한다. 신경절세포는 신경신호를 만들어 시각신경을 통해 신호를 눈 밖으로 보낸다. **(b)** 안구 후면의 모식도로 신경절세포의 축삭이 시각신경을 만드는 것을 보여준다.

이인대(현수인대, suspensory ligament)에 의해 부착되어 붙어있는 **섬모체**(ciliary body)와 그리고 **홍체**(iris) 두 가지의 민무늬근 구조로 변형된다. 색소가 있는 홍체(iris)는 **동공**(pupil)이라는 둥근 구멍을 가지고 있는 데, 이곳으로 빛이 통과된다. 원형과 방사형으로 배열된 홍체의 민무늬근은 카메라의 조리개 같은 역할을 하여 눈으로 들어오는 빛의 양을 조절한다. 이런 기전을 통해 빛의 양에 관계없이 가장 선명한 영상을 볼 수 있다. 밝은 빛 아래에서 가까운 물체를 볼 때는 원형근육이 수축하여 동공을 수축한다. 희미한 빛 아래에서 먼 거리를 볼 때는 방사형근육이 수축하여 동공이 커지고, 더 많은 빛이 눈으로 들어오게 된다.

감각층(Sensory layer) 눈의 가장 안쪽 감각층은 두 겹의 **망막**(retina)이며, 망막은 앞쪽의 섬모체까지만 연결되어 있다. 망막의 바깥쪽 **색소층**(pigmented layer)은 맥락막과 같이 색소세포로 구성되어 있으며, 빛을 흡수해 눈 안에서 빛의 산란을 방지하는 역할을 한다. 또한 죽거나 손상된 수용기세포를 포식작용으로 제거하거나 시각에 필요한 비타민 A를 저장하기도 한다. 망막 안쪽의 투명한 **신경층**(neural layer)은 **막대세포**(rods)와 **원뿔세포**(cones)로 불리는 수백만 개의 수용체세포로 이루어져 있으며, 빛에 반응하기 때문에 **광학수용기**(photoreceptors)로 불린다(그림 7.5). 광학수용기로부터의 전기신호는 두 종류의 신경을– **두극세포**(bipolar cells)와 그리고 **신경절세포**(ganglion cells)–통해 망막에서 **시각신경**(optic nerve)으로 전해지고 시각신경이 신경신호를 시각피질로 전달한다. 광학수용기 세포는 시각신경(신경절세포의 축색돌기)이 안구에서 나오는 지점인 **시각신경원반**(optic disc), 또는 **맹점**(blind spot)을 제외하고는 전체 망막에 퍼져있다. 물체로부터 나온 빛이 시각신경원반에 초점이 맺히게 되면 시야에서 사라지고 볼 수 없게 된다. 막대세포와 원뿔세포는 망막에서 균일하게 분포하지 않으며, 막대세포는 망막의 주변부에 많고 중심부로 올수록 적어진다. 막대세포는 어두운 빛 아래에서 회색 질감

의 시각을 제공하고, 주변시야를 담당한다. 원뿔세포는 밝은 빛 아래에서 상세한 시각을 제공하는 선별적인 수용기이다. 이것들은 망막의 중심부에 밀집해 있으며, 망막의 주변부로 갈수록 적어진다. 맹점의 바깥쪽으로 원뿔세포만이 존재하는 작은 함몰부인 **중심오목(fovea centralis)**이 있으며(그림 7.4를 보시오), 결과적으로 이곳에서 최대시력 또는 가장 명확한 **시력(visual acuity)**이 발생하고, 우리가 보고자 원하는 물체는 중심오목에 초점이 맞추어지게 된다. 원뿔세포에는 세 가지 유형이 있는데, 각각의 유형은 가시광선의 특정 파장에 가장 민감하다(그림 7.6). 한 유형은 청색에 가장 민감하고, 다른 것은 녹색에 민감하다. 세 번째 유형의 원뿔세포는 녹색과 적색의 파장 영역에서 반응한다. 그렇지만 이 유형이 적색에 반응하는 유일한 원뿔세포 유형이기 때문에 "적색 원뿔세포"로도 불린다. 한 가지 이상의 원뿔세포로부터 동시에 시각피질에 감지된 신호는 중간색(intermediate colors)으로 해석된다. 예를 들어, 청색과 적색 원뿔세포로부터의 동시 자극은 보라색 색조로 보이게 되며, 세 가지 유형의 원뿔세포가 자극되면 흰색으로 보인다.

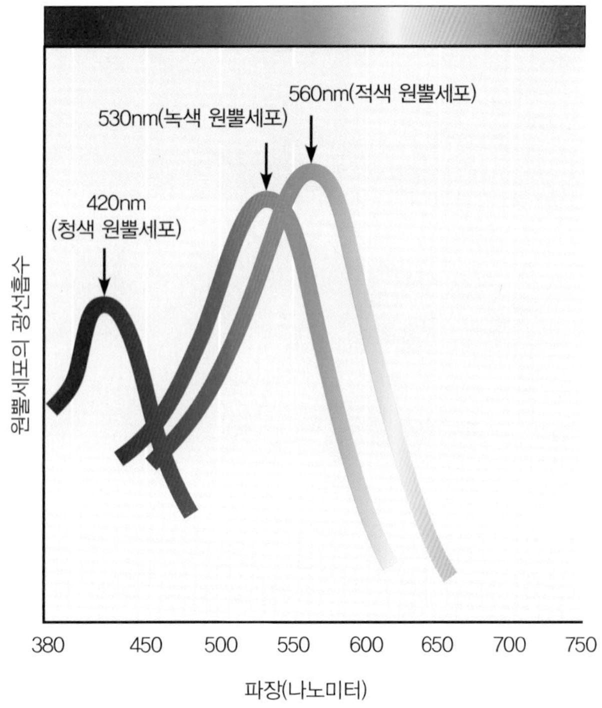

가시광선

560nm(적색 원뿔세포)

530nm(녹색 원뿔세포)

420nm (청색 원뿔세포)

원뿔세포의 광선흡수

380 450 500 550 600 650 700 750

파장(나노미터)

그림 7.6 **가시광선 파장에 따른 세 가지 형태 원뿔세포의 민감도.**

한쪽 눈에 적색의 빛을 다른 쪽 눈에 녹색의 빛을 비추면 노란색으로 보이는데, 이러한 현상으로 미루어 색의 혼합은 망막이 아니라 뇌에서 일어난다는 사실을 알 수 있다.

수정체(Lens)

눈으로 들어온 빛은 탄력적이고 양면이 볼록하고 수정 같은 수정체에 의해서 망막에 초점이 맺히게 된다. 수정체는 걸이인대(현수인대, suspensory ligament)와 섬모체띠(ciliary zonule)에 의해 섬모체(ciliary body)에 연결되어 안구 안에서 수직 방향으로 위치한다(그림 7.4를 보시오). 안구는 수정체의 의해서 맑은 물 같은 방수(aqueous humor)로 채워진 **앞방(안구앞공간, anterior or aqueous chamber)**과 수정체 뒤쪽의 젤리 같은 **유리체액(vitreous humor)** 또는 **유리체(vitreous body)**로 채워진 **뒷방(유리체방, posterior or vitreous chamber)**의 두 구역(방, segment or chamber)으로 나눠진다(그림 7.4를 보시오). 유리체액은 눈을 안쪽에서 지지하여 안구가 안쪽으로 함몰되지 않도록 하는 역할을 한다. 방수는 혈장과 비슷하고, 맥락막의 특정 부위에서 지속적으로 분비된다. 유리체액과 유사하게 방수는

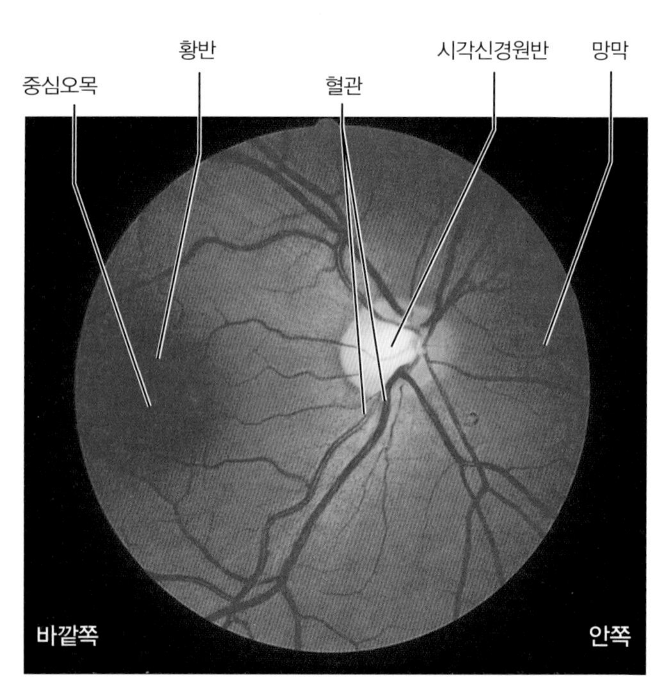

그림 7.7 **검안경(opthalmoscope)으로 본 망막의 뒷벽(기저부, fundus). 방사상으로 혈관이 나오는 시각신경원반을 확인하시오.**

안압(안구내압)을 유지하는 역할을 보조하고, 혈관이 없는 각막과 수정체에 영양분을 공급하는 기능도 가지고 있다. 방수는 각막과 공막의 경계부에 위치한 **각막정맥동**(scleral venous sinus) 또는 **슐렘관**(canal of Schlemm)을 통해 정맥으로 재흡수 된다.

검안경(opthalmoscope)은 안구의 **기저부**(fundus) 혹은 뒷벽을 비추어서 망막, 시각신경원반, 그리고 내부혈관을 보고 검사할 수 있도록 해주는 검사도구이다(그림 7.7). 이 검사를 통해 당뇨병, 동맥경화, 시각신경이나 망막의 변성 등의 병리학적 변화를 검사할 수 있다.

Did You Get It?

5. *눈에서 맹점이란 무엇인가?*
6. *혈관층의 맥락막과 망막 색소층의 공통된 기능은 무엇인가?*
7. *막대세포와 원뿔세포의 차이점은 무엇인가?*

(답은 부록을 보시오.)

Q: 이 그림을 볼 때, 당신의 수정체는 상대적으로 두꺼워질 것인가, 얇아질 것인가?

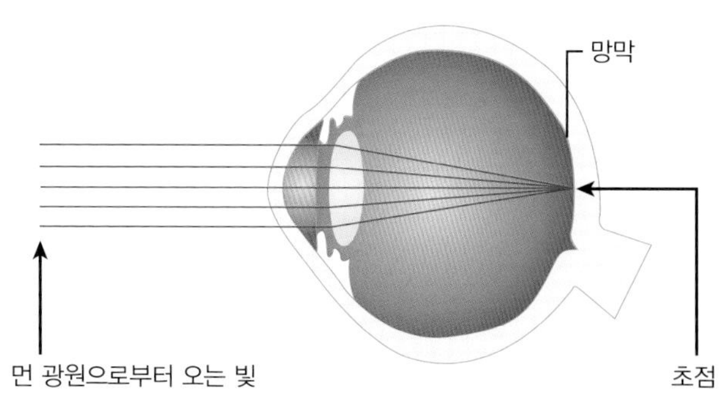

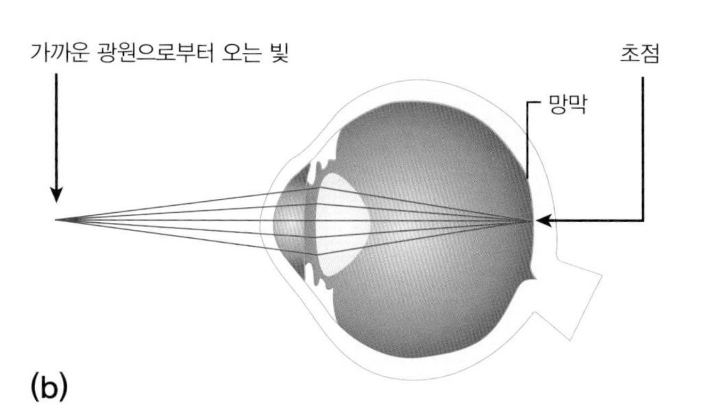

그림 7.8 **근거리와 원거리 시각에서 수정체의 모양.** (a) 원거리 물체로부터 오는 빛은 눈에 도달하면 거의 평행하여 수정체 두께의 변화 없이도 초점이 맞춰진다. (b) 근거리 물체로부터 오는 빛은 갈라져서 초점을 명확하게 망막에 맺기 위해서는 수정체가 볼록해져야 한다.

시각의 생리학(Physiology of Vision)

눈 안에서 빛의 경로와 빛의 굴절(Pathway of Light through the Eye and Light Refraction)

7-7 망막에 상이 맺히는 현상을 설명하시오.

7-8 다음의 용어를 정의하시오: 조절(accommodation), 난시(astigmatism), 정시안(emmetropia), 원시(hyperopia), 근시(myopia), 그리고 굴절(refraction).

빛은 밀도가 다른 물질을 통과하면 속도가 변화되고, 구부러지거나 **굴절된다**(refracted). 그러므로 빛은 안구의 각막, 방수, 수정체, 유리체액에서 구부러지게 된다. 각막과 방수의 굴절률은 일정하지만, 수정체에서는 모양에 따라 달라지는데– 오목해지거나 편평해져서 망막에 상이 적절히 맺히게 만든다. 수정체가 더 볼록해질수록 빛을 더 굴절시키고, 편평해질수록 덜 굴절시킨다. 휴식중의 눈은 먼 곳을 보도록 조절되어 있고, 일반적으로 먼 곳에 위치한 광원(20피트 이상)은 눈에 평행하게 도달한다(그림 7.8a). 그러므로 수정체는 망막에 적절한 상을 맺기 위하여 모양이 변할 필요가 없다. 그러나 가까운 물체로부터 오는 빛은 산란되거나 갈라지기(diverge) 때문에, 수정체는 근거리 시각이 가능하도록 두꺼워져야 한다(그림 7.8b). 이렇게 하기 위하여 섬모체가 수축하여 수정체를 더 볼록하게 만든다. 근거리 물체(20피트 이내)에 초점을 맞추는 눈의 기능을 **조절**(accommodation)이라고 부른다. 수정체에 의해 굴절된 빛으로 망막에 맺힌 상을 **실상**(real image)–오른쪽 · 왼쪽, 위 · 아래가 바뀌어 있고, 실제보다 작은–이라고 한다(그림

A: 근거리 시각이 적용되기 때문에, 수정체는 부풀고 비교적 두꺼워질 것이다.

7.9). 정상적인 눈은 적절하게 조절되지만, 수정체가 너무 강하거나 약하면(과수렴과 저수렴, overconverging and underconverging), 또는 눈의 구조적인 문제 때문에 시각에 장애가 발생하게 된다.

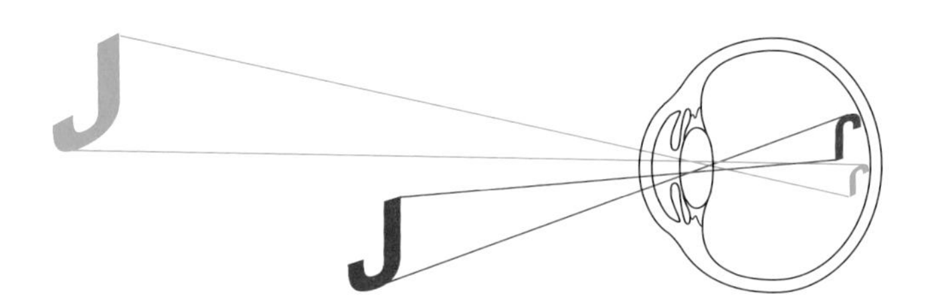

그림 7.9 **망막에 맺힌 실상(좌 · 우와 위 · 아래가 역전).** 물체가 멀리 떨어질수록, 망막에 맺힌 상의 크기는 작아진다.

시야와 뇌로 가는 시각경로(Visual Fields and Visual Pathways of the Brain)

7-9 시각피질로 가는 시각경로를 확인해보시오.

망막으로부터 신호를 운반하는 축색돌기(축삭, axon)들은 안구의 뒷면에서 합쳐져서, 이때부터 시각신경(시신경, optic nerve)이 된다. **시각교차(optic chiasma)**에서 양 눈의 안쪽에서 온 섬유는 뇌의 반대편으로 넘어간다. 이러한 신경섬유의 경로를 **시각로(optic tract)**라고 부른다. 각각의 시각로는 같은 쪽의 바깥쪽에서 온 섬유들과 반대쪽의 안쪽에서 기원한 섬유들을 포함하고 있다. 시각로 섬유는 시상(thalamus)의 신경세포와 신경결합을 하여, 그 축색돌기가 **시각로부챗살(optic radiation)**을 만들어 뇌의 뒤통수엽으로 주행한다. 여기에서 피질세포와 신경연합을 이루어 시각적인 이해 즉 시각이 이루어진다(눈에서부터 뇌까지의 시각경로가 그림 7.10에 나타나 있다). 뇌의 양측은 양쪽 눈으로부터 시각신호를 받는다— 같은 쪽의 눈 바깥쪽과 반대편 눈의 안쪽. 또한 양 눈은 미세하게 다른 모습을 보지만, 대부분의 시야(visula filed)는 겹쳐져있다. 이러한 두 가지 기전의 결과로 인간은 양눈시야(binocular vision)를 가지게 된다. 양눈시야는 용어 그대로 두 눈으로 보는 시야로서 깊이를 인지할 수 있도록 만들고, 양 눈으로부터의 미세하게 다른 물체의 상을 시각피질에서 연합하여 해석하기 때문에 "삼차원(three-dimensional)"시야라고도 불린다.

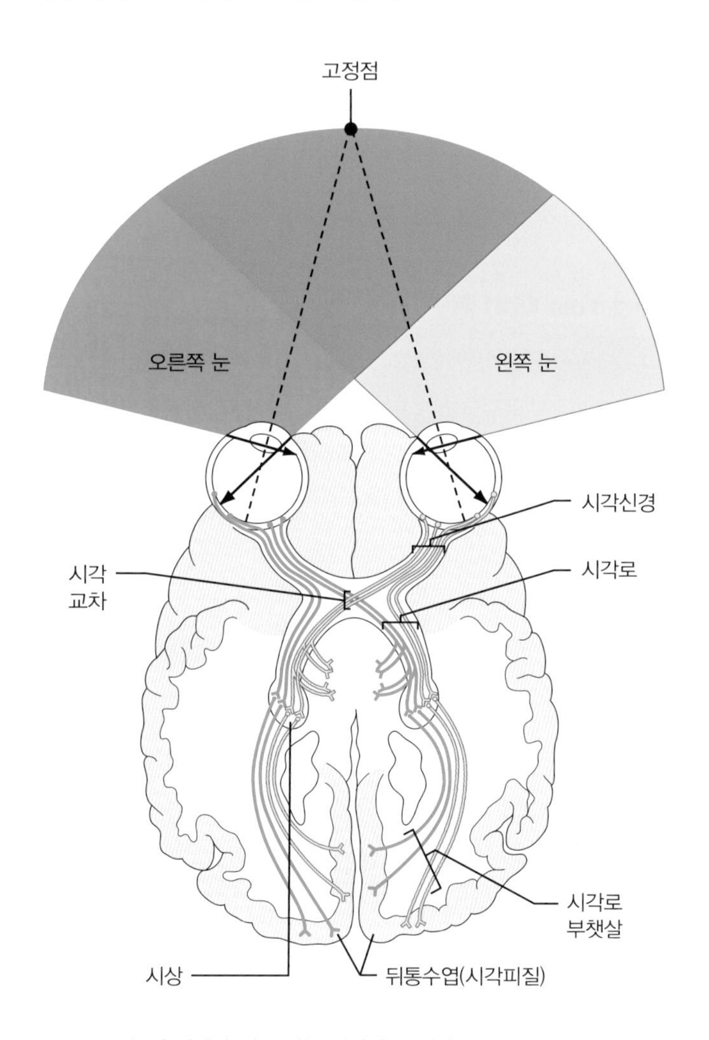

그림 7.10 **눈의 시야와 뇌로 가는 시각경로.** 시야는 대부분 겹쳐있다는 사실에 유의하시오(양눈시야 지역). 또한 실상이 맺히는 망막의 지점은 양 눈이 가까운 점에 고정되었을 때 초점이 맞춰진다는 사실에도 유의하시오.

안구반사(Eye Reflexes)

7-10 눈모음과 동공반사의 중요성을 논의하시오.

적절한 눈의 기능을 하기 위해서는 내안근(internal eye muscles), 외안근(external or extrinsic eye muscles)이 필요하다. 내안근은 자율신경의 지배를 받으며, 전에 언급하였듯이 수정체의 굴곡을 변화시키는 섬모체와, 동공의 크기를 조절하는 홍체의 원형과 방사형근육을 포함한다. 외안근에는 안구의 바깥에 부착되어 있는 곧은근과 빗근들이 있다(그림 7.3을 보시오). 외안근은 눈 움직임을 조절하고, 움직이는 물체를 따라가면서 볼 수 있도록 만든다. 또한 가까운 물체를 볼 때 반사적으로 눈동자가 안쪽으로 이동하는 **눈모임**(convergence)을 가능하게 만든다. 눈모임이 일어날 때 양 눈은 보려고 하는 가까운 물체 쪽으로 이동한다. 외안근은 III, IV, VI번 뇌신경에 의해 조절된다(그림 7.3을 보시오).

갑작스럽게 강렬한 빛에 노출되면, 즉각적으로 동공이 수축하는데: 이것을 **광동공반사**(photopupillary reflex)라 한다. 이러한 보호반사는 과도한 밝은 빛이 민감한 광수용기를 손상시키는 위험을 방지한다. 또한 동공은 가까운 물체를 볼 때, 반사적으로 수축하는데: 이것을 **조절동공반사**(accommodation pupillary reflex)라 하고 더 정확한 시각(acute vision)을 제공한다. 독서를 하기 위해서는 이 두 가지 종류의 근육들이 지속적으로 작용해야만 한다. 섬모체의 근육이 수정체를 두껍게 만들고, 홍체의 원형근육이 조절동공반사를 일으켜야 한다. 게다가 외안근이 눈모음을 만들어야 하고 활자선을 따라서 눈을 움직여야만 한다. 이것이 장시간의 독서가 눈을 피로하게 만들고, 흔히 눈의 피로감(안정피로, eyestrain)으로 불리는 현상이 발생하는 이유이다. 장시간 독서를 할 때에는 때때로 눈을 들어 먼 곳을 쳐다보는 것이 도움이 되는데, 이때 일시적으로 안구근육이 이완한다.

Did You Get It?

8. *눈의 굴절현상을 일으키는 매개체는 무엇인가?*
9. *가까운 물체에 초점을 맞추는 눈의 기능을 무엇이라 부르는가?*
10. *시각로와 시각신경의 차이점은 무엇인가?*
11. *광동공반사는 어떻게 눈을 보호하는가?*

(답은 부록을 보시오.)

PART II: 귀(THE EAR):

청각과 평형감각(HEARING AND BALANCE)

언뜻 보면 청각과 평형기관은 매우 조잡해 보인다. 귀에 있는 수용기를 자극하기 위해서는 액체가 흔들려야만 한다: 소리진동이 액체를 움직여 청각수용기를 자극하고, 육안적인 머리의 움직임은 평형기관을 둘러싼 액체를 흔든다. 이러한 물리적인 힘에 반응하는 수용기를 **기계수용기**(mechanoreceptors)라고 부른다. 우리의 청각기관은 넓은 영역의 소리를 듣게 해주고, 고도로 민감한 평형감각 수용기는 머리의 움직임이나 위치에 대한 최신 정보를 끊임없이 신경계에 전달한다. 이러한 정보가 없다면 평형을 유지하는 일은 매우 어렵거나 혹은 불가능할 것이다. 비록 이 두 가지 감각기관이 함께 귀에 위치하고 있지만, 다른 자극에 반응하고 독립적으로 활성화된다.

귀의 해부학(Anatomy of the Ear)

7-11 바깥귀, 가운뎃귀, 속귀의 구조를 확인하고, 각각의 기능을 기술하시오.

해부학적으로 귀는 세 가지 부위로 나눌 수 있다: 바깥귀; 가운뎃귀; 속귀(그림 7.12). 바깥귀와 가운뎃귀 구조물들은 청각기능에만 관여한다. 하지만 속귀의 기능은 평형감각과 청각 두 가지 모두이다.

바깥귀(외이, External (Outer) Ear)

바깥귀(external ear) 혹은 **외이**(outer ear)는 **귓바퀴**(auricle or pinna)와 바깥귀길로 구성되어 있다. 대부분의 사람들이 "귀"라고 부르는 귓바퀴는– 바깥귓구멍을 둘러싼 조개 모양의 구조물이다. 대부분의 동물에서 귓바퀴는 소리를 모으고 귓구멍관으로 소리를 인도하지만 사람에서는 이 기능이 거의 소실되어 있다.

바깥귀길(**이관**, external acoustic meatus)은 짧고, 좁은 공간(약 1인치 길이와 1/4 인치 넓이)으로 관자뼈에 뚫려있다. 이 바깥귀길을 싸고 있는 피부에는 **귀지샘**(ceruminous glands)이 있어 밀랍 같은 노란 **귀지**(cerumen, earwax)를 분비하여, 외부물질을 흡착하거나 곤충의 침입을 방지한다.

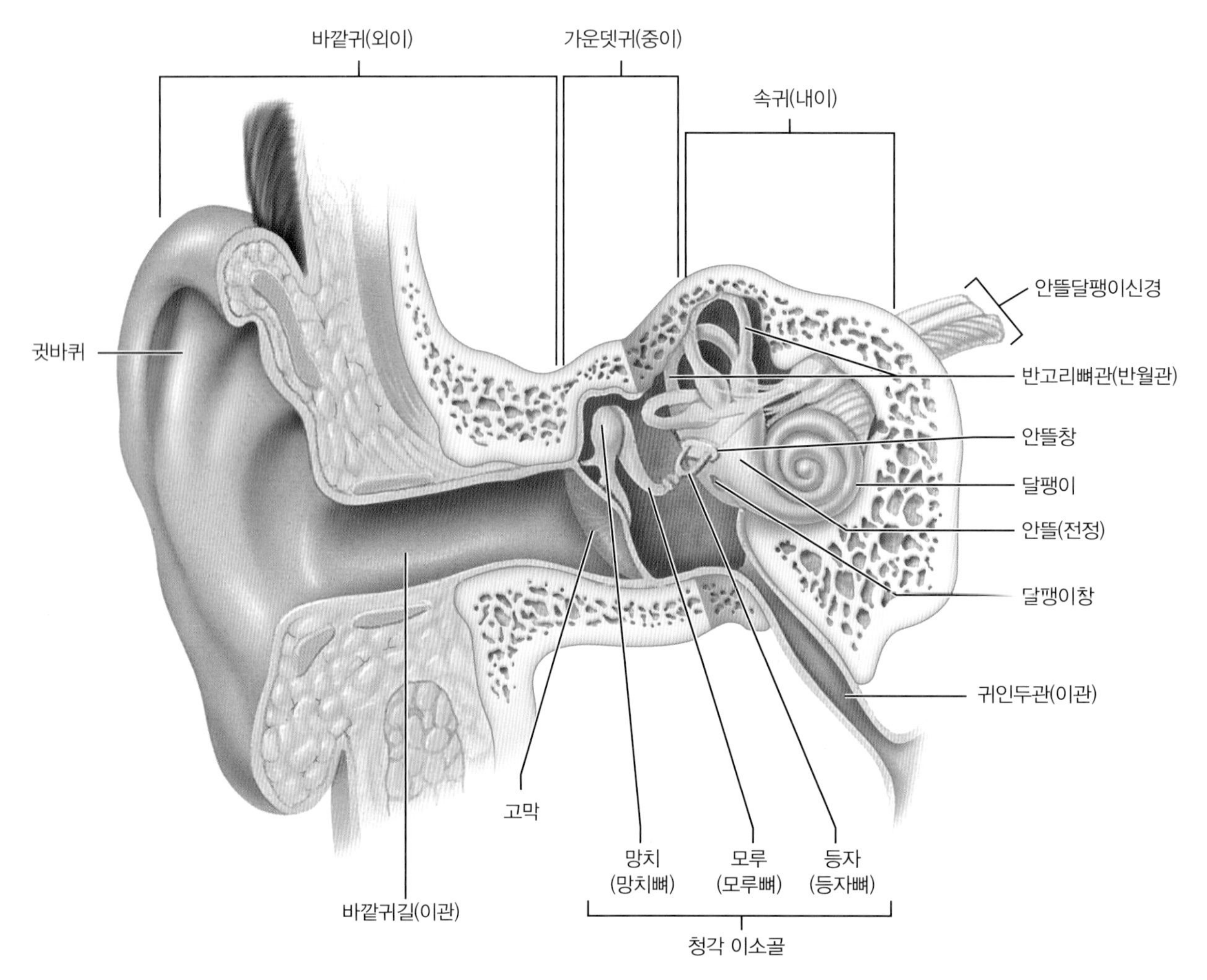

그림 7.11 **귀의 해부학.**

바깥귀길로 들어온 음파는 최종적으로 **고막**(tympanic membrane, eardrum)을 때려 진동하게 만든다. 바깥귀길은 고막에서 끝나며, 고막이 바깥귀와 가운뎃귀를 구분한다.

가운뎃귀(Middle Ear, 중이)

가운뎃귀(middle ear) 또는 **고실**(tympanic cavity)은 관자뼈에 위치한 작고 점막으로 덮인 공기로 채워져 있는 공간이다. 가운뎃귀의 바깥쪽은 고막이고, 안쪽은 **안뜰창**(oval window)과 아래쪽으로는 막으로 덮여있는 **달팽이창**(round window)으로 불리는 두 개의 구멍이 있는 뼈 사이의 공간이다. **귀인두관**(pharyngotympanic tube) 또는 **이관**(auditory tube)이 아래쪽으로 비스듬하게 가운뎃귀와 목구멍(throat)을 연결하는데, 두 부위의 점막은 서로 연결되어 있다. 정상적으로 귀인두관은 납작하게 닫혀져 있지만, 음식물을 삼키거나 하품을 할 때 순간적으로 열려서 가운뎃귀와 대기의 압력이 같아지도록 만든다. 고막은 양면의 압력이 동일하지 않으면 자유롭게 진동할 수 없기 때문에, 이런 현상은 매우 중요한 기전이다. 압력이 서로 다르면 고막이 안이나 밖으로 부풀려져서 소리가 멀리 들리는 것 같은 난청(hearing difficulty)이나 또는 귀앓이(이통, earaches)를 유발하기도 한다. 압력이 같아지면서 귀가 "뻥" 뚫리는 느낌은 비행기를 타본 사람은 누구나 느껴본 경험이 있을 것이다. 영아에서는 귀인두관이 성인보다 더 수평 방향으로 주행하기 때문에 영아에게 음료수병을 직접 물리거나, 누운 상태로 음식물을 먹이는 것이 좋은 방법은 아니다(음식물이 귀인두관으로 들어가기 쉬운 상태이다).

가운뎃귀 공간에는 고막에서 속귀의 액체 성분으로 진동을 전달하는 **귓속뼈**(ossicles)라고 부르는 인체에서 가장 작은 뼈가 걸쳐져 있다(그림 7.11를 보시오). 이 뼈들은 각각의 모양에 따라 이름이 지어졌는데, 각각 **망치**(hammer) 또는 **망치뼈**(malleus), **모루**(anvil) 또는 **모루뼈**(incus), **등자**(stirrup) 또는 **등자뼈**(stapes)이다. 고막이 움직이면 망치뼈가 진동을 모루뼈에 전달하고, 순서대로 모루뼈는 등자뼈에 다시 등자뼈는 속귀의 안뜰창을 압박하게 된다. 안뜰창의 운동은 속귀의 액체를 흔들고 결과적으로 청각수용기를 자극하게 된다.

속귀(내이, Internal (Inner) Ear)

속귀(internal ear)는 안와 뒤쪽의 관자뼈에 위치한 **뼈미로**(bony or osseous labyrinth)라고 불리는 복잡한 뼈 속의 공간이다. 뼈미로는 꼬여있는 완두콩 크기만 한 **달팽이관**(cochlea)과 **안뜰**(**전정**, vestibule), 그리고 **반고리뼈관**(semicircular canals)의 세 가지 하부구조로 나눌 수 있다. 여기에서 전정은 달팽이관과 반고리뼈관 사이에 위치하게 된다. 이 책을 포함하여 모든 교과서에서 뼈미로의 본 모습을 오해하기 쉬운데, 실제적으로 우리는 공간에 관해서 언급하는 것이다. 그림 7.11에서의 모양을 뼈미로의 석고상에 비유할 수 있다. 즉 뼈미로를 석고로 채우고 석고가 굳은 후에 뼈를 제거하면, 남아있는 석고의 모양이 관자뼈 안에 있는 공간의 모양을 나타내게 된다.

뼈미로는 혈장과 비슷한 성질을 가지는 **바깥림프**(perilymph)로 채워져 있다. 바깥림프에 **막미로**(membranous labyrinth)가 떠 있는데 이 막미로는 뼈미로와 비슷한 모양을 가진 막주머니이다. 막미로 안에는 바깥림프보다 더 진한 성분의 **속림프**(endolymph)가 포함되어 있다.

Did You Get It?

12. *청각만을 담당하는 귀의 구역(바깥귀, 가운뎃귀, 속귀)은 어디인가?*
13. *귀에서 어떤 구조물들이 고막에서 안뜰창으로 진동을 전달하는가?*

(답은 부록을 보시오.)

평형감각(Equilibrium)

7-12 정적평형감각과 동적평형감각을 구분하시오.

7-13 평형을 유지하는 평형감각기관의 기능을 기술하시오.

평형감각은 “보고” “듣고” “느끼는” 감각이 아니기 때문에 설명하기 어렵다. 실제적으로 일어나는 현상은 다양한 머리 움직임에 대한 반응이다(주로 의식하지 않은 상태로 일어난다). **전정기관**(vestibular apparatus)으로 불리는 속귀의 평형수용기는 두 개의 기능으로 구분할 수 있다– 하나는 정적평형감(static equilibrium) 그리고 다른 하나는 동적평형감(dynamic equilibrium).

정적평형감(Static Equlibrium)

안뜰의 막주머니 안에 있는 **정적평형감**(static equilibrium)을 느끼는데 필수적인 수용기를 **평형반**(maculae)이라고 부른다(그림 7.12). 평형반은 우리 몸이 움직이지 않는 상태에서 중력 방향에 대한 머리 위치 변화를 감지하며, 여기에서 위 · 아래 방향에 대한 정보를 얻어 머리를 똑바로 세운 상태로 유지할 수 있다. 어두운 심해에서 수영하는 잠수부에게는 평형반이 매우 중요한데(여기서는 다른 방향을 알려주는 정보가 없다), 평형반이 어느 방향이 위(표면)인지 알 수 있도록 하기 때문이다. 각 평형반은 수용기(털)세포의 군락이며, “털세포(hairs)”는 젤리 같은 기질에 작은 칼슘염 성분의 돌인 **평형모래**(**이석**, otoliths)가 점점이 박혀있는 **평형모래막**(otolithic membrane) 안에 매몰되어 있다. 머리가 움직이면 평형모래는 중력 방향으로 치우치게 되며, 이 움직임이 젤리를 당겨서 털세포 위에서 미끄러지는 판처럼 작용하게 만들어 털세포를 구부린다. 이러한 현상이 털세포를 활성화시켜 **안뜰신경**(**8번 뇌신경의 분지**, vestibular nerve)을 따라 **작은뇌**(**소뇌**, cerebellum)에 머리의 위치를 전달하게 된다.

동적평형감(Dynamic Equilibrium)

반고리뼈관에서 발견되는 **동적평형감**(dynamic equilibrium)

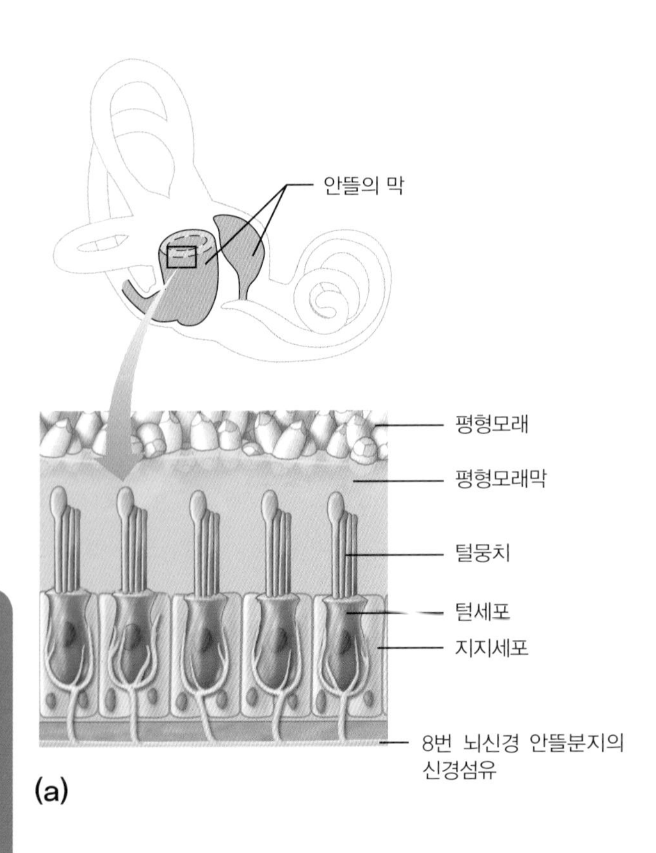

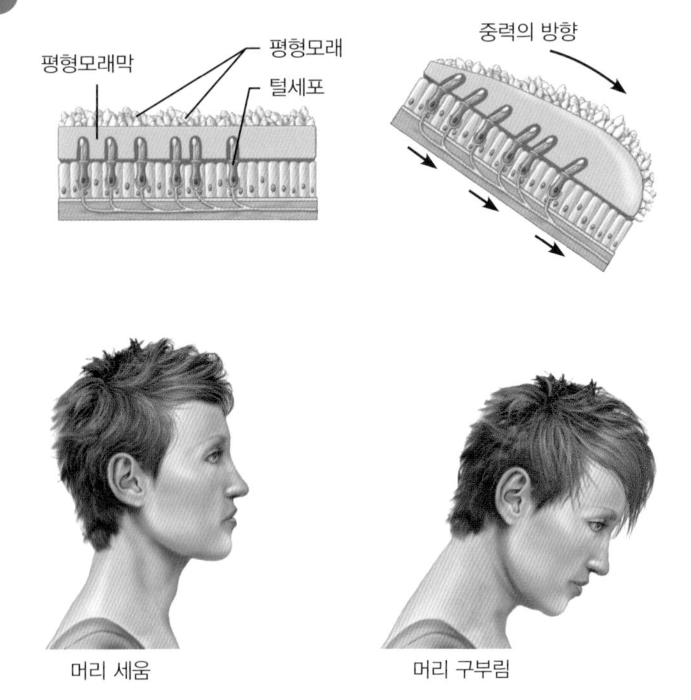

그림 7.12 **평형반의 구조와 기능(정적평형 수용기).** (a) 평형반의 모식도. (b) 머리를 숙이면 젤리 성분의 평형모래막의 평형모래는 중력 방향 쪽으로 이동하고, 평형반을 자극한다. 이 현상이 털세포를 잡아당긴다.

의 수용기는 머리의 직선운동보다는 경사진 또는 회전운동에 반응한다. 무대에서 춤추면서 돌거나 심하게 흔들리는 보트를 타고 있으면, 이 수용기들이 과도하게 자극된다. 반고리뼈관(각각 1/2 인치 또는 1.3cm의 둘레길이)은 세 방향으로 배열되어 있어, 어떤 방향으로 움직이더라도 그 움직임을 감지할 수 있는 수용기가 존재하게 된다. 각각의 막성 반고리뼈관의 기시부의 부풀어진 부위인 팽대(ampulla)(그림 7.13a) 안에 수용기가 많이 존재하는 지역을 **팽대능선(crista ampullaris)**, 또는 간단히 줄여서 능선(crista)이라고 부르는데, 이것은 털세포 줄기에 **마루(cupula)**(그림 7.13b)로 불리는 젤리 성분의 모자가 씌워진 형태로 구성되어 있다. 머리가 원을 그리거나 경사진 상태로 움직일 때 속림프(endolymph)는 뒤로 쳐지게 되고, 이 뒤쳐진 속림프가 마루를 잡아당겨 몸의 움직임에 따라 구부러지게– 마치 회전문처럼– 만든다. 이렇게 털세포가 자극되면 신호는 안뜰신경을 따라 작은뇌로 전달된다. 마루를 반대 방향으로 구부리면 신호의 생성이 감소하게 된다. 같은 속도로 움직이면 수용기는 신호 생성을 점차적으로 줄이게 되고, 움직임의 속도나 방향이 변화될 때까지 운동에 대한 감각이 없어지게 된다. 반고리뼈관과 안뜰의 수용기가 각각 동적평형감과 정적평형감을 관장하지만, 대부분의 경우에서 동시에 작용한다. 이러한 평형감각 이외에도 작은뇌에 신체균형에 대한 정보를 제공하는 감각은 시각과 근육과 힘줄의 위치감각수용기(proprioceptors)도 중요한 역할을 담당한다.

Did You Get It?

14. *안뜰기관과 반고리뼈관에서 느껴지는 감각의 유형은 무엇인가?*
15. *벤지는 해변에 갑자기 폭풍우가 닥칠 때까지 보트를 타고 있었다. 곧 그는 메스껍고, 서 있기도 힘든 상태가 되었다. 어떤 평형감각의 수용기– 정적 또는 동적–가 심하게 흔들리는 배에서 작용하였는가?*
16. *평형모래란 무엇이고, 평형감각에서 차지하는 역할은 무엇인가?*

(답은 부록을 보시오.)

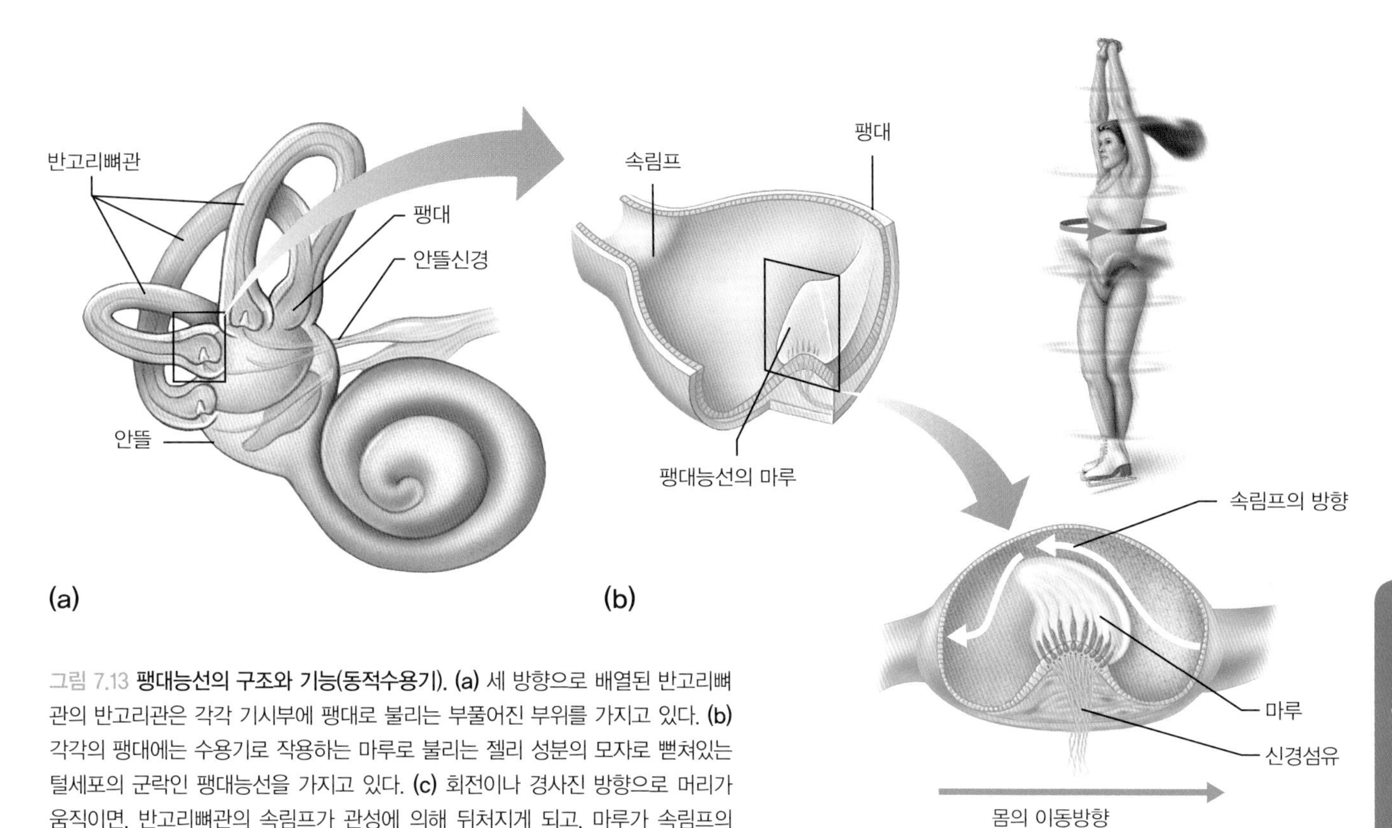

그림 7.13 **팽대능선의 구조와 기능(동적수용기).** **(a)** 세 방향으로 배열된 반고리뼈관의 반고리관은 각각 기시부에 팽대로 불리는 부풀어진 부위를 가지고 있다. **(b)** 각각의 팽대에는 수용기로 작용하는 마루로 불리는 젤리 성분의 모자로 뻗쳐있는 털세포의 군락인 팽대능선을 가지고 있다. **(c)** 회전이나 경사진 방향으로 머리가 움직이면, 반고리뼈관의 속림프가 관성에 의해 뒤처지게 되고, 마루가 속림프의 흐름을 거스르는 것처럼 털세포를 반대 방향으로 구부린다. 이렇게 구부러지면 감각신경에서 지극전달이 증가하게 된다. 이 기전은 경사진 운동이나 회전운동이 일정한 속도로 유지되면, 빠르게 적응된다.

청각(Hearing)

7-14 청각에서 코티 나선기관의 기능을 설명하시오.

7-15 소리가 나는 곳을 특정할 수 있게 만드는 기전을 설명하시오.

달팽이수도관(cochlea duct) 안에 속림프가 들어있는 달팽이 막미로를 **코티나선기관**(spiral organ of Corti)이라 부르고, 여기에는 청각수용기 또는 **털세포**(hair cells)가 들어있다(그림 7.14a). 달팽이수도관 위와 아래에 있는 공간(계단)에는 바깥림프가 들어있다. 고막과 귓속뼈, 그리고 안뜰창을 통과한 소리진동이 달팽이관의 액체를 흔들게 된다(그림 7.15). 고막에서 안뜰창으로 전달되는 소리파동은 귓속뼈의 지렛대 기능으로 힘(진폭)이 커지게 된다. 이런 작용으로 훨씬 큰 고막에 작용된 거의 모든 힘이 작은 안뜰창으로 전해지고, 속귀의 액체를 움직이게 하며, 이 압력은 **바닥막**(**기저막**, basilar membrane)을 진동시키게 된다. 코티나선기관의 바닥막에 위치한 수용기세포는 위쪽에 위치한 젤리 같은 **덮개막**(tectorial membrane)의 움직임에 의해 털이 구부러지거나 비틀리면서 활성화 된다(그림 7.14b를 보시오). 바닥막에서 뻗어 나온 섬유의 길이에 따라 특정 주파수에 특정 영역이 반응하게 된다. 일반적으로 고음은 바닥막의 짧고 단단한 섬유에 작용하여 안뜰창에 가까운 수용기세포를 활성화시키고, 저음은 길고 느슨한 섬유에 작용하여 달팽이관 먼 쪽에 위치한 털세포를 자극하게 된다(그림 7.16). 활성화되면 털세포는 **달팽이신경**(cochlea nerve, 8번 뇌신경(안뜰달팽이신경의 분지))을 통해 신호를 관자엽에 위치한 소리를 해석하는 청각피질로 보내게 된다. 소리는 양쪽 귀에 각각 다른 시간에 도달하기 때문에 입체적인 음향으로 들을 수 있다. 기능적으로 이런 현상을 통해 어디에서 소리가 발생하는지 알 수 있게 된다. 같은 음색의 동일한 소리가 계속 귀에 도달하게 되면 청각수용

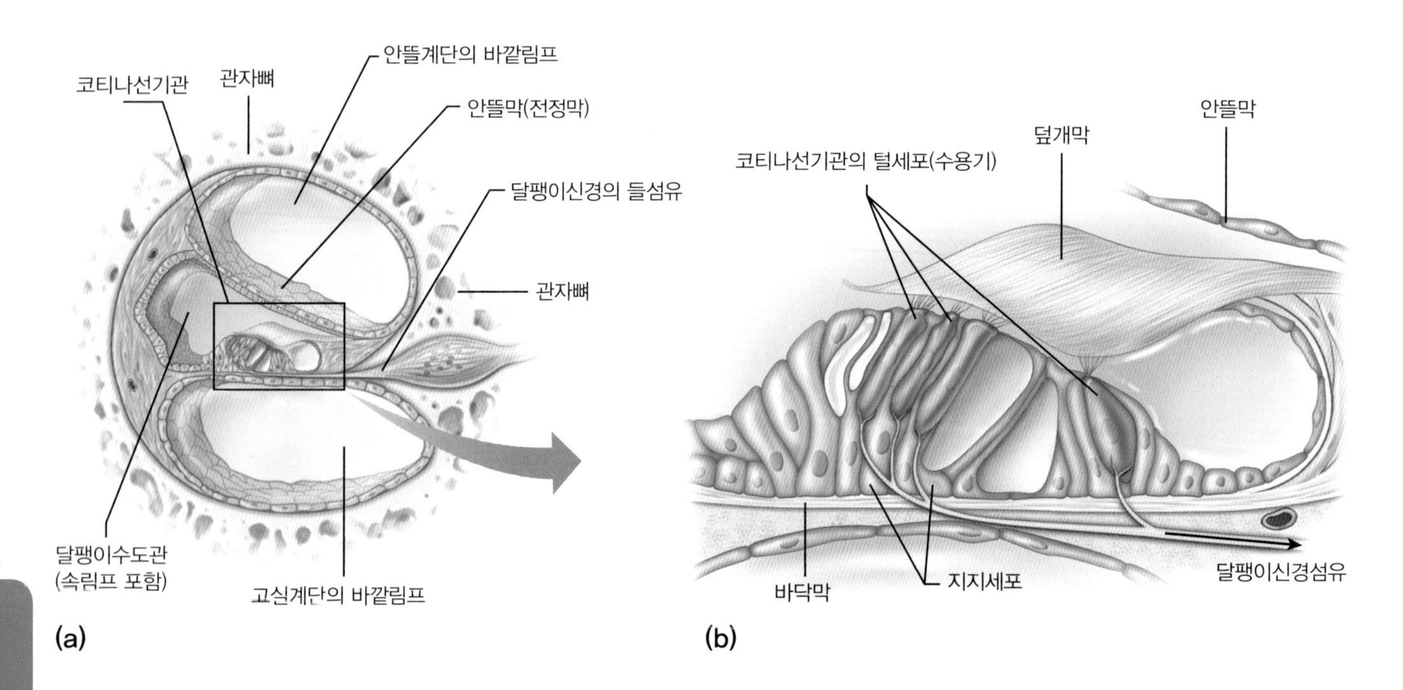

그림 7.14 **달팽이관의 해부학.** **(a)** 달팽이수도관 안에 들어있는 코티나선기관의 위치를 보여주는 달팽이관의 단면도. 뼈미로 공간에는 바깥림프가 들어있고, 달팽이수도관에는 속림프가 들어있다. **(b)** 코티나선기관의 상세구조. 수용기세포(털세포)가 바닥막 위에 위치하고 있다.

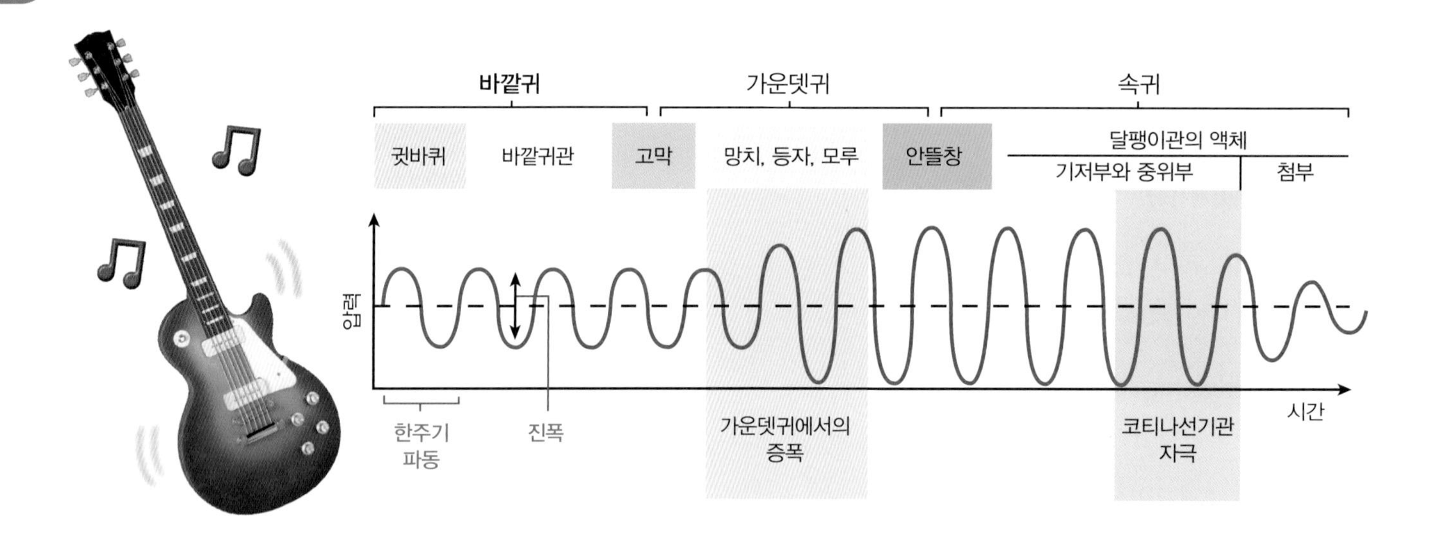

그림 7.15 **귀를 통한 소리파동의 경로.** 속귀 코티나선기관 안의 털세포를 자극하려면 소리파동은 공기, 막, 뼈, 액체를 통과해야 한다.

기는 적응(adapt), 또는 반응을 멈추게 되면서 소리가 나는지 인식하지 못하게 된다. 이런 현상이 지속적으로 윙윙거리는 모터소리가 처음 몇 초를 제외하고는 신경 쓰이지 않게 되는 이유이다. 그러나 청각은 우리가 잠이 들거나 마취 상태에 빠질 때 가장 늦게 소실되고, 깨어날 때 가장 빨리 회복되는 감각이다.

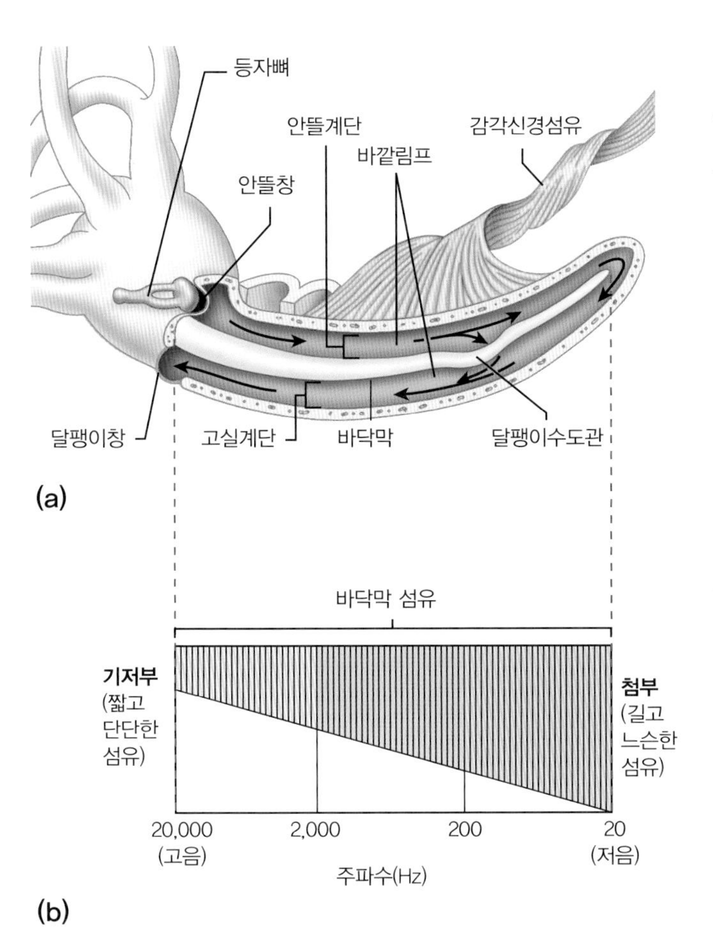

그림 7.16 **달팽이 털세포의 활성화.** **(a)** 소리전달 과정을 쉽게 알아볼 수 있도록 달팽이관이 꼬이지 않은 것처럼 그려져 있다. 들을 수 없는 영역의 낮은 소리파동은 달팽이수도관 주위를 털세포를 자극하지 않고 지나간다. 그러나 높은 주파수의 소리는 달팽이수도관과 바닥막을 통과하여 고실계단으로 전달된다. 이때 소리의 특정 주파수에 따라 특정한 영역의 바닥막을 흔들어, 그곳의 털세포와 감각신경세포를 자극시킨다. 자극되는 털세포에 따라서 뇌는 다른 음조의 소리로 인식하게 된다. **(b)** 바닥막에서 나온 섬유의 길이와 단단함에 따라 특정 영역이 특정 주파수에 반응한다. 고음은–20,000Hz– 바닥막의 짧고 단단한 털세포가 감지한다.

Did You Get It?

17. *소리파동이 달팽이관 속에 있는 수용기세포를 자극하기 위해서는 몸 밖으로부터 어떤 물질들을 통과해야 하는가?*
18. *코티나선기관에서 뇌로 자극을 전달하는 신경은 무엇인가?*
19. *고음이 최대로 느껴지는 부위는 안뜰창으로부터 가까운 부위인가 먼 부위인가?*

(답은 부록을 보시오.)

PART III: 화학물질을 이용한 감각 : 후각과 미각(CHEMICAL SENSES : SMELL AND TASTE)

7-16 후각과 미각수용기의 위치, 구조, 기능을 기술하시오.

7-17 다섯 가지 기본 맛의 이름을 적고, 미각을 조절하는 요인을 기술하시오.

미각수용기와 후각수용기는 용액에 녹아있는 화학물질에 반응하기 때문에 **화학수용기**(chemoreceptors)로 분류된다. 미각수용기는 다섯 가지 종류가 확인되었지만, 후각수용기는 다양한 형태의 화학물질에 민감한 것으로 여겨지고 있다. 미각과 후각수용기는 서로 보완적인 작용을 하고, 많은 종류의 동일한 자극에 대하여 교차반응을 일으킨다.

후각수용기와 냄새(Olfactory Receptors and the Sense of the Smell)

인간은 다른 동물에 비하여 냄새를 맡는 기능이 떨어지지만, 냄새를 분간하는 능력이 무시할 정도는 아니다. 어떤 사람은 이 능력이 특출해서 차나 커피 배합사, 향료제조인, 또는 포도주감정가가 되기도 한다. 냄새를 담당하는 수천 개의 **후각수용기**(olfactory receptors)는 코안의 지붕에 우표만한 크기로 존재한다(그림 7.17). 코안에 들어온 공기는 아래쪽 기도로 진행하기 위해 반드시 U턴을 해야 하기 때문에, 코를 킁킁거리면 더 많은 공기가 후각수용기가 위치한 코 위쪽으로 흐르면서 후각기능을 증가시킨다. **후각수용기 세포**(olfactory receptor cells)는 후각상피에서 뻗어 나온 긴 섬모인 **후각털**(olfactory hairs)을 가지고 있는 신경세포로서, 하부의 분비샘으로부터 분비된 점액으로 항상 덮여있다. 섬모에 위치한 후각수용기가 점액에 용해된 화학물질로부터 자극을 받으면, 후각신경의 축색돌기 다발인 **후각미세사**(olfactory filaments)가 합쳐져 만들어진 **후각신경**(olfactory nerve, 1번 뇌신경)으로 자극을 전달한다.

Q: 코를 킁킁거리면 냄새를 맡는 데 어떤 도움이 되는가?

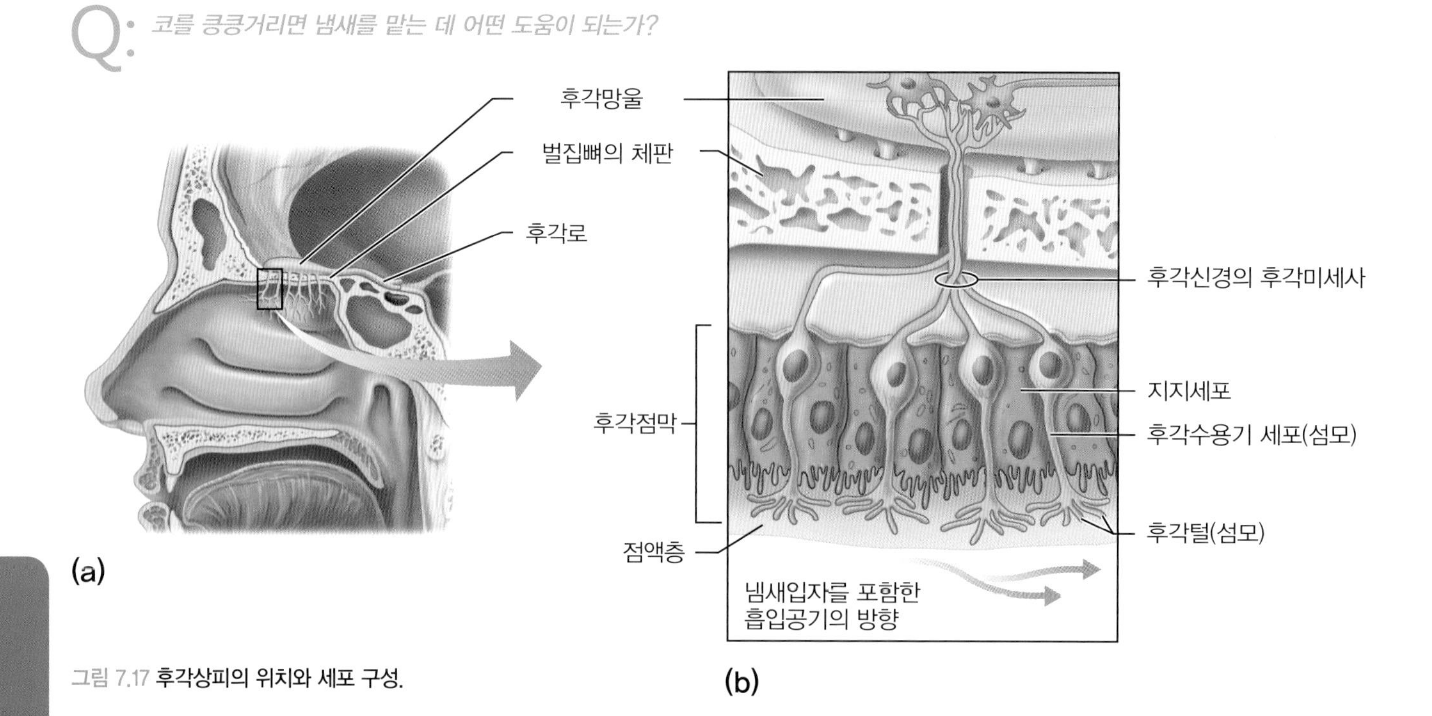

그림 7.17 **후각상피의 위치와 세포 구성.**

후각신경은 뇌의 후각피질로 자극을 전달하고, 여기에서 후각이 느껴지고 냄새에 대한 "즉석사진"이 만들어진다. 후각로(olfactory pathways)는 변연계(limbic system, 뇌의 감정-내장성 영역)와 밀접하게 연결되어 있기 때문에 후각의 느낌은 오래 지속되고 기억과 감정에 오래 각인된다. 예를 들어, 초콜릿과자의 냄새는 할머니를 연상시키고, 특정한 파이프 담배 냄새는 아버지를 생각하게 만든다. 병원 냄새, 학교 냄새, 아기 냄새, 여행지 냄새 등 나열하자면 끝이 없다. 우리는 대체적으로 냄새에 대해 주관적으로 좋다, 싫다는 양단간의 반응을 하고, 우리의 냄새 선호도를 변화시키거나 추가 또는 삭제시키기도 한다. 후각수용기는 매우 민감해서 몇 개의 분자만으로도 자극할 수 있고, 청각수용기와 비슷하게 같은 냄새에 노출되면 빠르게 적응하기도 한다. 이러한 이유가 여성이 자신의 향수 냄새는 맡지 못하면서 다른 사람의 상이한 향수에는 예민하게 느끼는 현상을 설명해준다.

맛봉오리와 미각(Taste Buds and the Sense of Taste)

맛이라는 단어는 라틴어 taxare에서 유래되었는데, 이 단어의 뜻은 "만지고, 평가하고, 판단한다"라는 의미이다. 실질적으로 우리는 사물의 맛을 볼 때 우리에게 가장 익숙한 방법으로 평가하게 되고, 대다수는 미각을 가장 즐거운 감각으로 간주한다. 미각을 느끼는 특수한 수용기인 **맛봉오리**(taste buds)는 입안에 산재되어 있으며, 우리 몸에는 10,000개 정도의 맛봉오리가 존재하는데 대부분 혀에 위치한다. 그중 극소수가 물렁입천장(연구개, soft palate), 인두의 상부, 그리고 볼의 안쪽에 존재한다. 혀는 말뚝 모양의 돌기인 **유두**(papillae)로 덮여있다. 크고 둥근 **성곽유두**(vallate or circumvallate)의 가장자리와, 수많은 **버섯유두**(fungiform papillae)의 윗면에 맛봉오리가 존재한다(그림 7.18). 침에 녹아있는 화학물질에 반응하는 특수한 형태의 상피세포를 **미각세포**(gustatory cells)라고 부른다.

A: 냄새입자를 포함한 공기를 더 많이 코안의 위쪽에 위치한 후각수용기로 보낸다.

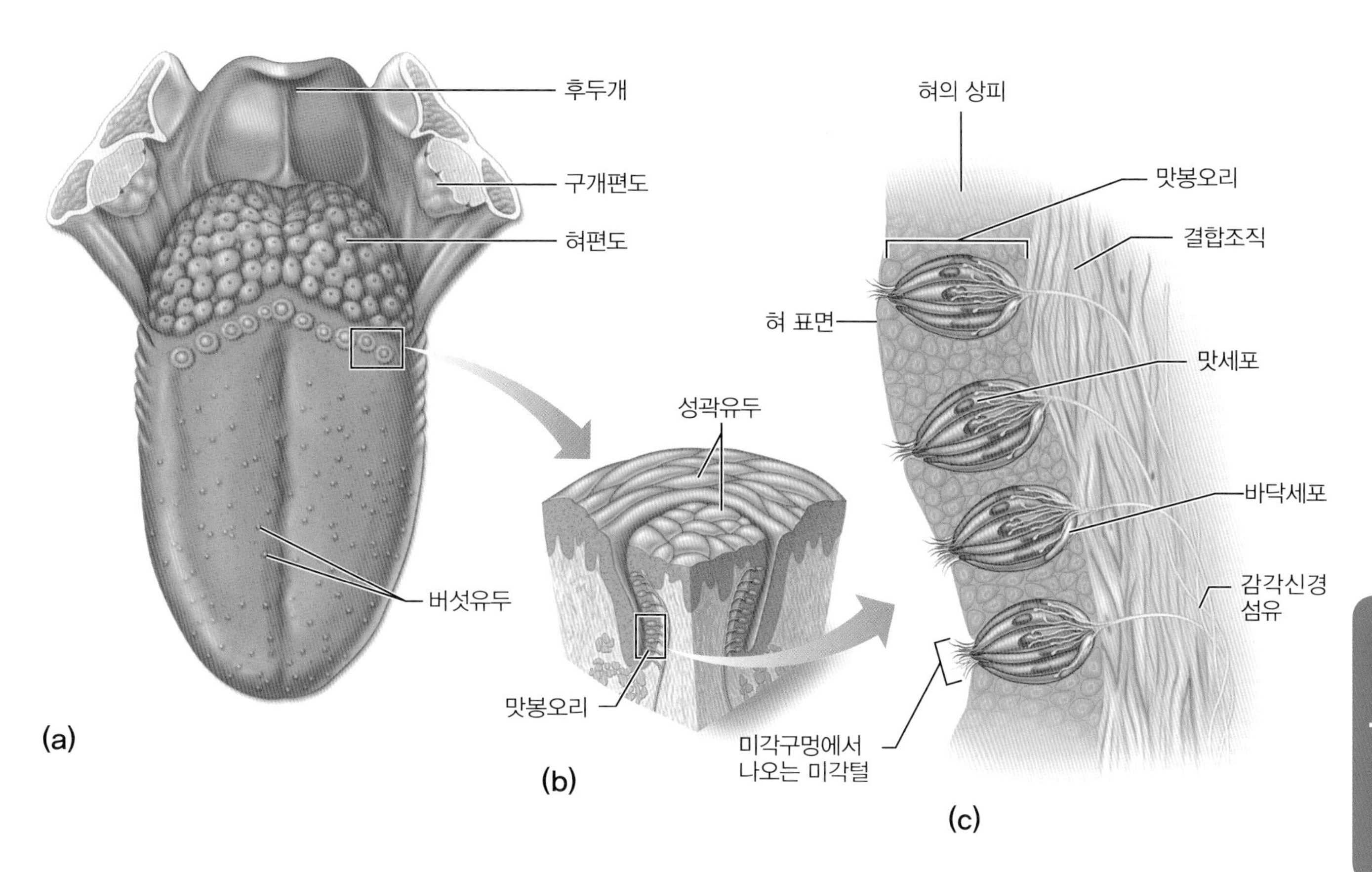

그림 7.18 **맛봉오리의 위치와 구조. (a)** 혀에 있는 맛봉오리는 혀 점막의 돌기인 유두와 관련이 있다. **(b)** 성곽유두의 단면에서 옆쪽의 벽에 있는 맛봉오리가 보인다. **(c)** 네 가지 맛봉오리의 확대도.

미각세포의 미세융모−**미각털**(gustatory hairs)−는 **미각구멍**(taste pore)을 통해 돌출되어 있으며, 자극을 받으면 탈분극하여 뇌로 자극을 전달한다. 세 개의 뇌신경들−VII, IX, 그리고 X−이 다양한 맛봉오리에서 미각피질로 자극을 전달한다. **얼굴신경(안면신경**, facial nerve)은 혀의 앞 2/3, 그리고 다른 두 개의 뇌신경−**혀인두신경**(glossopharyngeal)과 **미주신경**(vagus)−은 나머지 부위의 맛봉오리를 담당한다. 맛봉오리가 위치한 장소는 많은 마찰이 일어나는 곳이고, 흔히 뜨거운 음식에 의해 화상을 입는다. 다행히도 맛봉오리는 인체에서 가장 활동적인 세포로 맛봉오리 심부에 위치한 **바닥세포**(basal cell)(줄기세포, stem cell)에 의해서 매 7~10일마다 교체된다. 다섯 가지 기본 미각이 있는데, 각각의 맛은 그 맛에 해당하는 맛봉오리를 자극하면 느끼게 된다. 단맛 수용기(sweet receptors)는 설탕, 사카린, 특정 아미노산이나 납(유연페인트 성분) 등에 반응한다. 신맛 수용기(sour receptors)는 수소 이온(H^+)이나 산성용액에 반응하고, 쓴맛 수용기(bitter receptors)는 알칼리에, 짠맛 수용기(salty receptors)는 용액의 금속 이온에 반응한다. 감칠맛(Umami)은 일본어로 아미노산인 글루탐산에 의해 유발된다. 이 맛은 스테이크의 고기 맛이나 식품첨가물인 글루탐산나트륨의 풍미이다. 상식적으로 혀끝은 단맛과 짠맛, 옆은 신맛, 뒤는 쓴맛, 그리고 인두에서 고기 맛을 가장 예민하게 느끼는 것으로 여겨졌지만, 실제로는 미각수용기는 혀의 위치에 따라 큰 차이가 없고, 쓴맛 수용기만이 혀 뒤쪽에 모여 있는 것으로 보인다. 맛봉오리 대부분은 둘이나, 셋, 넷, 혹은 다섯 가지 맛 모두에 반응한다. 좋아하고 싫어하는 맛에는 항상성 유지 기능도 있다. 설탕과 소금을 좋아하는 것은 탄수화물과 미네랄(또한 특정 아미노산)에 대한 신체의 요구를 충족시키려는 현상이고, 신 음식(오렌지, 레몬, 그리고 토마토)에는 필수 비타민인 비타민 C가 풍부하게 들어있다. 고기 맛은 단백질을 섭취하게 만들고, 그리고 자연계에 존재하는 대부분의 독성물질이나 상한 음식은 쓰기 때문에 우리가 쓴맛을 싫어하는 것은 방어기전의 일종이다. 맛에 영향을 주는 요인은 다양하고, 우리가 느끼는 맛은 상당부분 냄새에 의한 후각수용기 자극과 연관된다. 감기가 걸려 코안이 충혈 되면 음식 맛이 떨어지는 것을 생각해보시오. 향기가 없다면 모닝커피는 단지 쓰게만 느껴질 것이다. 또한 음식의 온도와 질감도 맛에 영향을 준다. 예를 들어, 어떤 사람은 반죽 같은 질감(아보카도)이나 서걱거리는 질감(배)의 음식을 먹지 않고, 거의 모든 사람이 차갑고 기름진 햄버거를 먹기에는 적합하지 않다고 여긴다. 고추나 후추 같은 뜨거운 음식은 실제적으로는 입의 통증수용기를 자극한다.

Did You Get It?

20. *미각과 후각수용기를 통칭해서 무엇이라 부르는가? 또 그렇게 부르는 이유는 무엇인가?*
21. *특정 해부학적 구조물 안에서 대부분의 맛봉오리는 어디에 위치하는가?*
22. *코를 킁킁거리면 냄새를 쉽게 느끼는 이유는 무엇인가?*

(답은 부록을 보시오.)

PART IV: 특수감각의 발생학 (DEVELOPMENTAL ASPECTS OF THE SPECIAL SENSES)

7-18 나이가 들어가면서 특수감각기관에 일어나는 변화를 설명하시오.

특수감각기관은 기본적으로는 신경계의 일부분이며, 태생기에 일찍부터 만들어진다. 예를 들어, 눈은 뇌의 웃자란 부위이고, 태아 4주차에 만들어진다. 모든 특수감각은 정도의 차이는 있지만 태어날 때 어느 정도의 기능을 갖추고 있다. 일반적으로 말하면 시각은 태어나면서부터 완전한 기능을 갖지 못한 단 한 개의 특수감각이며, 눈 기능이 충분히 발휘되려면 수년간의 학습이 필요하다. 8~9세까지 안구는 지속적으로 자라지만, 수정체는 전 생애에 걸쳐 자란다. 태어날 때 안구는 전후 길이가 짧아 모든 신생아는 원시(hyperoptic, farsighted)이며, 눈이 성장하면서 저절로 교정된다. 신생아는 회색 색조만을 볼 수 있으며, 양 눈의 조화가 잘 이루어지지 않고, 종종 한 번에 한쪽 눈으로만 보기도 한다. 생후 2주까지 눈물샘(lacrimal glands)이 완전히 발달하지 않기 때문에 심하게 울 때에도 이 시기에는 눈물이 나오지 않는다. 생후 5개월이 되어서야 신생아는 쉽게 문자에 초점을 맞출 수 있으며, 움직이는 물체를 따라가면서 볼 수 있지만, 시력은 여전히 좋지 않다. 예를 들어 발달된 시력을 가진 성인이 200피트 거리에서 명료하게 볼 수 있는 물체를 신생아가 명확하게 보려면 20피트 거리에 있어야만 한다(이 정도의 시력을 20/200이라 한다). 5세가 되면 색채를 명확히 볼 수 있고, 시력도 20/30 정도로 개선되며, 깊이를 인지하는 능력도 만들어져 독서가 가능하게 된다. 학령기가 되면 초기의 원시안(hyperopia)은 대개는 정시안(emmetropia)으로 변화하게 되고, 이런 상태로 40세까지 지속되다가 **노안(원시안, presbyopia)**이 시작하게 된다. 노안은 나이가 들어감에 따라 수정체의 탄력성이 저하되어 발생하는데, 이런 경우에는 가까운 곳에 초점을 맞추기 어렵고 먼 곳이 더 잘 보인다. 신문을 팔 길이 정도 거리를 두고 읽는 사람이 이런 연령에 따른 시력의 변화를 나타내는 흔한 예이다. 나이가 들어가면서 눈물샘의 기능은 떨어지게 되며, 눈이 건조해져서 세균의 감염이나 자극을 받기 쉬워진다. 수정체도 투명도가 떨어지고 색깔이 변하게 된다. 결과적으로 빛을 산란시키게 되고 눈부심이 생겨서 야간운전을 하기 어려워진다. 홍체의 확장근육의 기능도 감소하여, 동공이 항상 약간은 수축한 상태로 남게 된다. 이런 두 가지 이유로 인하여 망막에 도달하는 빛이 줄어들게 되고, 칠십대 정도에는 시력이 급격히 나빠지게 된다. 이런 변화에 더하여 노인들은 시력을 잃게 만드는 녹내장(glaucoma), 백내장(cataracts), 동맥경화(arteriosclerosis), 당뇨병(diabetes) 같은 질환이 동반되는 경우도 많다.

신생아는 첫 울음을 울은 직후 듣는 것이 가능해지지만, 소리에 대한 초기의 반응은 대부분 반사작용이다. 예를 들면, 큰 소리에는 울음을 터트리고 눈꺼풀을 감는다. 3~4

개월에 신생아는 소리의 방향을 인식하고, 가족의 목소리가 나는 곳으로 고개를 돌리게 된다. 유아는 소리를 흉내내기 시작하는 시기에 매우 명확하게 들으며, 언어능력은 청력과 밀접하게 연관되어 있다. 세균감염이나 알레르기에 의한 귀의 염증을 제외하고는 청소년기와 성인 시기에 청력에 영향을 미치는 문제는 적다. 그러나 60대가 되면, 코티나선기관이 퇴화하면서 고음이나 말소리 등을 듣는 기능이 떨어지게 된다. 이것을 **노인성난청(presbycusis)**이라고 하며, 감각신경성 난청이다. 어떤 경우에는 귓속뼈에 귀경화증(이경화증, otosclerosis)이 발생하여, 속귀로 소리를 전달하는 기능이 방해되면서 난청을 더 진행시키기도 한다. 많은 노인들이 자신의 청력저하를 인정하지 않고 보청기 사용을 주저하여, 주변에서 일어나는 일에 대한 인식을 시력에 의지하면서 사람을 무시한다는 인상을 주기도 한다. 노인성난청은 노인에게서만 발생한다고 생각되어졌지만, 환경이 시끄러워지면서 젊은 사람에서도 점점 더 흔하게 발생한다. 시끄러운 소리에 의한 손상은 진행성이고 누적된다. 청력을 저하시킬 정도로 음악을 듣는 것은 청각수용기를 손상시킨다.

화학적 감각인 미각과 후각은 태어나면서부터 예민하여 신생아는 성인이 맛이 없다고 간주하는 음식도 맛있게 먹는다. 어떤 연구자는 후각이 엄마젖을 찾을 때 촉각만큼 중요한 감각이라고 주장한다. 그러나 매우 어린 어린이의 후각은 냄새에 차별적이지 못하여 자신의 변을 갖고 노는 경우도 있다. 나이가 들면서 특정 냄새에 대한 정서반응이 증가한다. 아동기나 초기 성인기에는 화학적 감각에 별다른 문제가 없다. 40대 중반부터 수용기 세포의 수가 줄어들면서 미각과 후각 능력이 감퇴된다. 80대 이후에는 약 반수가 냄새를 전혀 맡지 못하고, 미각도 떨어져있다. 이런 현상은 전에는 싫어하던 냄새에 대한 무관심이나, 양념을 많이 친 음식을 좋아하고, 또는 아예 식욕을 잃게 되는 이유를 설명해준다.

Did You Get It?

23. *50세의 베이트 부인은 신문을 팔 길이만큼 떨어드리지 않으면 읽을 수 없다고 호소한다. 이 현상을 무엇이라 부를 수 있는가?*

24. *출생 시 가장 늦게 성숙되는 특수감각은?*

25. *노인성난청이란 무엇인가?*

(답은 부록을 보시오.)

요약

PART I: 눈과 시각

1. 눈의 외부와 부속구조물:
   a. 외안근은 눈이 움직이는 물체를 따라가거나, 눈모음이 일어나도록 돕는다.
   b. 눈물기관은 몇 개의 관과 눈물샘으로 구성되어 있으며, 식염수를 만들어 안구를 세척하고 윤활 시킨다.
   c. 눈꺼풀은 눈을 보호하는 기능을 한다. 속눈썹 근처에 속눈썹샘(변형된 땀샘)과 눈꺼풀판샘(지방성 분비물을 생성하여 눈을 윤활시킨다)이 있다.
   d. 결막은 점막으로 구성되어 있으며, 눈의 앞쪽과 눈꺼풀을 덮고 있으며, 윤활작용을 하는 점액을 생성한다.
2. 안구의 세 층.
   a. 공막은 가장 바깥쪽에 위치하고, 가장 튼튼한 보호작용을 하는 섬유층이다. 앞쪽은 투명해서 빛이 안구 안으로 들어올 수 있도록 만든다.
   b. 혈관층 또는 가운데층은 안구 내부 구조물에 영양을 공급한다. 혈관층의 바깥쪽은 맥락막으로 색소가 침착되어 있어 빛의 산란을 방지한다. 앞쪽은 혈관층이 변형된 두 개의 민무늬근 구조물이 있다: 모양체와 홍체(동공

의 크기를 조절한다).

c. 감각층은 두 겹의 망막으로 구성되어 있다- 색소층과 가장 안쪽의 광학수용기를 가지고 있는 신경층. 막대세포는 어두운 빛을 감지하는 수용기이고, 원뿔세포는 색채시각과 최대시력을 제공한다. 실제적으로 초점이 모이는 중심오목에는 원뿔세포만이 존재한다.

3. 맹점(시각신경원반)은 시각신경이 안구를 떠나는 지점이다.
4. 수정체는 눈에서 빛을 굴절시키는 주된 구조물이다. 가까운 곳에 초점을 맞추기 위해서는 모양체가 수축하여 수정체의 볼록함이 증가한다. 수정체의 앞쪽에는 방수가 있고, 뒤쪽에는 유리체액이 있다. 두 종류의 액체는 눈 안쪽에서 눈을 지지한다. 또한 방수는 혈관이 없는 각막과 수정체에 영양분을 공급한다.
5. 굴절에 이상이 오면 근시, 원시, 난시가 발생한다. 이것들은 특수하게 연마된 안경으로 교정이 가능하다.
6. 눈을 통한 빛의 경로는 각막→ 방수→ (동공을 통과)→ 방수→ 수정체→ 유리체액→ 망막이다.
7. 시야는 중복되어 있고, 양쪽 눈에서 각각의 시각피질로 자극이 전달되어 깊이를 인지할 수있다.
8. 망막에서부터의 신경자극의 전달로는 시각신경→ 시각교차로→ 시각로→ 시상→ 시각로부챗살→ 뇌 뒤통수엽의 시각피질
9. 안구반사에는 광동공반사, 조절동공반사, 눈모음이 있다.

PART II: 귀: 청각과 균형감각

1. 귀는 세 구역으로 나뉘어져 있다.
   a. 바깥귀 구조물에는 귓바퀴, 바깥귀길, 고막이 있다. 바깥귀길로 들어온 소리는 고막을 진동시킨다. 이들 구조물은 소리의 전달만을 담당한다.
   b. 가운뎃귀 구조물에는 가운뎃귀공간(고실, tympanic cavity) 안의 귓속뼈 귀이관이 있다. 귓속뼈는 고막의 진동을 안뜰창으로 전달한다. 귀이관은 고막 양쪽의 압력이 동일하도록 조절한다. 이 구조물들도 소리의 전달만을 담당한다.
   c. 속귀 또는 뼈미로는 관자뼈에 속해있는 뼈 속의 공간(달팽이관, 안뜰, 반고리뼈관)이다. 뼈 미로는 바깥림프와 막주머니 속에 들어있는 속림프로 구성되어 있다. 안뜰과 반고리뼈관의 막주머니는 평형수용기이고 청각수용기는 달팽이관의 막주머니에 들어있다.
2. 반고리뼈관의 수용기(팽대능선)는 동적평형감을 담당하고, 경사지거나 화전하는 운동에 반응한다. 안뜰의 수용기(평형반)는 정적평형감을 담당하고, 중력 방향이나 머리의 위치를 감지한다. 정상적인 균형감각은 추가적으로 시각이나 위치수용기가 뇌로 신호를 보내야만 유지할 수 있다.
3. 평형감각 기관 이상으로 인한 증상으로는 눈의 불수의적인 회전, 욕지기, 어지럼증, 그리고 직립자세 불가능 등이 있다.
4. 코티나선기관의 털세포(달팽이관 안의 청각수용기)는 공기, 막, 뼈, 액체를 통해 전달된 소리진동에 의하여 자극된다.
5. 청각소실은 그 정도와 관계없이 난청이라 부른다. 전달성 난청은 소리진동 전달이 바깥귀와 가운뎃귀에서 방해받을 때 발생한다. 감각신경성난청은 청각과 관련된 신경계가 손상 받았을 때 발생한다.

PART III: 화학감각 후각과 미각

1. 후각과 미각수용기를 자극하기 위해서는 화학물질이 용액에 녹아있어야만 한다.
2. 후각수용기는 양쪽 코안 상부에 위치한다. 코를 킁킁거리면 더 많은 공기가(냄새를 포함한) 후각점막에 닿게 된다.
3. 후각로는 변연계와 밀접히 연관되어 있다; 냄새는 기억을 상기시키고 감정반응을 일으킨다.
4. 미각세포는 주로 혀에 있는 맛봉오리에 존재한다. 다섯 가지 기본맛은 단맛, 짠맛, 신맛, 쓴맛, 고기맛이다.
5. 미각과 음식의 선호도는 후각과 음식의 온도나 질감에 영향을 받는다.

PART IV: 특수감각의 발달

1. 특수감각기관은 태생기 초기에 형성된다. 임신 5~6주차에 산모가 감염되면 시각에 이상이 오거나 감각신경성난청이 발생한다. 사시는 중요한 선천성 안질환이다. 가장 심각한 귀의 이상은 바깥귀길의 형성부전이다.
2. 시각은 가장 많은 학습을 필요로 한다. 신생아는 시력이 나

뽀고(원시), 색을 구별하지 못하며 깊이를 인지하지도 못한다. 눈은 8~9세까지 지속적으로 성장하고 성숙된다.

3. 시각과 관련된 노화의 문제들에는 노안, 녹내장, 백내장, 그리고 안구 혈관의 동맥경화증이 있다.
4. 신생아는 소리를 들을 수 있지만, 초기반응은 반사적 반응이다. 유아기에는 언어능력이 발달되면서 주의 깊게 듣고, 들은 소리를 흉내 내게 된다.
5. 감각신경성난청(노인성난청)은 정상적인 노화의 과정이다.
6. 미각과 후각은 태어날 때 가장 예민하고, 40대 이후에는 후각과 미각수용기가 줄어들면서 둔감해진다.

REVIEW QUESTIONS

Multiple Choice

정답이 여러 개일 수 있습니다.

1. 미각세포는
   a. 양극성 신경세포이다.
   b. 다극성 시경세포이다.
   c. 단극성 신경세포이다.
   d. 상피세포이다.

2. 일칼리용액은 어느 장소의 미각털을 자극하는가?
   a. 혀끝
   b. 혀 뒤
   c. 성곽유두
   d. 버섯유두

3. 미각로에 속하는 뇌신경은?
   a. 삼차신경
   b. 혀밑신경
   c. 안면신경
   d. 혀인두신경

4. 홍체의 원형 민무늬근 수축을 조절하는 뇌신경은?
   a. 삼차신경
   b. 안면신경
   c. 눈돌림신경
   d. 갓돌림신경

5. 각막에 영양을 공급하는 것은?
   a. 각막의 혈관
   b. 방수
   c. 유리체액
   d. 공막의 혈관

6. 먼 물체에 초점을 맞출 때 일어나는 현상은?
   a. 수정체가 가장 얇아진다.
   b. 섬모체가 수축한다.
   c. 광선은 거의 평행하게 들어온다.
   d. 섬모체띠의 걸이인대가 느슨해진다.

7. 눈모음에서 일어나는 현상은?
   a. 양쪽 눈 안쪽 곧은근이 수축한다.
   b. 가까운 물체를 볼 때 필요하다.
   c. 갓돌림신경을 통해 자극이 전달된다.
   d. 눈피로를 조장한다.

8. 잘못 짝지어진 항목은?
   a. 달팽이관-마루
   b. 안뜰-평형반
   c. 팽대-평형모래
   d. 반고리뼈관-팽대

9. 어떤 막의 움직임이 코티나선기관의 털세포를 구부리는가?
   a. 고막
   b. 덮개막
   c. 바닥막
   d. 안뜰막

10. 바깥귀길로 들어온 소리는 어떤 과정을 거쳐 신경신호로 전환되는가?
   a. 고막의 진동
   b. 안뜰창에 대한 귓속뼈의 진동
   c. 코티나선기관 털세포의 자극

7

d. 마루의 공명

Short Answer Essay

11. 안구에 윤활작용을 하는 세 가지 부속구조물의 명칭과 각각의 분비물 이름을 기술하시오.

12. 눈물을 흘린 후 종종 코를 푸는 이유는?

13. 안구를 그린 후 내부 구조물의 명칭을 기입하고, 각 구조물의 주된 기능을 설명하시오.

14. 눈을 움식이는 외안근의 명칭을 기술하시오.

15. 두 가지 종류의 방수의 위치와 기능을 설명하시오

16. 맹점은 무엇이며, 왜 그러한 명칭으로 불리는가?

17. 눈에 들어오는 빛의 양을 조절하는 구조물의 명칭은?

18. 중심오목이란 무엇이며, 왜 중요한가?

19. 빛이 각막에서 원뿔세포와 막대세포를 자극하기까지의 경로를 확인해보시오.

20. 망막의 광수용기에서 뇌의 시각피질까지의 신경전달 경로를 확인해보시오.

21. 원시, 근시, 정시안을 정의하시오.

22. 왜 대부분의 사람들에게서 나이를 먹으면서 노안이 발생하는가? 21번의 정의 중에서 가장 비슷한 것은?

23. 원뿔세포는 세 가지 종류만이 존재한다. 우리가 많은 색을 구별할 수 있는 현상은 어떻게 설명할 수 있는가?

24. 검안경 검사의 중요성을 설명하시오.

25. 읽어야만 하는 과제물이 많은 학생들은 눈피로를 방지하기 위하여 안경이 필요하다는 말을 듣는다. 가까운 물체와 먼 물체를 보는 것 중, 안구의 외부와 내부 근육에 미치는 피로도는 어느 쪽이 더 심한가?

26. 바깥귀, 가운뎃귀, 속귀 구조물들의 명칭과 각각의 기능, 그리고 해당하는 그룹전체의 기능을 기술하시오.

27. 소리파동이 고막에 진동을 유발하고 난 후, 고막에서 코티나선기관까지의 전달경로와, 어느 곳에서 털세포가 자극받는지 확인하시오.

28. 정상적인 평형감각은 다양한 감각수용기에서 전달된 신호가 있어야 한다. 최소 세 가지 이상의 수용기를 기술하시오.

29. 맛수용기의 명칭은?

30. 다섯 가지 기본맛을 설명하시오.

31. 후각수용기의 위치를 설명하고, 이곳이 후각을 느끼기에 적절치 않은 위치인 이유를 설명하시오.

32. 특수감각기관에 대한 노화의 효과를 설명하시오.

33. 특수감각 중에서 가장 많은 학습이 필요한 감각은 무엇인가.

34. 다음에 기술한 내용은 평형반이나 팽대능선 어떤 것에 속하는가: 반고리뼈 속; 평형모래; 직선상의 가속이나 감속에 반응; 마루; 회전가속이나 감속에 반응; 안뜰기관 속

8

기능 소개

- 내분비계는 호르몬이라는 화학물질을 분비하여 몸의 항상성을 유지하며, 계속적이거나 오랜 시간에 걸쳐 나타나는 성장이나 발달, 생식작용, 신진대사 등을 조절한다.

내분비계

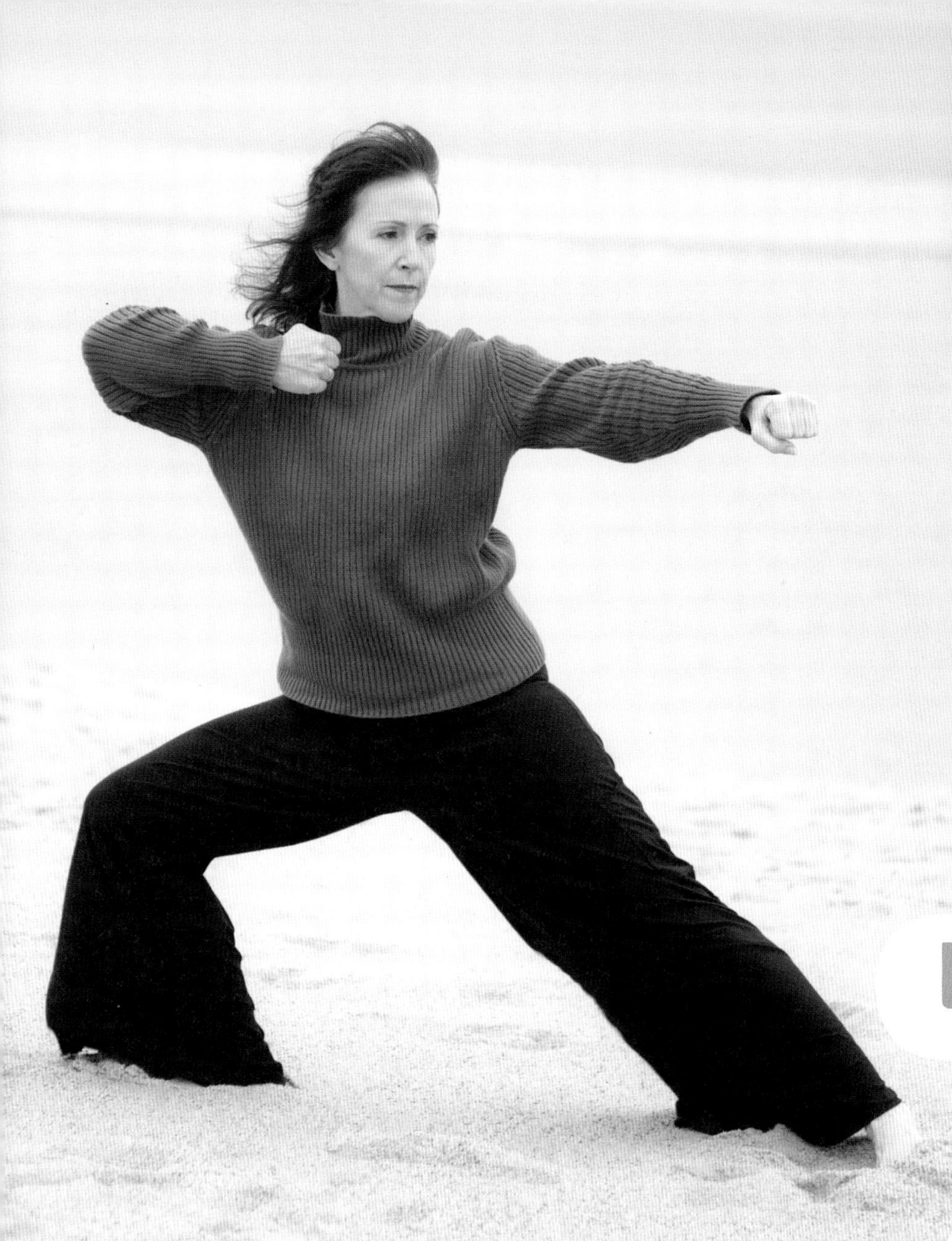

현미경 아래에서 보면 당신의 세포들은 항상 역동적으로 움직이고 있다. 예를 들어 혈액을 떠다니는 인슐린 분자가 혈액으로부터 나와 근처에 있는 세포의 단백질 성분의 수용기에 결합하면, 매우 극적인 반응이 나타나게 된다: 혈액의 포도당 분자가 세포 안으로 들어가고, 세포의 대사활동이 빨라지게 된다. 위와 같은 인체에서 두 번째로 강한 조절체계를 **내분비계**(endocrine system)라고 부른다. 내분비계는 신경계와 더불어 체내 세포의 활동을 조절한다. 이 강력한 두 체계의 조절 속도는 매우 상이하다. 신경계는 원래 빠른 조절이 원칙이다. 신경신호를 보내 근육이나 분비샘을 자극하여 즉각적인 반응을 일으킴으로써, 몸 안이나 밖의 변화에 대응하도록 만든다. 이와는 대조적으로 천천히 작용하는 내분비계는 호르몬이라고 불리는 화학물질을 혈액으로 분비하여 서서히 몸 전체에 퍼지도록 한다. 호르몬에는 다양한 기능이 있지만 그중 중요한 기능으로는 생식활동의 조절; 성장과 발달조절; 스트레스에 대한 방어기능; 혈액의 전해질, 물, 영양소의 균형; 세포대사와 에너지 균형 등이다. 위에서 언급한 것처럼 내분비계는 비교적 긴 시간 동안이나, 심지어 영원히 지속되는 대사과정을 조절한다. 호르몬과 내분비장기에 관한 연구를 **내분비학**(endocrinology)이라 한다.

내분비계와 호르몬의 기능-고찰(The Endocrine System and Hormone Function- An Overview)

8-1 호르몬과 표적장기를 정의해 보시오.

8-2 호르몬이 인체에서 작용하는 기전을 설명하시오.

인체 다른 장기들과는 달리 내분비 장기는 작고, 눈에 잘 띄지 않는다. 실제로 1kg(약 2.2 파운드)의 호르몬 생성 조직을 얻으려면, 8~9명 성인의 모든 내분비 조직을 모아야 한다! 또한 내분비계는 다른 신체계에서 전형적으로 관찰할 수 있는, 구조적이나 해부학적인 연속성이 존재하지 않으며, 그 대신에 작은 내분비 조직들이 신체 내에서 널리 퍼져 산발적으로 존재한다(그림 8.3을 보시오). 하지만 기능적으로는 매우 뛰어나고, 체내 항상성유지 기능만을 본다면 비교할 수 있는 것이 없다.

호르몬의 화학(The Chemistry of Hormones)

내분비샘이 가진 믿을 수 없는 힘의 열쇠는 내분비샘이 만들고, 분비하는 호르몬에 있다. **호르몬**(hormone)은 내분비세포에 의해 세포사이액으로 분비되는 화학물질로, 인체 내 다른 세포의 대사활동을 조절한다. 비록 다양한 종류의 호르몬들이 만들어지지만 화학적으로는 **아미노산파생물**(amino acid-based molecules)(단백질, 펩티드, 아민 포함)이나 **스테로이드**(steroids) 두 종류로 구분할 수 있다. 스테로이드호르몬에는 생식샘(난소와 고환)에서 만들어지는 성호르몬과 부신겉질(부신피질)에서 만들어지는 호르몬들이 속한다. 이외의 모든 호르몬들은 비스테로이드성 아미노산파생물이다. 이장의 후반부에서 설명할 **프로스타글란딘**(prostaglandins)이라는 국소성 호르몬을 세 번째 종류의 호르몬으로 설명할 수 있는데, 그 이유는 프로스타글란딘은 거의 모든 종류 세포의 세포막에서 떨어져 나온 활동성 지질로 만들어지기 때문이다.

호르몬의 작용(Hormone Action)

비록 혈액 내의 호르몬은 체내 모든 장기를 순환하지만, 특정 호르몬의 작용은 **표적세포**(target cells)나 **표적장기**(target organs)로 불리는 특정 세포와 장기에서만 일어난다.

호르몬과 표적세포의 관계는 기질과 효소의 관계와 유사하다. 효소는 특정 기질과만 상호작용한다는 사실을 기억해야한다. 호르몬과 표적세포 수용기 사이에서의 작용도 매우 특화되어 있다.

표적세포가 호르몬에 반응하려면, 호르몬이 결합할 수 있는 특정 단백질 수용기가 세포의 세포막이나 세포 안에 존재해야만 한다. 이런 결합이 일어나야만 호르몬이 세포에 영향을 미칠 수 있게 된다. 호르몬(hormone)이란 그리스어로 "깨어남"을 의미한다. 실제 호르몬의 역할도 이와 비슷한데, 호르몬은 세포활동을 변화시켜- 새로운 작용을 자극하기보다는 정상적이고 항시적인 대사과정을 촉진하거나 감소시켜 자신의 역할을 수행한다. 호르몬이 수용기와 결합한 후 나타나는 변화는 호르몬과 표적세포의 종류에 의해 결정되지만, 전형적으로 다음과 같은 변화가 일어난다:

1. 세포막의 투과성이나 전기적 성질의 변화
2. 세포 안에서 단백질이나 특정 조절분자(효소 등)의 생성
3. 효소의 활성화나 비활성화
4. 유사분열의 촉진
5. 분비활동 촉진

직접적인 유전자 활성화(Direct Gene Activation)

호르몬의 종류는 매우 다양하지만, 호르몬이 실제로 세포에서 변화를 일으키는 기전은 단 두 가지이다. 그중 스테로이드 호르몬(특이하게도 갑상샘호르몬도 포함)은 직접적 유전자 활성화 기전을 사용한다(그림 8.1a). 지용성 분자이기 때문에 스테로이드 호르몬은 ① 표적세포의 세포막을 확산을 통하여 들어가서 ② 핵으로 진입하여 ③ 그 안에서 특정 호르몬수용기와 결합한다. 호르몬-수용기 복합체는

Q: 호르몬의 세포에 대한 효과에 영향을 주는 요인은?

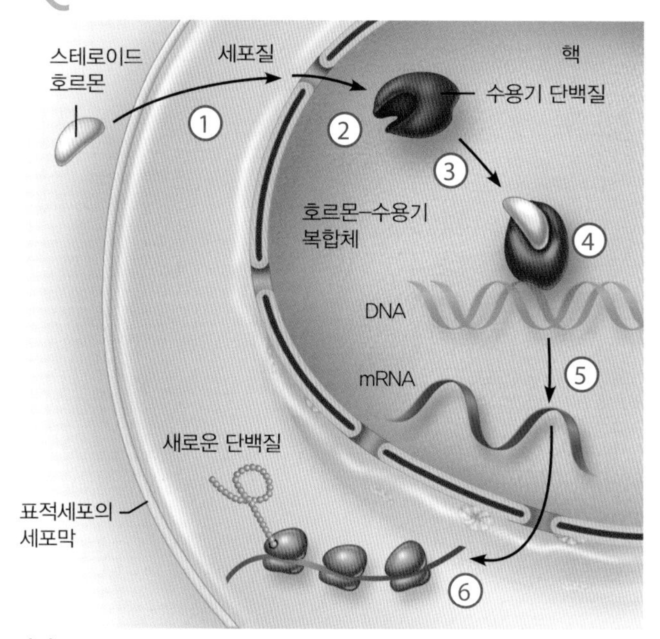

(a) 스테로이드 호르몬의 작용

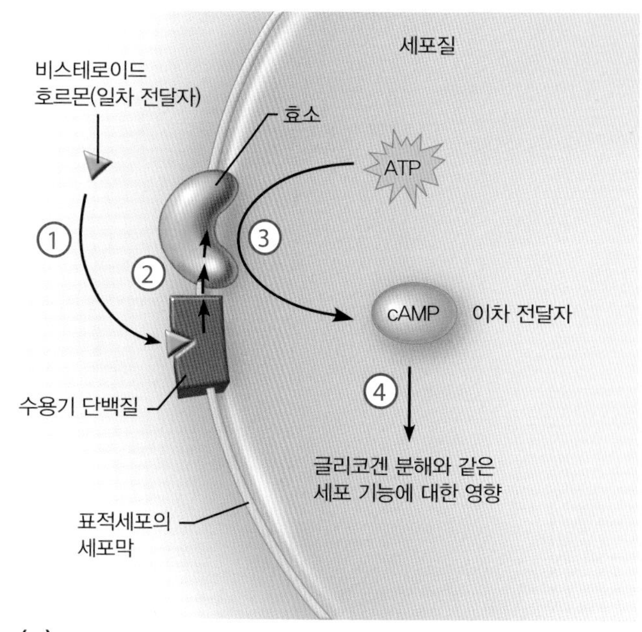

(b) 비스테로이드성 호르몬의 작용

그림 8.1 **호르몬의 작용기전.** **(a)** 직접적 유전자 활성화; 스테로이드 호르몬의 작용기전. **(b)** 이차 전달자 체계; 비스테로이드성(아미노산 파생물) 호르몬의 작용기전.

다시 ④ 세포 DNA 특정 부위에 결합하고 ⑤ 특정 유전자를 활성화시켜 RNA(mRNA)를 복사(전사, transcribe)시킨다. mRNA는 ⑥ 세포질로 나와 새로운 단백질을 합성한다. 이와는 상이하게 스테로이드호르몬이 세포질 내에서 수용기에 결합한 이후에, 결합된 복합물이 핵 안으로 이동하여 특정 유전자를 활성화 시키는 경우도 있다.

이차 전달자체계(Second-Messenger System)

수용성 비스테로이드성 호르몬- 단백질과 펩티드 호르몬-은 표적세포 안으로 들어가지 못한다. 대신에 이 호르몬들은 표적세포의 세포막에 존재하는 호르몬수용기와 결합하여 **이차 전달자체계**(second-messenger system)를 이용하게 된다. 이 경우에(그림 8.1b ①) 호르몬(일차 전달자)은 세포막의 수용기와 결합하고 ② 수용기가 활성화되면 다시 효소를 활성화시키는 일련의 과정이 활성화된다. ③ 다시 효소는 이차 전달자 분자(이 경우에는 cAMP 또는 cyclic adenosine monophosphate)를 생성하는 반응을 촉매하고 ④ 이 호르몬의 표적세포에 대한 전형적인 반응을 촉진하는 세포내 변화를 조절하게 된다. 짐작하듯이 하나의 호르몬에 다양한 이차 전달자(cyclic guanosine monophosphate, 또는 cGMP나 칼슘이온)가 존재할 수 있으며, 자극받는 조직 종류에 따라 표적세포의 반응도 다양할 수 있다.

A: 호르몬은 세포막이나 세포질에 호르몬에 대한 수용기를 가지고 있을 때에만 효과를 나타낸다.

Did You Get It?

1. *맨발로 깨진 유리조각 위에 서있게 되는 경우 즉시 발을 든다. 이런 반응을 일으키는 신호가 내분비계가 아니고 신경계에서 발생한다는 사실이 왜 중요한가?*
2. *호르몬은 무엇인가? 표적장기는 무엇을 의미하는가?*
3. *cAMP가 이차 전달자로 불리는 이유는 무엇인가?*

(답은 부록을 보시오.)

8

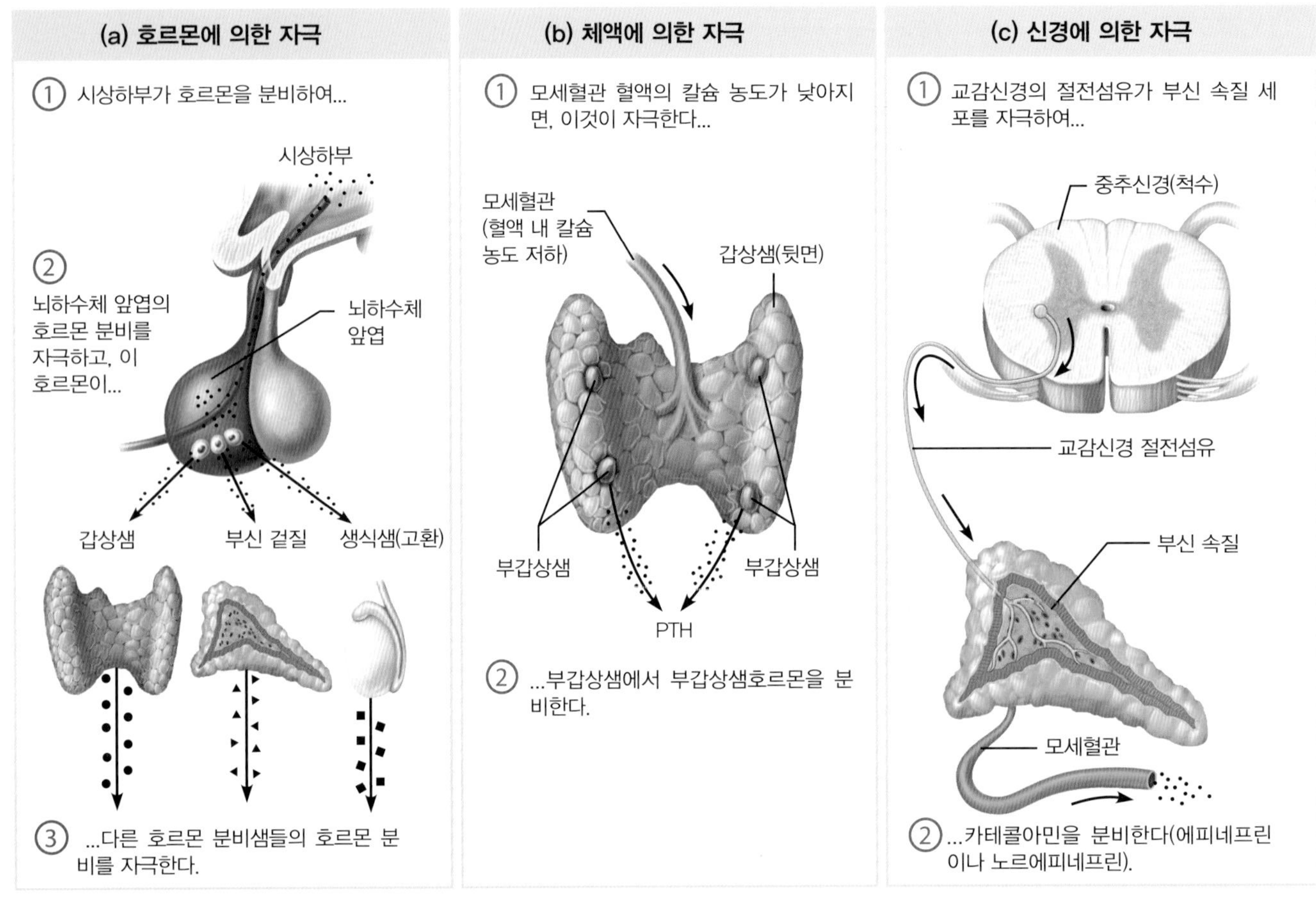

그림 8.2 **내분비샘 자극.**

호르몬 분비조절(Control of Hormone Release)

8-3 다양한 내분비샘에게 호르몬 분비를 자극하는 기전을 설명하시오.

8-4 음성되먹임기전을 정의하고, 이 기전이 다양한 호르몬의 혈중 농도를 조절하는 기능에 대해서 설명해보시오.

지금부터 어떤 방법으로 호르몬이 작용하는지 알아보려고 한다. 문제는 무엇이 호르몬 분비를 촉진시키거나 중지시키는지 하는 것이다. 이점을 살펴보려면 먼저 거의 모든 호르몬의 혈중 농도는 **음성되먹임**(negative feedback)기전에 의해서 조절된다는 사실을 기억해보시오. 이 기전에서 내적자극이나 외적자극이 호르몬 분비를 촉진하고: 이후 증가된 호르몬 농도는 더 이상 추가적인 호르몬 분비를 억제시킨다(이 기간에도 표적기관의 반응은 촉진시키면서). 결론적으로 호르몬의 혈액 내 농도는 매우 작은 구간에서 유지된다.

내분비샘 자극(Endocrine Gland Stimuli)

내분비 장기를 활성화시키는 자극에는 세 가지 종류가 있다−호르몬성, 체액성, 신경성(그림 8.2). 이 세 가지 기전으로 거의 모든 호르몬 분비체계를 설명할 수 있지만, 그렇지 않은 경우도 존재한다. 어떤 내분비샘은 다양한 종류의 자극에 반응하기도 한다.

호르몬에 의한 자극(hormonal stimuli) 가장 흔한 자극은 호르몬에 의한 자극(hormonal stimulus)이다. 이 기전에서 호르몬 분비 활동은 다른 호르몬에 의해 자극받는다. 예를 들면, 시상하부의 호르몬들은 뇌하수체 앞엽 호르몬 분비를 자극하고, 이어서 뇌하수체 앞엽의 호르몬은 다른 내

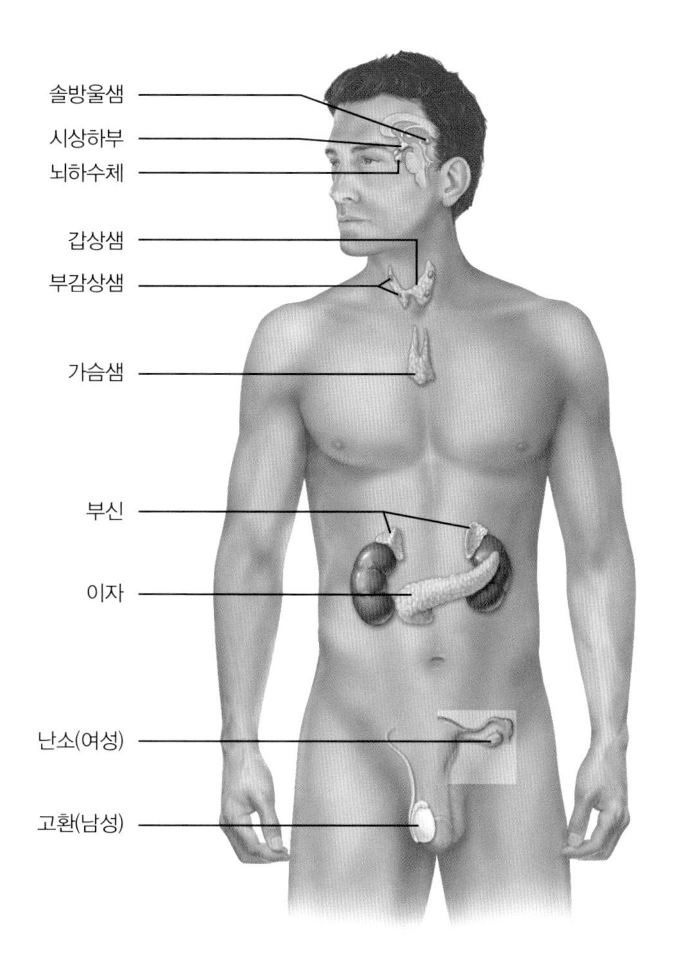

그림 8.3 **인체의 주요 내분비샘의 위치.** (이 그림에서 갑상샘의 앞면에 그려져 있는 부갑상샘은 전형적으로는 뒷면에 위치하고 있다.)

분비 장기들이 혈액으로 호르몬을 분비하도록 자극한다(그림 8.2a). 최종 표적장기가 만든 호르몬의 혈액농도가 증가하면, 음성되먹임기전으로 뇌하수체 앞엽 호르몬 분비를 억제하고, 다시 최종 표적장기에 의한 호르몬 분비도 줄어들게 된다. 이 기전으로 조절되는 호르몬 분비는 주기적이며, 호르몬의 혈액농도는 반복적으로 증감을 거듭하게 된다.

체액에 의한 자극(humoral stimuli) 특정 이온이나 영양소의 혈중 농도 변화도 호르몬 분비를 자극한다. 이 자극을 동일한 혈액 내 화합물인 호르몬에 의한 자극과 구별하기 위하여 체액성 자극(humoral stimuli)이라 부른다. 체액성(humoral)이라는 용어는 다양한 체액(혈액, 쓸개즙 등)을 의미하는 고어에서 유래하였다. 예를 들어, 혈액의 칼슘 농도가 감소하면, 부갑상샘 세포에 의해 부갑상샘호르몬(PTH) 분비가 촉진된다. 부갑상샘호르몬(PTH)은 몇 가지 기전을 통해 칼슘 농도 저하를 방지하여 혈액의 칼슘 농도가 곧 다시 증가하게 되고, 부갑상샘의 분비를 촉진하는 자극이 사라지게 된다(그림 8.2b). 체액성 조절을 하는 다른 호르몬으로는 갑상샘에서 분비하는 칼시토닌(calcitonin)과 췌장에서 분비하는 인슐린(insulin)이 있다.

신경에 의한 자극(neural stimuli) 신경섬유가 호르몬 분비를 자극하는 단 한 가지 경우에만, 표적세포가 신경자극(neural stimuli)된다고 분류된다. 전형적인 예는 교감신경계가 스트레스를 받는 동안 부신속질을 자극하여 노르에피네프린과 에피네프린을 분비하도록 자극하는 경우이다(그림 8.2c).

Did You Get It?

4. *내분비샘이 호르몬을 분비하도록 자극하는 세 가지 기전은 무엇인가?*

(답은 부록을 보시오.)

주요 내분비장기(The Major Endocrine Organs)

8-5 내분비샘과 외분비샘의 차이를 설명하시오.
8-6 적당한 그림을 골라 주요 내분비샘과 조직을 확인해보시오.
8-7 내분비샘에서 분비되는 호르몬의 이름과 주요 기능을 기술하시오.
8-8 호르몬 작용의 예를 들어, 호르몬에 의한 체내 항상성 유지 기전을 설명하시오.
8-9 이 장에서 다루는 호르몬의 과다분비나 과소분비가 나타낼 수 있는 병리학적 증상을 기술하시오.

인체의 주요 내분비 장기에는 뇌하수체(*pituitary*), 갑상샘(*thyroid*), 부갑상샘(*parathyroid*), 부신(*adrenal*)과 솔방울샘(송과체, *pineal gland*)와 가슴샘(흉선, *thymus*), 이자(췌장, *pancreas*), 생식샘(난소와 고환, gonads(*ovaries and testes*) 등이 있다(그림 8.3). 신경계에 속하는 **시상하부**(**hypothalamus**)도 여러 호르몬들을 생성하기 때문에 주요 내분비 장기로 간주된다. 일부 호르몬 분비샘(뇌하수체 앞엽, 갑상샘, 부신, 부갑상샘)들은 내분비 기능만을 가지고 있고, 다른 장기(이자와 생식샘)는 내분비와 외분비 기능을 모두 가지고 있어 혼합샘(mixed glands)으로 간주된다. 분비샘들은 상피조직으로 만들어져 있지만, 내분비샘은 **도관이 없는 샘**(**ductless glands**)으로, 만들어진 호르몬을 혈액이나 림프액에 분비한다(예상할 수 있듯이 내분비샘에는 혈액공급이 많다). 반대로 외분비샘은 분비물을 관을 통해 신체표면이나 신체안으로 분비한다. 이 두 가지 유형의 분비샘의 유사성이나 차이점은 이미 설명하였다(3장에서 배운 내용을 기억해보시오). 이 장에서는 내분비샘만을 다룬다. 내분비 장기와 분비되는 호르몬의 주요 기능과 조절은 표 8.1에 요약되어 있다.

Did You Get It?

5. *내분비샘과 외분비샘의 두 가지 주요한 차이점은 무엇인가?*

(답은 부록을 보시오.)

뇌하수체와 시상하부(Pituitary Gland and Hypothalamus)

뇌하수체(**pituitary gland**)는 뇌의 일부분인 시상하부의 아랫면에서 줄기에 매달려 있는 완두콩 크기의 장기로, 나비뼈의 터키안장(sella turcica)에 꼭 맞는 크기로 놓여 있다. 기능적으로 뇌하수체는 두 개의 엽으로 구성되어 있다- 뇌하수체 앞엽(전엽)(분비샘 조직glandular tissue)과 뇌하수체 뒤엽(후엽)(신경조직, nervous tissue).

뇌하수체-시상하부 연계성(Pituitary-Hypothalamus Relationship)

8-10 시상하부와 뇌하수체의 기능적 연계성에 관하여 기술하시오.

크기는 작지만 뇌하수체 앞엽은 많은 내분비샘의 활동성을 조절하기 때문에 "내분비샘의 대부"라고도 불린다. 이 부분

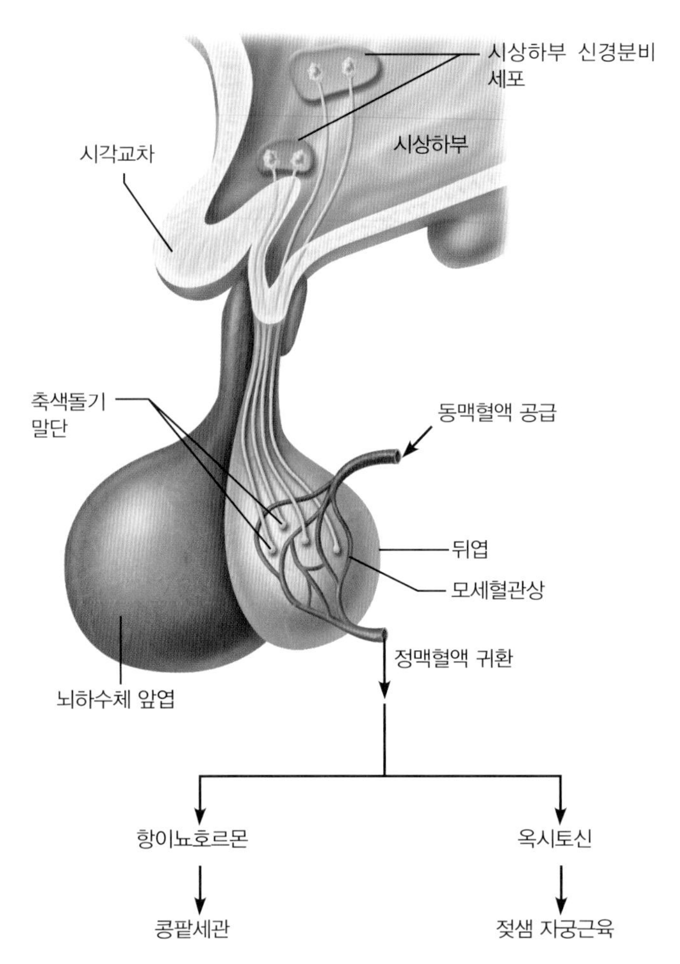

그림 8.4 **뇌하수체 뒤엽에서 분비되는 호르몬과 표적장기.** 시상하부의 신경분비세포가 옥시토신과 항이뇨호르몬을 만들어 축색돌기를 통해 뇌하수체 뒤엽으로 보낸다. 이곳에 호르몬을 저장하였다가 신경신호를 받으면 분비하게 된다.

이 제거되거나 파괴되면 인체에 심각한 영향을 주게 되는데, 부신과 갑상샘 그리고 생식샘이 위축되어, 이들 내분비샘의 분비가 감소하면서 즉각적으로 증상이 나타나게 된다. 그러나 이런 내분비조절은 생각하는 것만큼은 강력하지 않은데, 그 이유는 이들 호르몬의 분비가 시상하부에서 만들어지는 **유리호르몬**(**releasing hormones**)이나 **억제호르몬**(**inhibiting hormones**)에 의해 조절되기 때문이다. 시상하부는 이 조절호르몬을 시상하부와 뇌하수체 앞엽을 연결하는 문맥순환(portal circulation)을 통해 혈액으로 분비한다(문맥순환에서는 두 모세혈관상이 한 두 개의 정맥에 의해 연결되어 있다; 이 경우에서는 시상하부의 모세혈관 혈액이 정맥을 통해 뇌하수체 앞엽의 모세혈관으로 연결된다). 또

Q: 혈액에서 갑상샘호르몬의 농도가 증가하면 갑상샘자극 호르몬의 분비는 어떤 영향을 받는가?

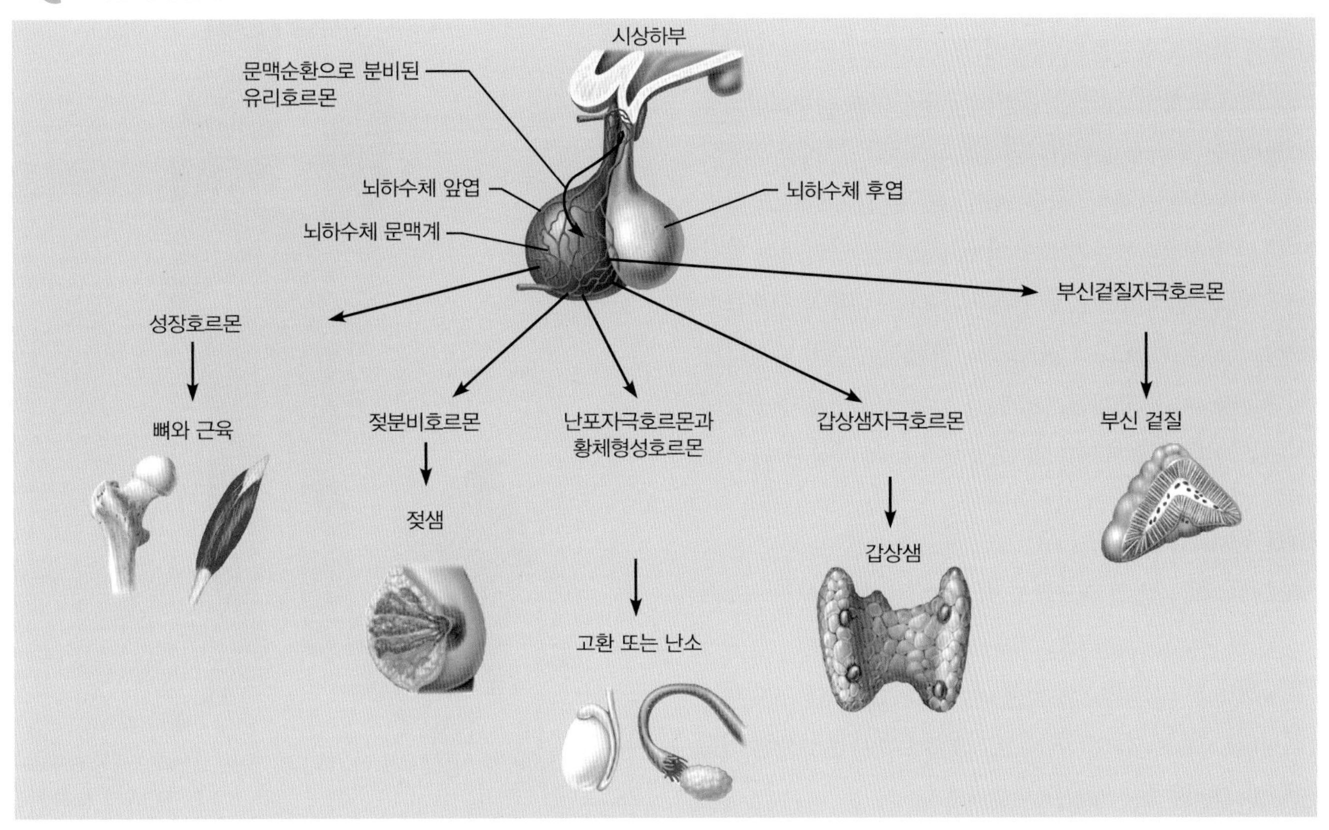

그림 8.5 **뇌하수체 앞엽의 호르몬과 표적장기.** 시상하부의 신경에서 분비되는 유리호르몬은 뇌하수체 앞엽 호르몬들의 분비를 자극한다. 모세혈관상에 분비된 유리호르몬은 문맥순환의 정맥을 통해 뇌하수체 앞엽의 두 번째 모세혈관상과 연결된다.

한 시상하부는 추가적으로 두 종류의 호르몬, **옥시토신**(oxytocin)과 **항이뇨호르몬**(antidiuretic hormone)을 만들어 시상하부 신경분비세포의 축색돌기를 통해 뇌하수체 뒤엽으로 보내 저장하도록 만든다(그림 8.4). 이 호르몬들은 이후에 시상하부 신경신호에 의해서 혈액으로 분비된다.

뇌하수체 뒤엽과 시상하부의 호르몬(Posterior Pituitary and Hypothalamic Hormones)

엄격하게 말해서 뇌하수체 뒤엽은 분비하는 펩티드 호르몬을 만들지 않기 때문에 내분비샘이 아니다. 대신해 이미 언급했듯이 뇌하수체 뒤엽은 시상하부 신경세포에서 만들어진 호르몬을 단순히 저장만하는 장소이다. **옥시토신**(oxytocin)은 출산과 수유하는 여성에게서만 상당량 분비된다. 이 호르몬은 출산 시에 강력한 자궁수축을 유발하고, 성교와 젖분비를 자극한다. 또한 수유부의 젖분출반사(milk ejection, let-down reflex)를 자극한다. 천연 및 합성 옥시토신 약제가 진통을 유도하거나, 정상적이기는 하지만 천천히 진행되는 진통을 촉진하기 위해 사용된다. 드물게는 산후출혈을 지혈하거나(태반 부착부의 파열된 혈관의 수축을 일으켜서) 젖분출반사를 자극하기 위해서도 사용되기도 한다.

뇌하수체 뒤엽에서 분비되는 두 번째 호르몬은 **항이뇨호르몬**(antidiuretic hormone, ADH)이다. 이뇨(diuresis)는 소변생성을 의미하고, 항이뇨제(antidiurtic)는 소변생성을 억제하는 화합물을 의미한다. 항이뇨호르몬은 생성되는 소

A: 뇌하수체 앞엽에서 갑상샘자극호르몬 분비가 억제된다.

변에서 콩팥이 수분을 더 많이 재흡수 하도록 만들어 결과적으로 소변량이 줄어들고, 혈액량을 증가시킨다. 높은 용량에서 항이뇨호르몬은 세동맥(작은 동맥)을 수축시킨다. 이런 이유로 항이뇨호르몬은 **바소프레신**(vasopressin)으로도 불린다. 알코올을 섭취하면 항이뇨호르몬 분비가 억제되고 소변량이 증가한다. 술을 마신 다음날 입이 마르고 갈증이 나는 현상은, 이런 알코올의 탈수효과를 나타내는 현상이다. 이뇨제(diuretics)로 분류되는 다른 종류의 약제들은 항이뇨호르몬의 효과에 길항하여, 몸에서 수분이 빠져나가게 만든다. 이런 약제들은 울혈성 심부전의 전형적 증상인 부종(조직 내의 수분저류)을 조절하기 위해 사용된다.

Did You Get It?

6. *뇌하수체 앞엽과 뒤엽은 모두 호르몬을 분비하지만 뇌하수체 뒤엽은 내분비샘이 아닌 이유는 무엇인가?*
7. *베리씨는 많은 양의 소변을 배설한다. 그는 내분비계에 질환을 가지고 있지만, 비슷한 징후를 보이는 당뇨병은 아니다. 가능성 있는 질환은 무엇인가?*

(답은 부록을 보시오.)

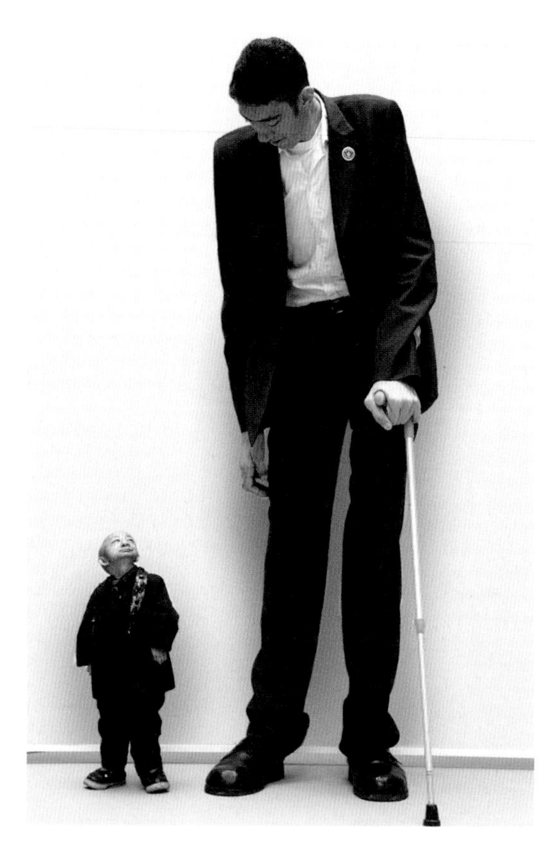

그림 8.6 **뇌하수체 성장호르몬 이상에 의한 질환.** 오른쪽 사람은 8피트의 키를 보이는 거인(gigantism)이고, 왼쪽은 2피드 5.37인치 신장의 뇌하수체성 왜소발육증(pituitary dwarf)이다.

뇌하수체 앞엽 호르몬(Anterior Pituitary Hormones)

인체의 다양한 장기에 영향을 미치는 뇌하수체 앞엽 호르몬에는 몇 가지 종류가 있다(그림 8.5). 그림에서 여섯 개 호르몬 중 두 개-성장호르몬과 젖분비호르몬-은 내분비샘이 아닌 곳에 주로 작용한다. 나머지 네 가지 호르몬-갑상샘자극호르몬, 부신겉질자극호르몬, 난포자극호르몬, 그리고 황체형성호르몬-은 모두 **자극호르몬**(tropic hormones)이다. 자극호르몬은 역시 내분비샘인 표적장기를 자극하여, 간접적으로 인체의 다른 장기와 조직에 대한 효과를 나타낸다. 모든 뇌하수체 앞엽 호르몬들은 (1) 단백질(또는 펩티드)이고, (2) 이차 전달자체계로 작동하며, (3) 대부분의 경우 음성되먹임작용인 호르몬의 자극으로 조절된다.

성장호르몬(growth hormone(GH))은 전신성 대사호르몬이다. 하지만 주요한 효과는 인체 골격근육이나 긴뼈의 성장에 작용하므로 최종적인 체격을 만드는 데 중요한 역할을 한다. 성장호르몬은 단백질파괴를 억제하거나 합성을 촉진하는 호르몬으로, 아미노산을 단백질로 합성하고, 또한 대부분의 표적세포를 성장하고 분열하도록 자극한다. 동시에 인체 에너지원으로 포도당 대신 지방을 분해하도록 만들어 혈당의 항상성 유지에 기여한다.

젖분비호르몬(prolactin(PRL))은 성장호르몬과 비슷한 구조를 가진 단백질호르몬으로, 인체에서 알려져 있는 유일한 표적장기는 유방이다. 출산 이후에 산모의 유방에 젖 생산을 자극하고 유지한다. 이 호르몬의 남성에서의 기능은 알려져 있지 않다.

부신겉질자극호르몬(**부신피질자극호르몬**, **adrenocortictropic hormone(ACTH)**)은 부신겉질의 내분비 활동을 조절한다.

갑상샘자극호르몬(thyrotropic hormone(TH) or thyroid-stimulating hormone(TSH))은 갑상샘의 성장과 활동성에 영향을 준다.

생식샘자극호르몬들(**성선자극호르몬**, gonadotropic hor-

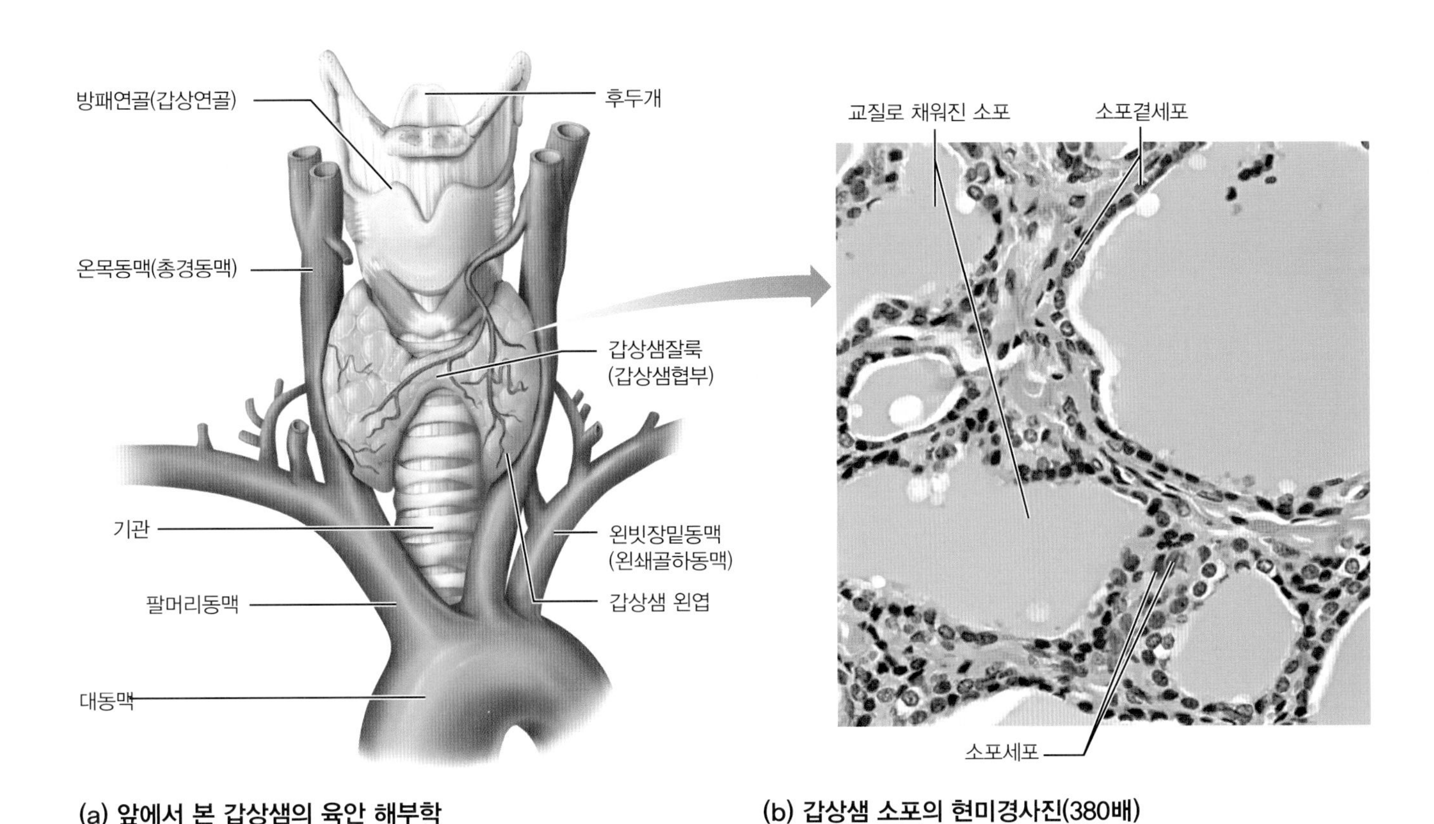

(a) 앞에서 본 갑상샘의 육안 해부학

(b) 갑상샘 소포의 현미경사진(380배)

그림 8.7 **갑상샘.**

mones)은 생식샘(난소와 고환)의 호르몬 활동성을 조절한다. 여성 생식샘자극호르몬인 **난포자극호르몬(여포자극호르몬, follicle-stimulating hormone(FSH))**은 난소에서 난포의 발달을 자극한다. 난포가 성숙되면서 에스트로겐이 만들어지고 난자의 배란이 준비된다. 남성에서 난포자극호르몬은 고환에서 정자의 발달을 자극한다. **황체형성호르몬(leutenizing hormone(LH))**은 난소에서 난자의 배란을 촉진하고, 파열된 난포에서 프로게스테론이나 약간의 에스트로겐을 생성하도록 만든다. 남성에서 황체형성호르몬은 고환의 사이질세포(간질세포)에서 테스토스테론을 생성하도록 자극한다.

Did You Get It?

8. *자극호르몬이란 무엇을 말하는가?*

(답은 부록을 보시오.)

갑상샘(Thyroid gland)

갑상샘(갑상선, thyroid gland)은 많은 뚱뚱한 사람들이 흔히 자신의 과체중을 "호르몬 때문이다(갑상샘호르몬)"라고 변명하기 때문에 잘 알려져 있다. 그러나 실제로는 갑상샘호르몬 불균형으로 발생하는 체중 증가나 감소는 흔하지 않다. 갑상샘은 목구멍의 기저부, 목젖 바로 아래에 위치하고, 신체검진에서 쉽게 촉지된다. 갑상샘은 두 개의 엽이 가운데 잘록한 덩어리인 갑상샘잘룩(*isthmus*)으로 이어져 있는 약간 큰 크기의 내분비샘이다(그림 8.7). 갑상샘은 두 종류의 호르몬을 만드는데, 하나는 갑상샘호르몬(*thyroid hormone*)이고 다른 하나는 소포곁세포에서 만드는 칼시토닌(*calcitonin*)이다. 갑상샘 속은 **소포(follicles)**로 불리는 빈 공간들로 구성되고, 여기에 끈적끈적한 교질(colloid)이 저장된다. 이 교질로부터 갑상샘호르몬이 만들어진다. 인체의 주요한 대사호르몬으로 불리는 갑상샘호르몬은 실제로는 **티록신(thyroxine)** 또는 T_4, 그리고 **트리요**

Q: 부갑상샘을 제거한 경우, 혈액의 칼슘 농도에 미치는 영향은 무엇인가?

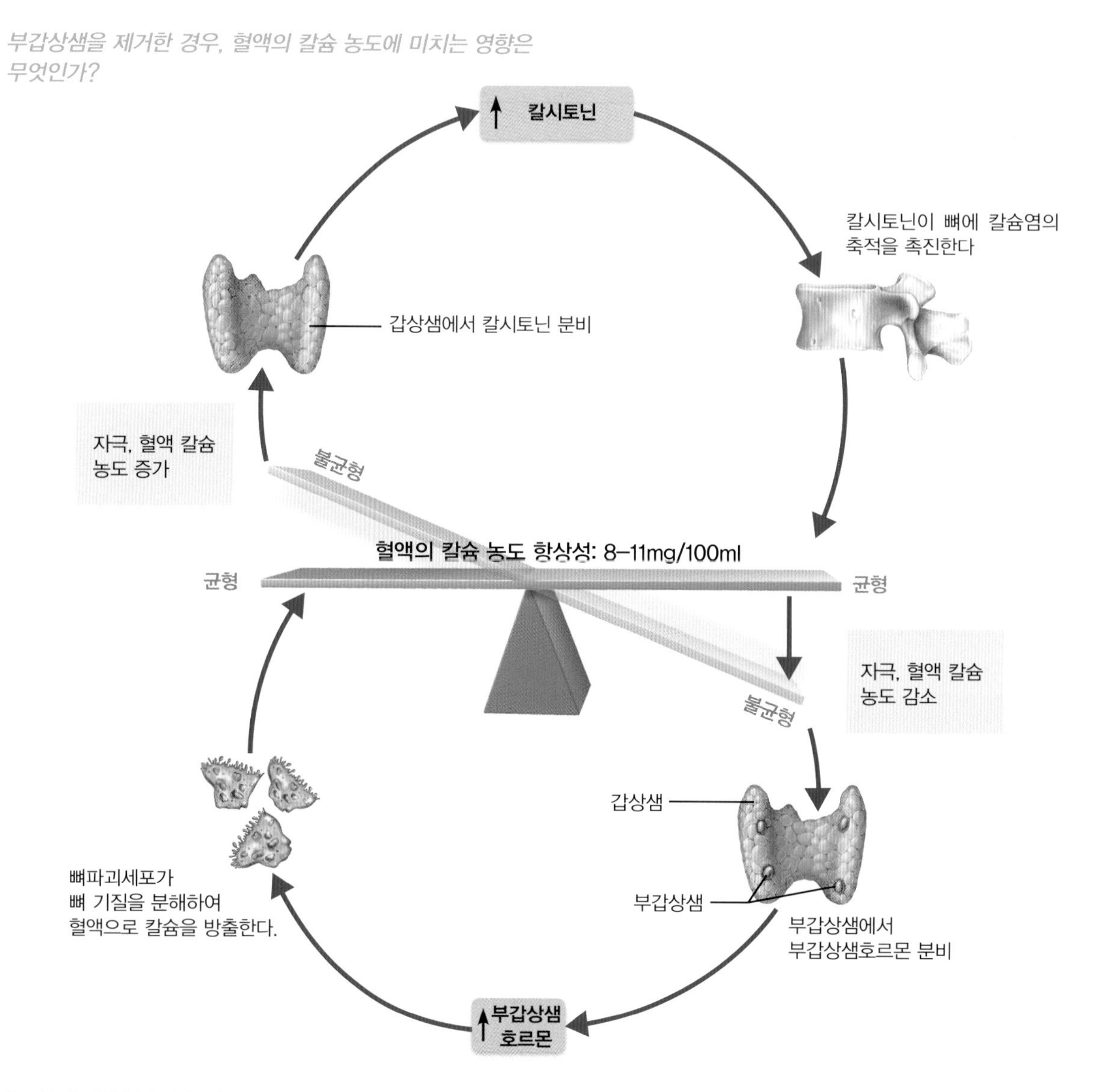

그림 8.8 **호르몬에 의한 혈액 칼슘 이온 조절.** 부갑상샘호르몬과 칼시토닌은 음성 되먹임기전을 통해 서로에게 영향을 미친다.

오드사이로닌(triiodothyronine) 또는 T_3, 두 가지 종류의 활성 요오드를 함유한 호르몬들이다. 갑상샘에서 분비되는 주요한 호르몬은 티록신이고, 대부분의 트리요오드사이로닌은 티록신을 표적조직에서 전환시켜 만들어진다. 두 종류의 호르몬은 매우 유사하다. 둘 모두 아미노산인 티로신을 두 개 결합하여 만들어지고, 티록신에는 네 개의 요오드 원자가 결합하고, 트리요오드사이로닌에는 세 개가 결합한다(그러므로 각각 T_4와 T_3이다). 갑상샘호르몬은 포도당을 연소 또는 산화시켜 체온과 에너지를 만드는 속도를 조절한다. 인체의 모든 세포가 활동성을 유지하려면, 지속적인 화학적 에너지 공급이 필요하기 때문에 인체 모든 세포가 표적이라고 할 수 있다. 또한 갑상샘호르몬은 정상적인 조직의 성장과 발달, 특히 생식기계와 신경계에서 중요한 역할을 한다.

갑상샘호르몬 중에서 두 번째 중요한 생성물은 **칼시토닌**(calcitonin)으로서, 칼슘을 뼈에 침착하여 혈액의 칼슘 농

A: 뼈를 분해하는 부갑상샘호르몬이 없기 때문에, 혈액의 칼슘 농도가 감소한다.

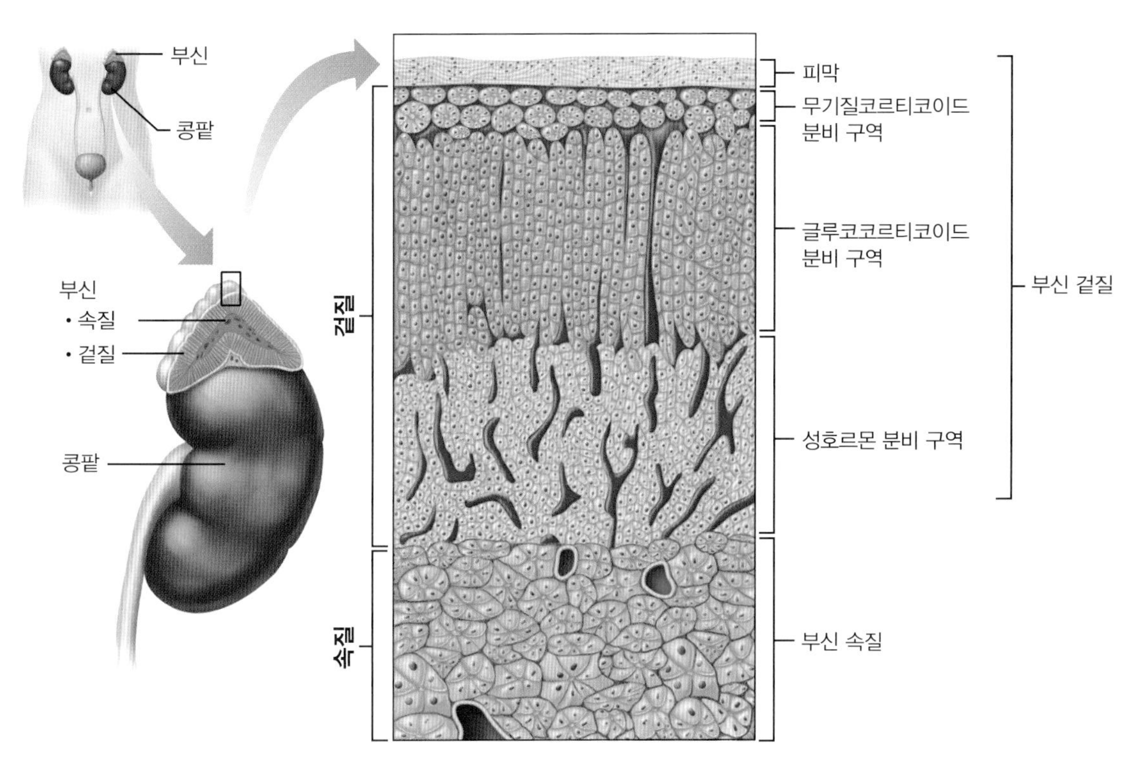

그림 8.9 **부신의 현미경 구조.** 부신 겉질의 세 구역과 부신 속질 일부분의 모식도.

도를 낮춘다. 이 호르몬은 부갑상샘에서 만들어지는 부갑상샘호르몬에 길항적인 기능을 갖는다. 티록신은 혈액으로 분비되기 전에 소포에서 만들어지고 저장되지만, 칼시토닌은 소포 사이의 결합조직에서 발견되는 소위 **소포곁세포**(parafollicular cells)에서 만들어진다(그림 8.7b). 칼시토닌은 혈액의 칼슘 농도가 높아지면 혈액으로 직접 분비된다. 칼시토닌의 과다 또는 과소 분비에 의한 효과는 잘 알려져 있지 않으며, 성인이 되면 칼시토닌 분비는 저하되거나 중지된다. 이러한 사실이(비록 일부분이지만) 노화에 따른 뼈의 점진적인 칼슘 소실을 설명해준다.

Did You Get It?

9. *정상적으로 갑상샘이 기능하려면 왜 요오드가 중요한지 설명하시오.*

(답은 부록을 보시오.)

부갑상샘(Parathyroid Glands)

부갑상샘(parathyroid glands)은 주로 갑상샘의 뒷면에서 발견되는 작은 분비조직 덩어리이다(그림 8.3을 보시오). 전형적으로 갑상샘의 엽 하나에는 두 개의 부갑상샘이 있으며, 즉 네 개의 부갑상샘이 존재한다: 그러나 여덟 개까지 가진 사람도 있고, 어떤 사람은 목이나 심지어 가슴에 부갑상샘을 가진 사람도 보고되어 있다. 부갑상샘은 **부갑상샘호르몬**(parathyroid hormone(PTH))을 분비하여 혈액의 칼슘(Ca^{2+}) 농도의 항상성을 조절하는 중요한 조절기능을 한다. 혈액의 칼슘 농도가 일정 농도 이하로 떨어지면, 부갑상샘은 부갑상샘호르몬을 분비해서 뼈 파괴를 촉진하는 세포(뼈파괴세포, osteoclasts)를 자극하여, 뼈 기질을 분해해 혈액으로 칼슘을 방출하도록 만든다. 그러므로 부갑상샘호르몬은 혈중 칼슘을 높이고(*hypercalcemic*), 칼시토닌은 낮춘다(hypocalcemic)(젊은 성인에서 이 두 가지 호르몬이 혈액의 칼슘 농도를 조절하는 음성되먹임 작용이 그림 8.8에 그려져 있다). 부갑상샘호르몬의 주요 표적은 뼈이지만, 또한 콩팥과 장에서 더 많은 칼슘을 흡수하도록 자극하기도 한다(각각 사구체여과액과 음식에서).

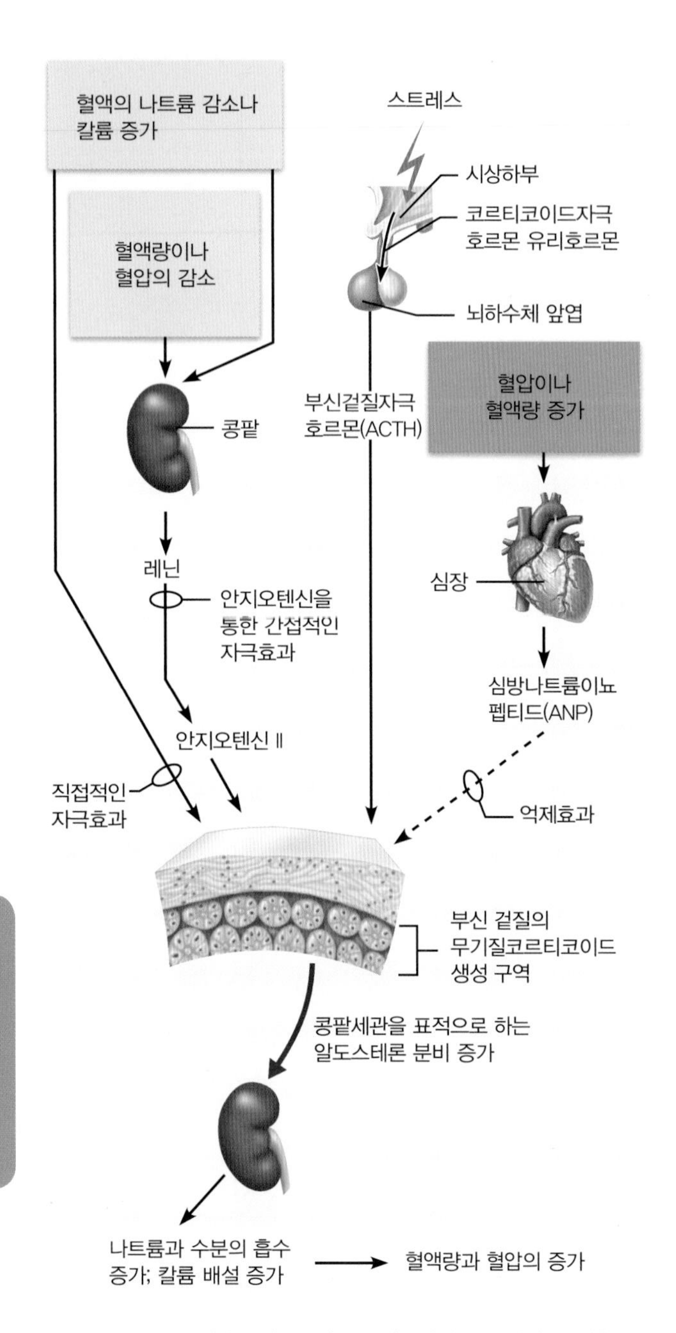

그림 8.10 **부신 겉질에서 알도스테론 분비조절의 주요 기전.** 실선은 알도스테론 분비를 자극하는 요인들이고, 점선은 억제하는 요인들이다.

Did You Get It?

10. *갑상샘과 부갑상샘은 해부학적으로 어떻게 연결되어 있는가?*
11. *혈액의 칼슘 농도를 증가시키는 호르몬은 무엇이고, 어떤 내분비샘이 이 호르몬을 분비하는가?*
12. *혈액의 칼슘 농도를 저하시키는 호르몬은 무엇이고, 어떤 내분비샘이 이 호르몬을 분비하는가?*

(답은 부록을 보시오.)

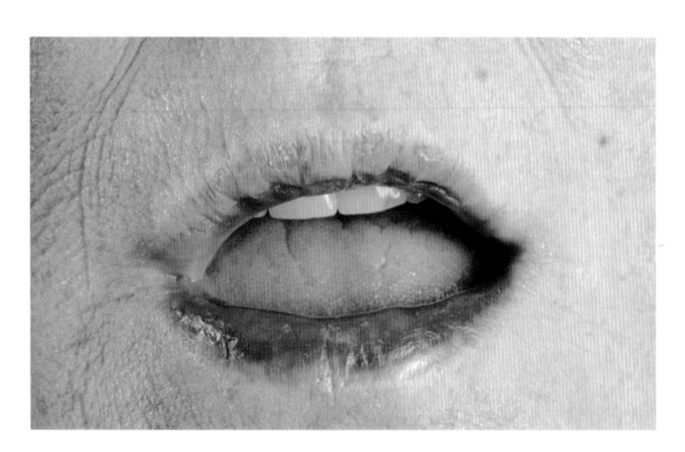

에디슨병에 의해 입술에 색소침착을 보이는 환자.

부신(Adrenal Glands)

두 개의 콩 모양의 **부신(adrenal gland)**은 콩팥 위에 걸쳐져 있다(그림 8.3을 보시오). 비록 하나의 장기처럼 보이기는 하지만, 부신은 구조적으로나 기능적으로 두 개의 내분비장기가 하나로 합쳐진 것이다. 부신은 뇌하수체와 유사하게 분비조직(겉질)과 신경조직(속질) 구역을 갖는다. 중앙의 속질을 세 개의 독립된 세포층을 가진 부신 겉질이 둘러싸고 있다(그림 8.9).

부신 겉질 호르몬(Hormones of the Adrenal Cortex)

부신 겉질(adrenal cortex)은 세 가지 주요 스테로이드호르몬을 생성하는데, 이것들을 통칭하여 **코르티코스테로이드(corticosteroids)**라고 부른다– 무기질코르티코이드, 글루코코르티코이드(당코르티코이드), 성호르몬.

주로 **알도스테론(aldosterone)**인 **무기질코르티코이드(mineralocorticoids)**는 부신 겉질 가장 바깥쪽의 세포에서 만들어지고, 이름에서 알 수 있듯이 무기질코르티코이드는 혈액의 무기질(또는 염) 함량, 특히 나트륨(sodium)과 칼륨(potassium)의 농도를 조절하는데 중요한 역할을 한다. 이 호르몬의 표적장기는 콩팥세관에서 무기질을 선택적으로 재흡수 시키거나, 소변을 통해 배설하도록 만든다. 알도스테론의 혈액 농도가 증가하면, 콩팥세관은 더 많은 양의 나트륨을 재흡수하고, 더 많은 양의 칼륨을 소변으로 배설시킨다. 나트륨이 흡수될 때 수분이 동반되기 때문에 무

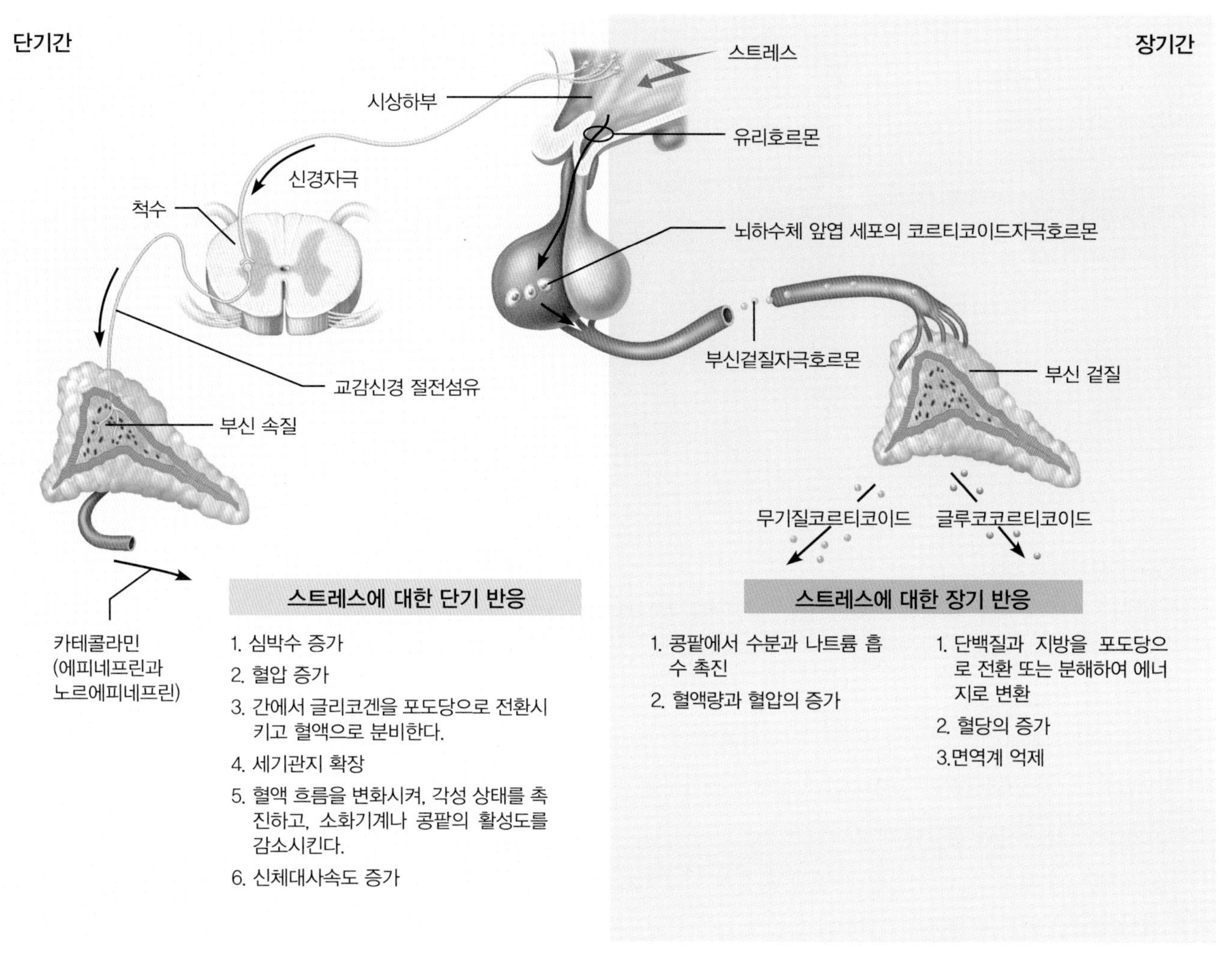

그림 8.11 **스트레스 반응에서 시상하부와 부신 속질, 겉질의 역할.** (정상적인 상황에서는 부신겉질자극호르몬이 무기질코르티코이드 분비에 대한 자극이 미약하다는 점에 유의하시오.)

8

기질코르티코이드는 체액의 수분과 전해질 균형을 돕는다고 할 수 있다. 알도스테론의 분비는 체액 요인, 즉 혈액의 나트륨이 적어지거나 칼륨이 많아지면 자극된다(강도는 약하지만 호르몬자극인 부신겉질자극호르몬(ACTH)도 자극한다)(그림 8.10). 혈압이 떨어질 때 콩팥에서 만들어지는 효소인 **레닌**(renin)은 강력한 알도스테론 분비 자극제인 **안지오텐신 II**(angiotensin II)를 만드는 몇 단계의 반응을 촉발하여 알도스테론을 분비시킨다.

심장에서 분비되는 호르몬인 **심방나트륨이뇨펩티드**(antinatriuretic peptide(ANP))는 알도스테론 분비를 억제시켜 혈액량과 혈압을 감소시킨다.

겉질의 가운데층은 주로 **글루코코르티코이드**(**당코르티코이드**, glucocorticoids)를 생성하며, 여기에는 **코르티손**(cortisone)과 **코르티솔**(cortisol)이 속한다. 글루코코르티코이드는 정상적인 세포대사를 촉진하고, 주로 혈당을 높여 장기간에 걸친 스트레스(*long-term stressors*)에 인체가 대항하도록 돕는다. 글루코코르티코이드의 혈액 농도가 높으면, 지방이나 심지어 단백질이 세포 안에서 분해되어 포도당으로 전환되고 혈액으로 방출된다. 이런 이유로 글루코코르티코이드는 고혈당성호르몬(*hyperglycemic hormones*)이라고 불린다. 또한 글루코코르티코이드는 부종을 줄여 염증에 의한 증상의 악화를 조절하고, 통증유발물질인 프로스타글란딘(*prostaglandins*)을 억제하여 통증을 감소시킨다(표 8.2 참조). 이러한 항염증 작용 때문에 글루코코르티코

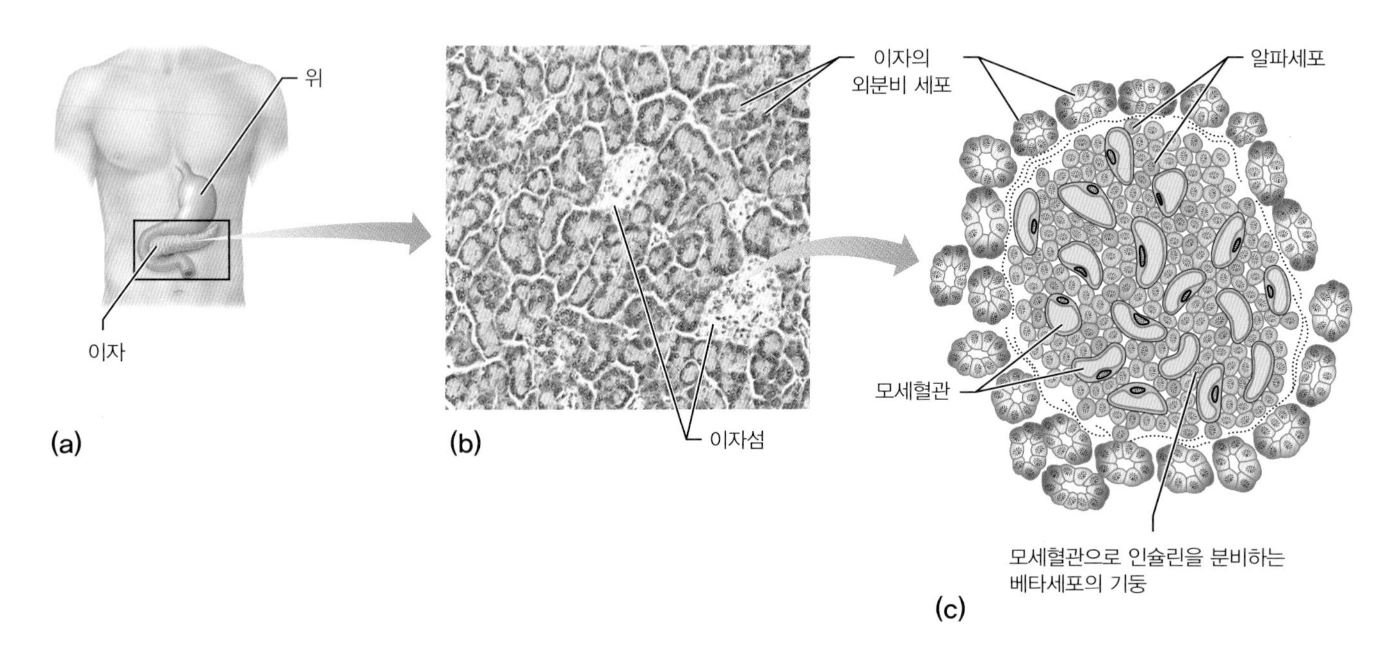

그림 8.12 **이자 조직.** (a) 위나 작은창자에 대한 이자의 상대적 위치. (b) 외분비와 내분비 구역이 명확히 구분되는 이자의 현미경사진(140배). (c) 이자섬의 모식도. 베타세포는 인슐린을 분비하고; 알파세포는 글루카곤을 분비한다.

이드는 류마티스성 관절염 환자의 염증을 억제하기 위해 흔히 처방된다. 글루코코르티코이드는 혈액의 부신겉질자극호르몬 농도가 높아지면 겉질에서 분비된다.

남성과 여성 모두에서 부신 겉질은 일생에 걸쳐 비교적 적은 양의 성호르몬을 생성한다. 겉질 가장 안쪽 층에서 만들어지는 성호르몬의 대부분은 **안드로겐(남성 성호르몬, androgens)**이지만, 적은 양의 **에스트로겐(여성 성호르몬, estrogens)** 또한 만들어진다.

Did You Get It?

13. *콩팥에서 더 많은 나트륨을 재흡수 하도록 자극하는 호르몬은 무엇인가?*
14. *부신 겉질에서 만들어지는 어떤 호르몬들이 난소나 고환의 호르몬과 동일한 효과를 갖는가?*

(답은 부록을 보시오.)

부신 속질의 호르몬(Hormones of the Adrenal Medulla)

부신 속질(adrenal medulla)은 뇌하수체 뒤엽과 마찬가지로 신경조직에서 발달되었다. 부신 속질이 교감신경계 신경세포에 의해 자극을 받으면, 속질 세포는 **아드레날린**(adren-aline)으로 불리는 **에피네프린**(epinephrine)과 **노르에피네프린**(norepinephrine) 두 가지 호르몬을 혈액으로 분비한다. 총체적으로 이 호르몬들을 **카테콜아민**(catecholamines)이라고 부른다. 일부분의 교감신경세포에서 노르에피네프린을 신경전달물질로 분비하기 때문에, 부신 속질을 "떨어져 나온 교감신경절"이라고 간주하기도 한다. 당신이 육체적으로나 정신적으로 위협을 받으면 당신의 교감신경계는 "투쟁-도피"반응을 일으켜 스트레스를 받는 상황에 적응하도록 돕는다. 그중 자극받는 장기의 하나는 부신 속질로서, 호르몬을 혈액으로 방출하여 교감신경계의 신경전달물질 효과가 나타나거나, 그 작용을 연장시킨다. 기본적으로 카테콜아민은 심박수, 혈압, 혈당량을 증가시키고, 폐의 작은 기관지들을 확장시킨다. 이런 효과로 혈액의 산소와 포도당이 증가하고, 신체 장기로 가는 혈액순환이 빨라진다(뇌, 근육, 심장). 이렇게 하여 신체가 싸움이나 염증반응을 시작한다던지, 더 명확히 생각한다던지 하는 방법으로 단기적 스트레스에 적응할 수 있도록 만든다(그림 8.11). 부신 속질의 카테콜아민은 단기간의 스트레스 상황에 적응할 수 있도록 준비시키기 때문에 흔히 스트레스 반응의 경각기(alarm

Q: 혈액내의 글루카곤 농도가 증가하면, 간의 글리코겐 합성과 저장 능력은 어떻게 변하는가?

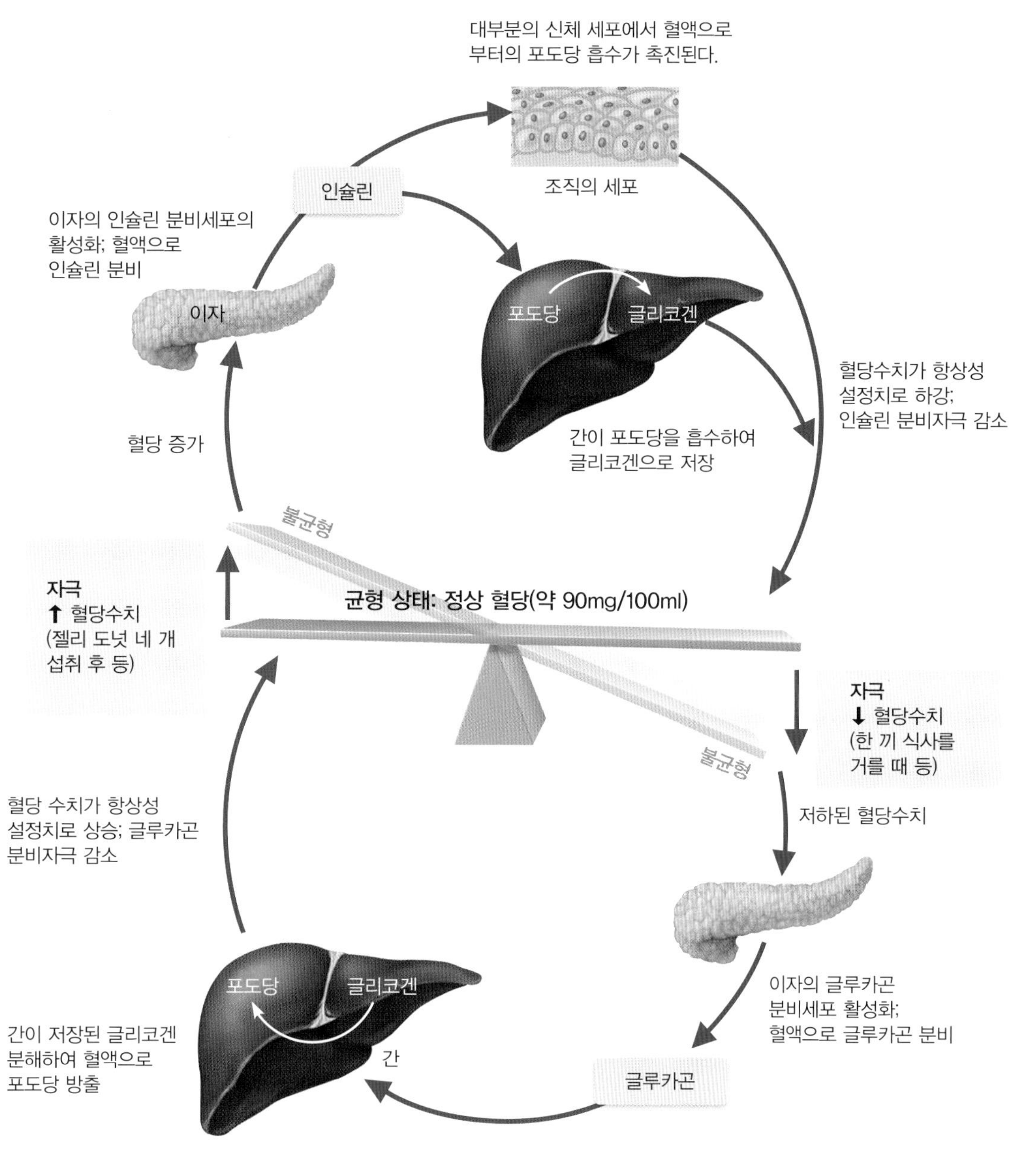

그림 8.13 **이자 호르몬과 관련된 음성되먹임기전으로 조절되는 혈당치.**

stage)라고 부른다. 이와는 대조적으로 부신 겉질에서 만들어지는 글루코코르티코이드는 가족의 사망 또는 큰 수술 같은 장기간의 또는 지속적인 스트레스에 신체가 적응하도록 돕는다. 글루코코르티코이드는 주로 스트레스 반응의 저항기(resistance stage)에 작용한다. 이들 호르몬이 신체보호에 성공하면, 지속적인 손상 없이도 회복이 되지만, 스트레스가 계속 지속되면 부신이 "완전연소(burn out)"되어 치명적일 수 있다(스트레스 반응에서 글루코코르티코이드의 역할은 그림 8.11에 나와 있다).

A: 글루카곤은 간의 이러한 능력을 억제한다. 글루카곤의 농도가 높아지면 간의 글리코겐 합성 능력이 감소된다.

이자섬(Pancreatic Islets)

이자(pancreas)는 배안에서 위 근처에 위치하고 있으며(그림 8.3을 보시오), 혼합샘(mixed gland)이다. 아마도 인체에서 가장 잘 감춰진 내분비샘은 **랑겔한스섬**(islets of Langerhans)이라고 불리는 **이자섬**(pancreatic islets)일 것이다. 이 작은 호르몬 생성 조직, 덩어리는 효소를 생성하는 이자의 샘꽈리(acinar) 조직 사이에 흩어져 있다. 이자의 외분비샘(효소생성)은 소화기계의 일부분이다(13장을 보시오). 여기에서는 이자섬만 설명하도록 한다. 외분비 세포에 의해서 구분되어 있지만, 작은 세포 덩어리인 백만 개 이상의 이자섬은 장기 속의 장기처럼 작용하여 바쁘게 호르몬을 생성한다. 이자섬에서 만들어지는 호르몬 두 가지는 **인슐린**(insulin)과 **글루카곤**(glucagon)이고, 다른 호르몬도 소량 만들어지지만 여기서는 다루지 않는다. 이자섬 세포는 연료측정기처럼 작동하여, 음식을 섭취할 때와 공복 시에 적절하게 인슐린과 글루카곤을 분비한다. 혈액의 포도당 농도가 높으면 **베타세포**(beta cells)에 인슐린 분비를 자극하고(그림 8.12), 인슐린은 인체의 모든 세포에 작용하여 세포의 세포막을 통한 포도당의 이송 능력을 증가시킨다. 포도당은 세포 안으로 들어오면 산화되어 에너지를 만들거나, 글리코겐이나 지방으로 전환되어 저장된다. 인슐린은 또한 이들 반응의 속도도 증가시킨다. 인슐린은 포도당을 혈액에서 제거하기 때문에 그 기능이 저혈당성(hypoglycemic)이라고도 불린다. 혈액의 포도당 농도가 낮아지면 인슐린 분비 자극도 없어지게 된다–음성되먹임기전의 또 다른 예이다. 많은 호르몬들이 고혈당성 효과를 가지지만(글루카곤, 글루코코르티코이드, 그리고 에피네프린 등 다수), 혈당을 낮추는 효과를 갖는 단 하나의 호르몬은 인슐린이다. 인체의 세포가 포도당을 이용하기 위해서는 인슐린이 절대적으로 필요하고, 인슐린이 없으면 기본적으로 세포 안으로 포도당이 들어갈 수 없다.

글루카곤은 인슐린과 길항적으로 작용한다; 즉 혈당을 인슐린과 반대 방향으로 조절한다(그림 8.13). 낮은 혈당은 이자섬의 **알파세포**(alpha cells)에서 글루카곤의 분비를 자극한다. 이것의 기능은 기본적으로 고혈당성이다. 주된 표적장기는 간으로, 여기에서 저장된 글리코겐을 분해하여 포도당으로 만들고, 혈액으로 분비한다. 글루카곤의 과다분비나 과소분비에 의한 중요한 질환은 알려져 있지 않다.

Did You Get It?

15. *벨라미 부인은 남편이 심장발작을 일으켜 입원하였다. 그녀의 혈당이 정상에 비하여 증가하였겠는가, 정상이겠는가, 감소하였겠는가?*
16. *인슐린과 글루카곤은 둘 다 이자에서 분비되는 호르몬이다. 어떤 호르몬이 세포 안으로 포도당이 들어가도록 자극하는가?*

(답은 부록을 보시오.)

솔방울샘(송과체, Pineal Gland)

솔방울샘(pineal gland)은 작은 원뿔 모양의 내분비샘으로, 뇌 제3 뇌실의 천장에 매달려 있다(그림 8.3을 보시오). 이 작은 내분비샘의 기능은 여전히 완전하게 알려져 있지 않다. 비록 솔방울샘에서 많은 화학성분이 검출되었지만, 실질적으로는 **멜라토닌**(melatonin)이라는 호르몬만이 분비되는 것으로 보인다. 멜라토닌의 농도는 하루 동안 오르내리는데, 최대 농도는 밤에 발생하여 졸리게 만들고, 최저 농도는 정오 부근의 낮에 나타난다. 멜라토닌은 "수면 유발자(sleep trigger)"로 믿어지는데 인체의 밤낮주기를 형성하는 데 중요한 역할을 한다. 또한 일부 동물에서는 짝짓기 행동이나 주기조절에 도움을 준다. 인간에게는 수정에 필요한 호르몬들을 조절하거나, 성체 크기에 도달할 때까지 생식기계를 억제한다(특히 여성의 난소).

가슴샘(Thymus)

가슴샘(thymus)은 가슴안 위쪽, 복장뼈 뒤쪽에 위치한다. 영아나 소아에서는 크기가 크지만, 성인이 되면서 작아진다. 노인이 되면 대부분 섬유성 결합조직이나 지방으로 대체된다. 가슴샘은 **티모신**(thymosin) 등의 특정 백혈구를 정상적으로 발달시키고, 면역반응에 필수적인 호르몬을 생성한다(T 림프구 또는 T 세포 , *T lymphocytes or T cells*).

(가슴샘과 그 호르몬의 역할은 11장 면역에서 설명한다).

생식샘(Gonads)

여성과 남성 생식샘(그림 8.3을 보시오)은 생식세포(외분비 기능)를 만든다. 또한 부신 겉질에서 만든 성호르몬과 동일한 호르몬을 만든다. 부신의 성호르몬과 다른 점은 생성장소와 만들어진 호르몬의 상대적인 양 뿐이다.

난소의 호르몬(Hormones of the Ovaries)

여성의 생식샘, 즉 **난소**(ovaries)는 한 쌍의 아몬드 크기의 장기로 골반안(골반강)에 위치한다. 여성 생식세포를 만드는 것을 제외하고는, 난소는 두 종류의 스테로이드호르몬인 **에스트로겐**(estrogens)과 **프로게스테론**(progesterone)을 만든다. 에스트로겐은 단독으로 작용하면, 여성의 성적 특성의 발달(주로 생식 장기의 발달과 성숙)이나 사춘기의 이차성징(겨드랑이와 사타구니의 털) 발현에 영향을 준다. 프로게스테론과 함께 작용하면, 에스트로겐은 유방의 발달과 자궁속막의 주기적 변화를 촉진한다(**월경주기**, menstrual cycle). 전에 이미 기술하였듯이, 프로게스테론은 에스트로겐과 함께 월경주기를 만든다. 임신 중에는 자궁의 근육을 억제하여 착상된 배아가 유산되지 않도록 만들고, 수유에 대비해 유방조직을 준비시킨다. 난소는 뇌하수체 앞엽의 생식샘자극호르몬에 의해 주기적으로 에스트로겐과 프로게스테론을 분비하도록 자극된다. 이런 되먹임 기전과 난소의 구조, 기능, 조절 등은 생식기계에서 자세히 설명할 것이다(15장). 그러나 지금까지 설명만으로도 난소의 호르몬 분비가 적어지면 여성의 임신과 임신의 유지가 매우 어려울 것이 자명하다.

고환의 호르몬(Hormones of the Testes)

한 쌍의 타원형 모양의 남성의 **고환**(testes)은 골반안 바깥에 음낭(scrotum)이라는 주머니 안에 매달려있다. 남성의 생식세포인 정자(sperm)를 만드는 것 이외에, 고환은 주로 **테스토스테론**(testosterone)인 남성생식호르몬 **안드로겐**(androgens)을 생성한다. 사춘기에 테스토스테론은 젊은 남성에게 생식 장기의 발달과 성숙을 촉진하여 생식을 준비시킨다. 또한 남성의 이차성징(수염의 발육 뼈와 근육의 발달, 저음의 목소리)의 발현과, 남성의 성욕을 발생시키고 촉진시킨다. 성인에게 테스토스테론은 지속적인 정자생성에 필요하며, 분비가 적어지면 남성불임을 만든다; 이런 경우에는 주로 테스토스테론 주사로 치료한다. 생식호르몬의 분비는 이미 설명하였듯이 뇌하수체 앞엽의 생식샘자극호르몬에 의해 조절된다. 테스토스테론 생성은 특히 황체형성호르몬(LH)에 의해 자극받는다(생식기계를 다루는 15장에서 고환의 구조와 외분비 기능에 대하여 더 자세히 설명한다). 표(표 8.1)에서는 주요 내분비샘과 호르몬이 요약되어 있다.

Did You Get It?

17. *수면호르몬으로 불리는 호르몬은 무엇이며, 어느 내분비샘이 만드는가?*
18. *티모신이나 다른 가슴샘호르몬은 어떤 방법으로 인체를 방어하는가?*
19. *사춘기에서 젊은 여성의 생식장기를 성숙시키는 호르몬은, 에스트로겐과 프로게스테론 중 어느 것인가?*

(답은 부록을 보시오.)

기타 호르몬 생성 조직과 장기(Other Hormone-Producing Tissues and Organs)

8-11 콩팥과 위나 창자, 심장, 그리고 태반의 내분비 기능을 설명하시오.

주요 내분비샘을 제외하고도, 작은창자나 위, 콩팥, 그리고 심장의 벽이나 지방에서 호르몬을 만드는 세포 덩어리가 발견된다(이런 장기들의 주된 기능은 호르몬 생성과 아무런 관련이 없다). 이런 호르몬의 대부분을 다음 장에서 설명할 것이기 때문에, 여기서는 주된 기능만을 단순하게 표로 정리한다(표 8.2). 아래에서는 태반호르몬을 추가적

표 8.1 주요 내분비샘과 호르몬

내분비샘 이름	호르몬	화학성분	주요기능	조절
솔방울샘	멜라토닌	아민	생체리듬에 관여 (하루나 계절)	주/야 주기
시상하부	뇌하수체 뒤엽 호르몬; 유리 또는 억제 뇌하수체 앞엽 호르몬(아래에서 설명)			
뇌하수체 • 뒤엽(시상하부에서 만들어진 호르몬 분비)	옥시토신	펩티드	자궁근육의 수축과 젖분비반사	자궁근육의 신장이나 젖빨기에 의해 신경계에서 (시상하부)
	항이뇨호르몬(ADH)	펩티드	콩팥의 수분 재흡수 촉진	수분과 전해질 불균형에 의해 시상하부에서
• 앞엽	성장호르몬(GH)	단백질	성장(특히 뼈와 근육)과 대사자극	시상하부의 유리와 억제 호르몬
	젖분비호르몬(PRL)	단백질	젖 생산 자극	시상하부호르몬
	난포자극호르몬(FSH)	단백질	난자와 정자 생성 자극	시상하부호르몬
	황체형성호르몬(LH)	단백질	난소와 고환 자극	시상하부 호르몬
	갑상샘자극호르몬(TSH)	단백질	갑상샘 자극	혈액의 티록신; 시상하부 호르몬
	부신겉질자극호르몬(ACTH)	단백질	부신 겉질을 자극하여 글루코코르티코이드 분비 자극	글루코코르티코이드; 시상하부호르몬
갑상샘	티록신(T_4)과 트리요오드사이로닌(T_3)	아민	신진대사 자극	TSH
	칼시토닌	펩티드	혈액의 칼슘 저하	혈액의 칼슘 농도
부갑상샘	부갑상샘호르몬(PTH)	펩티드	혈액의 칼슘 증가	혈액의 칼슘 농도
가슴샘	티모신	펩티드	T림프구 성숙	미상
부신 • 부신 속질	에피네프린과 노르에피네프린	아민	혈당 상승; 대사항진; 특정한 혈관의 수축	신경계(교감신경계)
• 부신 겉질	글루코코르티코이드	스테로이드	혈당 증가	ACTH
	무기질코르티코이드	스테로이드	콩팥에서 나트륨의 재흡수와 칼륨의 배설 촉진	혈액량이나 혈압의 변화; 혈액의 나트륨이나 칼륨 농도
	안드로겐과 에스트로겐(생식샘 참조)			
이자	인슐린	단백질	혈당 저하	혈액의 포도당 농도
	글루카곤	단백질	혈당 상승	혈액의 포도당 농도

표 8.1	(계속) 주요 내분비샘과 호르몬			
생식샘 • 고환	안드로겐	스테로이드	정자생성; 남성 이차성징의 발달 및 유지	FSH나 LH
• 난소	에스트로겐	스테로이드	자궁내막 성장 촉진; 여성 이차성징의 발달 및 유지	FSH나 LH
	프로게스테론	스테로이드	자궁내막 성장 촉진	FSH나 LH

으로 자세히 설명한다.

태반(Placenta)

태반(placenta)은 임신한 자궁에 일시적으로 만들어 지는 독특한 장기이다. 태아에 대한 호흡과 배설, 영양을 공급하는 기능에 더하여, 태반은 또한 임신을 유지시키고 출산을 준비하는 몇 가지의 단백질과 스테로이드 호르몬을 생성한다. 임신 초기에는 태아나 태아 쪽의 태반으로부터 **인간융모생식샘자극호르몬**(human chorionic gonadotropin(hCG))이 만들어진다. 황체형성호르몬(LH)과 비슷하게 인간융모생식샘자극호르몬은 난소를 자극하여 에스트로겐과 프로게스테론을 지속적으로 만들게 하여, 자궁내벽이 월경으로 떨어져 나가지 않도록 유지시킨다(약국에서 팔리는 자가임신테스트기는 소변에 있는 이 호르몬의 유무를 검사하는 기구이다). 임신 3개월경부터 태반에서 에스트로겐과 프로게스테론을 만들기 시작하여 이후 임신 동안에는 난소가 비활성화 된다. 높은 에스트로겐과 프로게스테론 농도로 인하여 자궁내벽이 유지되고(즉 임신이 유지되고), 유방은 젖 생산을 준비하게 된다. **태반젖샘자극호르몬**(human placental lactogen(hPL))이 에스트로겐이나 프로게스테론과 함께 수유를 준비시킨다. 다른 종류의 태반호르몬인 **릴렉신**(relaxin)은 산모의 골반인대와 두덩(치골)결합을 이완하고, 더 탄력적으로 만들어 출산로(산도, birth passage)를 준비시킨다.

내분비계의 발달(Developmental Aspects of the Endocrine System)

8-12 노화가 내분비계와 체내 항상성에 미치는 효과를 설명하시오.

내분비샘의 태생기 발달은 매우 다양하다. 뇌하수체는 구강의 상피와 시상하부의 신경조직 돌출부에서 기원하며, 솔방울샘은 순수한 신경조직이다. 대부분의 상피조직성 내분비샘은 위장관 점막의 작은 주머니 모양의 돌출부에서 발달되며, 여기에는 갑상샘, 가슴샘, 이자가 속한다. 생식샘과 부신 그리고 부갑상샘의 형성은 더 복잡하므로 여기에서 설명하지 않는다. 내분비샘의 완전한 기능소실을 제외하면, 대부분의 내분비샘은 노인이 될 때까지 잘 기능한다. 중년기 후반부에 난소의 기능이 떨어져 **폐경**(menopause)이 발생한다(흔히 "인생의 변환점"이라고 부른다). 이 기간 동안에 여성의 생식기에 위축이 발생하여, 임신의 가능성이 없어지게 된다. 에스트로겐의 부족에 의한 문제점들인 동맥경화, 골다공증, 피부의 탄력성 감소, 교감신경계 작동의 변화로 인한 "얼굴홍조(안면홍조 "hot flashes)" 등이 발생하기 시작한다. 게다가 피로감, 신경증, 우울증 같은 기분 변화가 흔히 나타난다. 이러한 급격한 변화는 남성에게는 나타나지 않고, 실제적으로는 많은 남성에게서 생애 전 주기에 걸쳐 생식증력이 보전되는데, 이러한 사실은 여전히 적절한 용량의 테스토스테론이 만들어진다는 사실을 의미

SYSTEMS IN SYNC

내분비계(Endocrine System)와 다른 계통의 항상성 상관관계

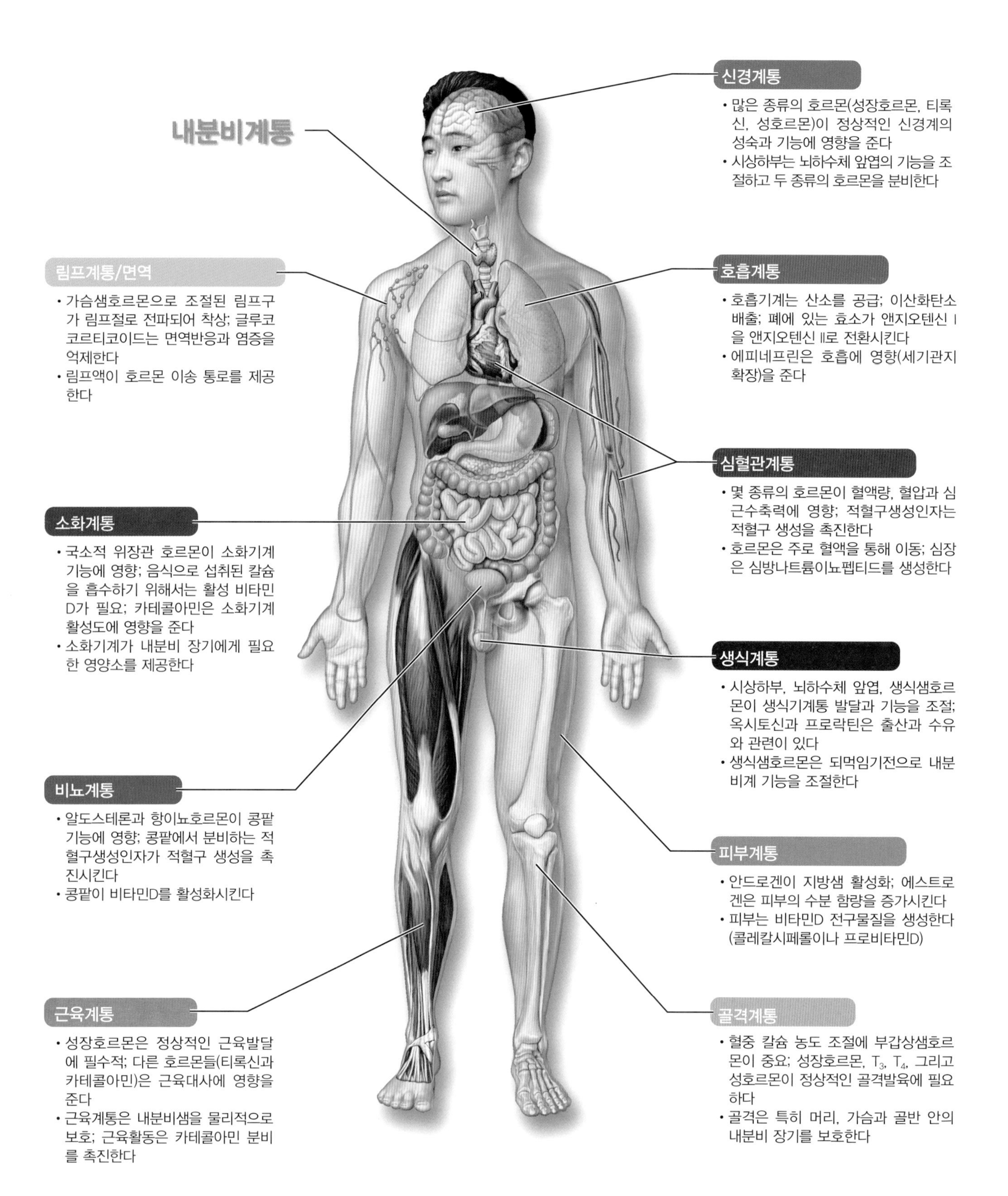

표 8.2 (계속) 주요 내분비장기가 아닌 장기에서 만들어지는 호르몬

호르몬	화학성분	분비하는 장기	분비자극	표적장기/효과
프로스타글란딘(PGs); A-I 문자로 몇 개의 그룹을 구분한다. (PGA-PGI)	지방산 분자에서 기원	모든 인체 세포의 세포막	다양(국소자극, 호르몬 등)	표적장기가 많지만 분비된 장소에 국소적으로 작용한다. 효과는 다음과 같다; 혈관수축제로 작용하여 혈압을 올리고; 기도를 수축하고; 자궁근육을 자극하고, 월경통과 분만을 촉진하고; 혈액을 응고시키며; 염증과 통증을 증가시키고; 위에서 소화액 분비를 늘리고; 열을 발생시킨다.
가스트린	펩티드	위	음식	위: 위샘에서 염산(HCl) 분비를 촉진한다.
장가스트린	펩티드	샘창자	음식 특히 지방	위: 위샘과 위 운동을 자극한다.
세크레틴	펩티드	샘창자	음식	이자: 중탄산염이 많은 분비액 분비 자극 간: 쓸개즙 분비 증가 위: 분비와 운동 감소
콜레시스토키닌	펩티드	샘창자	음식	이자: 효소가 풍부한 소화액 분비 자극 쓸개: 저장된 쓸개즙 배출 자극 샘창자유두: 괄약근을 이완하여 쓸개즙과 이자액이 샘창자로 들어가게 한다.
적혈구생성인자	당단백질	콩팥	저산소증	골수: 적혈구 생성 자극
활성비타민 D^3	스테로이드	콩팥(표피세포에서 만든 비타민D 전구체 활성화)	PTH	장: 섭취된 칼슘이 창자의 세포막에서 능동수송 되도록 자극
심방나트륨이뇨펩티드 (ANP)	펩티드	심장	심방근육의 신장	콩팥; 나트륨 이온의 재흡수와 레닌 분비를 억제 부신 겉질: 알도스테론 분비를 억제하여 혈액량과 혈압을 감소시킨다.
렙틴	펩티드	지방조직	지방성분 음식	뇌: 식욕억제와 에너지 소모 촉진
레지스틴	펩티드	지방조직	미상	지방, 근육, 간: 간세포에 대한 인슐린 작용을 길항

한다. 전반적으로 내분비계의 효율성은 노화가 진행되면서 점진적으로 감소한다. 여성 노인의 급격한 변화는 여성호르몬의 감소 때문이고, 뇌하수체 앞엽의 성장호르몬 감소가 노인의 근육위축을 부분적으로 설명한다는 사실은 논란의 여지가 없다. 노인들은 스트레스나 감염에 저항성이 떨어지는데, 이러한 저항력의 감소는 저항력과 관계되는 호르몬의 과다분비나 과소분비와 연관되어 있으며, 두 경우 모두 스트레스에 대한 저항력이나 신체대사를 변화시키기 때문이다. 또한 추가적으로 많은 살충제나 산업 화학물질, 다이옥신, 기타 토양이나 수질 오염물질이 내분비 기능을 감소시키는데, 이는 특정 지역의 노인에게서 암발생률이 높은 이유를 설명한다. 노인들은 흔히 갑상샘 기능이 약간 떨어져 있고, 거의 모든 노인에게서 인슐린 생산이 저하되어 있으며, 2형 당뇨병이 이 연령대에서 가장 흔하다.

Did You Get It?

20. *소화에 관계된 중요한 호르몬을 만드는 두 가지 소화계 장기는 무엇인가?*

21. *일시적으로 난소와 동일한 호르몬을 만드는 장기는 무엇인가?*

22. *어떤 내분비 장기가 기능하지 않으면 여성에게 폐경기를 초래하는가?*

23. *노인에게서 감소하면 근육위축을 초래하고, 여성에게는 골다공증을 나타내는 호르몬은 무엇인가?*

(답은 부록을 보시오.)

요약

내분비계와 호르몬의 기능– 개요

1. 내분비계는 인체의 주요 조절체계이다. 호르몬을 이용하여 성장과 발달, 대사, 생식, 신체방어 같은 장시간에 걸쳐 일어나는 현상을 자극한다.
2. 내분비 장기는 작고 신체의 여러 곳에 분산되어 있다. 어떤 내분비샘은 혼합샘(내분비와 외분비 기능)이고, 어떤 내분비샘은 순수하게 호르몬만을 생성한다.
3. 거의 모든 호르몬이 아미노산이나 스테로이드에서 만들어진다.
4. 내분비 장기는 호르몬성, 체액성, 신경성 자극에 의하여 활성화되어 호르몬을 혈액으로 분비한다. 혈액의 호르몬 농도는 음성되먹임기전으로 조절된다.
5. 혈액의 호르몬은 표적장기의 대사활성도를 변화시킨다. 표적장기의 호르몬에 대한 반응은 세포표면이나 안에 있는 호르몬이 결합할 수 있는 수용기 유무에 연관된다.
6. 아미노산으로 만들어진 호르몬은 이차전달자체계를 이용해 작용한다. 스테로이드호르몬은 표적세포의 DNA에 직접적으로 작용한다.

주요 내분비장기

1. 뇌하수체(pituitary gland)
   a. 뇌하수체는 뇌 시상하부에서 뻗어 나온 줄기에 매달려 있고, 뼈에 의해 둘러싸여 있다. 뇌하수체는 내분비성 부위(앞엽)와 신경성 부위(뒤엽)로 구성되어 있다.
   b. 성장호르몬과 젖분비호르몬을 제외하면 모든 뇌하수체 앞엽의 호르몬은 자극호르몬이다.
      (1) 성장호르몬(GH): 동화성 호르몬이며 단백질을 보존하는 성질을 가진 성장호르몬은, 전체 신체의 성장을 촉진하고, 특히 근육과 뼈에서 중요한 역할을 한다. 아동기에 발생하는 분비감소는 뇌하수체성 왜소증(pituitary dwarfism)을 일으키고, 과다분비는 거인증(gigantism)을 일으키게 되며, 성인에게는 말단비대증(acromegaly)을 일으킨다.
      (2) 젖분비호르몬(PRL): 유방에서 젖 생산을 촉진한다.
      (3) 부신겉질자극호르몬(ACTH): 부신 겉질을 자극하여 호르몬을 분비 시킨다.
      (4) 갑상샘자극호르몬(TSH): 갑상샘을 자극하여 호르

몬을 분비시킨다.

(5) 생식샘자극호르몬

(a) 난포자극호르몬(FSH): 사춘기를 유발하며, 여성 난소에서 난포의 발육과 에스트로겐 생산을 자극한다. 남성에서는 정자생성을 촉진한다.

(b) 황체형성호르몬(LH): 사춘기부터 분비되며, 배란을 자극하고 파열된 난포에서 프로게스테론을 생성하게 만든다. 남성의 고환에서 테스토스테론 생성을 촉진한다.

c. 뇌하수체 뒤엽은 시상하부의 호르몬을 저장하고, 시상하부의 조절을 받아 호르몬을 분비한다.

(1) 옥시토신: 자궁근육의 강력한 수축을 자극하며, 수유부에서 젖 분출을 야기한다.

(2) 항이뇨호르몬(ADH): 콩팥세관 세포에서 재흡수를 일으키고, 체내의 수분을 보존하며, 혈관을 수축시켜 혈압을 상승시킨다. 분비감소는 요붕증(diabetes insipidus)을 일으킨다.

d. 시상하부의 유리호르몬과 억제호르몬은 뇌하수체 앞엽의 호르몬 분비를 조절한다. 또한 시상하부는 두 종류의 호르몬을 만들어 뇌하수체 뒤엽으로 보내 저장하고, 이후 분비한다.

2. 갑상샘(thyroid gland)

a. 갑상샘은 후두 전면에 위치한다.

b. 갑상샘호르몬(티록신과 트리요오드사이로닌)은 갑상샘자극호르몬(THS)의 혈액 농도가 높아지면 갑상샘의 소포에서 분비된다. 갑상샘호르몬은 신체대사에 관여하는 호르몬으로, 세포의 포도당 산화 속도를 증가시키고, 성장과 발달에 필수적이다. 요오드결핍은 갑상샘종(goiter)을 일으킨다. 갑상샘호르몬 분비감소는 소아에서 크레틴병(cretinism)을 일으키고 성인에서는 점액질종(myxedema)을 발생시킨다. 그레이브스병(Grave's disease)이나 다른 형태의 갑상선기능항진증에서는 갑상샘호르몬이 과도하게 분비된다.

c. 칼시토닌은 혈액의 칼슘 농도가 높아지면, 갑상샘 소포 주위에 있는 소포곁세포에서 분비된다. 이 호르몬은 칼슘을 뼈에 침착시킨다.

3. 부갑상샘호르몬(parathyroid glands)

a. 부갑상샘은 갑상샘 뒷면에 위치한, 네 개의 작은 내분비샘이다.

b. 혈액의 칼슘 농도가 낮아지면 부갑상샘에 부갑상샘호르몬(PTH) 분비를 자극한다. 부갑상샘 호르몬은 뼈에서 칼슘을 혈액으로 방출하도록 만든다. 부갑상샘호르몬 분비저하는 근강직성 경련(테타니, tetany)을 일으키고, 과다분비는 뼈를 약화시키고 골절을 일으킨다.

4. 부신(adrenal gland)

a. 한 쌍의 부신은 콩팥 위에 얹혀있다. 각각의 내분비샘에는 속질과 겉질이라는 두 부위의 기능적으로 구분되는 내분비샘을 가지고 있다.

b. 부신 겉질의 호르몬에는:

(1) 주로 알도스테론인 무기질코르티코이드는 콩팥에서 나트륨과 칼륨의 재흡수를 조절한다. 호르몬의 분비는 혈액의 나트륨 농도 저하나, 칼륨의 농도 상승에 의하여 자극받는다.

(2) 글루코코르티코이드는 혈당을 높이거나 염증반응을 억제하여, 인체가 장기간에 걸친 스트레스에 저항할 수 있게 만든다.

(3) 성호르몬(주로 안드로겐)은 생애 전 기간에 걸쳐 적은 양이 지속적으로 만들어진다.

c. 부신 겉질의 전반적인 기능저하는 에디슨병(Addison's disease)을 초래한다. 과다분비 되면 고알도스테론혈증(hyperaldosteronism), 쿠싱병(Cushing's disease) 또는 남성화(masculinization)를 일으킨다.

d. 부신 속질은 교감신경계의 자극에 의하여 카테콜아민(에피네프린, 노르에피네프린)을 생성한다. 이 카테콜아민은 급성 스트레스에 대한 "투쟁–도피반응"을 연장시키고 강화시킨다. 과다분비 되면 전형적인 교감신경계 흥분 증상이 나타난다.

5. 이자섬(pancreatic islets)

a. 위장 근처의 복강 안에 위치하는 이자섬은 외분비샘이면서 내분비샘이다. 내분비 부위는 혈액으로 인슐린과 글루카곤을 분비한다.

b. 인슐린은 혈당이 높을 때 분비된다. 인슐린은 세포가 포도당을 흡수하고 대사하는 속도를 증가시킨다. 인슐린 분비저하는 당뇨병(diabetes mellitus)을 발생시키고, 신체대사를 심각하게 손상시킨다. 전형적인 증상은 다뇨(polyuria), 다음(polydipsia), 다식(polyphagia)이다.

c. 글루카곤은 혈당이 낮을 때 분비되며, 간에서 포도당을 혈액으로 내보내도록 만들어 혈당을 증가시킨다.

6. 뇌 제3뇌실 뒤쪽에 위치한 솔방울샘은 멜라토닌을 분비하여 수면에 영향을 주고, 또한 동물에게서 생체리듬이나 생식활동에 관여한다.
7. 가슴 위쪽에 위치한 가슴샘은 성장기에 기능하고, 나이가 들면 위축된다. 가슴샘의 호르몬인 티모신은 T 림프구의 성숙을 촉진하여 신체방어에 중요한 역할을 한다.
8. 생식샘(gonads)
   a. 여성의 난소는 다음의 호르몬을 분비한다:
      (1) 에스트로겐: 난소 난포에서의 에스트로겐 분비는 난포자극호르몬(FSH)이 조절하여 사춘기에 시작된다. 에스트로겐은 여성의 생식상기를 성숙시키고 이차성징을 나타낸다. 프로게스테론과 함께 월경주기를 만든다.
      (2) 프로게스테론: 혈액의 황체형성호르몬(LH)이 증가하면 프로게스테론이 분비된다. 에스트로겐과 함께 월경주기를 만든다.
   b. 남성의 고환은 황체형성호르몬(LH) 자극에 의해 사춘기 때부터 테스토스테론을 만들기 시작한다. 테스토스테론은 남성의 생식장기를 성숙시키고, 이차성징을 나타내며, 고환에서 정자생성을 촉진한다.
   c. 생식호르몬의 분비저하는 남성과 여성에서 불임을 초래한다.

기타 호르몬 생성 조직과 장기

1. 태반은 임신한 여성의 자궁에서 만들어지는 일시적인 장기이다. 태반의 기본적인 내분비 기능은 에스트로겐과 프로게스테론을 만들어 임신을 유지하고, 유방을 수유에 대비시키는 것이다.
2. 전체적인 기능으로 보면 내분비장기가 아닌 위나 작은창자, 콩팥 그리고 심장 등에는 호르몬을 분비하는 세포도 가지고 있다.

내분비계의 발달

1. 질병이 없다면 내분비계는 노인이 될 때까지 효율적으로 기능한다.
2. 폐경기에서 여성 난소의 기능감소는 골다공증, 심장질환 가능성 증가, 기분 변화 등을 초래한다.
3. 내분비샘의 효율성은 나이가 들어가면서 점차적으로 감소하여, 일반적으로 당뇨 발생률의 증가, 면역기능의 감소, 신체대사 감소와, 일부 경우 암 발생률 증가를 초래한다.

REVIEW QUESTIONS

Multiple Choice

정답이 여러 개일 수 있습니다.

1. 인체의 주요 내분비장기는
   a. 대체적으로 매우 큰 장기이다.
   b. 서로 밀집하게 연결되이 있다.
   c. 모두 같은 기능을 한다(소화 등).
   d. 신체의 중심선에 위치하는 경향이 있다.

2. 호르몬에서 일반적으로 맞게 설명한 것은?
   a. 외분비샘이 생성한다.
   b. 혈액을 통해 신체에서 운반된다.
   c. 오직 호르몬을 생성하지 않는 장기에만 영향을 미친다.
   d. 모든 스테로이드호르몬은 인체에 매우 유사한 생리적 효과를 갖는다.

3. 신경세포에서 분비되는 호르몬은?
   a. 옥시토신
   b. 인슐린
   c. 항이뇨호르몬(ADH)
   d. 코르티솔

4. 심장에서 분비되는 심방나트륨이뇨펩티드는 부신 겉질의 가장 바깥쪽에서 분비되는 이 호르몬과 정확히 반대되는 기능을 가지고 있다.
   a. 에피네프린
   b. 코르티솔
   c. 알도스테론
   d. 테스토스테론

5. 직접적이나 간접적으로 혈당을 높이는 호르몬은 다음

중에서 어느 것인가?
a. 성장호르몬(GH)
b. 코르티솔
c. 인슐린
d. 부신겉질자극호르몬(ACTH)

6. 과다분비 되면 고혈압을 일으킬 수 있는 호르몬은?
a. 티록신
b. 코르티솔
c. 알도스테론
d. 항이뇨호르몬(ADH)

7. 전해질을 조절하는 호르몬에는?
a. 칼시토닌
b. 알도스테론
c. 심방나트륨이뇨펩티드
d. 글루카곤

8. 염증을 억제하는 약제로 사용되는 것은?
a. 에피네프린
b. 코르티솔
c. 알도스테론
d. 항이뇨호르몬(ADH)

9. 갑상샘 기능에 필요한 원소는?
a. 칼륨
b. 요오드
c. 칼슘
d. 마그네슘

Short Answer Essay

10. 신경계와 내분비계의 차이점에 관하여 (a) 조절속도 (b) 세포로 신호를 전달하는 방법 그리고 (c) 조절하는 신체반응의 유형에 대하여 설명하시오.

11. 어떤 내분비장기가 혼합샘(외분비와 내분비샘)인가? 순수하게 내분비장기는 무엇인가?

12. 호르몬의 화학적 구성을 설명하시오.

13. 내분비샘에서 호르몬 분비를 자극하는 기전을 한 가지 예를 들어 설명하시오.

14. 음성되먹임기전을 정의해보시오.

15. 호르몬에게 모든 장기가 표적장기가 아닌 이유를 설명하시오.

16. 다음 내분비 장기가 몸에서 어디에 있는지 설명하시오: 뇌하수체 앞엽, 솔방울샘, 가슴샘, 이자, 난소, 고환. 그리고 각각의 장기에서 만들어지는 호르몬과 그 기능을 설명하시오. 마지막으로 과다 분비되거나 분비가 저하될 때 나타나는 중요한 결과를 기술하시오.

17. 스트레스에 대한 반응에 중요한 두 가지 내분비샘(또는 부위)을 기술하고, 왜 중요한 지 이유를 설명하시오.

18. 뇌하수체 앞엽은 흔히 내분비샘의 대부로 불린다. 그러나 여기에도 또 다른 대부가 존재 한다. 뇌하수체 앞엽의 호르몬 분비를 조절하는 것은 무엇인가?

19. 내분비샘의 과다분비를 일으키는 가장 흔한 이유는 무엇인가?

20. 인슐린에 길항하는 세 가지 호르몬과 부갑상샘호르몬에 길항하는 호르몬을 기술하시오.

21. 두 가지 호르몬이 인체에서 수분과 전해질 균형에 밀접하게 연관되어 있다. 호르몬의 이름을 기술하고, 공통된 표적장기에서의 효과를 설명하시오.

23. 일반적으로 나이가 들수록 내분비계의 효율성은 감소한다. 호르몬 생성 감소로 인한 노인에서의 문제점들을 기술하시오.

9

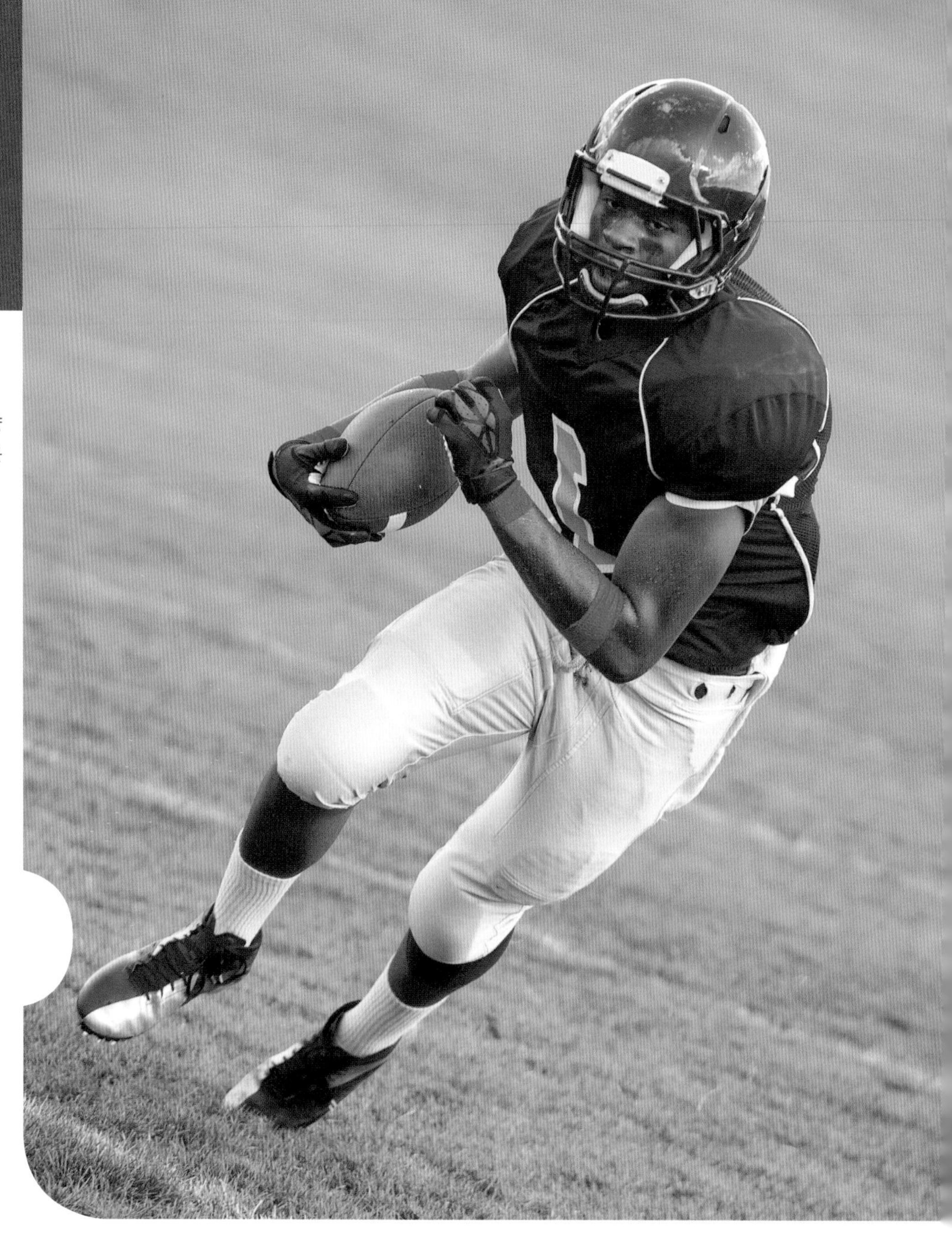

기능 소개

- 혈액은 몸의 열을 분산시키고, 영양분, 호흡가스 그리고 여러물질을 운반시킨다.

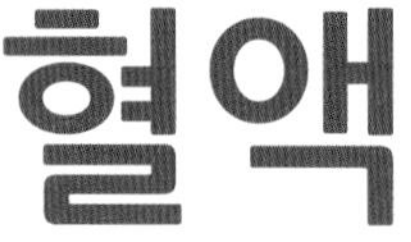

혈액

혈액은 생명의 강(river of life)이다. **혈액**은 여러 물질을 운반하며, 이러한 물질에는 영양분, 호르몬, 제거되야할 찌꺼기, 그리고 몸의 열이 있다. 현대의학이 발전하기 전부터 혈액은 신비한 존재로 여겨졌다.

이 장에서는 혈액의 조성과 기능(composition and function)에 대하여 설명될 것이다. 10장 심장혈관계에서는 혈액이 어떻게 순환되는지를 설명할 것이다.

혈액의 조성과 기능(Composition and Functions of Blood)

9-1 전혈(whole blood)의 용적과 조성을 설명한다.

9-2 혈장의 조성을 설명하고, 혈장의 기능을 설명한다.

혈액은 특이하다: 혈액은 액체로 구성된 조직이기 때문이다. 혈액은 끈적한 균질성 액체로 보이지만, 현미경으로 관찰하면 혈액에는 고형성분과 액체성분(solid and liquid components) 모두가 존재한다.

조성(Components)

혈액은 복잡한 결합조직이며, 혈액 속에는 살아있는 혈구(blood cells)로 구성된 **유형성분(formed elements)**이 있으며, 유형성분은 **혈장(plasma)**이라는 액체기질에 존재한다. 다른 결합조직에서 관찰되었던 교원섬유와 탄력섬유(collagen and elastin fibers)는 혈액에는 없고, 피브린(fibrin)과 같은 단백질이 관찰된다.

원심분리기(centrifuge)를 통하여 혈액성분을 분리하면, 유형성분은 아래에 가라앉고, 혈장은 위층에 위치한다(그림 9.1). 원심분리관의 아래층에 존재하는 대부분은 적혈구이며, 적혈구는 산소운반에 관여한다. 원심분리관에서 혈장과 적혈구층 사이에 위치하는 것은 **연층(buffy coat)**이라고 하며, 연층에는 백혈구와 혈소판이 위치한다. 백혈구는 여러 기전을 통하여 우리 몸을 보호하고, 혈소판은 지혈에 관여한다. 적혈구는 혈액용적의 45%를 차지하며, 전체 혈액중에서 적혈구가 차지하는 용적을 **적혈구용적률(hematocrit)**이라고 한다. 백혈구와 혈소판은 전체 혈액의 1%미만이다. 혈장은 혈액의 55%를 차지한다.

혈액의 물리적 특성과 용적(Physical Characteristics and Volume)

혈액은 끈적거리고 불투명하며, 철맛(metallic taste)을 나타낸다. 혈액은 운반하는 산소 양에 따라 산소가 풍부할 때는 새빨간 색깔(scarlet)이며, 산소가 부족 할때는 칙칙한 빨강 색깔(dull red)을 띤다. 혈액 속에 있는 유형성분 때문에 혈액은 물보다 무겁고 점도는 5배정도 높고 좀더 끈적거린다. 혈액은 약한 알카리성이며 pH는 7.35에서 7.45 정도이다. 혈액의 온도는 38도이며 체온보다 다소 높다.

혈액은 체중의 8%이며, 혈액용적은 건강한 남성에서는 5~6리터이다.

혈장(Plasma)

혈장의 90%는 수분이다. 혈장에는 100개 이상의 다른 물질이 녹아있어서 혈장은 짚 색깔(straw-colored)을 나타낸다. 혈장에 녹아있는 것에는 영양소, 전해질, 호흡가스, 호르몬, 혈장단백질, 찌꺼기, 세포대사산물이 있다(그림 9.1 참조).

혈장단백질은 혈장에 녹아있는 용질 중에서 가장 풍부하다. 단백질호르몬(protein-based hormones)과 항체를 제외하고 대부분의 혈장단백질은 간에서 형성된다.

혈장단백질은 여러 기능을 수행한다. 예를 들면, **알부민(albumin)**은 순환계통에서 여러 물질들의 운반에 관여하고, 또한 알부민은 혈액완충(blood buffer)으로 작용하며, 알부민은 혈액 속에서 삼투압(osmotic pressure)에 관여하여 혈관 속에서 수분유지에 작용한다. 응고단백질(clotting proteins)은 혈관 손상 시 출혈을 감소시키고, 항체(antibody)는 병원체(pathogens)에 대하여 우리 몸을 보호한다. 혈장단백질은 당(glucose), 지방산(fatty acids), 그리고 산소처럼 세포에서 영양분으로 사용되지는 않는다.

혈장의 조성(composition)은 세포들이 혈액 속에서 물질을 만들거나 제거하면서 바뀐다. 그러나 정상적인 식사를 한 경우에는 혈장의 조성은 여러 항상성기전(homeostatic mechanisms)에 의해 비교적 일정하게 유지된다. 만약에 혈액 속에 단백질농도가 떨어지면 간(liver)에서 단백질생성이 증가되고, 만약에 산성증(acidosis) 혹은 알카리증(alkalosis)이 일어나면, 정상적인 혈액속 pH를 7.35에서 7.45사이로 유지시키기 위해 호흡계통과 콩팥이 작동한다. 몸의 여러 장기들은 혈액속 용질의 농도를 일정하게 한다. 혈액은 여러 물질을 운반하는 작용 이외에도 몸의 열을 분산시키고, 세포대사산물을 운반한다.

Did You Get It?

1. *혈장단백질을 생성하는 기관은?*
2. *유형성분의 세 가지 그룹은?*
3. *혈액이 새빨간 색깔(scarlet)인지 칙칙한 빨강 색깔(dull red)인지를 결정하는 것은?*

(답은 부록을 보시오.)

Q: *혈장단백질이 감소되면 혈장용적이 감소되는 이유는?*

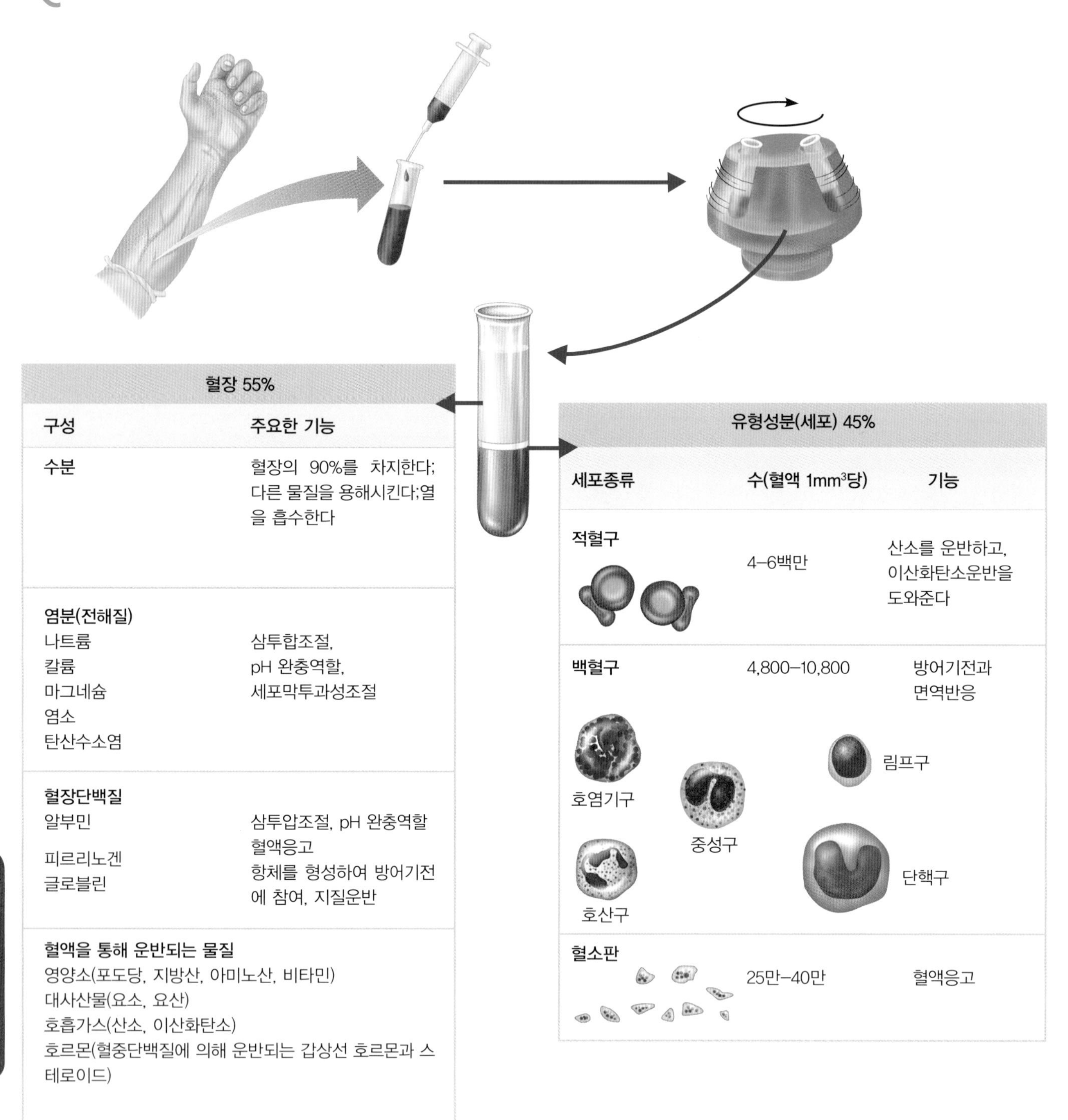

혈장 55%	
구성	**주요한 기능**
수분	혈장의 90%를 차지한다; 다른 물질을 용해시킨다;열을 흡수한다
염분(전해질) 나트륨 칼륨 마그네슘 염소 탄산수소염	삼투합조절, pH 완충역할, 세포막투과성조절
혈장단백질 알부민 피르리노겐 글로블린	삼투압조절, pH 완충역할 혈액응고 항체를 형성하여 방어기전에 참여, 지질운반
혈액을 통해 운반되는 물질 영양소(포도당, 지방산, 아미노산, 비타민) 대사산물(요소, 요산) 호흡가스(산소, 이산화탄소) 호르몬(혈중단백질에 의해 운반되는 갑상선 호르몬과 스테로이드)	

유형성분(세포) 45%		
세포종류	**수(혈액 1mm³당)**	**기능**
적혈구	4–6백만	산소를 운반하고, 이산화탄소운반을 도와준다
백혈구 호염기구 중성구 림프구 호산구 단핵구	4,800–10,800	방어기전과 면역반응
혈소판	25만–40만	혈액응고

그림 9.1 **혈액의 조성.**

A: *혈장단백질은 삼투압에 관여하여 혈장용적을 유지시켜주며, 만약에 혈장단백질이 감소되면 삼투압이 감소되어 수분이 혈관밖으로 빠져나와서 혈장용적이 감소된다.*

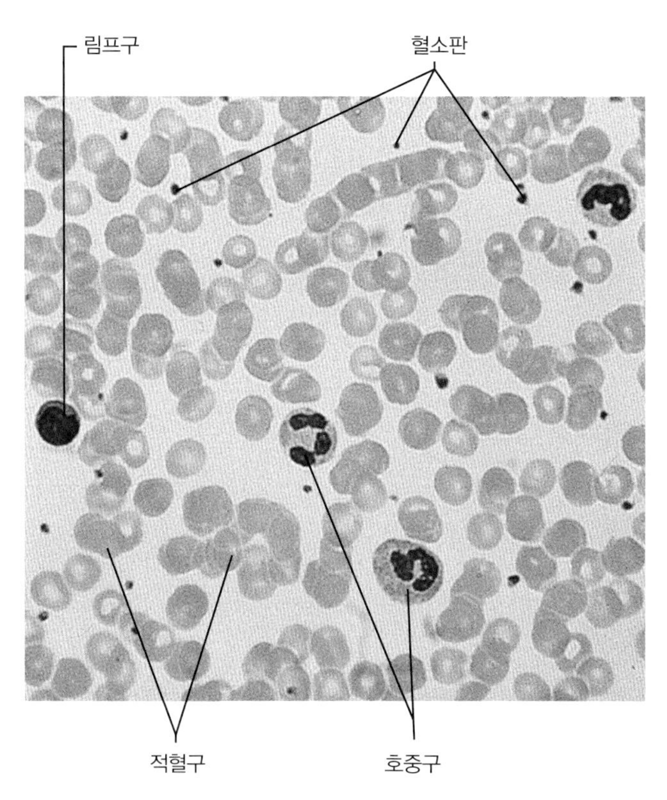

그림 9.2 **혈액도말의 현미경소견.** 대부분은 적혈구이다. 2종류의 백혈구가 관찰된다. 림프구와 중성구, 그리고 혈소판도 관찰된다.

유형성분(Formed Elements)

9-3 유형성분을 구성하는 세포들을 열거하고, 각각의 기능을 설명한다.

혈액을 도말(smear)하여 현미경으로 관찰하면, 원반모양의 적혈구를 볼 수 있고 그 외에도 다양하게 염색되는 원구형의 백혈구를 볼수있으며 혈소판은 파편(debris)처럼 보인다(그림 9.2 참조). 적혈구는 가장 많이 관찰된다.

적혈구(Erythrocytes)

적혈구는 산소를 운반한다. 적혈구는 핵(nucleus)이 없고 또한 세포내소기관(organelles)도 드물다. 성숙된 적혈구는 헤모글로빈분자(hemoglobin molecules)를 운반한다. 철(iron)을 함유한 **헤모글로빈**은 산소와 결합하며, 또한 소량의 이산화탄소와도 결합한다.

헤모글로빈은 구형 단백질(globular protein)이다. 구형단백질은 접어져서(folded) 3차원 구조의 특이한 모양을 형성한다. 헤모글로빈의 접혀진 구조는 산소와 결합하고 운반하는데 용이하게 해준다. 그러한 구형단백질은 낮은 pH에서는 접힘이 풀려서 변성되며, 변성된 헤모글로빈은 산소와 결합할 수가 없다.

적혈구속에 사립체(mitochondira)가 부족하기 때문에 무산소기전(anaerobic mechanisms)을 통하여 ATP를 생성한다. 적혈구는 운반하는 산소를 이용하지 못하고 단지 산소를 운반만 한다.

적혈구는 중앙이 움푹 들어간 형태의 원반구조이다(그림 9.2 참조). 현미경으로 관찰하면 도너츠모양을 나타낸다. 이러한 구조적인 특징으로 인해 작은 세포의 크기임에도 불구하고 표면적은 커서 가스교환이 용이하게 된다.

적혈구의 수는 다른 혈구보다 압도적으로 많다. 적혈구와 백혈구의 수의 비는 1000:1이며, 적혈구는 혈액의 점성(viscosity)을 결정한다. 적혈구의 수는 보통 mm^3당 5백만개 정도이다. ($1mm^3$은 혈액 한 방울 정도이다) 적혈구 수가 증가하면 점성도 증가한다. 적혈구의 수가 감소되면 점성은 떨어지고 혈액의 흐름은 빨라진다. 진정으로 중요한 것은 적혈구의 수가 아니라 혈액내의 헤모글로빈의 농도가 더 중요한다.

헤모글로빈이 증가될수록 산소운반능력은 증가된다. 혈액의 산소운반능력은 헤모글로빈에 의해 결정된다. 한 개의 적혈구에는 2억 5천만 개의 헤모글로빈이 존재하며, 각각의 헤모글로빈은 산소분자 4개와 결합할 수 있다. 그래서 1개의 적혈구는 산소분자 10억 개를 운반할 수 있다. 정상적으로 혈액에는 100ml당 12~18g의 헤모글로빈이 존재하며 남성에서는 13~18g이며 여성에서는 12~16g이다.

백혈구(Leukocytes)

백혈구는 적혈구보다는 수가 적지만, 인체방어기전에 중요하다. 평균적으로 백혈구의 수는 mm^3당 4,800~10,800이며, 백혈구는 전체 혈액용적의 1%미만이다. 백혈구는 적혈구와 달리 핵과 세포내소기관을 갖고 있는 세포이다.

백혈구는 세균, 바이러스, 기생충, 종양세포로부터 우리

표 9.1 혈액의 유형성분의 특징

세포종류	수(혈액 1mm^{3}당)	세포구조	기능
적혈구	4–6백만	연어색깔의 중앙이 움푹 들어간 판모양;핵이 없다; 헤모글로빈이 위치; 대부분 세포내소기관은 없다	헤모글로빈분자에 산소가 결합하여 산소를 운반; 소량의 이산화탄소도 운반
백혈구	4800–10,800		
과립구			
• 호중구	3,000–7,000 (전체 백혈구의 40–70%)	약한 핑크색깔의 세포질에는 뚜렷하지 않는 과립이 관찰; 3–7개의 엽모양의 핵	강한 포식작용; 급성감염시 증가
• 호산구	100–400 (전체 백혈구의 1–4%)	적색의 세포질과립; 8자 혹은 2엽모양의 핵은 푸른 적색으로 염색	소화효소를 분비하여 기생충을 죽인다; 알레르기 반응에 관여
• 호염기구	20–50 (전체 백혈구의 0–1%)	소수의 큰 푸른 보라색 과립이 세포질에 위치; U 혹은 S형의 핵이 짙은 푸른색으로 염색	염증부위에 혈관확장제인 히스타민을 분비; 항응고제인 헤파린을 분비
무과립구			
• 림프구	1,500–3,000 (전체 백혈구의 20–45%)	약하게 푸른색으로 염색되는 세포질이 핵주위를 감싸고있다; 보라빛으로 푸르게 염색되는 둥그런 핵	면역계통에 참여; B 림프구는 항체를 형성하고, T림프구는 세포를 직접공격함으로써, 이식부적합에 관여하거나, 종양과 바이러스와 싸운다
• 단핵구	100–700 (전체 백혈구의 4–8%)	회색빛으로 푸르게 염색되는 세포질; 짙게 푸른빛으로 보라색으로 염색되는 콩팥모양의 핵	조직에서는 큰포식세포가 되어 포식작용에 관여; 결핵같은 만성감염에서 증가
혈소판	150,000–400,000	불규칙하게 세포 파편모양; 짙게 보라색으로 염색	정상혈액응고에 관여; 손상받은 부위에서 응고기전을 시작

몸을 보호한다. 적혈구는 혈액속에서만 존재하고 혈액속에서 기능을 발휘한다. 반면에 백혈구는 혈관에서 빠져나오기도 하고 혈관속으로 들어가기도 한다. 이러한 현상을 **삼출(diapedesis)**이라고 한다. 백혈구는 염증이 있거나 면역반응이 일어나는 곳으로 이동하여 작동한다(11장 참조)

백혈구는 조직손상이 있거나 염증이 있는 곳에서 손상된 세포가 방출한 화학물질에 이끌려 이동된다. 이것을 주화성(chemotaxis)이라고 한다. 백혈구가 출동하게되면 아메바운동을 통하여 조직으로 이동한다. 이러한 확산과정을 거치면서 백혈구는 미생물을 파괴하거나 죽은세포를 정리한다.

백혈구가 활동하게 되면 우리 몸은 평소보다 백혈구 생성은 증가되어 수 시간 내에 백혈구의 수는 2배가 된다. 혈액 $1mm^3$당 백혈구의 수가 11,000이상일 때를 **백혈구증가증(leukocytosis)**이라고 한다. 백혈구증가증이 일어났다는 것은 몸안에 세균 혹은 바이러스감염이 시작됨을 나타낸다. 그와 반대 현상을 **백혈구감소증(leukopenia)**이라고 하며, 주로 스테로이드 혹은 항암제를 복용할 때 나타난다.

백혈구는 세포질에 존재하는 과립의 유무에 의해 과립구(granulocytes)와 무과립구(agranulocytes)로 분류할 수 있다(표 9.1 참조).

과립이 있는 백혈구를 과립구라고한다. 백혈구의 핵은 엽상(lobed)이며, 핵은 여러 개의 둥근 핵부위(nuclear areas)가 가느다란 실모양의 핵물질로 연결되어 있다. 세포질속의 과립은 라이트염색(Wright's stain)으로 확인할 수 있다. 과립구에는 중성구(neutrophils), 호산구(eosinophils), 호염기구(basophils)가 속한다.

1. **중성구**는 백혈구 중에서 가장 많다. 중성구의 핵은 엽이 여러 개로 구성되며, 과립은 산성 그리고 염기성 모두에 염색이 된다. 전반적으로 세포질은 핑크색깔을 띤다. 중성구는 감염부위에서 포식작용(phagocytosis)을 수행한다. 중성구는 특히 세균과 곰팡이를 포식한다. 중성구는 호흡폭팔(respiratory burst)과정을 일으켜 산화물질(표백성분, 과산화수소 등)을 배출하여 침입자를 포식한다.
2. **호산구**는 푸른적색의 핵을 갖고 있으며, 과립은 리소좀과 비슷한 모양으로 붉은 벽돌색깔이다. 호산구는 기생충감염시 증가된다. 호산구는 기생충의 표면에 과립으로부터 형성된 효소를 분비하여 기생충을 파괴한다.
3. **호염기구**는 백혈구 중 가장 적고, 짙은 푸른색의 과립을 갖고 있으며 과립 속에는 히스타민이 존재한다. **히스타민**은 염증시 배출되어 혈관투과성을 증가시키고 다른 백혈구가 염증부위로 이동하는 것을 도와준다.

백혈구 중에서 과립이 없는 것을 **무과립구**라고 하며, 무과립구의 핵은 일반적인 둥근형태이며 림프구(lymphocyte)와 단핵구(monocyte)가 속한다.

1. **림프구**는 크고 짙은보라색의 핵을 갖고 있으며, 핵은 세포의 전체를 차지한다. 림프구는 적혈구보다 약간 크고 림프조직에 상주하고 있으며 면역반응에 관여한다. 림프구는 혈액속에서 두 번째 많은 백혈구이다.
2. **단핵구**는 백혈구 중 가장 크다. 단핵구의 모양은 림프구와 비슷하지만 좀 더 세포질이 풍부하고 핵은 콩팥모양이다. 단핵구는 조직으로 이동하여 큰포식세포로 변환되며, 큰포식세포는 결핵같은 만성염증에 중요하다.

혈액속에서 백혈구의 수를 많은 것에서 적은 순서대로 암기하는 방법이다. Never let monkeys eat bananas(중성구, 림프구, 단핵구, 호산구, 호염기수)

혈소판(Platelets)

엄밀하게 말하면 혈소판은 세포가 아니다. 혈소판은 거대핵세포(megakaryocytes)의 세포파편이다. 혈소판은 짙게 염색되는 불규칙한 형태이며 다른 혈구에 산재되어있다. 혈소판의 수는 혈액 $1mm^3$당 30만개정도이다. 혈소판은 혈관손상시 응고과정에 참여한다(표 9.1참조)

Did You Get It?

4. *적혈구 속의 헤모글로빈의 기능은 무엇인가?*

5. *인체의 면역에 가장 중요한 혈구는?*
6. *심각한 감염이 일어났을 때 백혈구의 수치는 대략 5,000, 10,000 혹은 15,000중 어디에 가까운가?*

(답은 부록을 보시오.)

혈구형성(Hematopoiesis)

9-4 혈구모세포의 기능을 설명한다

혈구형성은 적색골수(red bone marrow)에서 일어난다. 이러한 적색골수는 머리뼈(두개골, skull), 갈비뼈(늑골, ribs), 복장뼈(흉골, sternum) 같은 편평뼈, 위팔뼈(상완골, humerus)와 넙다리뼈(대퇴골, femur)의 몸통뼈끝(근위골단, proximal epiphysis)에서 볼 수 있다.

각각의 혈구는 다양한 필요와 자극에 의해 생성된다. 혈구는 성숙되어 혈관 속으로 방출되어 온몸을 순환한다. 평균적으로 적색골수는 매일매일 1000억개 정도의 혈구를 생성한다.

모든 유형성분은 적색골수에 위치한 공통적인 줄기세포인 **혈구모세포(hemocytoblast)**에서 기원한다. 그러나 각 혈구의 생성과정은 다르다. 혈구모세포는 크게 2개의 흐름이 존재하는데, 하나는 림프구를 형성하는 흐름이며(lymphoid stem cell), 다른 하나는 림프구를 제외한 다른 혈구를 생성하는 흐름이다(myeloid stem cell) (그림 9.4 참조).

적혈구형성(Formation of Red Blood Cells)

적혈구속에는 핵이 없기 때문에 적혈구는 단백질을 합성할 수 없고 성장하거나 분열할 수 없다. 적혈구는 100~120일 되면 수명이 다 되어서 적혈구는 딱딱해지고 파괴가 시작된다. 적혈구는 지라, 간 등에서 제거된다. 파괴된 적혈구의 성분은 재활용된다. 철(iron)은 페리틴(ferritin)같은 단백질에 결합되고 헴은 빌리루빈(bilirubin)으로 분해되어 간세포에 의해 창자로 배출된다. 그래서 대변에는 스테르코빌린(stercobilin)이라는 갈색색소가 관찰된다. 글로빈(globin)은 아미노산으로 분해되어 순환계통으로 들어간다.

감소된 혈구는 적색골수의 혈구모세포의 분열에 의해 보충된다. 적혈구는 성장하면서 다량의 헤모글로빈을 생성할 수 있게 된다. 충분한 양의 헤모글로빈이 축적되면 적혈구는 핵과 대부분 세포내소기관은 사라지고 세포전체가 납작하게된다. 그러한 결과로 이러한 어린 적혈구를 그물적혈구(망상적혈구, reticulocyte)라고 한다. 그물적혈구속에는 아직도 약간의 거친세포질그물(조면세포질세망, rough endoplasmic reticulum)이 존재한다. 그물적혈구는 혈액속으로 들어가서 산소운반을 시작한다. 그물적혈구는 혈액속으로 들어가서 2일 이내에 남아있는 거친세포질그물이 사라지면서 완전히 기능을 수행하는 적혈구가 된다. 혈구모세포에서 성숙된 적혈구까지의 과정은 대략 3~5일정도 소요된다.

적혈구 형성은 **에리트로포이에틴(erythropoietin)** 호르몬에 의해 조절된다. 정상적으로 에리트로포이에틴은 항상 혈액속을 순환하며 적혈구형성 속도를 조절한다. 에리트로포이에틴은 대부분 콩팥에서 생성되고 일부는 간에서 생성되다. 산소요구가 많을 때 콩팥에서는 에리트로포이에틴 생성을 증가시키고, 에리트로포이에틴은 골수에서 적혈구

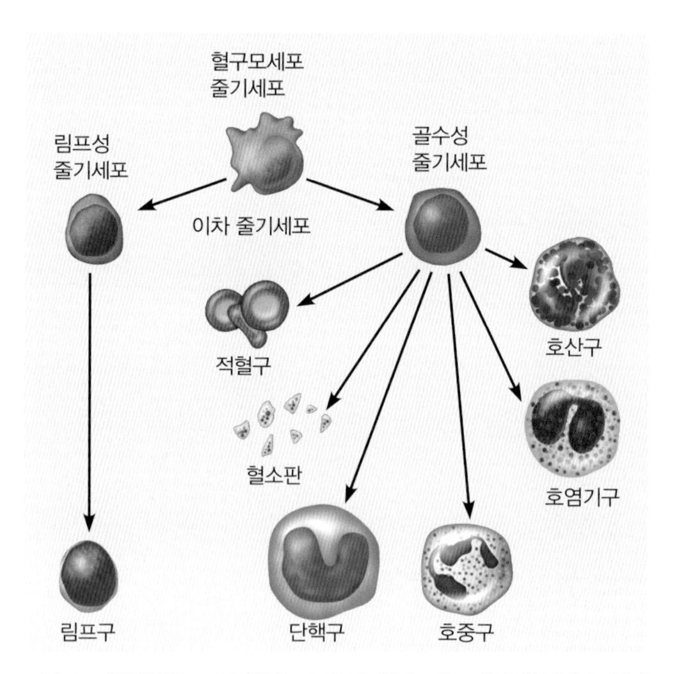

그림 9.3 **혈구형성.** 모든 혈구는 골수의 혈구모세포에서 형성된다. 줄기세포는 유사분열과정을 거치면서 증식된다. 일부 딸세포는 림프성 줄기세포(lymphoid stem cell)를 형성하여 림프구가 되어서 면역반응에 관여하고 나머지 혈구세포는 골수성 줄기세포(myeloid stem cell)에서 기원하여 분화된다.

Q: *콩팥이 손상되었을 때 빈혈이 일어나는 이유는?*

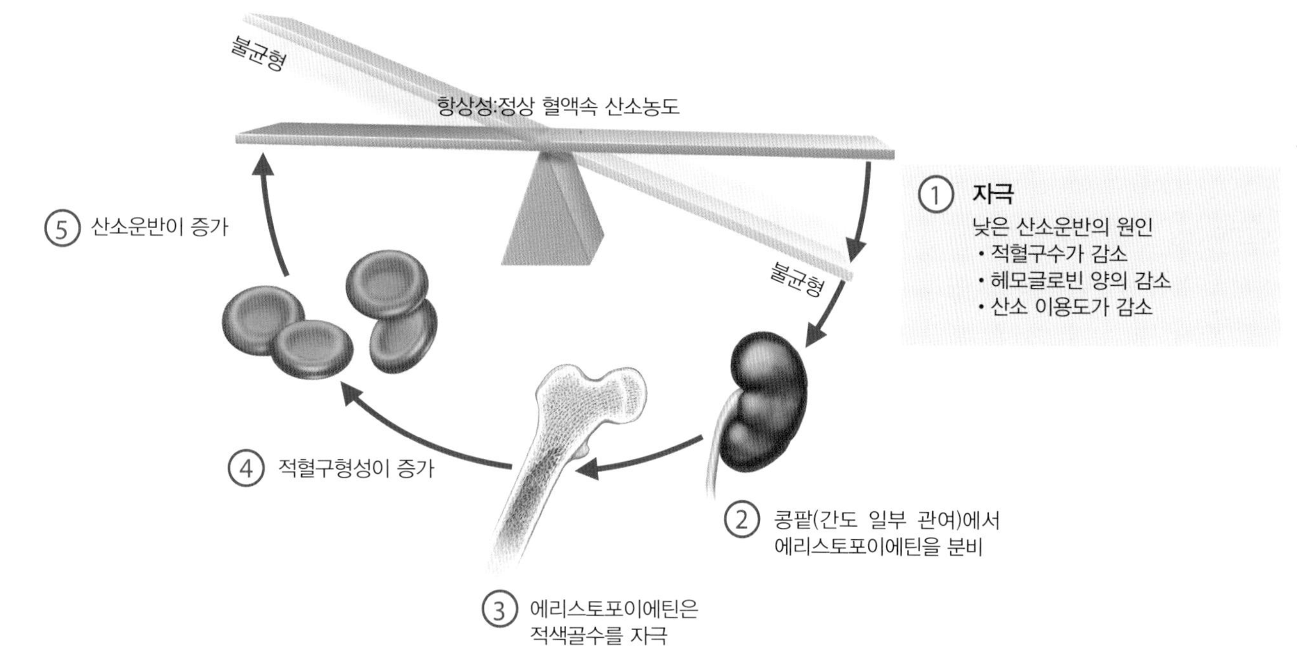

그림 9.4 **적혈구 형성의 속도를 조절하는 기전.**

생성을 증가시킨다.(그림 9.4 참조)

1장에서 배웠던 음성되먹임기전을 생각해보자. 우리 몸에 산소 농도가 감소되면 에리트로포이에틴 생성은 증가되어서 골수에서 적혈구 생성이 많아지고 적혈구 생성이 증가되면 산소운반능력은 증가되고 우리 몸에 산소농도가 증가되면 에리트로포이에틴 생성은 감소된다.

적혈구 생성이 증가되거나 혈액속에 산소농도가 증가되면 에리트로포이에틴 생성과 적혈구 생성은 감소된다. 중요한 점은 적혈구 생성을 조절하는 것은 혈액속의 적혈구의 상대적인 수가 아니고 인체가 필요한 산소요구량이다.

백혈구와 혈소판 형성(Formation of White Blood Cells and Platelets)

적혈구 생성과 비슷하게, 백혈구와 혈소판 생성은 다른 물질에 의해 조절된다. 이들은 집락형성단위(colony stimulating factors;CSFs)와 인터루킨(interleukins)이며, 이들은 백혈구가 골수에서 생성되도록 하게 하고 또한 백혈구가 완전한 기능을 하도록 도와준다. 이러한 물질들은 염증성 물질 혹은 세균독소에 의해 분비된다. 트롬보포이에틴(thrombopoietin)은 거대핵세포에서 혈소판이 만들어지도록 하지만 그러한 과정은 확실하지 않다.

골수의 이상유무를 판단하기 위하여 골수의 일부를 뽑아내어 현미경으로 검사하는 것을 골수생검(bone marrow biopsy)이라고 하며, 엉덩뼈와 복장뼈같은 편평뼈에서 시행된다.

Did You Get It?

7. *모든 유효성분을 만드는 줄기세포의 명칭은?*
8. *적혈구의 수명이 120일 정도인 이유는?*
9. *혈소판의 형성은 어떻게 되나?*

(답은 부록을 보시오.)

A: *콩팥은 골수에서 혈구형성을 도와주는 에리트로포이에틴을 만들기 때문이다.*

지혈(Hemostasis)

9-5 혈액응고과정을 설명한다.

9-6 혈액응고과정을 억제하거나 항진시키는 인자를 설명한다.

정상적으로 혈액은 혈관벽의 내피세포와 접촉하면서 부드럽게 흐른다. 만약 혈관벽이 손상을 받게되면 **지혈**이라는 일련의 과정이 발생한다. 이들 지혈과정은 신속하고 국소적으로 일어나며, 지혈과정은 혈장에 존재하는 많은 물질과 혈소판 혹은 손상된 조직에서 분비되는 물질에 의해 조절된다.

지혈과정은 급속하게 일어나는 3단계의 일련의 과정을 거친다: **혈관수축**(vascular spasms), **혈소판플러그형성**(platelet plug formation), 그리고 **혈액응고**(coagulation) 과정. 손상받은 혈관부위에 섬유조직이 자라면서 응고가 일어나서 손상된 혈관을 영구적으로 복구한다.

기본적으로 지혈과정은 다음과 같다(그림 9.5 참조)

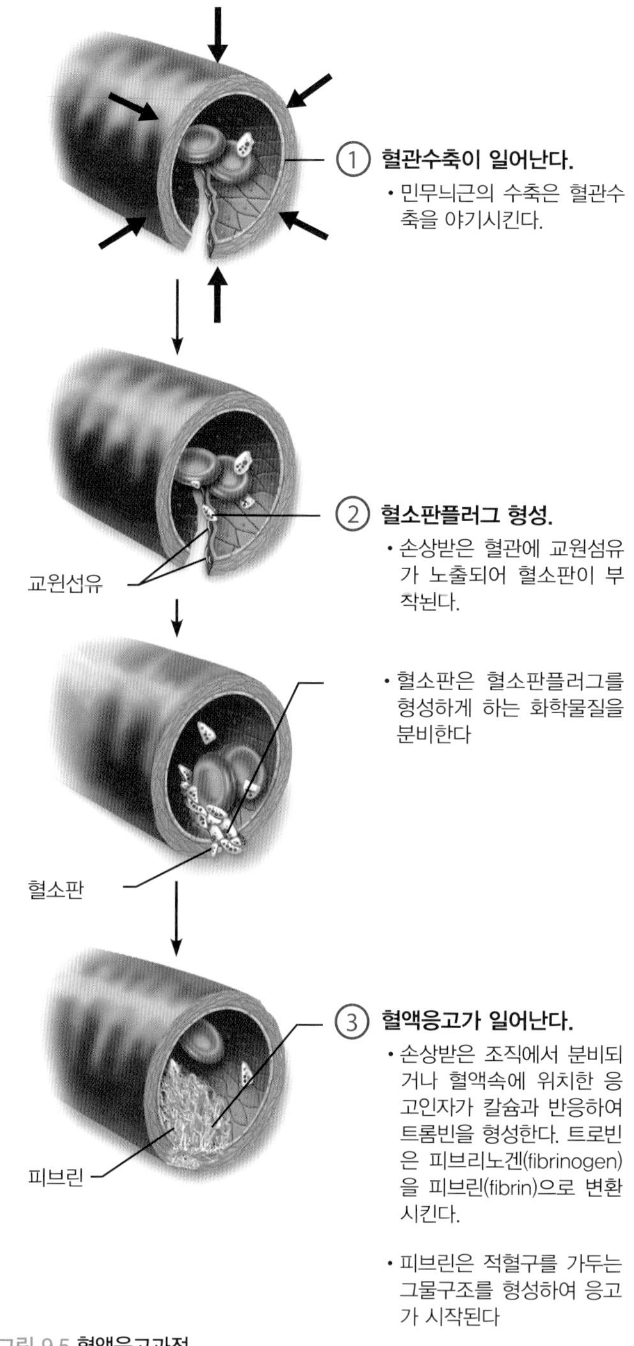

그림 9.5 **혈액응고과정.**

① **혈관수축이 일어난다.** 혈관수축은 즉각적으로 일어난다. 혈관수축이 일어나면서 혈액응고가 완전하기 전까지 혈액손실을 감소시킨다. 또한 혈관의 민무늬근에 대한 직접손상, 국소적 통증수용체의 자극, 그리고 주위의 혈소판에서 분비된 세로토닌도 혈관수축을 일으킨다.

② **혈소판플러그형성.** 혈소판은 손상받지 않는 혈관의 내피세포와는 접촉하지 않지만, 손상이 일어나면 내피세포 밑에 위치하는 교원섬유가 노출되어 혈소판이 부착된다. 부착된 혈소판은 혈관수축을 일으키는 물질을 분비하며 좀더 많은 혈소판이 손상된 부위에 부착되게 한다. 점점 혈소판이 부착되면서 플러그 혹은 백색혈전(white thrombus)이 형성된다.

③ **혈액응고가 일어난다.** 동시에 손상받은 조직은 **조직인자**(tissue factor:TF)를 분비하고, 조직인자는 혈소판의 표면에 위치한 인지질(phospholipid) PF_3와 반응한다. 이와같은 결합은 다른 단백질응고인자 그리고 칼슘과 함께 반응하여 **트로빈**(thrombin)을 활성화시키는 활성인자(activator)를 형성한다. 트롬빈은 가용성(soluble) **피브리노겐**(fibrinogen)단백질을 기다란 머리칼 같은 불가용성(insoluble)의 **피브린**(fibrin)으로 변환시킨다. 피브린은 적혈구를 가두는 그물구조를 형성하여 응고가 시작된다(그림 9.6참조). 수 시간 내에 응고덩어리에서 **혈청**(serum)은 빠져나오고 손상받은 혈관부위는 회복되게 된다.

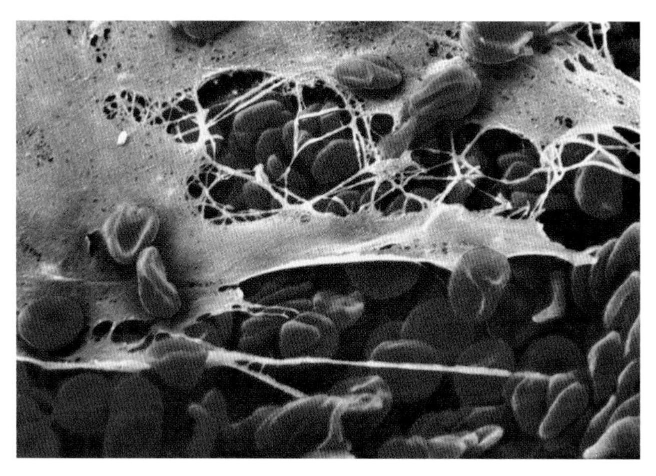

그림 9.6 **피브린 응고덩어리.** 피브린 그물 덩어리가 적혈구(인위적으로 색깔을 집어넣음)에 부착된 모습을 주사전자현미경으로 관찰한 것.

정상적으로 혈액응고는 3~6분이내에 일어난다. 일반적으로 응고과정이 시작되면 점점 응고를 항진시키는 인자들은 비활성화되어서 응고과정이 다른 곳으로 확산되는 것을 방지한다. 결론적으로 혈관의 내피세포는 재생이 되고, 응고는 소멸된다. 이러한 현상을 적용하면, 손상받은 부위에 멸균거즈를 덮고 압박을 가하면 응고과정은 좀 더 신속하게 일어난다. 거즈의 거친면은 혈소판이 부착을 쉽게 해주고 압박은 조직인자의 생성을 증가시킨다.

혈액형과 수혈(Blood Groups and Transfusions)

혈액은 우리 몸에 물질을 전달한다. 혈액이 손실되면 혈관은 수축되고 골수에서는 혈구형성이 증가된다. 그러나 이러한 과정을 통하여 혈액손실을 보전하는 것은 한계가 있다. 혈액이 15~30%가 손실되면 창백하고 쇠약해지며, 30% 이상이 손실되면 쇼크에 빠지거나 죽음에 이를 수 있다.

전혈(whole blood) 수혈은 심각한 혈액손실을 회복하는데 쓰인다. 혈액은행에서는 헌혈된 혈액에 항응고제(anticoagulant)를 첨가하며, 혈액은 4도에서 최장 35일까지 보관할 수 있다.

사람의 혈액형(Human Blood Groups)

전혈 수혈은 생명을 살릴수 있지만, 사람들은 혈액형이 다르기 때문에 맞지 않는 혈액을 수혈 받으면 치명적일 수 있다. 사람의 적혈구의 표면에는 항원(antigen)이라는 단백질이 존재하며 개인마다 다를 수 있다. 우리 몸은 항원을 외부(foreign)의 것으로 인식한다. 항원은 면역계통을 자극하여 항체를 형성하게 된다. 대부분의 항원은 외부단백질(foreign proteins)이며, 이러한 것에는 바이러스 혹은

표 9.2 ABO 혈액형

혈액형	적혈구항원(응집원)	그림	혈액속의 항체(응집소)	수혈받을 수 있는 혈액형	미국인의 비율(%) 백인	흑인	아시안계	원주민
AB	A B	A, B	없다	A, B, AB, O (만능수혈자)	4	4	5	〈1
B	B	Anti-A, B	항 A항체	B, O	11	20	27	4
A	A	Anti-B, A	항 B항체	A, O	40	27	28	16
O	없다	Anti-B, Anti-A	항 A항체와 항 B항체	O (만능공여자)	45	49	40	79

9

Q: *B 혈액형 환자에게 수혈 가능한 혈액형은?*

검사할 혈액 / 혈청

항 A항체 / 항 B항체

AB형 (A 항원과 B항원을 갖고있기 때문에 모든 혈청과 응집한다)

응집된 적혈구

B형 (B항원을 갖고있기 때문에 항 B항체와 응집한다)

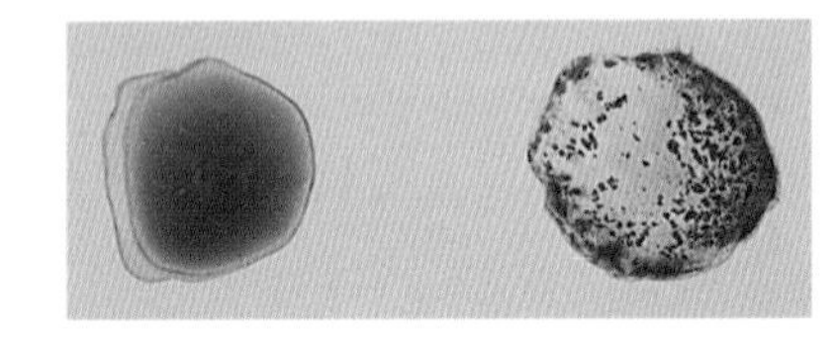

A형 (A항원을 갖고있기 때문에 항 A항체와 응집한다)

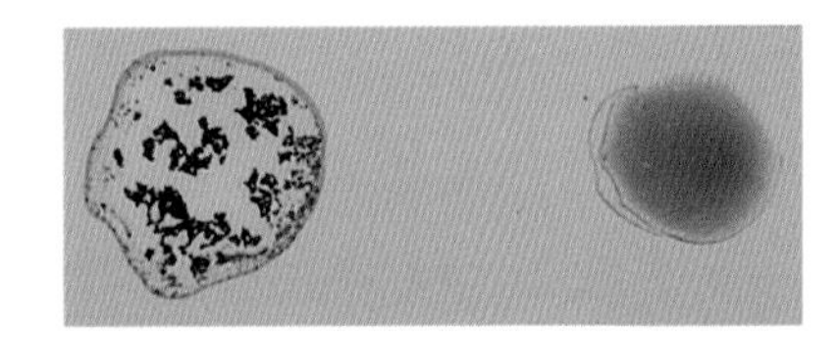

O형 (항원을 갖고있지 않기 때문에 모든 혈청과 응집하지 않는다)

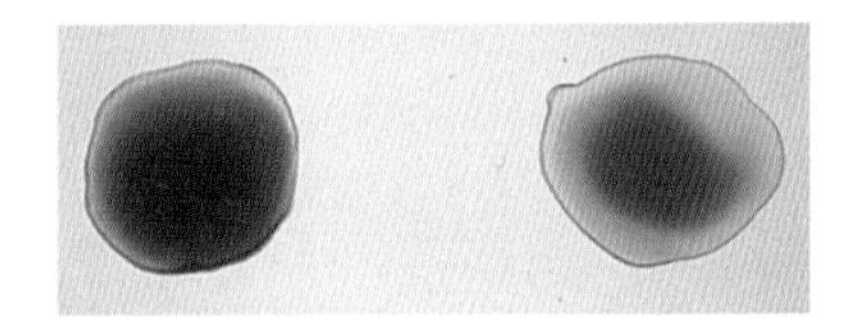

그림 9.7 **ABO 혈액형 검사.**

세균의 일부가 속한다. 우리 몸은 자신의 자가항원(self antigen)에는 관용적이지만, 적혈구의 항원이 다른 사람에게 수혈되었을 때는 외부로 인식하게 된다. 혈장속에 위치한 항체는 다른 적혈구 항원에 대하여 결합하여 적혈구를 뭉쳐버리게 한다. 이렇게 혈구가 뭉치는 현상을 **응집(agglutination)**이라고 한다. 혈구의 응집은 몸의 작은 혈관을 막히게 한다. 수 시간 내에 외부에서 수혈된 맞지 않는 적혈구는 파괴되고 헤모글로빈은 혈액을 순환한다.

잘못된 수혈에 의해 적혈구의 산소운반능력이 감소되지만, 좀 더 치명적인 것은 파괴된 혈구에서 나온 헤모글로빈이 순환하여 콩팥의 세뇨관(renal tubules)을 막히게 하여 신부전(renal failure)을 일으켜 결국 사망하게 된다. 잘못된 수혈반응에는 발열, 오한, 오심, 구토가 생기지만 콩팥 이상이 없으면 치명적이지는 않다. 수혈 시 콩팥손상을 예방하기 위하여 수액을 공급하여서 헤모글모빈의 농도를 희석시키거나 이뇨제를 투여한다.

A: *B형과 A형*

사람에게는 30가지의 적혈구 항원이 존재하기 때문에 사람은 여러 종류의 혈액군으로 분류된다. 그중에서 ABO 항원과 Rh항원은 수혈반응이 심각하기 때문에 이 책에서는 두가지 항원을 다룬다.

ABO 혈액형은 A 와 B항원에 의한 분류이다(표 9.2 참조). 두 종류의 항원 모두가 없으면 O형이고, 모두 있으면 AB형이다. 그리고 A항원이 있으면 A형, B항원이 있으면 B형이다. ABO 혈액형에서 항체는 본인에게 없는 항원에 대하여 유아시기에 형성된다. O형 혈액형에서는 항 A항체와 항 B항체가 만들어지고, A형에서는 항 B항체가 만들어 진다.

Rh 혈액형은 Rh항원인 응집원D가 **Rh**esus 원숭이에서 발견되었으며, 후에 사람에게서도 발견되었다. 대부분 사람은 Rh^+ 이며 적혈구에 Rh항원이 존재한다. Rh^- 사람에게서 Rh항체는 ABO항체와 달리 저절로 만들어지는 것이 아니다. 만약에 Rh^-사람이 Rh^+혈액을 수혈받았을 때 항 Rh항체가 형성된다.

처음으로 잘못된 수혈을 받았을때는 미처 항체가 형성되지 않기 때문에 적혈구가 파괴되는 **용혈(hymolysis)**이 일어나지 않는다. 그러나 두 번째 수혈부터는 수혈반응이 일어나서 항체는 Rh^+ 혈액의 적혈구를 공격한다.

Rh^- 여성이 임신하여 Rh^+ 아기를 출산하는 경우에서는 심각하다. 처음 출산은 정상적으로 일어난다. 임신과정에서 엄마는 아기의 Rh^+ 항원에 노출되어 엄마에게서 항체가 형성된다.

두 번째 Rh^+ 아기를 임신하였을 때 엄마의 항체가 아기의 적혈구를 파괴한다. 이것을 신생아의 용혈성질병(hemolytic disease of the newborn)이라고 한다.

혈액형(Blood Typing)

수혈하기 전에 혈액형을 확인하는 것은 중요하다. 혈액을 항 A항체 그리고 항 B항체가 들어있는 혈청과 혼합하여 반응을 관찰한다(그림 9.7 참조). A혈액형 혈액은 항 A항체와 응집(agglutination)되고 항 B항체와는 반응이 안일어난다. B 혈액형도 비슷한 반응이 나타난다.

이러한 교차반응(cross matching)을 통하여 혈액형을 확인한다. Rh혈액형도 비슷하게 시행된다.

Did You Get It?

10. *사람의 혈액형의 분류기준은?*

11. *잘못된 수혈의 결과는?*

12. *캐리가 사고가 나서 병원에 도착하여, 간호사가 혈액형을 물어보았다. 캐리는 본인의 혈액형은 가장 빈도가 많은 혈액형이라고 하였다. 캐리의 혈액형은?*

13. *혈액의 항원과 항체란?*

(답은 부록을 보시오.)

발생학적 관점에서 본 혈액 (Developmental Aspects of Blood)

9-7 신생아에 나타나는 생리적 황달을 설명한다.

배아(embryo)시기에, 전체 순환계통은 일찍 발달한다. 출생 전 태아의 간과 지라에서는 발생 7개월까지 혈구형성의 주된 곳이 되지만 그 후에는 골수가 혈구형성을 담당한다. 발생 28일경에는 혈관이 형성되어 혈구가 순환한다. 태아 헤모글로빈(Fetal hemoglobin: HbF)은 출생 후 형성된 헤모글로빈과 다른 구조를 갖고 있다. 태아헤로글로빈은 산소운반능력이 더 강하다. 왜냐하면 태아의 혈액은 엄마의 혈액보다 산소가 적기 때문이다. 출생후 정상헤모글로빈으로 대치된다. 출생 후 태아적혈구(fetal RBC)는 급속히 제거되지만, 태아의 간(liver)은 헤모글로빈을 제거하지 못하여 신생아시기에 황달(jaundice)이 발생한다. 이것은 **생리적 황달(physiologic jaundice)**의 일종이며 심각한 상황은 아니다.

Did You Get It?

14. *성인과 태아에서 헤모글로빈의 차이는?*

(답은 부록을 보시오.)

요약

혈액의 조성과 기능

1. 혈액속에는 살아있는 혈구(blood cells)로 구성된 유형성분(formed elements)이 있으며, 유형성분은 혈장(plasma)이라는 액체기질에 존재한다. 산소가 풍부할 때는 새빨간색깔(scarlet)이며, 산소가 부족할 때는 칙칙한 빨강색깔(dull red)을 띤다. 혈액용적은 성인에서는 5~6리터이다.
2. 혈장에 녹아있는 것에는 영양소, 전해질, 호흡가스, 호르몬, 혈장단백질, 찌꺼기, 세포대사산물이 있다. 혈장의 조성(composition)은 세포들이 혈액 속에서 물질을 만들거나 제거하면서 바뀐다. 혈장의 조성은 여러 항상성기전(homeostatic mechanisms)에 의해 비교적 일정하게 유지된다. 혈장은 혈액의 55%를 차지한다.
3. 유효성분은 혈액용적의 45%를 차지하며, 다음과 같다.
   a. 적혈구 (Erythrocytes)-적혈구는 핵(nucleus)이 없고 원반모양이며, 헤모글로빈분자(hemoglobin molecules)에 산소가 부착되어 운반한다. 수명은 100~120일이다.
   b. 백혈구 (leukocytes)-아메바운동을 하며, 인체방어기전에 중요하다
   c. 혈소판 (Platelets)-혈관손상시 응고과정에 참여한다
4. 백혈구는 세포질의 존재하는 과립의 유무에 의해 과립구

(granulocytes)와 무과립구(agranulocytes)로 분류할 수 있다.

5. 백혈구증가증이 일어났다는 것은 몸 안에 세균 혹은 바이러스감염이 시작됨을 나타낸다.
6. 백혈구감소증(leukopenia)은 스테로이드 혹은 항암제를 복용할 때 나타난다.
7. 모든 유형성분은 적색골수에 위치한 공통적인 줄기세포인 혈구모세포(hemocytoblast)에서 기원한다. 그러나 각 혈구의 생성과정은 다르다.

지혈

1. 지혈과정은 급속하게 일어나는 3단계의 일련의 과정을 거친다:혈관수축(vascular spsams), 혈소판플러그형성(platclct plug formation), 그리고 혈액응고(coagulation)과정.
2. 혈관이 손상되면 혈관수축이 일어난다. 혈관수축은 즉각적으로 일어난다. 혈관수축이 일어나면서 혈액응고가 완전하기 전까지 혈액손실을 감소시킨다. 동시에 손상받은 조직은 조직인자(tissue factor:TF)를 분비하고, 조직인자는 혈소판의 표면에 위치한 인지질(phospholipid) PF_3와 반응한다. 조직인자와 PF_3는 응고기전을 시작한다. 피브린은 적혈구를 가두는 그물구조를 형성하여 응고가 시작된다.

혈액형과 수혈

1. 적혈구항원이 존재하기 때문에 사람은 여러 종류의 혈액군으로 분류된다. 상응하는 항체는 혈액에 존재하거나 없다. 만약 존재한다면 항체는 다른 적혈구 항원에 대하여 결합하여 적혈구를 뭉쳐버리게 한다. 이렇게 혈구가 뭉치는 현상을 응집(agglutination)이라고한다.
2. 가장 많은 ABO혈액형은 O형이고, AB형이 가장 적다. ABO혈액형에서 항체는 본인에게 없는 항원에 대하여 유아시기에 형성된다. 항체는 항원을 외부로 인식하여 공격한다.
3. 대부분 사람은 Rh^+ 이며 적혈구에 Rh항원이 존재한다. Rh^-사람에게는 Rh^+항체가 없지만 한번 노출되면 항체가 형성된다.

발생학적 관점에서 본 혈액

1. 태아헤모글로빈은 산소운반능력이 더 강하다.
2. 태아의 간(liver)은 헤모글로빈을 제거하지 못하여 신생아시기에 황달(jaundice)이 발생한다.

REVIEW QUESTIONS

Multiple choice

정답이 여러 개일 수 있습니다.

1. 혈구형성이 증가되는 상황은?
   a. 만성출혈성궤양(Chronic bleeding ulcer)
   b. 감소된 호흡환기(Reduction in respiratory ventilation)
   c. 감소된 육체활동
   d. 콩팥으로 혈류흐름이 감소되었다.

2. 백혈구의 전형적인 특징이 아닌 것은?
   a. 아메바운동
   b. 포식작용
   c. 핵이 있다
   d. 혈액속에서 가장 많이 존재하는 세포이다

3. 백혈구 중에서 히스타민 그리고 여러 염증성 물질을 분비하는 것은?
   a. 호염기구
   b. 단핵구
   c. 호산구
   d. 중성구

4. 다음중 포식작용을 하는 유형성분은?
   a. 적혈구
   b. 중성구
   c. 단핵구
   d. 림프구

5. 다음중 수혈반응을 일으키는 원인은?
   a. 공혈자(donor)의 항체가 수혈자(recipient)의 적혈구를 공격한다.
   b. 응집된 적혈구 덩어리로 인해 작은 혈관이 막힌다.
   c. 공혈자의 적혈구가 파괴된다
   d. 세뇨관(kidney tubules)이 막힌다.

6. Rh^- 여성이 임신하였을 때, 신생아의 용혈성질환이 안생기려면?
   a. 신생아가 Rh^-이다.
   b. 신생아가 Rh^+이다.
   c. 아버지가 Rh^+이다.
   d. 아버지가 Rh^-이다.

7. 혈장에서 응고인자를 제거한 것은?
   a. 혈청
   b. 전혈
   c. 피브린
   d. 조직인자

8. 알부민은?
   a. 혈액완충제이다
   b. 혈액속 삼투압에 관여한다
   c. 체온을 전달한다.
   d. 물질이동에 관여

10

기능 소개

- 심장은 펌프작용을 통해 혈액을 보낸다.
- 혈관은 조직으로 혈액을 보낸다.

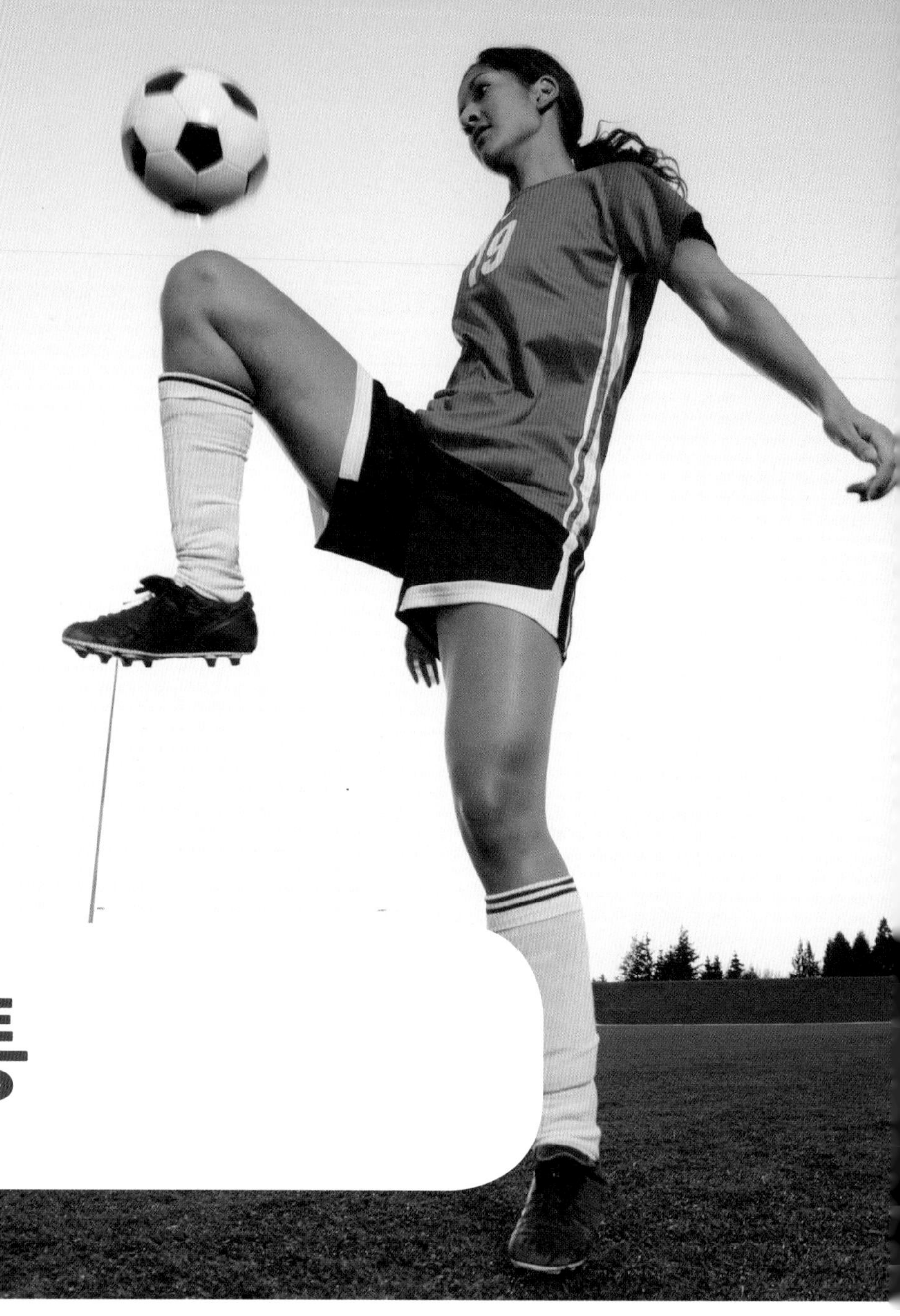

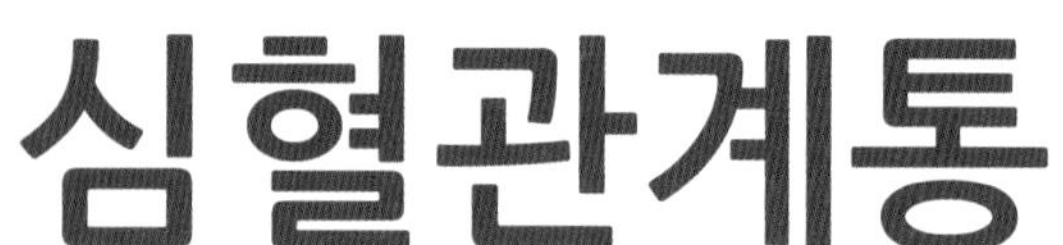

심혈관계통

대부분의 사람들은 심혈관계통(cardiovascular system)을 생각하면 무엇보다도 심장(heart)을 생각한다. 우리는 심장이 쿵쿵거리고 뛰는 박동을 느끼게 될 때는 걱정하게된다. 심장의 중요성은 오랫동안 인식되어왔다. 그러나 과학적이고 의학적인 관점에서는 **심혈관계통**도 심장만큼 중요하다. 생명유지에 심혈관계통이 차지하는 비중을 이해하는 것이 중요하다.

우리 몸속에서는 끊임없이 활동이 일어나지만, 차가 막히는 도심에서 교통흐름은 천천히 진행된다. 우리 몸의 수많은 세포들은 영양분을 필요로 하고 찌거기를 배출한다. 이러한 세포활동은 수면중에는 속도가 느리지만 항상 지속적으로 일어난다. 세포들은 주위의 조직액과 물질교환을 수행한다.

심혈관계통의 중요한 기능은 운반이다. 심혈관계통은 혈액을 이용하여 산소, 영양분, 세포대사산물, 호르몬 그리고 항상성에 필요한 여러 물질을 운반한다. 혈액을 보내주는 힘은 심장박동과 혈압을 통해 얻는다.

심혈관계통은 한쪽 방향의 판막을 갖고 있는 근육성 펌프와 여러 관으로 이루어진다.

심장(The Heart)

심장의 해부(Anatomy of the Heart)

10-1 우리 몸에서 심장의 위치를 설명하고, 적절한 모델과 그림을 이용하여 해부학적 위치를 확인한다.

크기, 위치 그리고 방향(Size, Location, and Orientation)

심장의 크기는 주먹크기이며, 심장의 속은 비어있고 원추 모양이며, 무게는 500g 이하이다. 심장은 **아래 세로칸(하종격동, inferior mediastinum)**에 위치하고 가슴안(흉강, thoracic cavity)의 안쪽에 위치하며, 심장의 양쪽에는 허파가 위치한다(그림 10.1참조). **심장꼭대기(심장첨부, apex)**는 왼쪽 골반을 향하며 가로막(횡격막, diaphragm) 위에 놓여있고, 대략 다섯째 갈비사이공간(늑간공, intercostal space)에 위치한다. 이러한 위치로 인해 꼭대기심음(apical pulse)을 청진하는 부위가 된다. 넓은 **심장바닥(심장저부, base)**은 뒤위면이며 이곳에서 큰혈관이 심장으로부터 나온다. 심장바닥은 오른쪽 어깨를 향하고 둘째갈비뼈(늑골, rib) 아래에 놓인다.

심장을 싸는 것과 심장벽(Coverings and Walls of the Heart)

심장은 **심장막(심막, pericardium)**이라고 불리는 이중막에 싸여있다. 좀 더 표면에 성글게 감싸는 것은 **섬유심장막(fibrous pericardium)**이다. 섬유심장막은 심장을 보호하고 주위의 가로막과 복장뼈에 심장을 고정시켜주는 역할을 수행한다. 섬유심장막의 속에는 2중으로 구성된 **장막성 심장막(serous pericardium)**이 위치한다. 장막성 심장막의 **벽층(parietal layer)**은 섬유성심장막에 붙여있고, 벽층은 심장의 위부분에서 심장에서 나오는 큰 혈관에 부착되고 다시 유턴(u-tern)하여 아래로 내려와서 내장쪽 심장막(visceral layer)이된다. 내장쪽 심장막을 **심장바깥막(심장외막, epicardium)**이라고도 한다(그림 10.2 참조). 장막성 심장막에서 윤활작용을 하는 장액(serous fluid)이 형성된다. 장액은 심장박동시 마찰을 방지한다.

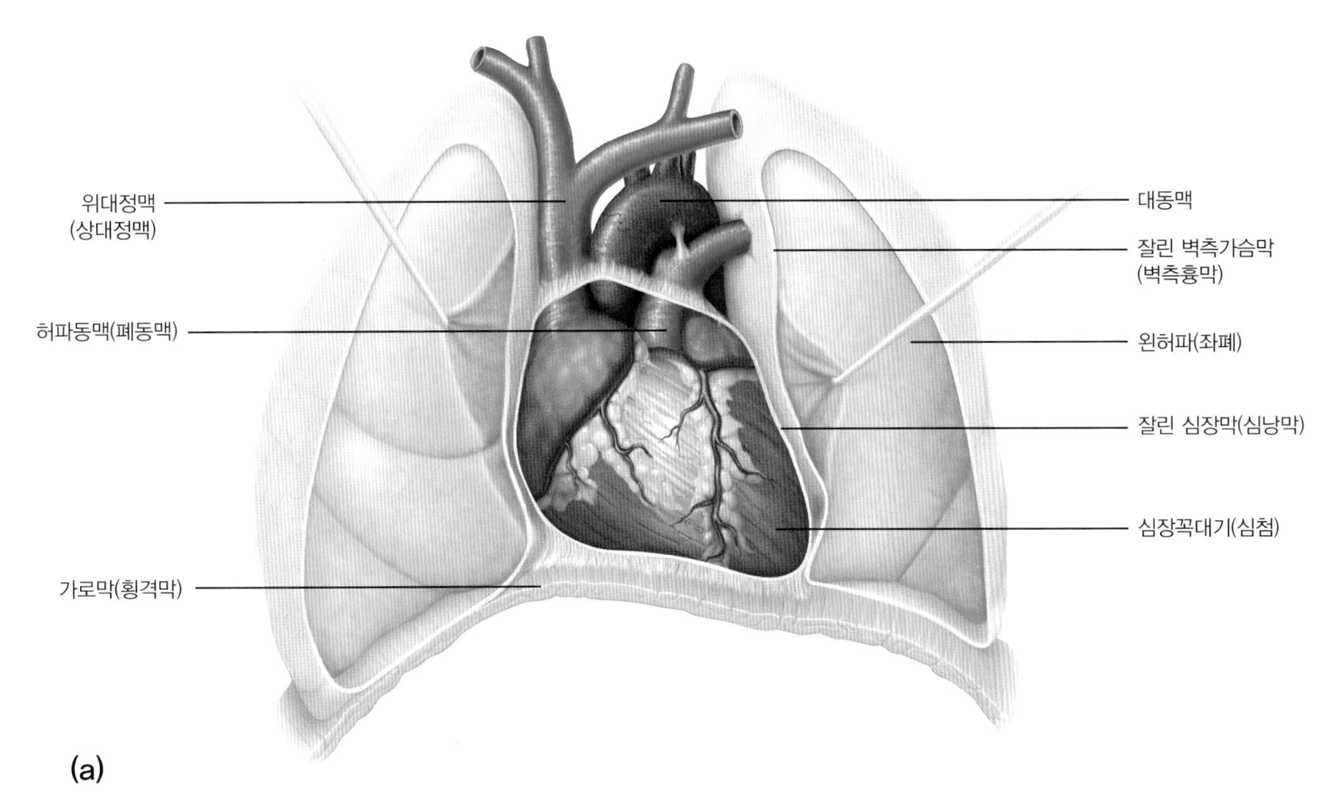

그림 10.1 **가슴부위에서 심장의 위치.** (a) 심장과 허파의 큰혈관과의 관계.

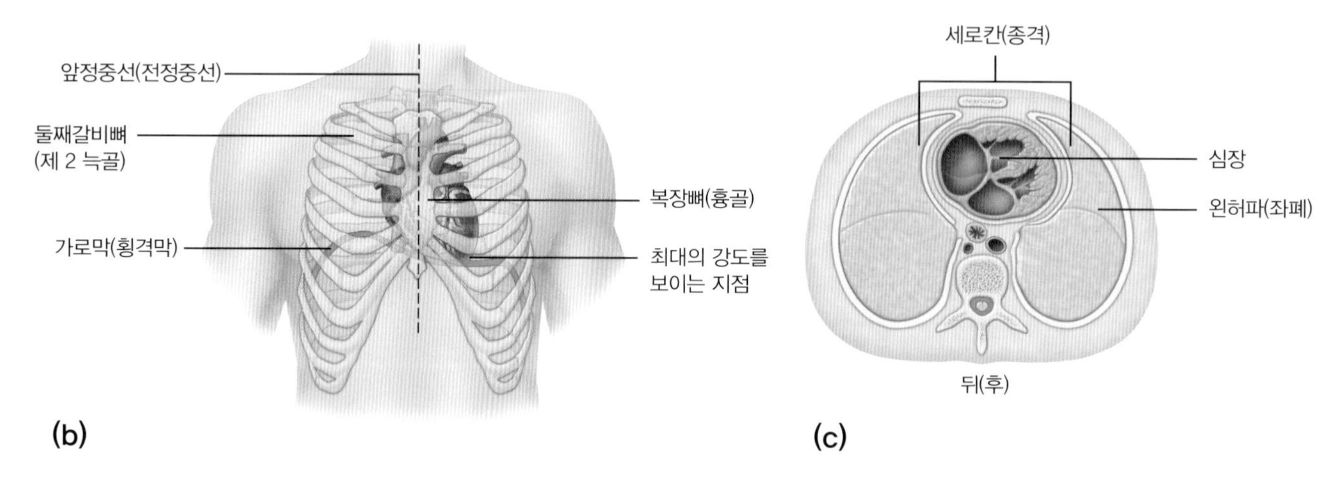

그림 10.1 (계속) **가슴부위에서 심장의 위치. (b)** 심장과 복장뼈 그리고 갈비뼈와의 관계. **(c)** 가슴안에서 심장의 위치를 나타내는 가로단면.

심장벽은 3층으로 구성된다. 바깥층이 심장바깥막(심장외막, epicardium)이고, **심장근육층(myocardium)**은 심장근육으로 구성되며, 심장근육은 꼬이고 소용돌이모양을 이루어 고리모양으로 배열된다(그림 5.2b 참조). 심장근육층은 실제로 수축이 일어나는 곳이다. 심장근육세포는 서로 부착반점(desmosome)에 의해 연결되고, 틈새이음(gap junction)에 의해 심장근육세포들은 이온교환이 이루어진다. 심장근육층의 내부에는 섬유결합조직으로 구성된 심장뼈대(skeleton of the heart)가 위치하여 지지시켜준다. **심장속막(endocardium)**은 심장방(chambers)의 내부를 덮고있는 얇은 내피세포로 구성된다. 심장속막은 심장으로 들어오거나 나가는 혈관의 내피세포와 연속된다(그림 10.3 참조).

큰혈관과 연관된 심장방(Chambers and Associated Great Vessels)

10-2 심장을 통한 혈액흐름을 설명한다.

10-3 허파순환과 몸순환의 차이를 설명한다.

심장은 4개의 방(chambers)으로 구성된다(2개의 심방(atrium)과 2개의 심실(ventricle)). 각 방의 속은 내피세포로 싸여있어서 혈류의 흐름이 부드러워진다. 위쪽에 위치한 심방으로는 혈액이 들어오는 부위이다. 심방은 혈액을 펌프질하는 데 관여하지 않는다. 정맥에서 들어온 혈액은 압력이 낮은 상태에서 심방으로 들어온 후에 심실로 이동한다. 아래에 위치한 심실은 벽이 두껍고 혈액을 펌프질하는 곳이다. 심실이 수축하면서 혈액은 심장을 떠난다. 오른심실은 심장의 앞면에 위치하고 왼심실은 심장꼭대기를 형성한다(그림 10.3a 참조). 심방사이막 **심방중격(interatrial septum)**은 심방을 오른, 왼심방으로 분리하고, **심실사이막(심실중격, interventricular septum)**은 심실을 오른, 왼심실로 분리한다.

심장은 한 개의 기관(organ)이지만, 심장에는 두 개의 펌프가 존재한다. 심장의 오른쪽에는 허파순환을 위한 펌프가 위치한다. **위대정맥(상대정맥, superior vena cava)**과 **아래대정맥(하대정맥, inferior vena cava)**을 통하여 우리 몸의 정맥혈액은 오른심방으로 들어온다. 이와 같은 혈액은 **허파동맥(pulmonary trunk)**을 통하여 배출된후 허파동맥을 통하여 허파로 들어가서 산소를 얻고, 이산화탄소는 버리게 된다. 허파를 거치면서 산소가 풍부한 혈액은 **허파정맥(pulmonary vein)**을 거쳐서 왼심방으로 이동한다. 이러한 과정을 **허파순환(pulmonary circulation)**이라고 한다(그림 10.4 참조). 허파순환을 거치면서 기체교환이 이루어진다.

왼심방의 혈액은 왼심실로 이동하여 **대동맥(aorta)**을 통하여 심장에서 배출된다. 대동맥은 점점 가늘게 가지를 내고 동맥이 되어 우리 몸 전체에 분포하게 된다. 이러한 것

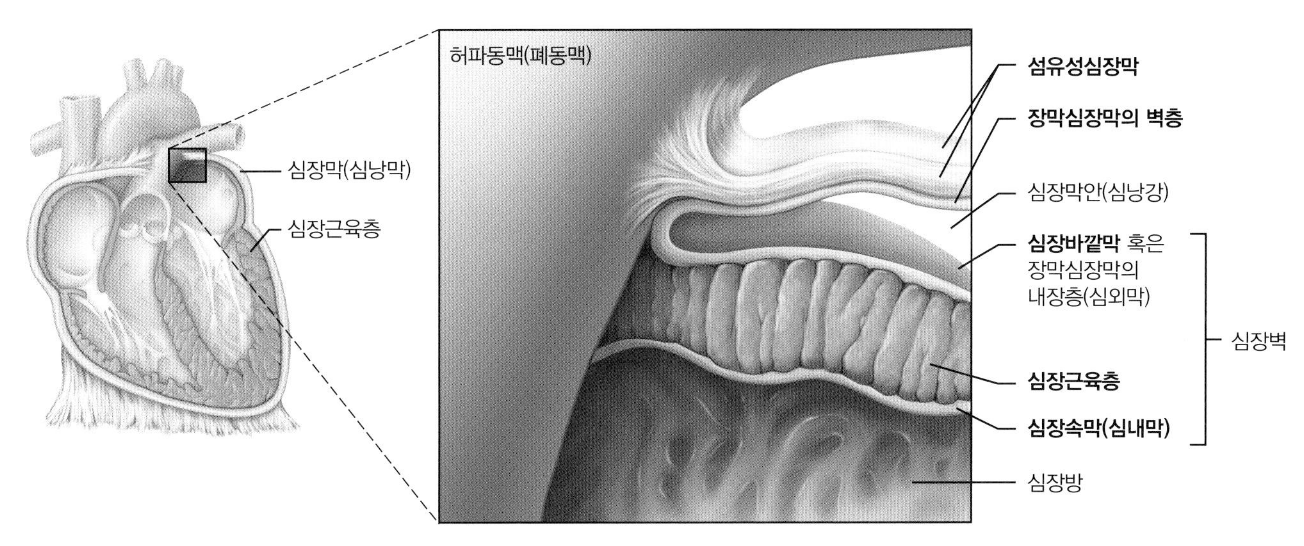

그림 10.2 **심장벽과 둘러싼 구조.**

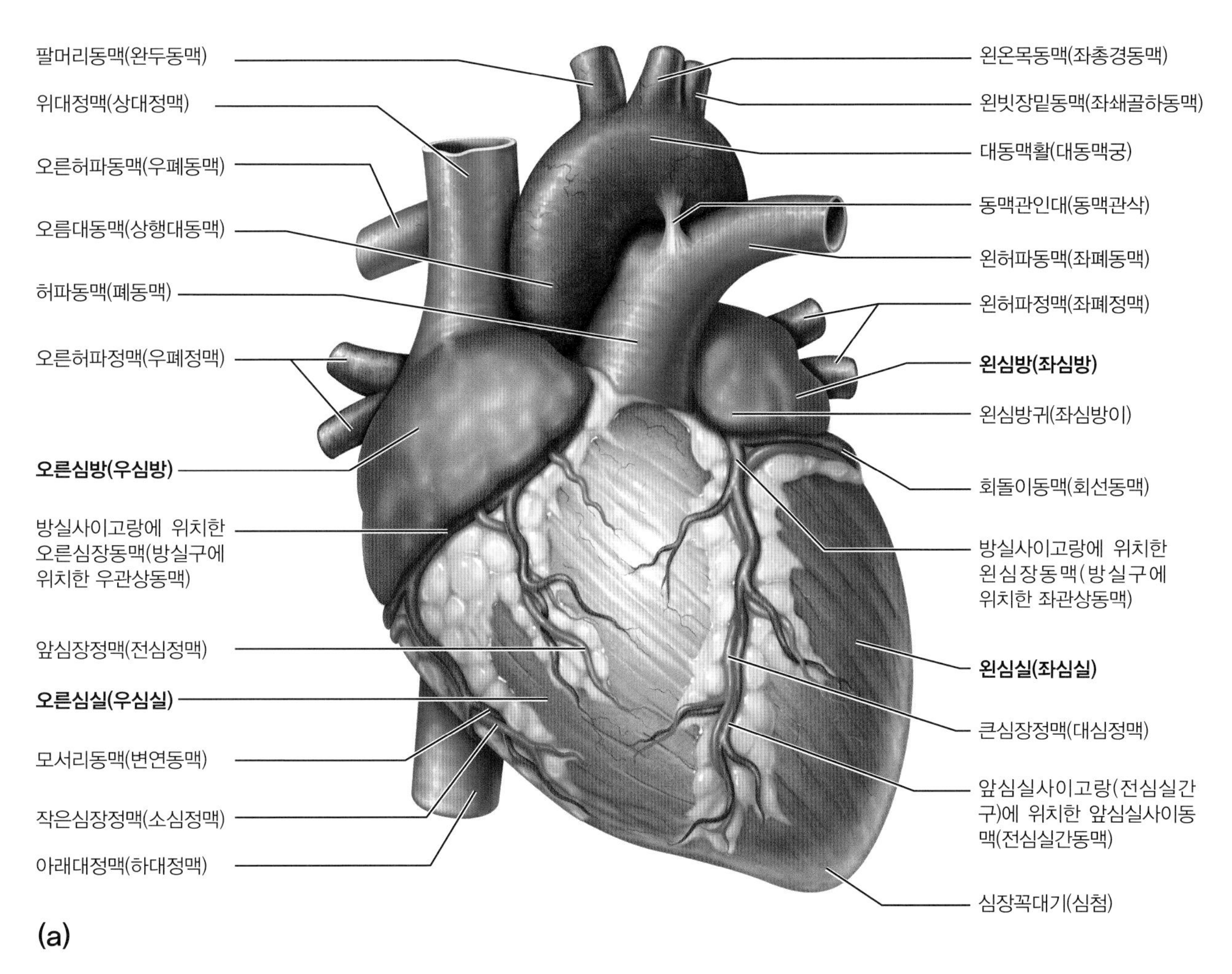

그림 10.3 **심장의 육안적 해부.**

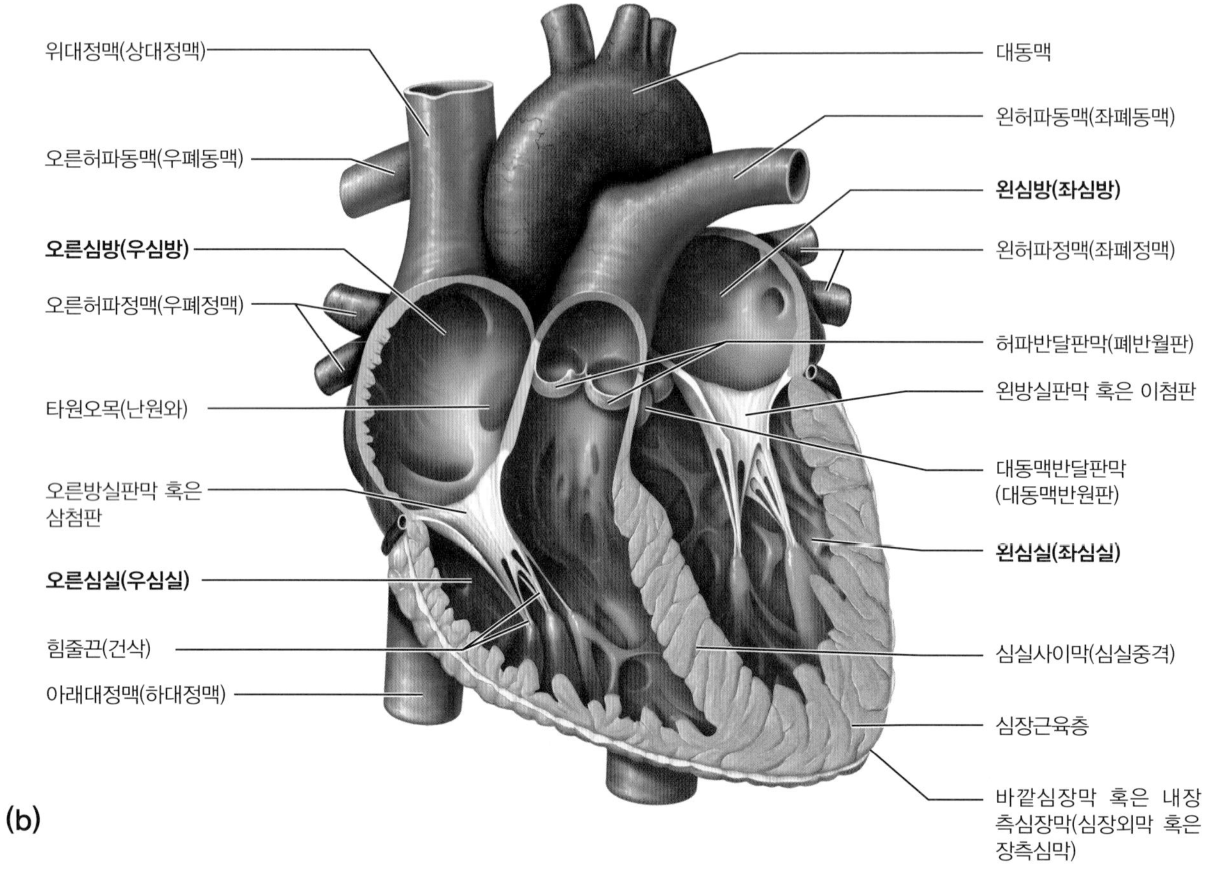

그림 10.3 (계속) **심장의 육안적 해부. (b)** 심장의 내부 방과 판막을 보여주는 이마단면.

을 몸순환(systemic circulation)이라고 한다. 몸순환을 통하여 우리 몸 조직은 산소와 영양분을 공급받는다. 왼심실은 몸 전체에 혈액을 공급하기 때문에 오른심실보다 벽도 두껍고 좀 더 강력한 펌프질을 수행한다.(그림 10.5 참조)

Did You Get It?

1. *가슴안에서 심장의 위치는?*
2. *심장방 중에서 가장 두꺼운 벽을 갖고 있는 것은? 구조적인 차이에 의해 기능적 중요성이 차이가 나는 이유는?*
3. *몸순환과 허파순환의 차이는?*

(답은 부록을 보시오.)

심장판막(Heart Valves)

10-4 심장판막의 작동을 설명한다.

심장속에는 4개의 판막이 존재하여 혈액흐름을 한 방향으로 흐르게 한다. 혈액은 심방에서 심실로 흐르고 큰혈관을 통하여 심장에서 배출된다(그림 10.3b). **방실판막**(atrioventricular valve)은 심방과 심실사이에 위치한다. 방실판막은 심실이 수축할 때 혈액이 심방으로 역류되는 것을 방지한다. 왼쪽의 방실판막은 **승모판**(mitral valve)이라고 하며, 두 개의 첨판(cusp)을 갖고 있다. 오른쪽의 방실판막은 **삼첨판**(tricuspid valve)이라고 하며, 세 개의 첨판을 갖고 있다. 판막의 첨판을 심실벽에 고정시키는 것을 **힘줄끈(건삭,** chordae tendineae)이라고 한다. 심실로 혈액이 채워질 때는 판막은 흐느적거리며 매달려 있게 된다(그림 10.6a).

심실에서 수축이 시작되면서, 심실속 압력은 증가되고 방실판막의 첨판은 위로 향하며, 방실판막은 닫히게 된다. 이때 첨판을 고정시켜주는 것이 없다면 바람불 때 우산이 날아가는 것처럼 판막은 심방속으로 향하게 될 것이다.

판막의 두 번째 종류는 **반달판막**(semilunar valve)이다.

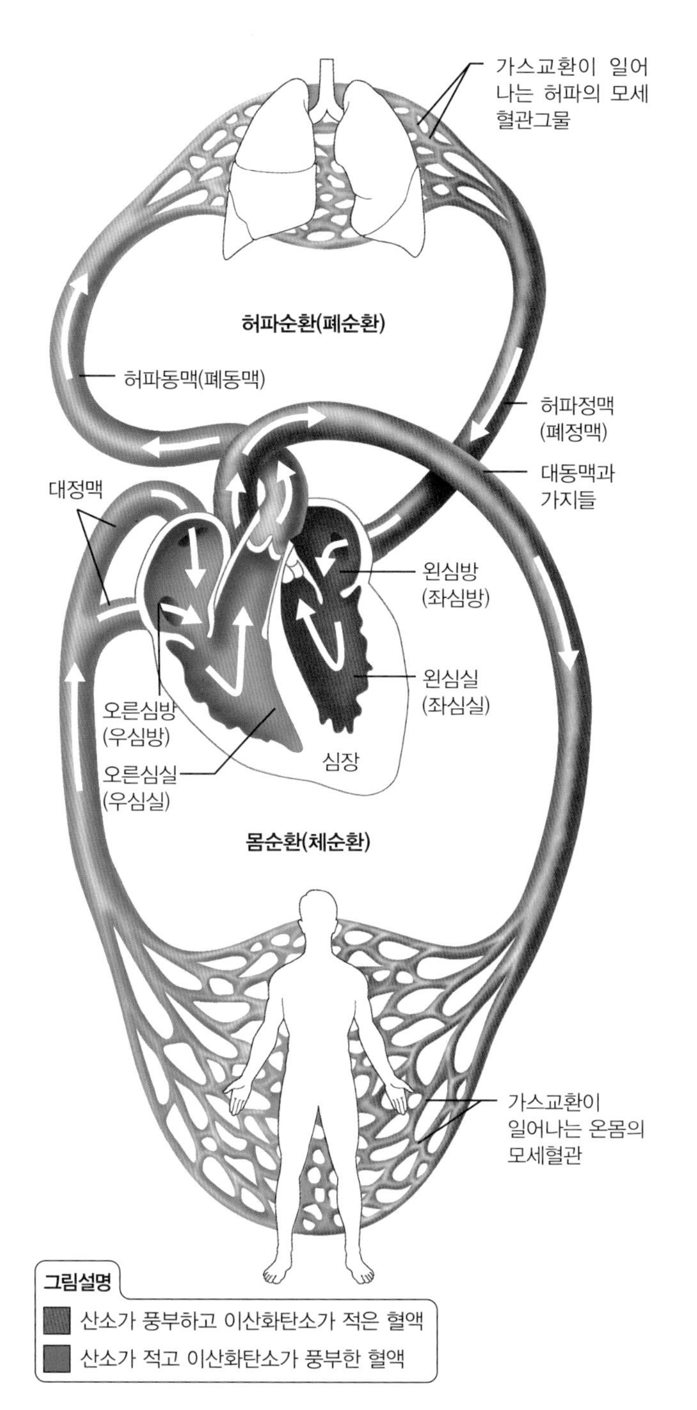

그림 10.4 **몸순환(systemic circulation)과 허파순환(pulmonary circulation).** 심장의 왼쪽부위는 몸순환펌프(systemic pump)역할을 수행하고, 심장의 오른쪽 부위는 허파순환펌프(pulmonary circuit pump)를 수행한다. (허파동맥은 2개가 존재하지만 그림에는 한 개만 표시하였다.)

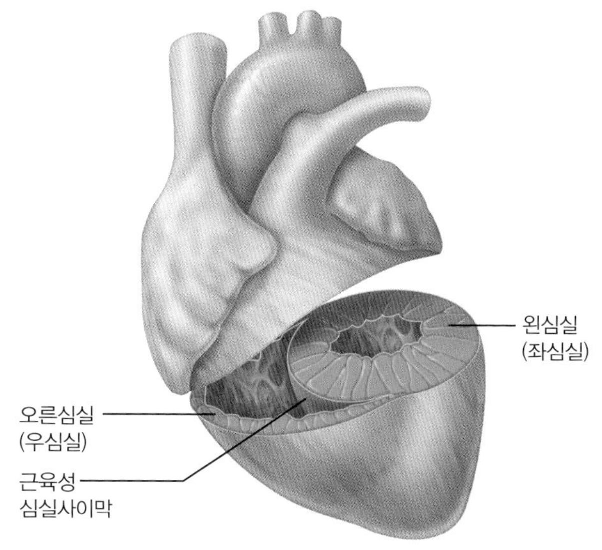

그림 10.5 **오른심실과 왼심실의 해부학적 차이.** 왼심실벽은 좀 더 두껍고, 속 공간은 원형이다. 오른심실의 속공간은 초승달(cresent)모양이며, 오른심실은 왼심실을 감싼다.

반달판막은 두 개의 큰 혈관이 심장에서 나오는 부위에 위치한다. **허파동맥판막**(pulmonary valve)과 **대동맥판막**(aortic valve)이 속한다(그림 10.3b). 각 반달판막은 3개의 엽모양(leaflet)의 첨판으로 구성되며, 이들은 판막이 닫힐 때 완전하게 밀착된다. 심실이 수축할 때 각 첨판은 열리게 되어 혈관벽쪽으로 위치하게 된다(그림 10.6a). 심실이 이완되면서 혈액이 심실에 채워질 때는 첨판은 닫히게 되어 심실로 역류를 방지한다.

각각의 판막은 동시에 작동되지는 않는다. 심장이완기에 방실판막이 열리며, 심실이 수축시에는 닫힌다. 반달판막은 심장이완기에 닫히고 심실수축기에는 열린다. 판막의 열리고 닫히는 것은 심장속의 압력변화에 따른다.

심장순환(Cardiac Circulation)

10-5 심장의 기능적 혈액공급의 명칭을 설명한다.

심장은 혈액을 지속적으로 배출하지만, 심장속의 혈액은 심장근육에 영양공급을 하지 않는다. 심장에 대한 기능적 혈액공급은 **오른심장동맥(우관상동맥, right coronary artery)**과 **왼심장동맥(좌관상동맥, left coronary artery)**에 의존한다. 심장동맥은 대동맥의 시작부위에서 나와서 **방실사이고랑(관상구, coronary sulcus)**을 감고 돈다(그림 10.3a). 심장동맥과 그 가지들은(**앞심실사이가지, 회돌이가지, 뒤심실사이가지, 모서리가지**) 심실이 수축할 때 납

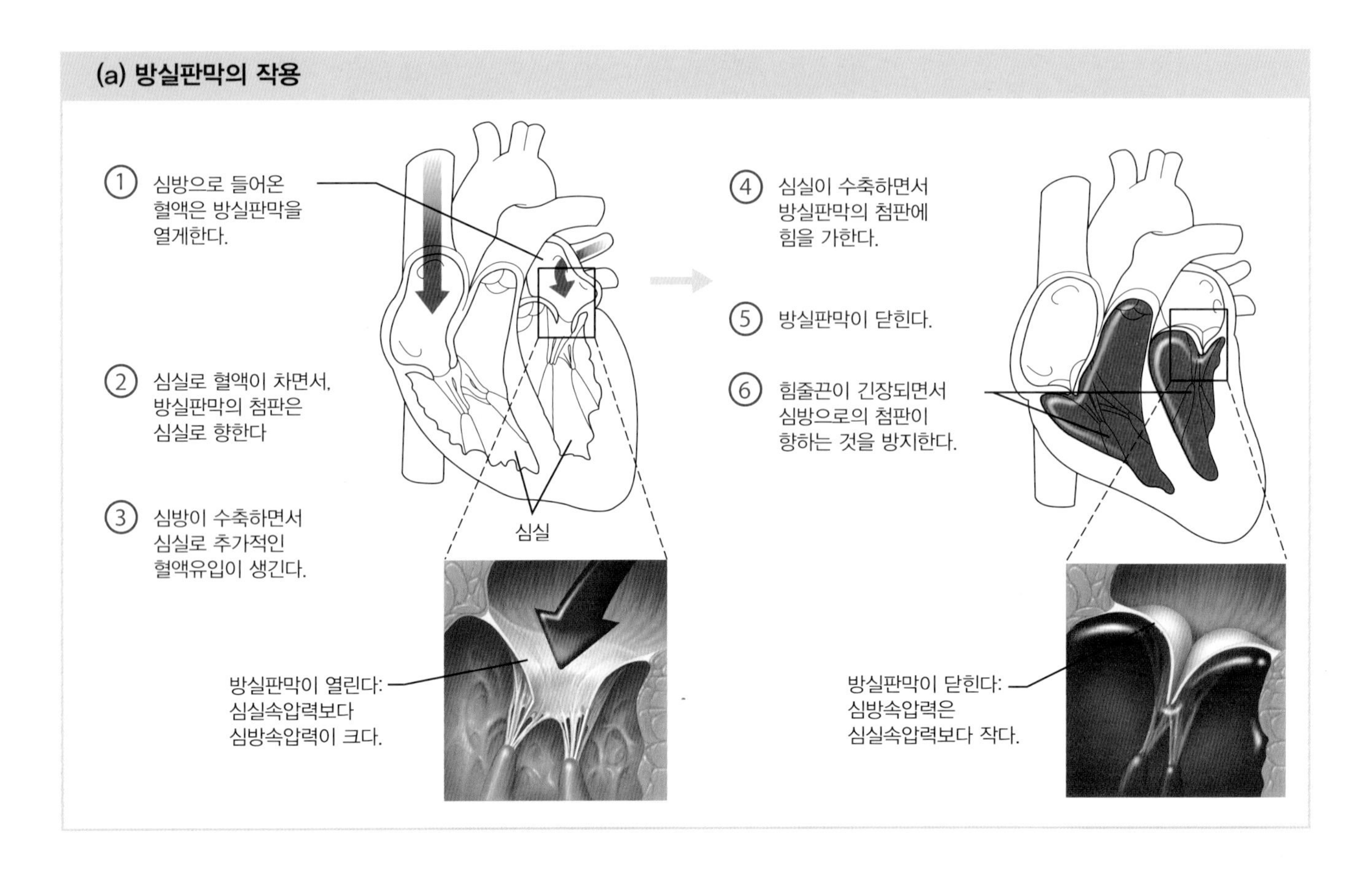

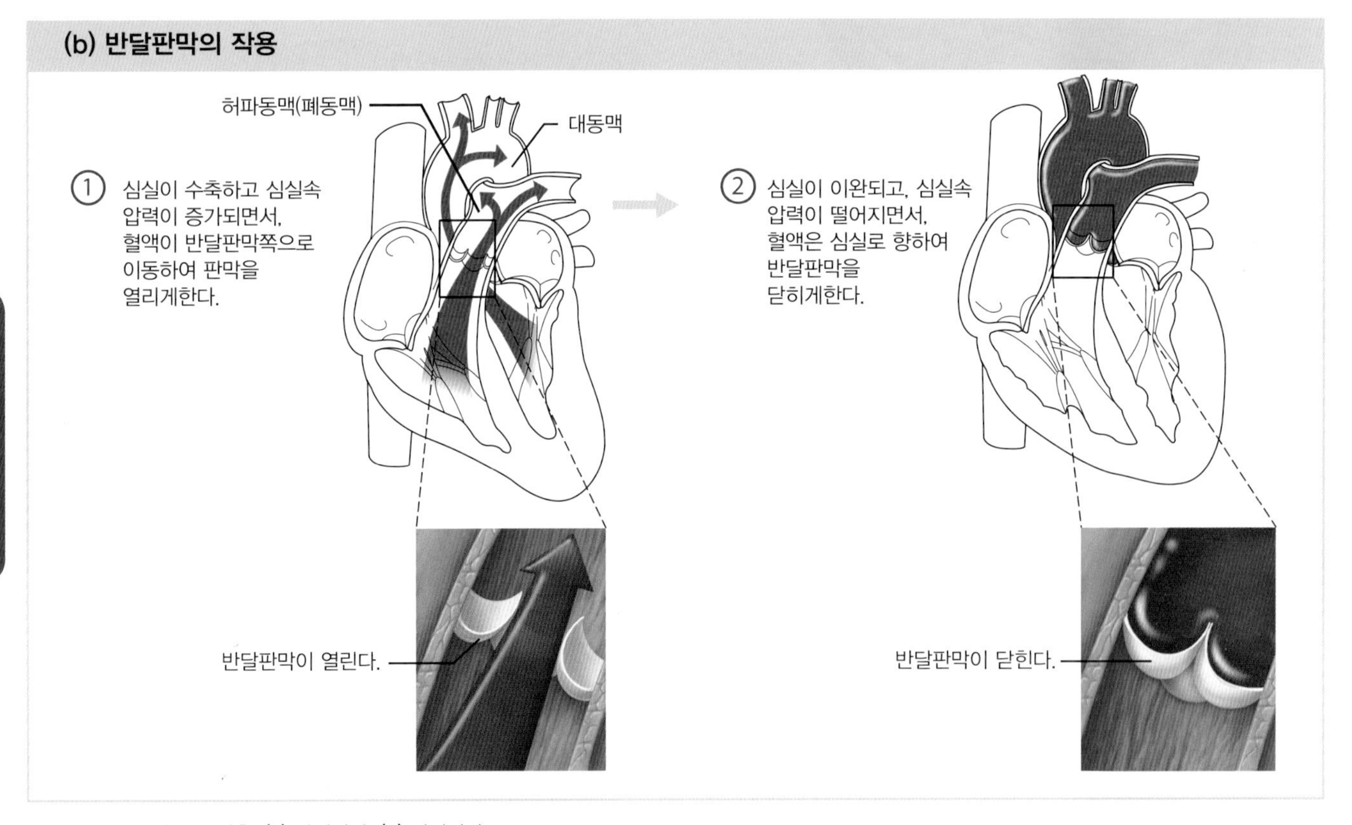

그림 10.6 **심장판막의 작용.** **(a)** 방실판막. **(b)** 반달판막.

작해지고, 심실이 이완기에는 혈액으로 채워진다. 심장근육층의 정맥혈액은 심장정맥을 통하여 회수되고 **심장정맥굴**(coronary sinus)을 통하여 오른심방으로 이동된다.

Did You Get It?

4. *심장판막의 중요성은?*

(답은 부록을 보시오.)

심장의 생리(Physiology of the Heart)

심장이 박동하면서 혈액은 심장으로 들어오고, 다시 심장에서 나가서 우리 몸을 계속 순환하게 된다. 인체의 혈액량은 6리터 정도이며 하루에 1000번 정도 순환되며 심장은 하루에 6000리터를 펌프질한다.

심장의 내인성 전도계통; 기본적인 리듬(Intrinsic Conduction System of the Heart: Setting the Basic Rhythm)

10-6 심장전도계통의 구성을 나열하고, 자극전도과정을 설명한다.

심장박동을 일으키는 것은 무엇인가? 뼈대근육은 신경자극에 의해 수축이 일어나지만, 심장근육은 자발적으로 수축이 일어나며 신경이 차단된 상황에서도 수축이 일어난다. 이러한 자발적인 수축은 규칙적이고 지속적이다. 심장근육은 자발적으로 수축되지만 심장의 여러 부분에서는 서로 다른 수축리듬이 존재한다. 심방근육은 분당 60회이며, 심실근육은 분당 20~40회이다. 그러므로 리듬을 조절해주는 시스템이 필요하다.

심장활성을 조절하는 두 개의 시스템이 있다. 하나는 자율신경계 자극이 심장박동수를 감소시키거나 증가시킨다. 두 번째는 심장내부에 존재하는 **내인성 전도계통**이다. 전도계통은 심장의 기본적인 리듬을 조절한다(그림 10.7 참조). 심장전도계통은 심장에만 관찰되는 특이한 조직구조이다. 심장전도계통은 심장근육의 탈분극(depolarization)을 심방에서 심실로 한 방향으로만 진행시킨다.

전도계통은 신경축삭(axon)에서 활성전위가 한방향으로만 전달되는 것과 유사하다(6장 참조).

전도계통은 심장박동수를 분당 75회가 되게 조절한다.

가장 중요한 전도계통의 요소는 **굴심방결절(동방결절, sinoatrial node; SA node)**이며, 굴심방결절은 오른심방에 위치한다. **방실결절**(atrioventricular node)은 심방과 심실사이에 위치하고 **방실다발**(atrioventricular bundle; bundle of His)과 **다발가지**(bundle branch)는 심실사이중격에 위치하고, 최종적으로 **심실속막밑가지(푸르킨예섬유, Purkinje fibers)**에 의해 심실벽에 분포한다.

굴심방결절은 몇 개의 세포로 구성된 작은 구조이다. 굴심방결절은 전도계통 중에서 탈분극 속도가 가장 빠르기 때문에 전체 심장박동의 속도를 제어한다. 결론적으로 굴심방결절은 페이스메이커(pacemaker) 역할을 수행한다. 굴심방결절에서 자극은 심방을 거쳐 방실결절로 전달되어 심방수축이 일어난다. 방실결절에서 자극전달은 심방수축이 완전하게 마칠때까지 잠시 연기된다. 그리고 자극은 방실다발을 거쳐 급속하게 전달되어 다발가지와 심실속막밑가지를 거쳐 심실의 수축이 일어난다. 심실의 수축은 심장꼭대기에서 시작되어 점차 심방쪽으로 향한다. 심실수축에 의해 혈액은 큰혈관을 통하여 심장에서 배출된다.

심장주기와 심음(Cardiac Cycle and Heart Sounds)

10-7 심장수축기, 심장확장기, 일회박출량, 심장주기, 심음, 심잡음을 설명한다.

건강한 사람에게서 양쪽 심방의 수축은 동시에 일어나고 심방이 이완되면서 심실은 수축한다.

심장수축기(systole)와 **심장확장기**(diastole)는 각각 심장의 수축과 이완을 의미한다. 대부분의 심장의 펌프질 작용은 심실에서 일어나기 때문에 심장의 수축과 이완은 심실에 관련된 사항이다.

10

Q: *심장주기중 심실수축기의 초기에는 심실근육은 등척(isometrically) 혹은 등장(isotonically) 수축을 하는가?*

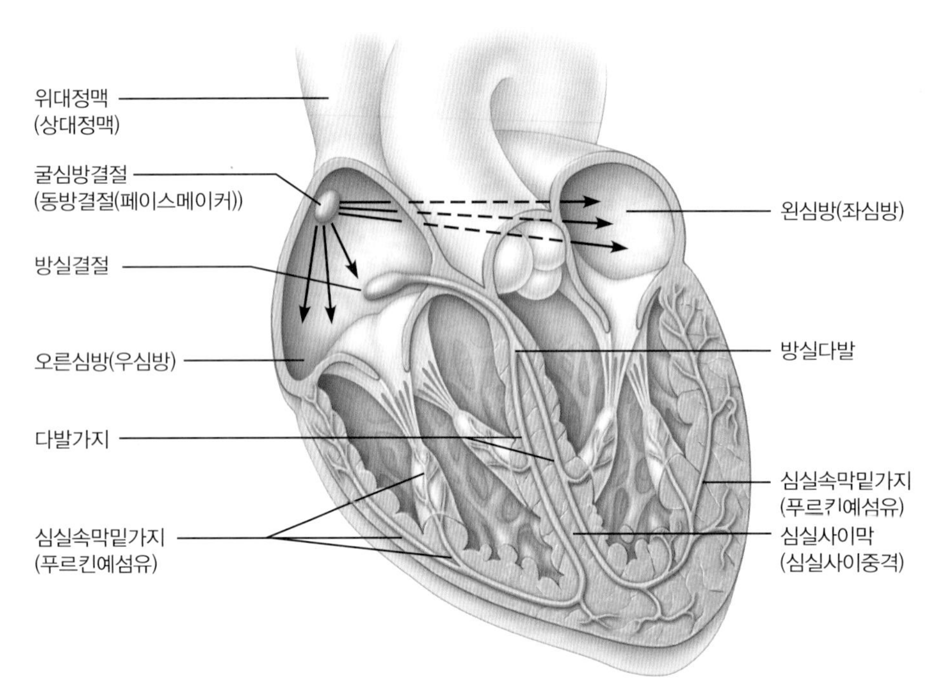

그림 10.7 **심장의 내인성 전도계.** 탈분극은 굴심방결절(SA node)에서 시작되어 심방근육을 거치면서 연속적으로 방실결절(AV node), 방실다발(AV bundle), 오른다발가지, 왼다발가지, 그리고 심실벽의 심실속막밑가지(Purkinje fibers)로 전달된다.

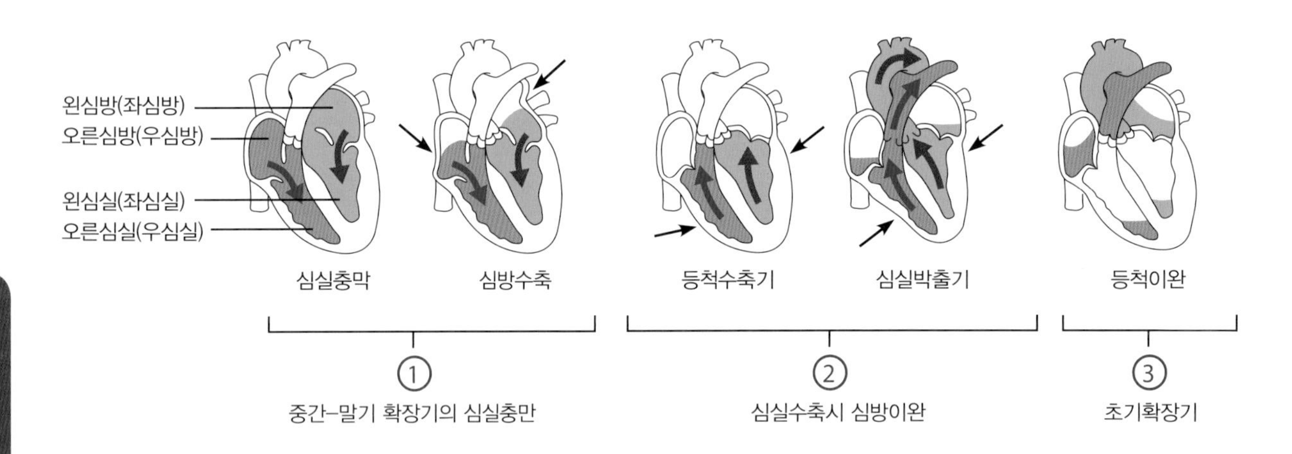

그림 10.8 **심장주기중 일어나는 변화의 요약.** 작은 검정화살표는 수축하는 심장부위를 나타낸다; 두꺼운 적색 그리고 청색화살표는 혈액흐름을 나타낸다. 2기와 3기의 등척수축기 (같은 용적)동안에는 심실방은 닫히고 심실속 혈액용적은 변하지 않는다.

심장주기(cardiac cycle)는 양쪽 심방과 심실이 수축되고 이완되는 동안 일어나는 상황이다. 평균 심박동수는 분당 75회 일어나기 때문에 정상적인 심장주기는 0.8초이다. 심장주기는 중간–말기 확장기(mid–to–late diastole), 심실수축기(ventricular systole), 그리고 초기확장기(early diastole)로 구분된다(그림 10.8 참조).

A: *반달판막을 통한 압력을 이겨내기까지는 심실근육은 등척 수축하고, 그후에는 등장수축을 한다.*

① **중간–말기 확장기(mid–to–late diastole)**에서는 심장

이 완전히 이완된다. 심방속 압력은 낮고, 심방으로 들어온 혈액은 심실로 이동한다. 반달판막은 닫히고 방실판막은 열린다. 심방이 수축되면서 심방속 혈액은 모두 심실로 이동한다.

② **심실수축기(ventricular systole)**가 시작되면서 심실속 압력은 증가되고 방실판막은 닫혀서 심방으로의 혈액역류를 방지한다. 심실속 압력이 큰 혈관의 압력보다 크기 때문에 반달판막은 열리게 되고 혈액은 큰혈관으로 이동한다. 이 시기에 심방은 이완되어 심방으로 혈액이 유입된다.

③ **초기확장기(early diastole).** 심실수축이 끝날무렵에 심실은 이완되며, 반달판막은 닫히어 혈액역류를 방지한다. 심실속 압력은 급격하게 떨어져서 심방속 압력보다 낮다. 방실판막이 열리면서 혈액은 심방에서 심실로 흐른다.

청진기(stethoscope)를 이용하여 심장주기 중 "럽(lub)"과 "덥(dup)"이라는 2개의 뚜렷한 심음(heart sound)을 들을 수 있다. "럽"은 방실판막이 닫힐 때 들리는 첫 번째 심음이며, "덥"은 반달판막이 닫힐 때 들리는 두 번째 심음이다. 첫 번째 심음은 좀 더 길고 크게 들리며, 두 번째 심음은 짧고 날카롭게 들린다.

Did You Get It?

5. *심장의 내인성 전도계통의 기능은?*
6. *심장수축기와 심장이완기에 관련된 심장방은?*
7. *청진기를 통하여 럽-덥 소리가 심장에서 들렸다. 원인은?*

(답은 부록을 보시오.)

심장박출량(Cardiac Output)

10-8 심장박동수에 미치는 미주신경, 운동, 에피네프린, 여러 이온의 효과를 설명한다.

심장박출량(cardiac output; CO)은 분당 심실에서 박출되는 혈액량이다. 심장박출량은 **심장박동수**(heart rate: HR)를 **일회박출량**(stroke volume:SV)에 곱해주면 된다. 일회박출량은 한 번의 심장수축에 의해 박출되는 혈액량이다. 일회박출량은 심실의 수축이 강할수록 크다. 만약에 심장박동수가 75이고 일회박출량이 70ml이면 심장박출량은 5250ml/분이다.

보통사람의 전체 혈액량은 6리터이다. 매 분마다 전체혈액은 순환된다. 심장박출량은 수시로 변한다. 심장박동수가 커지거나 일회박출량이 커질수록 심장박출량은 증가한다.

일회박출량의 조절. 정상적으로 심실은 심실속 혈액의 60%를 펌프질할 수 있다. 일반적으로 일회박출량은 70ml이다. 스탈링법칙(Starling's law of the heart)에 의하면, 일회박출량은 심실수축이 일어나기 전에 얼마나 심장근육이 이완되는 정도에 의존한다. 좀 더 심장근육이 이완될수록 수축력은 증가된다. 심장의 이완정도는 정맥환류(venous return)정도에 의존한다. 심장으로 들어오는 정맥혈액이 클수록 심장의 이완은 증가된다.

정맥환류의 용적 혹은 속도가 증가되면 일회박출량과 수축력은 증가된다(그림 10.9). 심장박동수가 느릴수록 심실에 혈액이 채워지는 시간은 증가된다. 운동은 정맥환류를 증가시켜 심장박동수와 수축력을 증가시킨다. 운동이 일어나면 뼈대근은 수축되어 심장쪽으로 정맥혈액이 유입을 증가시킨다. 이것을 근육성펌프(muscular pump)라고 한다. 그러나 심한 출혈시 혹은 심박동수가 급격하게 증가된 상황, 일회박출량이 감소된 상황에서는 정맥환류가 감소되어 박출량은 감소된다.

심장박동수를 조절하는 인자. 건강한 사람에서 일회박출량은 일정하다. 그러나 혈액량이 감소되거나 심장수축력이 약해지면 일회박출량은 감소되며, 이때는 심장박동수가 증가되면서 심장박출량은 유지된다. 심장근육의 수축은 신경계에 의존하지는 않지만, 일시적으로 심장박동수는 자율신경에 의해 조절된다. 또한 심장박동수는 여러 화합물, 호르몬, 이온에 의해 조절된다.

1. **자율신경에 의한 조절.** 육체적 혹은 정신적인 스트레스는 교감신경을 흥분시키고 교감신경은 굴심방결절, 방

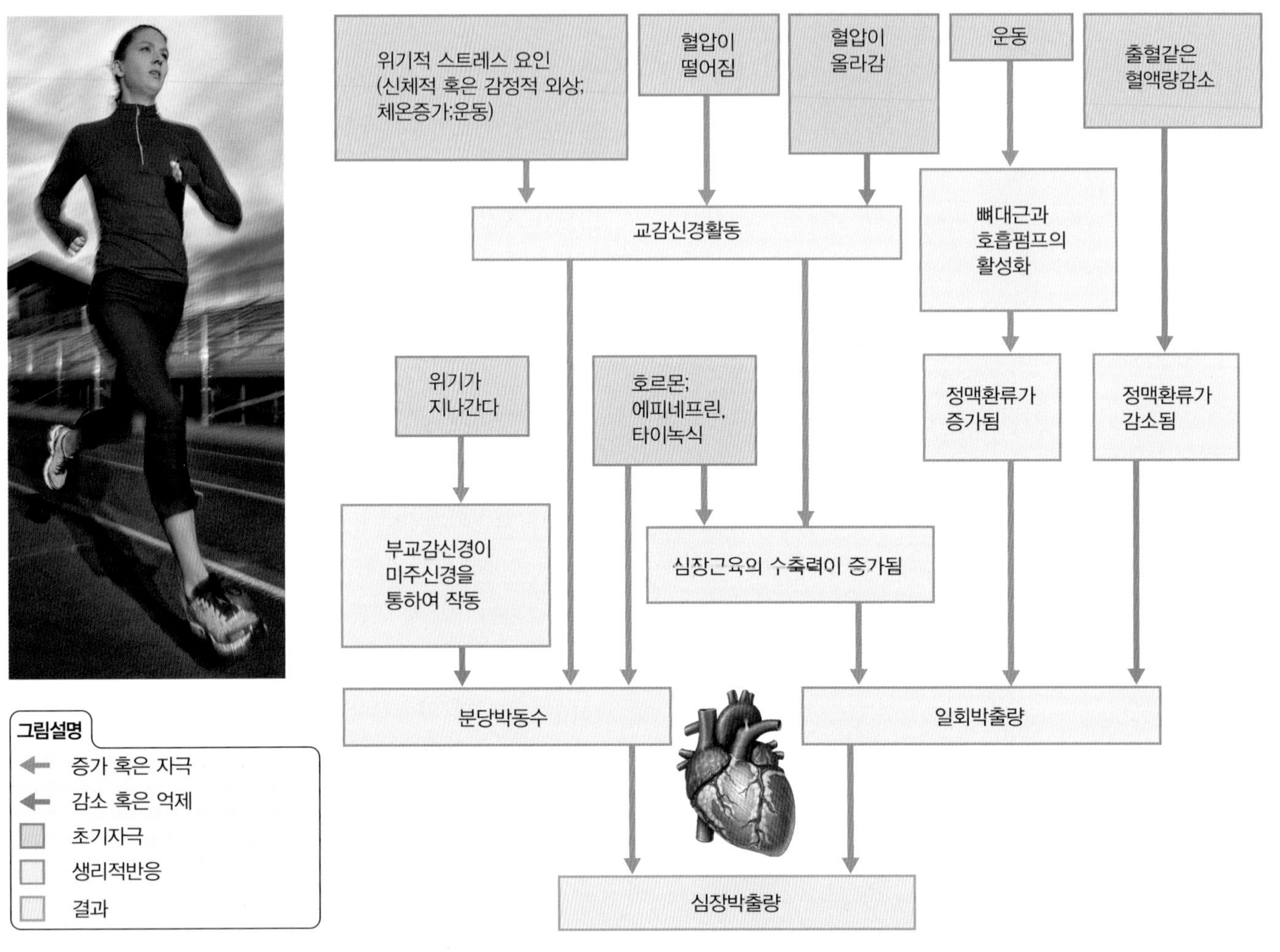

그림 10.9 **심박출량에 영향을 주는 인자.**

실결절 그리고 심장근육자체를 자극시킨다. 그 결과로 심장박동수는 증가된다. 이러한 상황은 무서움을 느끼거나 버스를 탈려고 빨리 뛸 때 나타난다. 심장박동수가 증가되면서 혈류의 흐름은 빨라져서 우리 몸에 필요한 산소, 포도당을 더 신속하게 이용할수 있게 된다. 부교감신경은 주로 미주신경(vagus nerve)을 통하여 심장을 조절한다. 미주신경은 심장박동수를 느리게 한다.

2. **호르몬과 이온.** 에피네프린(epinephrine)의 작용은 교감신경에 의한 작용과 비슷하다. 타이록신(thyroxine)도 심장박동수를 증가시킨다. 혈액속에 칼슘이온이 감소되면 심장수축력은 감소되고, 칼슘이온이 증가되면 심장수축기간은 길어지게 되어 심장이 멈출 수도 있다. 혈액속 칼륨이온이 감소되면 심장수축은 약해진다.
3. **신체적인 인자.** 나이, 성, 운동, 체온 등은 심장박동수에 영향을 준다. 태아의 심장박동수는 140~160회이며, 점점 연령이 증가할수록 감소한다. 여성의 심장박동수는 72~80회이며 남성에서는 64~72회이다. 체온이 증가할수록 심장근육세포의 대사율이 증가하여 심장박동수는 증가한다. 운동시에도 심장박동수는 증가한다. 체온이 떨어지면 심장박동수는 감소한다. 위에서 언급한 바와 같이 운동시에는 교감신경계를 자극하거나 근육섬펌프의 작용을 증가시켜 심장박동수가 증가한다.

Did You Get It?

8. *심장박출량이란?*
9. *발열이 심장박동수에 미치는 영향은?*
10. *일회박출량에 미치는 가장 중요한 인자는?*

(답은 부록을 보시오.)

혈관(Blood Vessels)

10-9 동맥, 정맥, 모세혈관의 구조적, 기능적 차이를 설명한다.

혈액은 폐쇄적인 운반시스템인 혈관을 통하여 순환한다. 혈액이 혈관을 순환한다는 사실은 300년 전에 알려졌다. 17세기 윌리엄하비(William Harvey)는 혈액이 순환하는 것을 증명하였다.

심장에서 나온 혈액은 처음에는 큰 혈관을 통해 배출되고, 점차 큰 혈관은 크기가 작아지며 **세동맥**(arteriole)이 되고 **모세혈관그물**(capillary beds)로 이행된다. 모세혈관그물은 **세정맥**(venules)으로 연결되고 최종적으로는 대정맥으로 이행된다. 대정맥은 심장으로 연결된다.

동맥(artery)은 심장의 혈액을 조직으로 운반하고, **정맥**

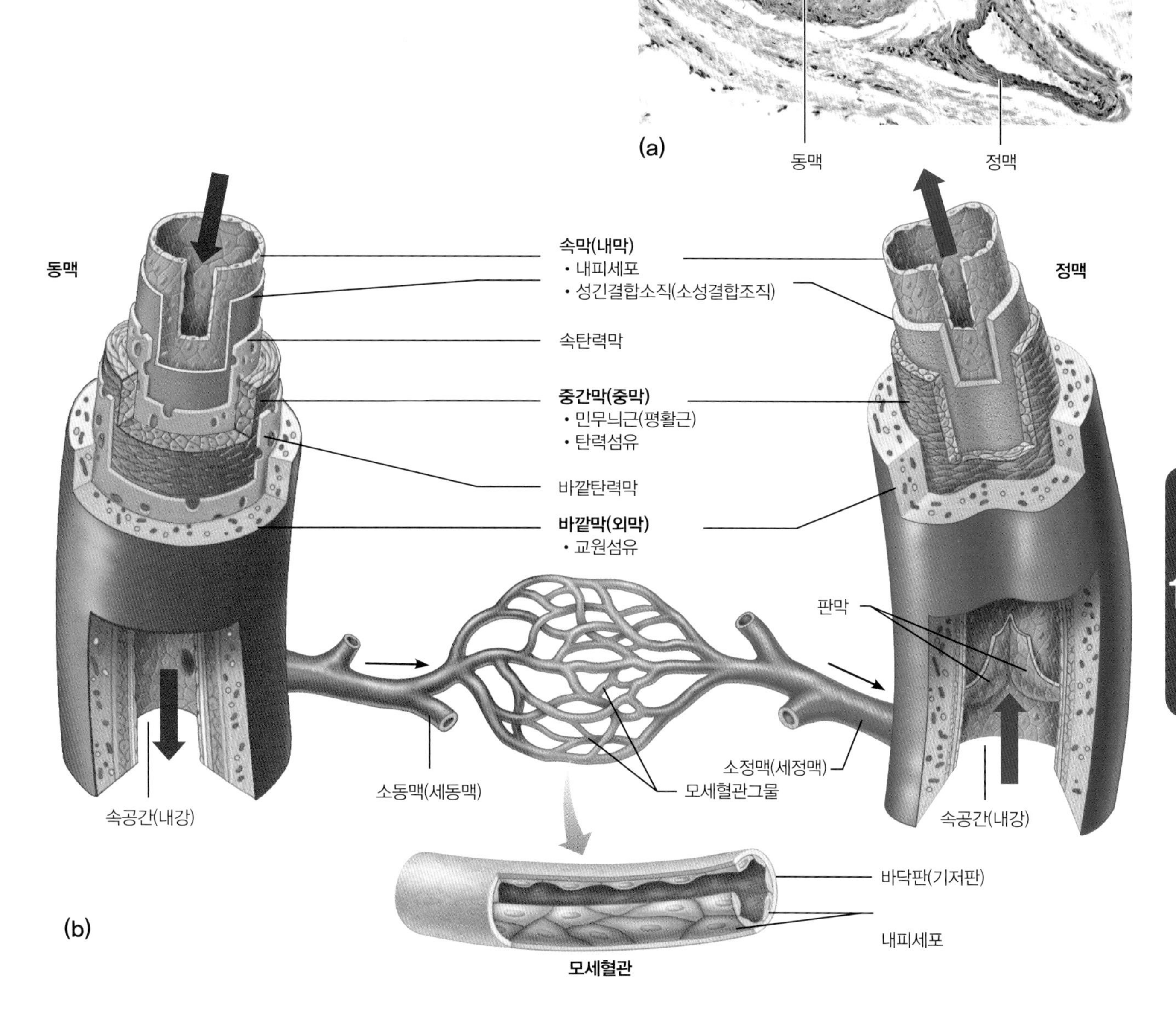

그림 10.10 **혈관의 구조. (a)** 근육성동맥과 상응하는 정맥의 횡단면의 현미경사진 **(b)** 동맥과 정맥에는 3층이 있다: 속막, 중간막, 바깥막. 동맥과 정맥 사이의 순환에 위치한 모세혈관에는 속막만 존재한다. 중막은 동맥에서 더 두껍다.

(vein)은 조직의 혈액을 모아서 심장으로 보내준다. 조직에 존재하는 모세혈관은 세동맥과 세정맥을 연결시켜주고 세포에 영양공급을 시켜준다.

일반적으로 동맥은 빨간색으로 표시하고, 정맥은 파란색으로 표시하며, 빨간의미는 산소가 많다는 것이고 파란의미는 산소가 적다는 의미이다. 그러나 예외가 있다. 허파동맥은 산소가 적은 혈액을 허파로 이동시키고, 허파정맥은 산소가 풍부한 혈액을 운반한다.

혈관의 현미경적 구조(Microscopic Anatomy of Blood Vessels)

모세혈관을 제외하고, 혈관벽은 3층으로 구성되어있다(그림 10.10). **속막(내막, tunica intima)**은 혈관속을 감싸고 있으며, 편평상피인 내피세포로 구성되어있다. 내피세포는 서로 밀접하게 부착되어 매끄러운 표면을 이루어서 혈액이 순환할 때 마찰을 방지한다.

중간막(중막, tunica media)은 두꺼운 층이다. 중간막은 대부분 민무늬근과 탄력섬유(elastic fibers)로 구성되어있다. 일부 큰 동맥에서는 탄력섬유 사이에 탄력막(elastic laminae)이 존재한다. 민무늬근에는 교감신경이 분포하고, 민무늬근의 수축에 의해 혈관의 직경은 조절된다. 혈관이 수축되거나 이완되면서 혈압이 높아지거나 낮아진다.

바깥막(외막, tunica externa)은 주로 섬유성결합조직으로 구성되며, 혈관을 지지하거나 보호해준다.

동맥, 정맥, 모세혈관의 구조적 차이(Structural Differences in Arteries, Veins, and Capillaries)

동맥벽은 정맥벽보다 두껍다. 특히, 동맥의 중간막은 좀 더 크다. 동맥의 직경은 심장의 펌프질과 연관을 갖는다. 심장수축기에는 동맥의 직경은 커지고 이완기에는 동맥의 직경은 감소한다. 그래서 동맥은 심장의 압력의 변화에 대응하기 위하여 좀 더 강하고 이완능력이 크다.

정맥속 압력은 항상 낮다. 정맥벽은 얇다. 정맥속 압력은 혈액을 심장으로 보내기에는 충분하지 못하고 심장보다 낮은 위치의 정맥은 중력을 거슬러서 혈액을 심장으로 보내야 하기 때문에 정맥에서는 심장으로 혈액을 보내기 위해서는 변형된 시스템이 필요하다. 심장에서 배출된 심장박출량과 심장으로 들어가는 정맥환류량은 같아야 하기 때문이다. 정맥의 전체적인 크기는 상응하는 동맥보다 크다. 그리고 정맥의 속막과 중간막은 좀 더 얇다. 좀 더 큰 정맥에서는 혈류의 역류를 방지하는 **판막(valve)**이 존재한다(그림 10.10).

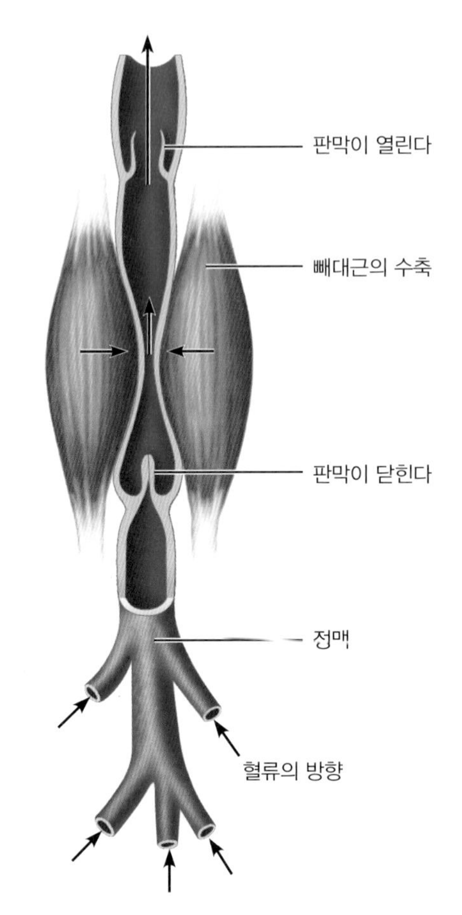

그림 10.11 **근육성펌프의 작용.** 뼈대근이 수축하면, 신축성있는 정맥을 압박하고, 압박부위 근처의 정맥 판막이 열려서 심장쪽으로 정맥혈액이 이동된다. 압박부위보다 먼 쪽의 정맥판막은 뒤로 흐르는 혈액에 의해 닫힌다.

뼈대근의 작용은 정맥환류를 도와준다. 정맥주위의 근육이 수축하고 이완되면서 정맥속 혈액은 심장쪽으로 이동된다(그림 10.11). 숨을 들여마실 때 가슴안의 압력은 감소하여서 심장근처의 정맥은 확장된다. 이러한 호흡성펌프(respiratory pump)는 정맥환류를 도와준다(그림 10.9).

모세혈관의 벽의 두께는 세포 한 개의 크기 정도이다. 즉 모세혈관에는 속막만 존재한다. 모세혈관벽이 얇기 때문에 조직과 혈관사이에 물질교환이 쉽게 되는 이유이다. 모세혈관은 서로 그물처럼 얽혀서 **모세혈관그물**(capillary beds)을 형성한다. 세동맥의 혈액이 모세혈관그물을 통하여 세정맥으로 순환되는 것을 **미세순환**(microcirculation)이라고 한다. 모세혈관그물은 두 종류의 모세혈관이 있다. 첫 번째는 우회혈관이다. 세동맥과 세정맥은 모세혈관그물을 거치지 않고 직접 연결되기도 하는데 이것을 **우회혈관**(vascular shunt)이라고 한다(그림 10.12). 두 번째가 진정한 의미의 모세혈관이다(true capillary).

모세혈관그물에는 10~100개의 모세혈관이 존재한다. 이러한 숫자의 차이는 조직상태에 따라 변한다. 모세혈관의 시작부위에는 민무늬근으로 구성된 **모세혈관앞조임근**(precapillary sphincter)이 위치하여 모세혈관으로 들어가는 혈류량을 조절한다. 세동맥의 혈액은 우회혈관을 거치거나 모세혈관그물을 거치면서 세정맥으로 순환한다.

Did You Get It?

11. *현미경으로 혈관을 관찰할 때, 혈관의 내부공간은 크고, 공간은 한쪽으로 치우쳐있고, 비교적 바깥막은 두껍고 중간막은 얇다. 이러한 혈관의 종류는?*
12. *동맥에는 판막이 없고, 정맥에는 판막이 존재한다. 이러한 차이가 혈압에 어떤 영향을 주는가?*
13. *몸 안에서 모세혈관의 기능은?*

(답은 부록을 보시오.)

Q: *그림 10.12는 위팔두갈래근의 모세혈관의 모식도이다. 체육관에서 팔굽혀펴기를 하였을때 일어나는 것은?*

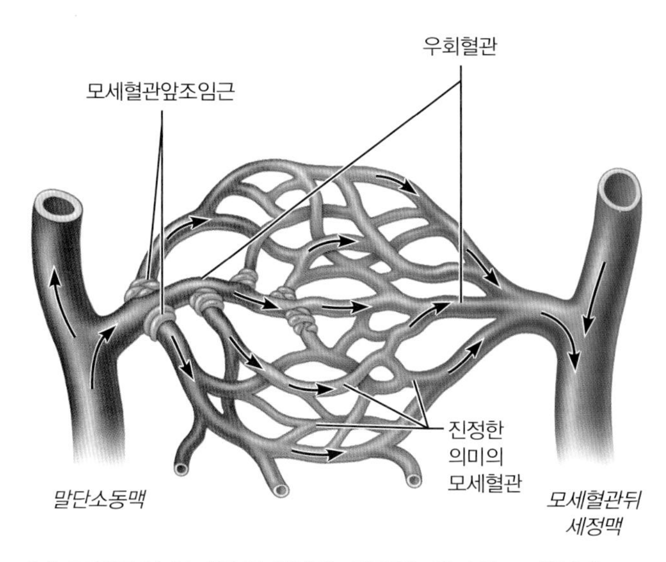

(a) 조임근이 열리면서 혈액은 진정한 의미의 모세혈관으로 흐른다

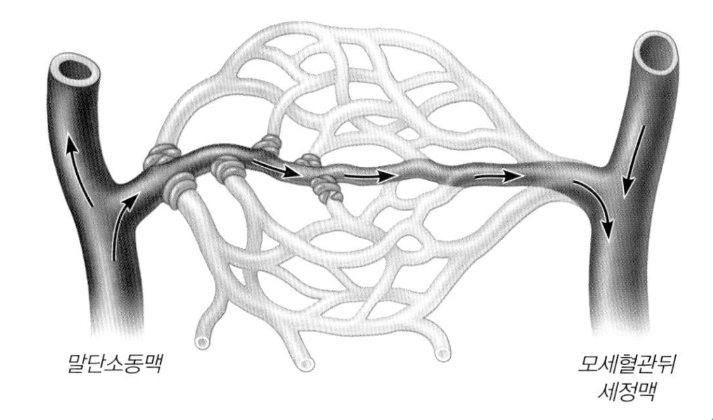

(b) 조임근이 닫히면서 혈류는 우회혈관으로 흐른다

그림 10.12 **모세혈관그물의 구조.** 혈액의 들어오는 것을 조절하는 모세혈관앞조임근이 수축하면, 우회혈관은 진정한 의미의 모세혈관을 우회한다.

혈관의 육안적 해부(Gross Anatomy of Blood Vessels)

10-10 몸의 주요부위에 분포하는 중요한 혈관을 설명한다.

몸순환의 주요한 동맥(Major Arteries of the Systemic Circulation)

대동맥(aorta)은 우리 몸에서 가장 큰 동맥이다. 대동맥의 속직경은 엄지손가락 정도이다. 대동맥은 왼심실에서 기원한다. 대동맥은 점점 말단으로 갈수록 직경은 작아진다. 대동맥의 이름은 모양과 위치에 따라 명명된다. 대동맥이 왼심실에서 나오면서 **오름대동맥(상행대동맥, ascending aorta)**, **대동맥활(대동맥궁, arch of aorta)**로 연속되며, 가슴에서는 **가슴대동맥(흉대동맥, thoracic aorta)**이 되고 가로막(횡격막, diaphragm)을 지나면서 **배대동맥(복대동맥, abdominal aorta)**이 된다(그림 10.13 참조).

A: *a이다. 진정한 의미의 모세혈관은 운동하고 있는 근육세포에 혈액을 공급해준다.*

그림 10.13에 대동맥의 가지가 표시되어있다. 동맥의 명칭은 분포하는 곳에 따라 콩팥동맥(신동맥, renal artery), 위팔동맥(상완동맥, brachial artery), 심장동맥(관상동맥, coronary artery)으로 명명되거나 동맥주위의 뼈에 따라 넙다리동맥(대퇴동맥, femoral artery), 자동맥(척골동맥, ulnar artery)으로 명명된다.

오름대동맥의 가지(Arterial Branches of the Ascending Aorta)

- 오름대동맥에서 나온는 가지는 **오른, 왼 심장동맥**이다.

대동맥활의 가지(Arterial Branches of the Aortic Arch)

- **팔머리동맥(완두동맥, brachiocephalic trunk)**은 대동맥활의 첫 번째 가지이며, 팔머리동맥은 **오른온몸동맥(우총경동맥, R. common carotid artery)**과 **오른빗장밑동맥(우쇄골하동맥, R. subclavian artery)**으로 갈라진다.
- **왼온몸동맥(좌총경동맥, L. common carotid artery)**은 대동맥활의 두 번째 가지이며, 뇌에 분포하는 **왼속목동맥(좌내경동맥, L. internal carotid artery)**과 머리와 목의 피부와 근육에 분포하는 **왼바깥목동맥(좌외경동맥, L. external carotid artery)**으로 갈라진다.
- **왼빗장밑동맥(좌쇄골하동맥, L. subclavian artery)**은 대동맥활의 셋째 가지이며, 몇 개의 주요한 가지를 낸다. **척추동맥**(vertebral artery)은 뇌에 분포하고, 겨드랑에서 빗장밑동맥은 **겨드랑동맥(액와동맥, axillary artery)**이 되고, 겨드랑동맥은 팔에서 **위팔동맥(상완동맥, brachial artery)**이 되고, 팔굽에서 위팔동맥은 **노동맥(요골동맥, radial artery)**과 **자동맥(척골동맥, ulnar artery)**으로 갈라진다.

가슴대동맥의 가지(Arterial Branches of the Thoracic Aorta)

- 10쌍의 갈비사이동맥(늑간동맥, intercostal artery)은 가슴벽에 분포한다. 기관지동맥(bronchial artery)은 허파에 분포하고, 식도동맥(esophageal artery)은 식도에 분포하고, 가로막동맥(phrenic artery)은 가로막에 분포한다.

배대동맥의 가지(Arterial Branches of the Abdominal Aorta)

- **복강동맥**(celiac trunk)은 배대동맥의 첫 번째 가지이며 쌍으로 나오지 않고, 복강동맥에서는 왼위동맥(L. gastric artery)이 나와서 위에 분포하고, 지라동맥(비장동맥, splenic artery)은 지라에 분포하고, 온간동맥(총간동맥, common hepatic artery)은 간에 분포한다.
- **위창자간막동맥(상장간막동맥,** superior mesenteric artery)은 작은창자와 대부분의 큰창자에 분포하는 쌍으로 나오지 않는 동맥이다.
- **콩팥동맥(신동맥, renal artery)**은 콩팥에 분포한다.
- **생식샘동맥(성선동맥, gonadal artery)**은 생식샘에 분포한다. 여성에서는 난소동맥(ovarian artery)이고, 남성에서는 고환동맥(testicular artery)이다.
- 허리동맥(요동맥, lumbar artery)은 배안의 근육과 몸통벽에 분포한다.
- **아래창자간막동맥(하장간막동맥, inferior mesenteric artery)**은 큰창자의 먼 쪽에 분포하며, 쌍으로 나오지 않는다.
- **온엉덩동맥(총장골동맥, R. and L. common iliac artery)**은 배대동맥의 마지막 가지이다. 온엉덩동맥에서 **속엉덩동맥(내장골동맥, internal iliac artery)**이 나와서 주로 방광, 곧창자 같은 골반장기에 분포하고, **바깥엉덩동맥(외장골동맥, external iliac artery)**도 온엉덩동맥에서 나와서 넓적다리에 가서 넙다리동맥(**대퇴동맥,** femoral artery)이 된다. 넙다리동맥은 넓적다리에 분포하고, 무릎에서 **오금동맥(슬와동맥, popliteal artery)**이 되고 오금동맥은 **앞정강동맥(전경골동맥, anterior tibial artery)**과 **뒤정강동맥(후경골동맥, posterior tibial artery)**으로 갈라진다. 앞정강동맥은 **발등동맥(족배동맥, dorsalis pedis artery)**으로 끝나고 발등동맥은 **활꼴동맥(궁상동맥, arcuate artery)**으로 연속된다.

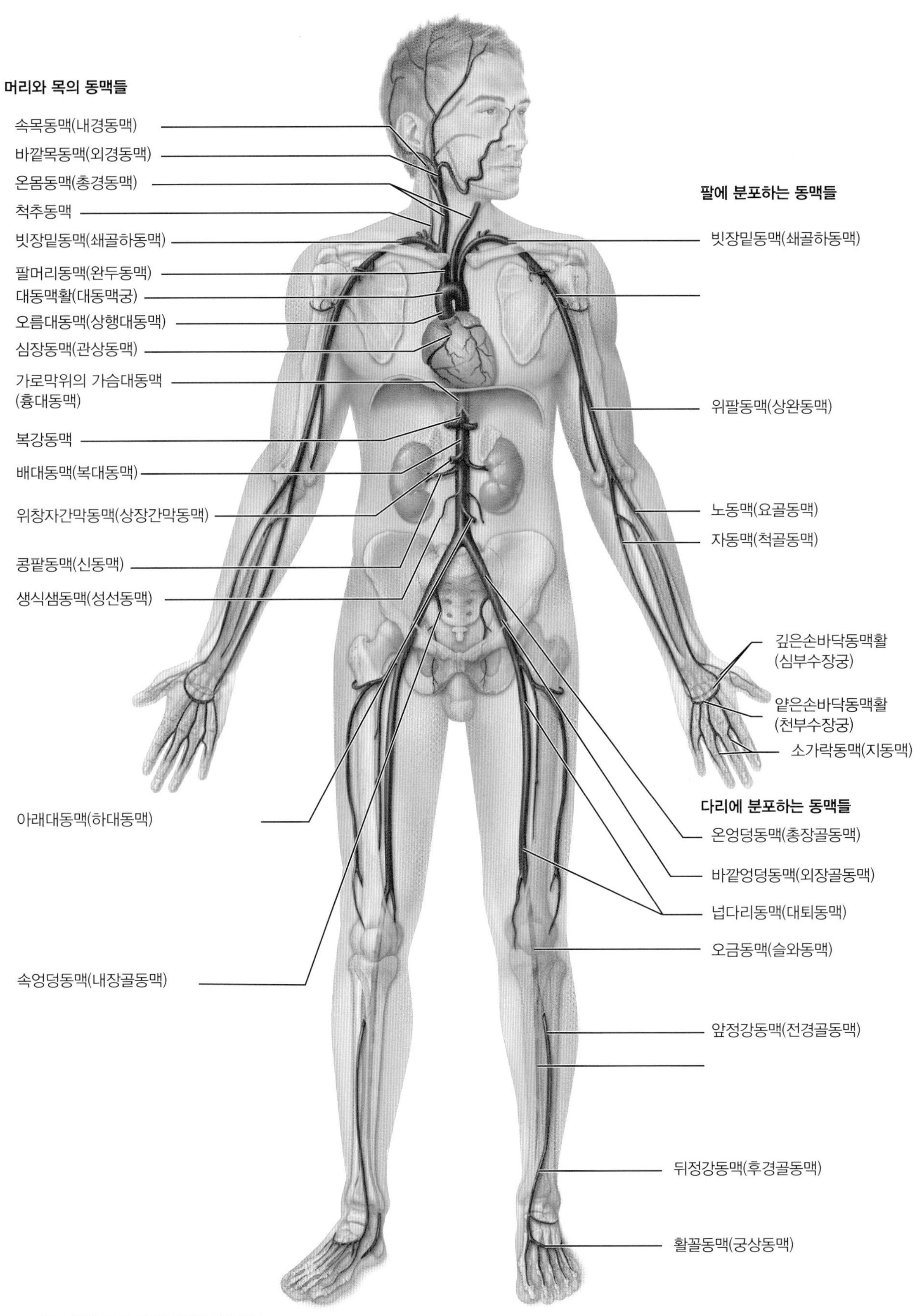

그림 10.13 **몸순환의 주요 동맥, 앞에서 본 모습.**

몸순환의 큰정맥(Major Veins of the Systemic Circulation)

일반적으로 동맥은 몸의 깊은 곳에 위치하지만, 정맥은 몸의 표면에 위치하고 어떤 정맥은 쉽게 만질 수가 있다. 대부분 깊은정맥(심정맥, deep vein)은 동맥과 주행하고, 약간의 예외는 있지만, 대부분 정맥의 명칭은 동반하는 동맥의 명칭을 따른다. 심장에서 대동맥이 나와서 우리 몸에 퍼지게 되며, 정맥은 대정맥(venae cavae)으로 모여 심장으로 들어간다. 머리와 팔의 정맥은 **위대정맥(상대정맥, superior vena cave)**으로 합쳐지고, 나머지 몸의 정맥은 **아래대정맥(하대정맥, inferior vena cava)**으로 합쳐진다(그림 10.14 참조).

위대정맥으로 들어오는 정맥(Veins Draining into the Superior Vena Cana)

위대정맥으로 들어오는 정맥을 먼쪽부터 몸쪽순서대로 설명한다.

- **노정맥(요골정맥, radial vein)**과 **자정맥(척골정맥, ulnar vein)**은 아래팔에 위치한 깊은정맥이다. 노정맥과 자정맥은 **위팔정맥(상완정맥, brachial artery)**으로 합쳐지고 **겨드랑정맥(액와정맥, axillary vein)**으로 연속된다.
- **노쪽피부정맥(요측피정맥, cephalic vein)**은 팔의 가쪽부위에 분포하고 겨드랑정맥으로 연속된다.
- **자쪽피부정맥(척측피정맥, basilic vein)**은 팔의 안쪽에 분포하고 위팔정맥에 연속된다. 팔꿉의 앞쪽에서 노쪽피부정맥과 자쪽피부정맥은 **팔오금중간정맥(주정중피정맥, median cubital vein)**에 의해 연결된다. 팔오금중간정맥은 채혈시 많이 이용된다.
- **척추정맥**(vertebral vein)은 머리의 뒤에 분포한다.
- **속목정맥(내경정맥, internal jugular vein)**은 뇌의 경질막정맥굴(경막정맥동, dural sinus)과 연결된다.
- **팔머리정맥(완두정맥, brachiocephalic vein)**은 빗장밑정맥, 척추정맥, 속목정맥의 정맥혈액을 받고, 위대정맥에 연결된다.
- **홀정맥(기정맥, azygos vein)**은 가슴부위의 정맥혈액을 받아서 위대정맥으로 연결된다.

아래대정맥으로 유입되는 정맥(Veins Draining into the Inferior Vena Cava)

아래대정맥은 위대정맥보다 크고, 가로막아래의 정맥혈액을 심장으로 보내준다. 먼 쪽부터 몸 쪽순서대로 설명한다.

- **앞정강정맥(전경골정맥, anterior tibial vein)**과 **뒤정강정맥(후경골정맥, posterior tibial vein)**은 종아리의 정맥혈액을 받는다. 뒤정강정맥은 무릎에서 **오금정맥(popliteal vein)**에 연결되고 오금정맥은 넙다리정맥(대퇴정맥, femoral vein)으로 연속되며, 넙다리정맥은 골반으로 들어가면서 **바깥엉덩정맥(외장골정맥, external iliac vein)**에 연속된다.
- **큰두렁정맥(대복재정맥, great saphenous vein)**은 우리 몸에서 가장 긴 정맥이다. 큰두렁정맥은 종아리의 얕은 구조에서 정맥혈액을 받는다. 큰두렁정맥은 발의 **발등정맥활(족배정맥궁, dorsal venous arch)**에서 시작하여 종아리의 안쪽을 주행하여 넙다리정맥에 연속된다.
- **온엉덩정맥(총장골정맥, common iliac artery)**은 **바깥엉덩정맥**과 **속엉덩정맥**이 합쳐져 형성된다. 온엉덩정맥은 위로 주행하여 아래대정맥에 연결된다.
- **오른생식샘정맥(우성선정맥, right gonadal vein)**은 여성에서는 오른쪽 난소, 남성에서는 오른쪽 고환의 정맥혈액을 받고, **왼생식샘정맥(좌성선정맥, left gonadal vein)**은 위로 주행하여 왼콩팥정맥(좌신정맥, left renal vein)에 연결된다.
- **콩팥정맥**은 콩팥의 정맥혈액을 받는다.
- **간문맥**(hepatic portal vein)은 소화관의 정맥혈액을 받는다.
- **간정맥**(hepatic vein)은 간의 정맥혈액을 받는다.

Did You Get It?

14. *넙다리동맥, 오금동맥, 활꼴동맥이 관찰되는 몸 부위는?*

15. *겨드랑정맥, 노쪽피부정맥, 자쪽피부정맥이 관찰되는 몸 부위는?*

(답은 부록을 보시오.)

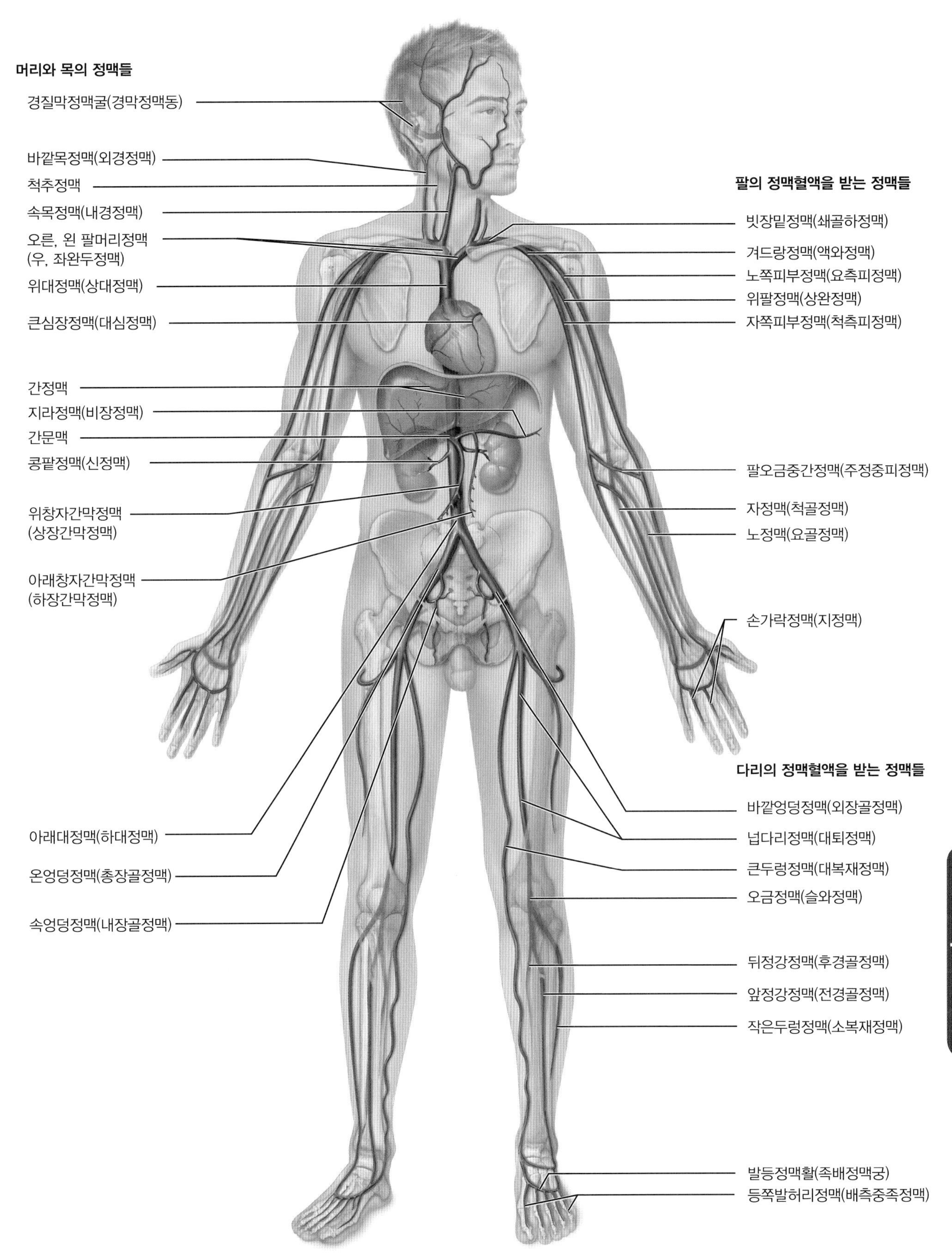

그림 10.14 **몸순환의 주요 정맥, 앞에서 본 모습.** 허파순환의 혈관은 심장에서 완벽하게 보여줄수 없기 때문에 표시가 안되었다.

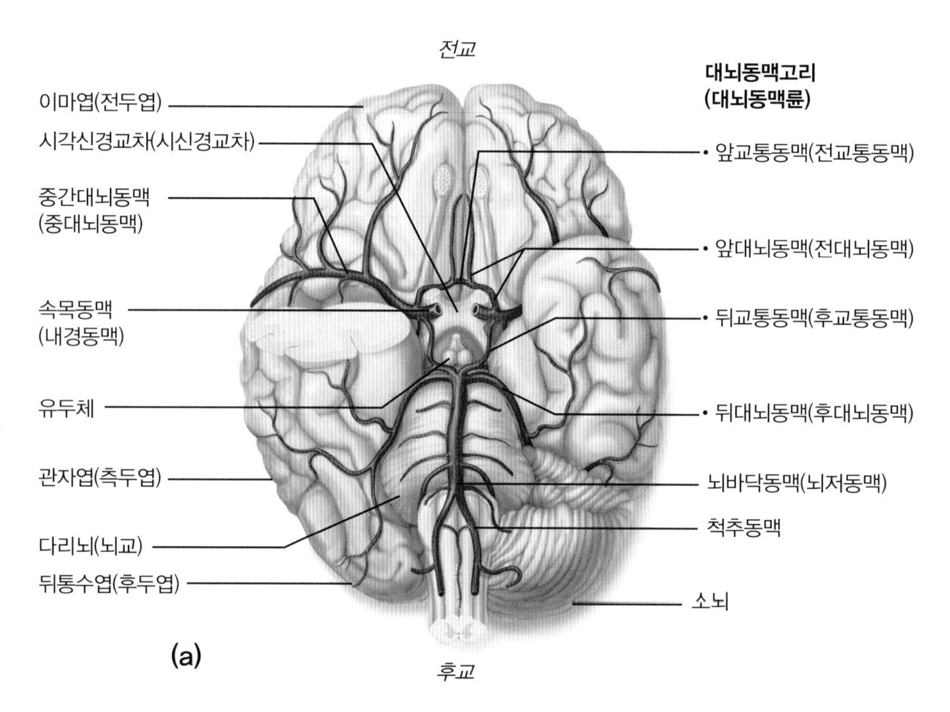

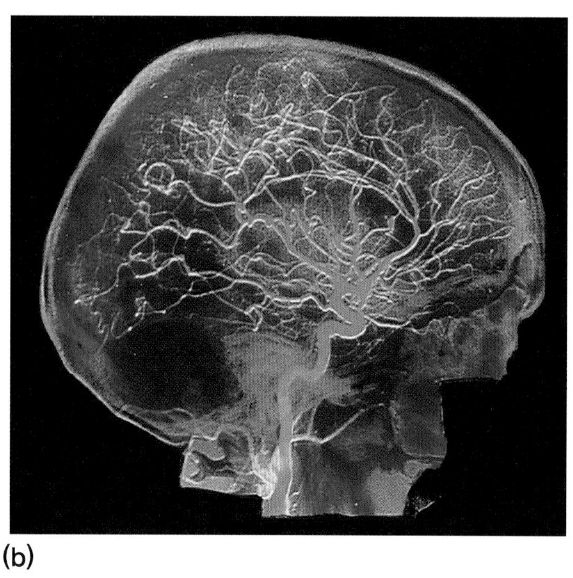

그림 10.15 **뇌의 동맥분포.** (a) 뇌의 주된 동맥(소뇌는 왼쪽만 표시). (b) 뇌의 동맥조영사진.

특수한 순환계통(Special Circulations)

10-11 뇌의 동맥분포, 태아순환, 간문맥계통에 대하여 설명한다.

뇌의 동맥공급과 뇌동맥고리(Arterial Supply of the Brain and the Circle of Willis) 뇌에 혈액공급이 수분 동안 중지되면 뇌세포는 죽기 때문에, 뇌에는 지속적인 혈액공급이 필요한다. 뇌에는 두가지 주요한 동맥이 분포한다. 속목동맥과 척추동맥이다(그림 10.15).

속목동맥은 목의 뿌리 근처에서 온목동맥에서 시작되어 관자뼈를 통하여 머리뼈안으로 들어간다. 머리뼈안에서 속목동맥은 **앞대뇌동맥(전대뇌동맥**, anterior cerebral artery)과 **중간대뇌동맥(중대뇌동맥**, middle cerebral artery)으로 분지하여 대뇌의 대부분에 분포한다.

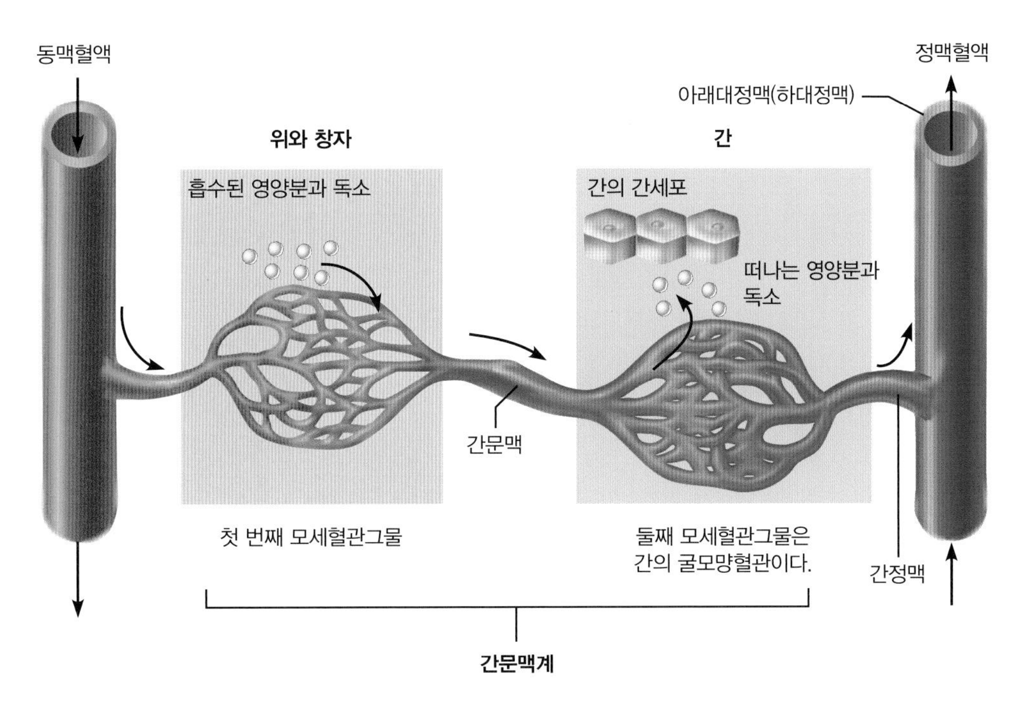

그림 10.16 **간문매계의 모식도.** 문맥계에는 두 종류의 모세혈관그물이 존재한다. 영양분과 독소(toxins)는 위와 창자에서 흡수된 후 간으로 전달된다. 간의 굴모양혈관(sinusoid)은 간정맥, 그 후 아래대정맥으로 연속된다.

한 쌍의 **척추동맥**은 목의 뿌리 근처의 빗장밑동맥에서 시작되어 위로 주행하여 머리뼈안으로 들어간다. 머리뼈안에서 양쪽의 척추동맥은 만나서 한 개의 **뇌바닥동맥(뇌저동맥, basilar artery)**이 되며, 뇌바닥동맥은 위로 주행하면서 뇌줄기(뇌간, brainstem)와 소뇌(cerebellum)에 분포한다. 대뇌바닥(base of the cerebrum)에서 뇌바닥동맥은 뒤대뇌동맥(후대뇌동맥, posterior cerebral artery)으로 분지하며, 뒤대뇌동맥은 대뇌의 뒤부분에 분포한다.

뇌의 앞쪽과 뒤쪽에 분포하는 동맥은 작은 교통동맥(communicating arterial branches)에 의해 서로 연결되어 고리모양을 형성하여 **대뇌동맥고리(cerebral arterial circle or the circle of Willis)**가 된다. 이러한 고리모양의 연결 때문에 한쪽의 혈관이 막히더라도 다른쪽 혈관을 통해 뇌는 혈액공급을 받을 수 있게 된다.

간문맥계통(Hepatic Portal Circulation) 간문맥계통은 소화관, 지라, 이자에서 정맥혈액을 받아서 **간문맥**을 통하여 간으로 정맥혈액을 전달한다(그림 10.16). 소화된 영양분은 간문맥에 존재한다. 간에서는 포도당, 지방 그리고 단백질이 대사가 이루어져서 이들 농도를 적정하게 유지시켜준다. 간에서의 혈액흐름은 느리기 때문에 간을 거치면서 영양분들은 저장되거나 여러 형태로 변하게 된다. 간에서 나온 혈액은 간정맥(hepatic vein)을 거쳐 아래대정맥으로 이동된다.

이러한 문맥계통은 시상하부와 뇌하수체 앞엽사이에서도 관찰할 수 있다(8장 참조). 간문맥계통은 특이한 혈관구조이다. 일반적인 혈류의 흐름은 동맥, 모세혈관, 정맥 순서로 이루어지지만, 간문맥은 소화관의 모세혈관과 간의 모세혈관 사이에 존재하는 특이한 혈관구조이다(그림 10.16).

간문맥순환에 관계된 혈관은 아래창자간막정맥, 위창자간막정맥, 지라정맥, 왼위정맥이다. **아래창자간막정맥**은 큰창자의 먼 쪽 부분의 정맥혈액을 받고, **지라정맥**과 연결된다. 지라정맥과 **위창자간막정맥**(큰창자의 몸 쪽 부분과 작은창자

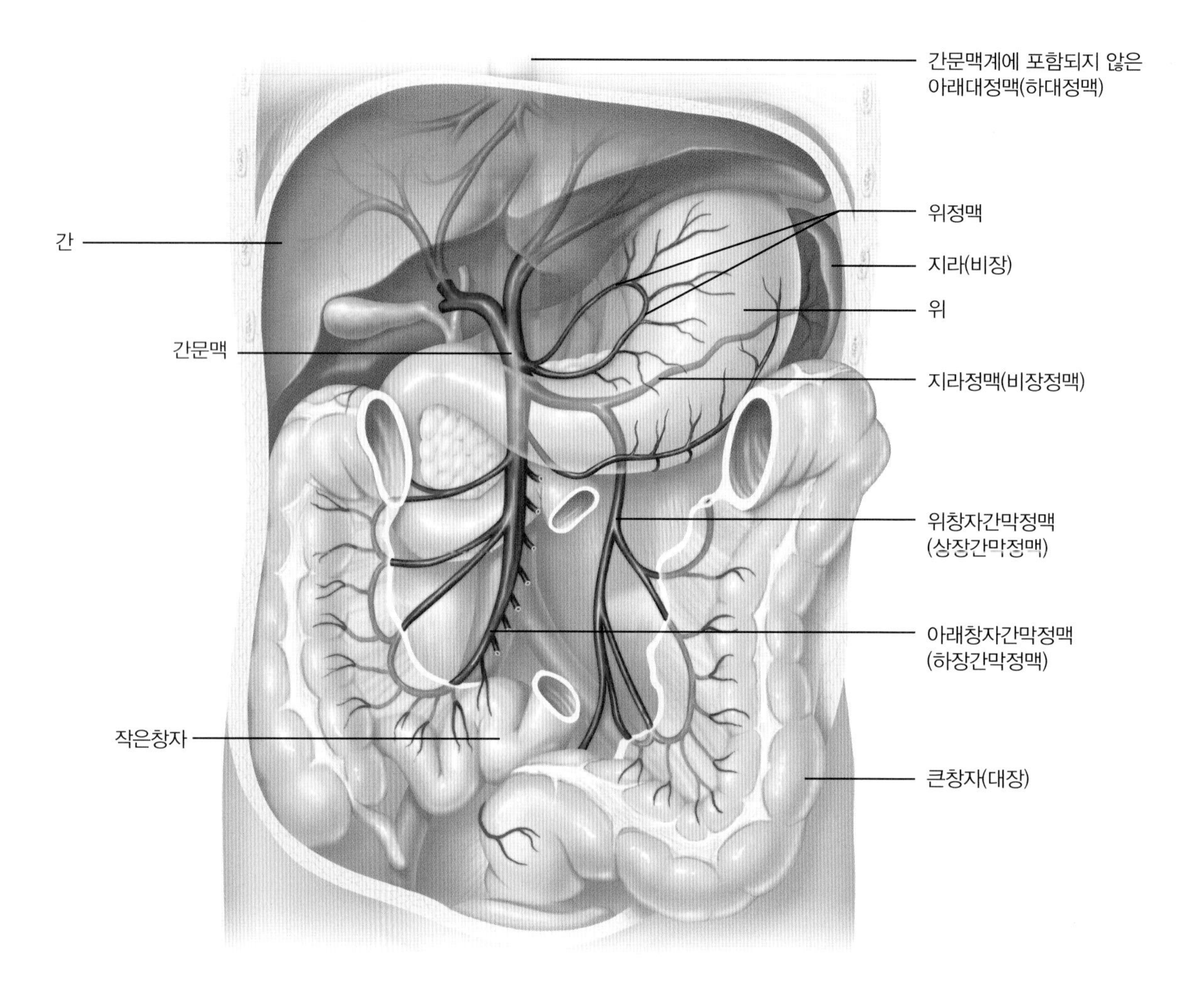

그림 10.17 **간문맥순환.**

의 정맥혈액을 받는다)은 간문맥에 연결된다. **왼위정맥**은 위의 오른쪽부위의 정맥혈액을 받고 직접 간문맥에 연결된다.

태아순환(Fetal Circulation) 태아에서는 호흡계통, 소화계통이 완전히 작동하지 않기 때문에 영양분섭취, 배설 그리고 가스교환은 엄마의 태반을 통하여 이루어진다. 탯줄(제대, umbilical cord)에는 3개의 혈관이 있다: 한 개의 큰 **배꼽정맥(제정맥, umbilical vein)**, 두 개의 작은 **배꼽동맥(제동맥, umbilical artery)** (그림 10.18). 배꼽정맥은 영양분과 산소를 태아에 공급한다. 배꼽동맥은 태아로부터 이산화탄소와 노폐물을 엄마의 태반으로 보낸다. 배꼽정맥은 태아의 배꼽을 통하여 태아의 몸으로 들어가서 **정맥관(ductus venosus)**을 통하여 태아의 아래대정맥과 연결된 후, 아래대정맥은 태아의 오른심방에 연결된다.

태아의 허파는 기능을 못하고 허탈(collapse)되어있기 때문에 2개의 혈류 우회로(shunt)가 존재한다. 태아의 오른심방으로 들어온 대부분 혈액은 타원구멍(난원공, foramen ovale)을 거쳐 왼심방으로 들어간다. 타원구멍은 심방사이중격(interatrial septum)에 위치한 구멍이다. 오른심방의 일부 혈액은 우심실로 들어가지만 허파로 순환하지 못하기 때문에 허파동맥의 혈액은 동맥관(ductus arteriosus)을 거쳐 대동맥으로 흐른다. 허파는 허탈되고 저항이 크기 때문에 허파동맥의 혈액은 대부분 몸순환을 거친다. 대동맥에서 나온 혈액은 태아에 공급된 후 배꼽동맥을 통해 태반

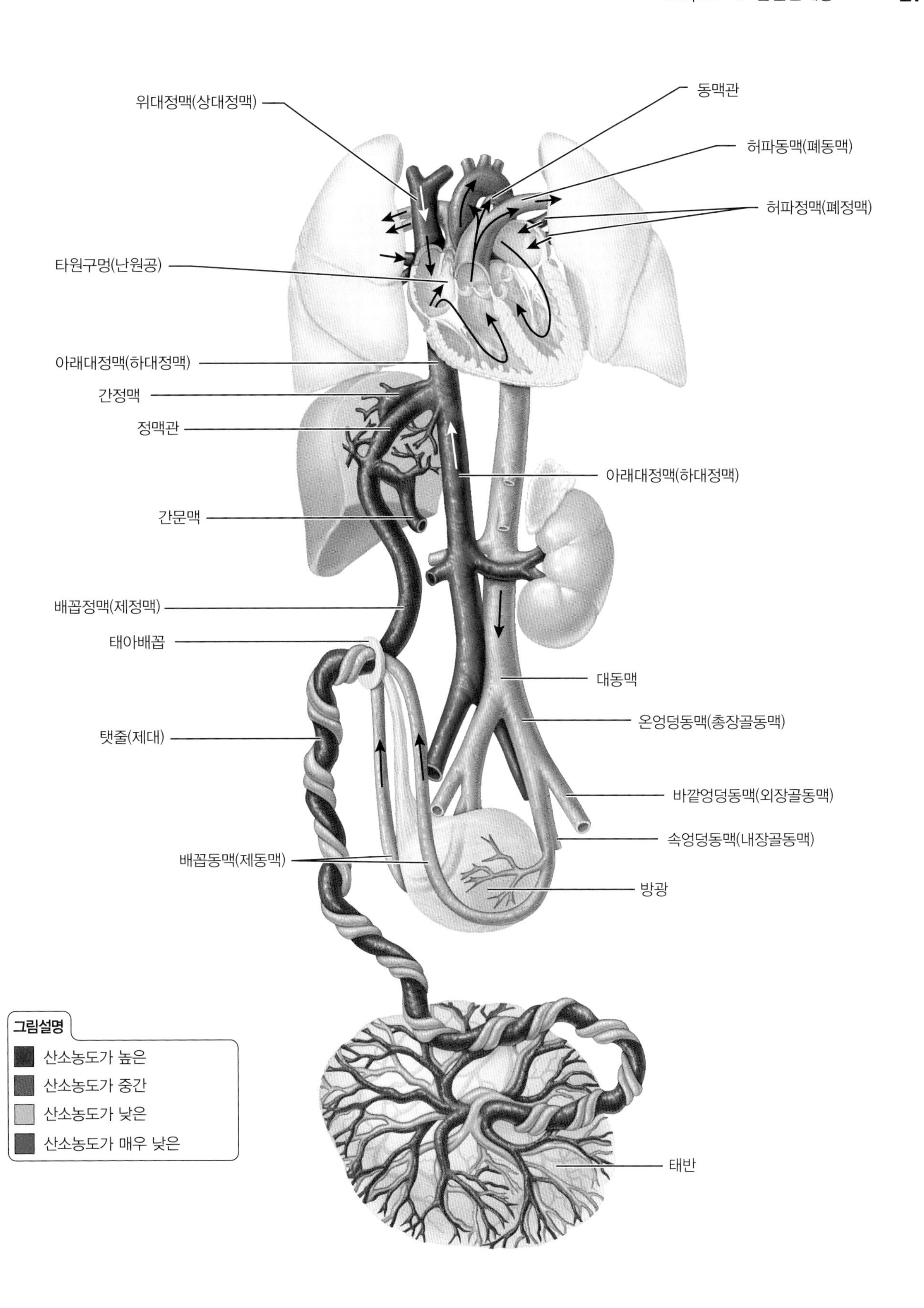

그림 10.18 **태아순환의 모식도.**

SYSTEMS IN SYNC

심장혈관계(Cardiovascular System)와 다른 계통의 항상성 상관관계

신경계

- 심장혈관계는 산소와 영양분을 전달한다; 노폐물을 운반한다
- 자율신경계는 심장박동수와 수축력을 조절한다; 교감신경계는 혈압을 조절하고, 필요에따라 혈액을 재분배한다

내분비계

- 심장혈관계는 산소와 영양분을 전달한다; 노폐물을 운반한다; 혈액을 통해 호르몬은 전달된다
- 여러 호르몬은 혈압을 조절한다(에피네프린, ANP, 타이록신, ADH); 에스트로겐은 여성에서 혈관을 건강하게 한다

림프계통/면역

- 심장혈관계는 림프기관에 산소와 영양분을 공급한다; 림프구와 항체를 운반한다; 노폐물을 운반한다
- 림프계통은 빠져나온 체액과 혈장단백질을 다시 심장혈관계로 보내준다; 면역세포는 병원체로부터 심장혈관계를 보호해준다

호흡계

- 심장혈관계는 산소와 영양분을 전달한다; 노폐물을 운반한다
- 호흡계는 가스교환을 수행한다; 산소를 공급하고 이산화탄소는 배출한다; 호흡펌프는 정맥환류를 도와준다

심혈관계통

소화계

- 심장혈관계는 산소와 영양분을 전달한다; 노폐물을 운반한다
- 소화계는 적혈구 형성에 필요한 철분, 비타민 B를 공급한다

생식계

- 심장혈관계는 산소와 영양분을 전달한다; 노폐물을 운반한다
- 에스트로겐은 여성의 혈관을 보호한다

비뇨기계

- 심장혈관계는 산소와 영양분을 전달한다; 노폐물을 운반한다; 혈압은 콩팥기능을 유지한다
- 비뇨계는 소변량과 레닌분비를 통하여 혈액량과 혈압을 조절한다

피부계

- 심장혈관계는 산소와 영양분을 전달한다; 노폐물을 운반한다
- 피부의 혈관은 혈액을 보관하고, 열을 방출한다

근육계

- 심장혈관계는 산소와 영양분을 전달한다; 노폐물을 운반한다
- 유산소운동은 심장혈관계의 효율을 높인다; 근육은 정맥환류를 도와준다

뼈대계

- 심장혈관계는 산소와 영양분을 전달한다; 노폐물을 운반한다
- 뼈에서 혈구형성이 일어난다; 심혈관계를 보호한다; 칼슘이 보관된다

으로 흐른다.

출생 후, 타원구멍은 닫히게 되고, 타원구멍의 흔적은 **타원오목**(fossa ovalis)으로 남게된다(그림 10.3b). 동맥관은 닫히게 되고 섬유성 조직인 **동맥관인대**(ligamentum arteriosum)로 변하고(그림 10.3a), 배꼽혈관을 통한 혈류는 차단되고 성인과 같은 순환을 하게된다.

Did You Get It?

16. *간문맥, 간정맥, 간동맥중에서 음식물을 먹게되면 영양분이 가장 많이 관찰되는 혈관은?*

17. *허파순환과 몸순환이 다른 점은?*

18. *정맥관의 기능은?*

(답은 부록을 보시오.)

심혈관계통에 대한 발생학적인 관점 (Developmental Aspects of the Cardiovascular System)

10-12 심혈관계통의 발생을 요약한다.

10-13 태아시기의 혈류의 우회로를 설명한다.

심장은 배아시기(embryo)에는 단순한 관 형태이다. 발생 4주경부터 심장은 펌프질을 시작한다. 그 후 3주 동안 심장은 성숙하여 4개의 방을 갖고 있게 되어 기능이 완전해진다. 태아시기에 간과 허파는 허탈상태이기 때문에 혈류의 우회로(shunt)가 존재한다. 출생 후 우회로는 막히게 되고 배꼽혈관도 기능을 안한다.

요약

심장

1. 심장은 가슴안(흉강, thoracic cavity)의 안쪽에 위치하며, 심장의 양쪽에는 허파가 위치한다. 심장은 심장막(심막, pericardium)이라고 불리는 이중막에 싸여있다.
2. 심장근육층(myocardium)은 심장근육으로 구성된다. 심장은 4개의 방(chambers)으로 구성된다. 2개의 심방(atrium)으로는 혈액이 들어오고, 2개의 심실(ventricle)에서 혈액이 나간다. 각방은 심장속막이 내부를 감싸고 있다(심장은 세로로 주행하는 중격에 의해 오른쪽과 왼쪽은 분리된다).
3. 심장에는 두 개의 펌프가 있다. 오른쪽 펌프는 허파펌프이며 우심실에서 허파로 혈액을 보내주고, 왼쪽펌프는 몸펌프이며 왼심실에서 온몸으로 혈액을 보낸다.
4. 4개의 판막이 심장속에서 혈액의 역류를 방지한다. 방실판막(승모판, 삼첨판)은 심실이 수축할 때 심방으로 역류를 방지한다. 반달판막은 심장이 이완할 때 심실로 역류를 방지한다. 판막은 심장속의 압력의 변화에 따라 열고 닫힌다.
5. 심장근육층은 심장혈관(관상혈관, coronary vessels)에 의해 영양공급을 받는다. 오른심장동맥, 왼심장동맥과 그가지들. 정맥혈액은 심장정맥과 심장정맥굴을 통해 오른심방으로 들어간다.
6. 심장근육은 규칙적으로 스스로 수축한다. 그러나 수축은 내인성 그리고 외인성 인자에 의해 조절된다. 내인성 전도계통은 심장수축 속도를 증가시켜 한 덩어리(as a unit)로 수축되게 한다. 굴심방결정은 전도계통의 페이스메이커이다.
7. 한 번의 심장박동에서 다음 심장박동까지를 심장주기라고 한다.
8. 심장박동수에 판막이 닫히는 소리인 럽(lub)과 덥(dup)을 들을 수 있다. 판막이 이상 시에는 심잡음이 들린다.
9. 심장박출량(cardiac output; CO)은 분당 심실에서 박출되는 혈액량이다. 심장박출량은 심장박동수(heart rate: HR)를 일회박출량(stroke volume:SV)에 곱해주면 된다. 일회박출량은 한 번의 심장수축에 의해 박출되는 혈액량이다.
10. 일회박출량은 정맥환류(venous return)정도에 의존한다. 심장박동수는 여러 화합물, 호르몬, 이온에 의해 조절된다.

혈관

1. 동맥(artery)은 심장의 혈액을 조직으로 운반하고, 정맥(vein)은 조직의 혈액을 모아서 심장으로 보내준다. 조직에 존재하는 모세혈관은 세동맥과 세정맥을 연결시켜주고 세포에 영양공급을 시켜준다.
2. 모세혈관을 제외하고, 혈관벽은 3층으로 구성되어있다. 속막은 매끄러운 표면을 이루어서 혈액이 순환할 때 마찰을 방지한다. 중간막(중막, tunica media)은 두꺼운 층이다. 중간막은 대부분 민무늬근과 탄력섬유(elastic fibers)로 구성되어있다. 바깥막(외막, tunica externa)은 주로 섬유성 결합조직으로 구성되며, 혈관을 지지하거나 보호해준다. 모세혈관에는 속막만 존재한다.
3. 동맥벽은 두껍고, 압력변화에 견딜 수 있도록 강하게 구성되어있다. 동맥은 심장의 이완수축에 따라 확장되거나 수축한다. 정맥벽은 얇고, 내강(lumen)은 크고, 판막이 위치한다. 정맥속 압력은 낮다.
4. 모세혈관그물은 진정한 의미의 모세혈관과 우회혈관(vascular shunt)으로 구분되며, 우회혈관을 통하여 세동맥과 세정맥은 모세혈관그물을 거치지 않고 직접 연결되기도 한다. 모세혈관의 시작부위에는 민무늬근으로 구성된 모세혈관앞조임근(precapillary sphincter)이 위치한다. 조직과의 물질교환은 진정한 의미의 모세혈관에서 이루어진다. 모세혈관앞조임근이 닫히면 혈액은 우회혈관을 통하여 순환한다.
5. 몸순환에 관여하는 큰 동맥들은 대동맥에서 시작된다. 대동맥은 왼심실에서 나온다. 큰 동맥들은 점점 가늘어져서 세동맥이 된다. 세동맥은 모세혈관그물과 연결된다.
6. 몸순환을 거친 정맥혈액은 대정맥으로 모아진다. 가로막위의 정맥혈액은 위대정맥으로 모아지고, 가로막아래의 정맥혈액은 아래대정맥으로 모아진다. 위대정맥과 아래대정맥은 오른심방으로 연결된다.
7. 뇌에 분포하는 동맥은 속목동맥과 척추동맥에서 기원한다. 대동맥고리 때문에 한쪽이 혈관이 막히더라도 다른 쪽 혈관을 통해 혈액공급이 가능하게 된다.
8. 소화관의 정맥혈액은 간문맥을 통해 간으로 전달된다. 이것을 간문맥계라고 한다. 영양분이 풍부한 혈액은 간으로 들어가서 간에서 대사가 이루어진 후 몸순환을 거친다.
9. 태아순환은 일시적이다. 탯줄(제대, umbilical cord)에는 3개의 혈관이 있다: 한 개의 큰 배꼽정맥(제정맥, umbilical vein), 두 개의 작은 배꼽동맥(제동맥, umbilical artery). 배꼽정맥은 영양분과 산소를 태아에 공급한다. 배꼽동맥은 태아로부터 이산화탄소와 노폐물을 엄마의 태반으로 보낸다. 태아의 간과 허파를 우회하는 경로가 존재한다.

심혈관계통에 대한 발생학적인 관점

1. 심장은 배아시기(embryo)에는 단순한 관 형태이다. 발생 4주경부터 심장은 펌프질을 시작한다.

REVIEW QUESTIONS

Multiple choice

정답이 여러 개일 수 있습니다.

1. 허파정맥은 산소가 풍부한 혈액을 어디로 보내는가?
   a. 오른심실
   b. 왼심실
   c. 오른심방
   d. 왼심방

2. 심장의 확장기 말기의 용적이 150ml이고, 수축기 말기의 용적이 50ml이며, 심박동수가 분당 60회일 때, 심박출량은?
   a. 분당 600ml
   b. 분당 6L
   c. 분당 1200ml
   d. 분당 3L

3. 방실결절에서 탈분극이 일어나면, 다음 탈분극이 일어나는 곳은?
   a. 심방근육
   b. 심실근육
   c. 다발가지
   d. 방실다발

4. 심방이 수축할 때?
   a. 심방의 압력은 심실이 압력보다 크다

b. 심실속으로 혈액은 70%가 채워진다
c. 방실판막은 열린다
d. 판막은 대정맥으로의 혈액역류를 방지한다

5. 심실이 수축 직후에 일어나는 것은?
a. 방실판막이 닫힌다.
b. 반달판막이 열린다
c. 제 1심음이 들린다.
d. 대동맥속 압력이 증가한다.

6. 심장의 바닥부위는?
a. 가로막면
b. 위면
c. 앞면
d. 아래면

7. 동반하는 동맥과 정맥에서?
a. 동맥벽은 더 두껍다
b. 동맥 직경은 더 크다
c. 동맥 내강은 더 작다
d. 동맥 내피세포는 더 두껍다.

8. 다음 중 쌍으로 존재하는 혈관은?
a. 속목동맥
b. 팔머리동맥
c. 홑정맥
d. 콩팥정맥

9. 뒤대뇌동맥이 막히면 손상되는 것은?
a. 청각
b. 시각
c. 후각
d. 고차원적 사고력

10. 뇌에 혈액공급을 시켜주거나 뇌의 정맥혈액을 받는 혈관은?
a. 팔머리동맥
b. 빗장밑동맥
c. 속목정맥
d. 속목동맥

11. 심장막의 가장 바깥에 위치하는 것은?
a. 벽층심장막
b. 섬유성심장막
c. 내장측심장막
d. 심장바깥막

12. 심장방중에서 가장 펌프질을 잘하는 것은?
a. 오른심방
b. 오른심실
c. 왼심방
d. 왼심실

13. 오른방실판막의 첨판수는?
a. 2
b. 3
c. 4
d. 6

14. 내피세포가 위치하는 심장벽층은?
a. 심장속막
b. 심장근육층
c. 심장바깥막
d. 심장막

11

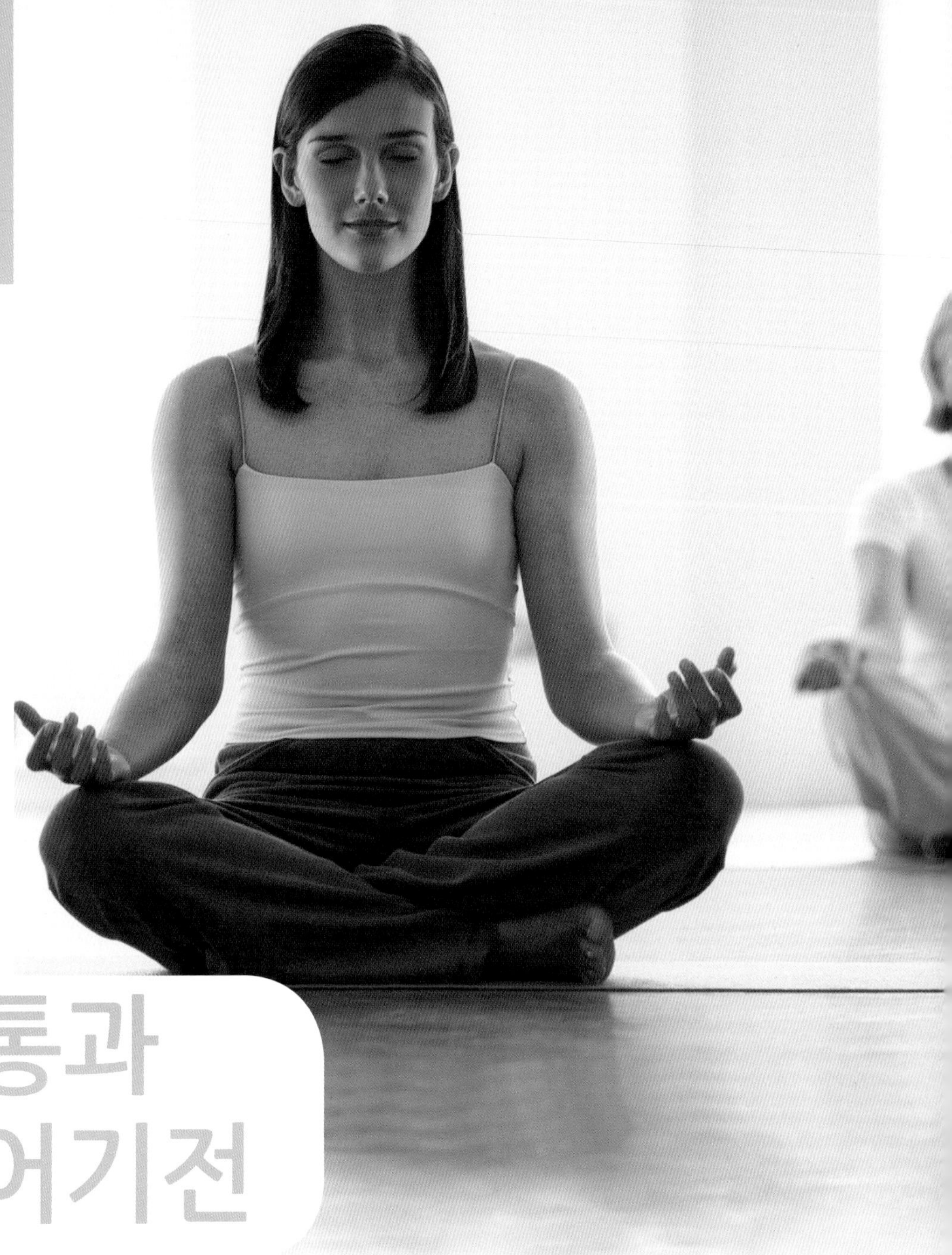

기능 소개

- 림프계통은 혈관밖으로 빠져나온 혈장을 회수(return)하는 역할을 수행하고, 면역에 관련된 세포들을 감독하는 역할을 수행한다. 선천방어기전(innate defenses)은 병원체가 못들어오게 하고 질병의 확산을 방지한다. 적응적방어기전(adaptive defenses)은 외부침입세포를 파괴하거나 독소를 비활성시키거나 항체를 이용하여 질병을 방어한다.

림프계통과 인체방어기전

림프계통(THE LYMPHATIC SYSTEM)

11-1 심혈관계통과 면역계통에 기능적으로 관련된 림프계통을 설명한다.

11-2 림프계통의 두 가지 주된 구조를 설명한다.

11-3 림프의 형성과 운반을 설명한다.

우리 몸의 여러 계통(systems)중에서 림프계통은 중요하게 여겨지지 않는다. 그렇지만 림프계통이 없다면 우리의 심혈관계통은 정상적으로 작동되지 않고 또한 면역계통도 망가질 것이다. **림프계통**은 두 가지 서로 독립적으로 운영되는 부분으로 구성된다: (1) 우리 몸에 퍼져있는 림프관(lymphatic vessels) (2) 림프조직과 기관(lymphoid tissues and organs). 림프관은 혈관 밖을 빠져나온 체액을 다시 회수하는 역할을 수행한다. 림프조직과 기관은 식세포(phagocytic cells)와 림프구(lymphocytes)를 보관하여 질병에 대한 인체방어기전에 관여한다.

림프관(Lymphatic Vessels)

혈액은 우리 몸을 순환하면서 혈액과 세포간질액(interstitial fluid)사이에서 영양분, 찌꺼기, 가스를 교환한다.

모세혈관그물(capillary beds)에 작용하는 정수압과 삼투압(hydrostatic and osmotic pressures)에 의해 체액은 동맥 끝에서 빠져나오거나(upstream), 정맥 끝으로 재흡수된다(downstream). 10장 참조

하루에 조직으로 빠져나온 체액은 3리터 정도이다. 빠져나온 체액은 빠져나온 단백질과 함께 반드시 혈관계통으로 회수되어 전체 혈액량이 유지된다. 그렇지 못하면 체액은 조직에 쌓이게 되어 **부종(edema)**이 생긴다. 부종이 심해지면 조직세포는 세포간질액과 물질교환을 못한다. **림프관**의 주된 기능은 과량의 조직액 즉, **림프(lymph)**를 혈액으로 되돌려 주는 역할이다(그림 11.1 참조).

림프관은 한쪽 방향으로만 작동하여, 림프는 단지 심장쪽으로만 흐른다. 현미경으로 보면, **림프모세혈관**은 끝이 막힌(blind-ended) 형태이며, 성긴결합조직속에서 조직세포와 모세혈관사이에 위치하여(그림 11.1, 그림 11.2a 참조) 빠져나온 체액을 흡수한다. 림프모세혈관은 모세혈관과 비슷하지만 물질투과성이 매우 뛰어나며 한쪽 끝이 막힌 빨대와 비슷하다. 림프모세혈관의 내피세포(endothelial cells)의 끝은 서로 중첩되어 덮개모양의 작은판막(minivalves)을 형성하여(그림 11.2 b참조) 한쪽 방향으로만 움직이는 회전문구조를 이룬다.

덮개에는 교원섬유가 부착되어 있고 조직간질(interstitial space)에 체액압력이 증가되면 체액은 림프모세혈관으로 들어오게 된다. 그러나 림프모세혈관속 압력이 커지면 내피세포덮개는 닫히어서 림프가 빠져나오지 못하게 된다.

이와같은 현상은 정맥내 압력이 낮더라도 정맥혈액이 심장으로 들어오게되는 판막과 비슷하다(10장 참조).

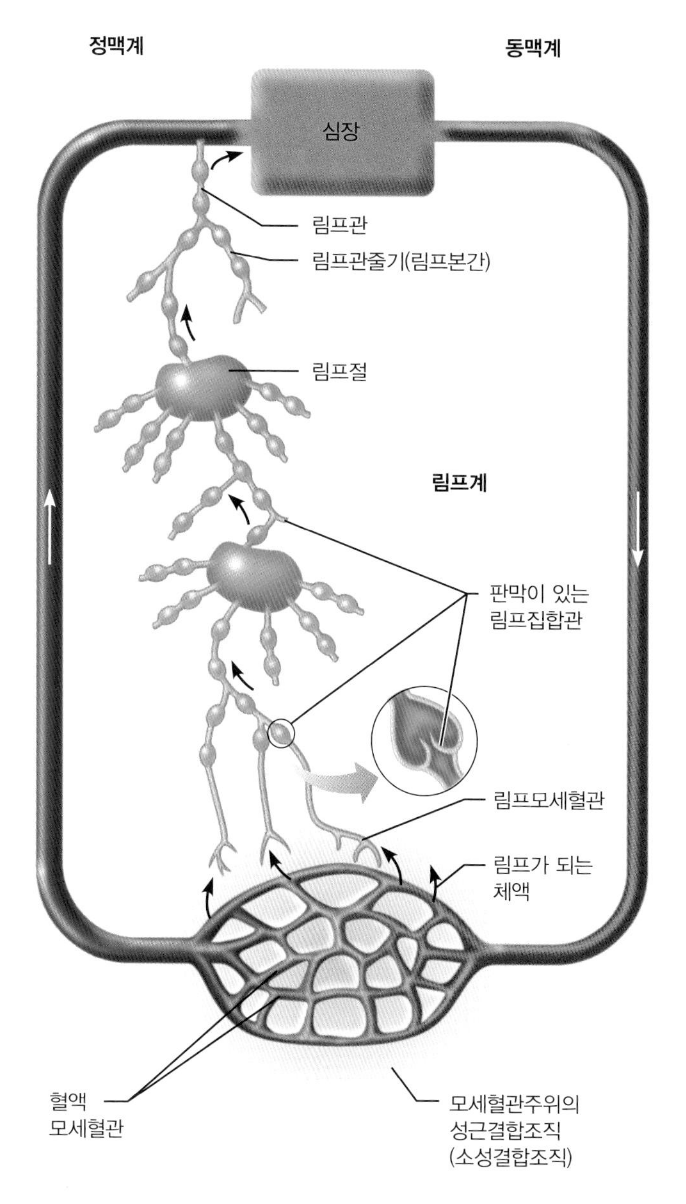

그림 11.1 **림프관과 혈관의 관계.** 그림 아래부위를 보면, 모세혈관을 빠져나온 체액은 림프가 되어서 림프모세혈관으로 들어가고 림프관과 림프절을 경유하여 목의 뿌리근처의 큰 정맥으로 들어간다.

단백질, 그리고 좀 더 크기가 큰 세포찌꺼기, 세균 그리고 바이러스 등은 모세혈관으로 들어오지 못하지만 특히, 염증부위에서는 림프모세혈관으로 쉽게 들어간다. 이러한 이유로 세균, 바이러스 그리고 암세포는 림프관을 따라 우리 몸을 순환하게 된다. 림프모세혈관을 통해 순환하는 것들은 림프절(lymph nodes)을 거치면서 제거되거나 면역계통에서 걸러지게 된다.

림프모세혈관으로 모여진 림프는 좀 더 큰 림프관을 따

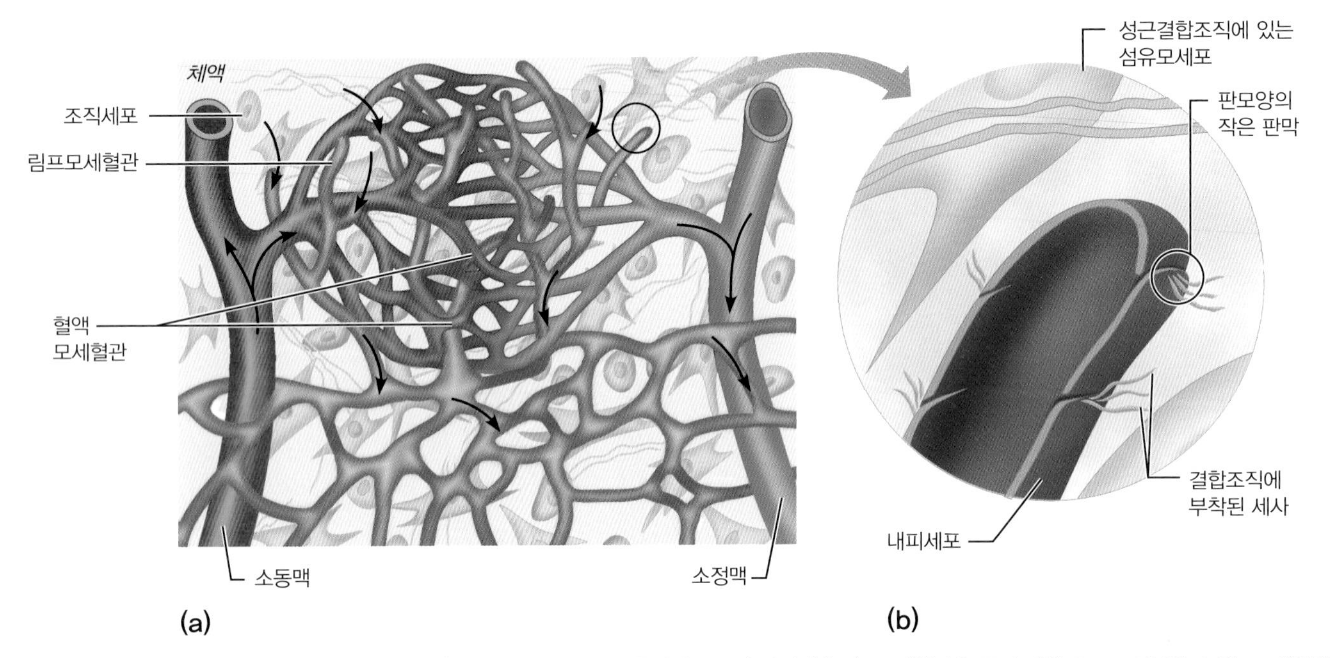

그림 11.2 **림프모세혈관의 특수한 구조적 특징.** (a) 모세혈관과 림프모세혈관의 구조적 차이. (b) 림프모세혈관은 끝이 막힌 구조로 시작한다. 림프모세혈관의 내피세포는 서로 중첩되어 덮개모양의 작은판막을 형성한다.

라 주행하여 가슴부위에서 두 개의 커다란 관으로 모아져서 정맥계통으로 순환하게 된다. **오른림프관(우림프관, right lymphatic duct)**은 오른팔, 머리와 가슴의 오른쪽 1/2의 림프를 받고, **가슴림프관(흉관, thoracic duct)**은 오른림프관으로 유입되는 부분을 제외한 우리 몸의 나머지 부분의 림프를 받는다(그림 11.3참조). 오른림프관은 오른빗장밑정맥(우쇄골하정맥, right subclavian vein)으로 연결되고 가슴림프관은 왼빗장밑정맥(좌쇄골하정맥, left subclavian vein)으로 연결된다. 심혈관계통의 정맥처럼, 림프관의 벽은 얇고, 좀 더 큰 림프관에서는 판막이 존재한다. 림프관 속 압력은 낮고, 림프의 순환은 펌프작용으로 되지 않는다. 림프의 순환은 정맥혈액이 순환하는 것처럼, 뼈대근(골격근, skeletal muscles)의 수축과 호흡시 가슴 속 압력의 변화에 의해 순환된다. 추가적으로 좀 더 큰 림프관의 민무늬근(평활근, smooth muscle)의 수축은 림프가 순환하는 데 도움을 준다.

Did You Get It?

1. *림프관의 기능은?*
2. *림프모세혈관과 모세혈관의 차이는?*

(답은 부록을 보시오.)

림프절(lymph nodes)

11-4 림프절, 편도, 가슴샘, 집합림프소절, 지라의 기능을 설명한다.

림프조직과 기관은 심혈관기능보다는 면역계통에 좀 더 연관을 갖는다. 특히, **림프절**은 세균과 종양세포를 제거하고 면역기능에 관련된 림프구를 생성한다.

심장쪽으로 순환되면서 림프는 림프관을 따라 위치하는 수천개의 림프절에서 걸러진다(그림 11.1 참조). 이러한 림프절은 고샅부위(서혜부, inguinal region), 겨드랑부위(액와부, axillary region), 그리고 목부위(경부, cervical region)에 좀 더 밀집되어 위치한다(그림 11.3 참조). 림프절속에 위치한 **큰포식세포(대식세포, macrophage)**는 세

Q: 가슴림프관이 막힐 때 일어나는 변화는?

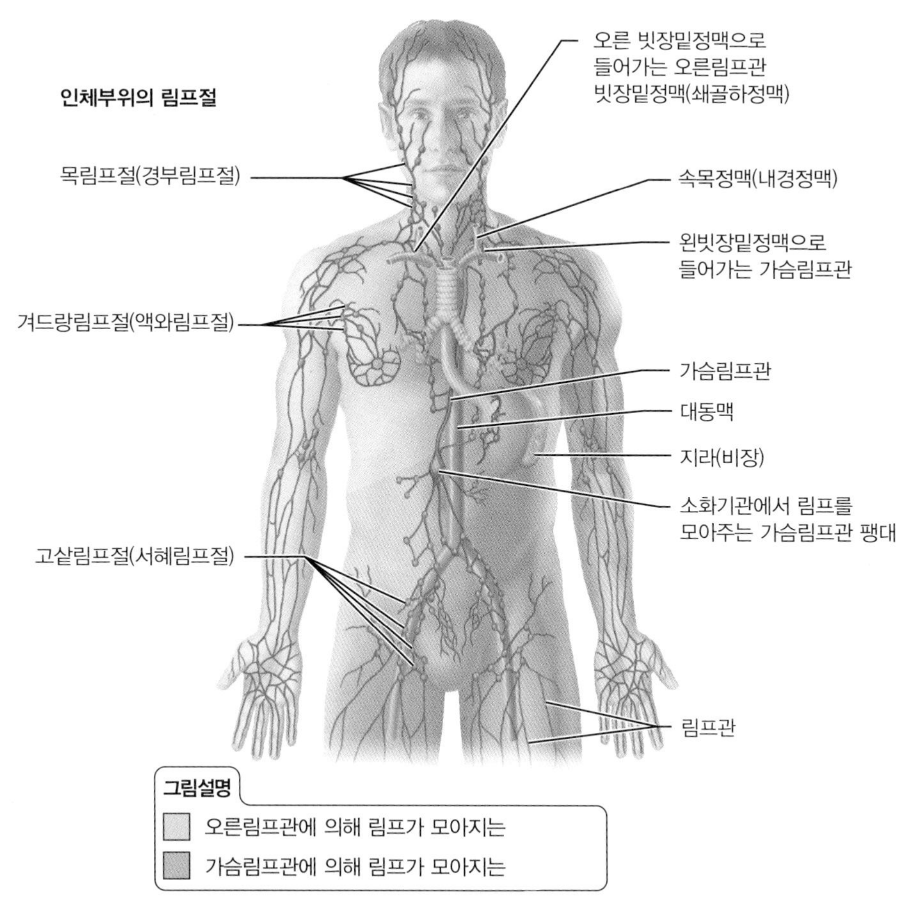

그림 11.3 **림프관과 림프절의 분포.**

균, 바이러스 그리고 기타 외부물질을 파괴하여 없앤다. 기능적으로 백혈구의 일종인 **림프구**는 림프절에 위치하여 외부에서 침입된 것들을 파괴한다. 우리가 인식하지는 못하지만 감염이 활발하게 일어나게 되면 림프절은 붓게된다. 이러한 림프절이 붓게되는 원인은 림프절의 가둠기능(trapping function)에 기인한다.

림프절은 크기와 모양이 다양하며, 대부분은 콩팥모양이고 대략 길이는 2.5cm 이하이며 결합조직에 묻혀있다. 각각의 림프절은 섬유성 피막(capsule)에 둘러싸여 있고, 이러한 피막에서 림프절 속으로 잔기둥(소주, trabeculae)이 들어가서 림프절을 몇 개의 부분으로 나눈다(그림 11.4 참조). 림프절의 내부골격구조는 그물결합조직(reticular connective tissue)으로 구성되어 있다. 림프구는 적색골수에서 형성되어 림프절과 다른 림프기관으로 이동되어 증식된다(9장 참조).

림프절의 바깥쪽은 **겉질(피질, cortex)**이며, 이곳에는 림프구가 밀집되어 **림프소절(lymph follicle)**을 형성하며, 림프소절의 중심부는 좀 더 짙게 염색이 되어 **종자중심(종중심, germinal center)**이라고 불린다. 종자중심에 위치하는 B림프구는 형질세포(plasma cell)로 분화되고 형질세포는 항체를 형성한다. 나머지 세포는 T림프구이며 이들은 지속적으로 순환한다. 큰포식세포는 림프절의 **속질(수질, medulla)**의 중심에 위치한다.

A: 가슴림프관으로 림프가 유입되는 인체의 부위에 부종이 발생

Q: *들림프관보다 날림프관의 수가 적은 장점은?*

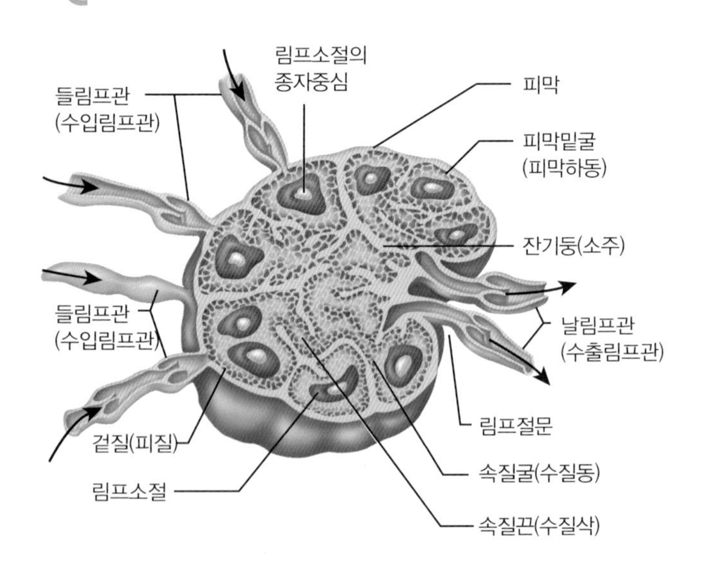

그림 11.4 **림프절의 구조.** 림프관과 연관된 림프절의 세로단면. 수개의 들림프관이 존재하지만, 날림프관은 드물게 존재한다.

림프는 **들림프관(수입림프관, afferent lymphatic vessels)**을 통하여 림프절로 들어간다. 그리고 림프는 림프절속의 많은 굴(sinuses)을 통해 주행한 후 **날림프관(수출림프관, efferent lymphatic vessels)**을 통하여 배출된다. 날림프관은 들림프관보다 숫자가 적기 때문에 림프의 흐름은 느리다. 깔대기에 물건을 집어넣을 때를 상상하면 된다. 이러한 느린 림프흐름은 림프절속에서 림프구와 큰포식세포가 작동하는데 도움을 준다. 쉽게 생각하면, 림프는 몇 개의 림프절을 거치면서 청소과정이 완벽하게 된다.

기타 림프기관(Other Lymphoid Organs)

림프절 이외에도 지라(비장, spleen), 가슴샘(흉선, thymus), 편도(tonsils), 그리고 집합림프소절(Peyer's patches), 막창자꼬리(충수돌기, appendix), 상피와 결합조직에 산재되어 있는 림프조직 등도 **림프기관**에 속한다(그림 11.5 참조). 이들의 공통적인 특징은 림프구가 그물결합조직에 산재되어 있다는 점이다. 모든 림프기관은 우리 몸을 보호하는데 관여하고 있으며, 그중에서 림프절은 림프를 걸러내는 역할을 수행한다.

지라는 혈액을 걸러내는 역할을 수행한다. 지라는 가로막 바로 아래에 위치하고, 배안의 왼쪽에 위치하며 위(stomach)의 앞 가쪽에 놓여있다. 지라는 림프를 걸러내는 것이 아니고 혈액속에서 세균, 바이러스 기타 찌꺼기를 걸러낸다. 지라는 다른 림프기관처럼 림프구가 증식되는 장소이며, 면역기능을 담당한다. 지라의 주된 기능은 수명이 다된 적혈구를 파괴하고 적혈구의 파괴부산물을 간으로 보내주는 것이다. 예를 들면, 철(iron)은 헤모글로빈을 만드는 데 사용되고 헤모글로빈의 부산물은 담즙으로 배출된다.

지라는 혈소판을 저장하거나 간처럼 혈액을 보관한다. 출혈상황이 발생하면 간과 지라는 보관된 혈액을 혈관으로 배출하여 혈액량을 정상으로 유지한다. 태아시기에 지라는 혈구형성(hematopoiesis)의 주요한 장소이지만, 성인에서는 림프구만 생성된다.

가슴샘은 어릴 때 주로 기능을 수행하며, 이시기에는 좀 더 커서 심장 근처까지 내려와있다.

가슴샘은 티모신(thymosin)이라는 호르몬을 분비하며, 이것은 림프구가 방어기전을 수행하는데 도움을 준다(8장 참조). 이러한 이유로 림프구는 우리 자신의 세포와 외부에서 들어오는 물질을 분별할 수가 있게된다.

편도는 인두(pharynx)주위를 링처럼 둘러싸고 존재하며 점막에 위치한다. 편도는 목구멍으로 들어오는 세균과 이물질을 잡아서 제거한다. 세균이 침입하여 편도가 싸우는 과정에서 편도는 적색으로 붓는다. 이것을 **편도염(tonsillitis)**이라고 한다.

집합림프소절(Peyer's patches)은 작은창자(소장, small intestine)의 먼 쪽 끝에 위치하며 편도와 유사한 구조이다.

A: *림프절로 들어오는 것보다 나가는 림프흐름이 적기 때문에, 림프흐름은 정체되어서 큰포식세포가 병원체를 죽이는 충분한 시간을 제공한다.*

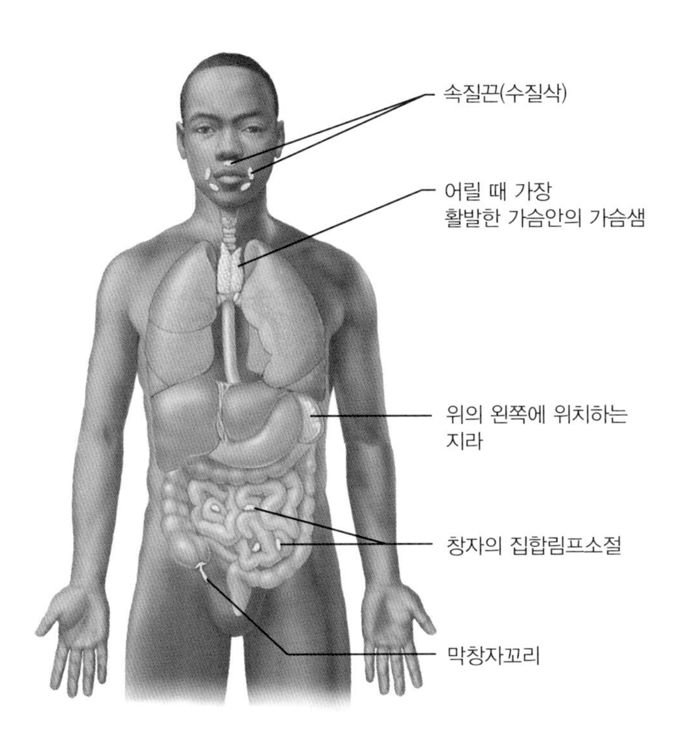

그림 11.5 **림프기관.** 편도, 지라, 가슴샘, 집합림프소절, 막창자꼬리의 위치.

막창자꼬리(충수돌기, appendix)에도 림프소절(lymphoid follicles)이 존재한다. 집합림프소절과 막창자꼬리에 존재하는 큰포식세포는 창자에 풍부하게 존재하는 세균을 공격한다. 집합림프소절, 막창자꼬리, 편도를 **점막관련림프조직**(mucosa-associated lymphoid tissue;MALT)이라고 한다. MALT는 상부호흡계와 소화계를 보호해준다.

Did You Get It?

3. *림프절이 왕성하게 방어기전을 수행하는 인체부위는?*
4. *림프절에서 림프흐름이 느린 해부학적 이유는?*
5. *늙은 적혈구를 제거하는 림프기관은?*
6. *MALT란?*

(답은 부록을 보시오.)

림프계와 방어기전의 발생학적 관점 (DEVELOPMENTAL ASPECTS OF THE LYMPHATIC SYSTEM AND BODY DEFENSES)

발생 5주경이 되면 정맥에서 림프관(lymphatic vessels)이 생기고, 주요한 림프절이 뚜렷해진다. 출생시까지 가슴샘과 지라는 발달이 미미하다. 그러나 출생 후에는 면역계통이 발달하면서 림프구가 증식된다.

통증이 뚜렷한 림프계통의 이상은 항상 관찰되지 않는다. 면역계통의 줄기세포는 발생 1달 동안 지라와 간에서 기원한다. 후에 골수가 주된 림프구가 만들어지는 장소가 된다. 태아 말기시기와 출생 직후에, 발달중인 림프구는 가슴샘과 골수속에서 자가면역관용(self-tolerance)을 획득하여 다른 림프기관으로 퍼진다.

림프계통(Lymphatic System)과 다른 계통의 항상성 상관관계

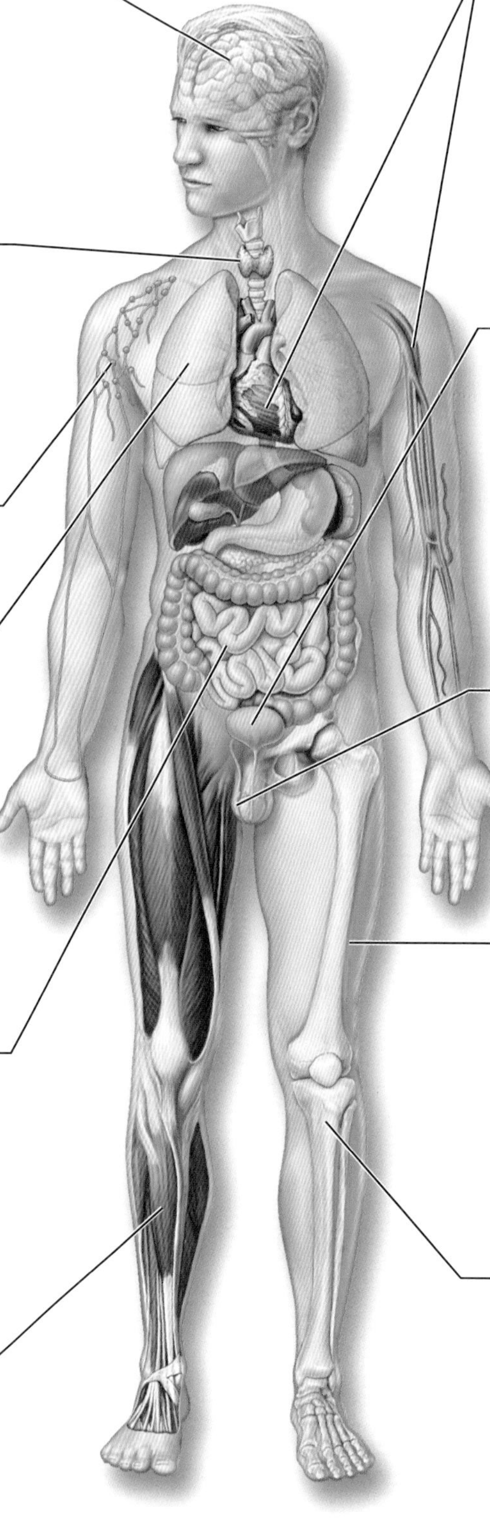

신경계

- 림프관은 말초신경계에서 혈관밖으로 흘러나온 체액과 단백질을 흡수한다; 면역세포는 특정 병원체로부터 말초신경계를 보호한다
- 신경계는 큰 림프관에 분포한다; 뇌는 면역반응 조절을 도와준다

내분비계

- 림프관은 혈관밖으로 흘러나온 체액과 단백질을 흡수한다; 림프는 호르몬을 운반한다; 면역세포는 특정 병원체로부터 내분비를 보호한다
- 가슴샘은 림프기관의 발달을 증진시키는 호르몬을 분비하고, T림프구를 프로그램시킨다

림프계/면역계

호흡계

- 림프관은 호흡기관에서 혈관밖으로 흘러나온 체액과 단백질을 흡수한다; 면역세포는 특정 병원체로부터 호흡기관을 보호한다; 형질세포는 IgA를 분비하여 병원체의 침입을 방지한다
- 허파는 림프계 세포에 산소를 공급하고, 이산화탄소를 제거한다; 인두에는 편도가 존재한다; 호흡펌프는 림프흐름을 도와준다

소화계

- 림프관은 소화기관에서 혈관밖으로 흘러나온 체액과 단백질을 흡수한다; 림프는 지방소화산물을 혈액으로 운반한다; 창자벽에 위치한 림프소절은 병원체의 침입을 방지한다
- 소화계는 림프기관 세포에 필요한 영양분을 흡수하고 소화한다; 위산은 병원체가 혈액으로 침입되는 것을 방지한다

근육계

- 림프관은 근육에서 혈관 밖으로 흘러나온 체액과 단백질을 흡수한다; 면역세포는 특정 병원체로부터 근육을 보호한다
- 뼈대근육은 펌프질에 관여하여 림프흐름을 도와준다; 근육은 얕은 림프절을 보호한다

심장순환계

- 림프관은 혈관 밖으로 흘러나온 체액과 단백질을 흡수한다; 지라는 늙은 적혈구를 파괴하고, 철분을 저장하고, 혈액에서 찌꺼기를 제거한다; 면역세포는 특정 병원체로부터 심장혈관기관을 보호한다
- 림프는 혈액에서 기원한다; 림프관은 정맥에서 기원한다; 면역계의 요소들은 혈액으로 순환한다

비뇨계

- 림프관은 비뇨기관에서 혈관 밖으로 흘러나온 체액과 단백질을 흡수한다; 면역세포는 특정 병원체로부터 비뇨기관을 보호한다
- 비뇨계는 찌꺼기를 제거하고, 면역세포가 기능을 수행하도록 수분/산염기/전해질의 항상성을 유지한다

생식계

- 림프관은 생식기관에서 혈관 밖으로 흘러나온 체액과 단백질을 흡수한다; 면역세포는 특정 병원체로부터 기관을 보호한다
- 여성 질의 산성은 세균증식을 억제한다

피부계

- 림프관은 진피에서 혈관 밖으로 흘러나온 체액과 단백질을 흡수한다; 림프의 림프구는 특정 병원체에 대해 피부를 보호해준다
- 피부의 각질층은 병원체에 대한 기계적 장벽으로 기능한다; 피부의 산성은 피부의 세균 증식을 억세한다

뼈대계

- 림프관은 뼈막에서 혈관 밖으로 흘러나온 체액과 단백질을 흡수한다; 림프의 림프구는 특정 병원체에 대해 뼈를 보호해준다
- 뼈의 골수에는 혈구형성조직이 존재하여 림프기관에 필요한 세포를 제공하여 면역을 담당한다

요약

림프계통

1. 림프계통은 림프관, 림프절 그리고 몸에 분포하는 림프기관으로 구성된다.
2. 림프모세혈관은 구멍이 많고, 끝이 막힌(blind-ended) 형태이며 모세혈관에서 빠져나온 체액을 재흡수한다. 림프모세혈관으로 모여진 림프는 좀 더 큰 림프관을 따라 주행하여 가슴부위에서 두 개의 커다란 관으로 모아져서 정맥계통으로 순환하게 된다. 오른림프관과 가슴림프관이다.
3. 림프의 순환은 정맥혈액이 순환하는 것처럼, 뼈대근(골격근, skeletal muscles)의 수축과 호흡 시 가슴속 압력의 변화에 의해 순환된다.
4. 림프절은 림프관을 따라 모여있다. 림프절에는 림프가 흐른다.

REVIEW QUESTIONS

Multiple choice

정답이 여러 개일 수 있습니다.

1. 림프모세혈관은?
   a. 음료수를 마시는 빨대처럼 끝이 열려있다
   b. 뇌에 있는 모세혈관처럼 연속된 치밀결합(tight junction)이 관찰된다.
   c. 내피세포사이는 분리되어 덮개모양의 판막구조를 형성하여 열리게 된다
   d. 암세포의 침입을 막는 특수한 장벽을 갖고 있다.

2. 항체형성이 필요할 때, 활발한 활성을 나타내는 림프절 부위는?
   a. 종자중심
   b. 바깥쪽 림프소절
   c. 속질끝
   d. 속질굴

3. 림프절문(hilum)에서 림프절과 연결된 구조는?
   a. 들림프관
   b. 날림프관
   c. 잔기중(trabeculae)
   d. 부착세사(anchoring filaments)

4. 다음중 MALT는?
   a. 편도
   b. 가슴샘
   c. 집합림프소절
   d. 소화관을 따라 위치하는 림프조직

5. 발생학적으로 배아의 림프관과 연관을 갖는 것은?
   a. 정맥
   b. 동맥
   c. 신경
   d. 가슴샘

12

기능 소개

- 호흡계통은 혈액에서 이산화탄소(carbon dioxide)를 제거하고 산소(oxygen)를 공급하는 역할을 한다.

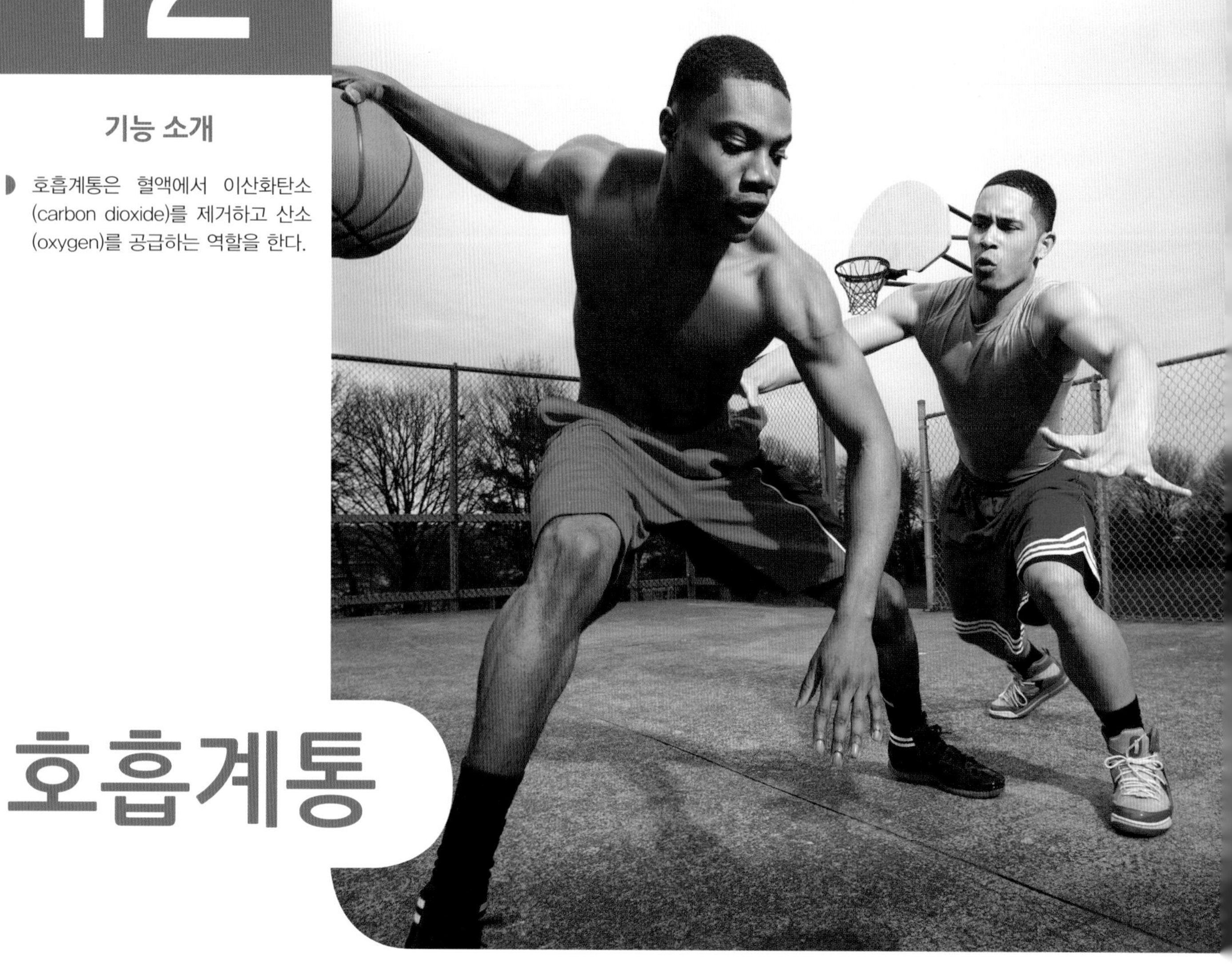

호흡계통

우리 몸을 구성하는 1조의 수많은 세포들은 생명활동을 유지하기 위해 끊임없는 산소를 요구한다. 우리는 물이나 음식 없이도 어느 정도 버틸 수 있지만 산소 없이는 아무것도 할 수 없다. 또한 산소를 이용한 세포들은 제거해야 할 노폐물인 이산화탄소를 만들어낸다.

산소를 공급하고 이산화탄소를 제거하기 위해서 심장혈관계통(cardiovascular system)과 호흡계통은 서로 유기적인 관계를 갖는다. 호흡계통의 장기들은 혈액과 외부 환경 사이의 가스교환(gas exchange)을 감독하는 역할을 하고, 심장혈관계통의 장기들은 혈액을 이송수단으로 활용해서 허파(lung)와 조직을 이루는 세포 사이에 가스교환이 이루어지게 한다. 어느 한쪽이라도 기능을 못하면 우리 몸의 세포는 이산화탄소가 쌓이고 산소가 부족해져서 죽게 된다.

호흡계통의 기능해부학(Functional Anatomy of the Respiratory System)

12-1 코안(비강, nasal cavity)에서부터 허파꽈리(폐포, pulmonary alveolus)까지 기도(respiratory tract)를 구성하는 구조들을 나열하고 그 기능을 설명할 수 있다.

12-2 호흡계통의 방어기전(protective mechanism)을 설명할 수 있다.

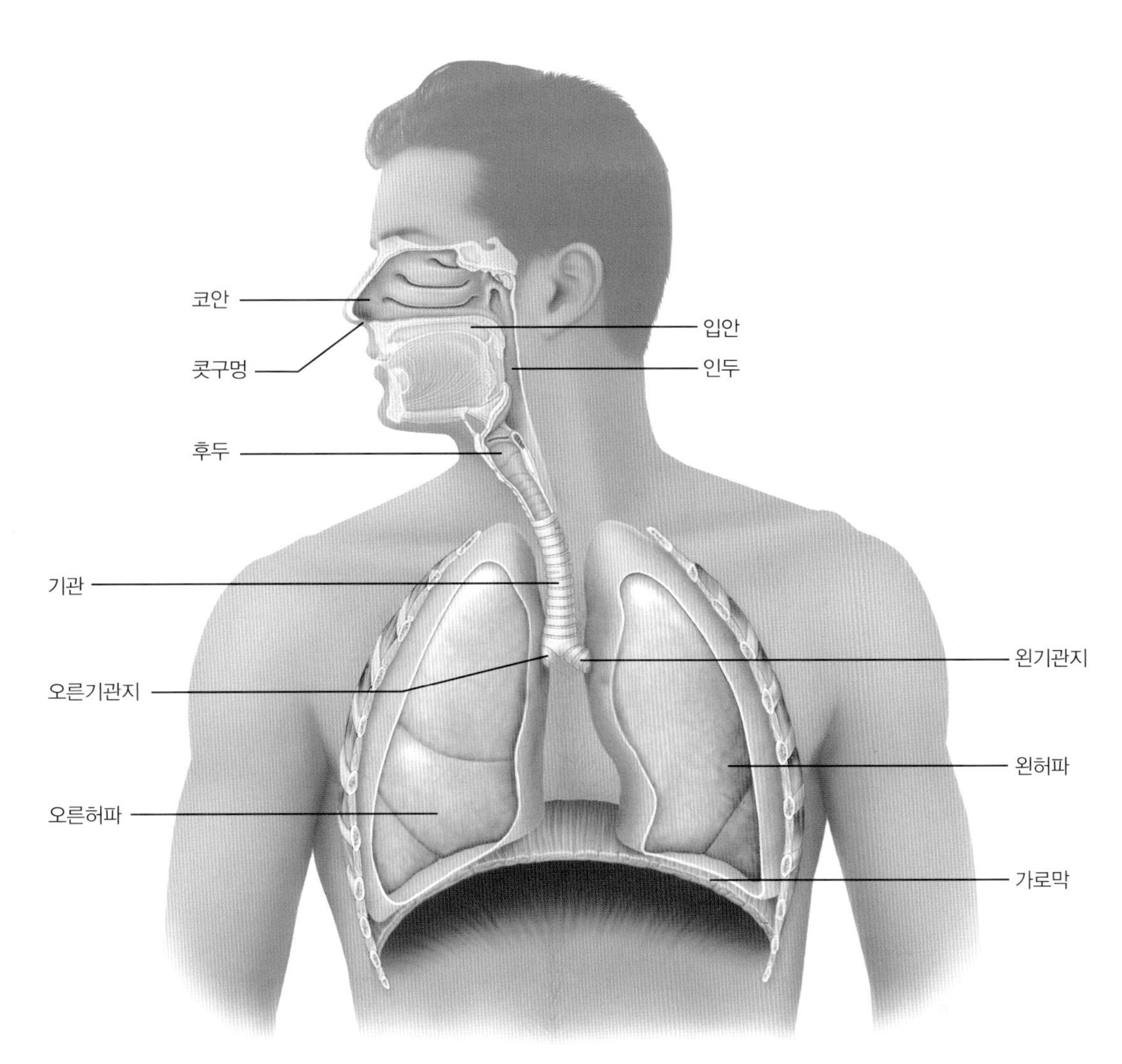

그림 12.1 **호흡기관(respiratory organ)과 주변 구조물의 관계.**

호흡계통은 코(nose), 인두(pharynx), 후두(larynx), 기관(trachea), 기관지(bronchi), 그리고 허파에 있는 세기관지(bronchiole), 허파꽈리(폐포, alveoli)로 이루어져 있다. 혈액의 가스교환은 허파꽈리에서만 이루어지기 때문에 호흡계통의 다른 구조들은 단지 공기를 허파로 전달하는 역할만 한다. 다만 추가적인 역할이 있다면 공기에서 이물질을 걸러주며 따뜻하고 습하게 만드는 기능이 있다. 따라서 최종적으로 허파에 도달한 공기는 먼지나 세균이 거의 없는 따뜻하고 축축한 공기가 된다. 그림에서 보듯이 각 구조에 대한 더 자세한 내용은 다음과 같다(그림 12.1).

코(Nose)

스키 점프대처럼 생긴 **코**는 호흡계통에서 유일하게 겉으로 보이는 구조이다. 숨을 쉬면 공기가 **콧구멍(비공, nostril** or **nares)**을 통해 코로 들어가게 된다. 코의 안쪽을 **코안(비강, nasal cavity)**이라고 하며 **코중격(비중격, nasal septum)**에 의해 둘로 나뉘어 있다. 냄새를 맡는 후각수용기(olfactory receptor)는 벌집뼈(사골, ethmoid bone)의 바로 아래이며 코안의 위쪽 틈새에 있는 점막에 존재한다.

우리 몸에서 외부 환경으로 열리는 부위는 항상 축축하게 젖은 점막(mucosa)으로 덮여있으며, 기도도 마찬가지인 것을 상기하라(제3장 참조).

코안을 덮고 있는 점막(mucosa)을 호흡점막(respiratory mucosa)이라고 하며, 얇은 벽의 정맥이 풍부하기 때문에 지나가는 공기를 따뜻하게 만들어준다. 이 혈관들은 얇은 층에 분포하기 때문에 코피(nosebleed)가 흔히 발생하는 원인이 되기도 한다. 점막은 끈적한 점액(mucus)을 분비하여 공기를 습하게 만들고 외부에서 들어오는 세균과 이물질을 붙잡아 점액 속의 용균효소(lysozyme enzyme)로 분해시킨다. 코점막의 섬모세포(ciliated cell)는 오염된 점액을 인두(pharynx) 쪽으로 부드럽게 밀어내어 삼킬 수 있게 하며, 삼켜진 점액은 위산에 의해 분해된다. 이러한 섬모의 운동은 매우 중요한 기능이며, 기온이 낮으면 섬모의 운동성이 떨어져 코안에 점액이 축적되고 그 결과 콧구멍 밖으로 흘러나오게 된다. 겨울철 코에서 콧물이 많이 나오는 이유 또한 이때문이다.

코안의 가쪽벽에는 **코선반(비갑개, conchae)**이라고 하는 세 개의 튀어나온 점막 구조가 있다. 코선반은 공기와 접하는 점막의 표면적을 증가시키는 역할을 한다(그림 12.1과 12.2 참조). 또한 공기를 와류시켜 이물질이 점막에 쉽게 걸러질 수 있도록 한다.

코안과 입안(구강, oral cavity)은 **입천장(구개, palate)**에 의해 서로 분리되어 있다. 입천장의 앞부분은 뼈로 이루어져 있어 **단단입천장(경구개, hard palate)**이라고 하고, 그렇지 않은 뒤부분은 **물렁입천장(연구개, soft palate)**이라고 한다.

코안의 주변에는 이마굴(전두동, frontal sinus), 나비굴(접형동, sphenoidal sinus), 벌집굴(사골동, ethmoid sinus), 위턱굴(상악동, maxillary sinus) 등의 **코곁굴(부비동, paranasal sinus)**이 존재한다(그림 4.12 참조). 코곁굴은 머리뼈를 가볍게 만들어주고 소리를 낼 때 공명이 일어나는 공간으로 작용한다. 코곁굴에서도 점액이 분비되며 코안으로 배출된다. 우리가 코를 풀면 코곁굴에서 점액이 배출되는 효과가 있다. 코눈물관(비루관, nasolacrimal duct)은 눈물이 코안으로 배출되는 통로이다.

인두(Pharynx)

인두는 길이 약 13cm의 근육으로 이루어진 관이다. 흔히 목구멍(구협, throat)이라고도 불리는 인두는 공기와 음식물이 지나는 통로이다(그림 12.1과 12.2 참조). 앞에서 **뒤콧구멍(후비공, posterior nasal aperture)**이라는 경계를 통해 코안과 연결되어 있다.

코안으로 들어온 공기는 **코인두(비인두, nasopharynx)**, **입인두(구인두, oropharynx)**, **후두인두(laryngopharynx)**의 순서로 이동하여 후두(larynx)로 들어간다. 입안으로 들어온 음식물은 공기와 함께 입인두와 후두인두를 지나간다. 이후 후두로 들어가는 대신에 그 뒤에 있는 식도(esophagus)로 들어간다.

가운데귀(중이, middle ear)에서 시작된 귀관(이관, pharyngotympanic tube)이 코인두로 열린다. 두 곳의 점막이 서로 연결되어 있기 때문에 인두통(sore throat)과 같은 인두의 염증이 생기면 중이염(otitis media)이 생기기 쉽다.

인두에는 림프조직으로 이루어진 편도(tonsil)가 존재한다. 아데노이드(adenoid)라고도 불리는 **인두편도(pharyngeal tonsil)**는 코인두에 위치하고, **목구멍편도(구개편도, palatine tonsil)**는 물렁입천장의 끝부분에 있는 입인두에 위치하며, 혀편도(**설편도, lingual tonsil**)는 혀의 뿌리에 위치한다. 편도도 몸의 감염을 방어하는 중요한 역할을 한다.

후두(Larynx)

후두는 음식물이 아닌 공기만 지나는 통로이며 소리를 낼 때 매우 중요한 역할을 한다. 후두는 인두의 아래에 있으며(그림 12.1과 12.2 참조), 8개의 유리연골(hyaline cartilage)과 숟가락 모양의 후두덮개(epiglottis)로 이루어져 있다. 가장 큰 유리연골은 방패 모양의 **방패연골(갑상연골, thyroid cartilage)**이며, 앞부분이 튀어나와 있기 때문에 아담의 사과(Adam's apple)라고도 불린다.

기도의 문지기 역할을 하는 **후두덮개**는 후두의 위부분을 덮는 역할을 한다. 음식물을 삼키지 않을 때에는 공기가 하기도(lower respiratory tract)로 들어갈 수 있도록 후두를 덮지 않는다. 그러나 음식물이나 물을 삼킬 때에는 후두를 위로 당겨 후두덮개에 닿아 공기가 지나는 구멍을 막게 된다. 이를 통해 음식물은 후두 뒤에 있는 식도로 들어가게

그림 12.2 상기도(upper respiratory tract)의 기본 구조, 시상절단(sagittal section).

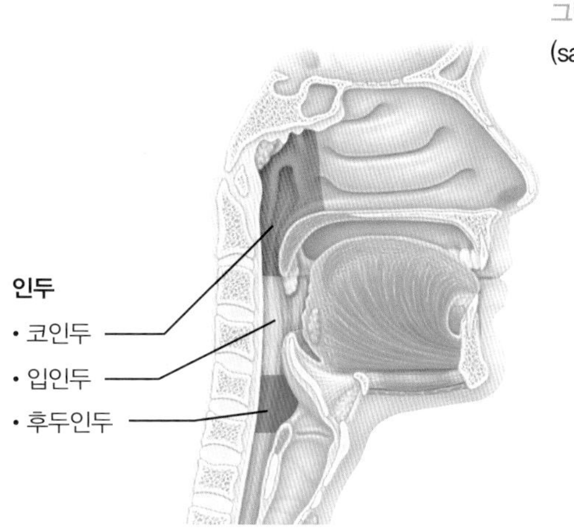

(a) 인두의 각 부위

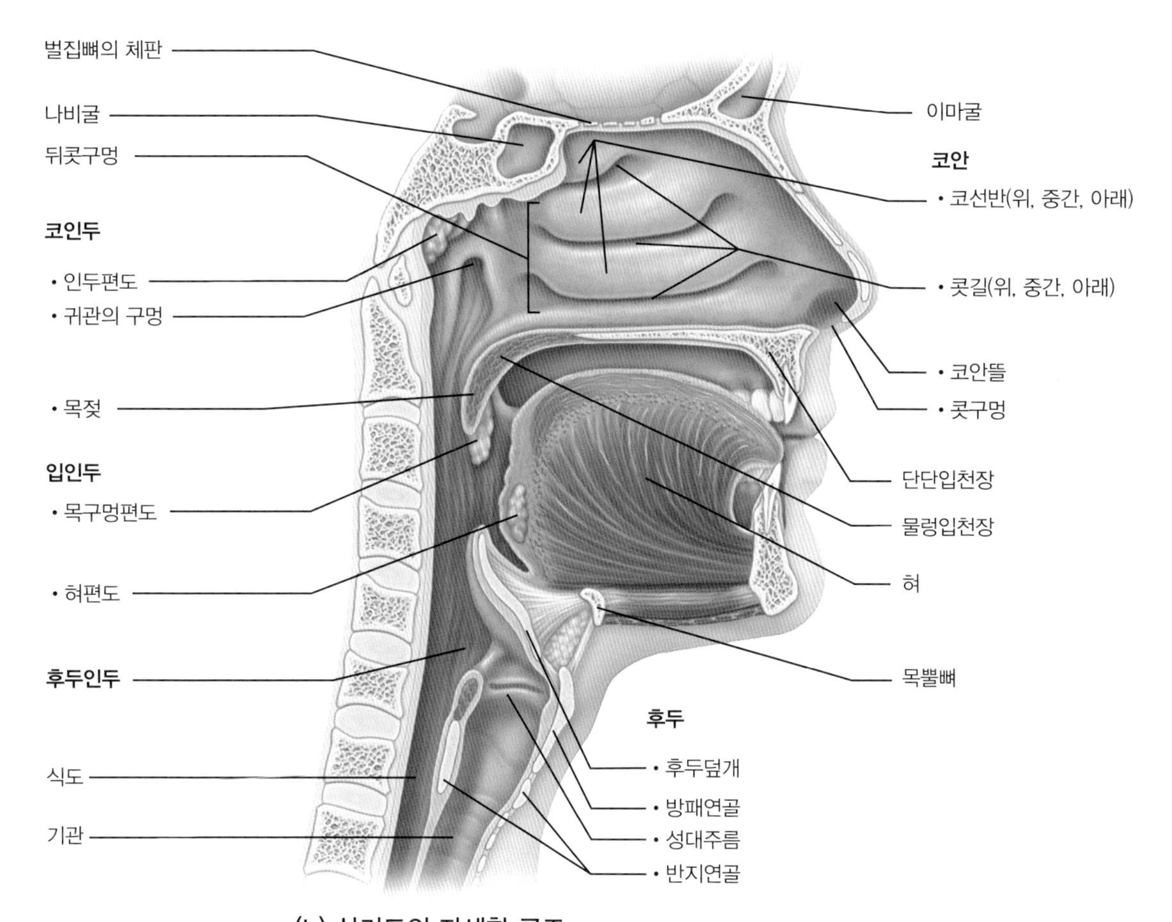

(b) 상기도의 자세한 구조

된다. 공기 이외의 물질이 후두로 들어가면 기침반사(cough reflex)가 일어나 더 이상 허파로 들어가지 못하게 막는다. 의식을 잃으면 이러한 방어 반사가 일어나지 않기 때문에 의식이 없는 사람한테 물 등을 주는 것은 매우 위험한 행위이다.

손을 목 앞부부분의 가운데에 대고 후두를 만져보시오. 그 다음 삼키는 행동을 했을 때 후두가 위로 올라가는 것이 느껴지는가?

후두의 점막에는 한 쌍의 주름이 있는데, **성대주름(vocal fold)** 또는 **성대(true vocal cord)**라고 하며 공기가 지날 때 진동이 일어난다. 이 성대를 진동시켜 소리를 낼 수 있게 한다. 양쪽 성대주름 사이의 틈새를 **성대문(성문, glottis)**이라고 한다.

기관(Trachea)

후두를 지난 공기는 기관으로 들어가는데, **기관**은 후두 끝에서 다섯째등뼈(제5흉추, fifth thoracic vertebra)까지 뻗어있으며 그 길이는 약 10~12cm이다(그림 12.1 참조).

기관은 C자 모양의 **유리연골(hyaline cartilage)**로 이루어져 있는 매우 단단한 관의 형태이다. 기관연골(tracheal cartilage)이 C자 모양을 하고 있는 이유는, 첫째 식도가 음식물을 삼킬 때 불룩해지는 것을 방해하지 않기 위함이고, 둘째 호흡을 하는 동안 압력의 변화로 인하여 기도가 막히는 것을 막기 위함이다. 기관근(trachealis)은 식도와 접해 있으며 기관의 뒤를 막아주는 역할을 한다.

기관은 섬모점막(ciliated mucosa)으로 이루어져 있다(그림 12.3 참조). 섬모는 공기가 들어오는 방향을 향해 지속적으로 움직이면서 이물질이 허파로 들어가지 못하게 막아 결국에는 삼키거나 내뱉게 만든다.

Did You Get It?

1. *코로 숨을 쉬는 것이 입으로 숨을 쉬는 것보다 더 좋은 이유는 무엇인가?*
2. *기관에 있는 섬모의 방어 기능은 무엇인가?*

(답은 부록을 보시오.)

주기관지(Main Bronchi)

기관이 갈라지면서 오른기관지(우기관지, right main bronchus)와 왼기관지(좌기관지, left main bronchus)를 형성한다. 각 주기관지는 비스듬히 아래로 뻗어 허파의 안쪽에 있는 허파문(폐문, hilum)을 통해 속으로 들어간다(그림 12.1 참조). 오른기관지는 왼기관지보다 더 넓고 짧으며 수직이다. 따라서 이물질이 기도로 들어오면 오른기관지가 막힐 가능성이 더 높다. 이곳 기관지까지 들어온 공기는 따뜻하고 습도가 높으며 깨끗한 공기이다. 주기관지는 허파 속에서 더 작은 기관지로 갈라져 허파꽈리(폐포, alveolar)로 연결된다.

허파(폐, Lung)

12-3 허파와 가슴막(흉막, pleura)의 구조와 기능을 설명할 수 있다.

12-4 호흡막(respiratory membrane)의 구조를 설명할 수 있다.

허파는 매우 큰 장기이다. 가슴안(흉강, thoracic cavity)의 가운데에 있는 **세로칸(종격동, mediastinum)**을 제외하고 나머지 빈 공간을 모두 차지한다. 세로칸에는 심장(heart)과 큰혈관, 기관지, 식도 등이 위치한다(그림 12.4 참조). 각 허파의 위부분을 **꼭대기(apex)**라고 하며 빗장뼈(쇄골, clavicle) 바로 밑에 위치한다. 허파의 나머지 부분은 가로막(횡격막, diaphragm) 위에 얹혀있다. 허파는 틈새(fissure)에 의해 다시 엽(lobe)으로 나뉘어지는데, 왼허파(좌폐, left lung)는 두 개의 엽으로 이루어져 있고 오른허파(우폐, right lung)는 세 개의 엽으로 이루어져 있다.

허파의 표면은 장막(serosa)인 **내장쪽가슴막(내장측흉막, visceral pleura)**으로 덮여있고, 가슴벽은 **벽쪽가슴막(벽측흉막, parietal pleura)**으로 덮여있다. 가슴막은 장액(serous fluid)인 가슴막삼출액(흉수, pleural fluid)을 분비해서 호흡할 때 허파가 움직이기 쉽게 만든다. 서로 맞닿은 가슴막은 서로 미끄러지기는 쉬우나 서로 떨어지지는 않기 때문에 이로 인해 허파가 가슴안에 잘 고정되어 있을 수 있는 것이며, **가슴막안(흉막강, pleural space)**은 엄연히 존재하는 잠복공간(potential space)에 해당한다. 간단히 기술하였지만 두 가슴막이 접해 있는 것은 정상적인 호흡을 위해서도 매우 중요한 기전이다(그림 12.4에서 가슴막과 허파 및 가슴벽의 위치를 확인할 수 있음).

주기관지로 들어온 공기는 허파 속의 이차기관지(secondary bronchi)와 삼차기관지(tertiary bronchi)로 들어

Q: 섬모의 운동방향이 입을 향해 위쪽으로 움직이는가 아니면 허파를 향해 아래쪽으로 움직이는가?

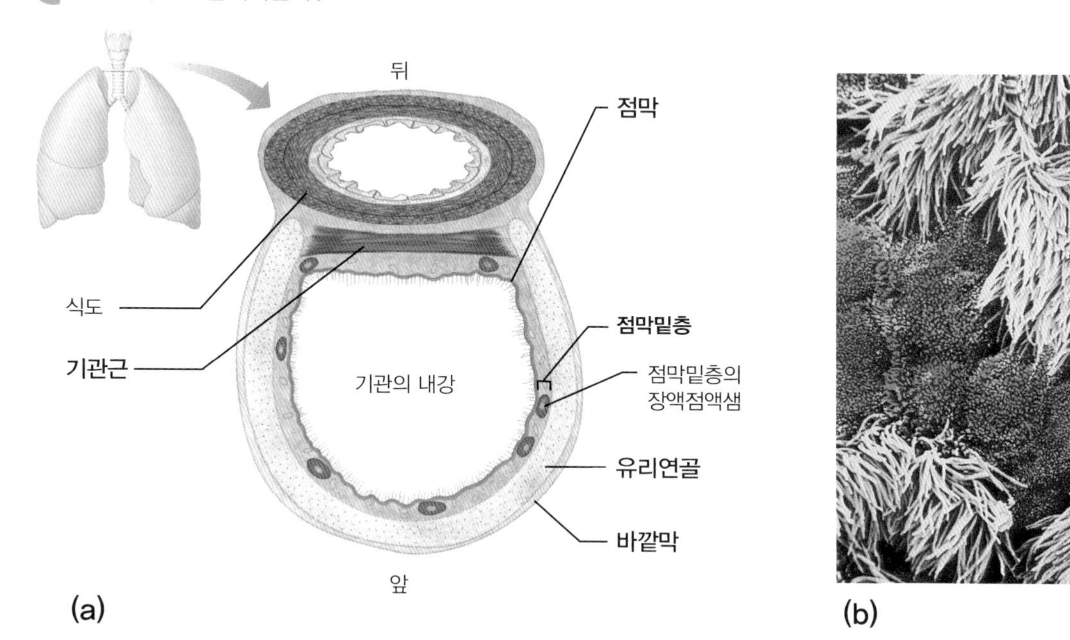

그림 12.3 **기관과 식도의 구조적 관계. (a)** 가로절단면. **(b)** 기관에 있는 섬모(cilia). 노란색이 섬모이며, 주변의 세포는 점액을 분비하는 술잔세포(goblet cell)로서 오렌지색의 미세융모(microvilli)로 덮여있음. (스캐닝전자현미경, 1800X)

가 결국에는 **세기관지(bronchiole)**에 이르게 된다(그림 12.5 참조). 이렇게 기관지가 허파 속에서 점점 작은 가지로 갈라지는 것을 기관지나무(수지상기관지, bronchial tree)라고 한다. 아주 작은 기관지까지 벽에는 연골이 존재한다.

종말세기관지(terminal bronchiole)를 지나면 **호흡구역(respiratory zone)** 구조로 이어지게 되며 그 말단에는 **허파꽈리(폐포, alveoli)**가 위치해있다. 호흡구역은 가스교환(gas exchange)이 일어나는 곳으로 호흡세기관지(respiratory bronchiole), 허파꽈리관(폐포관, alveolar duct), 꽈리주머니(폐포낭, alveolar sac), 허파꽈리가 포함된다. 이를 제외한 나머지 통로를 **전도구역(conducting zone)**이라고 하며 호흡구역으로 공기가 드나들게 한다. 우리 몸에는 100만개 이상의 허파꽈리 모음이 존재하며 그 모양은 흡사 포도송이와 닮아 있다. 따라서 허파는 대부분 공기 주머니로 이루어져 있는 형태이다. 허파 실질을 구성하는 조직은 주로 탄력결합조직(elastic connective tissue)이기 때문에 숨을 내쉬고 나면 쭈그러졌던 허파가 기계적으로 되돌아온다. 허파는 부피가 크지만 무게는 1.1kg 정도에 지나지 않으며 물렁물렁한 스펀지 질감의 장기이다.

호흡막(Respiratory Membrane)

허파꽈리(폐포, alveoli)의 벽은 한 장의 얇은 편평상피세포(squamous epithelial cell)로 이루어져 있다. 그 얇기는 휴지의 두께보다도 더 얇다. 허파꽈리구멍(폐포공, alveolar pore)은 이웃한 허파꽈리를 연결시키는 역할을 하며, 직접적으로 연결된 세기관지(bronchiole)가 점액 등으로 막혔을 때 다른 세기관지를 통해 공기가 들어올 수 있도록 한다. 허파꽈리의 표면에는 허파혈관이 거미줄처럼 얽혀있다. 허파꽈리의 벽과 모세혈관의 벽 및 그 사이에 형성된 바닥막(기저막, basement membrane)을 모두 포함하여

A: 입을 향해 위쪽으로 움직여서 허파로 이물질이 들어가지 못하게 한다.

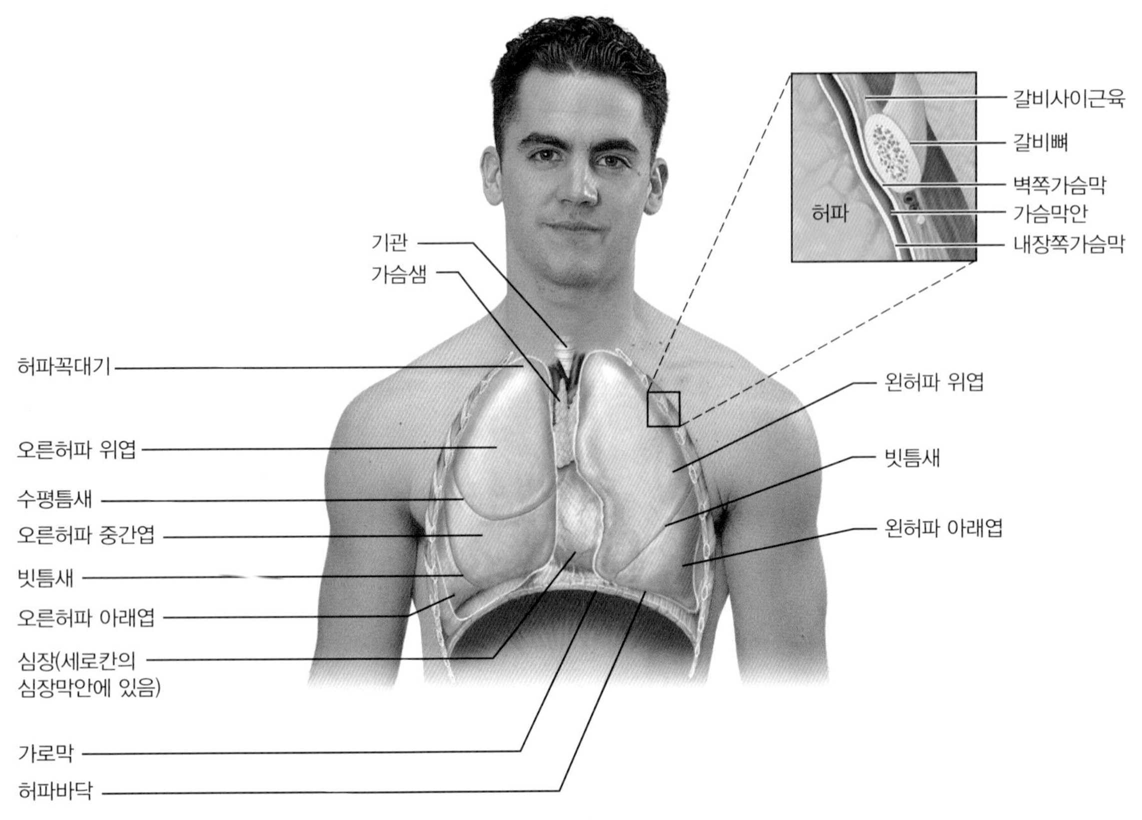

(a) 앞모습. 세로칸의 구조물이 보이도록 허파의 일부를 젖혔음.

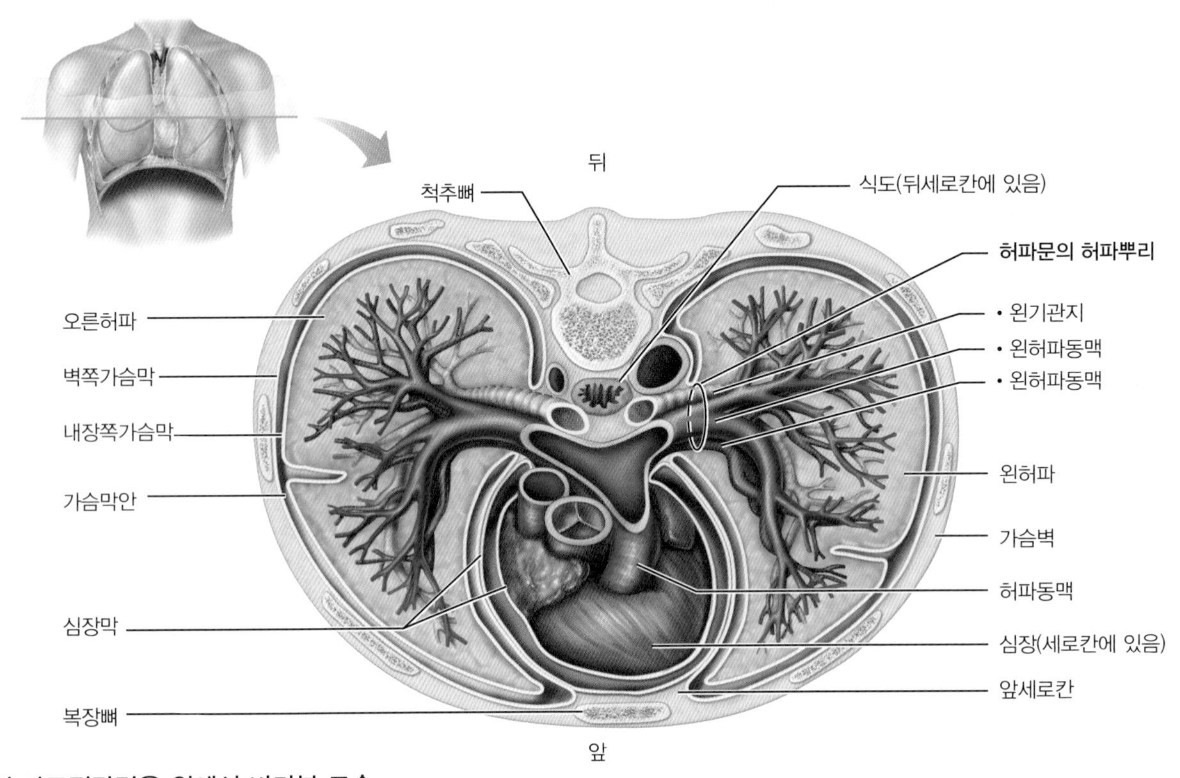

(b) 가슴의 가로절단면을 위에서 바라본 모습.

그림 12.4 **가슴안에 있는 장기의 해부학적 관계.** 이해를 돕기 위하여, (b)에서 가슴막안(pleural cavity)과 심장막안(pericardial cavity)을 과장하여 그려 놓았음.

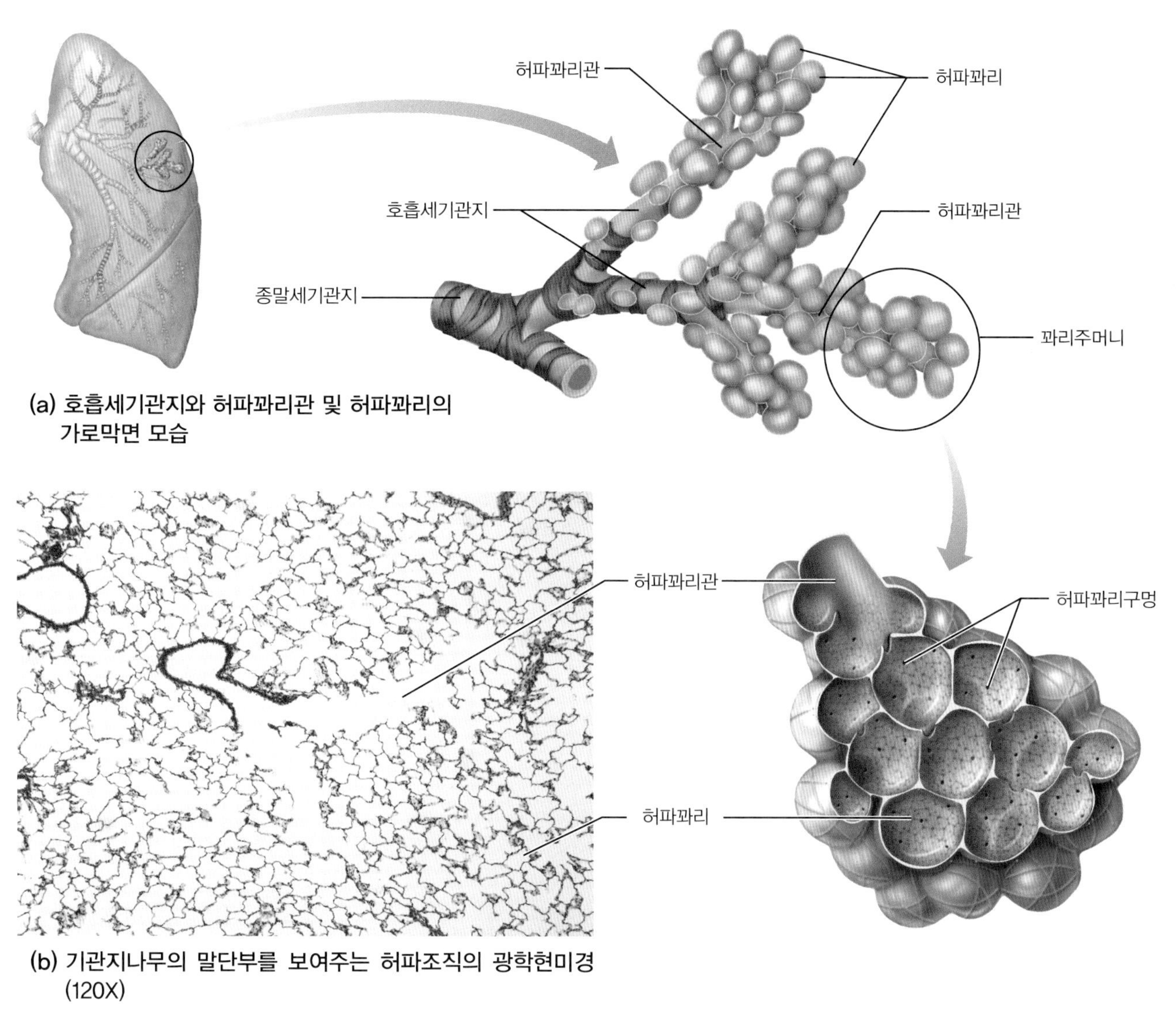

(a) 호흡세기관지와 허파꽈리관 및 허파꽈리의 가로막면 모습

(b) 기관지나무의 말단부를 보여주는 허파조직의 광학현미경 (120X)

그림 12.5 **호흡구역의 구조물.**

호흡막이라고 하며, 공기는 혈관으로 들어가지만 혈관 속의 혈액은 빠져 나오지 않는 **공기혈액장벽**(air-blood barrier)을 형성한다(그림 12.6 참조).

가스교환(gas exchange)이란 호흡막을 경계로 하여 혈액 속의 이산화탄소가 허파꽈리로 이동하고 허파꽈리의 산소가 혈관으로 들어가는 것으로 단순한 확산(diffusion)에 의하여 일어난다. 건강한 성인의 허파꽈리 총표면적은 약 50~70 제곱미터이며, 이는 피부 표면적의 약 40배에 해당하는 수치이다.

호흡계통에서 제일 마지막 방어기전은 허파꽈리에 있다. 먼지세포(dust cell)라고도 불리는 **허파꽈리큰포식세포(폐포대식세포, alveolar macrophage)**가 허파꽈리 주변을 순찰하다가 세균이나 탄소입자 등의 이물질을 포식한다. 허파꽈리의 벽에는 듬성듬성 입방세포(cuboidal cell)가 끼여 있는데 이 세포는 허파의 기능에 중요한 역할을 하는 표면활성제(surfactant)를 생성하여 허파꽈리 표면을 덮는다.

Did You Get It?

3. *콧구멍을 통해 들어간 공기가 허파에 이르기까지의 순서를 다음 용어들을 가지고 바르게 나열하시오.*
   [허파꽈리, 기관지, 후두, 코안, 기관, 인두, 세기관지]

SYSTEMS IN SYNC

호흡계통(Respiratory System)과 다른 계통의 항상성 상관관계

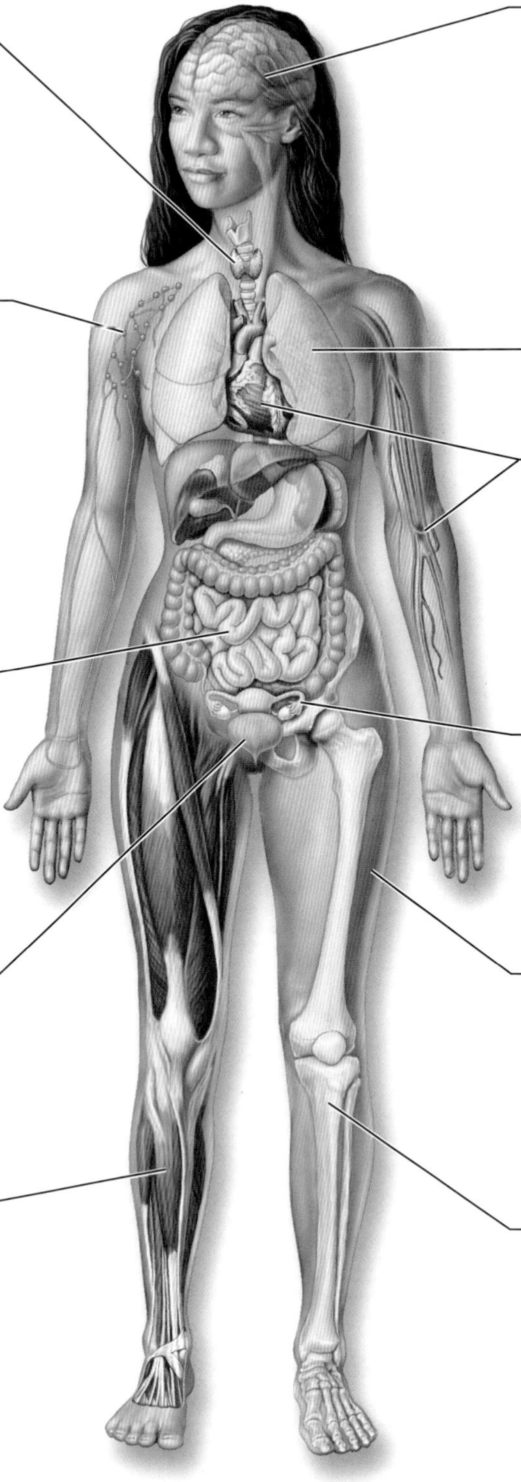

내분비계통

- 호흡계통을 통해 산소를 공급받고 이산화탄소를 제거한다
- 에피네프린은 세기관지를 확장시키고 테스토스테론은 사춘기 남자의 후두를 커지게 한다

림프면역계통

- 호흡계통을 통해 산소를 공급받고 이산화탄소를 제거한다; 인두에 있는 편도에는 면역세포가 들어있다
- 림프계통은 산소를 운반하기 위한 혈액을 양을 유지시킨다; 면역계통은 호흡계통의 장기를 병원균과 암세포로부터 보호한다

소화계통

- 호흡계통을 통해 산소를 공급받고 이산화탄소를 제거한다
- 소화계통은 호흡계통에 영양분을 공급한다

비뇨계통

- 호흡계통을 통해 산소를 공급받고 이산화탄소를 제거한다
- 콩팥은 호흡계통의 장기에서 나온 대사 노폐물을 제거한다

근육계통

- 호흡계통을 통해 근육 활동에 필요한 산소를 공급받고 이산화탄소를 제거한다
- 가로막과 갈비사이근육이 호흡에 필요한 운동을 한다; 규칙적인 운동은 호흡계통의 효율적인 기능을 향상시킨다

신경계통

- 호흡계통을 통해 신경 활동에 필요한 산소를 공급받고 이산화탄소를 제거한다
- 숨뇌와 다리뇌가 호흡수와 호흡 깊이를 조절한다; 허파의 뻗침수용기와 동맥의 화학수용기로부터 정보를 받는다

호흡계통

심장혈관계통

- 호흡계통을 통해 산소를 공급받고 이산화탄소를 제거한다; 혈액 속의 이산화탄소는 HCO_3^-의 형태로 존재하며 H_2CO_3는 혈액의 산염기 평형을 유지하는 데 중요한 역할을 한다
- 혈액을 통해 산소와 이산화탄소를 운반한다

생식계통

- 호흡계통을 통해 산소를 공급받고 이산화탄소를 제거한다

피부계통

- 호흡계통을 통해 산소를 공급받고 이산화탄소를 제거한다
- 피부가 장벽 역할을 하며 호흡계통의 장기를 보호한다

뼈대계통

- 호흡계통을 통해 산소를 공급받고 이산화탄소를 제거한다
- 뼈들이 허파와 기관지를 둘러싸서 보호한다

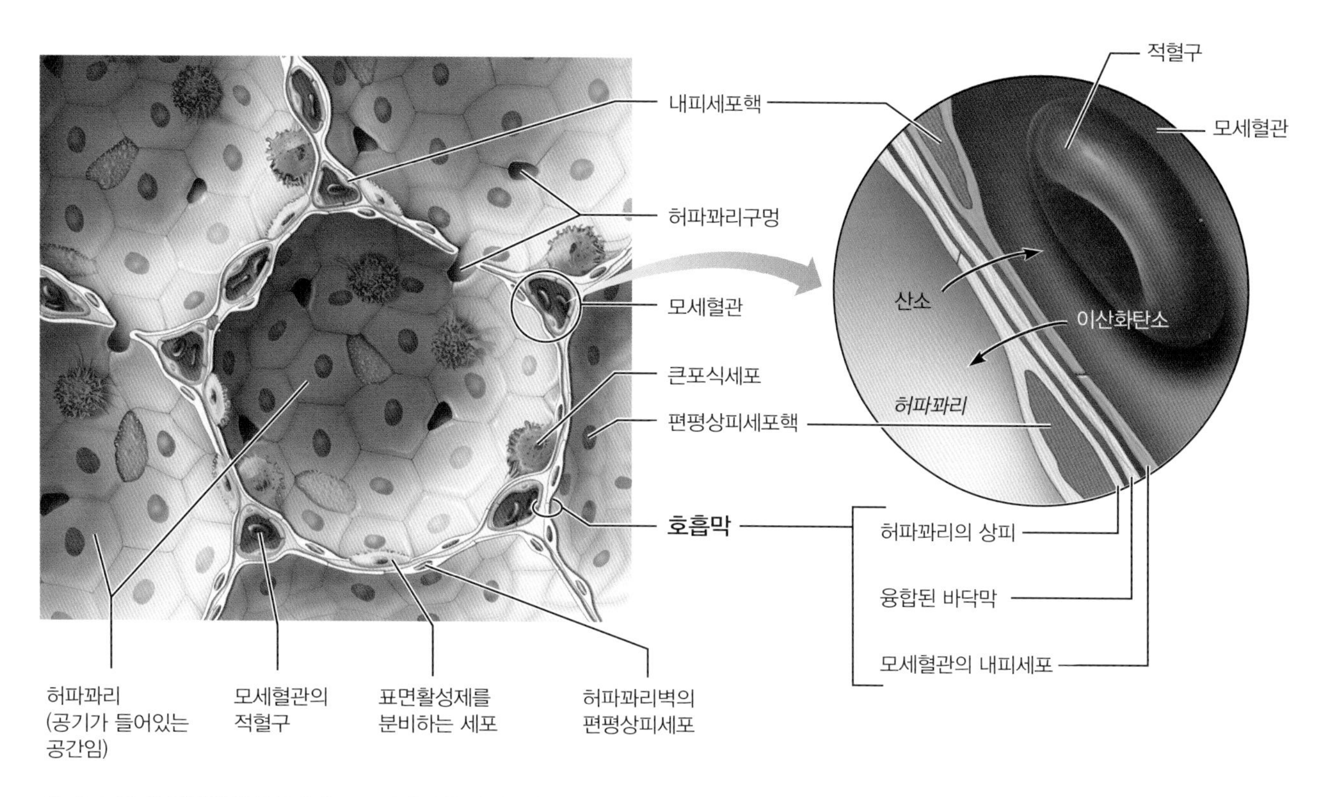

그림 12.6 **공기혈액장벽인 호흡막의 구조.** 호흡막은 허파꽈리의 편평상피세포와 모세혈관의 내피세포 및 그 사이에 있는 바닥막으로 이루어져 있음. 허파꽈리에서 표면활성제를 분비하는 세포도 볼 수 있음. 허파꽈리의 산소가 허파의 모세혈관으로 이동하고 반대로 모세혈관의 이산화탄소는 허파꽈리로 확산되어 나옴. 이웃한 허파꽈리는 허파꽈리구멍을 통해 서로 연결되어 있음.

4. *기도로 들어가 이물질에 의해 막히기 쉬운 주기관지는 어떤 것이며 그 이유는 무엇인가?*
5. *허파는 대부분 통로와 탄력조직으로 이루어져 있다. 통로의 기능은 무엇이며, 탄력조직의 역할은 무엇인가?*
6. *호흡구역을 구성하는 네 가지의 구조를 나열하라.*

(답은 부록을 보시오.)

요약

호흡계통의 기능해부학

1. 코 속의 공간인 코안(비강, nasal cavity)은 코중격(비중격, nasal septum)에 의해 둘로 나누어지며 입천장(구개, palate)에 의해 입안과 분리되어 있다. 코안은 점막으로 덮여있기 때문에 공기가 따뜻하고 습하여 이물질을 거르는 효과가 있다. 점막에는 냄새를 맡는 수용기도 들어있다. 코곁굴(부비동, paranasal sinus)과 코눈물관(비루관, nasolacrimal duct)은 코안으로 열려 있다.
2. 인두(pharynx)는 점막으로 덮여있는 근육으로 이루어진 관이다. 코인두(nasopharynx), 입인두(oropharynx), 후두인두(laryngopharynx)의 세 부위로 구성되어 있다. 코인두는 오로지 호흡과 관련이 있으며 다른 두 부위는 호흡 및 소화와 관련이 있다. 인두에는 편도(tonsil)기 있어서 신체의 방어기전의 역할을 한다.
3. 후두(larynx)는 연골로 이루어진 구조로서 가장 앞으로 튀어나온 것이 방패연골(thyroid cartilage)이며, 아담의 사과라고도 부른다. 인두에서 이어진 후두는 아래로 기관과 연결되어 있다. 성대문(성문, glottis)에 후두덮개(epiglottis)가 달려있어서 음식물이나 물을 삼킬 때 기도로 들어가지 못하게 막는다. 후두에는 성대가 있는 성대주름(vocal fold)이 있어서 말을 할 때 소리가 날 수 있게 한다.
4. 기관(trachea)은 후두와 주기관지 사이를 잇는 구조이다. 기관은 섬모점막으로 덮인 민무늬근육과 C자 모양의 연골로 이루어져 있어서 공기의 흐름을 유지시키는 역할을 한다.
5. 오른기관지(우기관지, right main bronchus)와 왼기관지(좌기관지, left main bronchus)는 기관에서 갈라져 나온 것이다. 허파의 안쪽에 있는 허파문(폐문, hilum)을 통해 각각의 허파로 들어간다.
6. 허파(lung)는 쌍으로 이루어진 장기이며 가슴안의 세로칸(종격동, mediastinum)과 접해있다. 허파는 내장쪽가슴막(내장측흉막, visceral pleura)으로 덮여있으며 가슴벽은 벽쪽가슴막(벽측흉막, parietal pleura)으로 둘러싸여있다. 가슴막액(흉막액, pleural fluid)이 호흡할 때 가슴막의 마찰을 줄여준다. 허파는 주로 탄력조직과 기관지나무인 통로들로 이루어져 있다. 가장 작은 기관지는 허파꽈리로 이어지며 끝난다.
7. 전도구역(conducting zone)은 코안에서 시작하여 종말세기관지(terminal bronchiole)에 이르는 기도를 일컬으며 허파로 공기가 드나들 수 있게 한다. 호흡세기관지(respiratory bronchiole), 허파꽈리관(폐포관, alveolar duct), 꽈리주머니(폐포낭, alveolar sac), 허파꽈리(폐포, alveoli)는 허파의 모세혈관과 가스교환이 일어날 수 있도록 얇은 막으로 이루어져 있는 호흡구역(respiratory zone)에 해당한다.

REVIEW QUESTIONS

Multiple Choice

정답이 여러 개일 수 있습니다.

1. 숨을 내쉴 때 공기가 나가는 순서를 옳게 나열한 것은?
   a. 허파꽈리(alveolus), 세기관지(bronchiole), 기관지(bronchus), 후두(larynx), 기관(trachea), 인두(pharynx), 코안(nasal cavity)
   b. 허파꽈리(alveolus), 기관(trachea), 기관지(bronchus), 세기관지(bronchiole), 후두(larynx), 인두(pharynx), 코안(nasal cavity)
   c. 허파꽈리(alveolus), 기관지(bronchus), 세기관지(bronchiole), 기관(trachea), 후두(larynx), 인두(pharynx), 코안(nasal cavity)
   d. 허파꽈리(alveolus), 세기관지(bronchiole), 기관지(bronchus), 기관(trachea), 후두(larynx), 인두(pharynx), 코안(nasal cavity)

2. 숨을 들이쉴 때, 가로막은 어떻게 되는가?
   a. 이완되어 아래로 내려간다.
   b. 이완되어 위로 올라간다.
   c. 수축하여 위로 올라간다.
   d. 수축하여 아래로 내려간다.

3. 숨을 들이쉴 때 허파속압력은 어떻게 되는가?
   a. 대기압보다 올라간다.
   b. 대기압보다 내려간다.
   c. 가슴막안의 압력보다 올라간다.
   d. 가슴막안의 압력보다 내려간다.

4. 허파가 쪼그라드는 것을 막기 위한 방편으로 옳은 것은?
   a. 허파꽈리액에 의한 높은 표면장력
   b. 가슴막의 부착
   c. 가슴막안의 높은 압력
   d. 허파조직의 탄력성

5. 다음 중 전도구역에 해당하지 않는 구조는 무엇인가?
   a. 인두(pharynx)
   b. 꽈리주머니(alveolar sac)
   c. 기관(trachea)
   d. 이차 세기관지(secondary bronchiole)
   e. 후두(larynx)

Short Answer Essay

6. 외호흡(external respiration)과 내호흡(internal respiration)의 차이를 설명하시오.

7. 콧구멍(nares)에서 허파꽈리(alveolus)에 이르는 공기의 이동경로를 설명하시오.

8. 기관(trachea)이 연골로 이루어진 중요한 이유를 설명하시오. 연골의 뒤부분이 폐쇄되지 않은 이유도 함께 설명하시오.

9. 기도 중에서 공기를 거르고 따뜻하고 습하게 만드는 부위는 어디인가?

10. 기관(trachea)에는 점액을 분비하는 술잔세포(goblet cell)가 있다. 점액의 역할은 무엇인가?

11. 귀관(pharyngotympanic cavity)과 코곁굴(paranasal sinus)이 코안과 코인두로 열리는 것을 건강의 관점에서 설명하시오.

12. 허파꽈리(alveoli)에서 가스교환이 일어나는 곳은 어디인가?

13

기능 소개

- 소화계통(digestive system)은 음식물을 잘게 부수어 작은창자(소장, small intestine)로 보내 혈액으로 충분히 물질이 흡수될 수 있도록 한다.

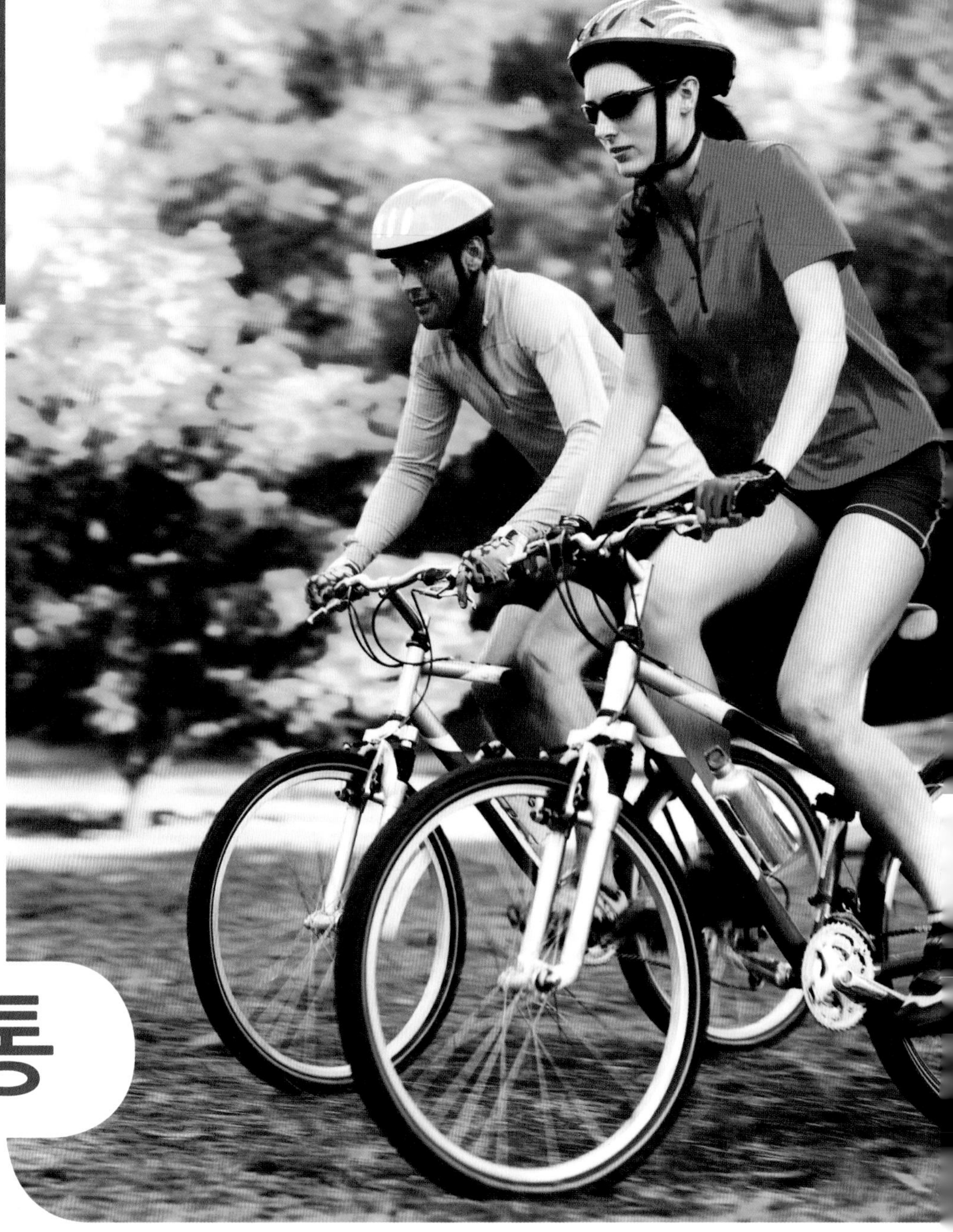

소화계통

어린이들은 소화계통의 작업에 매료된다. 어린이들은 감자칩을 맛있게 부수어 먹고 우유를 마시며 '수염'을 만드는 것을 좋아하며, 위에서 나는 소리를 좋아한다. 어른들에게서 소화계통은 우리 몸의 세포를 만들고 세포에 제공할 영양분을 음식물에서 변환시키는 일을 하기 때문에 건강한 소화계통은 중요하다. 특히, 소화계통은 음식물을 섭취하고 음식물을 분자의 형태로 소화하고 혈액으로 영양분이 흡수되고 흡수되고 남은 물질을 배설한다.

소화계통의 해부학적 구조(Anatomy of the Digestive System)

13-1 소화관과 부속기관의 이름을 말하고 그림이나 모델에서 각각을 구별한다.

13-2 소화계통에서 음식물 소화와 흡수 같은 기능을 확인하고 소화계통의 각 장기들의 일반적인 활동에 대해 설명한다.

소화계통(digestive system)의 장기는 크게 소화관(alimentary canal)을 형성하는 장기와 소화부속기관(accessory digestive organ)을 형성하는 장기, 두 개로 나눌 수 있다(그림 13.1).

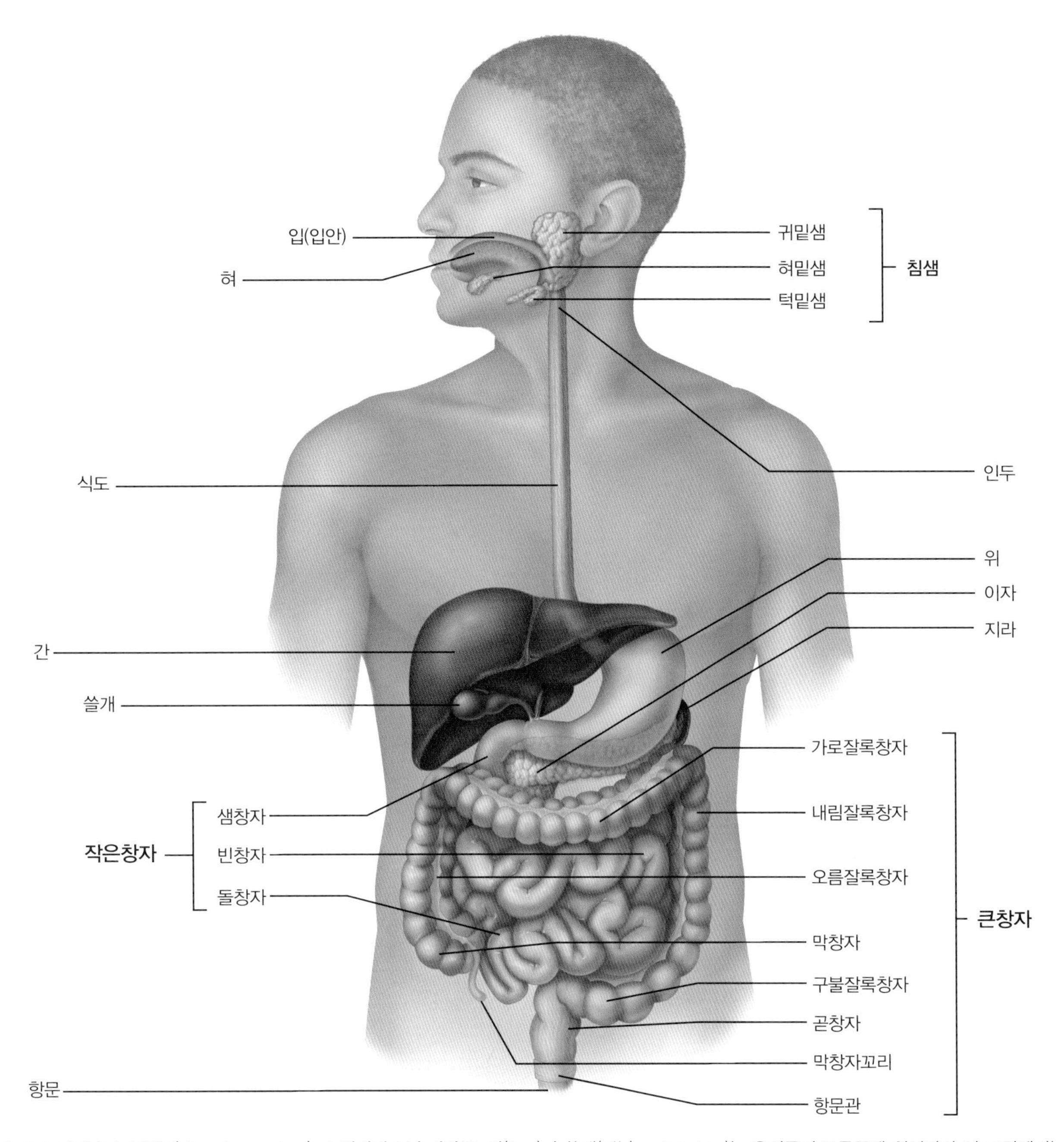

그림 13.1 **사람의 소화계통(digestive system): 소화관과 부속기관들.** 간(liver)과 쓸개(담낭, gallbladder)는 우리몸의 오른쪽에 위치하며 이 그림에서는 위로 젖혀져 있다.

소화관은 섭취, 소화, 흡수, 배변과 같은 모든 소화기능을 하며 치아, 혀, 그리고 많은 소화샘들로 구성된 소화부속 기관은 이러한 소화과정을 여러 가지 방법으로 도와주는 역할을 한다.

소화관의 장기들(Organs of the alimentary canal)

위창자길(위장관, gastrointestinal canal; GI tract) 혹은 창자(장, gut)라 불리는 **소화관(alimentary canal)**은 연속적이고, 구불거리는 속이 빈 근육성 관으로 우리 몸 안 배쪽에 위치하고 위(stomach)에서부터 항문(anus)까지 구불구불하게 통과한다. 소화관을 형성하는 장기들은 입(mouth), 인두(pharynx), 식도(esophagus), 위(stomach), 작은창자(소장, small intestine), 그리고 큰창자(대장, large intestine)

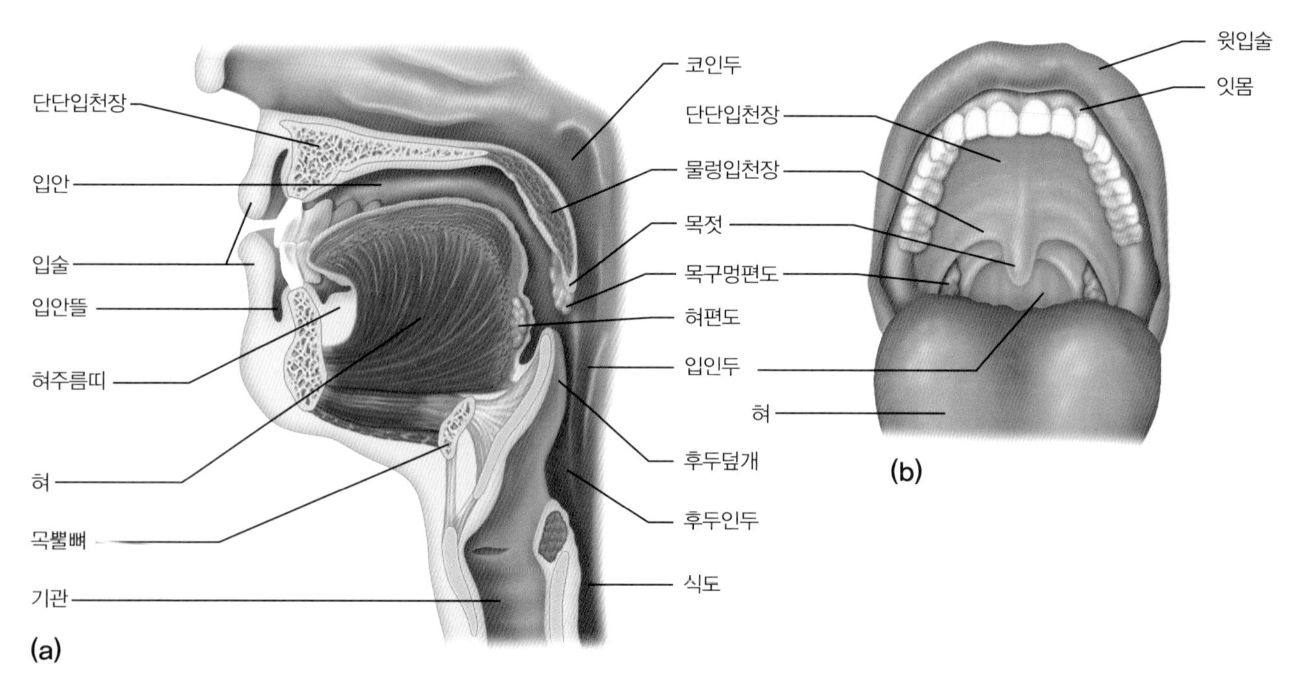

그림 13.2 **입(입안)의 해부학적 구조. (a)** 입안(oral cavity)과 인두(pharynx)를 시상에서 본 모양. **(b)** 입안을 앞에서 본 모양.

이다. 큰창자는 끝에 위치한 구멍인 항문으로 연결된다. 시신에서 소화관의 길이는 대략 9m 정도이나 실제 살아있는 사람에게서는 근육이 수축되어 있기 때문에 이것보다는 좀 짧다. 소화관은 양쪽 끝 모두 바깥에 개방되어 있고 음식물은 오직 소화관을 싸고 있는 세포와만 접촉하기 때문에 기술적으로 소화관 내 음식물은 몸 밖에 위치하고 있다. 좀 더 쉽게 설명하자면 도넛구멍에 손가락을 끼운 것과 같다. 도넛구멍에 손가락을 끼운 것이지 손가락이 도넛 안에 들어간 것은 아니다. 소화관의 각 장기는 아래에서 설명한다(그림 13.1 참고).

입(Mouth)

음식물은 점막으로 둘러싸인 공간인 **입**(mouth) 혹은 **입안**(**구강**, oral cavity)을 통해 소화관으로 들어간다(그림 13.2). **입술**(lip)은 앞의 열린 부분을 보호하고 뺨은 가쪽벽을 형성하며 **단단입천장**(**경구개**, hard palate)은 지붕의 앞쪽을, **물렁입천장**(**연구개**, soft palate)은 지붕의 뒤쪽을 형성한다. **목젖**(**구개수**, uvula)은 물렁입천장 뒤쪽 가장자리에서 아래로 확장된 손가락모양으로 튀어나온 돌기이다. **안뜰**(**어귀**, vestibule)은 바깥쪽으로는 입술과 뺨이, 안쪽으로는 치아와 잇몸이 있는 공간이다. **고유입안**(**고유구강**, oral cavity proper)은 치아에 의해 만들어진 공간이다. 입 바닥에는 근육인 **혀**(tongue)가 있고 혀는 여러 부위에 부착하는데 그 중 두 개는 목뿔뼈(설골, hyoid bone)와 머리뼈(두개골, skull)의 붓돌기(경상돌기, styloid process)이다. 점막이 접혀 생긴 **혀주름띠**(**설소대**, lingual frenulum)는 혀를 입의 바닥에 고정하고 위로 움직이는 것을 제한한다(그림 13.2a 참고).

입안의 뒤 끝에는 림프조직인 한 쌍의 **목구멍편도**(**구개편도**, palatine tonsil)가 있다. **혀편도**(**설편도**, lingual tonsil)는 바로 뒤에서 혀의 바닥을 싸고 있다. 편도는 다른 림프 조직과 같이 우리 몸의 방어계통의 일부이다. 편도에 염증이 있거나 부었을 때 편도가 목구멍으로 밀고 들어가 일부 차단하여 삼키기 힘들게 하거나 통증을 유발한다.

입으로 음식이 들어가면 침과 섞이고 씹히는데 뺨과 닫힌 입술이 씹는 동안 음식물이 치아 사이에 있도록 한다.

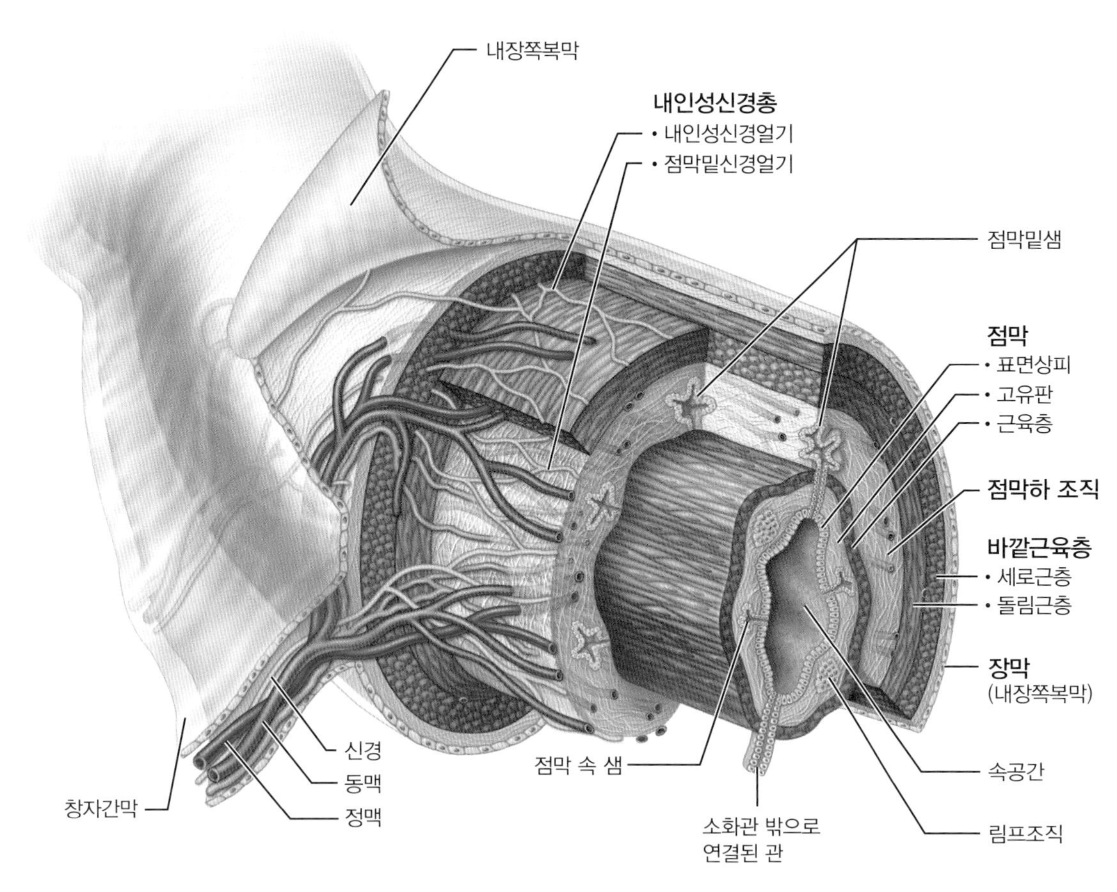

그림 13.3 **소화관 벽의 해부학적 구조.**

민첩한 혀는 씹고 삼키기 시작하는 동안 계속 음식물과 침을 섞어준다. 음식물이 입에서 떠나기 전에 음식물의 분해가 시작된다.

인두(Pharynx)

음식은 입에서부터 뒤로 이동하여 **입인두(구인두, oropharynx)**와 **후두인두**(laryngopharynx)로 들어가며 이 두 구조물은 음식물, 액체, 그리고 공기가 지나가는 일반적인 통로이다. 인두는 공기가 지나가는 부분인 코인두(nasopharynx), 입안의 뒤에 있는 입인두, 식도(esophagus)와 연결되는 후두인두로 나누어져 있다(제12장 참고).

인두의 벽은 두 개의 뼈대근육(골격근, skeletal muscle) 층이 포함되어 있다. 속층의 세포는 세로로 주행하고 바깥층의 세포는 벽 주위에 원형으로 주행한다. 두 개의 근육층은 번갈아 수축하여 음식물을 아래로 이동시켜 식도로 들어가게 한다.

식도(Esophagus)

식도(esophagus)는 인두(pharynx)에서부터 가로막(횡격막, diaphragm)을 지나 위(stomach)로 연결된다. 길이는 약 25cm이며 식도는 음식물이 위로 가는 통로이다.

식도에서 큰창자(대장, large intestine)까지 소화관을 형성하는 기관의 벽은 동일하게 다음 네 개의 기본 조직층으로 구성되어 있다(그림 13.3).

1. **점막**(mucosa)은 가장 안쪽 층으로 기관의 **속공간(내강, lumen)**을 촉촉하게 유지하도록 싸고 있다. 이것은 주로 상피세포(epithelium)로 되어 있고 적은 양의 결합조직인 고유판(lamina propria)에 있고 아주 적은 양의 민무늬근육층(평활근층, smooth muscle layer)이 있다.

2. **점막밑층(submucosa)**은 점막 밑에서 찾을 수 있다. 점막밑층은 성긴결합조직(소성결합조직, loose connective tissue)층으로 혈관(blood vessels)과 신경끝, 점막연관림프조직(mucosa associated lymphoid tissue)과 림프관(lymphatic vessels)이 있다.
3. **점막근육판(점막근판, lamina muscularis mucosae)**은 근육층으로 전형적으로 속돌림층(내윤주층, inner circular layer)과 바깥세로층(외종주층, outer longitudinal layer)으로 구성되어 있다.
4. **장막(serosa)**은 가장 바깥 층이다. 장막은 장액을 생산하는 세포가 납작한 단일층으로 된 **내장쪽복막(장측복막, visceral peritoneum)**으로 구성되어 있다. 내장쪽복막은 매끄러운 벽쪽복막(**벽측복막, parietal peritoneum**)으로 연속되며 **창자간막(장간막, mesentery)**의 형태로 배골반안(복부골반강, abdomio-pelvic cavity)을 덮는다 (그림 13.5 참고).

소화관의 벽은 두 개의 중요한 내인성신경얼기(intrinsic nerve plexus)인 **점막밑신경얼기(submucous nerve plexus)**와 **근육층신경얼기(myenteric nerve plexus)**가 있다. 이 신경섬유들의 망은 실제 자율신경계통(autonomic nervous system)의 일부분이다. 이들은 소화계통 기관들의 움직임과 분비활동 조절을 돕는다.

위(Stomach)

C자 모양의 **위(stomach)**는 배안(복강, abdominal cavity)의 왼쪽에 위치하며 가까이에 있는 간(liver)과 가로막(횡격막, diaphragm)에 덮여 있다(그림 13.4). 위의 각기 다른 부위는 다음과 같은 이름을 가지고 있다. 들문부위(분문부위, cardiac region)는 심장 가까이에 위치하며 **들문조임근(분문괄약근, cardioesophageal sphincter)**으로 싸여 있고 식도(esophagus)의 음식물이 이곳을 지나 위로 들어간다. 위바닥(기저, fundus of stomach)은 들문부위가 가쪽으로 확장된 곳이며 위몸통(위체, body of stomach)은 가운데 위치하고 아래는 좁아져 날문방(유문동, pyloric antrum)이 된다. 그리고 깔대기 모양의 날문(유문, pylorus)은 위의 마지막 부위로 **날문조임근(유문괄약근, pyloric sphincter)**을 지나 작은창자(소장, small intestine)로 연결된다.

위의 길이는 15~25cm 정도로 다양하나 지름과 부피는 얼마나 많은 양의 음식을 섭취하느냐에 따라 다르다. 위가 음식물로 가득 차면 그 양이 약 4L 정도 되고, 위가 비면 안쪽으로 접혀 들어간다. 위의 점막은 **위주름(gastric rugae)**이라 불리는 큰 주름을 형성한다. 위의 볼록한 가쪽면은 **큰굽이(대만곡, greater curvature)**, 오목한 안쪽면은 **작은굽이(소만곡, lesser curvature)**라고 한다.

작은그물막(소망, lesser omentum)은 복막(peritoneum)의 두 층으로 되어 있으며 간에서 작은굽이로 확장되어 있다. **큰그물막(대망, greater omentum)**은 아래로 내려가 몸통의 뒤쪽벽에 부착하기 전에 배안의 장기를 마치 앞치마처럼 덮고 있다(그림 13.5 참고). 큰그물막은 지방으로 가득 차 있으며 이것은 배안 장기를 한 곳에 모으고 완충작용을 하여 보호하는데 도움을 준다. 또한, 포식세포(대식세포, macrophage)와 면역계통(immune system)의 방어세포가 이 구조물의 림프소절에 많이 모여 있다.

위는 일시적으로 음식물을 저장하는 '저장소'이고 음식물을 분해하는 장소이다. 위의 근육층에는 세로층(종주근층, longitudinal layer)과 돌림층(윤주근층, circular layer)은 물론 세째층인 빗섬유(oblique fibers)도 포함되어 있다(그림 13.4a 참고). 이 근육층은 위가 음식물을 소화관을 따라 이동하게도 하고 음식물을 씹고, 섞고, 치대고 작은 크기로 음식물을 잘게 부수어 다음 단계로 내려보내는 일을 한다. 더불어 위에서 단백질의 화학적 분해를 시작한다.

위의 점막(mucosa)은 단순원형상피(simple columnar epithelium)로 구성되어 있으며 점막의 점막세포에서는 중탄산염이 풍부한 알칼리성 점액이 생산되어 위산과 소화효소로부터 위벽이 손상되는 것을 방지한다. 이 점막에는 수백 만개의 점이 분포되어 있는 것처럼 보이는 **위오목(위소와, gastric pit)**이 있고 위오목은 **위샘(위선, gastric gland)**

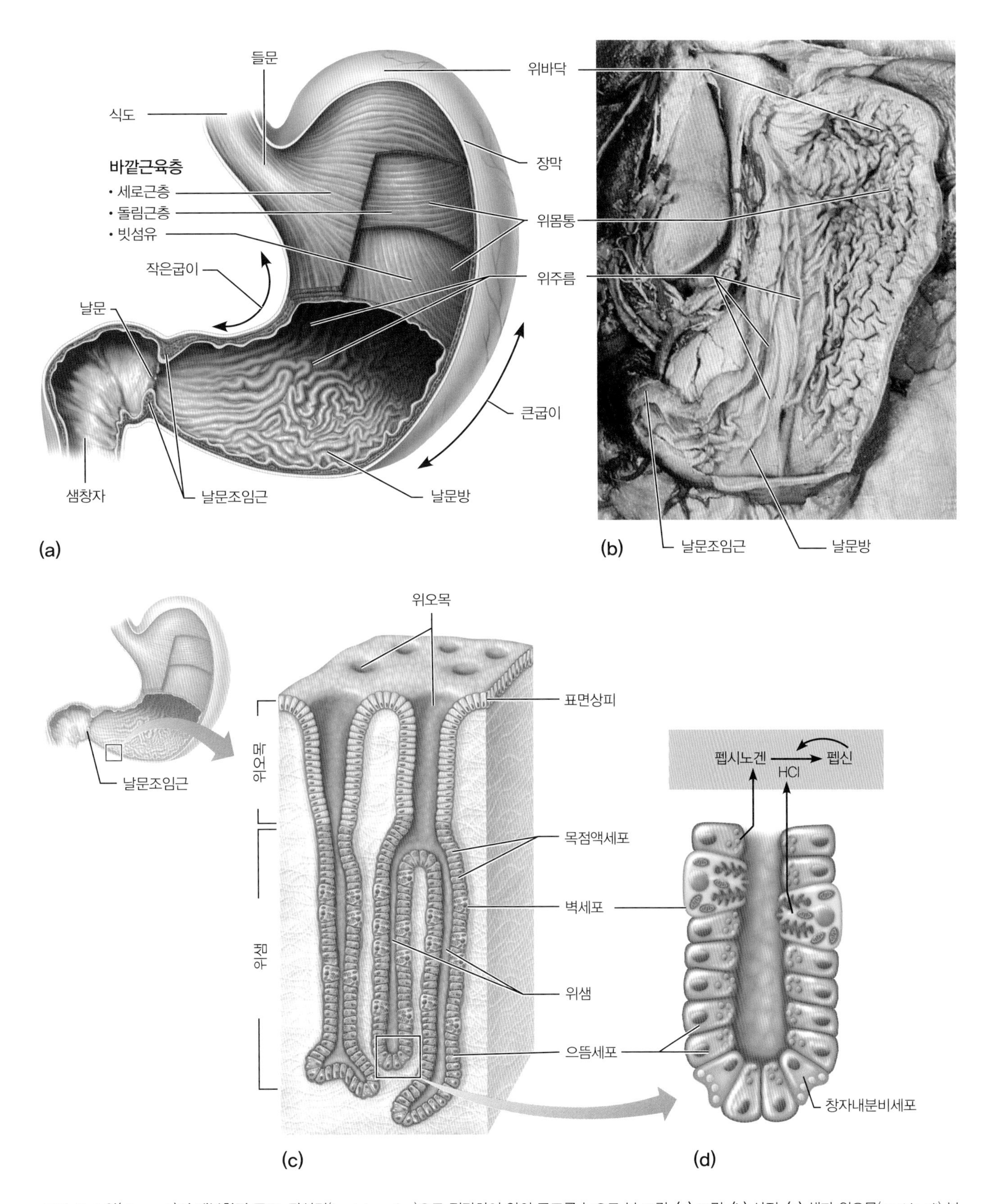

그림 13.4 **위(stomach)의 해부학적 구조.** 관상면(frontal section)으로 절단하여 안의 구조를 눈으로 본 그림. **(a)** 그림. **(b)** 사진. **(c)** 샘과 위오목(gastric pit) 부분을 세로로 자른 면을 확대한 그림. **(d)** 주세포(chief cell)에 의해 생산된 펩시노겐(pepsinogen)은 벽세포(parietal cell)에서 분비된 염산에 의해 펩신(pepsin)으로 활성화된다.

과 연결되어 있다(그림 13.4c). 위샘에서는 **위액(gastric juice)**이 분비된다. 예를 들어, 위에 있는 어떤 세포에서는 작은창자(소장, small intestine)에서 비타민 B_{12}를 흡수하는데 필요한 물질인 **내인자(intrinsic factor)**를 생산하고, **으뜸세포(주세포, chief cell)**에서는 단백질 소화효소인 **펩시노겐(pepsinogen)**을 생산한다. **벽세포(parietal cell)**는 부식성의 염산(HCl)을 생산하여 위의 내용물을 산성으로 만들고 펩시노겐을 펩신으로 변환시켜 활성화되도록 만든다(그림 13.4d 참고). 목점액세포(점막경세포, mucous neck cell)에서는 점막의 점액세포에서 분비되는 염산과는 다르게 묽은 산성 점액이 생산되며 이 점액이 어떤 역할을 하는지는 아직 알려지지 않다. 가스트린(gastrin)과 같은 호르몬을 분비하는 **창자내분비세포(enteroendocrine cell)**는 위에서 소화 활동을 하는데 중요한 호르몬을 분비한다.

대부분의 소화작용은 위의 날문부위에서 이루어진다. 음식물이 위로 들어간 후 음식물이 찐득한 크림처럼 되는데 이것을 **미즙(chyme)**이라 한다. 미즙은 날문조임근을 통과하여 작은창자로 들어간다.

Did you get it?

1. *소화관을 구성하는 소화기관의 순서는?*
2. *어떤 소화기관에서 단백질 소화가 시작되는가?*
3. *위의 상피세포에서는 알칼리성 점액과 내인자를 포함한 여러 물질이 분비된다. 이 물질들의 기능은 무엇인가?*

(답은 부록을 보시오.)

작은창자(소장, Small Intestine)

13-3 작은창자에서 융모가 어떻게 소화과정에 작용하는지 설명한다.

작은창자(소장, small intestine)는 주된 소화기관이다. 작은창자의 구불한 통로에서 어느 정도 소화가 된 음식물은 마침내 우리 몸의 세포 안으로 이동할 준비를 한다. 작은창자는 날문조임근(유문괄약근, pyloric sphincter)에서부터 **큰창자(대장, large intestine)**까지 확장된 점막관으로 소화관에서 가장 긴 부분이며 길이가 대략 2~4m 정도 된다(그림 13.1 참고). 작은창자의 시작부분인 샘창자(십이지장, duodenum)를 제외한 나머지 부분은 복막뒤에 위치하며 소세지처럼 꼬인 작은창자는 부채꼴 모양으로 된 창자간막(장간막, mesentery)에 의해 뒤배벽에 매달려 있다(그림 13.5). 큰창자(대장, large intestine)는 배안에서 작은창자를 액자의 틀처럼 감싸고 있다.

작은창자는 **샘창자**, **빈창자(공장, jejunum)**, 그리고 **돌창자(회장, ileum)** 세 부분으로 구성되어 있으며 각각 작은창자 전체 길이의 5%, 약 40%, 그리고 거의 60% 정도를 차지하고 있다(그림 13.1 참고). 돌창자는 큰창자와 함께 **돌막창자판막(회맹판막, ileocecal valve)**을 형성하고 이곳은 큰창자와 작은창자가 서로 만나는 곳이다(그림 13.8 참고).

음식의 화학적 소화는 작은창자에서 본격적으로 시작된다. 작은창자는 한번에 적은 양의 음식물만 처리할 수 있다. 날문조임근은 위에서 작은창자로 음식물이 이동하는 것을 조절하고 작은창자로 음식물이 너무 많이 들어가는 것을 예방한다. 작은창자에서 가장 짧은 C자 모양의 샘창자는 가장 흥미로운 구조물이다. 몇몇 효소가 창자세포에서 생산되며 더 중요한 것은 이자(췌장, pancreas)에서 생산되는 효소가 **이자관(췌장관, pancreatic duct)**을 따라 샘창자로 들어가 작은창자에서 음식물의 화학적 소화가 완전하게 일어나게 된다. 간에서 만들어지는 쓸개즙(담즙, bile) 역시 **쓸개관(담관, bile duct)**을 따라 샘창자로 들어간다(그림 13.6). 이자관과 쓸개주머니관(담낭관, cystic duct)이 샘창자에서 합쳐져 플라스크처럼 불룩한 쓸개이자관팽대(간췌팽대, hepatopancreatic ampulla)를 형성한다. 쓸개이자관팽대를 통해 쓸개즙과 이자액이 이동하여 샘창자로 들어간다.

거의 모든 음식물의 흡수는 작은창자에서 이루어진다. 미세융모(microvilli), 융모(villi)와 돌림주름(윤상주름, circular fold)은 작은창자가 음식물을 잘 흡수할 수 있도록 표면적을 증가시키는 역할을 하는 구조물이다(그림 13.7). **미세융모**는 점막세포의 형질막(plasma membrane)이 아주 작게 돌출된 구조물로 세포 표면을 붓처럼 오톨도톨하

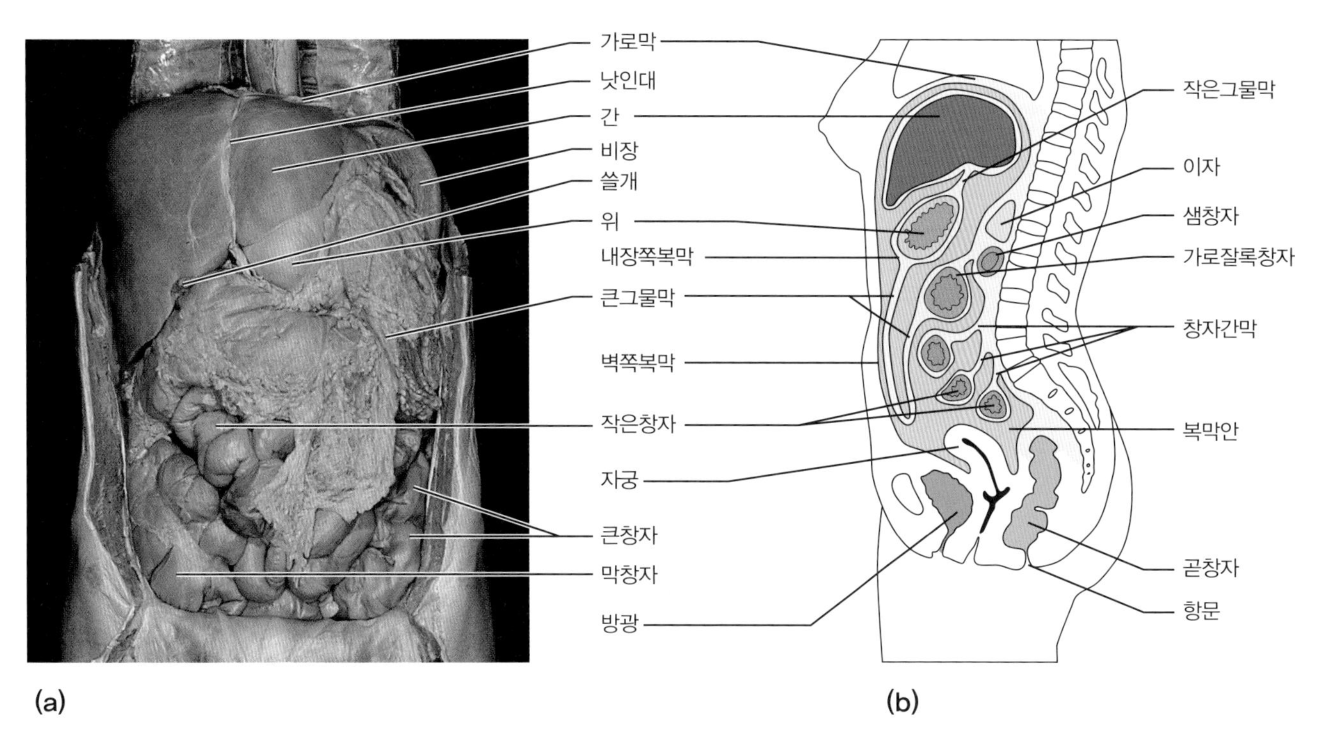

그림 13.5 **배안 장기들과 복막(peritoneum) 부착.** **(a)** 앞에서 본 모습, 큰그물막(대망, great omentum)이 정상적인 위치에서 관찰되며 배안을 덮고 있음. **(b)** 여자의 배골반안(abdominopelvic cavity)을 옆에서 본 모습.

게 만든다. 세포막은 작은창자에서 단백질과 탄수화물을 완벽하게 소화하는 효소를 운반한다. **융모**는 점막에 손가락처럼 돌출된 구조물로 수건처럼 부드러운 느낌이 난다. 각 융모에는 풍부한 모세혈관과 모세림프관(임파모세관, lymphatic capillary)이 있으며 이것을 **중심림프관(중심임파관, central lacteal)**이라 한다. 소화된 음식물은 중심림프관과 모세혈관 사이 점막세포를 통해 흡수된다(그림 13.13 참고). **돌림주름**은 점막과 점막밑층(점막하층, submucosa) 사이의 깊은 주름을 말하며 위의 주름(rugae)과는 달리 돌림주름은 작은창자에 음식물이 가득 차도 없어지지 않는다. 작은창자에 있는 표면적을 넓히는 역할을 하는 구조물들은 작은창자의 끝으로 갈수록 그 숫자가 줄어든다. 이와는 대조적으로 점막밑층에 있는 무리림프소절(파이어판, aggregated lymphoid nodule)은 작은창자의 끝으로 갈수록 그 숫자가 증가된다. 작은창자에서 소화되지 않은 음식물에는 엄청난 수의 박테리아가 존재하며 이 박테리아들이 혈액으로 들어가지 않도록 방지하는 역할을 한다.

Did you get it?

4. *어떤 조임근이 작은창자로 가는 미즙의 양을 조절하는가?*
5. *융모는 무엇이고 왜 중요한가?*

(답은 부록을 보시오.)

큰창자(대장, Large Intestine)

큰창자(대장, large intestine)는 작은창자(소장, small intestine)에 비해 직경은 더 크나 길이는 짧아 약 1.5m 정도로 돌막창자판막(회맹판막, ileocecal valve)에서 항문(anus)까지 이다(그림 13.8). 큰창자의 주된 기능은 물을 흡수하여 소화되지 않은 음식물 찌꺼기를 건조하게 만들어 분변의 형태로 만든 후 몸 밖으로 배출시키는 것이다. 큰창자는 작은창자를 세 측면에서 액자처럼 감싸고 있고 **막창자(맹장, cecum)**, **막창자꼬리(충수, vermiform appendix)**, **잘록창자(결장, colon)**, **곧창자(직장, rectum)**, 그리고 **항문관(anal canal)**으로 구성되어 있다.

큰창자의 첫 부분은 주머니처럼 생긴 막창자이며 막창자에는 벌레처럼 생긴 막창자꼬리가 매달려 있고 이곳은 잠

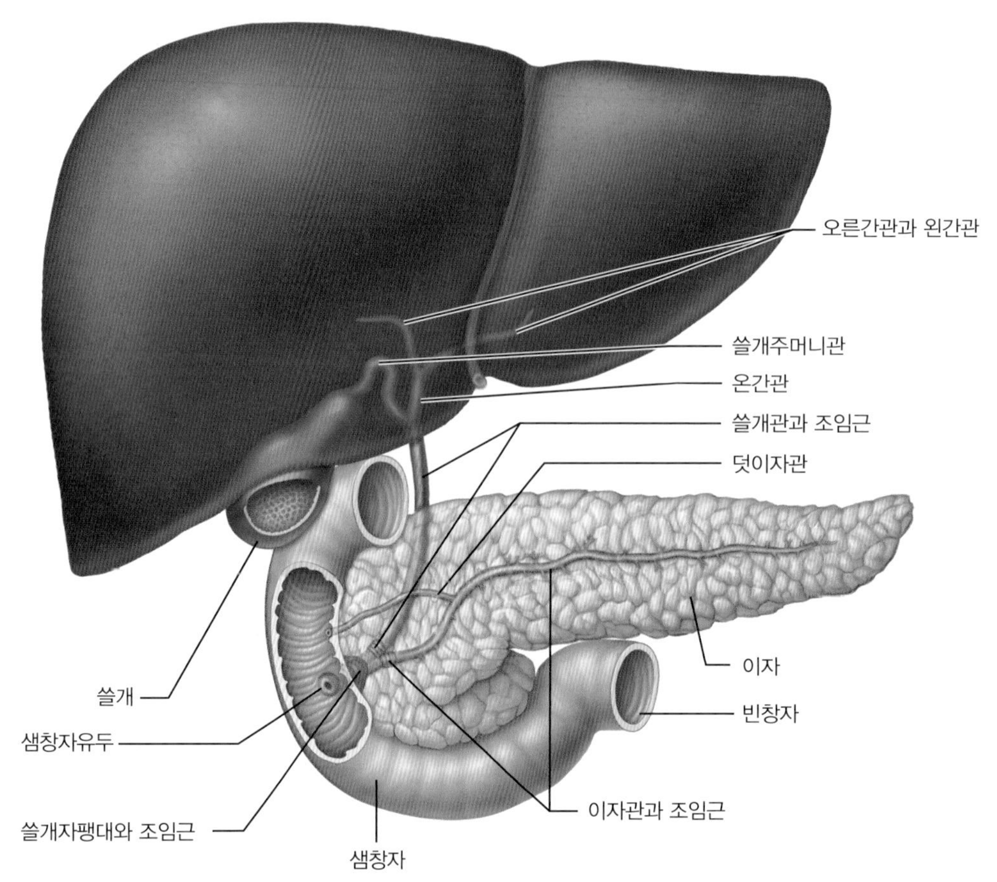

그림 13.6 **샘창자(duodenum, 십이지장)와 주위 장기.**

재적인 문제 다발지역이다. 막창자꼬리는 보통 꼬여있고 박테리아가 축적되고 번식하기에 좋은 장소이기 때문에 막창자꼬리의 염증인 **막창자꼬리염(맹장염, appendicitis)**이 일반적으로 발생된다.

잘록창자는 여러 부위로 나누어져 있다. **오름잘록창자(상행결장, ascending colon)**는 배안(복강, abdominal cavity)의 오른쪽에 위치하며 위로 올라가 오른창자굽이(우결장굴곡, right colic flexure)가 되고 가로질러가는 **가로잘록창자(횡행결장, transverse colon)**, 그리고 왼창자굽이(좌결장굴곡, left colic flexure)와 왼쪽에서 아래로 내려가는 **내림잘록창자(하행결장, descending colon)**와 S자 모양의 **구불잘록창자(S상결장, sigmoid colon)**로 연결된다. 구불잘록창자, 곧창자, 항문관은 골반 안에 위치한다.

항문관의 끝은 **항문**이며 이것은 바깥으로 열려 있다. 항문관의 **바깥항문조임근(외항문괄약근, external anal sphincter)**은 뼈대근육(골격근, skeletal muscle)으로 되어 있고 **속항문조임근(내항문괄약근, internal anal sphincter)**은 민무늬근육(평활근, smooth muscle)으로 되어 있다. 항문을 열고 닫는 역할을 하는 이 조임근들은 몸에서 분변을 배출하는 배변 시를 제외하고는 늘 항문을 닫아놓는다.

대부분의 영양소는 큰창자에 도달하기 전에 다 흡수되기 때문에 큰창자에는 융모가 없으나 큰창자의 점막에는 많은 수의 잔세포(배상세포, goblet cell)가 있고 여기에서 알칼리성 점액을 생산한다. 이 점액은 분변이 소화관의 끝부분을 통과하는데 윤활제 역할을 한다.

큰창자의 근육층 중 세로근육층(종주근층, longitudinal muscle layer)이 잘록창자띠(결장끈, teniae coli)를 형성하며 이 근육띠는 어느 정도 탄력이 있기 때문에 큰창자 벽에 주름을 잡아 작은 주머니모양으로 부풀어 나온 잘록창자팽대(결장팽대, haustra of colon)를 만든다.

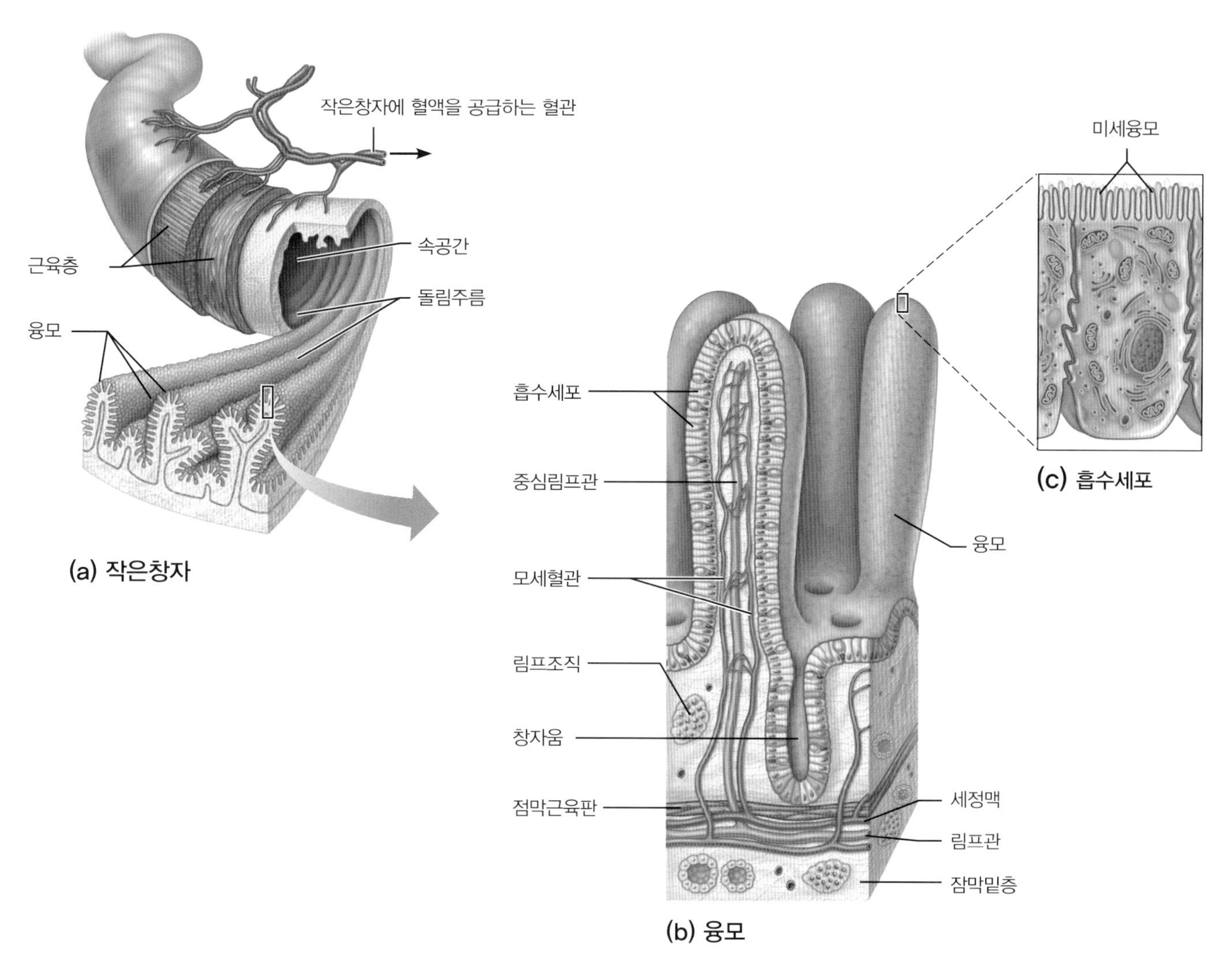

그림 13.7 **작은창자(소장, small intestine) 구조 그림.** **(a)** 작은창자 속표면에 보이는 많은 돌림주름(윤상주름, circular fold). **(b)** 돌림주름의 융모(villi)를 확대해서 그린 그림. **(c)** 미세융모(microvilli)를 확대한 그림.

Did you get it?

6. *큰창자의 주요 두 가지 기능은?*

(답은 부록을 보시오.)

소화부속기관(Accessory Digestive Organs)

13-4 소화부속기관의 종류를 말하고 일반적인 기능을 설명한다.

13-5 젖니와 간니의 이름을 말하고 치아의 기본적인 해부학적 구조를 설명한다.

13-6 침샘의 구성과 기능을 설명한다.

13-7 이자와 간의 주요 생산물을 설명한다.

치아(Teeth)

음식물 소화와 관련된 치아의 역할은 약간의 소개가 필요하다. 입을 열고 닫고, 오른쪽에서 왼쪽으로 이동시키는 **씹기**를 하는 동안 혀를 사용하여 치아 사이에서 음식물을 자르고 갈아 작은 조각으로 만든다.

일반적으로 치아는 21세에 두 세트를 형성한다(그림 13.9). 첫 치아세트는 **젖니(유치, deciduous teeth)**로 6개월쯤 이돋이(맹출, eruption)가 시작되며 2세 정도에 총 20개의 젖니 모두 이돋이가 된다. 가장 먼저 이돋이가 되는 치아는 아래안쪽앞니이며 6세에서 12세 사이에 젖니는 모

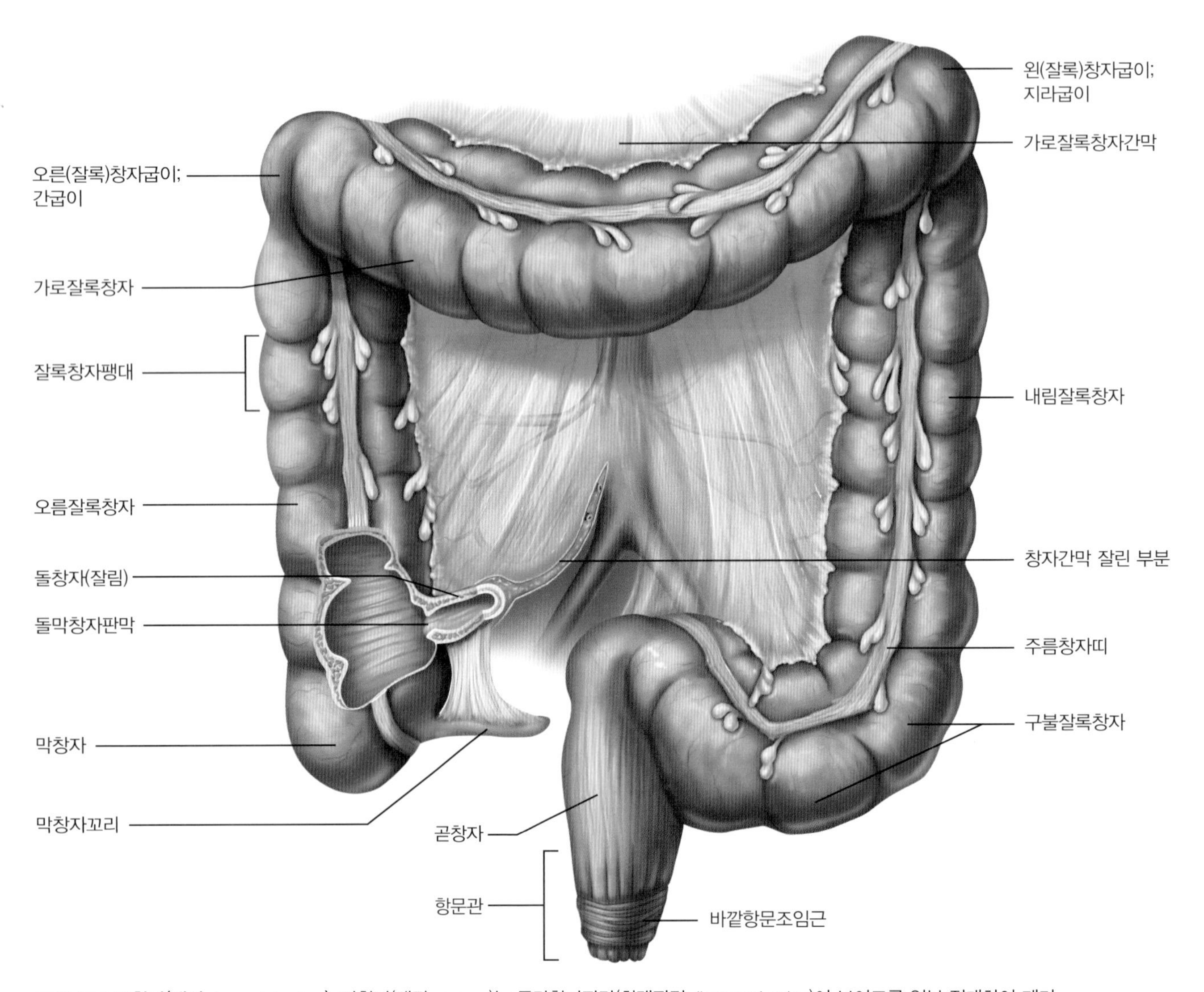

그림 13.8 **큰창자(대장, large intestine)**. 막창자(맹장, cecum)는 돌막창자판막(회맹판막, ileocecal valve)이 보이도록 일부 절개하여 제거.

두 빠진다. 치아의 그 다음 세트는 **간니(영구치, permanent teeth)**로 셋째큰어금니(제삼대구치, third molar)를 제외한 나머지는 청소년기에 이돋이가 끝난다. 셋째큰어금니는 사랑니라고 하며 17세에서 25세 사이에 이돋이가 되지만 32개의 간니가 모두 이돋이가 끝난 후에도 종종 셋째큰어금니가 나지 않는 경우가 있다.

치아는 모양과 기능에 따라 **앞니(절치, incisor)**, **송곳니(견치, canine)**, **작은어금니(소구치, premolar)**, **큰어금니(대구치, molar)**로 나눌 수 있다(그림 13.9 참고). 끌 모양으로 생긴 앞니는 음식물을 자르고, 뾰족하게 생긴 송곳니는 음식물을 찢고 구멍을 내며, 작은어금니와 큰어금니는 치아머리가 둥글게 생겨 음식물을 가는데 적합하게 생겼다.

치아는 크게 **치아머리(치관, crown)**와 **치아뿌리(치근, root)** 두 부위로 나눌 수 있다(그림 13.10). 사기질(enamel)로 덮인 치아머리는 **잇몸(gingiva)** 위로 노출된 부위를 말한다. 사기질은 씹는 힘을 그대로 받으며 이것은 우리 몸에서 가장 단단한 물질로 되어 있으며 칼슘염이 많이 포함되어 있어 꽤 잘 부러진다.

치아는 치아뿌리 부분이 턱뼈에 단단히 끼워져 있으며 치아뿌리와 치아머리는 **치아목(치경, neck)**에 의해 연결되어 있다. 치아뿌리의 겉표면은 **시멘트질(cement)**로 덮여

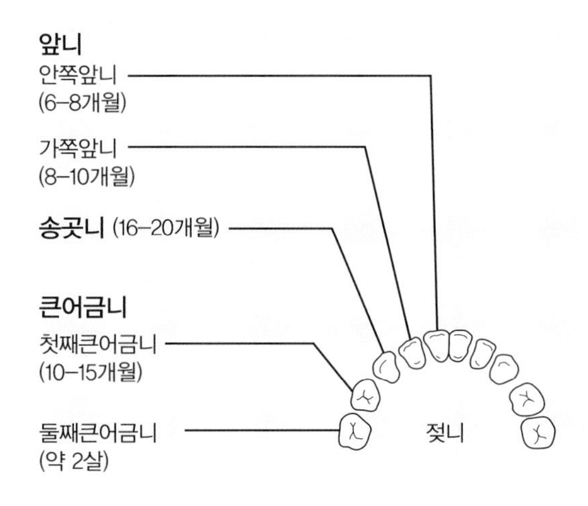

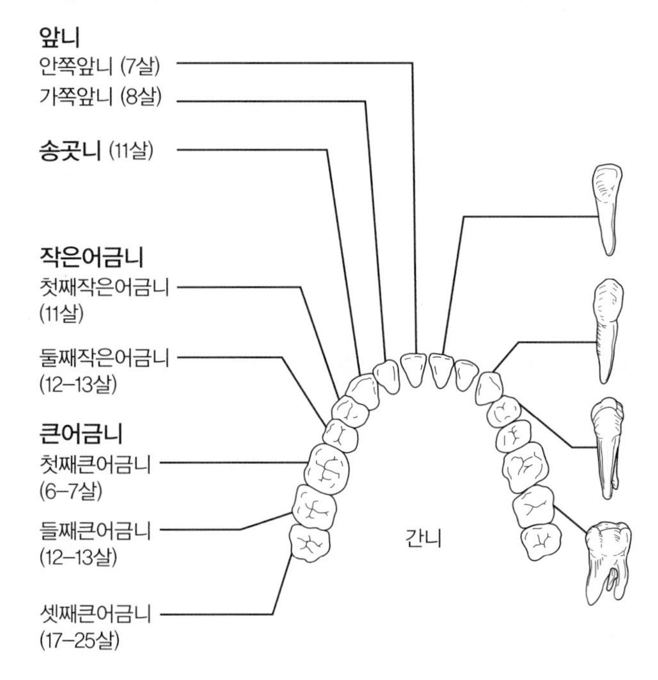

그림 13.9 **사람의 젖니(유치, deciduous teeth)와 간니(영구치, permanent teeth).** 이 돋이(맹출, eruption)의 대략적인 시기는 괄호에 표시함. 윗니와 아랫니는 같은 위치에 있는 경우 같은 번호를 부여하였음. 이 그림에서는 아랫니만 표시함. 그림의 오른쪽에는 각각 치아들을 나타낸 그림임.

있으며 이것은 **치아주위조직(치주막, periodontal membrane)**에 부착되어 있다. 치아주위조직은 치아를 턱뼈에 잡아주는 역할을 한다. **상아질(dentin)**은 사기질 아래에 있으며 치아의 대부분을 형성한다. 상아질은 **치아속질공간(치수강, pulp cavity)**을 둘러싸고 있으며 이 안에 있는 결합조직, 혈관, 신경섬유는 영양분을 공급하거나 감각을 제

Q: 치아에서 가장 많은 부분을 차지하는 것은?

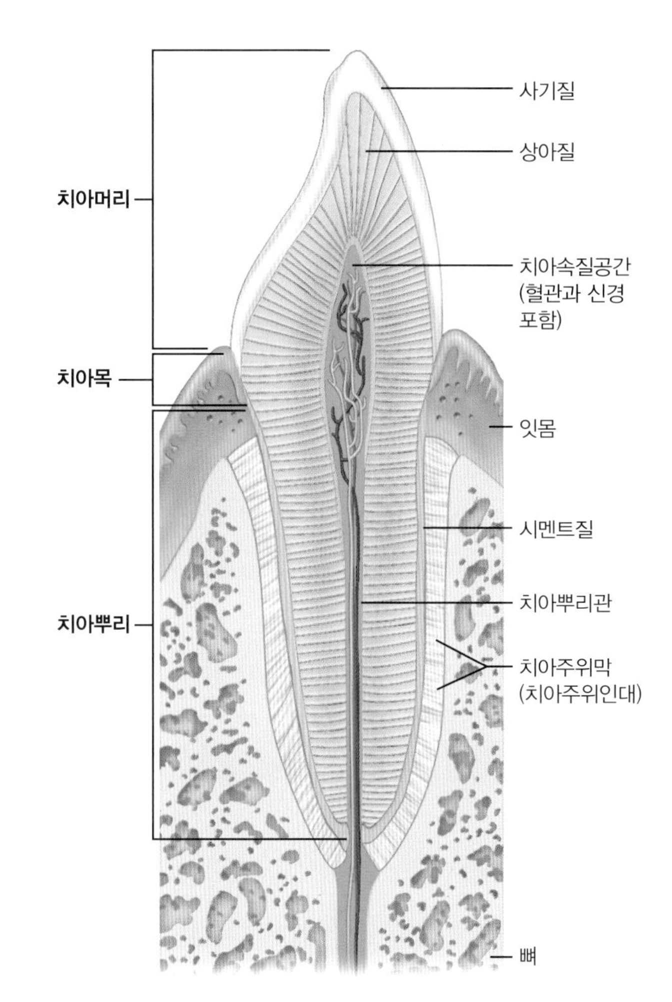

그림 13.10 **큰어금니(대구치, molar)의 세로면.**

공한다. 치아속질공간이 치아뿌리로 확장되어 **치아뿌리관(치근관, root canal)**을 형성하고 혈관과 신경 등이 치아속질공간으로 들어가는 경로를 제공한다.

Did you get it?

7. *일반적으로 간니는 몇 개 인가?*

(답은 부록을 보시오.)

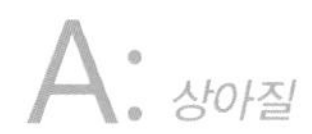

13

침샘(Salivary Gland)

입에 침을 분비하는 **침샘(salivary gland)**은 크게 세 쌍이 있으며 가장 큰 **귀밑샘(이하선, parotid gland)**은 귀의 앞쪽에 있다. 영유아기의 흔한 질병인 **볼거리(유행성이하선염, mumps)**는 귀밑샘에 염증이 생긴 것이다. 귀밑샘의 위치를 파악하면(그림 13.1) 왜 사람들이 볼거리에 걸리면 입을 벌리거나 씹기 불편하다고 호소하는지 이해할 수 있을 것이다.

턱밑샘(악하선, submandibular gland)과 **혀밑샘(설하선, sublingual gland)**은 침을 아주 가는 관을 통해 입의 바닥으로 분비한다. 침샘에서 분비되는 **침(saliva)**은 점액과 장액이 섞여있다. 침의 성분인 점액은 수분을 제공하고 음식물을 함께 묶어 **덩어리(bolus)**를 형성하여 씹고 삼키기 쉽게 만든다. 맑은 장액은 **타이알린(salivary amylase)**을 포함하고 있으며 이것은 알칼리성 소화액으로 입에서 전분의 소화과정이 시작된다. 침에는 리소자임(lysozyme)과 항체 IgA가 포함되어 있어 박테리아를 억제한다. 마지막으로 침은 맛을 알 수 있도록 음식물의 화학물질을 용해한다.

이자(Pancreas)

이자(췌장, pancreas)는 부드럽고 분홍색이 나는 삼각형의 분비샘으로 지라(비장, spleen)에서부터 샘창자(십이지장, duodenum)까지 가로질러 위치하고 있다(그림 13.1, 그림 13.6 참고). 이자는 벽쪽복막(벽측복막, parietal peritoneum)의 뒤쪽에 위치하며 이자가 위치하고 있는 이 공간을 복막뒤공간(복막후극, retroperitoneal space)이라 한다.

오직 이자에서만 소화된 음식물의 모든 영양 범주를 분해하는 소화효소를 생산한다. 이자액은 샘창자로 분비되고 위에서 샘창자로 들어온 산성의 미즙을 중성화시킨다. 이자는 내분비 기능도 가지고 있어 여기에서 인슐린(insulin)과 글루카곤(glucagon)을 생산한다(제8장 참고).

간과 쓸개(Liver and Gallbladder)

간(liver)은 우리 몸에서 가장 큰 분비샘이다. 간은 가로막(횡격막, diaphragm) 아래, 몸의 오른쪽에 위치하며 위(stomach)의 위쪽에서 위를 거의 덮고 있다(그림 13.1, 그림 13.5 참고). 간은 네 개의 엽을 가지고 있고 **낫인대(겸상인대, falciform ligament)**에 의해 가로막과 앞배벽에 매달려 있다.

간이 우리 몸에 있는 가장 중요한 기관 중 하나라는 것은 의심의 여지가 없다. 간은 많은 대사와 조절의 역할을 하고 소화기능으로 **쓸개즙(담즙, bile)**을 생산한다. 쓸개즙은 **온간관(총간관, common hepatic duct)**을 통해 간에서 나와 쓸개관을 통해 샘창자(십이지장, duodenum)로 들어간다(그림 13.6 참고).

쓸개즙은 노란색이 도는 초록색의 물 같은 용액이며 쓸개즙엄(담즙산염, bile salt)이 포함되어 있고 쓸개즙색소, 콜레스테롤, 인지질, 그리고 많은 종류의 전해질이 포함되어 있다. 이러한 구성요소 중 오직 쓸개즙염과 인지질만 소화과정에 관여한다. 쓸개즙은 효소를 포함하고 있지 않으며 쓸개즙염은 물리적으로 큰 지방 덩어리를 좀 더 작게 유화시켜 지방분해 효소가 작용하도록 더 많은 표면적을 제공하는 역할을 한다.

쓸개(담낭, gallbladder)는 작고 얇은 벽을 가진 녹색의 주머니로 간 아래표면의 얕은 오목에 달라붙어 있다 그림 13.1, 그림 13.6 참고). 음식물의 소화가 일어나지 않으면 쓸개즙은 **쓸개주머니관(담낭관, cystic duct)**을 통해 다시 쓸개로 돌아가 저장된다. 쓸개 안에서 쓸개즙은 수분이 제거되어 농축되며 샘창자로 지방이 많이 포함된 음식물이 들어오면 호르몬 자극으로 인해 쓸개가 수축되고 쓸개즙을 분비하여 샘창자로 보낸다.

Did you get it?

8. *침이 아주 조금 분비된다면 음식의 어떤 형태가 소화에 영향을 받는가?*
9. *쓸개즙이 소화에서 하는 역할과 쓸개즙이 분비되는 기관은?*
10. *오직 한 기관에서만 모든 형태의 음식물을 소화시킬 수 있는 효소를 분비하는데 어떤 기관인가?*

(답은 부록을 보시오.)

소화계통의 기능(Function of the Digestive System)

13-8 소화계통의 주된 6가지 활동에 대해 설명한다.
13-9 소화관에서 음식물이 어떻게 섞이고 어떻게 이동하는지 설명한다.
13-10 소화에서 국소적으로 분비되는 호르몬의 기능에 대해 설명한다.
13-11 소화에서 주된 효소 목록을 말하고 효소들이 작용하는 영양소의 이름을 설명한다.
13-12 삼키기, 토하기, 배변의 기전을 설명한다.
13-13 단백질, 지방, 그리고 탄수화물의 소화로 얻어지는 생산물의 이름을 말한다.

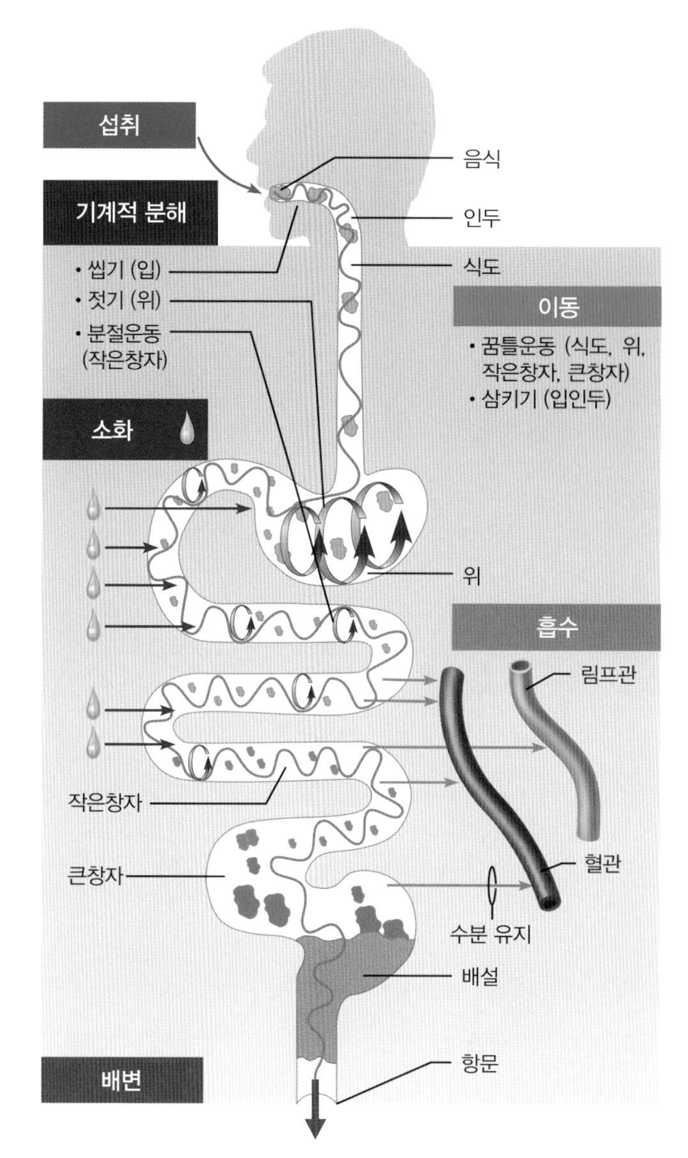

그림 13.11 **소화관의 움직임을 도식화한 그림.** 소화관의 움직임에는 섭취(ingestion), 기계적 분해(mechanical breakdown), 화학적 분해(chemical breakdown), 혹은 소화(digestion), 음식물의 이동, 흡수, 그리고 배변이 포함됨. 화학적 소화(chemical digestion)가 일어나는 곳에서는 효소가 생성되거나 효소나 부속기관에서 만들어진 다른 분비물을 받아들임.

소화과정과 조절의 개요(Overview of Gastrointestinal Processes and Controls)

소화관의 주요한 기능은 일반적으로 소화와 흡수, 두 단어로 요약할 수 있다. 소화계통을 좀 더 정확하게 설명하려면 몇 가지 기능적인 용어들을 고려해야 한다 (그림 13.11 참고).

1. **섭취**(ingestion). 음식물이 섭취되기 전 입안으로 들어가야 하며 이것은 자발적인 과정이다.
2. **추진**(propulsion). 하나 이상의 소화기관에서 처리된 음식물은 다음 기관으로 이동해야 한다. 삼키기(연하, swallowing)는 음식물이 이동하는 방법 중 하나로 **꿈틀운동(연동운동, peristalsis)**이라는 추진과정에 따라 달라진다. 꿈틀운동은 불수의적인 움직임이고 기관의 벽에 있는 근육이 수축과 이완을 반복하여 일어난다(그림 13.12a). 최종적인 효과는 음식물을 소화관을 따라 지나가게 한다. **분절운동**(segmentation)을 통해 음식물이 작은창자를 거쳐서 이동하는데 도움을 주지만 일반적으로 음식물을 오직 앞뒤로만 이동시키고 기관의 안쪽벽과 교차하여 소화액과 섞는 일을 한다. 따라서, 분절운동은 추진보다는 좀 더 기계적 소화의 예이다.
3. **음식물 분해: 기계적 분해**(food breakdown: mechanical breakdown). 입안에서 혀가 음식물을 섞고 위 안에서는 음식물을 휘젓고, 작은창자에서의 분절운동이 음식물 기계적 분해의 예이다. 기계적 분해는 음식물을 효소와 물리적인 힘으로 작은 입자로 분해하기 위한 준비이다.
4. **음식물 분해: 소화**(digestion). 큰 음식물 분자를 효소가 화학적으로 분해하여 구성요소로 만드는 단계의 결과를 소화라고 한다.

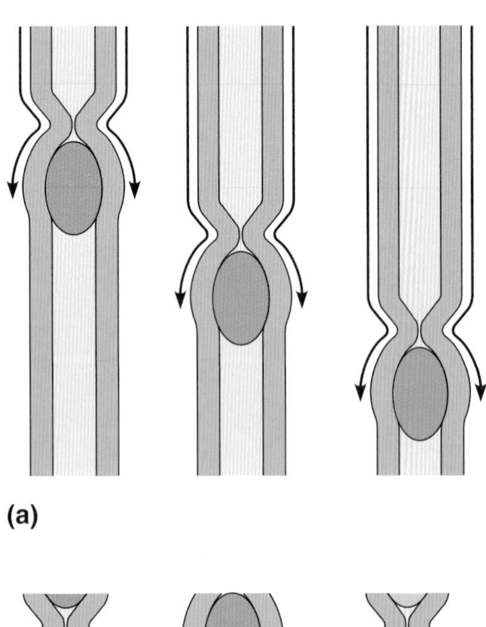

(a)

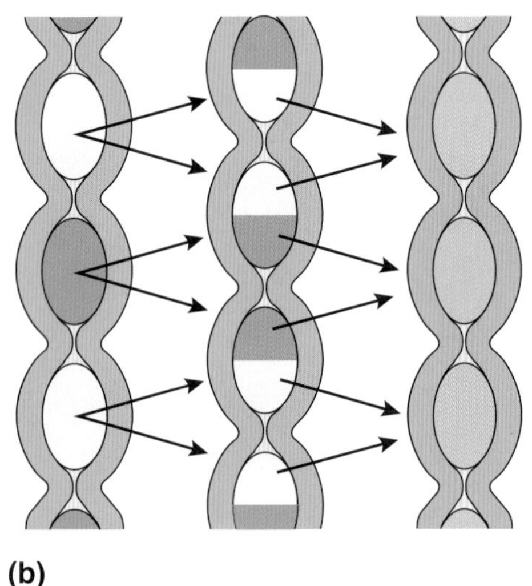

(b)

그림 13.12 **소화관의 꿈틀운동(연동운동, peristaltic movement)과 분절운동(segmental movement).** **(a)** 꿈틀운동의 경우 창자의 인접한 분절에 수축과 이완이 번갈아 일어나 음식물을 소화관을 따라 먼쪽으로 이동하도록 함. **(b)** 분절운동은 창자의 각 분절에서 수축과 이완이 번갈아 일어남. 활성 분절은 비활성 분절과 분리되어 있기 때문에 음식물이 앞뒤로 움직이게 됨. 따라서 음식물이 단순히 소화관을 따라 이동만 하는 것이 아니라 음식물이 혼합됨.

주요 식품군은 매우 다른 구성요소들로 이루어져 있기 때문에 이러한 화학적 단위를 검토하는 시간을 갖는 것이 필요하다. 탄수화물의 구성요소 혹은 단위는 단당류(monosaccharide)이다. 음식물을 구성하는 일반적인 구성요소는 포도당(glucose), 과당(fructose), 그리고 갈락토스(galactose)이다. 포도당은 혈당수치에 관여하는 가장 중요한 단당류이며 과당은 과일에 있는 풍부한 단당이고 갈락토스는 우유에서 발견된다.

기본적으로 오직 탄수화물만 소화계통에서 자당(sucrose), 유당(lactose), 맥아당(maltose), 그리고 전분(starch)으로 소화된다. 자당, 맥아당, 그리고 유당은 두 개의 단당류가 서로 연결되어 있어 이당류(disaccharide)라고 한다. 전분은 수많은 포도당으로 구성된 다당류(polysaccharide)이다. 우리는 셀룰로오스와 같은 다당류가 포함된 음식물을 먹지만 이것을 분해할 수 있는 효소는 가지고 있지 않다. 소화되지 않은 다당류는 우리에게 영양소를 제공하지 않고 음식물의 부피를 키우고, 섬유소 등을 제공하여 소화관을 따라 이동하는데 도움을 준다.

단백질은 그들을 구성하고 있는 요소인 아미노산으로 소화가 된다. 단백질 소화로 생성된 중간물질은 폴리펩티드와 펩티드이다.

지방이 소화될 때 두 개의 다른 구성요소로 나누어지는데 하나는 지방산이고 다른 하나는 글리세롤이라 불리는 알코올이다. 탄수화물, 단백질, 지방의 소화 혹은 화학적 분해에 대한 요약을 첨부 그림에 나타내었다(그림 13.13).

5. **흡수**(absorption). 흡수는 소화관에서 혈액 또는 림프로 마지막 생산물이 이동하는 것을 말한다. 흡수가 발생하는 경우, 소화된 음식물은 능동운반 혹은 수동운반에 의해 점막세포로 들어가며 작은창자(소장, small intestine)가 바로 그 주요 흡수 부위이다.
6. **배변**(defecation). 배변은 소화되지 않은 잔여물을 항문을 통해 분변의 형태로 소화관에서 제거하는 것을 말한다.

이러한 과정 중 일부는 입에서는 오직 섭취하고, 큰창자(대장, large intestine)에서는 오직 배변이 일어나는 것처럼 한 기관에서 하나의 과정만 일어난다. 그러나 대부분의 소화계통은 소화관을 따라 음식물을 조금씩 이동시키는 일을 한다. 따라서, 소화관이 음식물을 한 단계에서 다음단계로 넘기는 "분해 라인"이라고 간주될 수 있고 소화관에

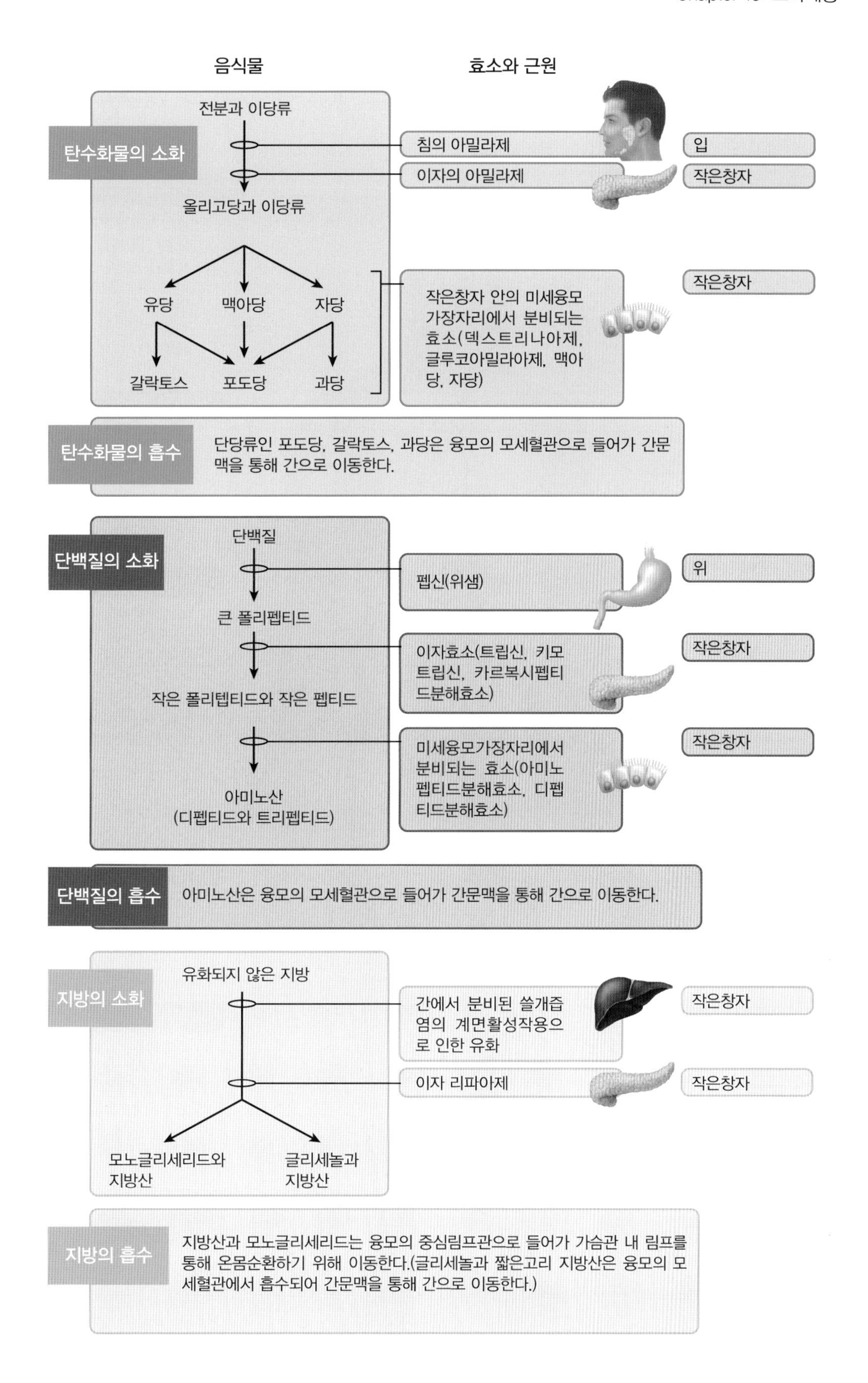

그림 13.13 음식물의 소화와 흡수 절차도.

SYSTEMS IN SYNC

소화계통(Digestive System)과 다른 계통의 항상성 상관관계

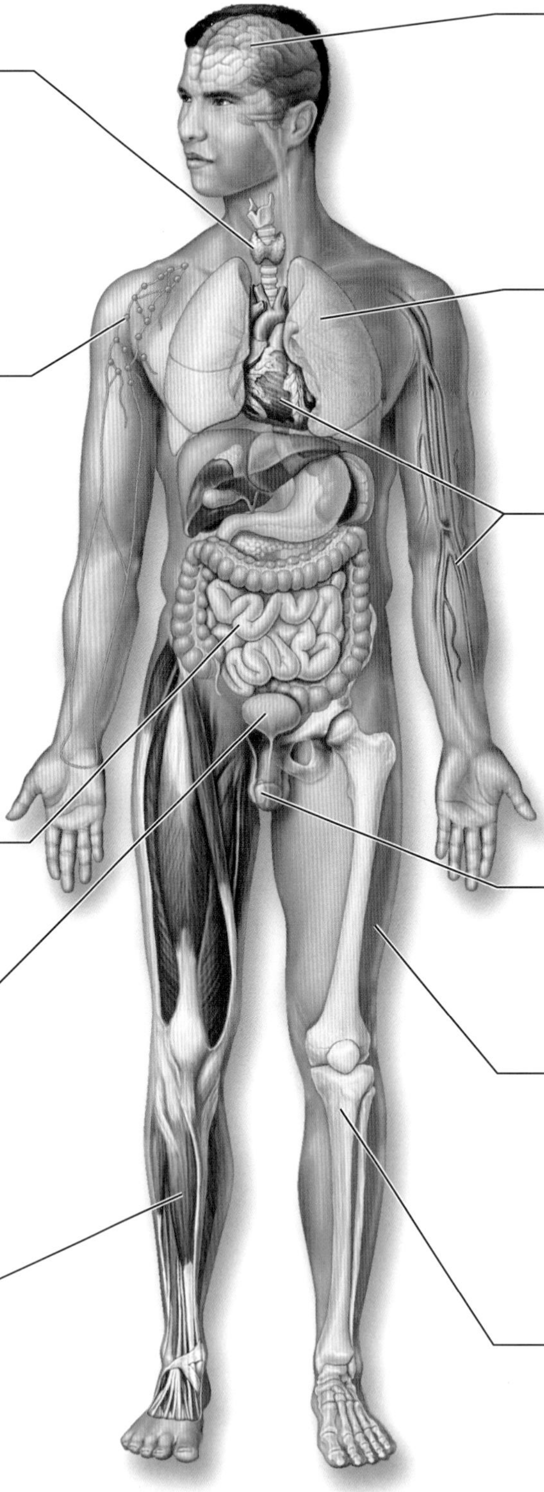

내분비계통
- 간(liver)은 혈액에 있는 활동을 다한 호르몬을 제거하고 소화계통(digestive system)에 에너지 연료, 성장, 재생에 필요한 영양분을 제공; 이자(췌장, pancreas)는 호르몬을 생성하는 세포를 가지고 있다
- 소화계통에서 분비되는 호르몬은 소화기능 조절을 돕는다

림프계통/면역
- 소화계통은 일반적인 기능에 영양분을 제공; 위(stomach)의 염산은 박테리아로부터 보호하는 역할을 한다
- 중심임파관(central lacteal)은 소화계통 기관으로부터 지방림프를 받아들이고 혈액에 전달; 창자간막(장간막, mesentery)에 있는 무리림프소절(aggregated lymphoid nodule)과 림프조직에 대식세포와 면역세포가 있어 감염에 대해 소화계통 기관을 보호한다

소화계통

비뇨계통
- 소화계통은 에너지 연료, 성장, 재생에 필요한 영양분을 제공한다
- 콩팥(신장, kidney)은 칼슘 흡수에 필요한 비타민 D를 활성화; 간에서 생산된 빌리루빈을 배설한다

근육계통
- 소화계통은 에너지 연료, 성장, 재생에 필요한 영양분을 제공; 간에서 근육의 움직임으로 인해 생산된 젖산을 혈액에서 제거한다
- 뼈대근육의 활성화는 소화관의 수축을 증가시킨다

신경계통
- 소화계통은 일반적인 신경기능에 필요한 영양분을 제공한다
- 소화 기능의 신경학적 조절; 일반적으로 부교감신경섬유는 소화 활동을 활성화되고 교감신경섬유는 억제한다; 배변의 반사와 자발적인 조절 담당한다

호흡계통
- 소화계통은 대사, 성장, 재생에 필요한 영양분을 제공한다
- 호흡계통은 소화계통 기관에 산수를 제공하고 소화계통에서 만들어진 이산화탄소를 제거한다

심장혈관계통
- 소화계통은 심장과 혈관에 영양분 제공; 헤모글로빈 합성에 필요한 철분 흡수; 일반적인 혈액 부피를 유지하기 위한 수분을 흡수한다.
- 심혈관계통은 소화관에서 흡수한 영양분을 우리 몸의 모든 조직에 이동; 소화기관의 호르몬을 분배한다

생식계통
- 소화계통은 에너지 연료, 성장, 재생, 그리고 태아 성장에 필요한 추가적인 영양분을 제공한다

피부계통
- 소화계통은 에너지 연료, 성장, 재생에 필요한 영양분 제공; 피부와 피부밑조직에 단열용 지방을 제공한다
- 피부는 장에서 칼슘 재흡수에 필요한 비타민 D를 합성; 우리 몸을 둘러싸 보호한다

뼈대계통
- 소화계통은 에너지 연료, 성장, 재생에 필요한 영양분 제공; 골염(bone salt)에 필요한 칼슘을 흡수한다
- 뼈대계통은 몇몇 소화기관을 보호; 몇 영양분을 저장한 공간을 제공한다

서 흡수된 영양분은 우리 몸의 세포가 사용 가능하게 만들어 진다.

이 책을 통해 우리는 우리 몸이 몸 안의 환경, 특히 모든 세포들과 접촉하는 혈액의 항상성을 유지하기 위해 끊임없이 조정한다고 강조해왔다. 소화계통은 소화관 속공간 안에서 소화기능에 최적의 환경을 창조하며 속공간은 소화과정이 효율적으로 발생하도록 조건이 제어된다.

소화활동은 대부분 자율신경계통(autonomic nervous system)의 부교감신경(parasympathetic part)을 통해 반사에 의해 조절된다(제6장 참고). 소화관 벽 안에 위치한 수용기들이 이러한 반사에 관여하며 자극과 음식에 의한 기관의 긴장, 내용물의 pH, 소화작용의 분해 생산물의 존재에 의해 영향을 받는다. 이러한 수용기들이 활성화되면 (1) 분비샘에서 속공간으로 소화액을 분비하거나 호르몬을 혈액으로 분비, (2) 소화관을 따라 분포하고 있으며 음식물을 섞거나 이동시키는 민무늬근육(평활근, smooth muscle)을 활성화시키거나 억제하는 반사를 일으킨다.

Did you get it?

11. *다음 단계들 – 배변(defecation), 흡수(absorption), 소화(digestion), 섭취(ingestion) – 의 적절한 순서는 무엇인가?*

12. *기계적 분해와 소화는 어떤 차이가 있는가?*

(답은 부록을 보시오.)

요약

소화계통의 해부학적 구조

1. 소화계통은 소화관과 여러 개의 소화부속기관으로 구성되어 있다. 소화관의 벽은 점막, 점막밑층, 근육층, 장막, 4개의 층으로 되어 있으며 장막은 벽쪽복막과 연결되어 있고 배안 벽에 연결되어 있다.
2. 소화관을 구성하는 기관은 다음과 같다.
   a. 입은 치아와 혀가 포함되어 있고 입술과 뺨, 그리고 입천장이 경계를 이룬다. 편도는 입의 뒤쪽 모서리에 있다.
   b. 인두는 근육으로 된 관으로 음식과 공기가 지나가는 통로이다.
   c. 식도는 근육으로 된 관이며 인두에서 위까지 완벽하게 연결한 통로이다.
   d. 위는 C자 모양으로 생긴 기관으로 가로막 아래, 배 안 왼쪽에 위치한다. 음식물이 식도들문조임근을 통과해 위로 들어가고 날문조임근을 통해 작은창자로 이동한다. 위는 세 층의 근육층으로 되어 있고 이 근육층에 의해 음식물을 섞고, 휘젓고 이동시킬 수 있다. 위샘에서는 염산, 펩신, 레닌, 점액, 가스트린, 내인자가 생산되며 점액은 위액으로부터 위벽을 보호한다.
   e. 관처럼 생긴 작은창자는 창자간막에 의해 뒤배벽에 매달려 있다. 작은창자는 샘창자, 빈창자, 그리고 돌창자로 구분되며 음식물의 소화와 흡수가 완벽하게 일어난다. 이자액과 쓸개즙은 쓸개관의 먼쪽끝에 위치한 조임근을 통해 샘창자로 들어간다. 미세융모, 융모, 그리고 돌림조름은 작은창자의 표면적을 증가시켜 흡수율을 높인다.
   f. 큰창자는 작은창자를 액자의 틀처럼 감싸고 있다. 큰창자는 막창자, 막창자꼬리, 오름잘록창자, 가로잘록창자, 내림잘록창자, 구불잘록창자, 곧창자, 항문관으로 구성되어 있으며 소화되지 않은 음식물의 잔여물을 몸 밖으로 내보낸다.
3. 치아는 총 두 세트로 첫 치아는 젖니로 6개월에 이돋이가 시작되어 12세에 20개 모두 이돋이가 끝난다. 간니는 젖니가 빠지기 시작하는 7세쯤 이돋이가 시작되며 젖니가 빠진 자리에 이가 나기 시작하여 총 32개가 난다. 전형적인 치아는 사기질로 덮여 있는 치아머리와 시멘트질로 덮여 있는 치아뿌리로 구성되어 있다. 치아의 대부분은 뼈 같은 상아질로 되어 있으며 치아속질공간에는 혈관과 신경이 들어있다.

4. 침샘은 입안으로 침을 분비하며 큰 침샘으로 귀밑샘, 턱밑샘, 혀밑샘이 있다. 침은 점액과 장액으로 되어 있으며 장액에는 타이알린이라는 아밀라제가 포함되어 있다.
5 여러 부속기관은 소화관에 물질을 분비한다.
   a. 이자는 물렁한 기관으로 위와 작은창자 사이 창자간막 안에 위치하며 이자액은 음식의 모든 범주의 영양소를 소화하는 효소가 포함되어 있다.
   b. 간은 4개의 엽을 가지고 있으며 위의 위쪽에 위치한다. 간의 소화적 기능은 쓸개즙을 생산하여 작은창자로 분비한다.
   c. 쓸개는 근육성 주머니로 쓸개즙을 저장하고 농축한다. 음식물 중 지방이 포함되어 있지 않으면 쓸개즙은 쓸개주머니관을 통해 쓸개로 돌아간다.

소화계통의 기능

1. 음식물은 흡수할 수 있는 형태인 영양의 구성요소로 분해된다. 탄수화물의 구성요소는 단당류이고 단백질의 구성요소는 아미노산, 지방의 구성요소는 지방산과 글리세롤이다.
2. 음식물의 기계적 분해와 화학적 분해는 입안에서 시작된다. 침은 점액을 포함하고 있으며 점액은 음식물을 덩어리로 만드는데 도움을 준다. 침에 있는 아밀라제는 전분의 화학적 소화의 시작이다. 침의 분비는 입안의 음식물, 기계적 압박, 정신적 자극에 의해 영향을 받는다. 기본적으로 입안에서는 음식물의 흡수는 일어나지 않는다.
3. 음식물이 위로 들어가면 미주신경과 가스트린에 의해 자극되어 위에서 위액을 분비한다. 염산은 단백질 소화효소인 펩신을 활성화 시키고 단백질 소화를 시작한다. 음식물의 기계적 분해가 위 근육에 의해 일어나 미즙이 형성되고 형성된 미즙은 작은창자위반사에 의해 작은창자로 들어간다.
4. 지방, 단백질, 그리고 탄수화물의 소화는 창자효소에 의해 작은창자에서 완전하게 일어나며 알칼리성 이자액은 산성의 미즙을 중성화시키고 효소가 일을 할 수 있는 환경을 제공하는 중요한 역할을 한다. 이자액과 쓸개즙은 정상적으로 지방의 소화와 흡수에 필요하다. 쓸개즙은 지방을 유화시킨다. 분절운동은 음식물을 섞고 꿈틀운동은 작은창자를 따라 음식물을 이동시킨다.
5. 대부분의 영양소 흡수는 융모의 모세혈관에서 능동운반에 의해서 일어난다.
6. 큰창자는 수분과 염분을 흡수하고 잔여 박테리아에 의해 비타민을 흡수한다. 분변이 꿈틀운동에 의해 곧창자로 이동하면 배변반사가 일어난다.

Review questions

Multiple choice

정답이 여러 개일 수 있습니다.

1. 다음 용어들 중 동의어를 찾으시오.
   a. 위창자길(gastrointestinal tract)
   b. 소화계통(digestive system)
   c. 소화관(digestive tract)
   d. 소화관(alimentary tract)

2. 다음 소화기관들 중 소화관에 속하는 것이 아닌 것은?
   a. 위(stomach)
   b. 간(liver)
   c. 작은창자(small intestine)
   d. 큰창자(large intestine)
   e. 인두(pharynx)

3. 소화관 조직 중 분절운동과 꿈틀운동에 관여하는 것은?
   a. 장막(serosa)
   b. 점막(mucosa)
   c. 근육층(muscularis externa)
   d. 점막밑층(submucosa)

4. 세로줄 B의 소화기관 목록과 세로줄 A의 기능을 맞는 것끼리 연결하시오.

세로줄 A	세로줄 B
1. 쓸개즙 생산	a. 침샘
2. 수분 흡수	b. 식도
3. 휘젓기 발생	c. 위
4. 근육성 관으로 위와 인두후두를 연결	d. 작은창자
5. 호르몬과 소화효소 모두 생산	e. 간
6. 탄수화물 소화 물질 분비	f. 쓸개

7. 쓸개즙 저장 g. 이자
8. 분절운동 발생 h. 큰창자

5. 위의 어느 부분에서 가장 강한 꿈틀운동이 일어나는가?
   a. 위몸통(body)
   b. 들문부위(cardiac region)
   c. 위바닥(fundus)
   d. 날문(pylorus)

6. 세크레틴의 분비는 무엇에 의해 유도되는가?
   a. 샘창자유두의 민무늬근육 수축
   b. 간세포의 분비활성 증가
   c. 쓸개벽의 수축
   d. 이자에서 분비된 중탄산이 풍부한 이자액

7. 미즙의 pH가 샘창자로 들어가는 것을 조절하는 것은 무엇인가?
   a. 쓸개즙
   b. 창자액
   c. 이자에서 분비되는 효소
   d. 이자에서 분비되는 중탄산이 풍부한 이자액

8. 3살의 어린 소녀가 완벽하게 화장실 훈련에 잘 적응하여 상으로 포옹을 해 주었다. 지금 이 소녀는 다음 중 어떤 근육을 조절하는 것을 배우고 있는가?
   a. 항문올림근(levator ani)
   b. 속항문조임근(internal anal sphincter)
   c. 속빗근과 바깥빗근(internal and external oblique)
   d. 바깥항문조임근(external anal sphincter)

9. 치아의 대부분을 형성하는 물질은 다음 중 무엇인가?
   a. 시멘트질
   b. 상아질
   c. 사기질
   d. 속공간

short answer essay

10. 소화관의 기관들을 간단히 그리고 각각의 이름을 쓰시오.

11. 소화관을 그린 그림에 침샘, 간, 이자를 맞는 위치에 추가해서 그리시오.

12. 소화관 벽의 층들을 속공간에서 바깥 순으로 이름을 적으시오.

13. 창자간막과 복막에 대해 적으시오.

14. 작은창자와 큰창자의 부분을 몸쪽에서 먼 쪽으로 순서대로 적으시오.

15. 치아머리를 싸고 있는 물질과 치아의 대부분을 형성하는 물질을 적고 치아속질이 무엇이며 어디에 있는 것인지 적으시오.

16. 세 쌍의 침샘 이름을 적으시오.

17. 음식물의 기계적 소화가 발생하는 소화관 부분을 적고 그 부분에서 어떻게 기계적 소화가 이루어지는지 설명하시오.

18. 위에서 어떻게 자신의 소화작용을 방지하는지 설명하시오.

19. 분절운동과 꿈틀운동이 어떻게 다른 지 설명하시오.

20. 크림치즈와 젤리로 만들어진 샌드위치는 단백질, 탄수화물, 그리고 지방을 포함하고 있다. 샌드위치를 먹으면 섭취, 소화, 흡수, 그리고 배변과 연계해서 샌드위치에 어떤 일이 발생하는지 설명하시오.

21. 큰창자에서 흡수되는 물질은?

22. 분변의 구성요소는?

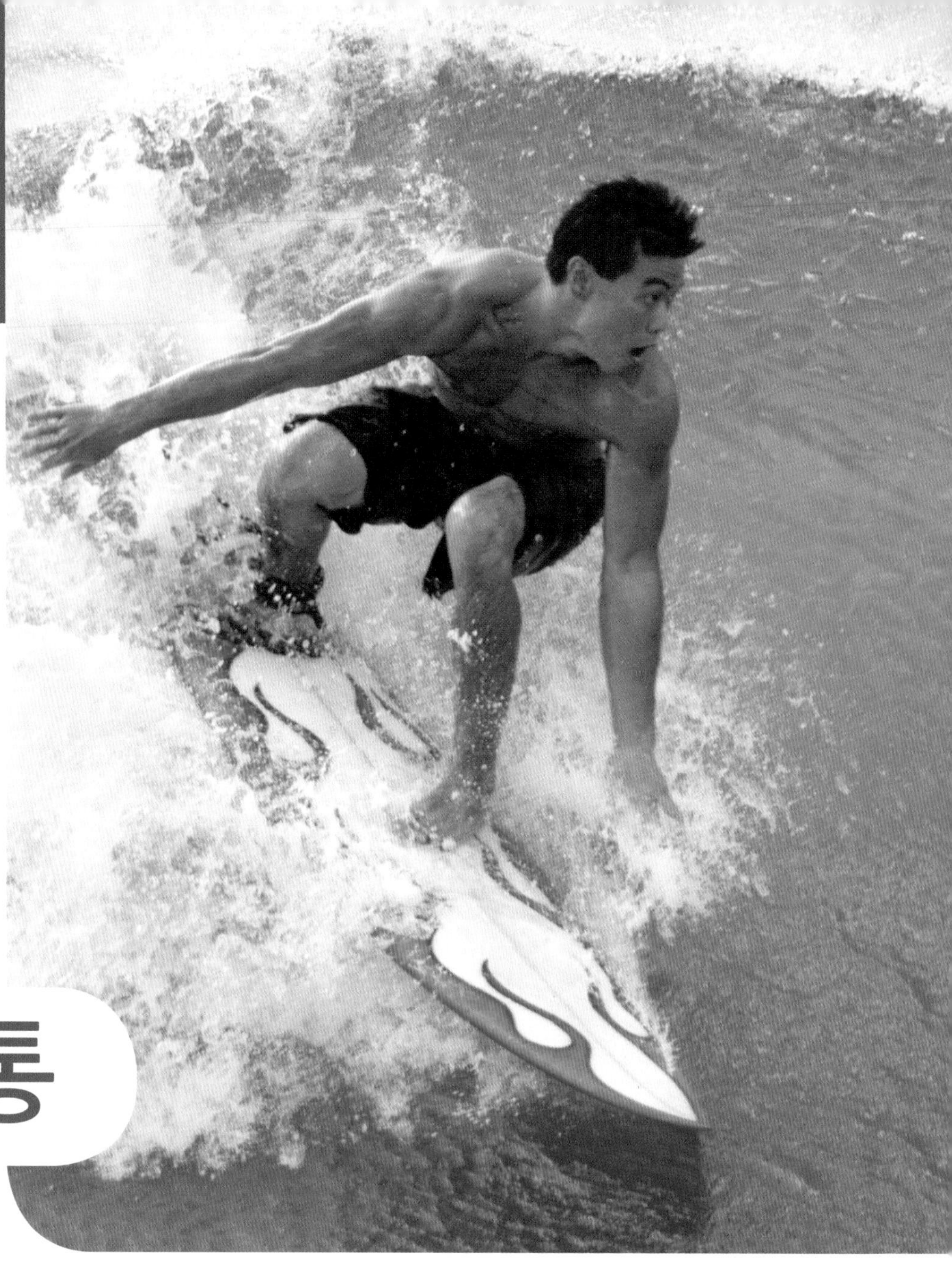

14

기능 소개

- 비뇨계통(urinary system)은 혈액의 수분, 전해질, 그리고 산-염기 균형을 조절하는 동안 우리 몸의 질소 노폐물을 제거한다.

비뇨계통

콩팥(신장, kidney)은 우리 몸 체액의 순도와 항상성을 유지하는 기관의 완벽한 예이다. 도시의 식수가 마실 수 있는 상태로 유지될 수 있도록 쓰레기를 치우는 환경미화원과 같이 콩팥은 "내부 쓰레기" 더미로 인해 제 기능을 하지 못하게 될 때까지 제대로 인정받지 못하는 기관이다. 매일 콩팥은 혈류에서 많은 양의 물을 여과한다. 이 여과과정을 통해 혈액에서 필요한 정확한 양 이외의 과도한 이온과 노폐물은 소변을 통해 우리 몸 밖으로 배설되게 한다. 허파(폐, lung)와 피부(skin)를 통해 배설되기도 하지만 콩팥이 질소노폐물, 독소, 그리고 약물을 우리 몸에서 제거하는 주된 기관이다. 노폐물과 초과된 이온을 처분하는 것은 콩팥의 기능 중 일부이다. 콩팥이 이러한 배설기능을 수행할 때 콩팥은 혈액의 양을 조절하고 물과 염분, 그리고 산-염기 균형을 유지하는 화학적 조절을 수행한다. 솔직히, 이것은 화학 기술자에게 까다로운 일이지만 콩팥은 최대한 효율적으로 시행한다.

콩팥은 다음과 같은 다른 조절기능도 가지고 있다.

- 혈압을 조절하는데 도움을 주는 레닌(renin)이라는 효소를 생산한다.
- 콩팥에 있는 적혈구생성인자(erythropoietin)가 골수

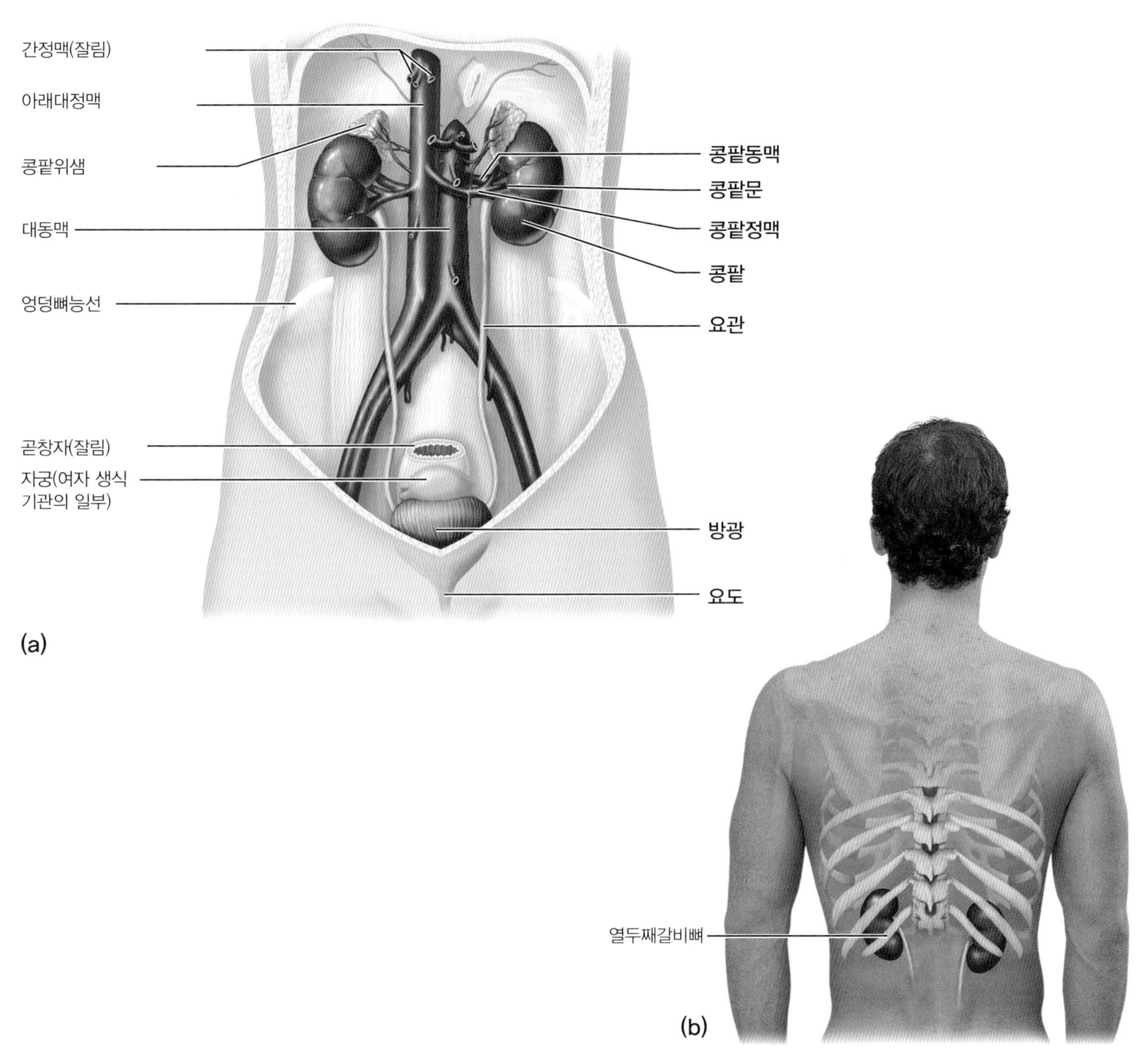

그림 14.1 **비뇨계통(urinary system) 기관들.** **(a)** 여자 비뇨계통 기관을 앞에서 본 그림. (비뇨계통과 관련없는 기관들은 모두 제거된 상태임.) **(b)** 콩팥과 열두째 갈비뼈를 뒤에서 본 그림.

(bone marrow)에서 적혈구(red blood cell) 생성을 자극한다. (제9장 참고)

- 콩팥세포가 비타민 D 활성화시킨다.

콩팥은 위에서 설명한 기능을 수행하고 소변을 생성한다. **비뇨계통**의 다른 기관인 한 쌍의 요관(ureter), 하나의 방광(urinary bladder)과 요도(urethra)는 소변의 임시 저장소의 역할을 하거나, 하나의 기관에서 다른 기관으로 이동하는 운송경로의 역할을 한다(그림 14.1).

콩팥(신장, Kidney)

위치와 구조(Location and Structure)

14-1 우리 몸에서의 콩팥의 위치를 설명한다.

14-2 콩팥의 다음과 같은 영역을 설명한다: 콩팥문, 겉질, 속질, 콩팥피라밋, 콩팥잔, 콩팥깔대기, 그리고 콩팥기둥.

많은 사람들이 **콩팥(신장, kidney)**이 허리에 위치한다고 믿고 있지만 사실 작고 검붉은 콩모양의 이 기관은 생각보다 위쪽 복막 뒤 우리 몸의 등쪽벽에 위치하고 있다. 콩팥은 열두째 등뼈(열두번째 흉추, T_{12})에서 세째 허리뼈(세번째요추, L_3)에 걸쳐 있어 가슴우리(흉곽, thoracic cage)에 의해 보호받는다. 오른쪽 콩팥은 왼쪽 콩팥에 비해 그 위치가 조금 낮은데 오른쪽에 간이 위치하고 있기 때문이다. 어른의 콩팥은 길이가 약 12cm, 너비는 6cm, 그리고 두께가 3cm로 비누보다 약간 더 크다. 콩팥은 가쪽으로 볼록하고 안쪽에는 콩팥문(신문, renal hilum)이라 불리는 오목하게 들어간 구조물이 있다. 요관(ureter), 콩팥혈관(신혈관, renal blood vessel), 신경을 포함한 많은 구조물들은 콩팥문을 통해 출입한다(그림 14.1, 그림 14.2 참고). 각 콩팥의 꼭대기에는 콩팥위샘(부신, adrenal gland)이 있고 콩팥위샘은 내분비계통 중 하나로 기능적으로 비뇨계통과는 다른 기관이다.

투명한 섬유피막(fibrous capsule)은 각 콩팥을 싸고 있으며 콩팥을 반짝이게 한다. 지방덩어리인 콩팥주위지방피막(신주위지방피막, perirenal fat capsule)은 콩팥을 싸고 있으며 충격을 흡수한다. 치밀섬유성결합조직의 바깥층인 콩팥근막(신장근막, renal fascia)은 콩팥과 콩팥위샘 구조를 둘러싸서 고정시킨다.

콩팥을 세로로 길게 자르면 세 영역을 명확하게 관찰할 수 있다(그림 14.2 참고). 바깥 영역은 밝은 색을 띄는 **콩팥겉질(신피질, renal cortex)**이고 콩팥겉질에서 깊은 곳에 어두운 붉은 갈색의 **콩팥속질(신수질, renal medulla)**이 위치한다. 콩팥속질은 줄무늬가 있는 삼각형 영역인 **콩팥피라미드(신추체, renal pyramid)**를 많이 가지고 있다. 각 콩팥피라미드의 바닥 경계는 콩팥겉질과 맞닿아 있고; 꼭대기는 콩팥의 속 영역을 향하고 있다. 콩팥피라미드들은 콩팥겉질이 확장된 **콩팥기둥(신주, renal column)**에 의해 분리되어 있다.

콩팥문의 가쪽은 편평하고 깔대기 모양의 관인 **콩팥깔대기(신우, renal pelvis)**가 있고 이것은 요관과 연결되어 있다(그림 14.2b 참고). 콩팥깔대기가 확장된 **콩팥잔(신배, calyces)**은 컵 모양의 영역으로 콩팥피라미드의 꼭대기를 둘러싸고 있다. 콩팥잔은 소변을 모으고 콩팥미라미드의 꼭대기에서부터 콩팥깔대기로 계속 소변을 흘려보낸다. 소변은 콩팥깔대기에서 요관으로 흘러가고 일시적으로 소변을 저장하는 방광(urinary bladder)으로 이동시킨다.

혈액공급(Blood Supply)

콩팥(신장, kidney)은 끊임없이 혈액을 깨끗하게 만들고 구성물질을 조절하므로 혈액이 많이 공급될 것이라는 것은 의심의 여지가 없다(그림 14.2b, c 참고). 대략 분당 우리 몸 총 혈액의 4분의 1 정도가 콩팥을 지나간다. 각 콩팥에 혈액을 공급하는 혈관은 **콩팥동맥(신동맥, renal artery)**으로, 콩팥문(신문, renal hilum)으로 들어가서 **구역동맥(분절동맥, segmental artery)**으로 나누어지고 수많은 **소엽사이동맥(소엽간동맥, interlobular artery)**을 내어 콩팥기둥(신주, renal column)을 지나 콩팥겉질에 도달한다. 콩팥겉질과 속질이 만나는 지점에서 소엽사이동맥은 **활꼴동맥(궁상동맥, arcuate artery)**을 내고 이 동맥은 콩팥미라밋(신추체, renal pyramid) 위에서 활꼴형태를 이루고 있다. 작은 **겉질부챗살동맥(피질방사동맥, cortical radiate artery)**은 활꼴동맥으로 갈라져 겉질조직에 혈액을 공급하기 위해 주행한다. 콩팥에서 나온 정맥혈은 정맥을 통해 흐르며 동맥과 같은 경로지만 **겉질부챗살정맥(cortical radiate vein)**에서 **활꼴정맥(궁상정맥, arcuate vein)**을 통해 **소엽사이정맥(소엽간정맥, interlobular vein)**, 그리고 **콩팥정맥(신정맥, renal vein)**으로 흐른다. 콩팥문에서 나와 아래대정맥(하대정맥, inferior vena cava)으로 들어간다. (정맥에는 구역정맥은 없다.)

Did you get it?

1. *콩팥은 복막뒤기관이다. 그 의미는?*
2. *콩팥의 가장 표면에서 요관까지 세 개의 주요 부위의 이름은?*

(답은 부록을 보시오.)

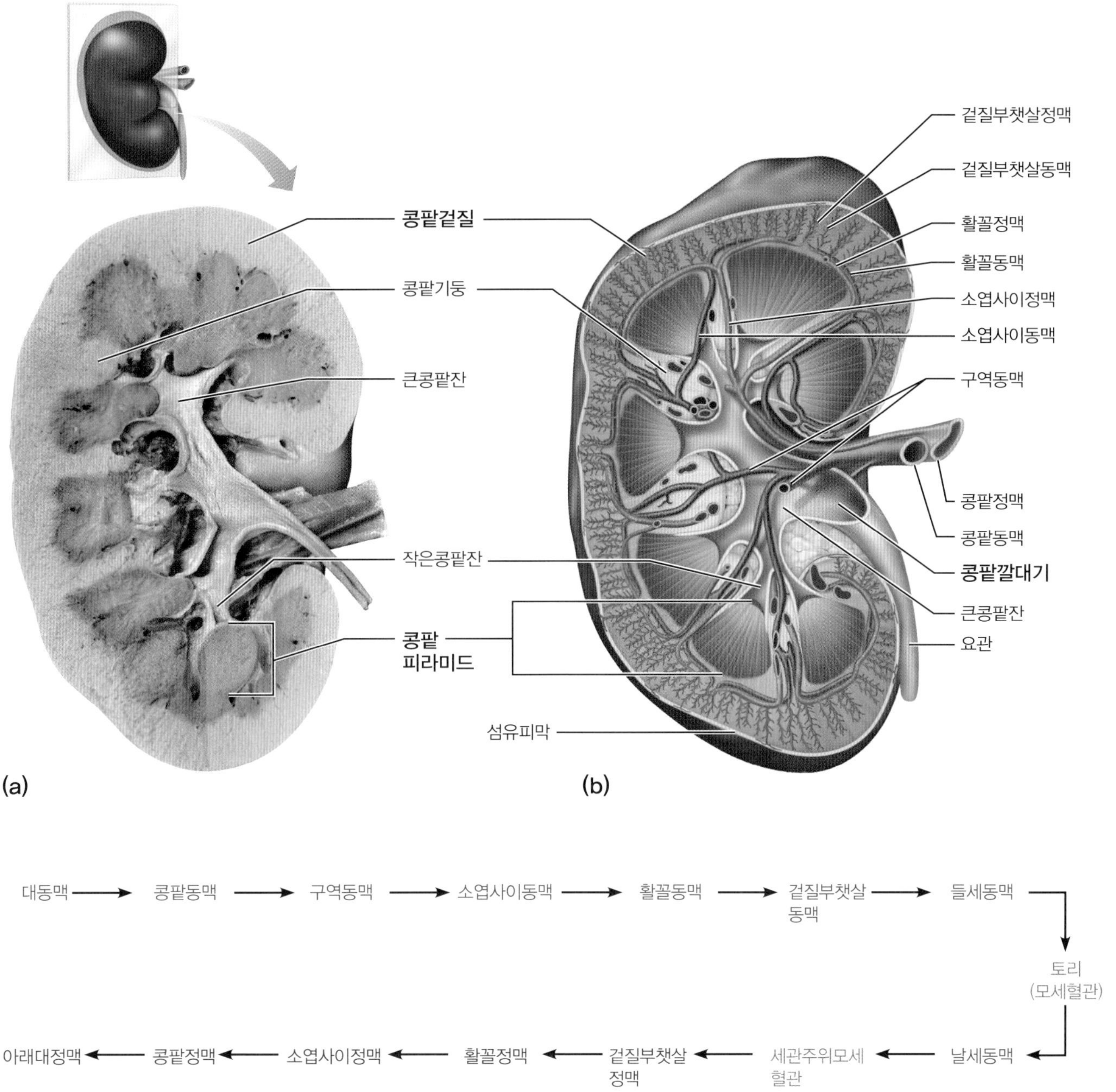

콩팥겉질
콩팥기둥
큰콩팥잔
작은콩팥잔
콩팥 피라미드

(a)

겉질부챗살정맥
겉질부챗살동맥
활꼴정맥
활꼴동맥
소엽사이정맥
소엽사이동맥
구역동맥
콩팥정맥
콩팥동맥
콩팥깔대기
큰콩팥잔
요관
섬유피막

(b)

대동맥 → 콩팥동맥 → 구역동맥 → 소엽사이동맥 → 활꼴동맥 → 겉질부챗살 동맥 → 들세동맥 → 토리 (모세혈관) → 날세동맥 → 세관주위모세혈관 → 겉질부챗살 정맥 → 활꼴정맥 → 소엽사이정맥 → 콩팥정맥 → 아래대정맥

(c)

그림 14.2 **콩팥(신장, kidney)의 속구조.** (a) 콩팥을 관상면으로 자른 사진. (b) 관상면으로 자른 콩팥을 그린 주요 혈관이 포함된 그림. (c) 콩팥혈관들을 요약정리.

콩팥단위(신원, Nephron)

14-3 콩팥단위는 콩팥의 구조적 기능적 단위로 이것의 해부학적 구조에 대해 설명한다.

콩팥단위(신원, nephron)는 소변을 만드는 역할을 하는 구조적, 기능적 단위이다. 각 콩팥(신장, kidney)은 수백만개의 콩팥단위를 가지고 있으며 수천개의 집합관(collecting duct)도 가지고 있어 이곳으로 콩팥단위에서 걸려진 체액

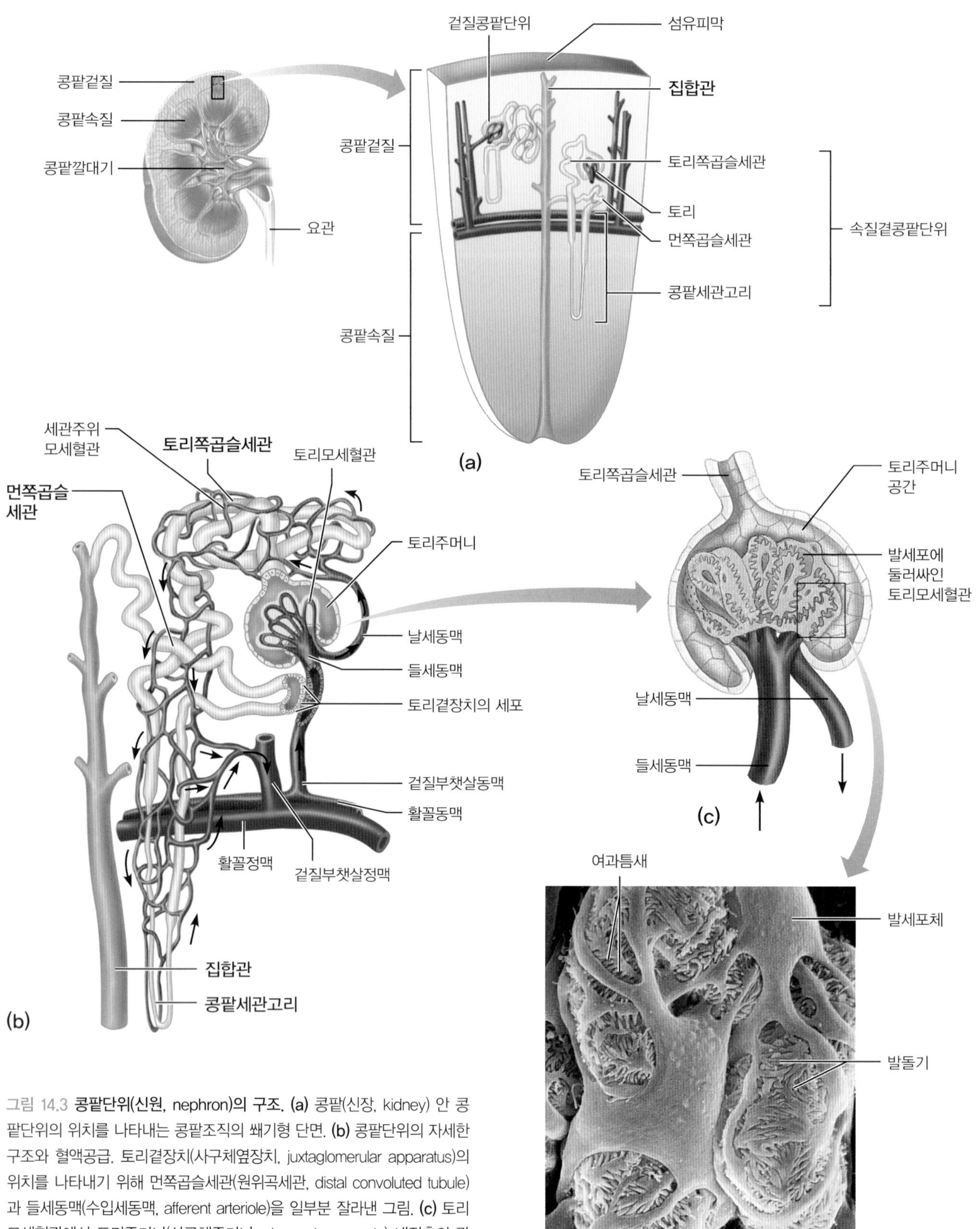

그림 14.3 **콩팥단위(신원, nephron)의 구조.** **(a)** 콩팥(신장, kidney) 안 콩팥단위의 위치를 나타내는 콩팥조직의 쐐기형 단면. **(b)** 콩팥단위의 자세한 구조와 혈액공급. 토리곁장치(사구체옆장치, juxtaglomerular apparatus)의 위치를 나타내기 위해 먼쪽곱슬세관(원위곡세관, distal convoluted tubule)과 들세동맥(수입세동맥, afferent arteriole)을 일부분 잘라낸 그림. **(c)** 토리모세혈관에서 토리주머니(사구체주머니, glomerular capsule) 내장층의 관계를 나타낸 그림. **(d)** 토리 모세혈관을 발세포(족세포, podocyte)가 싸고 있는 주사형 전자현미경 사진(scanning electron micrograph).

이 모여지고 이것을 콩팥깔대기(신우, renal pelvis)로 전달한다(그림 14.3).

각 콩팥단위는 두 개의 주요 구조물인 **콩팥소체(신소체, renal corpuscle)**와 콩팥세관(요세관, renal tubule)으로 구성되어 있다. **콩팥소체**는 모세혈관의 매듭인 **토리(사구체, glomerulus)**와 컵모양의 속이 빈 구조물로 야구장갑이 공을 잡은 것과 같이 토리를 완벽하게 감싸고 있다. 콩팥소체의 이 부분을 **토리주머니(사구체주머니, glomerular capsule)**라 한다. 이 주머니의 내장층(visceral layer)은 문어처럼 생긴 **발세포(족세포, podocyte)**로 형성되어 있다. 발세포는 발돌기(족돌기, foot process)라 불리는 긴 돌기를 내뻗고 있고 이 돌기는 서로 뒤얽혀 있으며 토리(사구체, glomerulus)를 감싸고 있다. 여과틈새(filtration slit)라 하는 구멍들이 발돌기 사이에 있기 때문에 발세포는 토리 주위 막에 "구멍"을 형성한다(그림 14.3c와 d).

콩팥단위의 나머지 부분인 **콩팥세관**은 길이가 약 3cm로 토리주머니에서 연장되었고 머리핀 모양의 고리를 만들기 전에 돌돌 말리고 꼬여있고 집합관과 연결되기 전에 다시 감아지고 비틀어진다. 세관의 이런 서로 다른 양상을 띄는 부위는 각각 이름을 가지고 있으며 (그림 14.3a와 b 참고) 토리주머니로부터 순서대로, **토리쪽곱슬세관(근위곡세관, proximal convoluted tubule)**, **콩팥세관고리(nephron loop)**, 그리고 **먼쪽곱슬세관(원위곡세관, distal convoluted tubule)**이다. 토리쪽곱슬세관에서 여과액에 노출된 세관세포의 표면은 치밀하게 미세융모로 덮여 있어 표면적을 엄청나게 증가시킨다. 세관의 다른 부분의 세관세포에도 미세융모가 있으나 그 수가 많지 않다.

대부분의 콩팥단위는 **겉질콩팥단위(피질신원, cortical nephron)**라고도 하는데 콩팥단위가 거의 겉질 안에 위치하기 때문이다. 몇 사례에서 겉질과 속질 연결지점에 위치한 콩팥단위를 **속질곁콩팥단위(수질옆신원, juxtamedullary nephron)**라 하고 이것의 콩팥고리는 속질 안 깊숙히 들어가 있다(그림 14.3a 참고). 많은 콩팥단위로부터 소변을 모으는 **집합관(collecting duct)**은 속질피라미드(medullary pyramid)를 통과해 아래로 내려가 피라미드에 줄무늬가 생기게 한다. 이것은 최종 소변 생성물을 콩팥잔(신배, calyx)과 콩팥깔대기(신우, renal pelvis)로 운반한다.

각 콩팥단위는 두 가지의 모세혈관 덩어리인 토리와 세관주위모세혈관(peritubular capillary)으로 연관된다(그림 14.3). 토리는 세동맥(arteriole)에 의해 혈액을 공급받고 세동맥으로 혈액을 흘러내보낸다. **들세동맥(수입세동맥, afferent arteriole)**은 겉질부챗살동맥(피질방사동맥, radiate artery)에서 일어나는 혈액 공급 혈관이고 **날세동맥(수출세동맥, efferent arteriole)**은 토리를 통과한 혈액을 받아들이는 혈관이다. 여과를 위한 특별한 구조물인 토리는 우리 몸에 있는 다른 모세혈관들과는 다르다. 토리는 세동맥으로부터 혈액을 공급받고 세동맥으로 흘러보내기 때문에 저항이 큰 혈관이라 들세동맥의 바깥지름이 날세동맥보다 더 크며 토리의 혈압은 다른 어떤 모세혈관들보다 무척 높다. 극히 높은 혈압은 체액과 단백질보다 작은 용질을 혈액에서 토리주머니로 밀어낸다. 이 여과의 99퍼센트는 콩팥세관 세포에 의해 결국 혈액이 세관주위모세혈관으로 다시 돌아간다.

세관주위모세혈관은 날세동맥에서 일어나 토리로 흘러들어간다. 토리의 높은 압력과는 달리 세관주위모세혈관은 압력이 낮으며 구멍난 혈관이 여과 대신 흡수에 적합하다. 세관주위모세혈관은 콩팥세관에 바짝 붙어 위치하며 이것은 세관을 통해 여과액이 재흡수한 용질과 물을 받기에 가장 좋은 위치이다. 세관주위모세혈관은 궁극적으로 겉질을 떠나 소엽사이정맥(소엽간정맥, interlobular vein)으로 배출한다.

소변형성(Urine Formation)

14-4 소변형성 과정에 대해 설명하고 여과, 재흡수, 분비와 관련된 콩팥단위 영역을 설명한다.

14-5 질소 노폐물을 제거하는 콩팥의 기능을 설명한다.

소변은 여과(filtration)와 재흡수(reabsorption), 분비(secretion)의 세 과정의 결과로 형성된다. (그림 14.4에서 이 과정에 대해 그림으로 설명함.)

여과(Glomerular Filtration)

토리는 여과 일을 하며 여과(filtration)는 혈액에서 콩팥세관의 토리주머니로 수동적 과정을 통해 체액 모두를 이동시킨다.

토리주머니에서 여과된 체액을 여과액(filtrate)이라 하고 이것은 본질적으로 혈장 단백이 제거된 혈장이다. 단백질과 혈액세포는 일반적으로 크기가 너무 커서 여과막을 통과하지 못하며 이들 중 하나가 소변에 나타나면 그것은 토리의 여과장치에 문제가 발생했다는 것을 의심할 수 있다.

재흡수(Tubular Reabsorption)

혈액에서 제거되어야 할 노폐물과 과도한 이온 이외에 여과액에는 많은 유용한 물질이 포함되어 있고 이 물질들은 여과를 통해 혈액으로 다시 회수되어야 한다. **재흡수(reabsorption)**는 여과액이 토리쪽곱슬세관(근위곡세관, proximal convoluted tubule)에 들어가는 순간 시작된다(그림 14.5). 세관세포를 "운송자"라고 하며 여과액에서부터 필요한 물질을 흡수하고 세관세포의 뒤쪽을 통과하여 세포바깥공간(세포외공간, extracellular space)으로 들어가 세관주위모세혈관(요세관주위모세혈관, peritubular capillary)에서 흡수된다. 몇몇 재흡수는 수동적으로 이루어지지만 대부분의 재흡수는 막을 이용하여 선택적인 능동운반과정에 의해 이루어진다. 유지해야 하는 물질은 운송자가 많고 우리 몸에서 사용되지 않는 물질에 대한 운송자는 거의 없거나 아예 없다. 포도당이나 아미노산과 같은 필요한 물질은 일반적으로 여과액에서 전적으로 제거된다.

질소노폐물(nitrogenous waste)은 거의 재흡수되지 않는다. 질소노폐물에는 다음과 같은 것들이 포함되어 있다.

- **요소**(urea)는 단백질 분해의 마지막 생산물로 아미노산이 에너지를 생산하는데 사용될 때 간에서 만들어진다.
- **요산**(uric acid)은 핵산이 대사될 때 분비된다.
- **크리아티닌**(creatinine)은 근육조직에서 크리아닌의 대사와 관계가 있다.

세관세포는 이 물질들을 재흡수하기 위한 운송수단을 적게 가지고 있기 때문에 여과액에 남아있는 경향이 있고 우

Q: 혈장 단백질을 생성하는 능력이 저하된 간질환 환자에서는 1번 과정에 어떤 변화가 발생하는가?(9장을 복습해 보시오.)

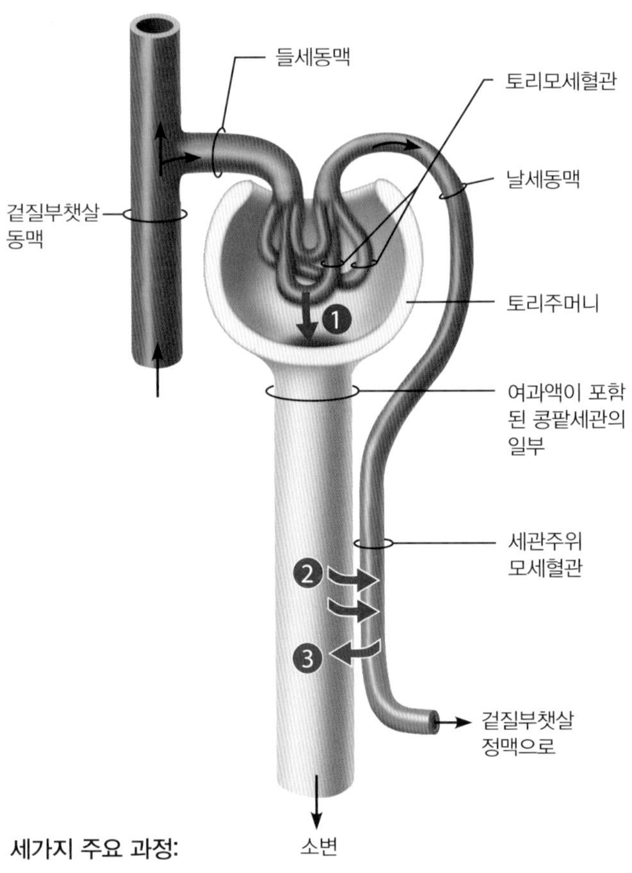

세가지 주요 과정:

1 → **여과:** 단백질보다 작은 물과 용질은 강제로 모세혈관 벽과 토리주머니의 구멍을 강제로 통과해 콩팥세관으로 이동한다.

2 → **재흡수:** 물, 포도당, 아미노산과 필요한 이온들은 여과액에서 세관세포로 이동되어 모세혈관으로 들어간다.

3 → **분비:** H^+, K^+, 크리아티닌과 약물은 세관주위혈관에서 제거되어 세관세포에 의해 여과액으로 들어간다.

그림 14.4 **콩팥단위를 한 개만 크게 펼쳐서 도식적으로 나타낸 그림.** 콩팥은 실제로 수백만개의 콩팥단위를 가지고 있다. 콩팥에서의 이 세 과정은 혈장의 구성을 조절한다.

A: 콩팥의 여과압과 혈장 단백질에 의한 혈액의 삼투압에 영향을 미친다. 위에서 설명된 사례에서는 혈압에 의한 여과가 저하된 삼투압으로 인하여 상쇄되지 않아 여과량이 정상보다 증가한다.

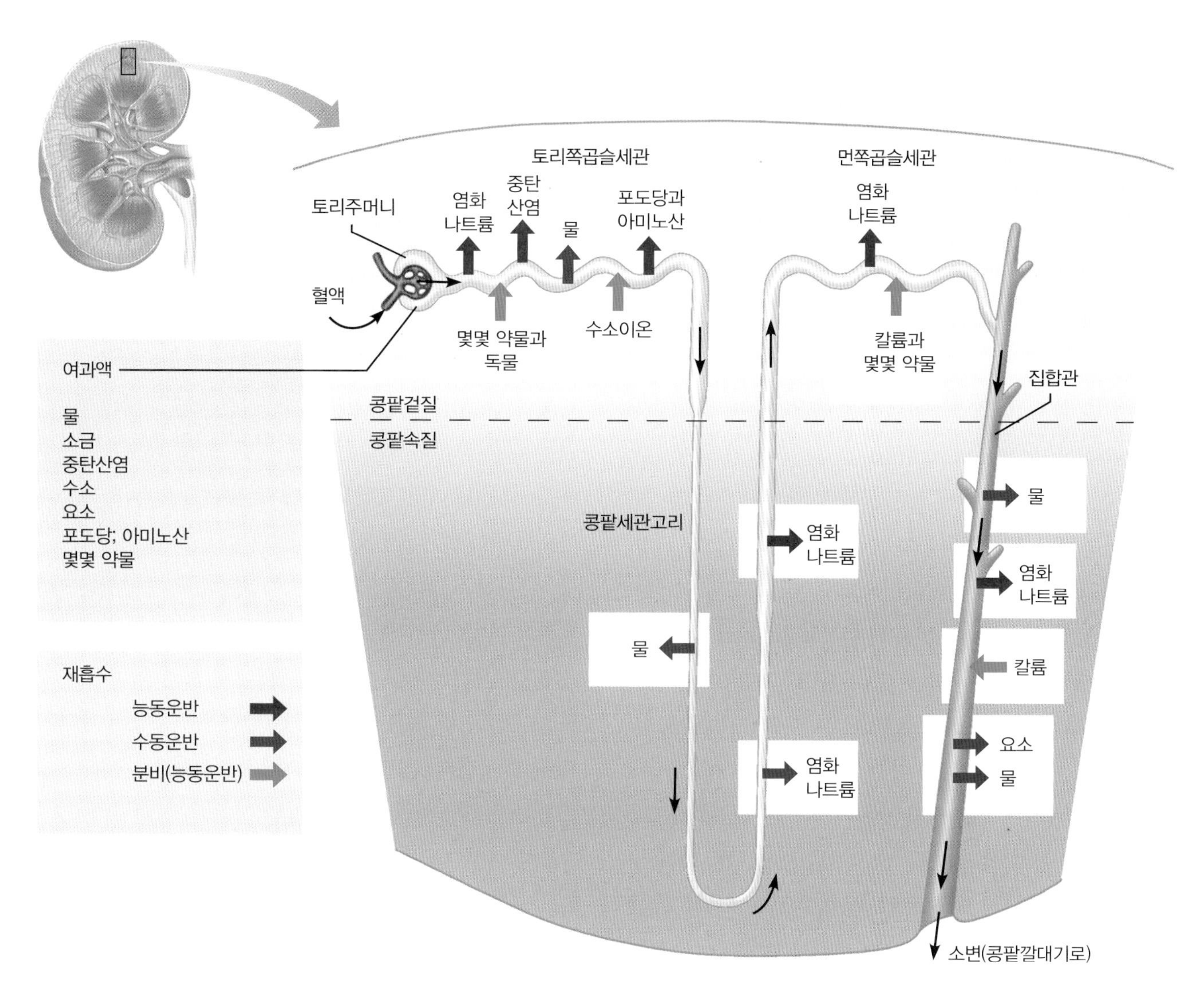

그림 14.5 콩팥단위에서 여과, 재흡수, 분비에 관여하는 부분.

리 몸에서 배출된 소변에서 높은 농도로 발견된다. 혈액을 구성하고 있는 전해질과 고유 pH의 유지를 위해 상황에 따라 여러 가지 이온들이 재흡수되거나 소변을 통해 배출된다. 대부분의 재흡수는 토리쪽곱슬세관에서 발생하며 먼쪽곱슬세관(원위곡세관, distal convoluted tubule)과 집합관에서도 활성화된다.

분비(Tubular Secretion)

분비(secretion)는 본질적으로 세관 재흡수의 반대이다. H^+와 K^+, 그리고 크레아티닌과 같은 몇몇 물질은 세관주위모세혈관의 혈액에서 세관세포를 통해 이동하거나 세관세포에서 여과액으로 이동하여 소변으로 제거된다. 이 과정은 특정 약물, 과도한 칼슘, 그리고 혈액의 pH를 조절하기 위한 추가적인 수단으로 여과액에서 이 물질들을 제거하기 위해 중요한 것으로 보인다(그림 14.5 참고).

Did you get it?

3. *콩팥의 구조적, 기능적 단위는 무엇인가?*
4. *콩팥세관의 두 가지 기능과 세관주위모세혈관의 한 가지 기능은 무엇인가?*

(답은 부록을 보시오.)

소변의 특성(Characteristics of Urine)

14-6 정상 소변의 구성 요소에 대해 설명한다.

24시간 동안, 놀랄만큼 복잡한 콩팥(신장, kidney)은 토리(사구체, glomerulus)를 통해 150L~180L의 혈장을 여과해서 세관으로 보내고 재흡수(reabsorption)와 분비(secretion)로 여과액에 물질을 추가하고, 24시간 동안 소변은 약 1L~1.8L 생산된다. 소변과 여과액은 아주 다르다. 여과액은 단백질을 제외한 혈장의 모든 것이 포함되어 있으나 집합관에 도달하면 여과액은 물과 우리 몸에서 필요로하는 이온들과 영양분의 대부분을 잃는다. 그 후 남은 물질인 소변(urine)에는 질소노폐물과 필요없는 물질들이 포함되어 있다. 우리가 건강하다고 가정하면, 우리의 콩팥은 식이와 세포 활동의 다양한 변화에도 불구하고 혈액 성분을 꽤 일정하게 유지할 수 있다.

방금 배출된 소변은 일반적으로 깨끗하고 옅거나 짙은 노란색을 띤다. 일반적인 노란색은 우리 몸에서 헤모글로빈(hemoglobin)의 파괴로 인해 생성된 우로크롬(urochrome) 때문이다. 소변에 용질이 좀 더 많으면 색이 짙은 노란색이 된다. 희석된 소변은 옅은 밀짚색을 띄며 때때로 소변이 노란색이 아닌 다른 색일 경우도 있다. 이것은 섭취한 음식 혹은 소변에 쓸개즙(담즙, bile)이나 혈액이 있을 경우 나타날 수 있다.

소변이 만들어질 때 소변은 무균상태이고 향내를 내는 성질을 가지고 있다. 이를 상온에서 방치하면, 소변에 있는 용질에서 박테리아가 활성화되어 암모니아 냄새가 발생한다. 몇몇 약물들, 아스파라거스와 같은 채소, 그리고 당뇨와 같은 질환들은 통상적으로 소변의 냄새를 변화시킨다.

소변의 pH는 일반적으로 약산성 (약 pH 6)이나 우리 몸의 대사와 섭취한 음식물에 의해 변화한다. 예를 들어, 단백질이 풍부한 음식물이나 통밀로 만든 음식물을 섭취하면 소변이 완전히 산성이 되기 때문에 이러한 식품을 산성식품(acid food)이라고 한다. 반대로, 채식위주의 식품을 알칼리성식품(alkaline food)이라고 하는데 이런 식품들은 콩팥에서 많은 알칼리를 배출해 소변을 완전히 알칼리로 만들기 때문이다. 비뇨계통의 염증은 소변을 알칼리로 만드는 원인이 된다.

소변은 물에 용질이 포함되어 있기 때문에 소변이 증류수보다 더 무겁고 더 농도가 짙다. **비중(specific gravity)**이라는 단어는 소변이 증류수에 비해 얼마나 더 무거운지를 비교하는데 사용된다. 순수한 물의 비중은 1.0인 반면, 소변의 비중은 일반적으로 희석된 것은 1.001, 농축된 소변은 1.035 이다. 소변은 일반적으로 물을 과도하게 많이 섭취한 경우, 이뇨제를 복용하는 경우, 혹은 만성신부전(chronic renal failure)이 있는 경우, 콩팥에서 농축하는 기능을 상실한 경우에 희석된다. 높은 비중의 소변이 형성되는 것은 충분하지 않은 수분 섭취, 발열, 신우신염(pyelonephritis)이라 불리는 콩팥의 염증 때문이다.

소변에서 발견되는 용질은 일반적으로 나트륨 이온, 칼륨 이온, 요소, 요산, 크레아티닌, 암모니아, 중탄산염 이온, 그리고 여러 가지 다른 이온들이다. 특정 질환이 있는 경우, 소변 구성물은 대폭 변경될 수 있으며 소변에 비정상적인 물질이 있는 경우 문제를 진단하는데 종종 도움이 된다. 포도당, 혈장단백, 적혈구, 헤모글로빈, 백혈구, 그리고 쓸개즙은 소변에서 일반적으로 발견되지 않는 물질이다.

Did you get it?

5. *소변의 비중을 물의 비중과 비교하고 그 이유를 설명하시오.*

(답은 부록을 보시오.)

요관, 방광, 요도(Ureter, Urinary bladder, Urethra)

14-7 요관, 방광, 요도의 일반적인 구조와 기능에 대해 설명하시오.

14-8 남자와 여자 요도의 진로와 길이를 비교하시오.

14-9 배뇨에 대해 설명하시오.

14-10 바깥요도조임근과 속요도조임근의 차이를 설명하시오.

요관(Ureter)

요관(ureter)은 오른쪽, 왼쪽 두 개로 그 길이가 각각 25cm, 30cm이고 바깥지름이 6mm인 가느다란 관이다. 각각의 요관은 콩팥문(신문, renal hilum)에서 방광(urinary bladder)

의 뒷면까지 연결되어 예각으로 들어가는 관으로 복막의 뒤에 위치한다(그림 14.1 참고, 그림 14.6). 각 요관의 위쪽 끝은 콩팥깔대기(신우, renal pelvis)와 연결되어 있으며 요관의 점막은 콩팥깔대기에서 방광까지 연결되어 있다.

본질적으로, 요관은 소변을 콩팥에서 방광까지 운반하는 통로이다. 소변이 단순히 중력에 의해 방광으로 배출된다고 할 수 있지만 요관은 소변 이동에 적극적인 역할을 한다. 요관 벽의 민무늬근육층이 꿈틀운동을 이용하여 소변을 방광으로 이동하도록 수축한다. 소변이 방광으로 들어가면, 소변이 요관으로 역류하는 것을 방지하기 위한 작은 판막모양의 접힌 부분이 요관 구멍에 위치한다.

방광(Urinary Bladder)

방광(urinary bladder)은 일시적으로 소변을 저장하는 부드럽고 접을 수 있는 근육으로 된 주머니이다. 방광은 복막 뒤, 골반안, 두덩결합(치골결합, pubic symphysis) 뒤에 위치한다. 방광의 안쪽을 살펴보면 요관(ureter)과 연결된 두 개의 구멍과 방광에서 소변이 비워지는 요도(urethra)와 연결된 하나의 구멍, 총 세 개의 구멍이 보인다(그림 14.6). 이 세 개의 구멍에 의해 형성된 방광 바닥의 부드러운 삼각형 부위를 **방광삼각(trigone of bladder)**이라 한다. 방광삼각은 임상적으로 중요한 부위로 염증이 이 부위에서 지속되는 경향이 있기 때문이다. 남자의 경우 전립샘(전립선, prostate gland)이 방광의 목을 감싸고 있으며 요도와 연결된다.

방광의 벽은 민무늬근육 세 개의 층을 포함하고 있으며 총괄적으로 방광배뇨근(detrusor muscle)이라 하며 방광 벽을 덮고 있는 점막은 이행상피(transitional epithelium)로 상피의 특별한 형태이다. 이러한 구조적 특징은 방광을 소변을 저장하는 기능에 적합하게 만든다. 방광이 비여있을 때 방광은 납작해지고 길이가 거의 5~7.5cm 정도 이며 방광벽이 두꺼워지고 접혀진다. 소변이 방광에 차면 방광은 팽대되고 배 안으로 올라온다(그림 14.7). 방광의 근육벽은 늘어나고 이행상피는 얇아져 부피가 증가되고 방광안의 압력이 증가되지 않고 좀 더 많은 소변을 저장할 수 있게 한다. 적당히 방광이 차면 길이가 약 12.5cm 정도가 되

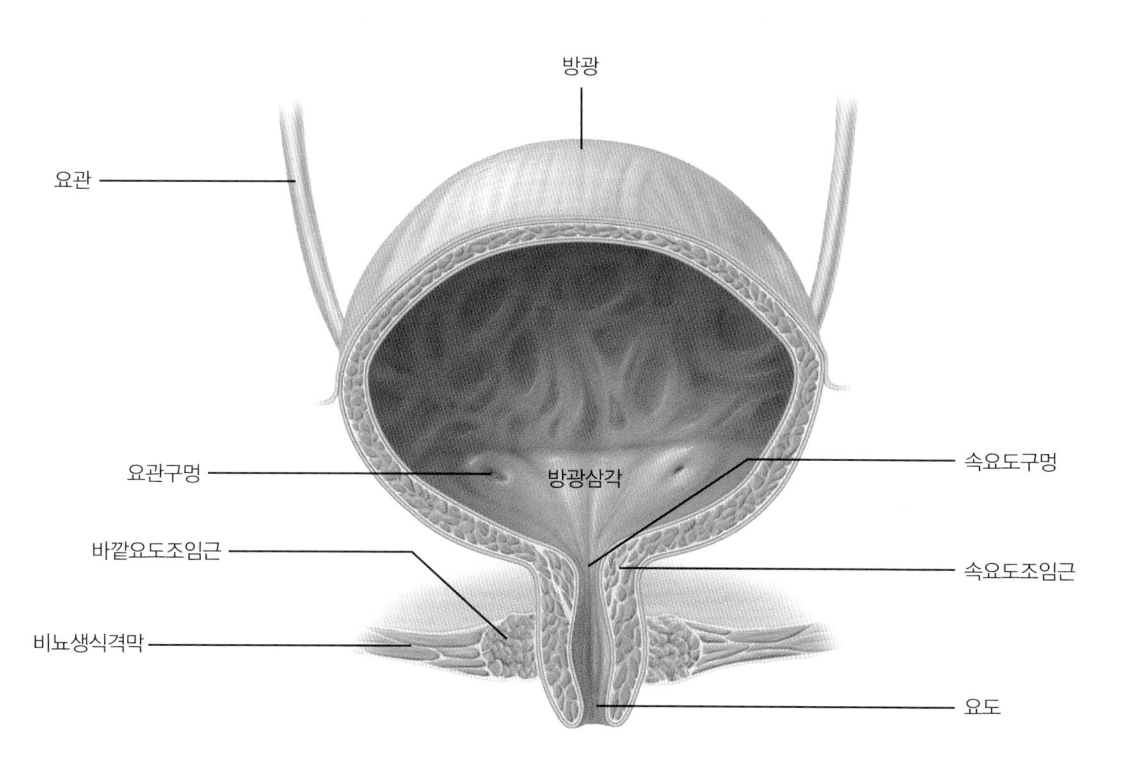

그림 14.6 여자 방광과 요도의 기본적 구조.

SYSTEMS IN SYNC

비뇨계통(Urinary System)과 다른 계통의 항상성 상관관계

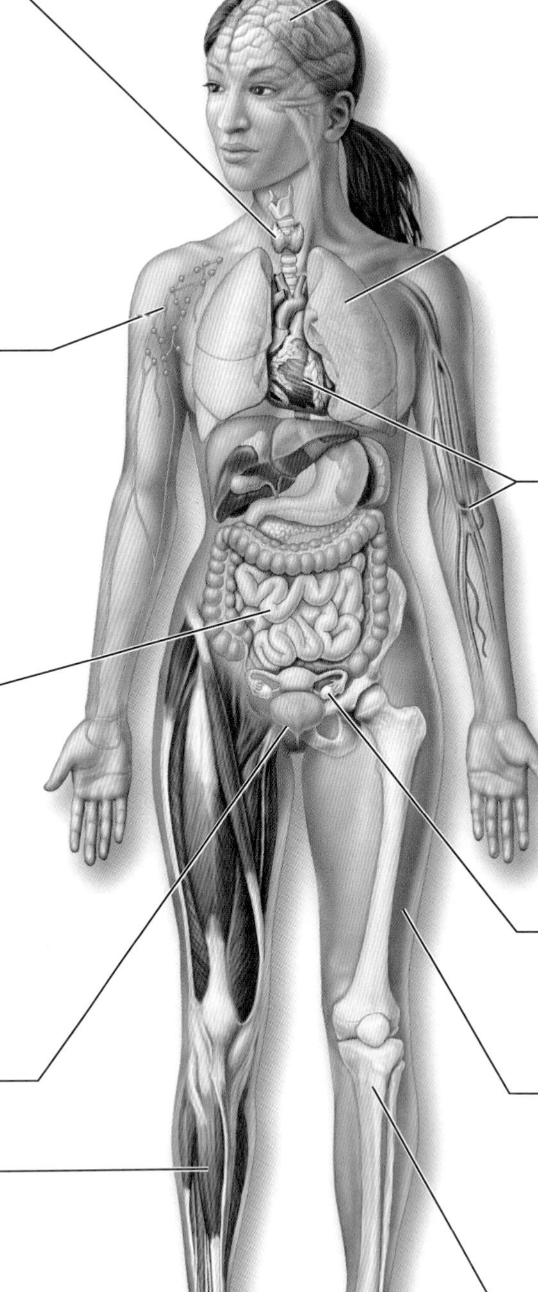

내분비계통

- 콩팥(신장, kidney)은 질소노폐줄 제거; 체액, 전해질, 그리고 혈액의 산–염기 균형을 유지; 적혈구형성인자(erythropoietin)를 생산한다

림프계통/면역

- 콩팥은 질소노폐물을 제거; 체액, 전해질, 혈액의 산–염기 균형을 유지한다
- 유출된 혈장액을 심혈관계통으로 돌려보냄으로, 림프관은 콩팥 기능에 필요한 정상 혈압을 유지하도록 도움; 면역세포는 비뇨계통 장기를 감염, 암, 그리고 다른 이물질로부터 보호한다

소화계통

- 콩팥은 질소노폐물을 제거; 체액, 전해질, 그리고 혈액의 산–염기 균형을 유지; 칼슘 흡수에 필요한 비타민 D를 활성화한다
- 소화계통 장기들은 콩팥세포에 필요한 영양분 제공; 간은 콩팥에서 제거하는 요소와 질소노폐물의 대부분을 합성한다

비뇨계통

근육계통

- 콩팥은 질소노폐물 제거; 체액, 전해질, 혈액의 산–염기 균형 유지; 근육활동에 중요한 세포바깥액 안의 Na^+, K^+, Ca^{2+} 함유량을 콩팥에서 조절한다
- 골반가로막(골반격막, pelvic diaphragm)과 바깥요도조임근(외요도괄약근, external urethral sphincter)의 근육은 자발적으로 배뇨를 조절하는 기능이 있다; 크레아티닌은 근육의 대사로 형성된 질소노폐물로 콩팥에 의해 배설된다

신경계통

- 콩팥은 질소노폐물을 배설; 체액, 전해질, 혈액의 산–염기 균형을 유지; 바깥세포액의 Na^+, K^+, Ca^{2+} 함유량을 콩팥에서 조절한다

호흡계통

- 콩팥은 질소노폐물 제거; 체액, 전해질, 혈액의 산–염기 평형을 유지한다
- 호흡계통은 콩팥세포에 산소를 제공; 이산화탄소 제거; 허파에 있는 세포에서 엔지오텐신 I을 엔지오텐신 II로 전환한다

심혈관계통

- 콩팥은 질소노폐물 제거; 체액, 전해질, 혈액의 산–염기 균형 유지; 혈액을 유지하기 위해 Na^+와 수분을 조절한다. Na^+, K^+와 Ca^{2+}의 조절은 일반적인 심장기능을 유지하는데 도움을 준다
- 동맥혈압은 토리여과의 강력한 힘; 혈관은 영양분, 산소 등을 비뇨장기로 이동시킨다

생식계통

- 콩팥은 질소노폐물 제거, 체액, 전해질, 혈액의 산–염기 균형을 유지한다

피부계통

- 콩팥은 질소노폐물 제거; 체액, 전해질, 혈액의 산–염기 균형을 유지한다
- 피부는 외부보호장벽 제공; 비타민 D 합성과 수순을 손실하는 역할을 한다

뼈대계통

- 콩팥은 질소노폐물 제거; 체액, 전해질, 혈액의 산–염기 균형을 유지한다
- 가슴우리(흉곽, rib cage)의 뼈는 콩팥을 보호한다

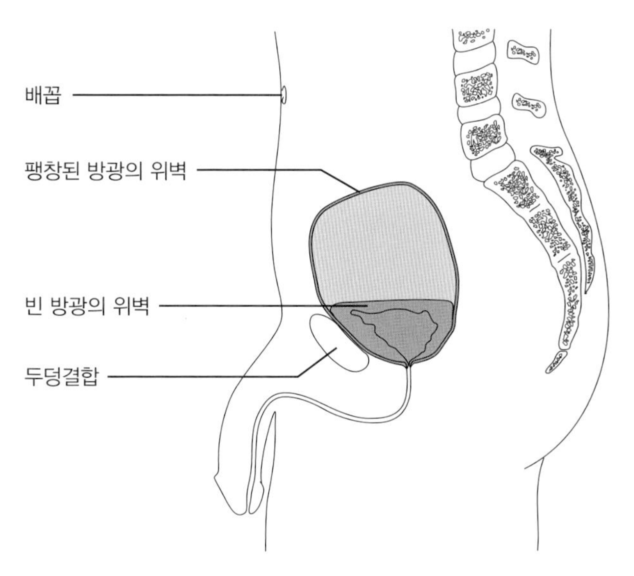

그림 14.7 **소변이 차 있을 때와 비었을 때 남자 방광의 위치와 모양.**

고 소변은 약 500ml 정도 유지할 수 있으나 두 배 이상의 양을 보유할 수 있다. 방광이 소변에 의해 늘어나면 단단해지고 배 모양이 되며 두덩결합 위에서 만질 수 있다. 소변은 콩팥에서 계속적으로 만들어지지만 배뇨하기 편할 때까지 소변이 방광에서 일반적으로 저장된다.

요도(Urethra)

요도(urethra)는 얇은 벽의 관으로 꿈틀운동에 의해 소변을 방광에서 우리 몸 밖으로 이동시킨다. 방광과 요도가 만나는 부분에는 민무늬근육(평활근, smooth muscle)이 두꺼워진 부분이 있는데 이것을 **속요도조임근(안요도괄약근, internal urethral sphincter)**이라 하고 불수의근으로 소변이 통과하지 않을 때는 요도를 닫은 상태로 유지한다(그림 14.6 참고). 두 번째 조임근인 **바깥요도조임근(외요도괄약근, external urethral sphincter)**은 뼈대근육(골격근, skeletal muscle)으로 되어 있고 골반가로막(골반저, pelvic floor)을 통해 요도가 통과한다. 이 조임근은 자발적으로 조절된다. 요도의 길이와 기능은 성별에 따라 차이가 있다. 남자의 경우, 길이가 대략 20cm 이며 부위에 따라 다음과 같이 세 부분으로 나눌 수 있다(그림 15.2a): 전립샘요도(전립선요도, prostatic urethra), 막요도(막양부요도, membranous urethra), 그리고 해면체요도(spongy urethra). 요도는 그 길이를 따라 아래로 이동한 후 음경(penis)의 끝으로 열린다. 남자의 요도는 두 가지 기능을 가지고 있다. 하나는 소변을 우리 몸 밖으로 이동시키는 것이고 다른 하나는 정자(sperm)를 우리 몸에서 사정하는 통로를 제공하는 것이다. 따라서 남자의 요도는 비뇨계통(urinary system)과 생식계통(reproductive system)에 모두 포함된다.

여자의 경우, 요도의 길이는 약 3~4cm 정도이며 바깥요도구멍(외요도공, external urethral orifice)은 질구멍의 앞에 위치한다(그림 15.8a 참고). 여자의 요도는 방광에서 우리 몸 밖으로 소변을 내보내는 기능을 한다.

배뇨(Micturition)

배뇨(micturition, voiding)는 방광(urinary bladder)을 비우는 행위이다. 앞에서 언급한 것과 같이, 속요도조임근(내요도괄약근, internal urethral sphincter)과 바깥요도조임근(외요도괄약근, external urethral sphincter)이 방광에서 소변의 흐름을 조절한다(그림 14.6 참고). 일반적으로, 방광은 200ml까지 소변을 축적할 수 있다. 200ml 정도 소변이 차면 방광 벽이 늘어나면서 뻗침수용기(신장수용기, stretch receptor)를 활성화시킨다. 척수(spinal cord)의 엉치부위(천골부, sacral region)에 자극이 전달되고 다시 골반내장신경(pelvic splanchnic nerve)을 통해 방광을 자극하여 반사수축을 일으킨다. 수축이 강해지면, 저장되었던 소변은 속요도조임근을 통해 요도의 위부분으로 이동한다. 그러면 사람들이 요의를 느끼게 되고 그 아래에 있는 뼈대근육으로 된 바깥요도조임근을 수의적으로 조절할 수 있기 때문에 우리가 방광의 폐쇄를 유지하고 방광 비우기를 일시적으로 연기하는 것을 선택할 수 있다. 하지만 만일 그 반대의 상황이라면 소변을 몸 밖으로 배출할 수 있도록 바깥요도조임근이 이완될 수 있다. 사람이 배뇨하지 않는 것을 선택한다면 방광의 수축 반사가 몇 분 내에 멈춰지고 소변은 계속 방광 안에 축적된다. 소변이 200~300ml 이상 축적이 되면 배뇨반사가 다시 발생한다. 결국, 배뇨는 사람의 의지에 따라 발생된다.

요약

콩팥(신장, kidney)

1. 한 쌍의 콩팥(신장, kidney)은 허리부위(요부, lumbar region) 위쪽 복막 뒤에 위치하고 있다. 각 콩팥에는 안쪽으로 들어간 콩팥문(신문, renal hilum)이 있고 이 곳에서 콩팥동맥(신동맥, renal artery), 콩팥정맥(신정맥, renal vein), 그리고 요관(ureter)을 관찰할 수 있다. 각 콩팥은 질긴 섬유피막(fibrous capsule)으로 싸여 있고 지방 쿠션이 우리 몸의 벽에 위치하게 잡아주고 있다.
2. 콩팥을 세로로 길게 잘라보면 바깥에 콩팥겉질(신피질, renal cortex), 안쪽에 콩팥속질(신수질, renal medulla), 그리고 콩팥깔대기(신우, renal pelvis)를 볼 수 있다. 콩팥깔대기가 확장되어 콩팥피라미드(신추체, renal pyramid)를 감싸고 소변을 수집한다.
3. 콩팥으로 들어가는 콩팥동맥(신동맥, renal artery)은 구역동맥(segmental artery)과 엽사이동맥(엽간동맥, interlobar artery)으로 나누어져 속질을 통과해 바깥을 향해 주행한다. 엽사이동맥은 활꼴동맥(궁상동맥, arcuate artery)으로, 겉질부챗살동맥(피질방사동맥, cortical radiate artery)을 분지하여 콩팥겉질에 혈액을 공급한다.
4. 콩팥단위(신원, nephron)는 콩팥의 구조적 기능적 단위로 토리(사구체, glomerulus)와 통팥세관(신세관, renal tubule)으로 구성되어 있다. 콩팥세관은 토리주머니(사구체주머니, glomerular capsule), 토리쪽곱슬세관(근위곡세관, proximal convoluted tubule), 콩팥세관고리(nephron loop), 먼쪽곱슬세관(원위곡세관, distal convoluted tubule)으로 나누어져 있다. 세관주위모세혈관은 콩팥단위와 연결되어 있다.
5. 콩팥단위의 기능에는 여과(filtration), 재흡수(reabsorption), 분비(secretion)가 있다. 여과액 형성은 토리의 높은 압력에 기인한다. 여과액은 기본적으로 혈장단백을 제외한 혈장이다. 재흡수는 세관세포에 의해 일어나며 필요한 물질인 아미노산, 포도당, 물, 그리고 몇몇 이온들은 여과액에서 제거되어 혈액으로 다시 돌아간다. 세관세포는 물질을 여과액으로 분비하기도 한다. 분비는 우리 몸에서 약물과 과도한 이온을 제거하고 혈액의 산-염기 균형을 유지하는데 중요하다.
6. 소변은 깨끗하고 노란색이고 일반적으로 약 산성이나 pH 값이 넓게 다양하다. 일반적으로 소변에서 발견되는 물질들은 질소노폐물, 물, 다양한 이온들이다. 일반적으로 소변에 없는 물질들은 포도당, 혈액 단백질, 혈액, 고름, 그리고 쓸개즙이다.

요관(ureter), 방광(urinary bladder), 요도(urethra)

1. 요관(ureter)은 각 콩팥(신장, kidney)에서 방광으로 이어진 가는 관으로 소변을 콩팥에서 방광까지 꿈틀운동으로 이동시킨다.
2. 방광은 근육주머니로 두덩결합(치골결합, pubic symphysis) 뒤에 있다. 두 개의 요관과 한 개의 요도와 연결되어 있으며 남자의 경우 전립샘(전립선, prostate gland)이 요도를 감싸고 있다. 방광의 기능은 소변을 저장하는 것이다.
3. 요도는 방광에서 우리 몸 밖으로 소변을 내보내는 관으로 여자의 경우 그 길이가 3~4cm 정도이고 오직 소변만 이용한다. 남자의 경우 길이가 20cm이고 소변과 정자가 모두 이용한다. 민무늬근육(평활근, smooth muscle)으로 된 속요도조임근(내요도괄약근, internal urethral sphincter)이 방광과 요도가 만나는 부분에 있고 뼈대근육(골격근, skeletal muscle)의 바깥요도조임근(외요도괄약근, external urethral sphincter)은 좀 더 아래에 위치한다.
4. 배뇨(micturition)는 방광을 비우는 것으로 배뇨반사는 방광벽의 뻗침수용기(stretch receptor)가 자극될 때 불수의근인 속요도조임근이 열리는 원인이 된다. 바깥요도조임근은 자발적으로 조절되기 때문에 배뇨가 일시적으로 지연될 수 있다.

Review questions

Multiple choice

정답이 여러 개일 수 있습니다.

1. 다음 중 무엇이 토리인가?
   a. 콩팥세관과 같다.
   b. 토리주머니와 같다.
   c. 콩팥단위와 같다.
   d. 모세혈관

2. 소변이 요관을 지나가는 원리는?
   a. 섬모작용
   b. 오직 중력
   c. 꿈틀운동
   d. 흡인

3. 다음 중 콩팥세관에서의 분비에 의존하는 것은?
   a. 혈액으로부터 페니실린 제거
   b. 재흡수된 질소노폐물 제거
   c. 혈액에서 과도한 칼륨이온 제거
   d. 혈액의 pH 조절

short answer essay

4. 비뇨계통 기관의 이름을 말하고 각 기관의 일반적인 기능에 대해 설명하시오.

5. 우리 몸에서의 콩팥의 위치를 설명하시오.

6. 콩팥을 세로로 길게 자른 단면을 그리고 보이는 각각의 구조물의 이름을 설명하시오.

7. 콩팥세관에서 하루에 약 150L의 혈장이 여과되지만 소변은 오직 1~2L 정도만 만들어진다. 나머지 혈장에는 어떤 일이 일어나는지 설명하시오.

8. 토리의 기능에 대해 설명하시오.

9. 여과액과 소변의 차이점에 대해 설명하시오.

10. 속요도조임근과 바깥요도조임근이 구조적으로 기능적으로 어떻게 다른 지 설명하시오.

11. 배뇨와 배뇨반사에 대해 설명하시오.

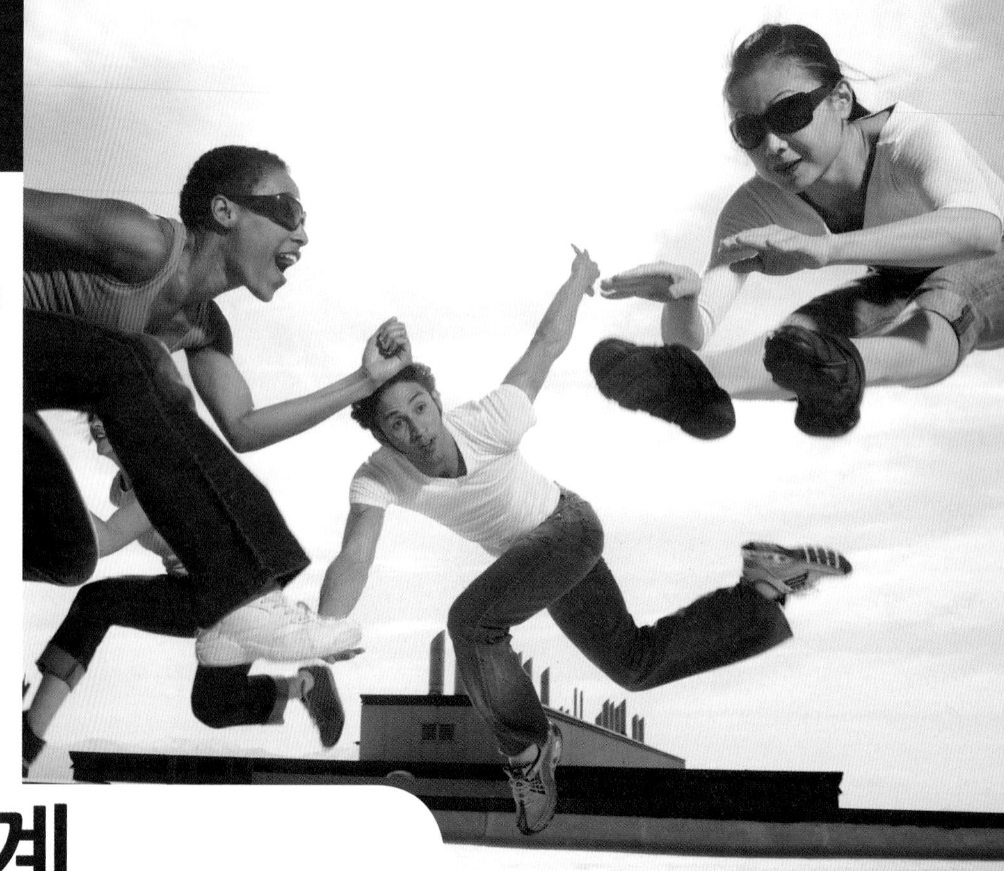

15

기능 소개

- 생식기계는 자식을 생산하여 종의 연속성을 보장한다.

생식기계

15-1 생식기계 장기의 공통적인 목적을 설명하시오.

대부분의 장기들(most organ systems)의 기능은 거의 개개인의 안녕을 지속적으로 유지하는 데 있다. 그러나 생식기계는 청소년이 될 때까지는 발달되지 않는다. **생식샘**(gonads) 또는 **일차생식장기**(primary sex organs)는 남성은 고환(testes)이며, 여성에서는 난소(ovaries)이다. 생식샘은 성세포 또는 **생식체**(gametes)를 만들며, 성호르몬을 분비한다. 나머지 생식기계는 **보조생식장기**(accessory reproductive organs)이다. 비록 남성과 여성의 **생식기계**(reproductive systems)는 확연히 다르지만, 공통적인 목적은 자손의 생산이다. 남성의 생식에서의 역할은 **정자**(sperm)로 불리는 남성 생식체 생산과, 이 생식체를 여성의 생식관으로 전달하는 것이다. 여성의 역할은 **난자**(ova or eggs)로 불리는 여성 생식체를 생산하고, 적절한 시기에 정자와 난자를 결합하여 새로운 개체의 첫 번째 세포인 수정란을 만드는 역할이다. 일단 수정이 일어나면, 여성의 자궁이 후에 태아(fetus)로 불리게 되는 배아(embryo)에게 출산 시점까지 안전한 환경을 제공한다. 성호르몬은 생식장기의 발달이나 기능, 성행위나 성욕에 중요한 역할을 한다. 또한 이 호르몬은 신체 다른 장기나 조직들의 성장과 발달에도 영향을 미친다.

남성 생식기계의 해부학(Anatomy of the Male Reproductive System)

15-2 적절한 그림을 골라 남성 생식기계 장기들을 확인하고, 각각의 일반적 기능을 설명하시오.

15-3 고환의 내분비, 외분비 생성물의 이름을 기술하시오.

15-4 정액의 구성 성분과 그것을 만드는 분비샘의 이름을 설명하시오.

15-5 정자가 고환에서 체외로 나가는 경로를 확인해보시오.

15-6 발기와 사정, 그리고 포경수술을 정의해 보시오.

이미 기술하였듯이 남성의 일차성기는 한 쌍의 **고환(testes)**, 즉 남성 생식샘으로, 외분비기능(정자생성)과 내분비기능(테스토스테론 생성)이 있다. 보조생식기관에는 정자를 체외나 여성생식관으로 보내는 것을 돕는 도관이나 분비샘들이 있다.

고환(Testes)

자두만한 크기의 고환은, 길이가 약 4cm(1.5 inches)이고 폭이 2.5cm(1 inch) 정도이다. 백색막(tunica albuginea)으로 불리는 섬유성 결합조직막이 각각의 고환을 싸고 있다. 이 막은 고환 안으로 연장되어 들어가서, 많은 수의 쐐기 모양의 소엽(lobules)으로 고환을 나누게 된다. 각 소엽은 하나에서 네 개의 실질적인 "정자 생성 공장"인 단단히 꼬인 **정세관(seminiferous tubules)**을 가지고 있다(그림 15.1). 각 정세관들은 고환의 한쪽에 위치한 다른 도관들의 조합인 **고환그물(rete testis)**로 정자를 보낸다. 정자는 고환그물을 지나 고환의 외벽에 바짝 붙어있는 생식관계의 첫 부위인 부고환(epididymis)으로 들어간다. 정세관을 둘러싸고 있는 부드러운 결합조직에는 안드로겐을 생성하는 기능적으로 뚜렷이 구분되는 **사이질세포(interstitial cells)**가 있다 – 안드로겐의 중요한 성분은 테스토스테론(testosterone)이

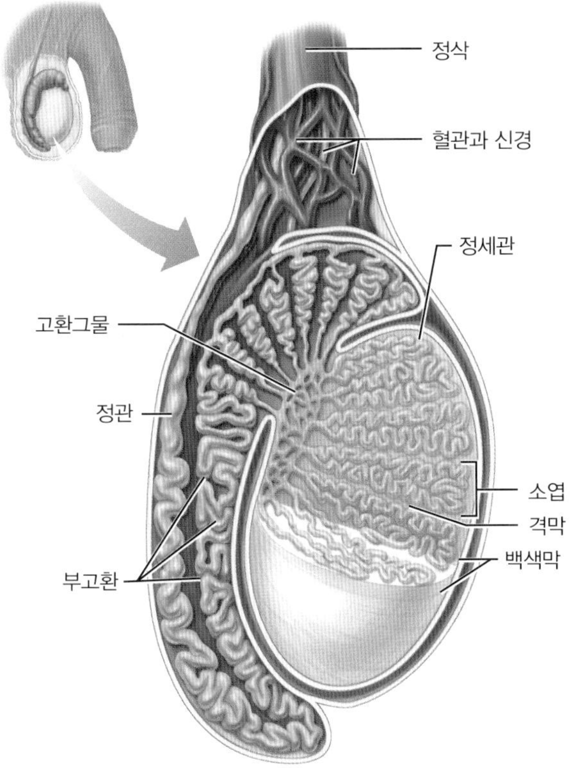

그림 15.1 **고환과 연관된 부고환의 시상면.**

다. 그러므로 고환의 정자를 생성하고, 호르몬을 생성하는 기능이 완전히 다른 세포군에 의해서 수행되게 된다.

생식관계(Duct System)

체내에서 정자의 이송을 담당하는 생식관계에 속하는 보조장기로는 부고환(epididymis), 정관(ductus deferens) 그리고 요도(urethra)가 있다(그림 15.2).

부고환(Epididymis)

컵 모양의 단단히 꼬인 6m(20 feet) 길이의 **부고환(epididymis)**은 고환의 뒷면을 감싸고 있다(그림 15.1을 보시오). 부고환은 남성 생식관계의 첫 번째 부위로 고환으로부터 들어온 미성숙한 정자를 임시적으로 보관하는 장소이다. 정자가 부고환의 구불구불한 경로를 지나가면서(약 20일이 걸린다) 성숙되고 유영할 수 있는 능력을 획득하게 된다. 남성이 성적으로 자극받아 사정하게 되면, 부고환벽이 수축하여 정자를 생식관계의 다음 부위, 즉 정관으로 보내게 된다.

Q: 이 그림에서 전립샘 비대가 비뇨기계 질환을 초래하는 현상을 확인할 수 있다. 어떤 기전인가?

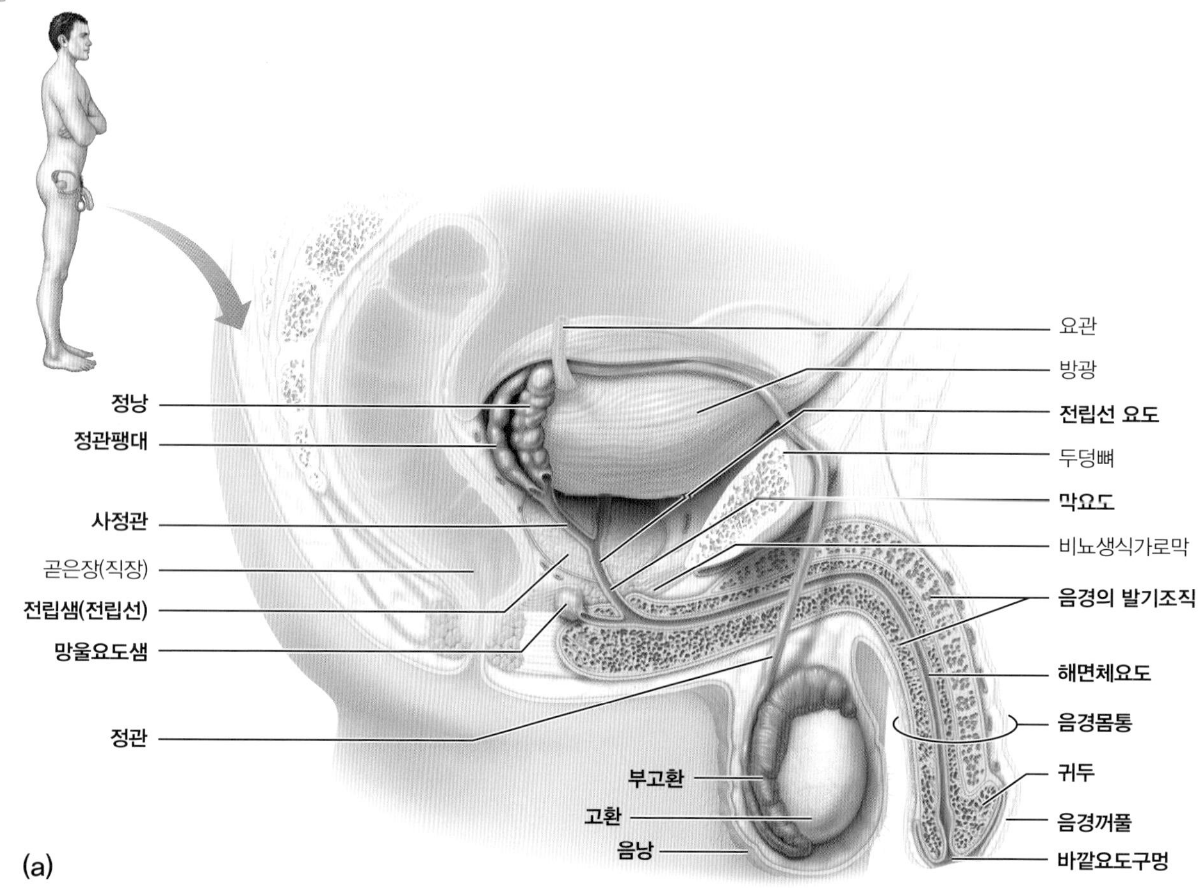

그림 15.2 **남성의 생식장기. (a) 시상면.**

정관(Ductus Deferens)

정관(ductus deferens or vas deferens)은 부고환으로부터 위쪽으로 올라가서 샅굴을 통해 골반안(골반강, pelvic cavity)으로 들어가고 방광의 위쪽으로 활 모양을 그리며 지나간다. 이 정관은 혈관과 신경들과 함께 결합조직막으로 싸여 **정삭**(spermatic cord)이라고 불리게 되고(그림 15.1을 보시오) 샅굴을 향해 위쪽으로 주행한다. 이어서 정관은 요관의 안쪽을 지나 방광의 뒤쪽 벽을 따라 내려간다. 정관의 끝은 팽대되어 **정관팽대**(ampulla)가 되고 이어서 **사정관**(ejaculatory duct)으로 연결되는데, 사정관은 전립샘을 통과하여 요도와 합쳐지게 된다. 정관의 주요기능은 살아 있는 정자를 보관 장소인 부고환에서 정관의 먼 쪽인 요도로 이송시키는 것이다. **사정**(ejaculation) 시에 정관의 두꺼운 민무늬근육층이 연동운동을 일으켜 정자를 빠르게 앞으로 짜내게 된다. 정관의 일부분은 고환을 담고 있는 몸 바깥쪽의 피부주머니인 음낭에 위치한다(그림 15.2를 보시오). 남성이 피임을 위해 자발적으로 정관절제술(vasectomy)을 받기도 한다. 비교적 작은 수술인 정관절제술은 음낭을 약간 절개하고 정관을 절개하여 묶는 수술이다. 수술 이후에도 정자는 여전히 만들어지지만 체외로 도달할 수는 없게 되어서, 결국에는 퇴화되거나 포식되어 없어진다. 이 수술 후에 남성은 수정능력은 없어지지만, 여전히 테스토스테론은 만들어지기 때문에, 성욕이나 이차성징은 유지하게 된다.

A: 전립샘은 요도의 상부를 감싸고 있기 때문에, 전립샘이 커지면 요도를 압박하여 배뇨장애를 일으킨다.

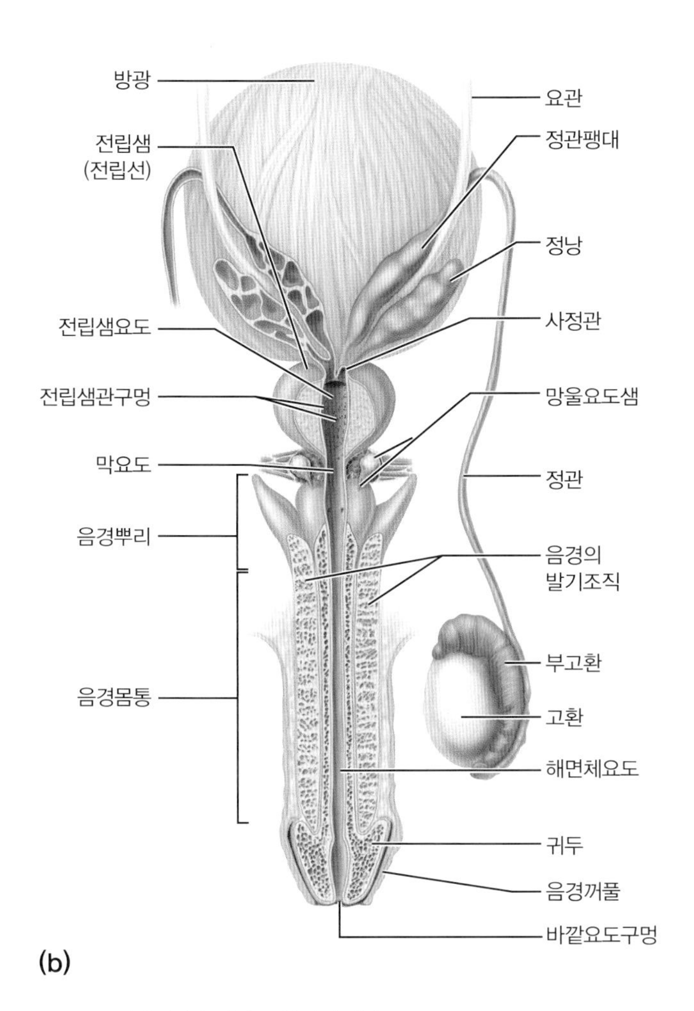

그림 15.2 (계속) (b) 전면도; 음경의 뒷면.

요도(Urethra)

방광의 기저부에서 음경의 끝까지 이어져있는 **요도**(urethra)는 남성 생식관계의 마지막 부위이다. 요도는 세 가지 부위별 명칭이 있다: (1) 전립샘으로 둘러싸인 **전립샘요도**(prostatic urethra); (2) 전립샘요도에서 음경까지인 **중간부위(또는 막요도**, membranous urethra); 그리고 (3) 음경 전체 길이와 체외로 열려있는 바깥요도구멍(external urethral orifice)까지의 **해면체요도**(spongy (penile) urethra). 남성의 요도는 소변과 정자를 체외로 이송하므로, 비뇨기계와 생식기계 두 가지 기능을 수행한다(14장을 기억해보시오). 사정이 일어날 때 정자는 사정관을 통해 전립샘요도로 들어가고 방광의 조임근(속요도조임근, 안쪽괄약근, internal urethral orifice)은 수축한다. 이런 기전으로 요도로 소변이 들어오지 못하도록 만들며, 또한 정자가 방광으로 역류하지 못하게 만든다.

Did You Get It?

1. *고환의 중요한 두 가지 기능은 무엇인가?*
2. *정세관의 역할은 무엇인가?*
3. *남성 생식관계의 장기들을 음낭에서부터 체외까지 순서대로 기술하시오.*

(답은 부록을 보시오.)

보조 분비샘과 정액(Accessory Glands and Semen)

보조 분비샘에는 한 쌍의 정낭과, 하나의 전립샘, 망울요도샘이 있다(그림 15.2를 보시오). 이 분비샘들은 사정하는 동안에 남성의 생식기에서 분출하는 정자를 포함하고 있는 액체인 정액의 대부분을 만들어낸다.

정낭(Seminal Galnds)

정낭(seminal glands or seminal vesicles)은 방광의 기저부에 위치한다. 이 크고 속이 빈 분비샘은 각각 길이가 6~7cm(모양과 크기가 새끼손가락과 같다)이며, 정액의 약 60 퍼센트를 만들어 낸다. 이 분비샘의 탁하고 노란색의 분비물에는 설탕(과당), 비타민 C, 프로스타글란딘, 그리고 생식기관을 지나가는 정자에 영양을 공급하고 활성화시키는 다른 성분들이 들어있다. 정낭에서 나온 관은 같은 쪽의 정관과 결합하여 사정관을 형성한다(그림 15.2를 보시오). 그러므로 정자와 정액은 사정 시, 동시에 사정관으로 들어가게 된다.

전립샘(Prostate)

전립샘(전립선, prostate)은 복숭아 크기 정도의 도넛 모양을 한 분비샘이다(그림 16.2를 보시오). 전립샘은 방광 바로 아래의 요도 상부를 둘러싸고 있다. 전립샘은 우유빛깔의 정자를 활성화시키는 액체를 분비한다. 사정 시에 분비물은 여러 개의 작은 관을 통해 요도에 들어가게 된다. 전립샘은 곧은장의 바로 앞쪽에 있으므로 직장수지검사를 하게 되면 크기와 질감을 곧은장 앞쪽의 벽을 통해 손가락으로 촉진할 수 있다.

망울요도샘(Bulbo-urethral Glands)

망울요도샘(bulbo-urethral glands)은 완두콩 크기의 작은 분비샘으로, 전립샘 아래에 위치한다. 이 분비샘은 찐득하고 맑은 점액을 생성해서 음경요도로 보낸다. 이 분비물은 남성이 성적으로 흥분하면 요도를 통해 흘러나오는 첫 번째 분비물이다. 이 분비물의 기능은 사정전에 소변의 산성 찌꺼기를 청소하고, 성교 시에는 윤활제로 작용한다.

정액(Semen)

정액(semen)은 하얀 우윳빛의 약간 끈적이는 정자와 보조분비샘 분비물의 혼합물이다. 액체성분은 정자를 보호하고 운동성에 도움을 주는 영양소나 화합물의 전달 용매로서 작용한다. 성숙한 정자는 유선형의 세포 "미사일"로 원형질이나 저장된 영양소가 매우 적다. 정낭 분비물에 포함된 과당이 정자의 거의 모든 에너지를 공급한다. 정자는 산성 환경에서 매우 느려진다(pH 6 이하). 상대적으로 알칼리성인 정액이(pH 7.2~7.6) 여성 질의 산성 환경을(pH 3.5~4) 중화시켜, 민감한 정자를 보호한다. 또한 정액에는 특정 세균을 파괴하는 화합물과 호르몬 릴렉신, 정자의 운동성을 향상시키는 효소, 여성 생식기 안에서 면역반응을 억제하는 물질 등이 포함되어 있다. 또한 정액은 정자를 희석한다. 이렇게 희석되지 않으면 정자의 운동성이 심각하게 방해받는다. 사정 시에 남성의 생식기관에서 나오는 정액의 양은 비교적 적은 2~5ml 이지만 여기에는 1ml 마다 오천만 개에서 일억 오천만 개의 정자가 들어있다.

외부생식기(External Genitalia)

남성의 **외부생식기**(external genitalia)에는 음낭(scrotum)과 음경(penis)이 속한다(그림 15.2를 보시오). **음낭**(scrotum)은 다리 사이에서 음경뿌리 부위에 위치하며, 복강 바깥에 매달려 있는 드문드문 털이 나 있는 분리된 피부주머니이다. 정상적인 환경에서는 음낭은 부착부위에 느슨하게 매달려 고환의 온도를 체온보다 낮게 유지한다. 이 위치는 전체 유전정보를 모두 가지고 있는 고환에게 비교적 노출된 부위지만, 정상적인 체온에서는 살아있는 정자를 만들지 못 한다. 음낭은 체온보다 3℃(5.4℉) 낮은 온도를 제공하는데, 이것은 건강한 정자를 만드는데 중요하다. 바깥 기온이 매우 낮으면 음낭은 심하게 쪼글쪼글해지면서 고환을 몸 가까이 이동시켜 따뜻하게 한다. 그러므로 음낭의 피부 변화는 살아있는 정자를 만들 수 있는 온도를 유지시킨다. **음경**(penis)은 여성의 생식기관에 정자를 전달하도록 만들어졌다. 피부로 덮여있는 음경은 몸통(shaft)과, 끝부분에서 몸통이 커진 **귀두**(glans penis)로 구성되어 있다. 음경을 덮고 있는 피부는 느슨하고, 귀두의 근위부에서 아래로 접히면서 **음경꺼풀**(prepuce or foreskin)을 형성한다. 흔히 태어나자마자 음경꺼풀을 제거하는 수술을 **포경수술**(circumcision)이라고 부른다. 안쪽에는 성적으로 흥분할 때 혈액으로 채워지는 해면조직인 세 개의 길쭉한 모양의 **발기조직**(erectile tissue)이 해면체요도를 둘러싸고 있다. 이것이 음경을 확대하고 딱딱하게 만든다. 이러한 현상을 **발기**(erection)라고 하는데, 음경이 여성의 생식기 안으로 정자를 전달할 수 있도록 침투력을 높여준다.

Did You Get It?

4. *음경 발기조직의 기능은 무엇인가?*

5. *정액을 구성하는 두 성분의 중요한 기능은 무엇인가—정자와 정액?*

6. *68세의 아돌프씨는 소변을 보기 힘들어 직장수지검사를 받았다. 가장 가능성 있는 질환은 무엇이며, 직장수지검사의 목적은 무엇인가?*

(답은 부록을 보시오.)

남성의 생식기능(Male Reproductive Functions)

15-7 정자생성과 감수분열을 정의하시오.

15-8 정자의 구조를 설명하고, 구조와 기능간의 관련성도 설명하시오.

15-9 난포자극호르몬(FSH)과 황체형성호르몬(LH)의 고환기능에 미치는 효과를 설명하시오.

정자생성(Spermatogenesis)

정자의 생산 즉 **정자생성**(spermatogenesis)은 사춘기에서부터 시작되어, 전 생애에 걸쳐 지속된다. 남성은 하루에 수백만 개의 정자를 만들지만, 단 하나의 정자만이 난자와 수정된다. 그러므로 자연은 인류에게 정자가 부족한 상황이 발생하는 위험성을 배제하였다고 볼 수 있다. 정자는 이미 언급했듯이 고환의 정세관에서 만들어진다. 이 과정은 각각의 정세관의 바깥쪽 변연 즉 주변부에 위치한 **정조세포**(spermatogonia)라고 불리는 기본적인 줄기세포로부터 시작된다(그림 15.3). 정조세포는 빠른 유사분열을 하여 줄기세포 집단을 만들어낸다. 출생에서 사춘기까지의 이런 세포분열은 단순히 줄기세포의 수를 늘리는 과정이지만, 사춘기에 뇌하수체 앞엽에서 난포자극호르몬(follicle-stimulating hormone(FSH)) 분비가 증가하게 되면 정조세포는 분열하여 A 유형 딸세포나 B 유형의 딸세포를 만들게 된다.

난포자극호르몬은 자극성 호르몬으로, 남성에서는 고환을 목표장기로 하여 정자생성을 자극한다는 점을 기억하시오(8장).

A 유형 딸세포는 정세관 주변부에 남아 줄기세포 집단을 유지하고, B 유형 딸세포는 정세관 내강 쪽으로 밀려 이동되어 **일차 정모세포**(primary spermatocyte)가 되고, 감수분열을 통하여 네 개의 정자를 만들게 된다.

감수분열(meiosis)은 특수한 형태의 핵분열로 대부분 생

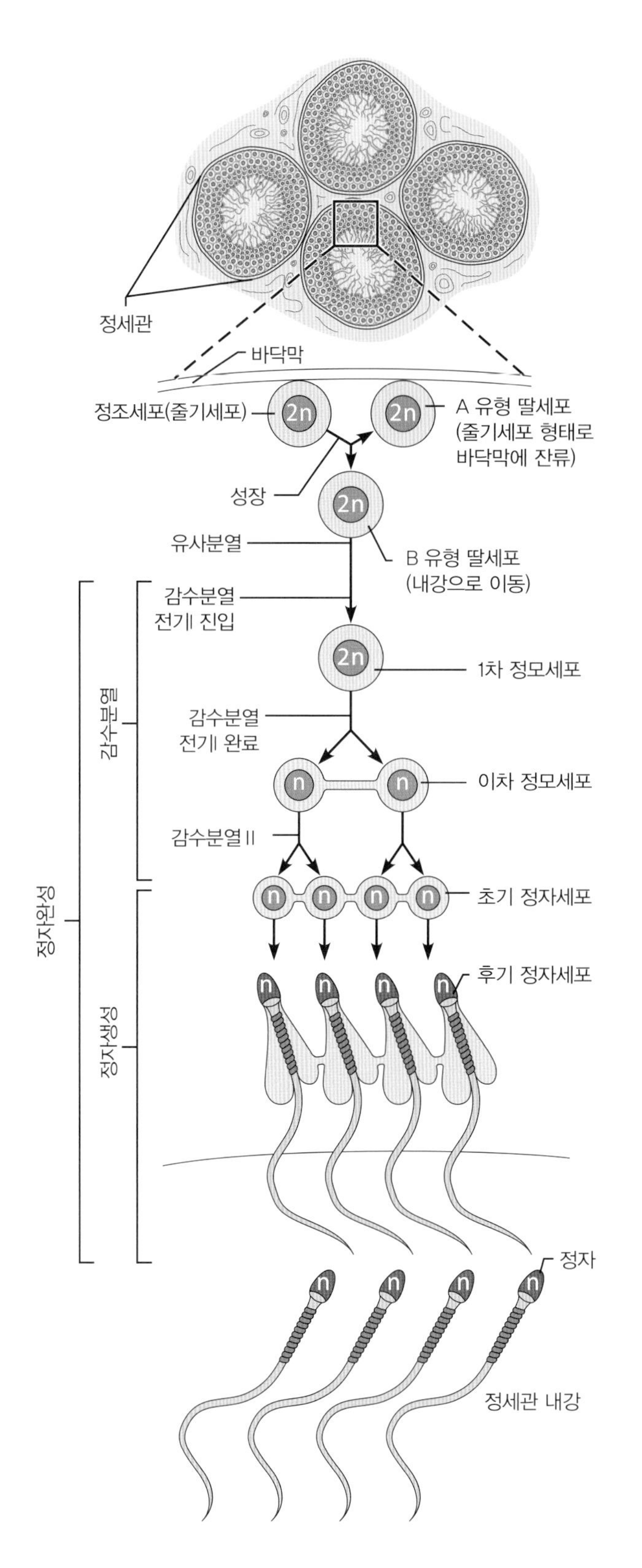

그림 15.3 **정자생성.** 흐름도에서 정세관벽 정자생성 세포의 상대적인 위치를 보여주고 있다. 비록 줄기세포와 일차 정모세포의 염색체 수는 다른 체세포들과 동일하지만(46, 2n으로 표시) 감수분열의 결과물(정자세포와 정자)은 반수만 가지고 있다(23, n으로 표시).

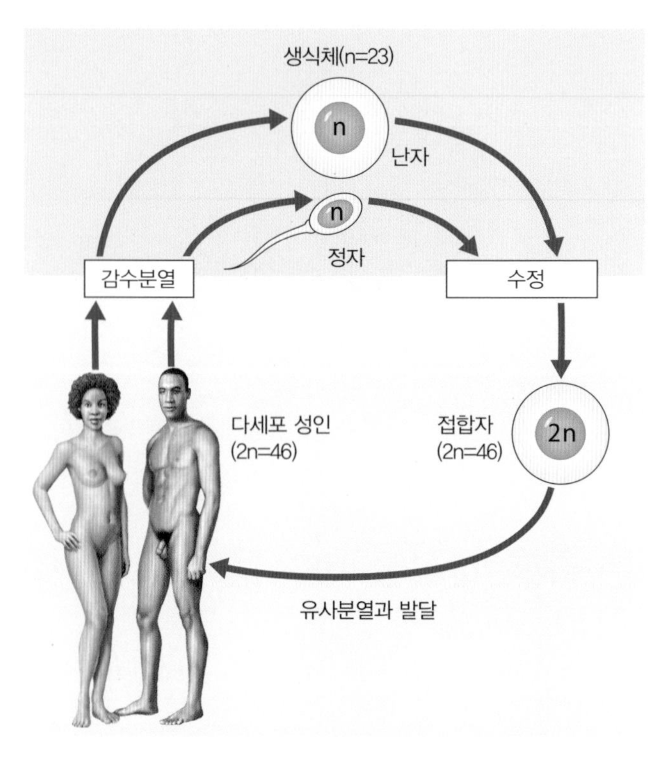

그림 15.4 **인간의 생애주기.**

식샘(고환과 난소)에서 일어난다. 유사분열(mitosis)과는 크게 두 가지에서 구별되는데(2장에서 설명하였다), 감수분열은 한 번의 분열이 아니라, 연속된 두 번의 핵분열로 이루어져(감수분열 I, 감수분열 II), 최종적으로 네 개의 딸세포(두 개가 아니고), 정확히 말하면 생식체(gametes)를 생성한다. 정자생성에서 생식체는 **정자세포(spermatids)**라고 불린다. 정자세포는 다른 체세포가 가지고 있는 유전물질에 비하여 정확히 절반을 가지고 있으며, 인간에서는 보통의 46(2n)이 아닌 23개의 염색체를 가지고 있게 된다(흔히 말하는 n개의 염색체). 이후 정자와 난자(역시 23개의 염색체)가 결합하게 되면 접합자 또는 수정된 난자를 형성하게 되고 정상적인 2n개의 46개 염색체를 회복하고, 이후의 유사분열 과정에서 염색체 수를 일정하게 유지하게 된다(그림 15.4). 감수분열이 일어나면서 분열하는 세포(일차, 이차 정모세포)는 정세관의 내강 쪽으로 밀리게 되므로, 감수분열 과정은 정세관 주변부에서 내강을 따라 관찰할 수 있다. 감수분열로 만들어진 정자세포는 아직 기능할 수 있는 정자가 아니다. 아직 움직일 수 없고, 생식활동을 효율적으로 수행하기에는 너무 크다. 그러므로 과도한 세포질(원형질)은 떨어져 나가고, 꼬리가 생기는 추가적인 변화를 일으켜야만 한다(그림 15.3을 보시오). 이런 정자발달의 마지막 단계를 **정자완성(spermiogenesis)**이라고 부르고, 모든 과도한 세포질은 제거되고, 남아있는 부위는 압축되어 성숙한 정자의 세 부위를 형성한다– 머리(head), 중간부(midpiece), 꼬리(tail)(그림 15.5). 성숙된 정자는 유선형이며, 대사작용 속도가 매우 빠르고, 스스로 유영할 수 있는 수단이 있어 난자에 도달하기까지의 먼 거리를 짧은 시간에 도달할 수 있다. 이것은 모양과 기능의 조화라는 점에서 아주 좋은 예이다)(이 조화에 관해서는 1장에서 언급하였다). 정자는 매우 가볍다. 정자의 머리는 유전물질로 압축된 DNA를 가지고 있으며, 기본적으로 이것이 정자의 핵이다. 핵 앞쪽으로는 헬멧처럼 생긴 골지체(golgi apparatus)에서 만들어지고 커다란 용해소체(lysozyme)와 유사한 기능을 하는 **첨단체모자(acrosome)**가 있다. 정자가 난자와(더 정확

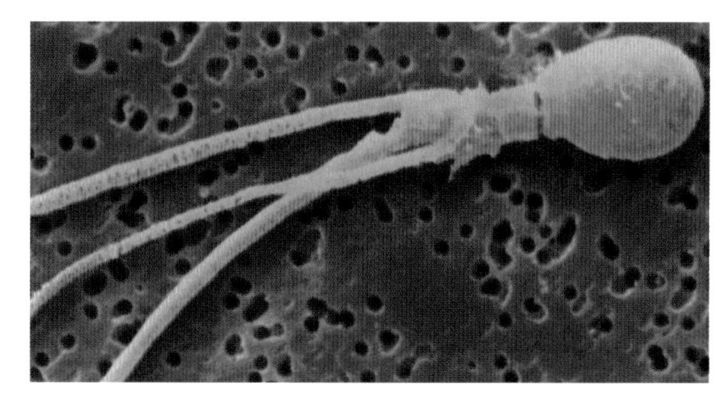

66세 남자의 여러개의 꼬리가 있는 비정상 정자.

히 말하면 난모세포와) 밀접히 접촉되면 첨단체모자의 막이 깨지고, 난자를 둘러싸고 있는 난포세포막을 용해하는데 필요한 효소를 방출한다. 긴 꼬리를 형성하는 미세섬유(filaments)는 중간부의 중심체(centrioles)에서 뻗어 나온다. 이 미세섬유를 싸고 있는 사립체(mitochondria)는 꼬리가 채찍의 움직임 같은 동작으로 정자가 여성의 생식관을 따라 진행시키는데 필요한 ATP를 공급한다. 일차 정모세포의 생성에서 정세관 내강에 미성숙 정자를 내보내는데 걸리는 시간은 64~72일이 걸린다. 그러나 내강의 정자는

Q: 정자 중간부에 있는 사립체의 중요성은 무엇인가?

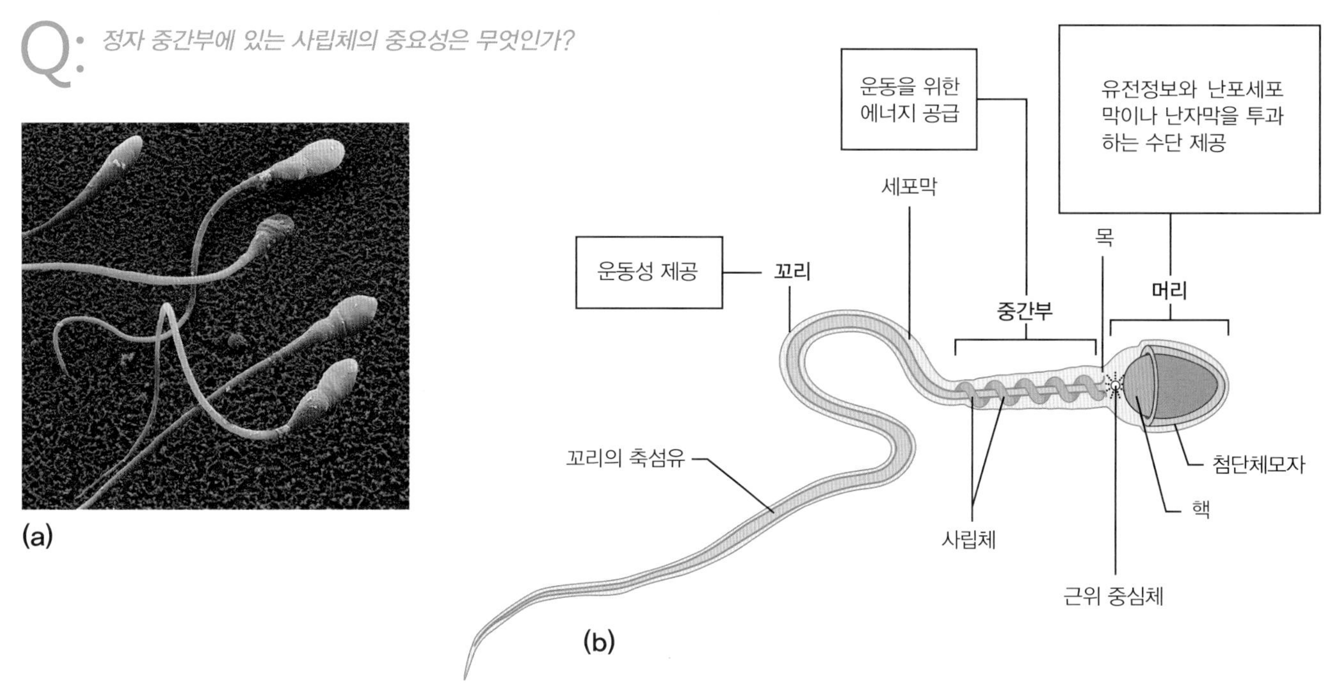

그림 15.5 **정자의 구조.** (a) 정자의 전자현미경 사진(1,525X). (b) 정자의 모식도.

여전히 "유영"할 수 없고, 난자를 수정시킬 능력이 없다. 정자는 고환의 정세관을 연동운동으로 지나가서 부고환으로 들어간다. 정자는 여기에서 성숙되면서 운동성과 수정 능력이 증가된다.

테스토스테론 생성(Testosterone Production)

이미 언급하였듯이 사이질세포가 **테스토스테론**(testosterone)을 만들며, 이것은 고환의 가장 중요한 호르몬 생성물이다. 사춘기에서 난포자극호르몬이 정세관에서 정자생성을 자극하는 것처럼, 사이질세포는 역시 뇌하수체 앞엽에서 만들어지는 **황체형성호르몬**(luteinizing hormone(LH))에 의하여 자극받는다(그림 15.6). 이때부터 테스토스테론이 남성의 나머지 생애 전반에 걸쳐 지속적으로(다소의 차이는 있지만) 만들어지게 된다. 젊은 남자에게서 혈액의 테스토스테론 농도가 증가하게 되면, 청소년기 성장의 촉발과 생식장기를 성인 크기로 발달하도록 만들고, 성욕이 발현되게 만들며, 그리고 **이차성징**(secondary sex characteristics)을 나타나게 한다. 이차성징이란 생식기관 이외의 장기(non-reproductive organs)에 대한 성호르몬의 영향이다. 남성의 이차성징은 다음과 같다.

- 후두가 커지면서 목소리가 저음이 된다.
- 신체 전반에 걸친 털 성장 증가, 특히 겨드랑이와 사타구니 부위 및 얼굴(턱수염과 콧수염)
- 골격근육의 성장으로 남성의 전형적인 증가된 근육량
- 뼈의 성장과 밀도의 증가로 뼈 중량 증가.

테스토스테론은 이러한 남성적인 특징을 발현시키므로, 흔히 "남성화"호르몬으로 부른다.

A: 정자가 운동할 수 있도록 꼬리에 에너지를 공급한다.

Did You Get It?

7. *정자생성을 자극하는 뇌하수체 호르몬은 무엇인가?*
8. *감수분열과 유사분열의 최종 생성물의 어떻게 다른가?*
9. *비활동성인 정자세포는 어떻게 기능적인 정자로 전환되는가?*
10. *어떤 뇌하수체 호르몬이 테스토스테론 생성을 자극하는가?*

(답은 부록을 보시오.)

Q: *뇌하수체 앞엽과 시상하부 세포에 대한 테스토스테론의 음성되먹임 효과는 무엇인가?*

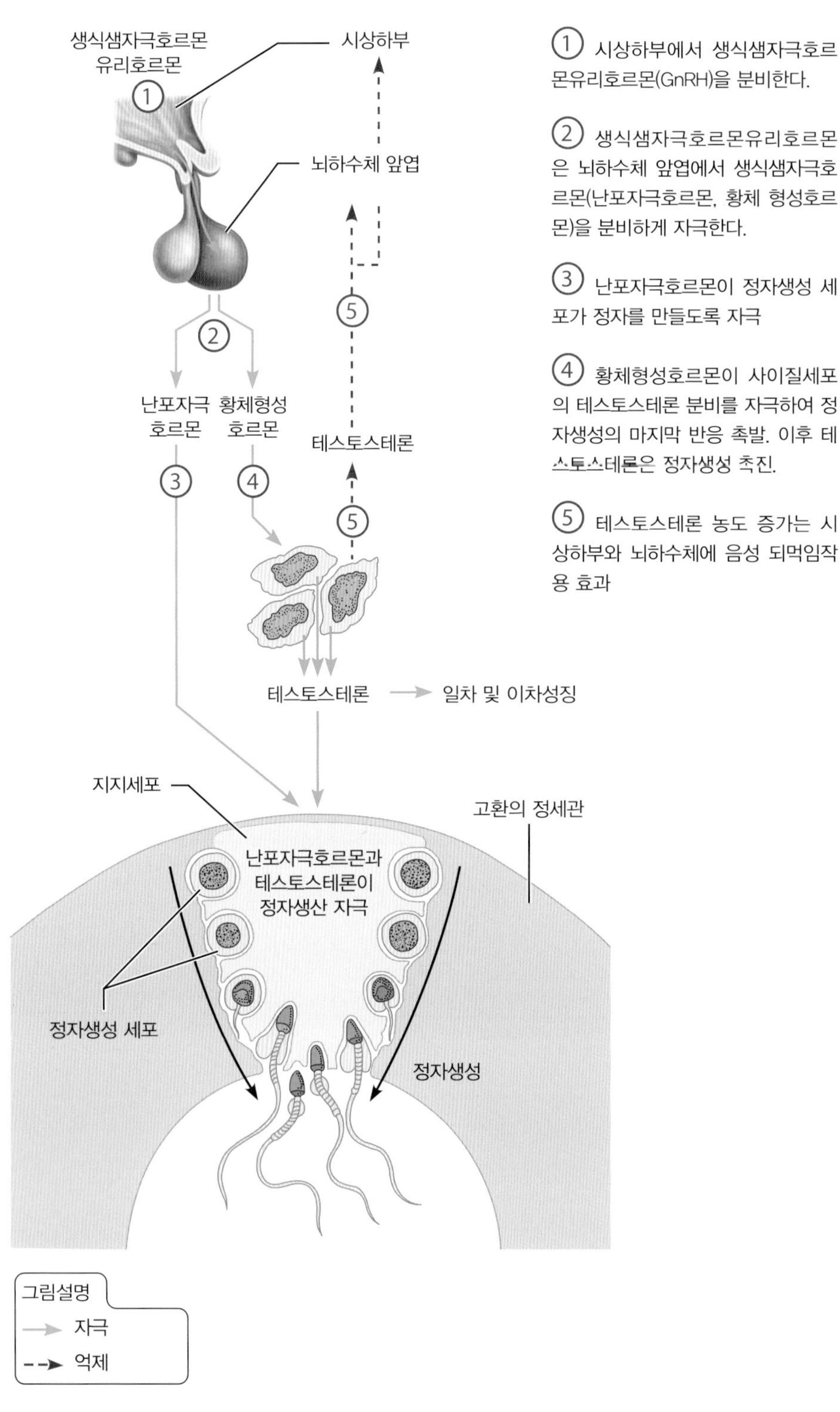

① 시상하부에서 생식샘자극호르몬유리호르몬(GnRH)을 분비한다.

② 생식샘자극호르몬유리호르몬은 뇌하수체 앞엽에서 생식샘자극호르몬(난포자극호르몬, 황체 형성호르몬)을 분비하게 자극한다.

③ 난포자극호르몬이 정자생성 세포가 정자를 만들도록 자극

④ 황체형성호르몬이 사이질세포의 테스토스테론 분비를 자극하여 정자생성의 마지막 반응 촉발. 이후 테스토스테론은 정자생성 촉진.

⑤ 테스토스테론 농도 증가는 시상하부와 뇌하수체에 음성 되먹임작용 효과

그림 15.6 **고환의 호르몬조절.**

A: *난포자극호르몬과 황체형성호르몬의 분비를 자극하는 시상하부의 유리호르몬 분비를 억제; 결과적으로 난포자극호르몬과 황체형성호르몬 분비가 감소한다.*

여성 생식기계의 해부학(Anatomy of the Female Reproductive System)

15-10 적절한 그림을 골라 여성 생식기계 장기들을 확인하고, 각각의 일반적 기능을 설명하시오.

15-11 난소에 있는 난포와 황체의 기능에 관하여 설명하시오.

15-12 자궁속막과 자궁근육층, 그리고 배란을 정의하시오.

15-13 여성의 자궁에서 다음의 위치를 지정해보시오- 자궁목, 자궁바닥, 자궁몸통

생식에서의 역할은 여성이 남성에서보다 복잡하다. 여성 생식체(난자, ova)를 만드는 것 이외에도, 여성은 임신 9개월간 자라나는 태아를 양육하고 보호해야만 한다. **난소(ovaries)**는 여성의 일차 생식장기이다. 고환에서처럼 난소는 외분비물(난자)와 내분비물(에스트로겐과 프로게스테론)을 생성한다. 여성 생식기계의 다른 장기들은 이송이나 양육의 보조기능이나 생식세포나 자라나는 태아에게 필요한 물질을 공급하는 보조적인 구조물이다.

난소(Ovaries)

한 쌍의 난소(ovaries)는 아몬드 모양으로, 크기는 아몬드의 약 두 배 정도이다. 난소의 속을 보면 많은 주머니 모양의 구조물이 있는데, 이것을 **난포(ovarian follicles)**라고 부른다(그림 15.7). 각각의 난포는 **난모세포(oocyte)**라고 부르는 미성숙 난자와, 난모세포를 둘러싸고 있는 매우 다른 **난포세포(follicle cells)**라고 불리는 한 겹 이상의 세포층으로 구성되어 있다. 난포 속의 난자가 성숙하면, 난포는 크기가 증가하고 가운데 부위가 액체로 채워진 난포방(antrum)을 형성하게 된다. 이 단계의 난포를 **소포성난포(vesicular follicle)** 또는 **낭상난포(Graafian follicle)**라고 부르고, 성숙된 난자는 난소에서 나갈 준비가 완성되는데, 이러한 현상을 **배란(ovulation)**이라고 부른다. 배란 이후에 파열된 난포는 매우 다르게 보이는 **황체(corpus luteum)**로 전환되는데, 이것은 최종적으로는 퇴화된다. 배란은 대부분 28일마다 일어나지만, 일부 여성에서는 더 빠르거나 느리게 일어나기도 한다. 고령의 여성에서는 난소의 표면이 움푹 들어가거나 흉터가 발생하게 되는데, 이것은 이미 많은 난자가 배출되었다는 사실을 의미한다. 난소는 골반벽의 측면에 **걸이인대(현수인대, suspensory ligaments)**로 고정되어 있다. 난소는 자궁의 측면에 위치하고, 가운데 쪽에 위치한 자궁에 **난소인대(ovarian ligaments)**로 고정되어 있다(그림 15.8). 그 사이에는 복막이 접혀진 **자궁넓은인대(broad ligament)**로 싸여 고정되어 있다.

자궁관계(Duct System)

자궁관(나팔관, uterine tubes), 자궁(uterus), 질(vagina)은 여성 생식기계의 자궁관계를 형성한다(그림 15.8을 보시오).

자궁관(Uterine (Fallopian) Tubes)

자궁관(uterine tube) 또는 **나팔관(Fallopian tube)**은 자궁관계의 도입부를 형성한다. 자궁관은 배란된 난모세포를 받아들이고, 수정이 일어나는 장소이다. 각각의 자궁관은 길이가 약 10cm이고, 난소의 가운데 쪽에서 자궁의 상부로 연결된다. 난소와 마찬가지로 자궁관은 자궁넓은인대로 싸여 지지된다. 고환에서부터 연속적으로 연결되어 있는 남성의 생식관과는 다르게, 자궁관과 난소는 직접적인 접촉이 없거나 아주 적다. 자궁관의 원위부는 확장되어서 굴뚝 모양의 깔대기(infundibulum)를 만들며, 여기에는 **자궁관술(fimbriae)**이라고 부르는 손가락 모양의 돌기가 부착되어 난소를 부분적으로 덮고 있다. 배란 때 배출된 난모세포는 흔들리는 자궁관술이 액체의 흐름을 만들어 난모세포를 자궁관 속으로 끌어들이고, 여기서부터 자궁으로 이동한다(그러나 많은 난자가 배안으로 소실된다). 난모세포는 연동운동과 섬모의 주기적인 운동으로 자궁으로 이송된다. 자궁까지 도달하려면 3~4일이 걸리지만, 난모세포는 배란 이후 24시간 동안만 생존이 가능하기 때문에, 수정은 대부분 자궁관 안에서 일어나게 된다. 정자가 난모세포에 도달하기 위해서는 위쪽으로 유영하여 질과 자궁을 거쳐 자궁관까지 도달해야만 한다. 섬모가 만들어낸 흐름에 역

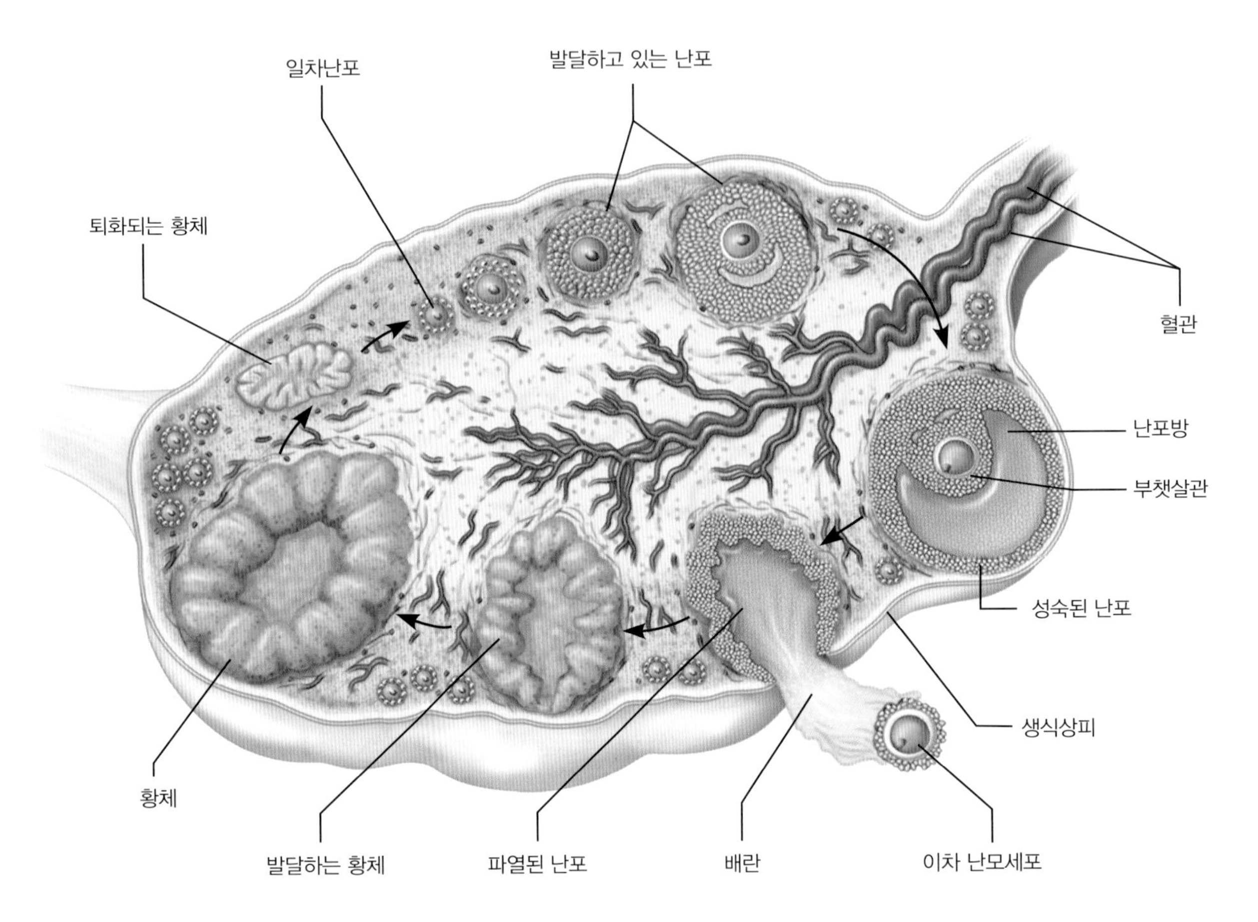

그림15.7 **난포의 발달단계를 보여주는 인간 난소의 시상면.**

행해서 유영을 해야 하기 때문에, 조류를 따라 수영하는 것과는 매우 다르다!

자궁(Uterus)

자궁(uterus or womb)은 방광과 곧은장(직장) 사이에 위치한 속이 빈 장기로 수정란을 받아들이고, 유지시키며 영양을 공급하는 기능을 한다. 임신한 경험이 없는 여성에서 자궁은 모양과 크기가 배와 비슷하지만, 임신이 되면 급격하게 크기가 증가하여, 임신 후반기에는 배꼽 위에서도 만져질 수 있다. 자궁은 골반에 자궁넓은인대로 매달려있고, 앞뒤로 각각 **자궁원인대**(round ligament)와 **자궁엉치인대**(uterosacral ligament)로 고정되어 있다(그림 15.8을 보시오). 자궁의 주요 부위를 **자궁몸통**(body)이라고 부르고, 이것의 위쪽 둥근부위로 자궁관이 들어오는 부위를 **자궁바닥**(fundus), 그리고 아래쪽 질로 돌출되어 있는 좁은 출구를 **자궁목**(**자궁경부**, cervix)라고 한다. 자궁벽은 두껍고 세 개의 층으로 이루어져 있다. 안쪽의 점막이 **자궁속막**(endometrium)이다. 수정이 일어나면(자궁에 도달했을 때는 초기 배아) 수정란은 자궁속막에 파묻히게 되고(이 과정을 **착상**(implantation)이라 부른다) 이후에 수정란은 나머지 가간동안 이곳에 위치하게 된다. 임신이 되지 않으면, 자궁속막은 대부분 28일 주기로 혈액의 난소호르몬 농도 변화에 의해서 주기적으로 떨어져 나가게 된다. 이 과정을 월경(menses)이라고 부른다. **자궁근육층**(myometrium)은 교차하는 민무늬근으로 구성되어 있으며, 자궁의 두꺼운 중간층이다(그림 15.8b를 보시오). 자궁근육층은 출산 시에 주기적으로 수축하여 산모에서부터 태아를 내보내는 활동적인 역할을 수행한다. 자궁의 가장 바깥쪽막은 **자궁바깥막**(perimetrium) 또는 장쪽복막이다.

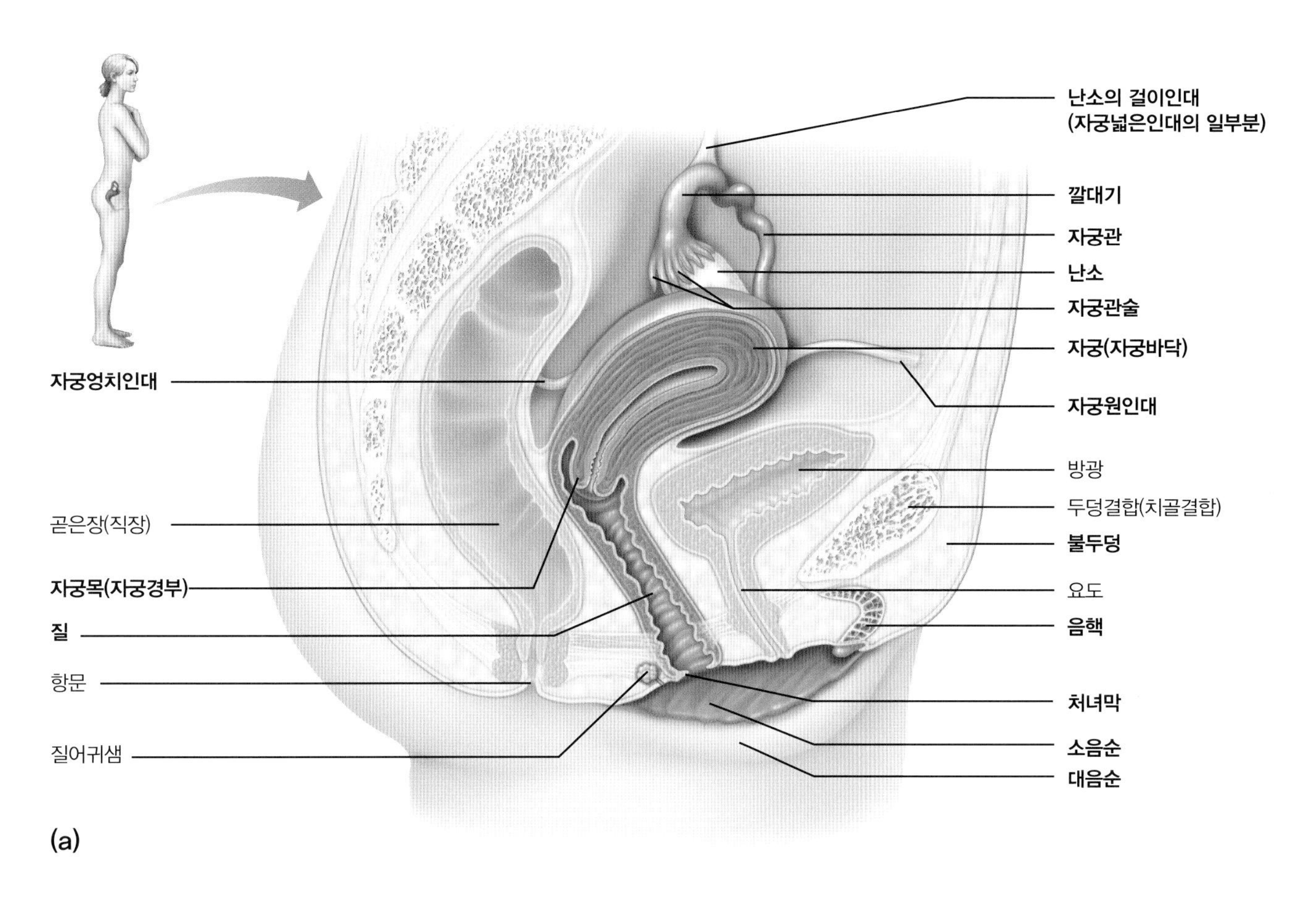

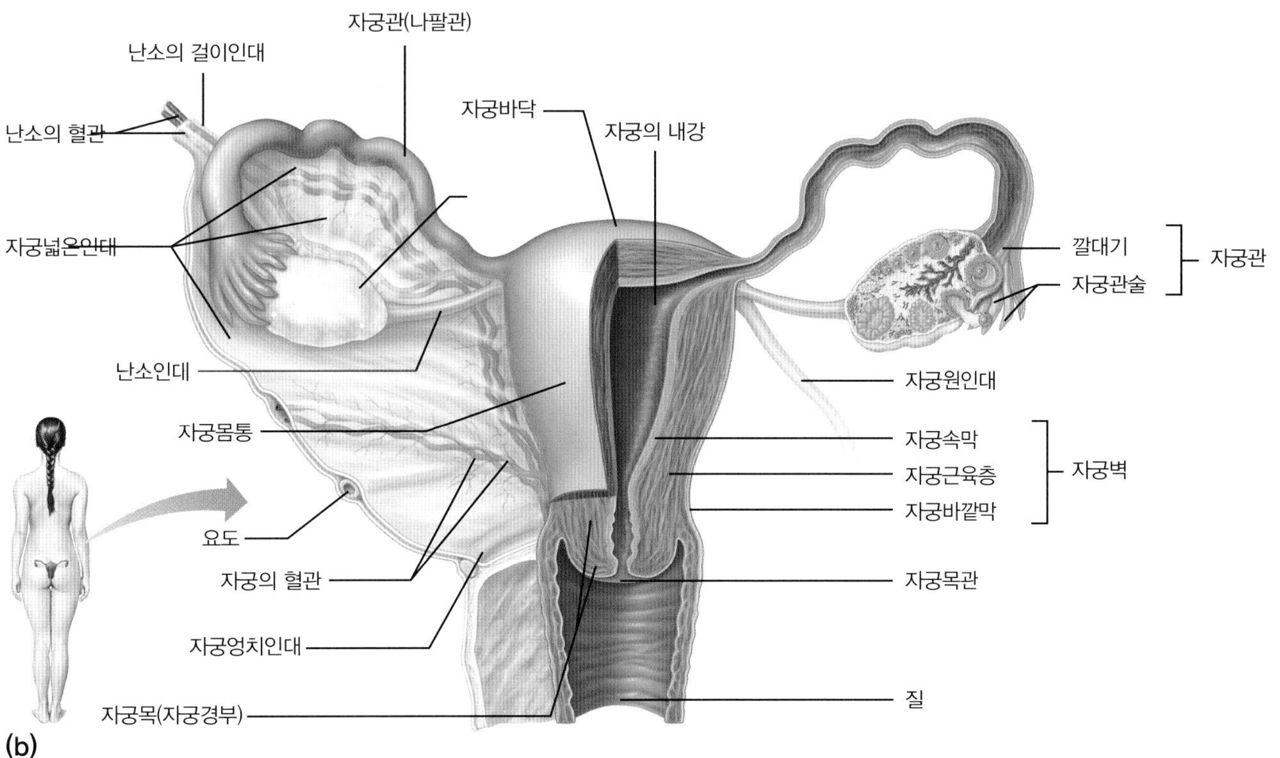

그림 15.8 **인간의 여성 생식장기. (a)** 시상면 **(b)** 후면. 장기의 오른쪽 뒷면은 제거되어 자궁관과 자궁, 그리고 질의 모양을 보여주고 있다.

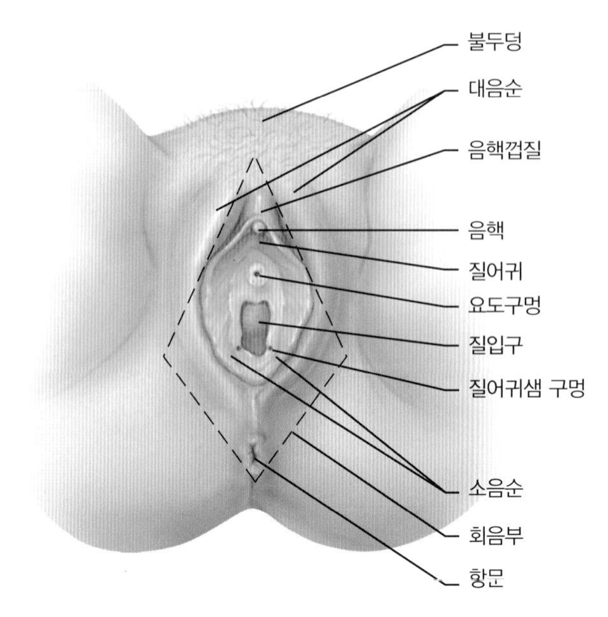

그림 15.9 **여성의 외부생식기.**

질(Vagina)

질(vagina)은 8~10cm(3~4 inches) 길이의 얇은 벽을 가진 관이다. 방광과 곧은장 사이에 위치하며, 자궁목에서부터 체외로 연결된다(그림 15.8을 보시오). 흔히 출산길(산도, birth canal)로 불리는 질은 태아가 출산되는 통로이며, 월경이 체외로 빠져나가는 길이다. 또한 성교 시에 음경을 받아들이므로 여성의 성교장기이기도 하다. 질의 먼 쪽 끝은 **처녀막**(hymen)으로 불리는 얇은 점막으로 부분적으로 덮여있다. 처녀막은 혈관이 많아 첫 성교 시에 파괴되어 출혈이 일어나는 경향이 있다. 그러나 내구성은 다양하기 때문에 일부 여성에서는 스포츠 활동이나 탐폰 사용, 또는 골반검사 시에 찢어지기도 한다. 가끔은 너무 단단해서 성교를 하려면 외과적으로 절개해야만 하는 경우도 있다.

외부생식기와 여성의 회음부(External Genitalia and Female Perineum)

질 바깥의 여성 생식기 구조물을 **외부생식기**(external genitalia)라고 한다(그림 15.9). **음문**(vulva)이라고도 불리는 외부생식기는 불두덩(mons pubis), 음순(labia), 음핵(clitoris), 요도와 질구멍(urethral and vaginal orifices), 그리고 질어귀샘(greater vestibular glands)을 포함한다.

불두덩(mons pubis)은 두덩결합을 덮고 있는 지방 성분의 둥근 지역이다. 사춘기 이후에 이 부위는 치모로 덮이게 된다. 불두덩 뒤쪽으로 길쭉하고 털로 덮인 피부주름이 **대음순**(labia majora)이고, 이것은 털이 나 있지 않은 작은 **소음순**(labia minora)을 싸고 있다. 대음순은 질어귀(vestibule)를 감싸고 있는데, 여기에는 외부요도구멍과 그 뒤쪽으로 질입구가 포함된다. 점액을 만들어내는 한 쌍의 **질어귀샘**(greater vestibular glands)이 질 옆으로 하나씩 존재한다(그림 15.8a를 보시오). 질어귀샘의 분비물은 성교 시 질의 원위부를 윤활시킨다. 질어귀의 앞쪽에는 남성의 음경에 해당하는 작은 돌기인 **음핵**(clitoris)이 있다. 음경과 마찬가지로 음핵은 껍질로 싸여있고, 성적자극을 받으면 혈액에 의해 부풀어 오르는 민감한 발기조직으로 구성되어 있다. 그러나 음핵은 생식관이 없어 음경과는 다르다. 음순 주름의 앞쪽 끝과 뒤쪽의 항문 사이, 그리고 바깥쪽으로는 궁둥뼈거친면(좌골조면) 사이의 다이아몬드 모양의 지역이 **회음부**(perineum)이다.

Did You Get It?

11. *난소의 외분비물은 무엇인가?*
12. *여성 생식관의 장기 중에서 태아발달의 "부화기(incubator)"로 작용하는 장기는 무엇인가? 수정이 일어나는 흔한 위치는 어디인가?*
13 *배란 직전의 난포는 무엇이라고 부르는가?*

(답은 부록을 보시오.)

여성의 생식기능과 생식주기(Female Reproductive Functions and Cycles)

이미 설명하였듯이 정자의 생산은 사춘기에서부터 시작되어 일반적으로 전 생애에 걸쳐 지속된다. 그러나 여성에서는 매우 다르다. 전통적으로 여성이 배란할 수 있는 난자의 총 숫자는 태어날 때 이미 결정되어진다고 추정되어진다. 또한 여성의 생식능력(배란할 수 있는 능력)은 사춘기에 시작하여 50대나 그

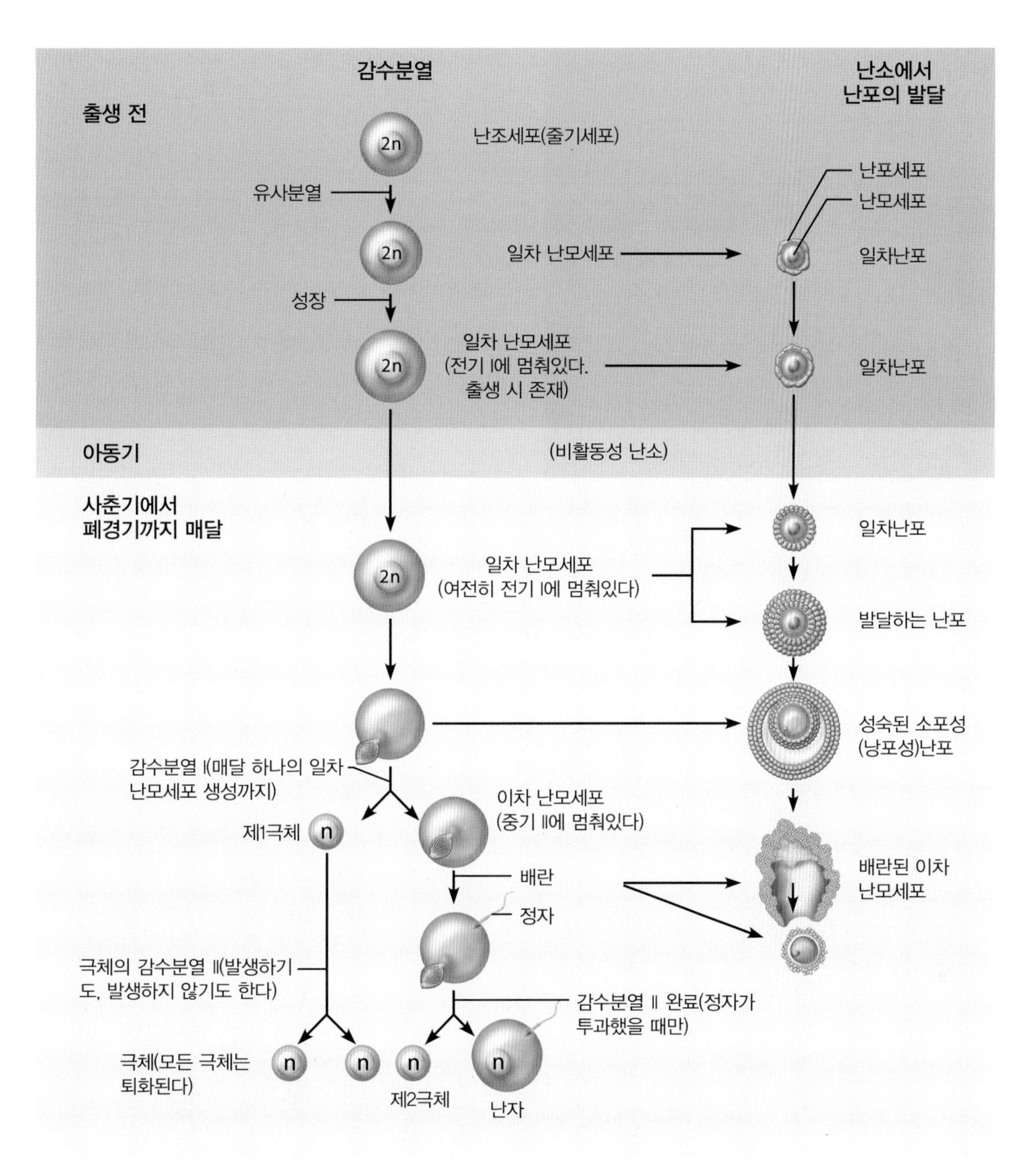

그림 15.10 **난자형성.** 왼쪽은 감수분열의 흐름도이고, 오른쪽은 난소에서 난포의 발달과 배란과의 연관관계이다.

이전에 끝난다. 여성의 생식능력이 점차 감소하여 최종적으로 사라졌을 때를 폐경(폐경기, menopause)이라고 부른다.

난자형성과 난소주기(Oogenesis and the Ovarian Cycle)

15-14 난자형성을 정의하시오.

15-15 난소에 대한 난포자극호르몬과 황체형성호르몬의 기능을 설명하시오.

고환의 정자에게 일어나는 특수한 종류의 세포분열인 감수분열은 난소에서도 또한 발생한다. 그러나 이 경우에는 난자 또는 여성의 생식체인 난자가 만들어지고, 이 과정을 **난자형성**(oogenesis)이라고 부른다(이 과정은 그림 15.10에 그려져 있고, 이후에 더 자세하게 설명한다.).

발달 중인 여성 태아에서, **난조세포**(oogonia)라는 여성 줄기세포가 빠르게 증식하면서 숫자가 증가하고, 이것의 딸세포인 **일차 난모세포**(primary oocytes)가 난소의 결합

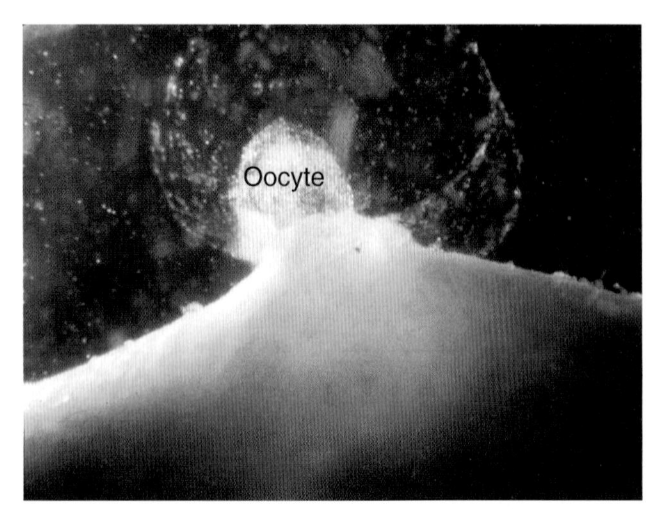

그림 15.11 **배란.** 난소의 표면에서 이차 난모세포가 난포로부터 배출된다. 배출되는 난자 아래쪽의 오렌지색 덩어리는 난소의 일부분이다. 이차 난모세포 주변에 후광으로 보이는 난포세포들은 부챗살관이다.

조직으로 밀려들어가면서 한 겹의 세포들로 둘러싸여서 최종적으로 일차난포(primary follicle)를 형성한다. 출생 시에는 난조세포는 더 이상 존재하지 않으며, 여성의 일생동안 사용될 일차 난모세포(약 1백만 개)가 난포에 위치하면서 기능할 수 있는 난자를 만들 감수분열의 기회를 기다리게 된다. 일차 난모세포는 이렇게 활력이 중지되어 있는 상태로 아동기를 보내게 된다– 최소한 10~14년.

사춘기에 뇌하수체 앞엽이 난포자극호르몬(follicle-stimulating hormone(FSH))을 분비하면, 이것이 몇몇의 일차난포를 자극하여 매달 성숙시키고, 배란이 일어나게 만든다. 이러한 매달 일어나는 난소의 변화가 **난소주기(ovarian cycle)**를 형성한다. 사춘기에 이르면 약 300,000개의 난모세포가 남아 있는데; 이 시기부터 시작하여 적은 수의 난모세포가 매달 활성화된다. 여성의 가임기간은 최대 40년(11세부터 51세까지)이며, 전형적으로 1개월에 하나씩 배란되기 때문에; 그러므로 300,000개 중에서 500개미만의 난자만이 여성의 전 생애에 걸쳐 배란된다. 다시 한 번 자연은 자비롭게도 생식세포를 충분히 준비해주었다.

난포자극호르몬(FSH)에 자극받은 난포는 성장하고, 난포방으로 불리는 중앙의 공간에 액체가 축적되며, 속에 있는 일차 난모세포는 염색체를 증식하고, 감수분열을 시작한다. 첫 번째 감수분열은 크기가 매우 다른 두 개의 세포를 만든다(그림 15.10을 보시오). 큰 세포는 **이차 난모세포(secondary oocyte)**이고, 다른 작은 세포는 **극체(polar body)**이다. 난포가 성숙되는 단계(소포성 난포, vesicular follicle)까지 이차 난모세포를 가지고 있다가 난소의 바깥 면에서 성난 종기처럼 튀어나오게 된다. 이 단계까지의 난포의 발달은 약 14일이 걸리고, 두 번째 뇌하수체 앞엽의 호르몬인 황체형성호르몬이 급격하게 증가할 때 배란이 일어난다(이차 난모세포의 배란). 배란된 이차 난모세포는 지금부터 부챗살관으로 불리는 난포세포의 막으로 여전히 둘러싸여져 있다(그림 15.11과 그림 15.7 그리고 15.10에 나와 있다). 일부 여성에서는 배란이 일어날 때 아랫배에 쑤시는듯한 복통을 경험하는데, 이러한 현상을 배란통(mittelschmerz)이라고 부른다. 배란통은 배란 시에 난소벽이 심하게 당겨지면서 발생한다.

일반적으로 말하면, 발달하는 난포 중에 하나가 다른 것들에 비하여 빨리 발달하여 우성 난포를 형성한다. 어떻게 이 난포가 선택되는지는 알려져 있지 않지만, 황체형성호르몬(LH)이 자극할 때 적절한 발달단계에 있던 난포가 터지면서 난모세포를 복강 속으로 방출한다. 배란되지 않은 성숙된 난포는 곧 너무 농익게 되고 퇴화된다. 배란을 촉진하는 주요 기능 이외에도 황체형성호르몬은 파열된 난포가 상이한 분비샘 구조물인 황체(corpus luteum)로 변하게 만든다(이후에 설명하겠지만 성숙되는 난포와 황체는 모두 호르몬을 만든다). 자궁관의 한쪽에서 이차 난모세포에 정자가 침투하면, 난모세포는 두 번째 감수분열을 일으켜 또 하나의 극체와 **난자(ovum)**를 만든다. 난자가 만들어지면 난자의 23개의 염색체와 정자의 염색체가 결합하여 수정란을 만들고 이것이 자손의 첫 번째 세포이다. 하지만 정자가 투과하지 않으면 이차 난모세포는 감수분열을 완성하여 기능할 수 있는 난자를 형성하지 못하고 퇴화하게 된다. 남성의 감수분열은 네 개의 기능을 가진 정자를 만들지만, 여성에서는 오직 하나의 기능할 수 있는 난자와 세 개의 작은 극체를 형성한다. 극체는 기본적으로 세포질이 없어, 금방 퇴화되고 사멸한다. 남성과 여성 생식세포의 다른 중요한 차이점은 크기와 구조이다. 정자는 작고 운동력이 있는 꼬리를 가지고 있다. 그리고 영양분을 가지고 있는 세포질이 적다; 그러므로 정액의 영양소가 정자의 생존에는 필수적이다. 이와는 대조적으로 난자는 크고 운동성이 없으며, 발달하는 배아가 자궁에 자리 잡을 때까지 공급할 수 있는 영양소를 저장하고 있다.

Did You Get It?

14. *난자형성에서 하나의 기능할 수 있는 생식체(난자) 이외에 생성되는 다른 세포의 형태는 무엇이며 이 세포들에는 무슨 일이 일어나는가?*

15. *난소에서 난포의 발달을 자극하는 뇌하수체 앞엽 호르몬은 무엇인가?*

16 *배란을 일으키는 뇌하수체 앞엽 호르몬은 무엇인가?*

(답은 부록을 보시오.)

월경주기(Uterine(Menstrual) Cycle)

15-16 월경주기의 단계와 조절에 대하여 설명하시오.

비록 자궁에서 어린 배아가 착상되고 자라나지만, 이 장기에는 매달 오직 짧은 기간에서만 착상이 가능하다. 이 짧은 기간도 수정란이 착상되기 시작하는 배란 약 7일 이후와 정확히 일치한다는 점 또한 놀랄만한 일은 아니다. **자궁주기(uterine cycle)** 또는 **월경주기(menstrual cycle)**에 일어나는 현상은 난소호르몬의 혈액 농도 변화에 반응하여, 매달 자궁속막 즉 자궁의 점막이 주기적으로 떨어져나가는 것을 말한다. 난소에서의 에스트로겐과 프로게스테론의 주기적인 생성은 뇌하수체 앞엽의 생식샘자극호르몬인 난포자극호르몬(FSH)과 황체형성호르몬(LH)에 의하여 조절된다. 그러므로 이러한 "호르몬의 조각"들이 어떻게 유기적으로 조합되는지 이해하는 것이 중요하다. 일반적으로 말해서, 여성의 두 가지 주기(난소주기와 월경주기)는 약 28일(흔히 음력의 1개월(lunar month)로 불린다)이다. 배란은 전형적으로 이 주기의 중간, 즉 14일경에 일어난다. 그림(그림 15.12)에서는 난소(난소주기)와 자궁(월경주기)에서 동시간대에 발생하는 현상을 보여주고 있다. 월경주기에 대해서 지금부터 설명한다.

- **1~5일: 월경기(menstrual phase).** 이 기간에 자궁의 두꺼운 표재성 기능층(functional layer)인 자궁속막이 자궁벽으로부터 떨어져나가면서 출혈이 3~5일간 지속된다. 떨어져나온 조직과 혈액은 질을 통해 월경으로 빠져나오게 된다. 이 기간의 평균적인 실혈량은 50~150ml이다(또는 약1/4~1/2 cup). 5일째에는 발달하고 있는 난포에서 더 많은 에스트로겐을 생산하기 시작한다.
- **6~14일: 증식기(proliferative phase).** 발달하는 난포에서 만들어지는 에스트로겐 농도 증가에 자극받아 자궁속막의 바닥층이 기능층과 부속된 분비샘을 재건하고, 그리고 자궁속막에 대한 혈액공급이 증가한다. 자궁속막은 다시 벨벳 같은 촉감으로 변하고, 두껍고 혈관공급이 많아지게 된다(이 단계의 마지막에서 혈액의 황체형성호르몬이 갑자기 증가하는 것에 반응하여 난소에서 배란이 일어난다).
- **15~28일: 분비기(secretory phase).** 난소의 황체에서 만들어지는 프로게스테론 농도 증가가 주로 에스트로겐에 의해 영향을 받는 자궁속막에 작용하여 혈액공급을 더욱 증가시킨다. 프로게스테론은 또한 자궁속막의 분비샘을 자라게 하고, 자궁속(자궁강)으로 영양분을 분비하게 만든다. 이 영양분이 자라고 있는 배아(만약 존재한다면)를 착상될 때까지 유지시킨다. 착상이 일어나면 배아는 황체형성호르몬과 유사한 호르몬을 만들어 황체에서 호르몬이 계속 만들어지도록 유지시킨다.

착상이 발생하지 않으면 황체는 이 단계의 끝으로 가면, 황체형성호르몬이 감소하면서 퇴화된다. 혈액에 난소호르몬이 없으면 자궁속막의 기능층에 공급되는 혈관에 연축이 오거나 꼬이게 된다. 산소와 영양분이 없으면 자궁속막의 세포는 사멸하고 이것이 반복적으로 28일경 월경을 시작하도록 만든다. 비록 지금까지의 설명은 전형적인 28일 주기를 가정하였지만, 월경주기는 매우 다양하다. 아주 짧게

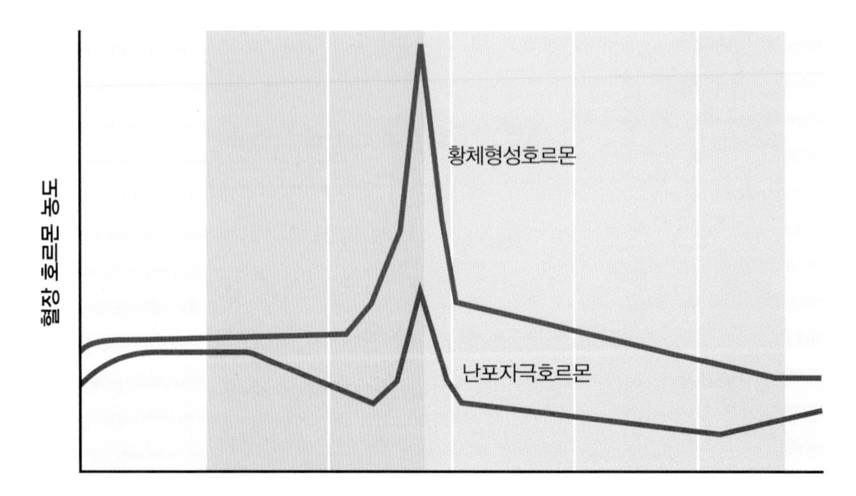

(a) 생식샘자극호르몬 농도파동

혈액 뇌하수체 생식샘자극호르몬의 농도파동이 난소주기에서 일어나는 현상을 조절한다.

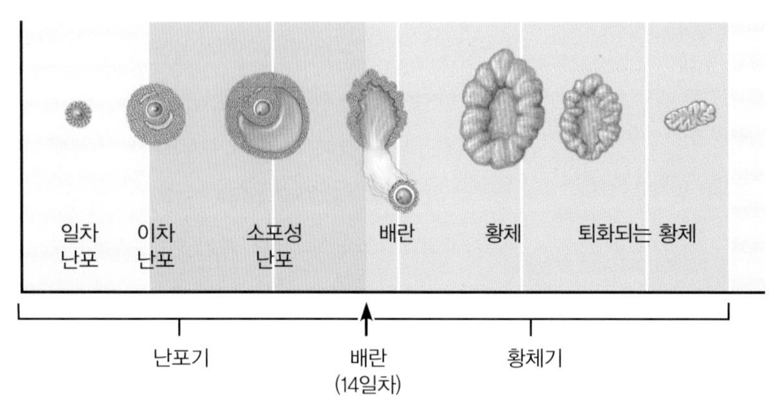

(b) 난소주기

난소주기에서 난포의 구조적인 변화가 (d)에서 보이는 월경주기에서 보이는 자궁속막의 변화와 연관되어 있다.

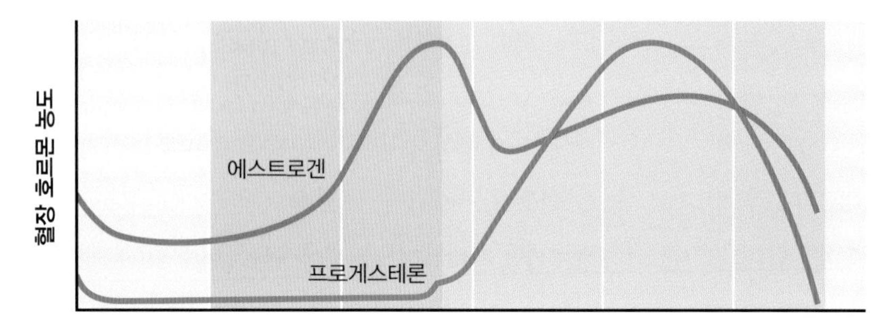

(c) 난소호르몬 농도파동

난소호르몬(에스트로겐과 프로게스테론) 농도파동은 월경주기에서의 자궁속막 변화를 일으킨다. 높은 에스트로겐 농도는 (a)에서 보이는 황체형성호르몬과 난포자극호르몬 분출과 관련이 있다.

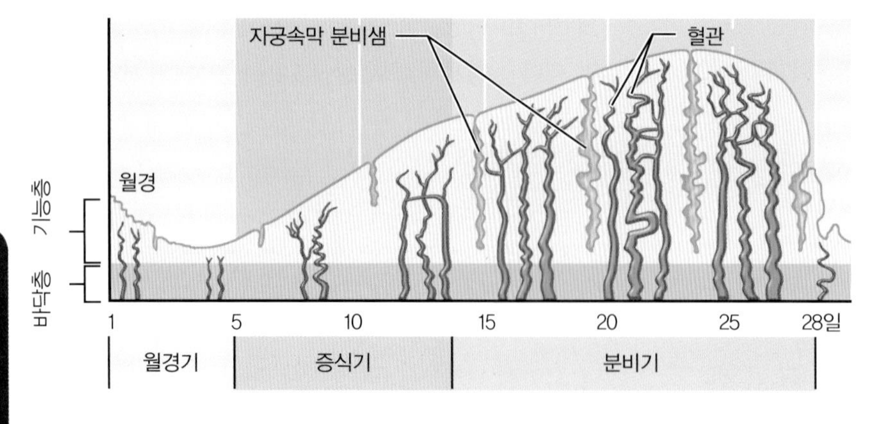

(d) 월경주기의 세 가지 단계

- 월경기(menstrual): 자궁속막 기능층의 분리
- 증식기(proliferative): 자궁속막 기능층의 재건
- 분비기(secretory): 배란 직후에 시작된다. 혈관공급이 증가하고 분비샘이 영양분을 분비하여 자궁속막이 배아의 착상에 대비한다.

월경기와 증식기는 배란 이전에 일어나며, 이 두 단계는 난소주기의 난포기에 해당한다. 분비기는 난소주기의 황체기와 동일 시간대에 발생한다.

그림 15.12 **여성주기들에서 호르몬의 상관관계.** 뇌하수체 앞엽의 생식샘자극호르몬의 상대적인 농도가 난소의 호르몬이나 난포의 변화, 그리고 월경주기와 연관되어 있다.

는 21일에서 길게는 40일인 경우도 있다. 모든 여성에서 단 한 기간만이 일정하다; 배란에서 월경이 시작되는 시간은 거의 항상 14~15일이다.

난소의 호르몬 생성(Hormone Production by the Ovaries)

사춘기에 난소가 활성화 되면서 난자를 생성하면, 난소는 또한 난소호르몬을 만들기 시작한다. 자라고 있는 난포나 성숙된 난포는 **에스트로겐(estrogen)**을 생성하고, 이것이 젊은 여성의 외모에 이차성징(secondary sex characteristics)을 나타나게 만든다. 이 변화들은 다음과 같다.

- 여성 생식기계 부속장기의 성장(자궁관, 자궁, 질, 외부생식기).
- 유방의 발달
- 사타구니와 겨드랑이 털 발생
- 신체 전체적인 피부 밑 지방축적의 증가, 특히 엉덩이와 유방
- 골반이 넓어지고 부드러워진다.
- 월경주기나 월경의 시작

또한 에스트로겐은 대사에도 작용한다. 예를 들면 전체 콜레스테롤 농도를 낮게 유지시키고(또한 고밀도지질단백질(HDL)을 높게), 칼슘의 흡수를 증가시켜 골밀도를 유지시킨다.

분비기능이 있는 황체(corpus luteum)에서는 두 번째 난소호르몬인 **프로게스테론(progesterone)**을 만든다(그림 15.7을 보시오). 이미 설명했듯이 파열된 난포는 외관이나 기능이 자라고 있는 난포나 성숙한 난포와 완전히 다른 황체로 변화된다. 황체는 일단 만들어지고 황체형성호르몬이 혈액에 존재한다면 프로게스테론(약간의 에스트로겐)을 생성한다. 일반적으로 황체는 배란이 일어나고 10~14일 이후에 호르몬 생성을 중지한다. 에스트로겐과 함께 작용하여 월경주기를 형성하는 것 이외에 프로게스테론은 이차성징의 발현에는 관여하지 않는다. 프로게스테론의 주요한 효능은 임신했을 때 자궁근육층의 수축을 억제하고, 유방이 수유를 준비하도록 만드는 효과가 있다. 그러나 임신 중에 프로게스테론은 난소가 아닌 태반에서 만들어진다.

젖샘(Mammary Glands)

15-17 젖샘의 구조와 기능을 설명하시오.

젖샘(mammary glands)은 남성과 여성에게 모두 존재하지만, 여성에서만 정상적으로 기능한다. 젖샘의 생리적 기능은 젖을 만들어 신생아에게 영양을 공급하는 것이기 때문에 생식이 이미 완성되었을 때만 실제적인 중요성을 가진다. 특히 에스트로겐 같은 여성호르몬 자극으로 여성의 젖샘은 사춘기에서 크기가 증가한다. 발생학적으로 젖샘은 변형된 땀샘(sweat glands)으로서 피부의 일부분이다. 각각의 젖샘은 큰가슴근육 앞쪽에서 둥근 피부로 덮인 유방에 위치한다. 유방의 중심 약간 아래에 색소가 침착된 **젖꽃판(유륜, areola)**이 있고, 이것의 중앙에는 **젖꼭지(유두, nipple)**가 존재한다(그림 15.13). 안쪽으로 각 젖샘은 젖꼭지 주위로 방사되는 15~25개의 엽(lobes)으로 구성되어 있다. 엽들은 서로 결합조직과 지방으로 싸여 분리되어 있다. 엽 안에는 소엽(lobules)으로 불리는 작은 방들을 포함하고 있으며, 여기에는 수유를 할 때 젖을 만들어내는 **꽈리샘(alveolar glands)**들의 덩어리를 가지고 있다. 각 소엽의 꽈리샘은 젖을 **젖샘관(lactiferous ducts)**을 통해 젖꼭지로 보낸다. 젖꽃판 바로 아래에는 젖샘관이 팽대된 부위인 **젖샘관팽대(lactiferous sinus)**로 불리는 확장된 부위가 있어 이곳에 수유 시에 젖을 저장한다.

Did You Get It?

17. *난소의 호르몬 중에서 여성의 이차성징을 나타나게 하기 때문에 여성화 호르몬으로 부를 수 있는 것은 어느 것인가?*
18. *월경주기의 증식기에 나타나는 현상은 무엇인가?*
19 *여성에서 프로게스테론이 나타내는 세 가지 중요한 기능은 무엇인가?*

(답은 부록을 보시오.)

Q: 가슴이 납작한 여성도 완벽히 신생아를 수유할 수 있다. 그러므로 유방조직의 대부분은 분비조직이 아니다. 그러면 무엇으로 구성되어 있는가?

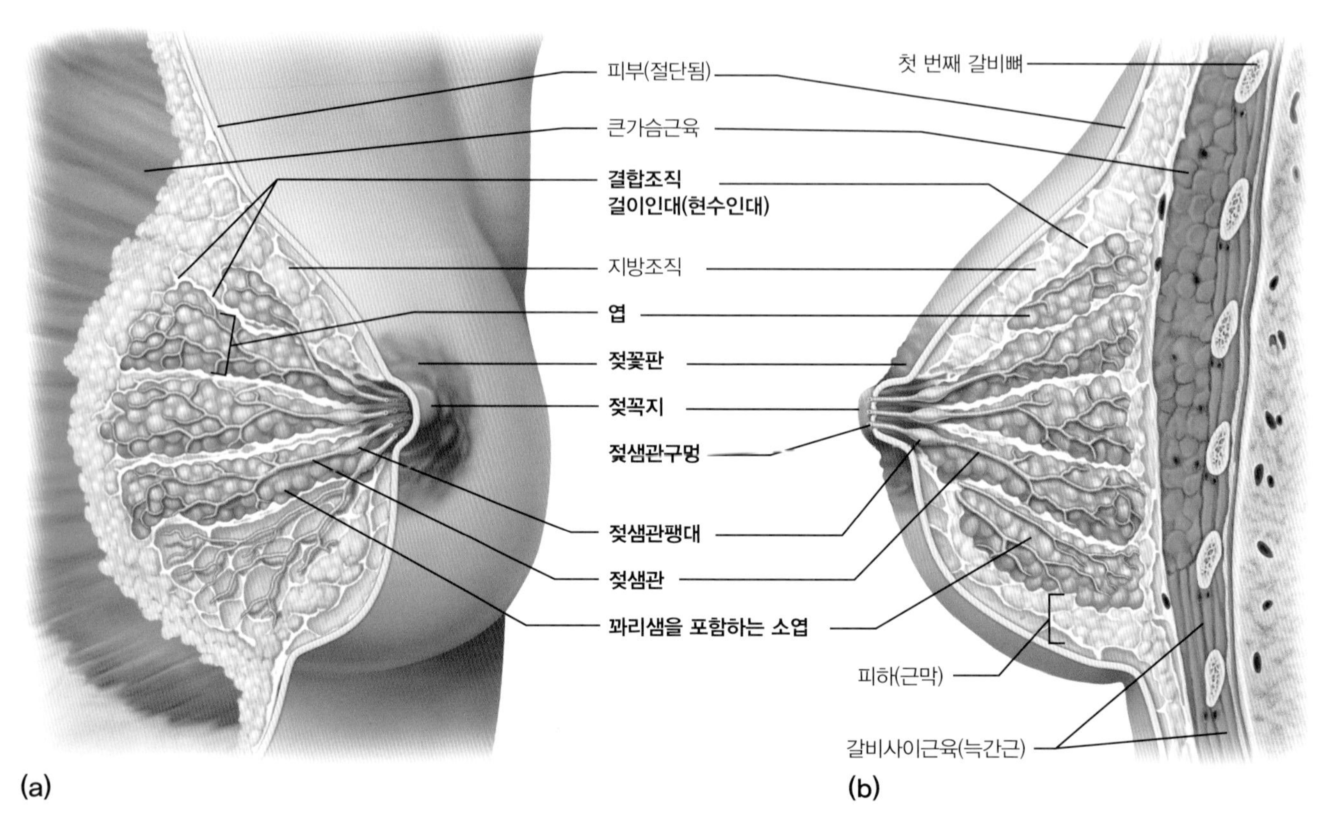

그림 15.13 **여성의 젖샘.** (a) 앞면 (b) 시상면

임신과 배아 발달(Pregnancy and Embryonic Development)

15-18 수정과 접합자를 정의하시오.

15-19 착상을 설명하시오.

15-20 배아와 태아의 차이점을 구별하시오.

15-21 태반의 주요한 기능을 서술해보시오.

신생아의 탄생은 매우 친숙한 사건이어서, 우리는 이 사건에 대한 경외감을 잊고 살고 있다. 매 경우 하나의 세포, 즉 수정란에서 시작하여 최종적으로 수조 개의 세포로 이루어진 매우 복잡한 인간이 탄생하게 된다. 배아의 발달과정은 매우 복잡하고 그 과정을 자세하게 다루면 웬만한 책 한권이 만들어질 수도 있다. 여기에서의 목적은 임신과 배아발달의 중요한 사건의 개요만을 다루는 것이다.

용어의 정의부터 시작하도록 한다. **임신(pregnancy)**이란 수정(수태, conception)에서부터 신생아가 태어나기까지의 현상을 말한다. 임신한 여성의 발달중인 자손은 **수태물(임신의 산물, conceptus)**이다. **임신기(gestation period)**는 편의상 마지막 월경일(여성이 기억하는 날)로부터 출생까지의 기간으로 약 280일이다. 그러므로 수정이 일어난 순간은 공식적으로(논리적으로는 틀리지만) 임신 2주차이다!!

수정에서 임신 8주차까지 배아기(embryonic period)의 수태물은 배아(embryo)라고 부르고, 9주차부터 출생까지

A: 지방조직

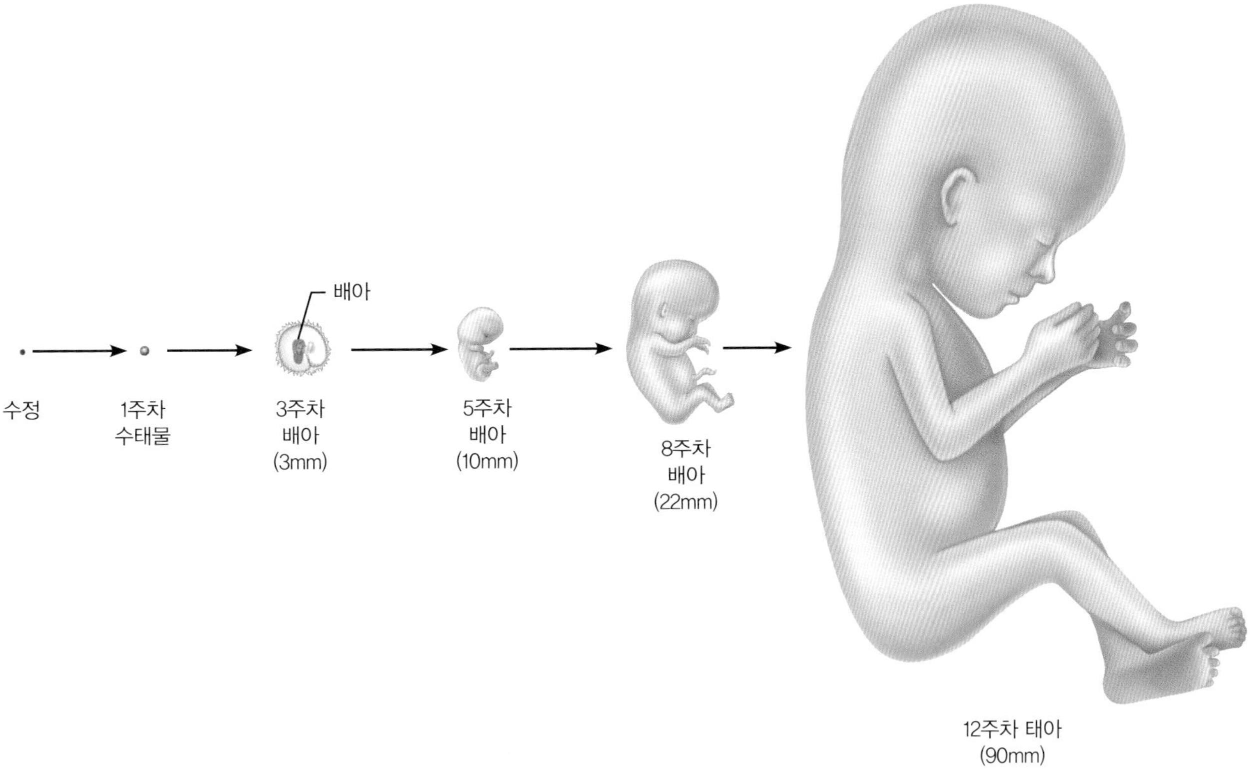

그림 15.14 **수정에서 초기 태아기까지 인간 수태물의 대략적인 크기를 보여주는 그림.** 측정은 머리에서 꼬리까지의 길이이다.

의 태아기(fetal period)에는 수태물을 **태아(fetus)**라고 부른다. 출생하게 되면 젖먹이(영아, infant)라고 부른다(그림 15.14에서 수정에서부터 초기 태아기까지의 과정 중에서 수태물의 형태와 크기를 보여준다).

수정의 완성(Accomplishing Fertilization)

수정이 일어나기 위해서는 정자가 배란된 이차 난모세포에 도달해야만 한다. 난모세포는 난소에서 나온 다음 12~24시간 생존하며, 일반적으로 정자는 여성의 생식기관 안에서 사정된 후 24~48시간 정도 수정 능력을 유지한다. 결론적으로 수정이 일어나기 위해서는 배란되기 2일전 안에 또는 배란된 후 난모세포가 자궁관 길이의 약 1/3 정도 내려온 24시간 내에 성교가 이루어져야만 한다. 정자는 운동성을 가진 세포로 꼬리를 채찍처럼 움직여 스스로 움직인다는 사실을 기억해보시오. 정자가 배란되는 시간대에 여성의 질에 축적되면, 난모세포의 화학물질이 "자동유도장치"처럼 정자를 끌어들여 난모세포로 유인한다. 비록 12cm(5 inches) 정도이지만 여성 생식관계의 자궁관까지 정자가 움직이려면 1~2시간이 걸린다. 그러나 수백만의 정자가 질에서 외부로 흘려지고, 나머지 정자도 수백만 개가 질의 산성 환경으로 인하여 파괴된다. 수백 개에서 수천 개의 정자만이 최종적으로는 난자의 근처에 도달하게 된다. 유영하는 정자가 난모세포에 도달하면 세포 표면의 히알루론산분해효소(hyaluronidase)가 난모세포 주변 부챗살관의 난포세포를 결합하고 있는 "시멘트"를 파괴한다. 부챗살관 사이로 통로가 만들어지면, 수천 개의 정자가 첨단체모자의 막이 파괴되는 **첨단체반응(acrosomal reaction)**을 일으켜 효소를 방출해서 난모세포 막을 녹여 구멍을 만든다. 이후 막이 적절히 약화되면, 하나의 정자가 난모세포막의 수용기와 접촉하여 정자의 머리와 난모세포의 막이 융합된다. 그리고 뱀처럼 생긴 정자의 내용물이 난모세포의 세포질 안으로 들어간다. 이러한 현상이 "일찍 일어난

Q: 많은 세포로 만들어진 주머니배가 단 하나의 세포인 접합자에 비하여 약간 더 큰 정도인 이유는 무엇인가?

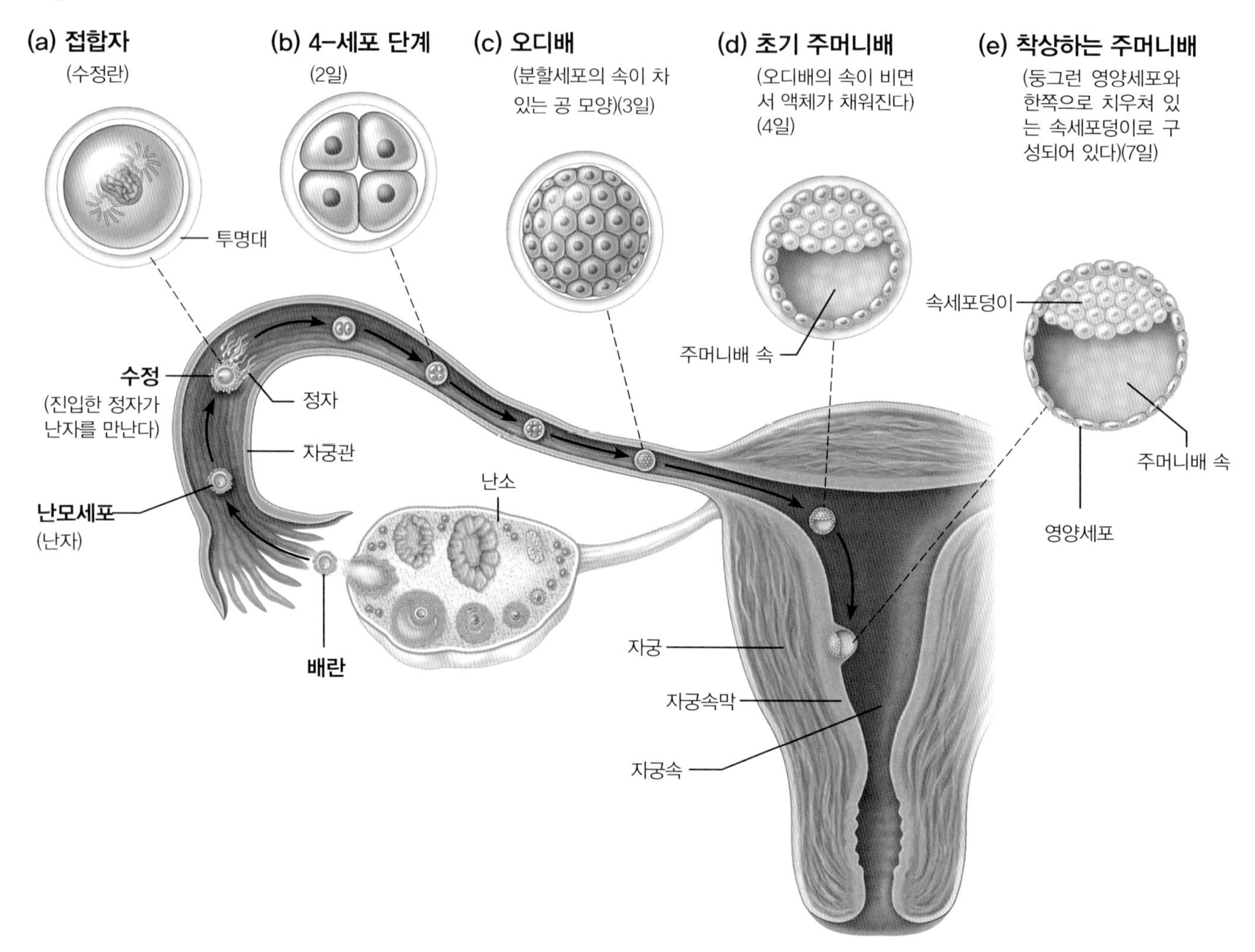

그림 15.15 **난할은 접합자에서 시작하는 연속적인 빠른 유사분열이고 주머니배에서 끝난다.** 접합자는 수정 24시간 이후에 분열을 시작하여, 자궁관을 따라 내려가면서 빠르게 분열한다. 배아는 배란 3~4일 이후에 자궁에 도달하고, 추가로 2~3일 동안 자궁속에서 부유하면서 자궁속막 분비샘의 분비물로 영양을 공급받는다. 후기 주머니배 단계에 배아는 자궁속막에 착상된다; 이 현상은 배란 약 7일 후 시작한다.

새가 벌레를 잡는다"라는 속담의 단 하나의 예외가 되는데, 수정을 시키는 가장 좋은 위치에 있는 정자는, 수백 개의 정자가 첨단체반응으로 난모세포의 세포막을 노출시킨 후 뒤따라오는 정자이기 때문이다. 하나의 정자가 난모세포를 투과하면, 난모세포의 핵은 이차 감수분열을 완성하여 난자와 극체를 형성한다. 정자가 진입한 후에 수정된 난자는 다른 정자가 다시 들어오지 못하도록 변화한다. 인간에서 수백만 개의 정자가 사정되지만, 단 하나만 난모세포에 들어가게 된다. **수정**(fertilization)이란 정자의 유전물질이 난자의 유전물질과 결합하여 수정된 난자, 즉 **접합자**(zygote)를 형성하는 것이다. 접합자는 새로운 개체의 첫 번째 세포이다.

배아와 태생기에 일어나는 현상(Events of Embryonic and Fetal Development)

접합자가 자궁관을 따라 내려오면서(연동운동과 섬모에 의

A: 접합자가 분열할 때 연속적인 분열주기 사이에 성장할 수 있는 충분한 시간이 없다. 이런 이유로 세포는 점점 작아지고, 세포 덩어리의 크기는 초기의 접합자와 거의 유사하다.

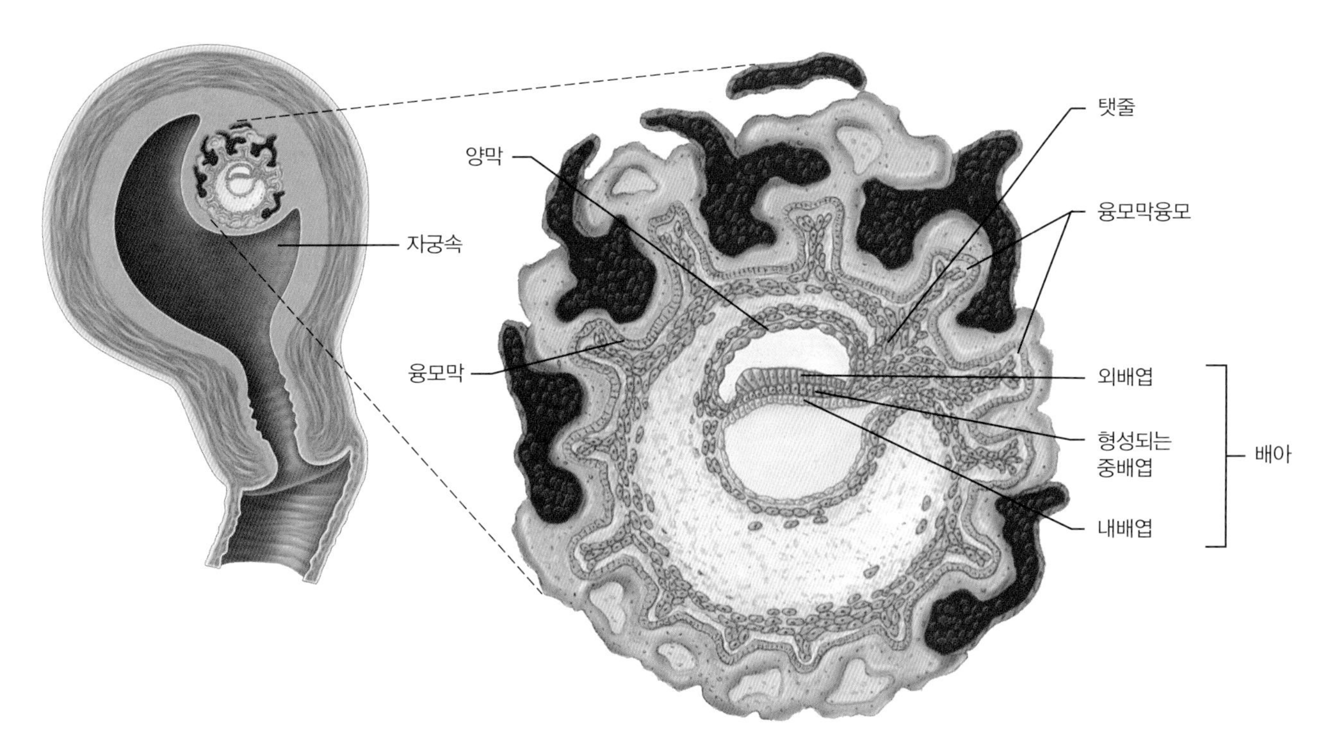

그림15.16 **약 18일차 배아.** 태아막이 보인다.

해 추진되어서) 빠르게 유사분열을 진행한다- 처음에는 두 개의 세포, 네 개 세포 등의 순서로. 배아 발달의 이 초기 단계를 **난할**(cleavage)이라고 부른다(그림 15.15). 세포분열 사이 기간에 세포가 자랄 시간이 없으므로, 딸세포는 점점 더 작아지게 된다. 난할을 함으로써 배아를 구성하는 건축요소로 사용될 수 있는 많은 숫자의 세포를 제공할 수 있다. 커다란 화강암 덩어리 한 개로 어렵게 집을 지어야만 하는 순간과, 작은 화강암 벽돌들 수백 개로 수월하게 집을 짓는 경우를 생각해보면, 쉽게 난할의 중요성을 인지할 수 있을 것이다. 자라나는 배아가 자궁에 도달했을 때(배란 3일후, 또는 여성주기의 17일차)에는 현미경에서 딸기처럼 보이는 16개의 세포로 만들어진 작은 공 모양의 오디배(상실배, morula)이다. 이 시기에도 자궁속막은 아직도 여전히 배아를 받아들일 준비가 되지 않아, 배아는 자궁속에 자유롭게 둥둥 떠서 일시적으로 자궁의 분비물을 영양소로 이용한다. 아직 고정되지는 않았지만 배아는 지속적으로 발달하여 약 100개의 세포가 되고, 속이 비면서 **주머니배(포배**, blastocyst) 또는 **융모소포**(chorionic vesicle)라고 부르는 공 모양의 구조물이 된다. 동시에 황체형성호르몬과

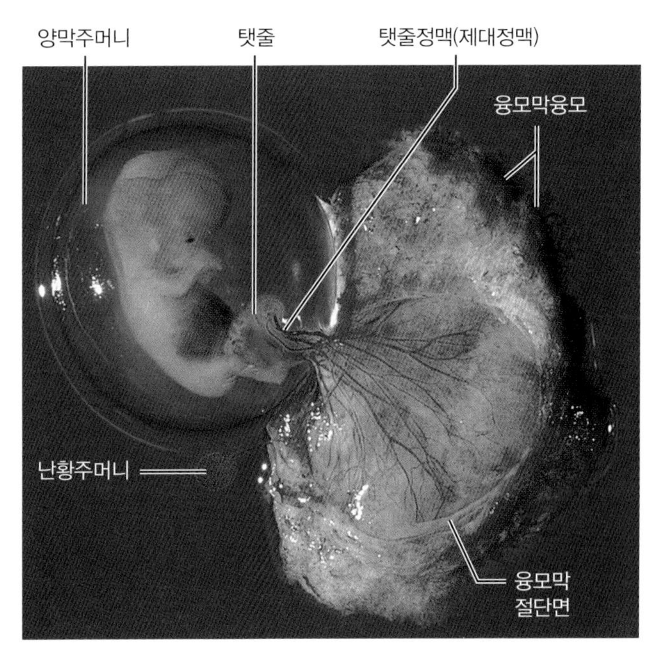

그림 15.17 **7주차 배아.** 7주차 배아는 양막에 싸여있고, 융모막융모(오른쪽)가 산모의 자궁조직과 결합하여 태반을 형성한다.

유사한 **인간융모생식샘자극호르몬**(human chorionic gonadotropin(hCG))이라고 부르는 호르몬을 분비하며, 이것이 난소의 황체를 자극하여 지속적으로 호르몬을 만들도록 한다(이렇게 되지 않으면, 자궁속막의 기능층은 곧 월경으로 떨어져 나간다). 대부분의 자가임신검사기는 여성 소변에서

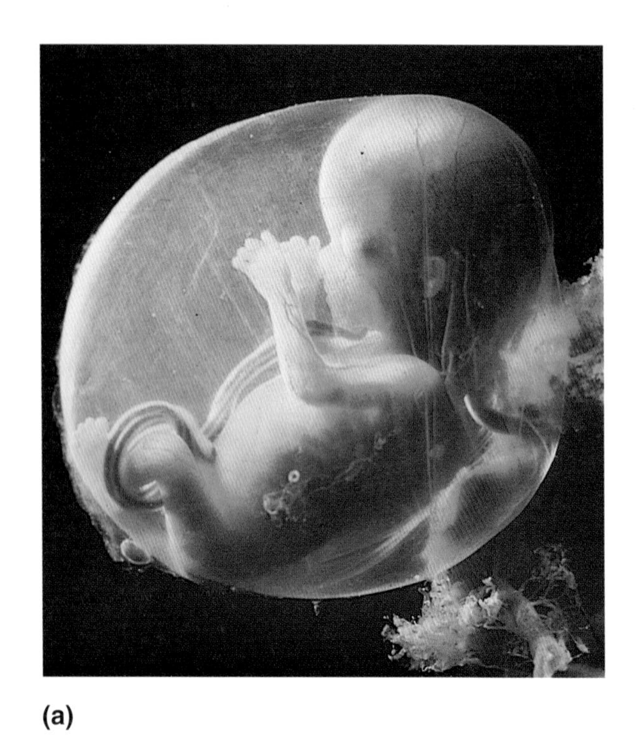

(a)

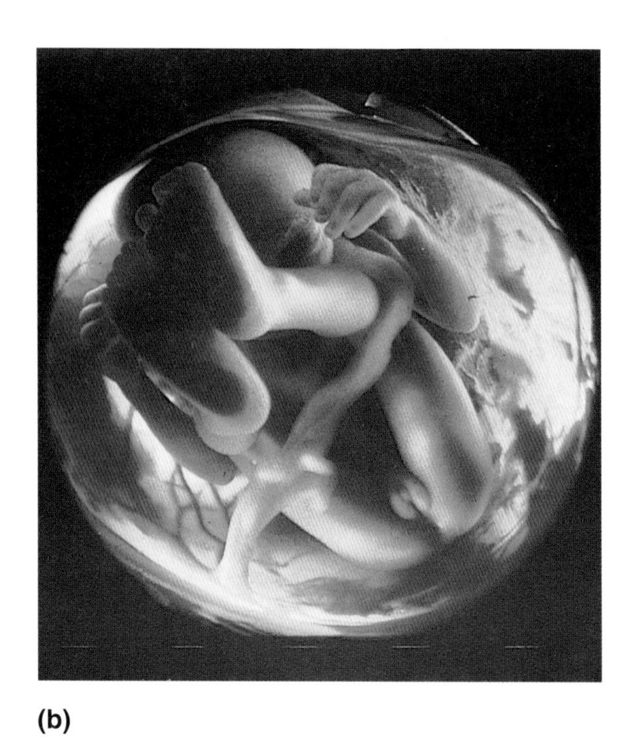

(b)

그림 15.18 **발달중인 태아의 사진.** (a) 3개월 태아, 약 6cm(2.5 inches) 길이. (b) 5개월 말의 태아, 약 19cm(8inches) 길이.

이 인간융모생식샘자극호르몬을 검출하는 기구이다.

주머니배에는 기능적으로 두 가지 중요한 부위를 가지고 있다: 액체가 채워진 공 모양을 만드는 **영양세포**(trophoblast)와 한쪽으로 치우친 작은 세포 덩어리인 **속세포덩이**(inner cell mass)(그림 15.15e를 보시오). 배란 7일차에 주머니배는 한 부분이 벗겨져나가면서 자궁속막에 부착하여 두꺼운 벨벳 같은 점막 속에 파묻힌다. 이런 모든 현상은 지속적으로 발달이 진행되면서 일어나고 세 가지 배아층이 속세포덩이에서 만들어진다(그림 15.16). 일차배엽층(primary germ layers)에는 **외배엽**(ectoderm)(신경계와 피부의 표피가 발생한다), **내배엽**(endoderm)(점막과 부속 분비샘을 형성한다), 그리고 **중배엽**(mesoderm)(다른 모든 것을 만든다)이 있다. 배란 14일차에 대개는 착상이 완료되고, 파묻힌 배아 위로는 자궁의 점막이 덮는다—여성에서 보통 월경이 시작되는 날짜. 안전하게 착상된 후에 주머니배의 일부분인 영양세포는 **융모막융기**(chorionic villi)로 불리는 돌기를 뻗어 산모의 자궁조직과 결합하여 **태반**(placenta)을 형성한다(그림 15.17). 태반이 일단 형성되면 판 모양의 배아는 액체로 가득한 주머니인 **양막**(amnion)으로 둘러싸이고, 혈관을 가지고 있는 조직인 **탯줄**(umbilical cord)로 태반에 연결된다(그림 15.16과 15.17). (탯줄의 혈관과 태아순환의 특징은 10장에서 설명하였다.)

일반적으로 태반은 임신 3주차에 태아의 혈액에 영양분과 산소를 전달하고, 노폐물을 제거하는 기능을 한다. 모든 교환은 태반의 막을 통해서 이루어진다. 임신 2개월 말에는 태반은 내분비장기가 되어 에스트로겐, 프로게스테론, 그리고 다른 임신을 유지하는데 도움이 되는 호르몬들을 만들어 낸다. 이 시기에 난소의 황체는 비활성화 된다.

태아발달의 8주차에는 모든 기본적인 과정이 완료된다. 최소한 원시적일지라도 모든 장기가 만들어지고, 배아는 사람처럼 보이게 된다. 발달 9주차 시작에서부터 태아라고 부르게 된다. 이 시점부터는 주요 활동은 성장과 신체비율의 변화를 동반한 장기의 특성화과정이 된다.

태아기에 태아는 머리에서 꼬리까지의 길이가 약 3cm(1 inch 보다 약간 길다)와 무게 약 1g(0.03 ounce)에서 길이 약 36cm(14 inches)와 무게 2.7~4.1kg(6~10 pounds) 이상으로 자라게 된다(출생 시 전체 신체의 길이는 약 55cm 또는 22 inches이다.). 이런 급격한 성장에서 예상할 수 있듯이 태아의 모습은 극적으로 변하게 된다(그림 15.18). 이러한 변화 중에서 가장 중요한 것들을 표에 정리하였다(표 15.1). 수정 약 270일 후(음력 9개월 종료일) 태아는 산달이 되었다고 불려지고, 태어날 준비가 완료된 상태가 된다.

Did You Get It?

20. *난할과 출생 후 세포분열과의 차이점은 무엇인가?*

21. *태반의 세 가지 기능은 무엇인가?*

(답은 부록을 보시오.)

표 15.1 태아의 발달

기간	변화
8주(말기배아기) 8주	– 머리와 몸의 크기가 비슷하다. 주요 뇌 부위가 모두 존재한다. – 간이 불균형적으로 크고, 혈액세포를 만들기 시작한다. – 사지가 존재한다. 초기에는 갈퀴가 있지만 이 시기 말에는 발가락과 손가락이 자유롭게 떨어진다. – 뼈 생성이 시작된다. – 4주차부터 심장이 혈액을 분출하기 시작한다. – 원시적이기는 하지만 모든 신체계가 존재한다. – 머리부터 꼬리까지의 길이가 약 22mm(0.9 inch); 무게 2g(0.07 ounce)
9~12주(3개월) 12주	– 머리가 여전히 크지만 몸통도 길어진다. 뇌가 지속적으로 커진다. – 원시적인 형태로 안면의 특징이 나타난다. – 속빈장기의 벽에 민무늬근이 만들어진다. – 골수에서 혈액세포가 만들어진다. – 뼈 생성이 빨라진다. – 생식기 모양으로 성별을 구분할 수 있다. – 이 기간 말기에 머리부터 꼬리까지의 길이: 90mm(9cm)
13~16주(4개월) 16주	– 일반감각장기가 존재한다; 눈과 귀가 특징적인 위치와 모양을 갖는다; 눈을 깜박이거나, 입술을 빠는 동작이 나타난다. – 얼굴이 사람처럼 보이고, 몸통이 머리보다 커진다. – 콩팥이 전형적인 구조를 갖는다. – 대부분의 뼈와 관절주머니가 뚜렷해진다. – 이 기간 말기에 머리부터 꼬리까지의 길이: 140mm(14cm)
17~20주(5개월)	– 태지(기름샘의 지방성 분비물)와 비단 같은 털(솜털)이 피부를 덮는다. – 공간의 제약 때문에 태아자세(몸을 앞으로 구부리는 자세)를 취한다. – 팔다리 크기가 최종적인 비율로 변한다. – 태동(산모가 느끼는 태아의 자발적 근육활동)이 발생한다. – 이 기간 말기에 머리부터 꼬리까지의 길이: 190mm
21~30주(6~7개월)	– 실질적인 몸무게가 늘어난다(미숙아로 27~28주에 태어나면 생존할 수도 있다. 그러나 시상하부가 여전히 미성숙하여 체온을 조절하지 못하고, 폐의 표면활성제 생산도 부적절하다. – 척수의 수초화가 시작된다; 눈을 뜬다. – 피부는 붉고 주름져있다; 손톱과 발톱이 존재한다. – 몸은 마르고 균형 잡혀 있다.
30~40주(임신말기) (8~9개월) 출생	– 골수에서만 혈액세포를 만들어낸다. – 7개월에 고환이 음낭에 들어간다(남성에서). – 이 기간 말기에 머리부터 꼬리까지의 길이: 280mm – 피하조직에 지방이 축적된다. – 이 기간 말기에 머리부터 꼬리까지의 길이: 360mm(14 inches); 무게: 3.2kg(7 pounds)

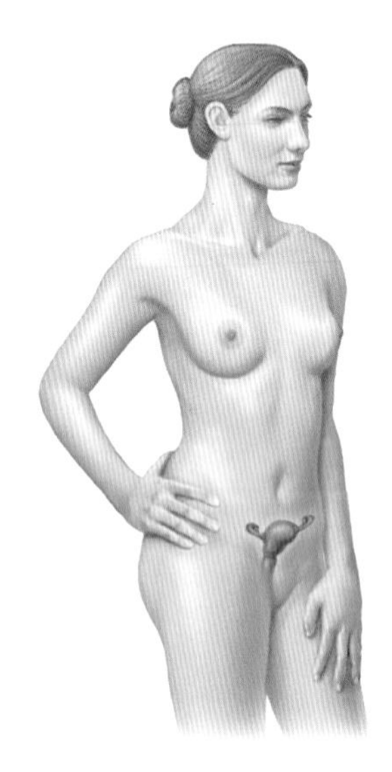

(a) 임신 이전
(자궁은 주먹 크기로 골반 내에 위치한다.)

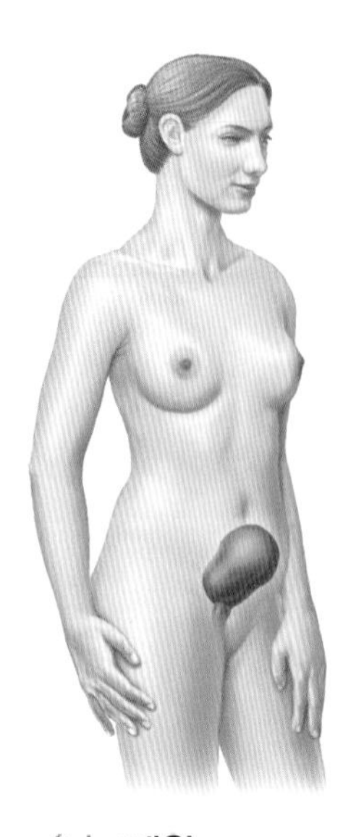

(b) 4개월
(자궁바닥이 두덩결합과 배꼽 중간에 위치한다.)

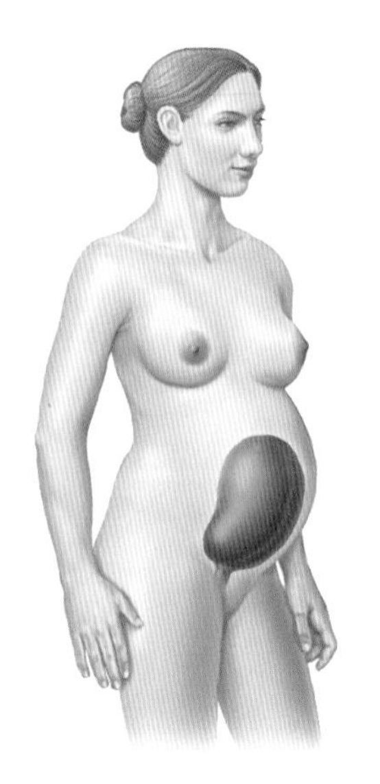

(c) 7개월
(자궁바닥이 배꼽 위에 위치한다.)

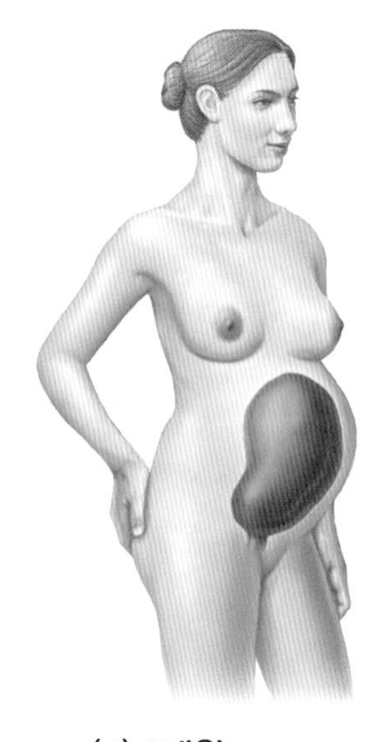

(d) 9개월
(자궁바닥이 칼끝돌기에 도달한다.)

그림 15.19 **임신 전과 임신 중의 자궁의 상대적 크기.**

임신의 산모에 대한 영향(Effect of Pregnancy on the Mother)

15-22 임신이 산모의 신체 기능을 변화시키는 기전을 설명하시오.

15-23 정상적인 태아 발달을 저해하는 약제들을 기술하시오.

임신(pregnancy)(수태에서 출산까지 기간)은 산모에게는 힘든 시간이다. 뚜렷한 해부학적인 변화뿐만이 아니라 생리적으로도 확연한 변화가 발생한다.

해부학적 변화(Anatomical Changes)

임신기간에 자궁이 커지는 능력은 경이적이다. 주먹만 한 장기에서 시작하여, 임신 16주차에 자궁은 골반안(골반강)의 거의 대부분을 차지할 정도로 자란다. 임신이 계속 지속되면, 자궁은 더 위로 올라가 배안(복강)으로 올라온다(그림 15.19). 출산이 임박할 때 자궁은 배안의 거의 대부분을 차지하고 칼끝돌기 높이까지 도달한다. 배안의 장기들이 가로막을 밀어서 가로막을 가슴안으로 돌출하게 만든다. 이러한 결과로 갈비뼈가 벌어지고 가슴이 넓어진다. 배가 커지면서 임산부의 무게중심이 변화되어 많은 여성에서 허리뼈전방굴곡(척추전만, lordosis)이 증가하고, 임신말기의 몇 달 동안 흔히 허리통증(요통)을 동반한다. 태반에서 만들어지는 호르몬인 **릴렉신(relaxin)**은 골반의 인대와 두덩결합(치골결합)을 이완시키고, 넓히면서 탄력성을 증가시킨다. 이런 증가된 운동성은 출산을 쉽게 만들지만, 또한 임신 기간 동안에 근육병증걸음(비틀거리는 걸음, waddling gait)을 걷게 하는 원인이 되기도 한다. 임신 중 산모에게 충분한 영양을 공급하는 것도 태아가 조직과 장기를 만드는데 필요한 구성요소(단백질, 칼슘, 철 등)를 공급하기 위해 필수적이다. 오래된 표현인 “임산부는 두 사람을 위해 먹는다.”라는 말이 임산부가 음식물을 실제로 필요한 양보다 2배로 먹게 부추겼지만, 이것은 과도한 체중증가를 초래한다. 실제로는 임산부가 적절한 태아발달을 유지하려면, 단지 매일 약 추가적으로 300 칼로리만이 필요할 뿐이다. 중요한 점은 음식의 질이지 양이 아니다.

생리학적 변화(Physiological Changes)

위장관계(gastrointestinal system) 많은 임산부가 임신 초기 몇 달 동안은 올라간 프로게스테론과 에스트로겐 농도에 적용할 때까지 입덧(morning sickness)이라고 불리는 욕지기에 의해 고통 받는다. 식도가 정상적인 위치를 벗어나고, 위가 커진 자궁에 눌려 위산이 식도로 역류하기 쉬워져 가슴앓이(heartburn)가 흔하다. 다른 문제는 임신 중에 소화관의 운동성이 저하되어 발생하는 변비이다.

비뇨기계(urinary system) 콩팥은 태아의 대사 부산물을 제거해야 하는 추가적인 부담 때문에 소변 생산을 증가시킨다. 자궁이 방광을 압박해서 소변을 더 자주 보게 하고, 소변못참음(소변절박, urgent)이 흔하며, 때로는 조절이 불가능해진다. 마지막 상태을 스트레스성 소변못참음(stress incontinence)이라고 부른다.

호흡기계(respiratory system) 호흡기점막은 에스트로겐에 의하여 붇고 충혈된다; 그러므로 코막힘이나 코피가 가끔 발생할 수 있다. 폐활량이나 호흡수는 임신 중에 증가하지만, 잔기량은 감소하고, 임신 말기의 많은 임산부가 호흡곤란(dyspnea)을 보인다.

심혈관계(cardiovascular system) 가장 극적인 생리학적 변화가 일어나는 곳은 아마 심혈관계일 것이다. 추가적인 태아의 필요성의 의하여 전체 체액량은 증가하고, 혈장량도 25~40 퍼센트 정도 증가한다. 또한 증가된 혈액량은 출산 중의 혈액 소실에 대한 안전판 역할도 한다. 혈압과 맥박수는 증가하고, 심박출량은 20~40 퍼센트 증가한다; 그러므로 더 많은 혈액이 온몸으로 박출된다. 자궁이 골반의 혈관을 누르기 때문에, 다리에서 오는 정맥혈은 어느 정도 방해를 받게 되고, 정맥류(varicose vein)를 초래할 수도 있다.

출산(Childbirth)

15-24 분만이 어떻게 시작되는지 설명하고, 분만의 세 단계를 말해보시오.

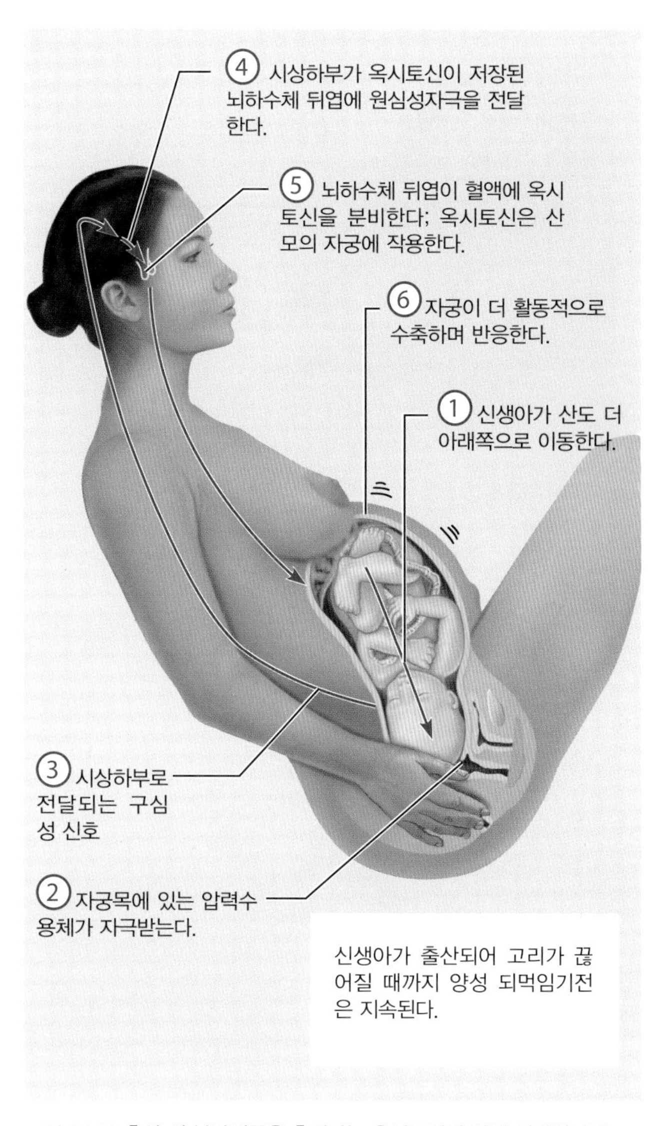

그림 15.20 **출산 시 분만진통을 촉진하는 옥시토신의 양성 되먹임기전.**

출산이라고도 불리는 **분만(parturition)**은 임신의 최종 완료점이다. 이것은 거의 계산된 출산예정일(마지막 월경에서 280일 후) 15일 안에 일어난다. 자궁에서 신생아를 내보내는 현상을 **분만(labor)**이라고 부른다.

분만의 시작(Initiation of Labor)

분만은 몇 가지 사건이 조합되어 촉발된다. 임신 말기 몇 주 동안 에스트로겐은 산모의 혈액에서 최대치로 증가한다. 이는 두 가지 중요한 결과를 초래한다; 자궁근육층에 옥시토신(oxytocin) 수용체를 풍부하게 만들고(옥시토신 호르몬에 더 민감해진다), 프로게스테론의 자궁 안정화 효

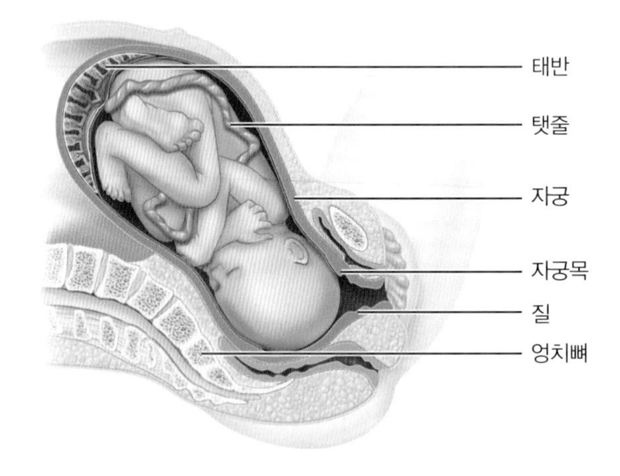

(a) 확장(자궁목)

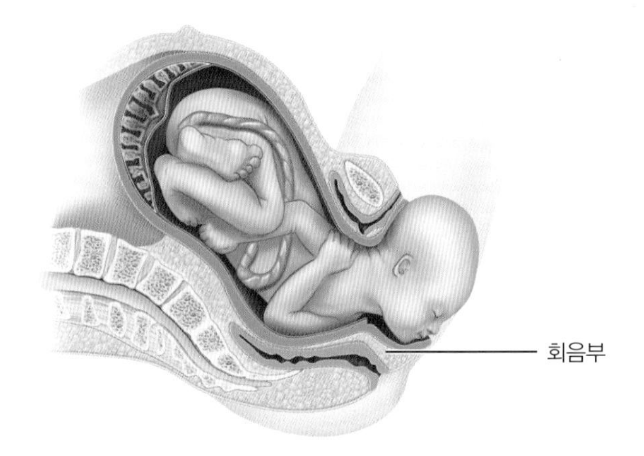

(b) 태아만출(신생아 출산)

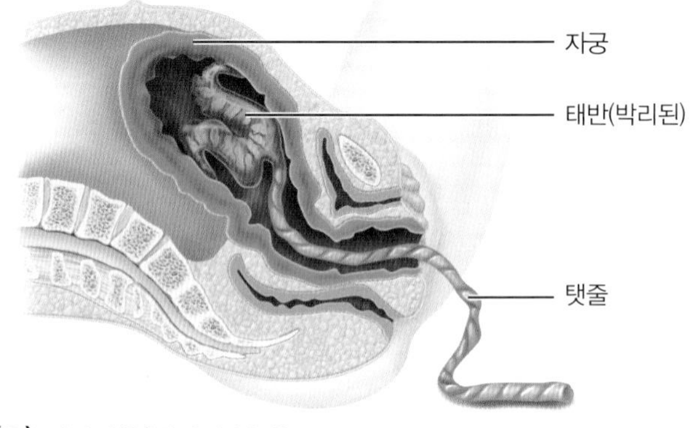

(C) 태반만출(태반의 분만)

그림 15.21 **분만의 세 가지 단계.**

과를 방해한다. 결과적으로 약하고 불규칙한 자궁수축이 발생한다. 이런 자궁수축을 브렉스턴 힉스 수축(Braxton Hicks contractions)이라고 부르는데, 이 때문에 많은 임산부가 병원을 방문하고 단지 **가진통(false labor)**이 있다는 말만을 듣고 퇴원하게 된다.

되먹임고리의 개념을 기억해 보시오(1장). 수용체를 자극하면, 정보는 뇌로 보내져 처리되고, 효과기의 반응을 지시하는 신호가 내보내진다. 대부분의 신체 되먹임기전은 음성이고, 여기서 반응은 최초 자극을 감소시킨다. 이 경우에는 반응(강력한 수축)이 실질적으로 최초자극(옥시토신 분비)을 신생아가 출산될 때까지 증가시킨다.

출산이 임박해지면 두 기지 추가적인 화학적 신호가 이 가진통을 진짜 진통으로 전환시킨다. 태아의 특정 세포가 옥시토신을 만들기 시작하고, 이것이 태반을 자극하여 프로스타글란딘(prostaglandins)을 방출시킨다. 이 두 가지 호르몬은 더 빠르고 강력한 자궁수축을 야기한다. 이 시기에 증가된 정신적 신체적 스트레스는 산모의 시상하부를 자극하여, 뇌하수체 뒤엽에서 옥시토신을 분비하게 만든다. 증가된 옥시토신과 프로스타글란딘의 조합된 효과가 주기적인 진성 분만통을 시작하게 한다. 시상하부가 포함되면서 양성 되먹임기전이 활동을 시작한다: 강력한 수축은 더 많은 옥시토신을 분비하게 하고, 이것은 더 강력한 수축을 초래하고, 태아를 산모의 산도 깊숙이 밀고 등등이다(그림 15.20). 사람에게 진통을 유발하기 위해서는 이 옥시토신과 프로스타글란딘이 모두 필요하므로, 이 두 가지 호르몬의 생성을 방해하는 어떤 제제도 진통의 시작을 방해한다. 예를 들어 항프로스타글란딘 약제인 아스피린이나 이부프로펜은 초기 단계의 진통을 억제하므로, 가끔 조산을 예방하기 위하여 사용되어 진다.

분만의 단계(Stages of Labor)

분만과정은 흔히 세 단계로 구분된다(그림 15.21).

1단계: 확장기(개대기, dilation stage)

확장기(dilation stage)는 진성 분만통이 시작하는 시점에서부터 신생아의 머리(지름 약 10cm)에 의하여 자궁목이 완전히 산대될 때까지의 시간이다. 진통이 시작되면 규칙적이지만 약한 자궁수축이 자궁의 상부에서 시작하여 질쪽으로 내려온다. 수축은 점차 강력해지고 빨라져, 수축할 때마다 신생아의 머리가 자궁목을 눌러, 자궁목이 얇아지고 부드럽게 변하게 만들어 확장시킨다(자궁목소실, effaces). 최종적으로 양막이 파열되어 양수가 흘러나오고 이것을 "파수(breaking the water)"라고 부른다. 확장기는 분만에서 가장 긴 시간으로 대개는 6~12시간이나 그 이상 걸리게 된다.

2단계: 태아만출기(expulsion stage)

태아만출기(expulsion stage)는 완전히 확정된 시점부터 태아가 분만될 때까지의 시간이다. 이 단계에서 신생아는 자궁목과 질을 통해 체외로 빠져나오게 된다. 이 단계 동안에 자연분만(국소마취제를 사용하지 않는 분만)을 하는 산모는 복부근육에 의해 배 아래로 힘을 주게 된다. 2시간까지 걸리기도 하지만 초산부에서는 대개는 50분, 경산부에서는 20분 정도 걸린다. 신생아가 정상적인 두정태위(vertex presentation)를 하고 있을 때는 머리뼈(가장 큰 지름)가 자궁목을 벌리는 쐐기 역할을 하게 된다. 머리를 밑으로 하고 있는 자세는 신생아에게서 점액을 흡인하기 쉽고, 산도에서 완전히 빠져 나오기 이전에도 호흡할 수 있다. 일단 머리가 나오면, 나머지 몸통 부위는 빠져나오기 쉽다. 출산된 이후 탯줄을 묶고 자르게 된다. 볼기태위(엉덩이태위, breech presentation)나 다른 두정위 이외의 태위에서는 이러한 장점이 없어 흔히 분만이 어렵고, 가끔은 집게나 진공겸자가 필요하기도 한다.

3단계: 태반만출기(placental stage)

태반만출기(placental stage)는 태아가 출산 된지 보통 15분 이내이다. 출산 이후 지속되는 강력한 자궁수축은 자궁혈관을 압박하여 출혈을 줄이고, 태반을 자궁벽에서 분리시킨다. 태반과 붙어있는 태아막을 합하여 **후산(afterbirth)** 이라고 부르고, 탯줄을 가볍게 잡아당겨 제거한다. 출산 이후 지속되는 자궁출혈(산후출혈)을 막기 위하여 태반의 모든 조각들을 제거하는 것이 매우 중요하다.

Did You Get It?

22. *임신이 산모의 호흡기와 소화기계에 미치는 영향을 설명하시오.*
23. *분만의 세 단계는 무엇인가?*

(답은 부록을 보시오.)

생식기계의 발달(Developmental Aspects of the Reproductive System)

15-25 배아 발달기에서 생식기계에 대한 테스토스테론 유무의 중요성을 설명하시오.

15-26 초경과 폐경을 정의하시오.

15-27 성인과 노인 남성과 여성에게서 흔한 생식기 질환을 서술하시오.

비록 수정(남성은 X와 Y 염색체, 여성은 두 개의 X 염색체)될 때 유전적으로 성별이 정해지지만, 배아기 8주까지는 생식샘이 만들어지지 않는다. 이 시기 이전에는 남성과 여성의 생식기 구조가 동일하기 때문에 미분화단계(indifferent stage)라고 부른다. 생식샘이 만들어지고 나서야 보조구조물이나 외부생식기가 나타나기 시작한다. 남성과 여성의 구조는 테스토스테론이 존재하는 지에 전적으로 달려있다. 대부분의 경우 배아에게 고환이 만들어지면, 테스토스테론이 만들어지고 남성의 생식관이나 외부생식기가 발달한다. 난소가 만들어지는 여성 배아에서처럼 테스토스테론이 생성되지 않으면, 여성의 생식관이나 외부생식기가 발생한다.

생식기계 장기는 사춘기까지는 기능하지 않기 때문에 아동기에서는 생식기계 문제가 별로 없다. **사춘기**(puberty)란 보통 10~15세 사이의 기간으로, 생식장기가 성인 크기로 자라고 생식샘호르몬의 농도 증가의 영향으로 기능할

SYSTEMS IN SYNC

내분비계(Reproductive System)와 다른 계통의 항상성 상관관계

내분비계통

- 생식샘호르몬은 시상하부-뇌하수체 축에 대한 되먹임효과를 나타낸다
- 태반호르몬은 임신을 유지하게 한다
- 생식샘자극호르몬은 생식샘의 기능을 조절한다

림프계통/면역

- 발달하는 배아나 태아는 면역작용을 받지 않는다(거부되는 것은 아니다)
- 림프관이 누출된 조직액을 흡수; 성호르몬 운반; 면역세포가 생식장기를 질병으로부터 보호; IgA가 젖에 존재한다

소화계통

- 발달하는 태아가 소화기장기를 압박; 가슴앓이, 변비가 임신 중에 흔하다
- 소화기계가 건강을 유지하는 데 필요한 영양을 공급한다

비뇨계통

- 전립샘비대가 배뇨를 억제한다; 임신 중 방광이 눌려 빈뇨나 절박뇨가 흔하다
- 콩팥이 산모와 태아의 질소 노폐물을 배설하고, 산-염기균형을 유지한다; 남성에서는 요도를 통해 정액이 체외로 나가게 된다

근육계통

- 남성호르몬은 근육량을 증가시킨다
- 분만 시 배근육의 활성도가 증가한다; 골반의 근육은 생식장기를 지지하고, 음경이나 음핵의 발기를 돕는다

신경계통

- 성호르몬은 뇌를 남성화하거나 여성화 하고, 성욕에 영향을 준다
- 시상하부는 사춘기 발현 시간을 조절한다; 신경반사가 성적반응을 조절한다.

호흡계통

- 임신은 가로막의 하강을 방해하여, 호흡곤란을 초래한다.
- 호흡기계는 산소를 공급한다; 이산화탄소를 제거한다; 임신 중에 폐활량과 호흡수가 증가한다

심혈관계통

- 에스트로겐은 혈액의 콜레스테롤 농도를 낮추고, 폐경기 이전의 여성에게 심혈관 건강을 증진시킨다; 임신은 심혈관계의 부담을 증가시킨다
- 심혈관계가 생식기장기에 필요한 물질을 운반한다; 발기는 국소적인 혈관확장이다; 혈액은 성호르몬을 운반한다

생식계통

피부계통

- 남성호르몬은 기름샘을 활성화하여 피부와 털을 윤활시킨다; 생식샘호르몬은 특징적인 지방축적을 보이거나, 사타구니와 겨드랑이 털이 자라게 만든다; 에스트로겐은 피부의 수분 함량을 늘리고; 임신 중에는 얼굴에 색소를 침착시킨다
- 피부는 모든 장기를 외부에서 둘러싸 보호한다; 젖샘 분비물은 신생아에게 영양을 공급한다

골격계통

- 남성호르몬은 골격을 남성화시키고 골밀도를 증가시킨다; 에스트로겐은 골경을 여성화시키고 골량을 유지시킨다
- 골반뼈는 일부 생식장기를 사고있다; 골반뼈가 좁으면 신생아의 질분만을 저해할 수 있다

수 있도록 변한다(남성에서 테스토스테론 여성에서 에스트로겐). 이 시기 이후에는 남성에서는 노인까지, 여성에서는 폐경기까지 생식능력이 지속된다. 이미 이전에 이차성징과 사춘기에 일어나는 변화들을 설명했기 때문에, 여기에서 다시 반복하지는 않는다. 그러나 사춘기는 생식기계가 활동하기 시작하는 초기 단계를 나타낸다는 사실을 기억해야만 한다. 사춘기에 일어나는 현상은 모든 사람에서 똑같은 순서로 일어나지만, 사춘기가 나타나는 시점은 매우 다르다. 남성에게 사춘기가 나타난다는 신호는 13세 정도에서 고환과 음낭이 커지는 현상이고, 이후 사타구니, 겨드랑이, 얼굴의 털이 출현한다. 이 기간 이후 2년 정도 음경이 자라고, 정액에서 성숙된 정자가 출현하여 성적으로 성숙되었음을 알 수 있다. 이 시기에 젊은 남성은 돌연한 발기나 가끔 야간에 "누정(몽정, wet dreams)"이 호르몬의 분출과 호르몬의 균형을 맞추기 위해 일어난다. 여성 사춘기의 첫 번째 증상은 11세 무렵에 뚜렷한, 가슴에 몽우리가 생기는 현상이다. **초경**(menarche)이라고 부르는 첫 번째 월경은 보통 2년 후에 나타난다. 확실한 배란이나 수정능력은 호르몬 조절이 성숙될 때까지 지연되는데, 거의 2년이 추가로 걸리게 된다.

대부분의 여성은 20대 후반에 생식 능력이 최대가 된다. 이후 난소의 능력은 감퇴하게 된다. 에스트로겐 생산이 줄어들고, 배란이 불규칙해 지며, 월경이 적어지고 기간이 짧아진다. 최종적으로 배란과 월경이 완전히 멈춰 임신 능력이 없어진다. 이런 현상을 **폐경**(menopause)이라고 부르며, 보통 46~54세에 발생하며, 월경이 멈추고 1년이 지나면 폐경으로 간주된다. 폐경 이후 얼마 동안은 에스트로겐이 만들어지지만, 난소는 내분비장기로서의 기능을 최종적으로 멈추게 된다. 에스트로겐에 의한 자극 효과가 없어지면 생식 장기나 유방이 위축되기 시작한다. 질이 건조해지고; 성교가 고통스러워지며(특히 빈도가 드물 때), 질감염이 흔히 발생한다. 에스트로겐 결핍의 다른 결과는 민감해지거나 다른 형태의 기분변화(어떤 경우는 우울증)가 나타나고; 피부혈관이 확장되어 땀으로 흠뻑 젖는 "열감(hot flashes)"; 피부가 점차적으로 얇아지고 골량이 소실되며; 천천히 혈액의 콜레스테롤 농도가 증가하여 폐경기 여성에게 심혈관질환의 위험성을 증가시킨다. 과거에 임상의들은 낮은 농도의 에스트로겐과 프로게스테론 제제를 이 힘든 시기의 여성을 돕고, 골격계나 심혈관계 합병증을 예방하기 위해 사용하였다. 이런 방법은 장점이 많아 보였고, 2002년 7월까지는 미국여성 약 1,400만 명이 에스트로겐호르몬을 포함한 형태의 호르몬대체요법(HRT)을 받았다. 7월 9일에 여성건강국(WHI)이 갑자기 16,000 명에 대한 임상실험을 종료하고, 일반적인 프로게스테론과 에스트로겐 호르몬 조합을 복용하면 위약을 복용했을 때보다 심장질환은 51% 증가시키고, 악성 유방암을 24% 증가시키며, 뇌졸중이 31% 증가하고, 치매의 위험성이 2배 증가한다고 보고하였다. 이런 정보의 후폭풍이 아직도 임상가나 연구소에 퍼져있어, 의료계와 폐경기 여성에게서 호르몬대체요법의 낙관론을 저해하고 있다. 2006년 유방암이 확실하게 줄었다는 고무적인 연구가 발표되었는데, 이것은 거의 전적으로 호르몬대체요법을 받는 여성이 줄어들은 것에 기인하다. 남성에게는 상응하는 폐경기가 없다. 비록 남성 노인에게서 테스토스테론 분비가 지속적으로 줄어들고, 남성폐경기(andropause)라고 부르는 오르가슴 사이의 잠재기가 길어지는 현상이 나타나지만, 생식능력 자체가 없어지지는 않는다. 건강한 남성은 80대나 그 이후에도 자손을 생산할 수 있다.

Did You Get It?

24. *남성이 되는 성염색체 조합은 무엇인가–XX or XY? XY 태아의 발달 중 어떤 호르몬 자극이 남성의 생식관 형성에 필수적인가?*

(답은 부록을 보시오.)

남성 생식기계의 해부

1. 남성의 생식샘인 한 쌍의 고환은 배-골반강 바깥의 음낭에 위치한다. 고환은 외분비(정자 생성)와 내분비(테스토스테론 생성) 기능을 갖는다.
2. 남성의 생식관에는 부고환, 정관, 요도가 있다. 정자는 부고환에서 성숙된다. 사정이 일어나면 정자는 생식관을 통해 체외로 나오게 된다.
3. 남성의 부속샘에는 정낭, 전립샘, 망울요도샘이 있다. 전체적으로 이 분비샘은 정자를 활성화시키고 영양을 공급하는 액체를 생성한다.
4. 외부생식기
   a. 음낭- 배-골반강 바깥에 매달려있는 피부주머니로 생존이 가능한 정자에게 필요한 온도를 제공한다.
   b. 음경- 요도를 감싸는 세 개의 발기조직의 기둥으로 구성되어 있다. 발기조직은 음경을 딱딱하게 만들어 성교 시에 투과할 수 있도록 만든다.

남성의 생식기능

1. 정자생성은 사춘기에 난포자극호르몬에 대한 반응으로 정세관에서 시작된다. 정자생성에는 특수한 핵분열로 염색체가 반수가 되는 감수분열이 포함되며, 결과적으로 정자세포를 만든다. 정자완성이라고 불리는 추가적인 과정을 통하여 정자세포의 과도한 세포질을 제거하는 과정이 기능적이고 운동성 있는 정자를 만들기 위해 필요하다.
2. 사춘기에 황체형성호르몬에 반응하여 테스토스테론이 생성된다. 고환의 사이질세포가 테스토스테론을 만든다. 테스토스테론은 남성의 이차성징의 발현과 정자의 성숙에 필요하다.

여성 생식기계의 해부

1. 여성의 생식샘인 난소는 골반벽 측면에 위치한다. 난소는 여성의 생식세포(외분비기능)와 호르몬(내분비기능)을 생성한다.
2. 생식관계:
   a. 자궁관은 난소의 근처에서 자궁까지 연결되어 있다. 끝은 갈라져 있고, 흔들리면서 배란된 난모세포를 자궁관으로 이끈다. 자궁관은 난모세포를 연동운동과 섬모운동을 통해 자궁으로 이끈다.
   b. 자궁은 배아가 착상하고 자라는 배 모양의 근육성 장기이다. 이것의 점막(자궁속막)은 배아가 착상되지 않으면 매달 월경으로 떨어져 나가게 된다. 자궁근육층은 분반 시 주기적으로 수축한다.
   c. 질은 신생아나 월경이 체외로 빠져나가는 자궁과 체외 사이의 통로이다. 질은 성교 시에 음경과 정액을 받아들인다.
3. 여성의 외부생식기에는 대음순, 소음순(피부주름), 음핵, 외부요도구멍, 질구멍이 포함된다.

여성의 생식기능과 주기

1. 난자형성은 난소의 난포에서 일어나고, 사춘기에 난포자극호르몬과 황체형성호르몬이 자극하여 난모세포의 성숙과 배란을 주기적으로 일으킨다. 난자는 정자가 이차 난모세포에 들어왔을 때에만 생성된다. 여성에서 감수분열은 오직 하나의 기능할 수 있는 난자만을 만들지만(여기에 세 개의 기능할 수 없는 극체가 더해진다), 이에 비교되는 남성의 감수분열에서는 네 개의 기능할 수 있는 정자가 만들어진다.
2. 호르몬 생성: 난소의 난포에서 난포자극호르몬에 대한 반응으로 에스트로겐이 만들어진다. 황체형성호르몬에 대한 반응으로 만들어지는 프로게스테론은 황체의 주된 호르몬 생성물이다. 에스트로겐은 여성의 이차성징 발현을 자극한다.
3. 난소호르몬의 농도 변화에 대한 반응으로 자궁속막이 변화하는 현상이 월경주기이다. 여기에는 세 단계가 있다.
   a. 월경기. 자궁속막이 떨어져 나가고 출혈이 발생한다. 난소호르몬 농도는 최소치이다.
   b. 증식기. 자궁속막이 에스트로겐의 농도가 높아지면서 복구되고, 두껍게 변하며, 혈관이 매우 풍부해진다.
   c. 분비기. 프로게스테론 농도가 높아지면서 자궁속막의 분비샘이 영양분을 분비하고, 혈관이 더욱 풍부하게 변한다.
4. 수정이 일어나지 않으면, 이 주기는 약 28일 주기로 반복된다.

젖샘

1. 젖샘은 유방에서 발견되는 젖을 생산하는 분비샘이다. 신생아 출산 이후에 호르몬 자극에 의하여 젖을 만든다.

임신과 태아발달

1. 난모세포는 배란된 후 24시간까지 수정될 수 있다; 정자는 여성의 생식관에서 48시간까지 생존이 가능하다. 수백 개의 정자가 첨단체모자의 효소를 방출해야만 난자의 세포막을 뚫을 수 있다.
2. 정자가 투과된 이후에야 이차 난모세포는 감수분열 II를 완성한다. 그리고 정자와 난자의 핵이 결합하여(수정) 접합자를 형성한다.
3. 수정이 일어나면 곧 배아가 발달하기 시작한다. 중간에 성장이 없는 연속적이고 빠른 유사분열인 난할이 접합자에서 시작하여 주머니배까지 일어난다.
4. 배란 14일차에 어린 배아(주머니배)는 자궁속막에 착상하고, 태반이 만들어진다. 주머니배에서 방출된 인간융모생식샘자극호르몬이 태반이 내분비샘 역할을 할 때까지 황체의 호르몬 생성을 유지하고, 월경을 방지한다.
5. 태반은 배아에게 필요한 호흡, 영양, 배설 기능과 임신성 호르몬을 생성하는 역할을 한다.
6. 8주차에 모든 주요 장기가 자리를 잡는다. 9주차부터 태아라고 부른다. 태아기에는 조직과 장기의 성장과 특성화가 주된 현상이다.
7. 임산부의 신체는 자라나는 태아가 필요한 호흡, 순환, 배설을 담당한다. 건강한 신생아를 위해서는 영양이 충분해야만 한다.
8. 출산은 분만이라고 부르는 연속적인 현상을 포함한다. 여러 요인에 의해 시작되는데, 가장 중요한 요인은 옥시토신과 프로스타글란딘 농도의 상승이며, 이것들은 강력한 자궁수축을 일으킨다. 분만의 세 단계는 확장기, 태아만출기, 태반만출기이다.

생식기계의 발달

1. 초기 발달단계에서는 남성과 여성의 생식기계 구조는 동일하다. 생식샘은 8주차부터 발달하기 시작한다. 테스토스테론의 존재 유무가 남성과 여성의 어떤 보조생식장기가 형성되는지 결정한다.
2. 생식세포가 만들어질 때 비정상적으로 성염색체가 분리되면, 중요한 선천적 질환이 발생한다.
3. 아동기에는 생식기계가 활동적이지 않다. 사춘기에 생식장기가 성숙되고, 생식이 기능적으로 가능해진다.
4. 초기 성인기의 흔한 생식기계 질환은 생식관계의 감염이다. 유방과 자궁목 종양이 여성에게 가장 큰 위협이 된다. 전립샘암은 남성에게 가장 흔한 생식기계 종양이다.
5. 폐경기에 여성의 생식능력은 사라지고, 생식 장기는 위축되기 시작한다. 열감이나 기분변화가 발생하기도 한다. 남성에서는 생식능력이 노화에 의해 심각하게 저하되지 않는다.

REVIEW QUESTIONS

Multiple Choice

정답이 여러 개일 수 있습니다.

1. 다음 중에서 어느 것이 남성의 보조 생식기 구조물인가?
   a. 생식샘
   b. 생식체
   c. 넓은 어깨
   d. 정낭

2. 발달의 관점에서, 어느 것이 잘못 연결되었는가?
   a. 질 – 음경
   b. 고환 – 난소
   c. 대음순 – 음낭
   d. 자궁관 – 정관

3. 자궁근육층은 자궁의 근육층이다. 그리고 자궁속막은 자궁의 ----층이다.
   a. 장막
   b. 외막
   c. 점막하층
   d. 점막

4. 생식샘자극호르몬에 대한 다음의 설명 중에서 틀린 것은?
   a. 뇌하수체에서 분비된다.

15

b. 황체형성호르몬과 난포자극호르몬이다.
c. 남성과 여성에서 모두 중요한 작용을 갖는다.
d. 생식샘에서 분비되는 성호르몬이다.

5. 여성에서 항문과 음핵 사이의 영역은?
a 복막
b. 회음부
c. 음문
d. 음순

6. 난소와 연결되어 있는 것은?
a. 자궁관술
b. 난소인대
c. 걸이인대
d. 자궁넓은인대

7. 인간의 난자와 정자가 닮은 점은?
a. 매달 비슷한 수가 만들어진다.
b. 같은 정도의 운동성을 가지고 있다.
c. 크기가 비슷하다.
d. 염색체 수가 같다.

8. 자궁목에 대한 잘못된 기술은?
a. 자궁의 상부이다.
b. 질로 돌출되어 있다.
c. 자궁목샘은 점액을 분비한다.
d. 자궁목관을 포함한다.

9. 매달 전형적으로 하나의
a. 일차 난포가 자극된다.
b. 난포가 에스트로겐을 분비한다.
c. 소포성난포에서 배란이 일어난다.
d. 난소가 자극된다.

10. 배란 후, 파열된 난포는?
a. 퇴화된다.
b. 황체로 변한다.
c. 폐기물로 떨어져 나간다.
d. 변화되어 다른 난모세포가 된다.

11. 자궁벽에 부착된 주머니배의 바깥층은?
a. 난황주머니
b. 속세포덩이
c. 양막
d. 영양세포

12. 출산에 가장 흔하고 좋은 태위는?
a. 두정위
b. 볼기태위
c. 비두정위
d. 마루점태위

13. Z 인간의 배아 발달기에 장기의 생성은?
a. 임신 1기 동안에
b. 임신 2기 동안에
c. 임신 3기 동안에
d. 출생 직전에

Short Answer Essay

14. 남성의 일차 생식장기 또는 생식샘은 무엇인가? 두 가지 주요한 기능은 무엇인가?

15. 정액의 기능은 무엇인가? 정액을 만드는 데 도움을 주는 세 가지 분비샘을 기술하시오.

16. 음경은 성적으로 흥분하면 혈액으로 충만 되는 발기조직을 가지고 있다. 이런 현상을 설명하는 용어는 무엇인가?

17. 사정을 정의하시오.

18. 남성의 생식샘이 배안에서 발견되지 않는 이유는 무엇인가? 어디에서 발견되는가?

19. 전립샘이 커지면 남성의 생식기능이 장애를 받는 이유는 무엇인가?

20. 정자형성이 시작되는 시기는? 무엇이 정자생성을 시작하게 하는가?

21. 테스토스테론은 남성에게 사춘기에 이차성징을 나타낸다. 남성 이차성징의 세 가지 예를 드시오.

22. 남성의 성적반응과 이차성징이 정관절제술 이후에도 일반적으로 남아 있는 이유는 무엇인가?

23 여성 생식샘의 이름과, 두 가지 주요 기능을 설명하시오.

24. 비뇨생식기계라는 용어가 여성보다는 남성에서 사용되는 이유는 무엇인가?

25. 여성 생식관의 구조를 기술하고, 각각의 중요한 기능을 설명하시오.

26. 자궁관이 난소와 연결되어 있지 않은 상태에서도, 모든 배란된 난자가 배안으로 들어가지는 않는다는 사실을 어떻게 설명할 수 있는가?

27. 난포는 무엇인가? 배란은 무엇인가?

28. 배란된 여성 생식세포는 성숙된 생식세포(난자)가 아니다. 언제 또 어떤 조건에서 성숙되는가?

29. 어떤 난소 구조물이 에스트로겐을 생성하는가? 같은 구조물에서 만들어지는 두 번째 호르몬의 이름은?

30. 월경주기의 현상을 기술하고 설명하시오. 월경주기의 중요성은 무엇인가?

31. 폐경기를 정의하시오. 여성에게 폐경기가 의미하는 것은?

32. 수정을 정의하시오. 수정이 대부분 일어나는 곳은? 착상과정을 설명하시오.

33. 임산부의 신체기능은 임신에 의해 어떻게 변화되는가?

34. 분만을 촉진하는 사건은?

35. 신생아의 출산은 분만 몇 단계에서 일어나는가?

36. 배아발달에서 미분화단계는 무엇인가?

37. 사춘기에 발생하는 주요 현상은 무엇인가?

38. 남성과 여성의 생식기계에 미치는 노화의 영향을 비교하시오.

부록 Appendix

Did You Get It? Questions and Multiple Choice Review Questions의 정답

1장

Did You Get It?

1. 해부학과 생리학은 서로 연관되어 있어서 어떤 구조는 그 구조와 관련된 기능을 한다.
2. X. 모두 생리학의 주제이다.
3. 위는 장기수준이고, 포도당은 화학적 수준이다.
4. 모두가 호흡계통에 속한다.
5. 자신의 경계를 유지하고, 움직이고, 자극에 반응하고, 번식하는 기능이 있다.
6. 몸에서 일어나는 화학반응뿐만이 아니라 식품에너지를 방출하는 모든 화학반응은 산소를 필요로 한다.
7. 해부학자세는 몸과 몸의 구조를 기술하기 위한 기본자세이다. 해부학적 자세는 양쪽 발을 평행하게 하고 손바닥을 앞으로 향하게 하여 양팔을 자연스럽게 몸에 붙이는 자세이다. 몸이 움직이는 자세에 있을지라도 해부학자세를 기준으로 설명을 하기 때문에 해부학자세를 이해하는 것은 중요하다.
8. 겨드랑은 어깨아래의 움푹 패인 부분으로 털이 있다. 봉우리부위는 어깨위부분이다.
9. 가로단면
10. 척수
11. 막창자꼬리염(충수돌기염)일 가능성이 있다.

Review Questions

1. d
2. a, b, c, d
3. c
4. 위쪽, 깊은, 몸쪽, 가쪽, 안쪽, 뒤쪽
5. 1-e, 2-c, 3-i, 4-f, 5-h, 6-a, 7-b, 8-d, 9-g
6. c
7. c

2장

Did You Get It?

1. 세포는 생명체의 기본 단위이다.
2. 세포가 할 수 있는 것
3. 형질막 = 세포의 바깥경계. 세포질 = 대부분의 세포작용이 일어나는 곳. 핵 = 세포의 조절 중심
4. 모든 세포에 공통된 세포소기관과 기능을 가진다.
5. 핵은 단백질합성에 중요한 리보솜의 합성장소이다.
6. 인지질은 극성부분(머리)과 비극성부분(꼬리)을 가진다. 극성부분은 세포의 안쪽과 바깥쪽에 있고, 비극성부분은 막의 안에 있다.
7. 수용체로 작용하고, 혈액형을 결정하고, 세포-세포사이에 상호작용을 한다.
8. 틈새연접은 교통, 치밀연접은 결합.
9. 사이토졸은 세포질의 액체부분이고, 세포질은 사이토졸, 세포소기관 및 봉입체를 포함한다.
10. 용해소체(리소좀)은 섭취된 세균, 오래된 세포소기관 및 죽은 세포를 잘게 부순다. 퍼옥시좀은 유해한 독성물질을 해독하고, 자유라디칼을 제거한다.
11. 미토콘드리아와 골지장치
12. 미토콘드리아와 미세관
13. 미세관
14. 흡수세포의 표면적을 증가시킨다.
15. 섬유모세포와 적혈구
16. 정보를 모으고, 몸의 기능을 조절한다.
17. DNA는 이중나선이다. DNA가 복제될 때, 각각의 나선은 상보가닥의 형성을 위한 모형가닥으로 작용한다. 모형가닥이 ACT라면, 이에 해당하는 상보가닥은 TGA이다.
18. 2핵 세포가 된다.
19. DNA에서 암호화된 정보를 단백질합성이 일어나는 리보솜으로 전달한다.
20. 전사와 번역. 단백질은 번역되는 동안에 합성된다.
21. 세포의 모양과 층
22. 외분비샘은 분비관이 있으며, 단백질이 포함된 분비물을 생성하고, 내분비샘은 분비관이 없으며 호르몬을 생성한다.
23. 자신을 수복한다. 특수화된 세포연접을 가진다.
24. 결합조직은 살아있는 자신의 세포 주위에 기질을 생성한다.

25. 존의 키는 더 이상 크지 않을 것이다.
26. 상피조직과 일부 결합조직
27. 비정상적으로 새로이 형성된 조직 덩어리
28. 퇴화하는 경향이다.

Review Questions

1. a
2. c
3. a, b, c
4. e
5. c
6. c
7. b
8. b
9. a
10. a
11. a, b, d, e

■ 3장

Did You Get It?

1. 장막은 바깥으로 열리지 않는 몸공간을 덮고, 점막은 바깥으로 열리는 몸공간(호흡, 소화 및 생식기관의 공간)을 덮는다.
2. 벽쪽가슴막, 창자쪽가슴막, (허파), 창자쪽가슴막, 벽쪽가슴막, 벽쪽심장막, 내장쪽심장막, (심장)
3. 관절주위의 섬유성주머니를 싸고 있다.
4. 피부는 몸의 표면을 덮는 상피막이다. 피부막은 표면을 덮는 외피의 의미로 피부와 동의어이다. 외피계통은 피부와 피부의 부속물(손발톱, 털, 샘)을 말한다.
5. 표 3.1에 있다.
6. 각질세포
7. 바닥층
8. 각질층
9. 상피
10. 멜라닌, 카로틴 및 헤모글로빈의 양
11. 기름샘
12. 털껍질, 겉질 및 속질
13. 기름샘에서 분비된 분비물
14. 아포크린샘과 에크린샘은 비타민과 노폐물을 포함한 묽은 소금물이다. 아포크린샘의 분비물은 단백질과 지방산을 포함한다.
15. 손톱의 성장영역(손톱바탕)이 손상되었기 때문에 재생되지 않는다.
16. 단백질과 전해질을 포함한 체액의 감소
17. 신생아의 기름샘

Review Questions

1. c
2. b, e
3. c, e
4. c, e
5. a, c, d
6. d
7. c
8. a
9. 1–e, 2–d, 3–f, 4–b, 5–g, 6–c

■ 4장

Did You Get It?

1. 근육은 몸을 움직일 때 뼈를 지렛대로 사용한다.
2. 혈액세포를 생성하는 공간과 지방을 저장하는 공간을 제공한다.
3. 팔과 다리
4. 몸통: 뼈몸통, 끝: 뼈끝
5. 치밀뼈는 단단하고 매우 치밀하고 해면뼈는 뼈작은가시 사이에 공간이 많은 집의 대들보처럼 보인다.
6. 뼈모세관을 통해 뼈세포로 영양분을 전달한다.
7. 막 혹은 연골
8. 뼈파괴세포가 파괴하기 때문에 뼈가 얇아지고 약해진다.
9. 머리뼈, 척주, 가슴우리
10. 먹기와 말하기가 가능하게 만드는 턱관절이다.
11. 아래턱뼈
12. 이마뼈와 마루뼈
13. 목뼈, 등뼈, 허리뼈, 엉치뼈, 꼬리뼈
14. 목뼈는 작고 가로돌기에 구멍이 있으며 가시돌기가 두개로 갈라져 있다. 허리뼈는 크고 벽돌처럼 생겼으며 무딘 가시돌기를 가지고 있고 가시돌기는 뒤방향으로 튀어나와 있다. 가로돌기에는 구멍이 없고 몸통은 크다.
15. 참갈비뼈는 본인들의 갈비연골이 직접적으로 복장뼈에 부착되고 거짓갈비뼈는 간접적으로 부착되거나 아예 부착하지 않는다.
16. 척추뼈
17. 몸통뼈대는 몸의 축을 형성하고 뇌와 장기를 보호한다. 팔다리뼈대는 움직임이 가능하게 하고 외부환경을 조작할 수 있게 한다.
18. 빗장뼈가 복장뼈의 안쪽에 부착한다.
19. 위팔뼈
20. 짧은뼈이고 손목에 있다.
21. 노뼈와 자뼈
22. 볼기를 형성하는 뼈는 엉덩뼈, 궁둥뼈, 두덩뼈이고 다리이음뼈를 구성하는 뼈는 볼기뼈와 엉치뼈이다.
23. 여자의 골반이 넓고, 가볍고 두덩밑각이 더 크고, 골반문이 넓고 궁둥뼈 가시가 짧다.
24. 정강뼈와 종아리뼈
25. 넙다리뼈

26. 몸이 부드럽게 움직일 수 있도록 뼈를 같이 연결하는 역할을 한다.
27. 섬유관절은 결합조직섬유로 뼈끝을 연결하고 연골관절은 연골로 연결하는 차이가 있다.
28. 관절 안에 윤활액을 제공하고 윤활관절주머니에 위치하고 있다.
29. 절구관절은 어깨관절과 엉덩관절이며 엄지손가락에 있는 손목손허리관절이 안장관절의 예이다.

Review Questions

1. a, b, d
2. d
3. b
4. d
5. b, d
6. b, c, e
7. b
8. 1-a, b; 2-a; 3-a; 4-a; 5-b; 6-c; 7-c; 8-a; 9-c

5장

Did You Get It?

1. 뼈대근육의 세포는 줄무늬가 있는 다핵의 긴 세포이고, 심장근육의 세포는 서로 연결되어 있는 단핵의 세포로서 줄무늬가 희미하다. 민무늬근육의 세포는 방추형의 단핵세포로서 줄무늬가 없다.
2. 뼈대근육.
3. 띠가 있다.
4. 뼈대근육은 매우 강하고 빠르게 수축하는 반면 민무늬근육은 느리고 율동적이다.
5. 근육미세섬유의 정렬.
6. 칼슘이온이 근육미세섬유의 미끄러짐 운동을 촉진한다.
7. 바가지가 달린 줄을 우물 밖으로 당기는 사람.
8. 벌림.
9. 굽힘과 폄.
10. 주운동 근육의 활동을 붙잡거나 도와준다.
11. 앞정강근-정강뼈의 앞면에 붙어있다. 척주세움근-척주를 곧게 편다. 배곧은근-배의 앞을 수직으로 주행한다.
12. 돌림근.
13. 이마근이 눈썹을 올린다.
14. 깨물근과 관자근.
15. 척주세움근.
16. 합판처럼 여러 배근육들이 서로 교차 주행하면서 배벽을 강하게 만든다.
17. 넓은등근.
18. 위팔세갈래근.
19. 넙다리네갈래근.
20. 볼기의 안쪽부위 및 어깨세모근.
21. 가자미근과 장딴지근.

Review Questions

1. c, e
2. d
3. a, b, c, d
4. a, b
5. a, b, d
6. a, b, d

6장

Did You Get It?

1. 중추신경계통 = 뇌와 척수. 말초신경계통 = 중추신경계통으로 드나드는 신경들.
2. 별아교세포가 가장 많은 수를 차지한다. 희소돌기아교세포가 말이집을 형성한다.
3. 신경아교세포는 분열할 수 있기 때문이다.
4. 신경로는 중추신경계통에 있는 신경섬유의 모음이고, 신경은 말초신경계통에 있는 신경섬유의 모음이다.
5. 신경절은 말초신경계통의 신경세포체 모음이고, 신경핵은 중추신경계통의 신경세포체 모음이다.
6. 가지돌기가 신경자극을 신경세포체로 전달하고, 신경전달물질은 축삭에서 분비된다.
7. 일초에 40미터의 속도로 전달하는 신경세포의 섬유.
8. 대뇌겉질, 백색질, 바닥핵.
9. 대부분 말이집신경섬유로 이루어져 있다.
10. 생명활동을 조절하는 것은 뇌줄기이다.
11. 소뇌는 뼈대근육의 세밀한 작용을 돕고, 신체의 균형과 평형을 담당한다.
12. 사이뇌.
13. 뇌실.
14. 혈액뇌장벽.
15. 거미막.
16. 운동신경세포와 사이신경세포의 신경세포체.
17. 오름신경로.
18. 말의 꼬리와 비슷하게 생겼기 때문이다.
19. 각 신경섬유의 끝부분.
20. 미주신경.
21. 신경얼기 = 신경이 그물처럼 얽혀 있는 것.
22. 엉치신경얼기의 궁둥신경.
23. 자율신경계통의 지배를 받는 곳은 민무늬근육, 심장근육, 샘 등의

내장기관이다. 몸신경계통은 뼈대근육을 지배한다.

24. 자율신경계통은 중추신경계통과 표적장기 사이에 두 개의 운동신경세포가 존재한다. 몸신경계통은 오로지 한 개의 운동신경세포로 이루어져 있다.
25. 교감신경.

Review Questions

1. d
2. b, c
3. d
4. d
5. b
6. 1-e, 2-d, 3-f, 4-b, 5-e, 6-h, 7-a
7. c
8. c
9. a, c
10. a
11. d

■ 7장

Did You Get It?

1. 눈꺼풀은 눈을 보호한다.
2. 눈물샘이 눈물을 만든다.
3. 눈물은 묽은 소금 용액으로 용균효소와 항체를 가지고 있다.
4. 보고 싶은 방향으로 안구 방향을 바꾼다.
5. 맹점에는 광수용기가 없다: 시각신경이 안구에서 나오는 지점이다.
6. 둘 다 안구 속에서 빛을 산란을 방지하는 색소를 가지고 있다.
7. 막대세포는 막대 모양의 바깥분절에 광색소를 가지고 있는 반면, 원뿔세포는 짧은 깔때기모양의 바깥분절만 가지고 있다. 막대세포는 희미한 불빛에서도 반응하고 흑백의 시각을 감지한다. 원뿔세포는 밝은 빛이 필요하고 색조시각을 감지한다.
8. 굴절을 매개하는 물질은: 각막, 방수, 수정체이다.
9. 조절
10. 시각신경은 안구에서 나온다. 각 시각신경의 안쪽 절반의 신경섬유는 반대쪽으로 교차되어 반대쪽 시각신경의 바깥 절반의 신경섬유와 합쳐져 시각로를 형성한다.
11. 밝은 빛 아래에서 동공을 수축시킨다. 너무 밝은 빛은 광수용기를 손상시킬 수 있다.
12. 바깥귀와 가운뎃귀는 청각에만 관여한다.
13. 귓속뼈(망치뼈, 마루뼈, 등자뼈)
14. 평형감각
15. 반고리뼈관에 있는 동적 평형감각수용기(팽대능선)
16. 평형모래는 칼슘염으로 만들어진 작은 돌들로 안뜰의 평형반에 위치한다. 머리위치 변화에 따른 정적 평형감각을 담당한다.
17. 고막에서 귓속뼈 그리고 달팽이계단의 액체
18. 달팽이신경(8번 뇌신경의 분지)
19. 안뜰창 근처
20. 용액에 녹아있는 화학물질에 반응하기 때문에 화학수용기
21. 혀
22. 냄새수용기는 코안의 위쪽에 위치하고 있기 때문에, 킁킁거리면 공기가 위쪽으로 전달된다.
23. 노안
24. 시각
25. 노인성난청

Review Questions

1. d
2. b, c
3. b, d
4. c
5. b
6. a, c
7. a, b, c, d
8. a, c
9. b
10. a, b, c

■ 8장

Did You Get It?

1. 내분비계는 혈액을 통해 운반되는 호르몬으로 명령을 천천히 전달한다. 신경계는 빠른 전기적 신호를 사용하여 당신이 유리조각에서 발을 빠르게 들어 올릴 수 있도록 만든다.
2. 호르몬은 내분비계에서 사용되는 화학적 전달자이다. 표적장기는 호르몬이 영향을 미치는특정 세포나 조직이다.
3. 일차 전달자가 아니라, 세포막의 수용기에 결합하여 세포 안에서 이차 전달자의 합성을 촉진하는 분자이다.
4. 내분비 장기는 호르몬, 호르몬 이외의 화학물질, 신경계에 의하여 자극된다.
5. 내분비샘은 도관이 없이 생성된 호르몬을 세포사이액에 직접 분비한다. 외분비샘은 도관을 통해 비호르몬성 생성물을 상피세포 표면에 분비한다.
6. 뇌하수체 뒤엽은 시상하부로부터 전달된 호르몬을 저장하고 분비하는 부위이다.
7. 요붕증, 항이뇨호르몬(ADH) 분비가 저하되어 많은 양의 소변을 배설한다.

8. 자극호르몬은 특정 내분비 장기의 호르몬 분비를 자극한다.
9. 기능하는 갑상샘호르몬은 그 구조 안에 요오드가 있다.
10. 부갑상샘은 갑상샘 위에 위치한다.
11. 부갑상샘에서 만들어진 부갑상샘호르몬(PTH)이 혈액의 칼슘 농도를 증가시킨다.
12. 갑상샘의 소포곁세포에서 만들어진 칼시토닌이 혈액의 칼슘 농도를 감소시킨다.
13. 알도스테론이 콩팥에서 더 많은 나트륨 재흡수를 자극한다.
14. 성호르몬- 대부분 안드로겐
15. 스트레스에 의하여 상승. 스트레스를 받으면 글루코코르티코이드(부신 겉질 호르몬)와 에피네프린 그리고 노르에피네프린(부신 속질 호르몬) 생성이 증가한다. 두 가지 호르몬이 모두 혈당을 증가시킨다.
16. 인슐린이 세포가 포도당을 흡수하도록 자극한다.
17. 솔방울샘에서 만들어지는 멜라토닌
18. 티모신이 면역반응에 기본적인 T 림프구를 프로그램 한다.
19. 에스트로겐
20. 위와 작은창자
21. 태반
22. 난소
23. 성장호르몬 감소는 근육의 위축을 초래한다. 에스트로겐의 감소는 골다공증을 초래한다.

Review Questions

1. d
2. b
3. a, c
4. c
5. a, b, d
6. a, b, c, d
7. a, b, c
8. b
9. b 간

▪ 9장

Did You Get It?

1. 간
2. 적혈구, 백혈구, 혈소판
3. 운반하는 산소의 양.
4. 산소를 운반하고, 일부 이산화탄소도 운반한다.
5. 림프구
6. 15,000
7. 혈구모세포
8. 적혈구속에는 핵이 없어서 단백질 합성을 못한다.
9. 줄기세포가 거대핵세포가 되고, 이들 세포가 혈소판으로 쪼개진다.
10. 적혈구 표면의 항원
11. 적혈구가 파괴되고, 헤모글로빈은 콩팥장애를 일으킨다.
12. O^+
13. 항원은 우리몸의 면역계가 외부로 인식하는 물질이고, 항체는 특정항원을 비활성화시키기 위하여 면역세포에서 만들어지는 것이다.
14. 태아헤모글로빈은 산소운반능력이 더 강하다.

Review Questions

1. 1, 2, 4
2. 4
3. 1
4. 2, 3
5. 2, 3, 4
6. 1, 4
7. 1
8. 1, 2, 4

▪ 10장

Did You Get It?

1. 심장은 세로칸에서 허파사이에 위치한다.
2. 우리몸전체에 혈액을 펌프질하기 위해서 왼심실벽을 가장 두껍다.
3. 허파순환은 가스교환이 이루어지는 것이며, 산소는 얻고 이산화탄소는 배출한다. 산소가 풍부한 혈액을 우리몸 전체에 보내는 것을 몸순환이라고한다.
4. 심장판막은 혈류의 역류를 방지한다.
6. 내인성 전도계통은 심장방의 활동을 조화롭게하고, 심장박동을 좀더 빠르게 한다.
7. 왼심실
8. 심장판막의 작용
9. 분당 박출되는 혈액량
10. 심장근육의 대사를 촉진하여 심장박동수를 증가시킨다.
11. 정맥환류
12. 정맥
13. 정맥은 동맥보다 압력이 낮기 때문에 심장으로 정맥혈액을 환류시킬려면 판막과 같은 구조가 있어야한다.
14. 모세혈관에는 내피세포로 구성된 속막만 존재한다. 얇은 모세혈관벽으로 인해 혈액과 조직사이의 물질교환이 가능하게된다.
15. 다리
16. 팔
17. 간문맥
18. 허파순환은 몸순환보다 좀더 짧은 경로를 갖고있고, 펌프질은 약하다. 허파동맥은 산소가 부족하고

이산화탄소가 많은 혈액을 운반하고, 허파정맥은 산소가 풍부하고 이산화탄소가 적은 혈액을 운반한다. 몸순환에서는 동맥이 산소가 풍부한 혈액을 운반한다.

19. 태아에서 간은 기능을 제대로 하지 못하기 때문에 간으로의 혈류는 다른 곳으로 우회하여야한다.

Review Questions

1. 4
2. 3
3. 4
4. 1, 3
5. 1, 3
6. 3
7. 1, 3
8. 1, 4
9. 2
10. 1, 3, 4
11. 2
12. 4
13. 2
14. 1

■ 11장(원고12)

Did You Get It?

1. 림프관은 혈액에서 조직으로 빠져나온 체액과 단백질을 흡수한다.
2. 림프모세혈관은 끝이 막혀있고, 혈액모세혈관처럼 동맥에 의해 연결되지 못한다. 림프모세혈관에는 판모양의 작은판막이 존재하여 물질투과가 용이하다.
3. 겨드랑, 고샅(inguinal)부위, 목부위
4. 들림프관은 날림프관보다 많기 때문에 림프흐름은 느리다.
5. 지라
6. 점막과 연관된 림프조직이며, 편도 그리고 집합림프소절

Review Questions

1. 3
2. 1
3. 2
4. 1, 3
5. 1
6. b, c, d
7. d

■ 12장

Did You Get It?

1. 호흡점막에는 공기를 따뜻하게 해주는 얇은 정맥이 풍부하며, 점막에서 분비된 점액은 공기를 습하게 만들어주고 먼지와 세균을 걸러주는 역할을 한다. 입점막에는 이러한 기능이 없다.
2. 점막에 있는 섬모세포가 이물질을 거른 점액을 목구멍 쪽으로 이동시킨다.
3. 코안, 인두, 후두, 기관, 기관지, 세기관지, 허파꽈리
4. 오른기관지가 더 넓고 곧다.
5. 통로의 역할 공기를 진달한다. 탄력조직은 쭈그러진 허파가 에너지를 소비하지 않고 되돌아 올 수 있게 한다.
6. 호흡세기관지, 허파꽈리관, 허파꽈리

Review Questions

1. d
2. d
3. b, c
4. b
5. b

■ 13장

Did You Get It?

1. 입, 인두, 식도, 위, 작은창자, 큰창자, 항문
2. 위
3. 알칼리성 점액은 위벽이 소화되는 것으로부터 보호하고 내인자 요소는 비타민 B12의 흡수를 돕는다.
4. 날문조임근
5. 작은창자에서 점막의 표면에 있으며 작은창자의 표면적을 확장하여 영양소를 흡수한다.
6. 수분을 흡수하고 큰창자에 있는 박테리아에 의해 만들어진 비타민을 흡수한다.
7. 32개
8. 전분
9. 간에서 분비되며 큰 지방덩어리를 작은 덩어리로 소화하는 역할을 한다.
10. 이자
11. 섭취–소화–흡수–배변
12. 기계적 분해는 음식물을 압박하고 연달아 때리는 물리적 작용으로 인해 음식물을 분해하며 소화는 효소를 사용하여 음식 분자의 화학적 결합을 끊고 단위를 해제한다.

Review Questions

1. a, c, d
2. b
3. c
4. 1–e; 2–h; 3–c; 4–b; 5–g; 6–a; 7–f; 8–d
5. d
6. d
7. b, d
8. d
9. c

14장

Did You Get It?

1. 복막 뒤에 위치한다
2. 콩팥겉질, 콩팥속질, 콩팥깔대기]
3. 콩팥단위
4. 콩팥세관은 재흡수와 분비의 기능을 가지고 있다. 세관주위모세혈관은 체액과 영양소를 받고 필요한 이온을 일반순환으로 보낸다.
5. 소변에는 물보다 용질이 많이 들어있어 비중이 높다.

Review Questions

1. d
2. c
3. b, c, d

15장

Did You Get It?

1. 고환은 남성 생식체(정자)와 주로 테스토스테론인 성호르몬을 분비한다.
2. 정세관은 정자를 만든다.
3. 부고환, 정관, 사정관, 요도 (전립샘요도, 막요도, 해면체요도)
4. 음경을 혈액으로 채워서 딱딱하게 만들어, 성관계를 할 때 침투할 수 있도록 한다.
5. 정자는 남성의 생식체로 여성의 난자와 수정된다. 정액은 정자의 이동 용매로 작용하고, 많은 성분이 정자에 영양을 공급하고 보호하며, 운동을 돕는다.
6. 그의 전립샘은 아마도 비대 되었을 것이다. 전립샘은 곧은장의 바로 앞에 있어, 곧은장 앞쪽 벽을 통해 손가락으로 검사할 수 있다.
7. 난포자극호르몬은 정자생성을 촉진한다.
8. 유사분열은 두 개의 유전적으로 모세포나 서로 간에 동일한 이배수 세포를 만든다. 감수분열은 정상 염색체 수의 절반인 네 개의 세포를 만든다. 감수분열에 의해 유전적 다양성이 이루어진다.
9. 여분의 세포질이 없어지고 남아있는 것은 머리와 중간부, 꼬리에 압축된다. 최종적인 성숙 과정이 부고환에서 이루어져 운동성이 증가한다.
10. 황체형성호르몬이 테스토스테론의 생성을 자극한다.
11. 여성의 생식체(난자).
12. 자궁이 부화기로 작용한다. 자궁관은 가장 흔히 수정이 일어나는 장소이다.
13. 소포성난포
14. 극체가 또한 만들어진다. 세포질이 없어 퇴화되어 사멸한다.
15. 난포자극호르몬이 난포의 발달을 자극한다.
16. 황체형성호르몬이 배란을 자극한다.
17. 에스트로겐
18. 자궁속막의 기능층이 재건된다.
19. 프로게스테론은 (1) 월경주기의 분비기를 만들고, (2) 유방에 수유를 준비시키고, (3) 자궁근육을 억제하여 임신을 유지하는 데 도움이 된다.
20. 난할에서는 연속적인 분열 사이에 성장기간이 없어, 세포는 분열할 때마다 작아진다.
21. 태반은 임신호르몬을 만들고, 태아에게 영양과 산소를 운반하며, 태아의 노폐물을 제거한다.
22. 임신 중에는 많은 여성에서 자궁이 위를 압박하여 가슴앓이가 발생한다. 또한 소화관의 운동이 저하되어 변비도 나타난다. 코막힘이나 호흡곤란도 흔하다.
23. 확장기, 태아만출기, 태반만출기
24. XY; 테스토스테론

Review Questions

1. d
2. a
3. d
4. d
5. b
6. b, c, d
7. d
8. a
9. c
10. b
11. d
12. a, d
13. a

색인 Index

ㅁ

ㅂ

ㅅ

ㅈ

ㅊ

ㅋ

ㅌ

ㅌ

ㅎ